보건복지 연구를 위한

구조방정식 모형

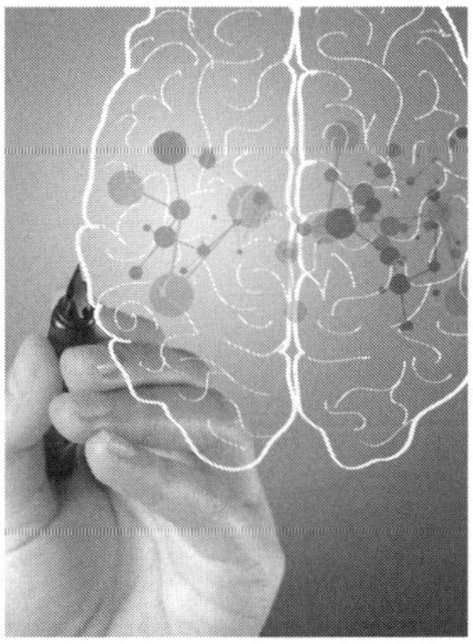

송태민·김계수 지음

한나래 아카데미

보건복지 연구를 위한
구조방정식모형

지은이 | 송태민, 김계수
펴낸이 | 한기철

2012년 8월 15일 1판 1쇄 펴냄
2015년 12월 15일 1판 2쇄 펴냄

펴낸곳 | 한나래출판사
등록 | 1991. 2. 25 제22-80호
주소 | 서울시 마포구 월드컵로3길 39, 2층 (합정빌딩)
전화 | 02-738-5637 · 팩스 | 02-363-5637 · e-mail | hannarae91@naver.com
www.hannarae.net

published by Hannarae Publishing Co.
Printed in Seoul

ISBN 978-89-5566-134-7 94310
ISBN 978-89-5566-051-7 (세트)

* 이 도서의 국립중앙도서관 출판시도서목록(CIP)은 e-CIP 홈페이지(http://www.nl.go.kr/ecip)와
국가자료공동목록시스템(http://www.nl.go.kr/kolisnet)에서 이용하실 수 있습니다.
(CIP제어번호: CIP2012003352)

세상은 하루가 다르게 더욱 복잡해져가고 있다. 우리 인간들의 활동 결과로 쌓이는 데이터도 계속 증가하고 있다. 다변량의 빅 데이터Big Data를 분석할 수 있는 역량이 연구자의 경쟁력으로 자리매김하고 있다. 치열해지는 미래 경쟁에서 고객을 잘 이해하고 고객에게 차별적인 서비스 제공이 경쟁 우위의 핵심 내용이다.

복잡한 현상을 쉽게 시각화하여 설명할 수 있는 능력을 개념화 능력이라고 할 수 있다. 개념화 능력은 연구자가 갖추어야 할 기본적인 역량으로 수년간 각고의 노력과 훈련의 결과로 얻어진다. 연구자는 끊임없이 훈련을 하고 연구 결과물을 지속적으로 생산해 내야 한다. 그리고 가치 있는 연구 성과물로 끊임없이 사회에 기여해야 한다.

연구자는 분석에 앞서 연구모형을 제대로 설정해야 한다. 연구모형은 연구자가 목표하는 바를 한눈에 파악할 수 있는 연구의 프레임워크이다. 정확하면서 간명하게 프레임워크를 만드는 과정에는 많은 공력을 필요로 한다. 이어 연구자는 올바르게 설문지를 작성하여야 한다. 작성된 설문지는 연구자가 관심을 갖고 있는 모집단을 중심으로 가급적이면 확률추출 방법으로 표본추출을 해야 한다. 올바른 표본추출에 이은 정확한 분석 방법을 적용하는 것이 연구에서의 기본이다.

사회과학 연구는 과학적 조사 방법에 의한 자료 확보가 무엇보다도 중요하다. 과학적 조사는 연구의 목적에 따라 단편적인 지역을 대상으로 하거나 국가 전체를 대상으로 실시될 수 있다. 대표적인 과학적 조사 방법에는 특정 시점에서 집단 간 차이를 연구하기 위한 횡단조사cross-sectional study와 동일한 현상을 동일한 대상에 대해 반복적으로 측정하는 종단조사longitudinal study가 있다. 보건복지 분야에서 국민의 보건 향상과 삶의 질에 대한 관심이 증대되고 있다. 국민의 기초 생활 보장을 위한 보건복지 정책의 확대와 함께 정책을 뒷받침할 수 있는 통계에 대한 수요가 날로 증대됨에 따라 여러 부처별로 횡단조사와 종단조사를 실시하고 있다.

다변량분석 방법 중 최근에 각광을 받는 분석이 구조방정식모형(Structural Equation Modeling: SEM)이다. 구조방정식모형을 적극적으로 적용하고 있는 분야는 사회과학, 경영학, 사회학, 교육학, 의학, 간호학, 보건학, 심리학, 환경공학 등 다양하다. 구조방정식모형은 측정모형과 구조모형의 적절한 결합을 말한다. 측정모형은 요인과 변수 간의 관계성을 나타낸 것이고, 구조모형은 측정모형과 측정모형을 화살표로 연결한 것이다. 분석자들이 구조방정식모형을 선호하는 이유는 연구모델을 하나의 플랫폼 안에 놓고 전체와 부분을 동시에 확인할 수 있기 때문이다. 연구자는 구조방정식모형을 통하여 시스템적인 관점에서 관심 분야 연구를 진행할 수 있고 체계적인 시사점을 도출할 수 있다.

구조방정식모형을 제대로 이해하려면 통계의 기본 지식이 필요하다. 구조방정식모형에 관해 본격적으로 학습하기에 앞서 연구자는 적어도 상관분석, 요인분석, 회귀분석에 대한 탄탄한 실력을 갖추고 있어야 한다.

본서는 몇 가지 특징을 갖는다. 첫째, 본서에서는 그간 저자들이 의기투합하여 집중적으로 연구한 보건복지 분야를 중점적으로 다루었다. 본서는 보건복지 분야의 수요가 날로 증가하는 만큼 체계적이고 치밀한 연구를 위한 토대가 될 것이다. 둘째, 구조방정식모형에 관한 기본 지식과 고급 지식을 다루고 있어 연구자는 실질적인 가치를 얻을 수 있다. 연구자는 구조방정식모형을 이용한 연구 보고서나 논문 작성 실력을 탄탄하게 쌓을 수 있다.

이 책의 모든 장은 실제 보건복지 분야 관련 논문 작성 방법과 예제를 포함하고 있어 본서를 이용하는 연구자는 쉽게 구조방정식모형을 학습할 수 있다. 본서의 구성은 다음과 같다.

제1장은 구조방정식모형의 개요로, 구조방정식모형의 기본적인 개념부터 모형개발과 잠재성장곡선 모델링까지의 전 과정을 간략하게 서술하였다. 이어 구조방정식모형을 이용한 논문 작성의 예를 수록하였다.

제2장은 Amos의 활용법으로, Amos의 기능 아이콘을 사용하여 실제 본서에서 사용된 예제를 직접 작성해보고 모형을 분석 및 해석하는 방법을 기술하였다.

제3장은 '한국청소년 패널조사' 자료를 이용하여 "청소년 비행에 미치는 영향요인 분석" 논문에 구조방정식모형을 적용한 실제 사례를 기술하였다.

제4장은 구조방정식 논문을 작성하기 위한 목적으로 u-Health 실제 사용자를 대상으로 실시된 'u-Health 수용태도 조사' 자료를 이용하여 "u-Health 기반 건강관리 서비스 수용요인 분석" 논문에 적용한 실제 사례를 기술하였다.

제5장은 '한국복지패널 가구조사' 자료를 이용하여 "잠재성장모형을 이용한 한국복지패널 활용방안 –가구소득 변화요인을 중심으로–" 논문에 적용한 실제 사례를 기술하였다.

제6장은 '한국복지패널 가구원조사' 자료를 이용하여 "구조방정식을 이용한 한국복지패널 활용방안 -알콜의존 변화요인을 중심으로-" 논문에 적용한 실제 사례를 기술하였다.

제7장은 '금연클리닉 패널 데이터' 자료를 이용하여 "니코틴의존도와 평균흡연량의 자기회귀교차지연 효과 검증" 논문에 적용한 실제 사례를 기술하였다.

제8장은 공공부문의 u-Health 도입을 위해 실시된 'u-Health 공급자 및 수요자 조사' 자료를 이용하여 "u-Health 수용요인의 교차타당성 검증 -공급자와 수요자간 다집단 분석-" 논문에 적용한 실제 사례를 기술하였다.

아울러 본서에 기술된 대부분의 논문들은 2010년부터 최근까지 국내 학회지 등에 게재된 저자들의 논문 내용을 기초로 하였으나, 일부는 구조방정식모형의 적용 사례를 설명하기 위해 작성된 것으로 분석된 구체적인 내용들은 저자들의 의견임을 밝힌다.

이 책을 서술하는 데는 많은 주변 분들의 도움이 컸다. 먼저 본서의 출간을 가능하게 해주신 SPSS KOREA의 이용구 교수님, 정성원 이사님, 한나래출판사 한기철 사장님과 조광재 이사님 및 관계자분들께 감사의 인사를 드린다. 한나래출판사 편집부 직원들의 헌신적인 노력 또한 고마울 따름이다. 특히, 구조방정식모델의 전반적인 개념을 알기 쉽게 설명해주신 배병렬 교수님(구조방정식모델링 -원리와 실제-)과 우종필 교수님(구조방정식모델 개념과 이해), 구조방정식모델을 이론적으로 정립해주신 홍세희 교수님(수많은 논문들), 구조방정식의 다양한 분석 기법을 논문을 통하여 자세히 설명해주신 김주환 교수님 외(구조방정식모형으로 논문쓰기), 그리고 저자들이 집필하면서 참고했던 서적이나 논문의 저자분들께 머리 숙여 감사를 드린다.

구조방정식모형에 관해서 끊임없이 질문을 해준 연구자들의 도움도 매우 컸다. 물론 가족들의 아낌없는 사랑 역시 이 책을 마무리하는 데 큰 버팀목이었다. 모두 감사할 일이다.

급변하는 사회 환경에서 생존하고, 배우고, 읽고, 지속적으로 성장하는 것은 모두의 과제이다. 본서를 통해서 연구와 학습하는 여러분들이 모두 끊임없이 성공하기를 바랄 따름이다.

2012년 7월

송태민 · 김계수 드림

일러두기

- 이 책의 3장부터는 실제 국내 학회지에 게재된 내용을 본문에 기술하고, 각 장의 첫 페이지에 사용된 분석 기법을 소개하였다.
- 구조방정식모형의 분석 방법은 지시자를 이용하였으며, 지시자는 각 장의 끝에 매뉴얼 형식으로 수록하여 초급자가 쉽게 따라할 수 있게 구성하였다.
- 이 책에 사용된 모든 구조모형 틀은 Amos 5.0, Amos 7.0, Amos 20.0 Version으로 제공하고 있어 Amos 5.0 이상의 Version에서는 모두 사용할 수 있게 하였다.
- 본서에 사용된 모든 데이터 파일과 구조모형 파일은 한나래출판사 홈페이지(http://www.hannarae.net) Data Room에서 내려받을 수 있다.
- Amos 20 평가판은 (주)데이타솔루션 홈페이지(http://www.spss.co.kr)를 방문하여 정회원 가입 후 설치할 수 있다(평가판 다운로드→SPSS Amos 20).

차 례

CONTENTS

1장 구조방정식모형의 개요 13

1. 구조방정식모형의 구성 14
2. 경로분석 19
3. 확인적 요인분석 22
4. 구조방정식모형 연구 절차 28
5. 조절효과와 매개효과 37
6. 다중집단분석 39
7. 잠재성장곡선 모델링 개념 41
8. 잠재성장곡선 모델링 종류 43
9. 구조방정식모형 이용 논문 작성의 예 50
   9.1 사례 1 • 50
   9.2 사례 2 • 75
   9.3 사례 3 • 92

2장 구조방정식 논문 실전 I 107
Amos 사용법

1. Amos란? 108
2. Amos의 화면 구성 109
   2.1 Amos 초기화면 • 109
   2.2 Amos 메뉴 • 109
   2.3 Amos 기능 아이콘 • 110
   2.4 Amos 하위 메뉴 • 113
3. Amos 실전 사용 114
   3.1 실전-[예제 1] 그리기 • 116
   3.2 실전-[예제 2] 그리기 • 126
4. Amos 결과 해석 137
   4.1 u-Health 수용성 모형 실행 • 137
   4.2 u-Health 수용성 모형 결과 분석 및 해석 • 138

3장 구조방정식 논문 실전 Ⅱ 147
청소년 비행에 미치는 영향요인 분석

1. 서론 149
2. 이론 고찰 150
3. 연구모형 및 변수 정의 154
 3.1 연구 대상 • 154
 3.2 연구모형 및 연구문제 • 156
4. 측정 도구 158
 4.1 종속변수 • 159
 4.2 독립변수 • 160
 4.3 매개변수 • 161
5. 자료분석 방법 164
6. 제안 연구모델의 적합도 검증 165
7. 분석 결과 167
 7.1 신뢰성 및 타당성 분석 • 167
 7.2 주요 변인의 기초 통계 및 상관관계 • 172
 7.3 구조방정식모형 분석 • 175
8. 잠재성장곡선모형 178
 8.1 서론 • 178
 8.2 분석 방법 • 179
 8.3 연구 결과 • 180
9. 논의(결론) 197
◎ 실전 매뉴얼 ······ 207

4장 구조방정식 논문 실전 Ⅲ 265
u-Health 기반 건강관리 서비스 수용요인 분석

1. 서론 267
2. 이론 고찰 268
3. 측정 도구 및 분석 방법 270
 3.1 측정 도구 • 270
 3.2 변수 정의 • 272
 3.3 구성개념의 항목 합산 • 278
 3.4 분석 대상 • 279
 3.5 분석 방법 • 280

4. 제안 연구모델의 적합도 검증 281
5. 연구 결과 282
5.1 측정모형 분석 • 282
5.2 구조모형 분석 • 287
5.3 경로분석 • 291
6. 논의(결론) 293
◎ 실전 매뉴얼 ······ 305

5장 구조방정식 논문 실전 Ⅳ 331
잠재성장모형을 이용한 한국복지패널 활용방안

1. 서론 333
2. 연구 방법 334
2.1 연구 자료 • 334
2.2 측정 도구 • 335
2.3 분석 방법 • 336
3. 연구 결과 337
3.1 변인들의 기술통계 및 상관관계 • 337
3.2 가구소득의 발달궤적 분석(무조건 모델) • 340
3.3 가구소득의 변화에 대한 예측요인 분석(조건 모델) • 345
4. 다중집단 잠재성장모형 분석(베이비붐 세대별) 348
5. 결론 및 시사점 349
◎ 실전 매뉴얼 ······ 352

6장 구조방정식 논문 실전 Ⅴ 385
구조방정식을 이용한 한국복지패널 활용방안

1. 서론 387
1.1 개요 • 387
1.2 연구 자료 • 387
1.3 연구모형 및 연구문제 • 388
2. 측정 도구 394
3. 분석 결과 397

3.1 주요 변인의 기술통계 및 상관관계 • 397
3.2 연구모형의 적합성 검증 • 398
3.3 집단 간 측정 동일성 검증 • 399
3.4 집단 간 잠재평균분석 • 401
3.5 집단 간 경로계수 비교(다중집단 구조모형 분석) • 403
3.6 경로 간 계수 비교 • 405
3.7 집단 간 매개효과 분석 • 406
4. 복지패널 자기회귀교차지연 모형 408
5. 복지패널 교차타당성 검증 412
6. 알콜의존 잠재성장모형 분석 415
6.1 알콜의존 발달궤적 분석(무조건 모델) • 415
6.2 알콜의존 변화에 대한 예측요인 분석(조건적 모델) • 418
6.3 잠재성장모형에서의 집단 간 비교 • 427
◎ 실전 매뉴얼 431

7장 구조방정식 논문 실전 Ⅵ 529
니코틴의존도와 평균흡연량의 자기회귀교차지연 효과 검증

1. 서론 531
2. 연구 대상 및 방법 532
2.1 연구문제 및 연구모형 • 532
2.2 연구 대상 • 533
2.3 통계적 분석 방법 • 534
3. 결과 535
3.1 변인들의 기술통계 및 상관관계 • 535
3.2 니코틴의존도와 평균흡연량 사이의 자기회귀교차지연 모델 검증 • 536
3.3 니코틴의존도와 평균흡연량의 변화궤적 • 538
3.4 니코틴의존도의 변화에 대한 예측요인 분석 • 540
3.5 니코틴의존도의 변화에 대한 예측요인의 경로 간 계수 비교 • 541
4. 고찰 542
◎ 실전 매뉴얼 546

8장 구조방정식 논문 실전 Ⅶ 575

u-Health 수용요인의 교차타당성 검증

1. 서론 77
2. 이론적 배경 579
3. 연구 방법 580
   3.1 연구 대상 및 절차 • 580
   3.2 측정 도구 • 580
   3.3 통계분서 • 581
4. 결과 582
   4.1 교차타당성 검증 • 582
   4.2 다중집단 잠재평균분석 • 584
   4.3 다중집단 구조모형 분석 • 585
5. 고찰 586

◎ 실전 매뉴얼 590

부록 _ 통계분포표 • 614

찾아보기 • 617

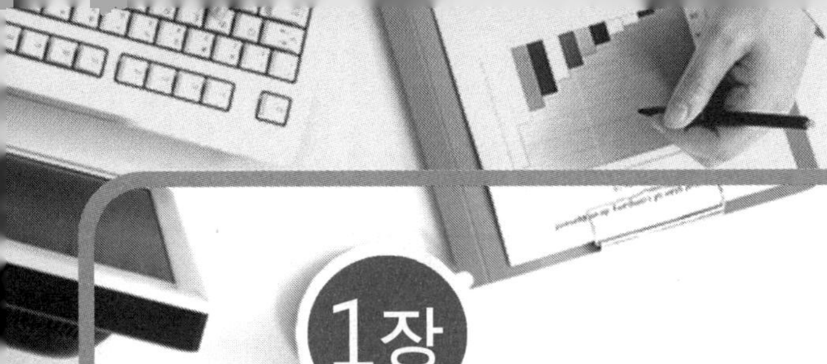

1장

구조방정식모형의 개요

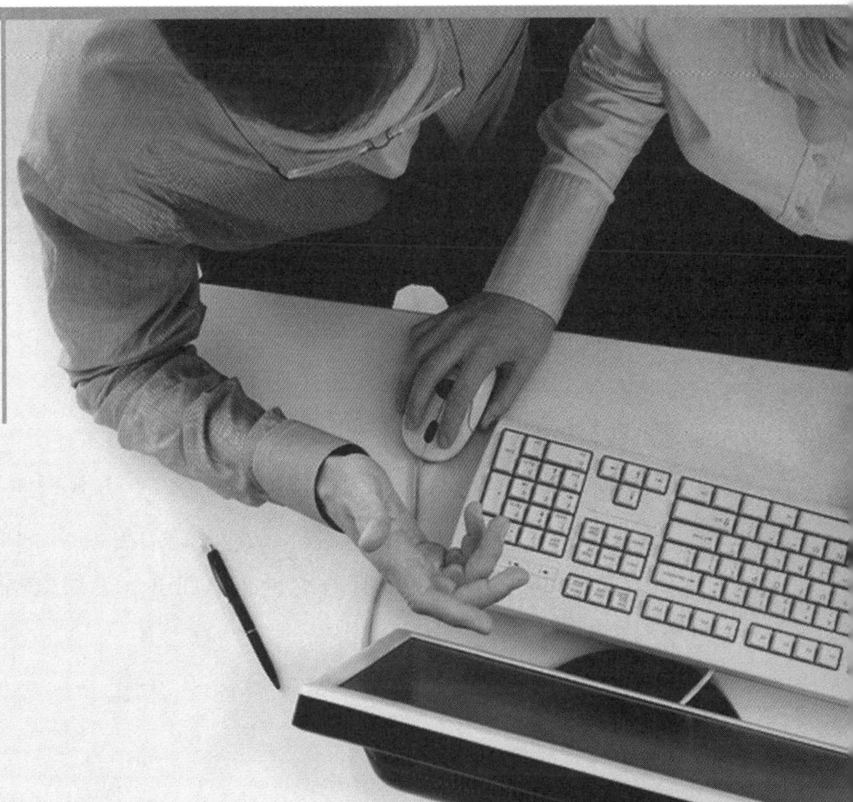

● **주요 내용**

1. 구조방정식모형의 구성
2. 경로분석
3. 확인적 요인분석
4. 구조방정식모형 연구 절차
5. 조절효과와 매개효과
6. 다중집단분석
7. 잠재성장곡선 모델링 개념
8. 잠재싱징곡선 모델링 종류
9. 구조방정식모형 이용 논문 작성의 예

1 구조방정식모형의 구성

연구자는 현상에 대해 전체 구조와 부분을 통합적으로 보는 능력을 키워야 한다. 전체와 부분을 함께 생각하는 것을 시스템적 사고(Systematic Thinking)라고 한다. 복잡한 현상을 모형화하고 이를 분석할 수 있는 능력을 갖는 것도 연구자가 갖추어야 할 능력이다. 다변량 통계분석에서 전체와 부분을 함께 분석할 수 있는 방법이 구조방정식모형이라고 할 수 있다.

구조방정식모형(Structural Equation Modeling: SEM)은 측정모형(Measurement Model)과 구조모형(Structural Model)을 통하여 모형 간의 인과관계를 파악하는 방정식 모형이다. 구조방정식모형은 공분산구조분석(Covariance Structure Analysis), 공분산구조모형(Covariance Structure Modeling), 인과모델링(Causal Modeling), 잠재변수모델(Latent Variable Model), LISREL(LInear Structural RELations)이라고도 불린다. 즉, 구조방정식모형은 이론적인 배경하에서 측정변수를 통한 잠재요인을 발견하고 잠재요인 간의 인과관계의 가설을 검정하는 것이다. 구조방정식모형은 측정모형과 구조모형(이론모형이라고도 불림)을 확인적 요인분석(Confirmatory Factor Analysis: CFA)과 회귀분석(Regression Analysis) 형태로 적절하게 결합시켜 놓은 방정식이다.

측정모형

측정모형은 이론적인 배경을 토대로 측정된 변수군(X1~X3, Y1~Y3)과 요인(Factor)을 배치시켜 놓은 것이다. 여기서 요인(ξ_1, η_1)은 변수들의 특징을 고려한 측정변수의 대표성을 갖는 개념을 말한다. 요인과 측정변수 간의 관계를 나타내는 모델로 수식은 '측정값=참값+오차'로 나타낸다.

즉, 측정모형 X에 대한 수식은 다음과 같다.

$$X1 = \lambda_{x11}\xi_1 + \delta_1$$

$$X2 = \lambda_{x21}\xi_1 + \delta_2$$

$$X3 = \lambda_{x31}\xi_1 + \delta_3 \qquad \cdots\cdots (식\ 1)$$

여기서 측정변수 X에 의해 설명되는 잠재요인(ξ_1)을 외생개념(Exogenous Constructs)이라고 하며 다음과 같이 식으로 나타낼 수 있다.

$$X = \Lambda_x \xi_1 + \delta_i \qquad \cdots\cdots \text{(식 2)}$$

(Λ_x: 경로계수, ξ_1: 외생개념, δ_i: 잔차)

측정모형 Y에 대한 수식은 다음과 같다.

$$Y1 = K_{y11} \eta_1 + \epsilon_1$$
$$Y2 = K_{y21} \eta_1 + \epsilon_2$$
$$Y3 = K_{y31} \eta_1 + \epsilon_3 \qquad \cdots\cdots \text{(식 3)}$$

여기서 측정변수 Y에 의해 설명되는 잠재요인(η_1)을 내생개념(Endogenous Constructs)이라고 하며 다음과 같이 식으로 나타낼 수 있다.

$$Y = \Lambda_y \eta_1 + \epsilon_i \qquad \cdots\cdots \text{(식 4)}$$

구조모형

구조모형은 이론모형(Structural Model)이라고도 불린다. 구조모형은 X에 관한 측정모형을 통한 외생개념과 Y에 관한 내생개념을 회귀분석 또는 경로분석적으로 결합한 관계모형을 의미한다. 즉, 구조모형은 연구가설에 의해서 정해지는 '이론변수 간에 어떤 구조적인 관계를 가지는 것'을 나타낸다.

$$\eta_1 = \gamma_1 \xi_1 + \zeta_1 \qquad \cdots\cdots \text{(식 5)}$$

공분산, 분산

분산(Variance)은 한 표본에서 얻어진 편차제곱의 합이다. 공분산(Covariance)은 표본이 2개일 경우 표본 X와 Y가 각각의 평균들로부터 떨어진 거리, 즉 각 표본의 편차 간의 곱의 평균으로 두 변수가 공유하는 분산의 양이다. 공분산의 값의 범위는 '$-\infty < S_{XY} < +\infty$'이다. 따라서 X가 증가 시 Y가 증가하거나, X가 감소 시 Y가 감소하면 공분산은 양(+)의 값이고, X가 증가 시 Y가 감소하거나, X가 감소 시 Y가 증가하면 공분산은 음(−)의 값이다. 그리고 공분산이 0이면 두 변수는 체계적인 증감과 관계가 없다.

[그림 1-1] 구조방정식모형

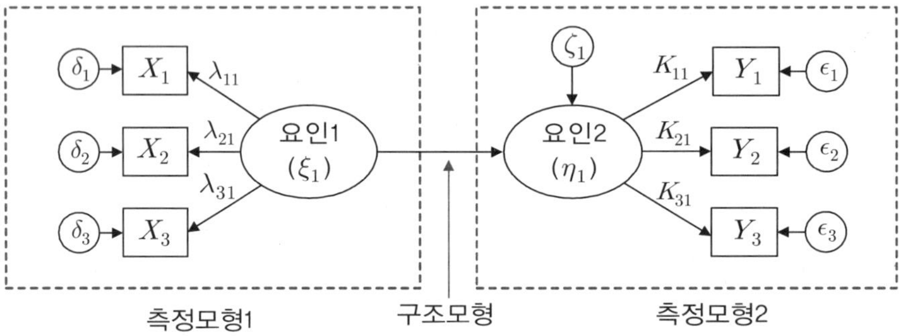

여기서 X_1, X_2, X_3, Y_1, Y_2, Y_3은 측정변수를 나타낸다. δ_1, δ_2, δ_3, ϵ_1, ϵ_2, ϵ_3은 측정오차를, ζ_1은 구조오차를 나타낸다. λ_{11}, λ_{21}, λ_{31}, K_{11}, K_{21}, K_{31}은 경로계수를 나타낸다. ξ_1, η_1은 각각 외생개념과 내생개념을 나타낸다.

잠재변수, 관측변수, 외생변수, 내생변수, 오차변수

① 잠재변수(Latent Variable)는 연구모델의 구성개념(Construct)으로 사용되며 연구방법론의 조작적 정의(Operational Definition)에 해당된다. 잠재변수는 직접 관찰이나 측정이 불가능하고 관측변수에 의해서 간접적으로 측정된다. 잠재변수는 요인(Factor), 구성개념(Construct), 이론변수(Theoretical Variable) 등으로 부르기도 한다. 잠재변수는 구조방정식모형에서 원이나 타원 형태로 나타낸다. 잠재변수는 연구방법론상의 개념적 정의와 조작적 정의에서 얻어진 내용이다.

개념적 정의(Conceptual Definition): 연구하고자 하는 개념에 대한 추상적인 언어적 표현으로 사전에 동의된 개념
조작적 정의(Operational Definition): 개념적 정의를 실제 관찰(측정) 가능한 현상과 연결시켜 구체화시킨 진술

② 관측변수(Observed Variable)는 측정변수(Measured Variable) 또는 명시변수(Manifest Variable)라고 불린다. 관측변수는 조사자가 조사나 실험 또는 관찰 등을 통해서 직접적으로 측정한다. 관측변수는 잠재변수(또는 요인)에 연결되며 잠재변수를 측정하는데 사용된다. 이런 관점에서 관측변수를 잠재변수에 대한 지표(Indicator)라고 부르기도 한다. 잠재변수에 대한 조작적 정의가 이루어지면 잠재변수가 관측변수와 연결되고 비로소 잠재변수의 측정이 가능해진다. 관측변수는 연속형 변수를 가정하고 있으나 범주형 변수의 분석도 가능하다. 관측변수는 구조방정식모형에서 직사각형이나 정사각형 형태로 나타낸다.

③ 외생변수(Exogenous Variable)는 독립변수(Independent Variable) 개념으로 다른 변수에 영향을 주는 변수이다. 모든 외생변수는 분산을 가지며, 서로 연관되어 공분산을 가진다. 잠재변수와 연결된 화살표가 밖으로 향해 있으면 외생변수에 해당된다.

④ 내생변수는 종속변수(Dependent Variable) 개념으로 외생변수나 다른 내생변수에 의해 영향을 받는 변수이다. 내생변수의 분산과 공분산은 구조방정식모형에 의해 결정된다. 잠재변수에 연결된 화살표가 받는 형태로 향해 있으면 내생변수에 해당된다.

⑤ 오차변수(Error Variable)는 측정오차(Measurement Error)와 구조오차(Structural Error)로 분류된다. 측정오차는 잠재변수를 완전하게 기술하지 못하는 정도로, 즉 잠재변수가 관측변수를 설명하지 못하는 부분을 의미한다. 구조오차는 교란(Disturbance) 또는 잔차(Residual)라고도 불린다. 구조오차는 내생변수가 다른 변수들에 의해서 설명이 되고 난 나머지 부분, 즉 구조(이론)모형 내에서 지정된 변수에 의해 설명되지 않는 부분을 나타낸다. 따라서 모든 내생변수에는 구조오차가 붙어 있어야 되지만, 외생변수에는 구조오차가 존재하지 않는다. 모든 오차변수는 분산을 가지며, 일반적으로 오차변수들은 서로 연관되어 있지 않는 것(즉, 오차변수 간의 공분산=0)으로 가정한다. 변수가

시계열 자료이거나 연차별로 측정된 패널자료인 경우에 오차변수들은 연관성을 가질 수 있다. 연구자가 적합도를 높이기 위해 모형에 큰 변화가 없는 범위 내에서 관측변수들에 대한 오차변수의 연관성을 용인하는 경우도 있다. 이 경우는 강력한 이론적 배경이 충분할 때 가능하다. 잠재변수, 관측변수, 오차변수 간의 화살표는 '잠재변수 →관측변수←오차변수'로 구성된다.

<표 1-1> **구조방정식모형 표기 방법**

변수	기호	설명
관측변수 (Observed Variable)	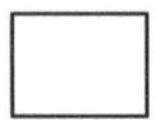	조사자에 의해 직접 측정되는 데이터로서 잠재변수에 연결되어 잠재변수를 측정함
잠재변수 (Latent Variable)	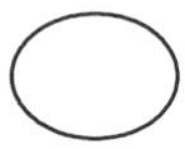	연구모델의 구성개념에 해당하며, 관측변수에 의해 생성되는 추상적인 개념임, 잠재요인이라고도 불림
외생변수 (Exogenous Variable)	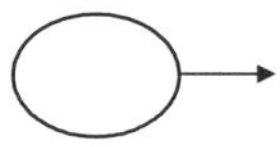	독립변수의 개념으로 다른 변수에 영향을 주는 변수임
내생변수 (Endogenous Variable)	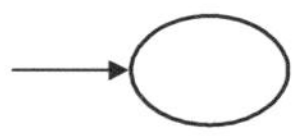	종속변수의 개념으로 다른 변수로부터 영향을 받는 변수임
측정오차 (Measurement Error)	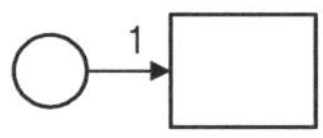	잠재변수가 관측변수를 설명하고 난 나머지, 설명하지 못하는 부분임
구조오차 (Structural Error)	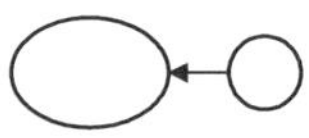	내생변수가 다른 잠재변수에 의해서 설명이 되고 난 나머지 부분, 구조모형에 지정된 변수에 의해 설명되지 않는 부분임

실제 보고서나 논문 작성 과정에서 구조방정식모형으로 분석할 경우, 제시해야 할 표시가 연구자 간에 약속이 있다. 구조방정식모형에서 사용하는 문자는 그리스/로마 문자이다. 자세히 살펴보면 다음과 같다.

- 외생변수는 ξ(크사이, 자이, 크시)로 표현한다.
- 내생변수는 η(에티터, 이터)로 표시한다.
- 오차변수는 δ(델타), ϵ(엡설런), ζ(제타)로 표시한다.
- 외생변수에서 내생변수로 가는 경로는 γ(감마)로 표시한다.
- 내생변수에서 내생변수로 가는 경로는 β(베타)로 표시한다.
- 잠재변수에서 관측변수로 가는 경로는 λ(람다)로 표시한다.

[그림 1-2] 구조방정식모형 사례

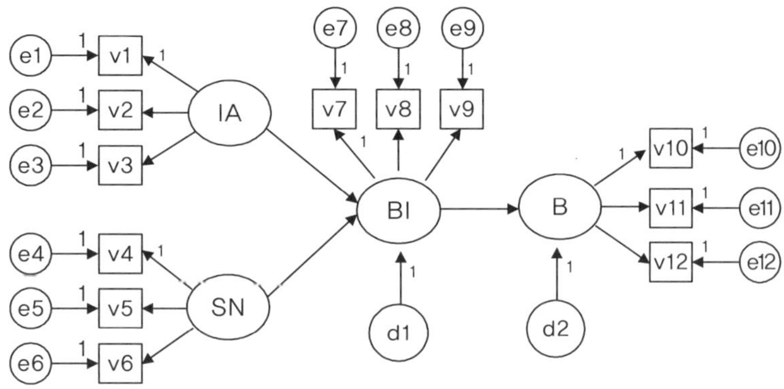

위 그림에서 사각형 안에 표시된 v1, v2, v3 …… v10, v11, v12는 관측변수이다. 타원(○)은 관측변수에 의해 간접적으로 측정된 잠재변수이다. 타원 안에 표시된 IA, SN은 외생변수이고 BI, B는 내생변수이다. 여기서 내생변수 중 BI는 외생변수 역할을 한다. B는 내생변수이다. e1~e12는 측정오차이다. d1~d2는 구조오차를 나타낸다.

2 경로분석

경로분석(Path Analysis)은 관측변수들 간에 가정된 인과관계를 추정하는 방법이다. 경로분석은 다수의 독립변수와 다수의 종속변수 간 공분산이나 상관관계를 이용하여 인과적인 효과를 분석하는 방법이다. 경로분석에서 모형은 관측변수들 간의 관계로만 이루어져 있어 연구모형의 표기도 직사각형으로 구성한다.

경로분석이 구조방정식모형과 다른 점은 요인분석을 통한 잠재요인의 연결이 없다는 점에 있다. 연구자는 경로분석을 통하여 복잡한 연구모형에서 변수 간 인과관계를 한 번의 분석으로 측정할 수 있다. 연구자는 경로분석으로 중회귀분석에서 파악하기 어려운 직접효과, 간접효과, 총효과를 쉽게 파악할 수 있다.

경로분석의 기본 가정

① 구성개념의 측정항목이 단일 항목(사각형)으로 구성되어 있다.

② 측정오차는 존재하지 않고 구조오차만 존재한다.

③ 외생변수(독립변수)와 내생변수(종속변수)의 관계는 직선적(Linear)이고 합산적(Additive)이다.

④ 변수들은 양적 변수(등간척도, 비율척도)로 구성되어야 한다.

경로도형에서의 효과

경로도형(Path Diagram)은 변수 간의 관계를 그림으로 나타낸 것이다. 경로분석을 통하여 얻을 수 있는 공변량은 변수 간의 전체적인 효과로 다음과 같이 분해할 수 있다.

$$\text{공변량(전체효과)} = \text{인과효과(직접효과} + \text{간접효과)} + \text{의사효과} \quad \cdots\cdots \text{(식 6)}$$

[그림 1-3] 경로도형의 전체효과(직접효과+간접효과)

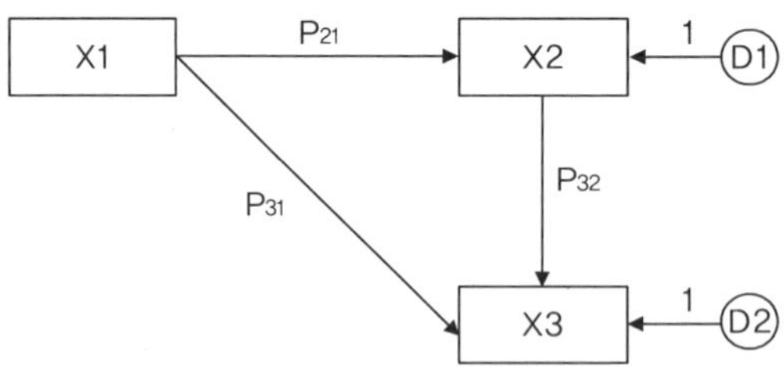

① 직접효과(Direct Effect)는 직접 인과관계를 나타낸 것으로 이론적인 구성 체계 내에서 하나의 독립변수(X1)가 종속변수(X2)에 영향을 미치는 것을 나타낸다. 즉, 직접효과는 독립변수가 종속변수의 증감에 영향을 미치는 경우를 말한다. P_{21}, P_{32}, P_{31}이 직접효과의 경로계수이다. 예를 들어, P_{21}의 표준화된 경로계수가 0.923이라고 하자. 이 경우 'X1의 변수가 1단위 증가할 때 X2 변수가 0.923 만큼씩 증가한다'고 해석한다.

② 간접효과(Indirect Effect)는 독립변수의 효과가 하나 이상의 중간변수에 의해 매개되어 종속변수에 영향을 미치는 경우를 나타낸다. [그림 1-3]에서 X1과 X3 사이에는 X2가 매개되어 간접효과가 발생하게 되며, 간접효과의 크기는 변수 간 직접효과의 곱

인 $P_{21} \times P_{32}$로 나타낸다. 즉, X1과 X3 사이에는 직접효과와 간접효과가 동시에 발생하는 것을 알 수 있다. Amos에서는 간접효과와 총효과에 대한 크기는 제공하고 있지만 그것에 대한 유의확률은 곧바로 제공하지 않는다. 따라서 연구자는 간접효과에 대한 유의확률을 부트스트래핑(Bootstrapping)이나 소벨 검정(Sobel Test)을 이용하여 구한다.

③ 의사효과(Spurious Effect)는 두 독립변수가 직접적인 연결은 없으나 제3의 변수에 의해서 동시에 영향을 받음으로써 두 변수 간에 관계가 있는 것처럼 보이는 경우를 말한다. 앞의 [그림 1-3]에서 의사효과의 크기는 $P_{21} \times P_{31}$이다. 즉, X2와 X3 변수 사이에는 직접효과와 의사효과가 발생하는 것을 알 수 있다.

단일 잠재변수와 단일 관측변수 형태의 경로분석

구조방정식모형과 달리 경로분석은 연구모형상에서 요인이 아닌 관측변수들로만 구성되어 있다는 점이다. 분석 과정에서 연구자는 단일(하나)의 잠재변수가 단일(하나)의 관측변수를 가지고 있는 연구모델로 전환하여 경로분석을 할 수가 있다. 이 경우 연구자는 잠재변수와 관측변수를 동일하게 만들어주어야 한다. 이를 위해서 측정오차는 완벽한 신뢰도를 갖는 것으로 가정하여 측정오차의 분산을 '0'으로 고정해야 하고, 잠재변수에서 관찰변수로 가는 경로는 '1'로 고정해야 한다(배병렬, 2011; 우종필, 2012).

[그림 1-4] 경로모델 비교

경로모델	잠재변수 형태 경로모델
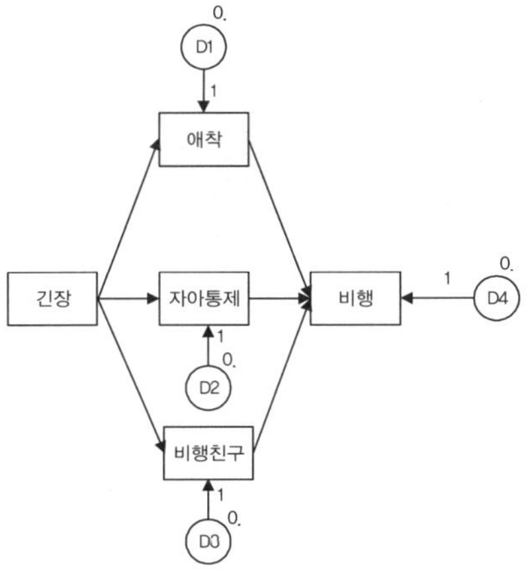	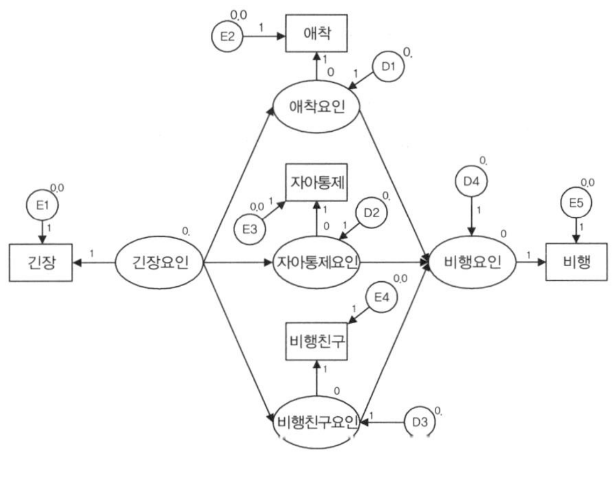

■ 재귀모델과 비재귀모델

경로모델에는 재귀모델과 비재귀모델이 있다. 재귀모델(Recursive Model)은 변수 간의 관계를 나타내는 화살표가 한쪽 방향으로만 향하는 경우를 말한다. 즉, 재귀모델은 경로모형에서 내생변수 간 관계가 순차적인 한 방향(화살표가 왼쪽에서 오른쪽)으로만 설정된 모델이다. 재귀모델을 단일방향모델(Unidirectional Model)이라고 한다. 비재귀모델(Non-recursive Model)은 내생변수 간의 영향 관계가 양쪽 방향의 화살표로 연결된 경우가 해당된다. 비재귀모델은 내생변수 간의 관련성에서 뒤에 있는 변수에서 바로 앞의 내생변수로 화살표가 향하는 피드백 루프(Feedback Loop)가 있는 모델을 말한다.

[그림 1-5] 재귀모델과 비재귀모델

재귀모델	비재귀모델
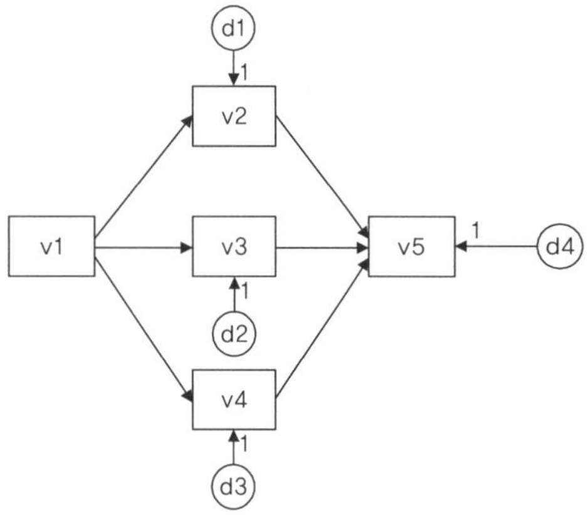	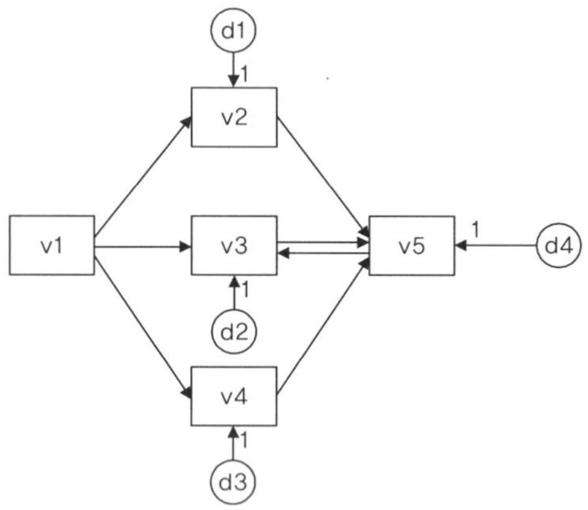

3 확인적 요인분석

요인분석(Factor Analysis)은 변수들 사이의 상관관계를 기초로 하여 정보의 손실을 최소화하면서 변수의 개수보다 적은 수의 요인(Factor)으로 자료 변동을 설명하는 다변량분석 기법이다. 요인분석은 크게 탐색적 요인분석(Exploratory Factor Analysis: EFA)과 확인적 요인분석(Confirmatory Factor Analysis: CFA)으로 나뉜다.

탐색적 요인분석과 확인적 요인분석

탐색적 요인분석은 잠재요인에 대한 기존의 가설이나 이론이 없는 경우에 자료의 배후에 어떠한 잠재요인이 적절한가를 찾아내는 방법으로 전통적인 요인분석이라고도 한다. 탐색적 요인분석은 특수한 것에서 일반적인 것을 추론하는 귀납적인 방법이다. 탐색적 요인분석은 SPSS나 SAS 프로그램에서 실시하는 요인분석이라고 생각하면 된다. 연구자는 탐색적 요인분석을 통해서 새로운 요인을 찾고 분산분석, 회귀분석, 그리고 판별분석 등의 추가적인 분석을 할 수 있다.

확인적 요인분석은 기존 연구의 이론이나 경험적인 연구 결과로부터 분석 대상이 되는 변수에 대한 사전 지식이나 이론적 결과를 가지고 있어 그 내용을 가설 형식으로 모형화하기 위해서 분석하는 방법이다. 즉, 확인적 요인분석은 잠재변수와 관측변수 간의 관계 및 잠재변수 간의 관계를 검증하는 것으로 탐색적 요인분석과 달리 요인(잠재변수)의 수와 요인(잠재변수)과 그에 따른 측정항목(관측변수)들이 이미 정해진 상태에서 분석하는 것이다. 확인적 요인분석은 일반적인 것에서 특수한 것을 추론하는 연역적인 방법이다.

확인적 요인분석은 연구자의 지식에 근거하여 내재된 요인 차원 및 가설을 확인하는 수단이다. 연구자는 확인적 요인분석을 통해서 본격적인 구조방정식모형 분석 전에 요인을 구성하는 변수들의 신뢰성과 타당성을 평가한다. 확인적 요인분석은 Amos 프로그램으로 분석 가능하다.

정리하면, 탐색적 요인분석은 이론상으로 체계화되거나 정립되지 않는 연구에서 연구의 방향을 파악하기 위한 탐색적 목적을 가진 분석 방법을 의미한다. 확인적 요인분석은 강력한 이론적인 배경하에 요인과 변수들의 관련성을 미리 설정해 놓은 상태에서 요인과 변수들의 신뢰성 및 타당성을 평가하는 데 주된 목적이 있다. 따라서 척도 개발을 위하여 탐색적 요인분석을 거친 후 다시 확인적 요인분석을 실시하기도 한다.

신뢰성, 타당성

대부분의 구조방정식모형에서 이론모형을 분석하기 전에 신뢰성과 타당성을 분석하고 있다. 연구 분석을 위해 수집된 자료가 간혹 측정오류를 지니고 있는 경우가 있다. 측정오류는 크게 세 가지로 분류될 수 있다. ① 연구자가 측정하기를 원한 속성이 아니라 다른 속성을 측정한 경우이다. ② 응답자의 고유한 성향에 의해 발생하는 경우이다. ③ 응답 당시 응답자가 처한 상황에 따라 차이가 나는 경우이다.

이와 같은 측정오류는 크게 체계적 오류와 비체계적 오류로 구분할 수 있다. 체계적 오류는 측정 시에 항상 일정한 방향으로 나타나는 오류이며, 비체계적 오류는 무작위적으로 그 크기와 방향이 변화하며 나타나는 오류이다.

신뢰성(Reliability)은 비체계적 오류와 관련된 개념이며 타당성(Validity)은 체계적 오류와 관련된 개념이다. 즉, 신뢰성은 동일한 측정 대상(변수)에 대해 같거나 유사한 측정 도구(설문지)를 사용하여 매번 반복측정할 경우, 동일하거나 비슷한 결과를 얻을 수 있는 정도를 말한다. 신뢰성(Reliability)은 측정한 다변량 변수 사이의 일관된 정도를 의미한다. 신뢰성 정도는 동일한 개념에 대하여 반복적으로 측정했을 때 나타나는 측정값들의 분산을 의미한다. 신뢰성은 SPSS에서 Cronbach's alpha나 Amos 프로그램의 결과물을 이용하여 구할 수 있다. 신뢰성 지수가 0.7 이상인 경우는 신뢰성과 집중 타당성이 있다고 해석한다.

$$\text{신뢰성} = \frac{(\text{표준화 요인적재치 합})^2}{[(\text{표준화 요인적재치 합})^2 + (\text{오차항분산 합})]} \quad \cdots\cdots \text{(식 7)}$$

타당성은 측정 도구(설문지)를 통하여 측정한 것이 얼마나 실제에 가깝게 측정하고 있는가를 나타낸다. 타당성은 측정하고자 하는 개념이나 속성을 정확히 측정하였는가를 나타내는 개념이다. 즉, 타당성은 개념이나 속성을 얼마나 잘 반영하느냐의 정도를 나타내므로 결국, 측정 개념에 대한 개념적 정의와 조작적 정의의 타당도를 의미한다. 타당성은 탐색적 요인분석이나 확인적 요인분석을 통해 검증된다. 특히, 확인적 요인분석은 관측변수와 잠재변수 간의 요인부하량을 측정할 수 있고, 모형의 전반적인 적합도를 평가할 수 있기 때문에 구성개념 타당성(Construct Validity)을 측정하는데 유용하다.

구성개념 타당성은 측정 도구가 연구하고자 하는 개념(구성)을 측정하였는지를 검증하는 것으로 구성개념이 관측변수에 의해서 얼마나 잘 측정되었는지를 나타낸다. 구성개념 타당성은 집중타당성(Convergent Validity), 판별타당성(Discriminant Validity), 법칙타당성(Nomological Validity)과 관련이 있다[1].

집중타당성은 잠재변수를 측정하는 관측변수들의 일치성 정도를 나타낸다. 집중타

1) 구성개념 타당성의 보다 자세한 설명은 '배병렬(2011). 구조방정식모델링 – 원리와 실제 –. p374~383'과 '우종필(2012). 구조방정식모델 개념과 이해. p161~176'을 참조하기 바란다.

당성은 요인부하량(Factor Loading), 평균분산추출(Average Variance Extracted: AVE), 개념 신뢰성으로 검증할 수 있다. 표본의 크기가 200 이상인 것을 기준으로 볼 때, 요인부하량, 평균분산추출이 0.5 이상이면 집중타당성이 있다고 해석한다.

$$\text{평균분산추출} = \frac{(\sum \text{표준화 요인적재치}^2)}{[(\sum \text{표준화 요인적재치}^2) + \text{오차항분산의 합}]} \quad \cdots\cdots \text{(식 8)}$$

판별타당성은 서로 다른 잠재변수 간의 차이를 나타내는 정도이다. 판별타당성은 크게 세 가지 방법으로 분석한다(배병렬, 2011; 우종필 2012).

첫째, 평균분산추출(Average Variance Extracted: AVE)이 잠재요인 간 상관계수의 제곱, 즉 다중상관치보다 크면 판별타당성이 있다고 해석한다(AVE > ϕ^2). 즉, 잠재변수와 관측변수의 설명력이 잠재요인 간의 설명력보다 큼을 나타낸다.

둘째, 잠재요인 간의 상관계수의 신뢰구간이 1을 포함하는지 여부를 확인하는 방법이다($\phi \pm 2 \times$S.E.). 만약, 잠재요인 간 상관계수(ϕ)의 신뢰구간에 1.0을 포함하면 요인 간의 관련성이 완벽에 가까워 판별타당성이 없다고 해석한다.

셋째, 비제약모델(Unconstrained Model)과 제약모델(Constrained Model) 간의 χ^2 차이로 판별타당성 여부를 검정한다. 즉, 잠재요인 간의 관련성을 제약하지 않는 비제약모델과 잠재요인 간의 관련성을 '1'로 제약한 제약모델 간의 χ^2 차이를 분석한다. 예를 들어, 비제약모델과 제약모델 간 χ^2 차이($\Delta\chi^2$)가 3.84(자유도 차이가 1이고 $\alpha = 0.05$) 이상이면 두 개념 사이에는 판별타당성이 있다고 해석한다.

법칙타당성은 이론적 바탕으로 하는 구성개념이 다른 구성개념을 어느 정도 예측하는지에 대한 정도를 나타내는 것으로 상관관계표에서 변수 간 관계가 정(+)의 방향인지, 부(−)의 방향인지를 확인하고 유의성을 확인하면 된다.

확인적 요인분석 모형과 구조방정식모형

확인적 요인분석 모형은 구조방정식모형의 측정모형에 대한 신뢰성과 타당성을 검증하기 위한 틀이다. 확인적 요인분석 모형은 잠재변수 간의 관계가 공분산(상관)으로 설정되어 있으며 내생변수가 없기 때문에 구조오차가 존재하지 않는다.

구조방정식모형은 잠재변수 간의 관계가 공분산 및 인과관계로 설정되어 있는 모형이다.

구조방정식모형에는 확인적 요인분석 모형에서와 달리 내생변수에 구조오차가 존재한다.

지금까지 설명한 확인적 요인분석 모형과 구조모형을 정리하기 위해서, Fishbein과 Ajzen(1980)이 제안한 피쉬바인 확장모형(Extended Fishbein Model)에 적용해보기로 하자. Fishbein과 Ajzen(1980)은 인간의 실제 행동의 예측력을 높이기 위해서 피쉬바인의 확장모형을 제안한다. 이 모델은 인간의 행동 의도나 행동은 개인의 태도와 주관적 규범에 영향을 받는 것을 말한다. 이를 수식으로 나타내면 다음과 같다.

$$\mathrm{B} \sim \mathrm{BI} = W_1 A + W_2 SN$$

여기서 B＝행동(Behavior)

BI＝행동 의도(Behavior Intention)

A＝태도(Attitude toward Behavior)

SN＝주관적 규범(Subject Norm)

W＝상대적인 가중치임

피쉬바인 확장모형(Extended Fishbein Model)의 수식을 다시, 확인적 요인분석 모형과 구조방정식모형으로 나타내면 다음 그림과 같다.

[그림 1-6] 확인적 요인분석 모형과 구조방정식모형

확인적 요인분석 모형	구조방정식모형
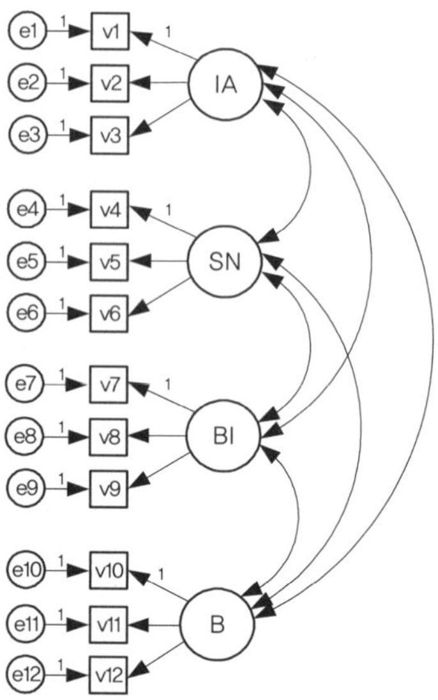	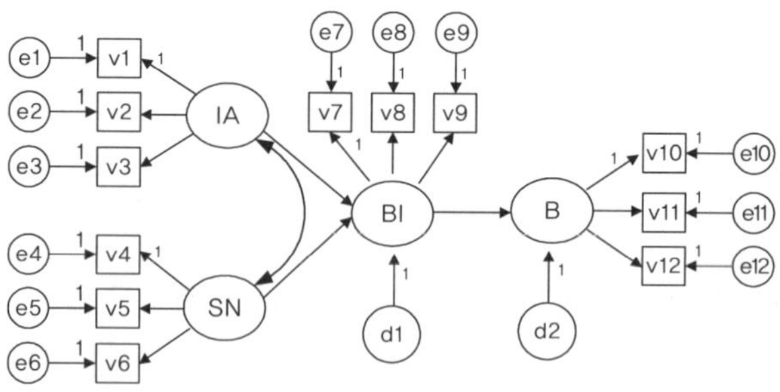

고차요인모형

고차요인모형(High-order Factor Model)은 연구자가 연구모형을 구축하는 과정에서 요인과 변수의 관계를 2차 이상으로 구성하는 것을 말한다. 즉, 고차요인모형은 확인적 요인분석 모형의 1차요인 위에 다시 2차 이상의 상위 요인을 구성하는 모형이다. 고차요인모형은 심리학 분야, 교육학 분야, 간호학 분야 등에서 다수의 설문 문항을 사용할 경우에 주로 이용한다. 일반적으로 2차요인은 상위 개념을, 1차요인은 상위 개념 아래 세부 요인들을 나타낸다.

아래 그림은 '전체긴장'이라는 상위 개념 아래에 '가정긴장', '학교긴장', '친구긴장'이라는 하위 개념들을 위치시켰음을 보여준다.

[그림 1-7] 2차요인분석

2차요인분석 사례((긴장요인)

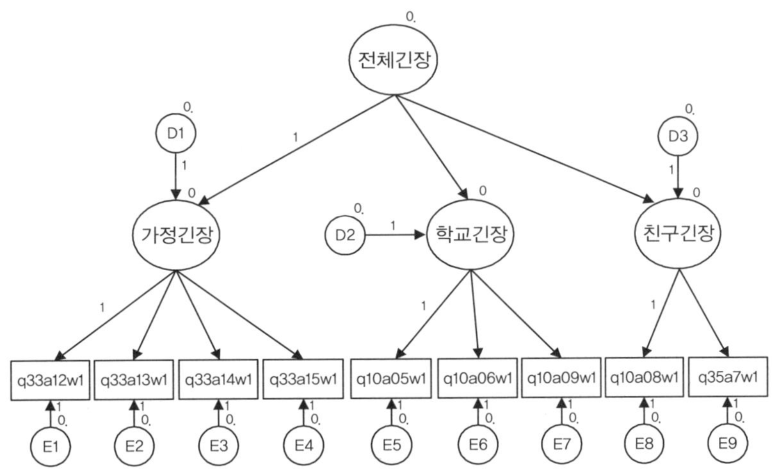

4 구조방정식모형 연구 절차

구조방정식모형은 이론과 추상적인 특성을 갖는 잠재변수 간의 관계를 부분과 전체 차원에서 볼 수 있는 장점을 갖는다. 이러한 이유로 구조방정식모형(SEM)을 이용한 논문 작성은 매년 증가 추세를 보이고 있다.

SEM의 적용 과정은 대개 이론모형의 개발, 실제 자료에 대한 모형의 적용, 모형의 평가, 필요 시 모형의 수정, 수정된 모형의 재평가의 순서를 따른다. 또는 이 다섯 단계를 축소하여 크게 모형개발(Model Specification), 모형추정(Model Estimation) 및 모형평가(Model Evaluation)의 2단계로 진행할 수 있다(김진호 등, 2007).

첫째, 모형개발 단계는 연구자가 이론과 경험을 토대로 연구의 틀을 정립하는 단계이다. 연구자는 모형개발 단계에서 모형유형 결정, 모형도형 제시 방법, 자료 사용 방법 결정, 원자료 점검, 측정변수의 수 결정, 표본의 크기 결정 등 다양한 문제를 검토해야 한다. 모형유형은 SEM이 어떤 목적으로 활용되었는가와 직결되며, 일반적으로 확인적 요인분석 모형과 구조방정식모형으로 구분할 수 있다. 모형도형 제시는 가설로 설정된 변수의 구조모형을 표시하는 방법이다. 연구자는 자료 사용 시에 변수 간의 인과관계를 파악하기 위해서 횡단(Cross-Sectional)자료보다 종단(Longitudinal) 자료를 사용하는 것을 검토할 필요가 있다. 종단자료는 현상에 대한 결과를 지속적으로 고찰할 수 있는 장점을 가지기 때문이다. 원자료 점검 과정은 코딩 오류 발견, 결측치와 이상치(특이값) 처리, 정규성 검증을 포함한다. 측정변수의 수를 결정하는 과정에서 연구자는 하나의 관측변수에 하나의 잠재변수가 대응되는 모형을 고려할 수 있지만 잠재변수당 3~4개 이상의 측정변수를 사용할 필요가 있다. 그 이유는 다양한 측정변수를 사용하여 많은 정보를 얻을 수 있는 장점을 갖기 때문이다. 표본크기는 일반적으로 SEM의 검증에서 표본크기가 150 이상으로 하는 것이 바람직하다.

둘째, 모형추정 및 모형평가 단계는 자료의 입력 형태와 모형의 적합도를 판단하는 과정이다. 이 단계는 모형추정에 필요한 입력 행렬(원자료, 공분산행렬, 상관행렬), 추정 방법과 추정치(모수 추정치와 표준오차 제시), 신뢰도와 분산비율(사용한 측정치의 신뢰도 제시), 모형 적합도 판단(χ^2, Q, GFI, AGFI, RMSEA, NNFI(TLI), NFI, CFI 등), 모형의 수정(수정지수 사용, 측정모형과 이론(수정)모형 제시), 경쟁모형 비교, 교차타당성 검증(같은 모형을 두 개 이상의 다른 자료로 추정하여 추정치의 안정성이나 일관성을 검증), 간접효과와 전체효과, 매개효과검증, 다중집단분석(Multiple Group Analysis)의 조절변수 사용 등에 관한 문제를 다룬다.

모든 연구 과정에는 적합한 연구 단계가 있다. 구조방정식모형을 개발하고 검증하는 과정에도 연구 및 분석 단계가 있다. 논문 작성과 보고서 작성을 위해서 구조방정식 분석 방법을 사용하는 경우 체계적인 구조방정식모형의 연구 절차를 그림으로 나타내면 다음과 같다.

[그림 1-8] 구조방정식모형 연구 절차

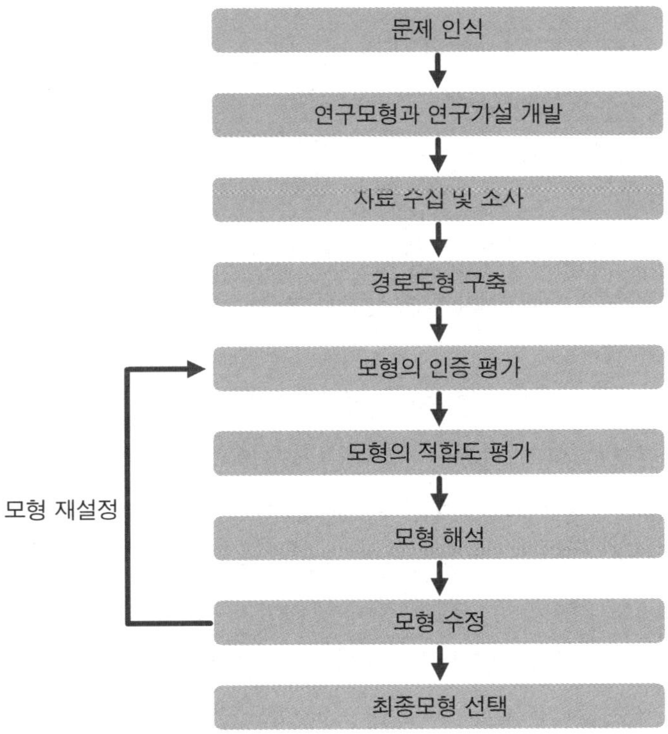

■ 문제 인식

구조방정식모형의 연구 절차에서 첫 번째 단계는 문제 인식이다. 연구자가 관심을 갖고 연구하고자 하는 현상이나 대상에 대해 문제 인식을 갖고 접근하는 단계이다. 연구자는 문제 인식 과정에서 많은 논문과 보고서 읽기를 통해 개념 간 인과적인 개연성을 확보해야 한다. 연구자는 연구 대상이 되는 문제를 발견하고 문제에 대한 연구 목적과 분석 이유를 명확하게 정립해야 한다.

연구모형과 연구가설 개발

연구자는 본격적인 연구 시작에 앞서 연구모형을 구축한다. 연구모형은 연구자의 관심 영역을 나타내는 전체적인 프레임워크이다. 연구모형은 기존의 이론과 연구자의 경험에 의해서 구축된다. 연구모형 구축 과정에서 연구자는 초기 연구모형과 함께 적어도 2개 정도의 모형을 구축하는 것도 고려해볼 필요가 있다. 이것은 모형의 적합도 평가 과정에서 적합도를 만족하지 못할 경우, 다른 대안모형을 제시할 여지를 마련하기 위해서다.

연구모형이 어느 정도 구체화된 이후, 연구자는 연구모형에 기초하여 연구가설을 설정할 수 있다. 가설(Hypothesis)은 연구와 관련한 잠정적인 진술이다. 가설은 크게 귀무가설(H_0)과 대립가설(H_1)로 나뉜다. 귀무가설은 '모수가 특정한 값이다' 또는 '두 모수의 값은 동일(차이가 없다)하다'로 지정하며, 대립가설은 '모수가 특정한 값이 아니다' 또는 '한 모수의 값은 다른 모수의 값과 다르다(크거나 작다)'로 지정하는 가설이다. 즉, 귀무가설은 기존의 일반적인 사실과 차이가 없다는 것이며, 대립가설은 연구자가 새로운 사실을 발견하게 되어 기존의 일반적인 사실과 차이가 있다는 것이다. 따라서 가설검정은 표본의 추정치가 유의한 차이가 있다는 것을 검정하는 것이다. 가설은 이론적으로 완벽하게 검증된 것이 아니기 때문에 2가지 오류가 발생하게 된다. 1종오류(α)는 H_0이 참인데도 불구하고 H_0을 기각하는 오류이고, 2종오류(β)는 H_0이 거짓인데도 불구하고 H_0을 채택하는 경우이다. 가설검증은 유의확률(p-value)과 유의수준(Significance)을 비교하여 귀무가설이나 대립가설의 기각 여부를 결정한다.

유의확률은 표본에서 산출되는 통계량으로 귀무가설이 틀렸다고 기각하는 확률을 말한다. 유의수준은 유의확률인 p-값이 어느 정도일 때 귀무가설을 기각하고 대립가설을 채택할 것인가에 대한 수준을 나타낸 것으로 'α'로 표시한다.

유의수준은 연구자가 결정하는 것으로 일반적으로 0.01, 0.05, 0.1로 결정한다.

가설검정에서 '$p < \alpha$'이면 귀무가설을 기각하게 된다. 즉, 가설검증이 $p < 0.05$이면 1종오류가 발생할 확률을 5% 미만으로 허용한다는 의미이며, 가설이 맞을 확률이 95% 이상으로 매우 신뢰할 만하다고 간주하는 것이다.

구조방정식모형에서도 가설의 채택이나 기각 여부를 유의확률에 근거하여 결정할 수 있다. 구조방정식모형에서는 귀무가설 채택 및 기각 여부를 카이자승(χ^2) 통계량으로 결정한다. 카이자승 통계량은 모형의 적합성을 판단하는 지표이다. 연구자는 연구모형의 적합성을 카이자승 통계량으로 판단할 수 있다. 모형 적합성과 관련한 카이자승 통계량의 귀무가설과 연구가설(대립가설) 설정 방법은 아래와 같다.

> 귀무가설(H_0): 연구자가 제시하는 모형은 모집단 자료에 적합하다.
> 연구가설(H_1): 연구자가 제시하는 모형은 모집단 자료에 적합하지 않다.

연구자는 귀무가설이 의사결정의 기본임을 알아야 한다. 연구자는 카이자승 통계량 유의확률인 p-값이 유의수준 0.05보다 크면 귀무가설을 채택한다(유의확률$>\alpha=0.05$). 반면에 카이자승 통계량 유의확률인 p-값이 유의수준 0.05보다 작으면 귀무가설을 기각하고 연구가설을 채택한다(유의확률$<\alpha=0.05$).

[그림 1-9] 귀무가설 채택영역 / 기각영역

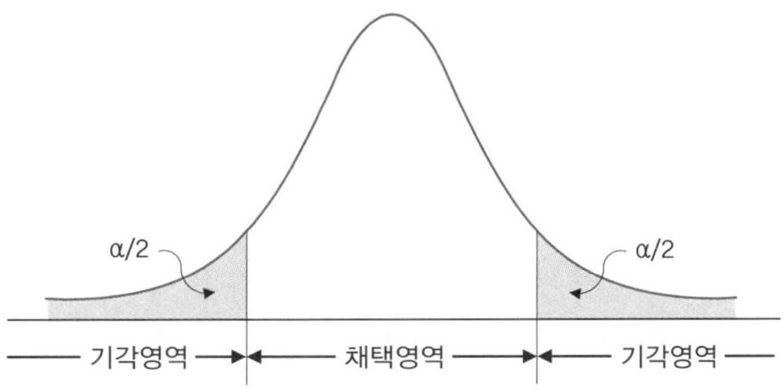

자료수집 및 조사

자료(데이터)수집 및 조사는 구조방정식모형 분석의 기본 단계이다. 특히, 데이터 수집은 연구의 필수 단계이다. 연구자는 정부나 공공기관 등에서 제공하는 2차 자료를 이용할 수 있다. 아니면 연구자 스스로 연구 목적에 적합한 데이터를 생성할 수도 있다. 연구자가 주로 사용하는 방법은 설문지 이용 방법이다. 연구자는 설문지를 개발하여 1차 자료를 생산한다.

구조방정식모형에서 설문지 작성은 매우 중요하다. 연구자는 연구의 구성 단위인

요인에 대한 측정문항 수를 결정해야 한다. 연구자는 한 요인에 대해서 최소한 3개 이상의 측정항목을 사용하는 것이 바람직하다. 구조방정식모형 분석에서 사용되는 변수들은 등간척도(Interval Scale)나 비율척도(Ratio Scale)로 구성된 연속형 변수(Continuous Variable)를 사용하며, 예외적으로 성별이나 Yes/No와 같은 이분법적인 변수가 분석과정에서 사용되는 경우도 있다.

연구자는 구조방정식모형에서 적정한 표본크기를 결정해야 한다. 일반적으로 표본의 크기는 150~400개 정도이면 적당하다. 또는 표본크기와 자유모수의 비로 적당한 표본수를 결정하는 경우도 있다. 구조방정식모형에서 자유모수는 경로계수를 나타내는 선의 숫자를 말한다. 표본크기와 자유모수가 20:1 정도면 좋고, 현실적으로 10:1 정도의 비가 적당하다(Kline, 2005).

설문지 조사를 통하여 수집된 데이터는 결측치와 이상치 발생 여부를 확인하는 작업이 필요하다. 연구자는 결측치와 이상치가 발생한 데이터를 정제화할 필요가 있다. 데이터의 정제화는 대체 또는 제거하는 방법이 있다.

SPSS에서 결측치를 해결하는 방법에는 제거법과 대체법이 있다. 제거법에는 Listwise 방법, Pairwise 방법 등이 있다. 대체법에는 평균대체법(Mean Imputation), EM법(Expectation-Maximization), 회귀대체법(Regression Imputation)이 있다. Amos에서 결측치를 해결하는 방법에는 완전정보최대우도법(Full Information Maximum Likelihood: FIML)과 회귀대체법(Regression Imputation) 등이 있다. 특히, FIML은 무작위결측(MAR)의 가정이 엄격히 충족되지 않는 경우에도 불편추정치(Unbiased Estimate)를 확인할 수 있는 방법이다(Muthen, Kaplan, and Hollis, 1987; Arbuckle, 1996). FIML은 표본의 크기가 충분히 클 경우 다중삽입(Multiple Imputation) 방식에 못지않은 추정효율성을 갖는다(Schafer and Olsen, 1998).

그러나 FIML은 GFI, AGFI, RMR 등의 모델 적합도가 제시되지 않는 단점이 있다.

이상치(Outlier)란 데이터에서 어떤 측정치의 수치가 나머지 측정치들과 다른 것을 의미한다. SPSS에서의 이상치는 Z-value 변수를 생성하여 Z-score가 ±3 이상인 경우를 말한다. Amos 프로그램에서 마할라노비스 거리(Mahalanobis Distance)가 클수록 이상치로 판단한다. 이러한 이상치로 인한 문제가 발생하면 문제가 되는 Case를 제외하는 방법이나 결측치로 처리한 다음 대체법을 통해 해결한다.

다변량분석의 기본적인 가정은 정규분포(Normal Distribution)이다. 정규성(Normality)은 데이터가 얼마나 정규분포를 따르고 있는지에 대한 것으로 일변량 정규성(Univariate

Normality)과 다변량 정규성(Multivariate Normality)으로 나뉜다. 구조방정식모형에서는 다변량 정규성을 가정하고 있기 때문에 관측변수들이 정규분포를 따르고 있다는 가정하에 분석이 진행된다. 정규성 분포에서 중요한 것은 왜도(Skewness)와 첨도(Kurtosis)이다. 다변량 정규성을 검토하였을 때, 모든 변수의 왜도가 절대값 3 미만, 첨도가 절대값 10 미만일 경우 변수들의 분포가 정규성에서 크게 벗어나지 않는다고 보고 있다(Kline, 2005).

구조방정식의 구성개념에 사용되는 적절한 관측변수의 수는 3개 이상이 적합하다. 그러나 다수의 구성개념에 많은 관측변수가 사용될 경우는 모델의 복잡성이 증가한다. 이 경우는 표본의 크기, 모델의 적합도, 그리고 모수의 추정에 대한 유의성 등의 문제가 발생할 수 있다. 따라서 측정항목이 많을 경우에는 신뢰성과 상관성이 높은 측정변수들을 항목 합산(Item Parceling)할 수 있다. 연구자는 항목 합산으로 항목의 수를 조정할 수 있다. 통상적으로 항목 합산 방법으로 평균을 이용하는 방법과 총점을 이용하는 방법 등이 있다.

모델설정(경로도형 구축)

모델설정 단계는 구조방정식모형 분석 패키지인 Amos를 이용하여 경로도형을 그리는 과정이다. 연구자는 구상한 연구모형을 사각형, 원, 화살표 등을 이용하여 프로그램상에 그려 넣어야 한다. 모델설정(Model Specification)에서 변수 간의 관계의 방향성과 모수의 설정이 중요하다. 방향성은 변수 간 인과관계를 의미하는 것으로 경로계수(또는 회귀계수)가 된다. 비방향성 관계는 변수 간 공분산 관계(또는 상관관계)를 의미한다. 모수는 관측변수들과 외생변수, 외생변수들과 내생변수의 경로상에 지정하는 경로계수값이다. 모수는 자유모수(Free Parameter), 고정모수(Fixed Parameter), 제약모수(Constrained Parameter) 등으로 나타낸다. 자유모수는 아무 제약 없이 자유롭게 추정되는 모수로서, 모수에 어떠한 수치나 문자가 없는 경우이다. 고정모수는 특정한 값으로 고정시킨 모수를 의미한다. 제약모수는 모수에 제약이 가해진 것이다. 통상 다중집단분석의 경로계수의 차이는 자유모수를 지정하는 비제약모델(Unconstrained Model)과 제약모델(Constrained Model) 간 χ^2 차이를 통하여 검증하고 있다.

모형 인정 평가

모형 인정 평가는 구축된 모형이 의미가 있는지 확인하는 단계이다. 즉, 모형의 인증(Model Identification)은 연구모형이 가치 있는 모형으로 받아들여질지 여부를 평가하는 것이다. 연구자가 모형 인정 과정에서 발생할 수 있는 문제점은 다음과 같다.

① 경로계수의 표준오차가 매우 큰 경우(일반적으로 2.5 이상인 경우를 말함)
② 오차의 분산이 마이너스(Negative Error Variance)이거나 추정치가 이상하게 큰 경우(Heywood case)
③ 추정된 상관계수가 매우 큰 경우(1에 가까운 경우)

이러한 문제가 발생한 경우 모형의 인증을 높이기 위한 전략은 다음과 같다. ① 변수 또는 요인 간에 불필요한 경로가 있으면 경로계수를 0으로 고정시킨다. ② 추정할 경로를 감소시켜서 자유도를 증가시킨다. 예를 들어 두 요인 간의 상관 정도가 매우 큰 경우(0.9 이상인 경우) 서로 다른 방향으로 화살표를 향하게 표시하는 동일화 제약(Equalization)을 사용한다. ③ 잠재요인의 오차분산을 고정시킨다(0.005 이하의 값으로 고정시킴). ④ 문제가 있는 변수를 제거한다. 이와 같은 모형 인정을 높이기 위한 네 가지 조치들은 이론적 배경이 있는 상태에서 가능하다.

연구자는 모형 인정 단계를 검토하고 모형의 적합성 여부를 판단하여야 한다. 모형의 적합성은 연구모형과 실제 공분산 자료 사이의 일치성(Consistency)의 정도 또는 일치도를 나타낸다. 즉, 모형의 적합성 평가는 기본적으로 표본자료의 특성과 이론적 특성이 어느 정도 일치하느냐를 판단하는 것이다. 모형이 인정되는 필요조건은 측정변수 X, Y가 제공해주는 정보의 수가 추정되는 미지수(모수, 자유특징수, 경로계수의 선의 수)보다 많거나 같아야 한다.

모형의 인증 평가가 끝나고 나면 모형의 추정(Model Estimation)을 하게 된다. Amos에서 제공하는 추정법으로는 최대우도법(ML), 일반최소자승법(GLS), 비가중최소자승법(ULS), 척도자유최소자승법(SLS), 점근분포자유(Asymptotically Distribution-Free: ADF) 등이 있다. 최대우도법(ML)은 Amos에서 기본(Default)으로 지정되어 있으며, 모수를 추정하는 데 일반최소자승법(GLS)과 같이 가장 보편적으로 사용되고 있다. ML과 GLS는 다변량 정규분포를 가정하고 있으며 표본의 크기가 최소 200 이상일 때 사용된다. AFD는 정규분포에서 크게 벗어나는 경우 사용하는 것이 바람직하다고 보고 있다(Jöreskog and Sörbom, 1989).

모형의 해석 및 적합도 검증

모형의 적합도는 구축한 모형과 실제 자료 사이의 일치도를 나타낸다. 즉, 구축한 모형과 실제로 조사/관측한 표본자료와의 부합성을 살펴보는 것이다. Amos에서 모형의 적합성 평가는 기본적으로 절대적합지수, 증분적합지수, 간명적합지수 등을 이용한다.

절대적합지수는 연구자가 수집한 데이터의 공분산행렬과 이론을 바탕으로 한 연구모델에서 추정한 공분산행렬이 얼마나 적합한지를 보여주는 것으로 모형의 전반적인 부합도를 평가하는 지수이다.

증분적합지수는 기초모형에 대한 제안모형의 부합도를 평가하는 것이다.(기초모형은 측정변수 사이에 공분산 또는 상관관계가 없는 모형으로 독립모형이라고 한다. 제안모형은 이론적 배경하에 연구자가 설정한 모형으로 생각하면 된다.)

간명적합지수는 제안모형의 적합지수, 즉 모형의 복잡성과 객관성의 차이를 비교하는 것을 말한다. 즉, 간명적합지수는 모델 간 비교를 하기 때문에 두 개 이상의 모델 중 어느 모델(예: 제안모델과 수정모델)이 적합한지를 비교할 때 매우 유용하다. 주요 모형의 적합도 지수와 판단 기준은 <표 1-2>와 같다.

<표 1-2> 모형의 적합도 지수 및 판단 기준

	적합도 지수	최적모형 판단 기준
절대적합지수 (Absolute Fit Measures)	χ^2	p-값이 .05 이상이면 양호
	Q(χ^2/df)	≤2(양호), ≤3 or 5(보통)
	GFI(Goodness Fit Index)	≥0.9(양호)
	AGFI(Adjusted Goodness Fit Index)	≥0.9(양호)
	RMR(Root Mean Squared Residual)	≤0.05(양호)
	RMSEA(Root Mean Squared Error of Approximation)	≤0.05(매우 양호), ≤0.08(양호), ≤0.1(보통)
증분적합지수 (Incremental Fit Measures)	NFI(Normed Fit Index))	≥0.9(양호)
	TLI(Tucker-Lewis Index) 또는 NNFI	≥0.9(양호)
	CFI(Comparative Fit Index)	≥0.9(양호)
간명적합지수 (Parsimonious Fit Measures)	PGFI(Parsimonious Goodness Fit Index)	높을수록 양호
	PNFI(Parsimonious Normed Fit Index)	높을수록 양호
	AIC(Akaike Information Criteria)	낮을수록 양호

χ^2는 Amos에서 CMIN으로 표현된다. χ^2는 표본의 크기가 클 경우에는 모델이 부적합하게 나타날 수 있다. χ^2을 이용한 적합성 검정에서 표본의 크기가 작을 경우 모델이 적합하다고 나타날 수 있기 때문에 표본의 크기가 적절한 경우에만 올바른 χ^2값을 구할 수 있는 한계를 지니고 있다. 그리고 모델의 복잡성에 따라 영향을 많이 받을 수 있다. 따라서 Q(Normed χ^2(CMIN/DF))를 사용하여 모델의 적합도를 검증할 수 있다. 일반적으로 '$Q \leq 5$'이면 수용할 만하며 '$Q \leq 3$'이면 좋다고 할 수 있다(Wheaton et al., 1977).

RMR은 측정 척도에 영향을 받는 단점이 있어, 변수들의 척도가 다를 경우 SRMR(Standardized RMR)이 사용되기도 한다.

TLI는 Amos에서 비표준적합지수(Non-Normed Fit Index: NNFI)로 TLI 지수의 장점은 자료의 크기에 민감하지 않아, χ^2 지표의 문제를 보조할 수 있는 지표이다.

SRMR(Standardized RMR)은 모델 간 비교 시 유용하게 사용되며, Amos에서 [Plugins] → [Standardized RMR]를 선택한 후 실행 아이콘을 클릭하면 제공된다.

모형의 해석

연구자는 구조방정식모형 분석 결과를 토대로 전반적인 모형평가를 해야 한다. 전반적인 모형평가를 완료한 후 각종 경로계수 및 이에 대한 유의성 등을 확인하고 모형을 해석하게 된다. Amos에서의 유의성의 확인은 C.R.(Critical Ratio: 경로계수를 표준오차로 나눈 기각 비율)을 이용하여 유의성을 확인한다. C.R.값이 ±1.96보다 큰 경우 $\alpha = 0.05$ 수준에서 유의한 경로라고 해석한다.

모형의 수정

모형의 해석에서 모형의 적합도가 낮으면 모형의 수정(Model Modification) 과정을 통해서 모델의 적합도를 올릴 수 있다. 모형의 수정은 기존의 구조방정식모형의 경로를 변경하거나 불필요한 변수를 제거, 또는 별도의 경로를 추가하는 등 다양한 수정 방법이 필요하다. Amos에서는 수정지수(Modification Indices: MI)를 이용하여 모델을 수정할 수 있다. 수정지수는 요인과 요인 간의 연결 가능성을 컴퓨터가 자동적으로 암시해주는 지수이다. 즉, 수정지수는 χ^2값을 낮추고 모형의 적합성을 높여줄 수 있는 여지를 나타내는 지수를 말한다. 연구자가 수정지수를 토대로 초기 연구모형을 수정할 때는 논리적이나 이론적인 근거가 충분히 있어야 한다.

최종모형 선택

앞에서 실시한 여러 단계를 거친 후 결과 등을 고려하여 최종모델을 결정하게 된다. 연구자는 최종모형을 선택하고 실무 부문에 가치나 도움이 될 수 있는 시사점을 제공해야 한다.

5 조절효과와 매개효과

조절효과

조절효과(Moderation Effect)는 변수 관계를 변화시키는 제3의 변수나 요인이 있는 경우를 말한다. 아래의 예에서 변수 Z의 수준에 따라 Y에 대한 X의 영향력이 다르다면 변수 Z는 변수 X와 변수 Y 사이에서 조절(Moderates)한다고 한다. Amos에서 조절효과의 연구모형 분석은 다중집단분석(Multiple Group Analysis)을 이용한다. 연속형 조절변수는 범주형 조절변수로 변환하여 분석할 수 있다.

[그림 1-10] 조절효과 연구모형

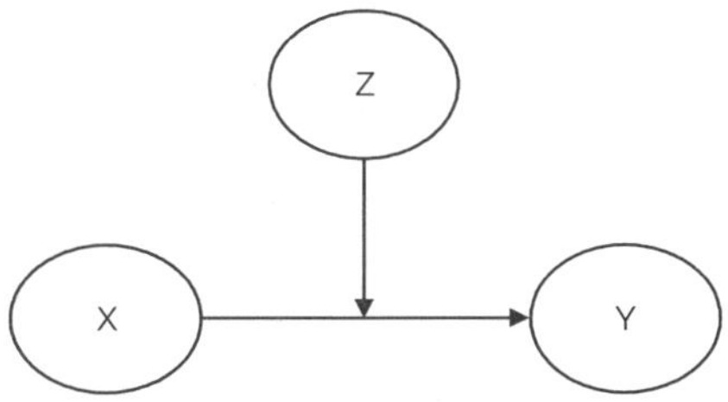

매개효과

매개효과(Mediator Effect)는 독립변수(X)와 종속변수(Y) 사이에 제3의 변수인 매개변수(M)가 개입될 때 발생한다(Baron & Kenny, 1986). Hair et al. (2006)은 Baron & Kenny(1986)의 연구를 기초하여 매개효과를 검증하기 위해 다음의 네 가지 단계를 제시하고 있다(김계수, 2010; 우종필, 2012).

① X−Y, X−M, M−Y의 유의한 상관정도를 확인한다.

② X와 Y 사이에 M이 개입된 상태에서 X와 Y의 유의한 정도가 1단계에서처럼 그대로이거나 변화가 없다면 매개효과는 없다고 해석한다.

③ X와 Y 사이에 M이 개입된 상태에서 X와 Y의 관계가 유의하지만 약하게 영향을 미치는 것으로 변하면 부분매개(Partial Mediation)를 보인다고 해석한다.

④ X와 Y 사이에 M이 개입된 상태에서 X와 Y의 관계가 유의하지 않는 것으로 변하면 완전(전부)매개(Full Mediation)를 보인다고 해석한다.

[그림 1-11] 부분매개와 완전매개

부분매개	완전매개
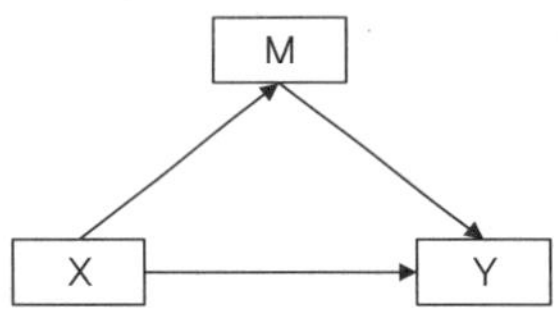	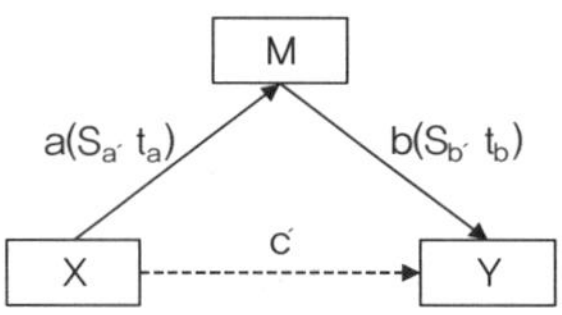

* a: X−M의 비표준화계수(estimate), S_a: X−M의 표준오차(S.E.), t_a: X−M의 C.R.

간접효과(매개효과)의 통계적 유의성 검정

Amos 프로그램에서는 간접효과와 총효과 크기는 제공하고 있다. 그러나 간접효과에 대한 통계적 유의성은 제공하지 않는다. 연구자는 직접효과에 대해서는 결과표에 나타난 C.R.값이나 P값 등을 통해 유의성을 알 수 있다. Amos에서는 간접효과에 대한 유의성을 제공해주지 않기 때문에 간접효과의 유의성 검증을 위하여 부트스트래핑(Bootstrapping) 방법을 사용한다. 부트스트래핑은 자료들이 다변량 정규분포를 따른다는 통계적 가정의 제약으로부터 자유로운 비모수적 추론을 제공한다. 즉, 부트스트래핑은 모집단(Population)의 분포에 대해 모수적 가정을 하지 않고 표본자료의 추론으로 모수(Parameter)를 추론하게 된다.

부트스트래핑법과 달리 Sobel 검정(Sobel Test)은 모든 자료가 정규분포를 따른다는 가정하에 통계적 유의성을 검정하는 것을 말한다. 간접효과의 유의성을 평가하는 Sobel Test는 미국 Preacher 교수의 웹사이트(http://quantpsy.org/sobel/sobel.htm)를 방문하여 쉽게 계산할 수 있다. 연구자는 간접효과를 Sobel 검정통계량과 관련 확률로 계산할 수 있다.(Input에 해당 값을 입력 한 후 Calculate를 한 후, $p<\alpha$이면 'X와 Y의 간접효과(매개효과)는 유의하다'라는 대립가설을 채택.)

[그림 1-12] 간접효과 검정(Sobel 검정)

비표준화계수와 표준오차 사용	C.R. 사용
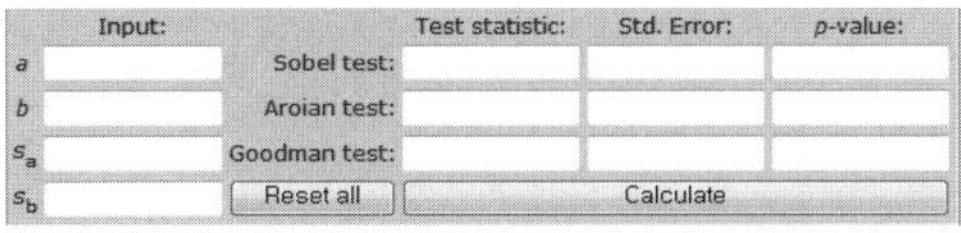	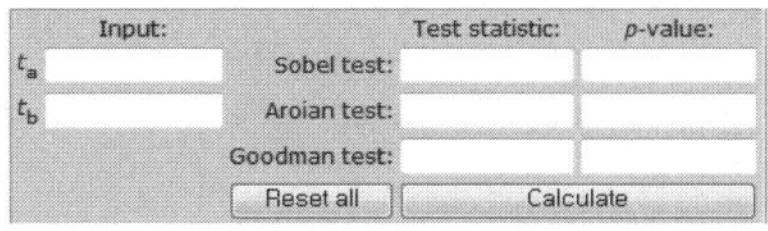

6 다중집단분석

연구자는 다중집단분석(Multiple Group Analysis)을 통해서 조절효과를 확인할 수 있다. 다중집단분석은 구조방정식모형에서 조절효과와 집단 간 차이 여부를 분석할 때 사용된다. 예를 들어, 청소년 비행에 관한 연구에서 남녀 집단 간 차이가 있는지 없는지를 알아보는 연구를 한다고 하자. 여기서 긴장은 독립변수, 비행은 종속변수, 성별은 조절변수가 된다.

[그림 1-13] 조절효과와 다중집단분석

조절효과	다중집단분석
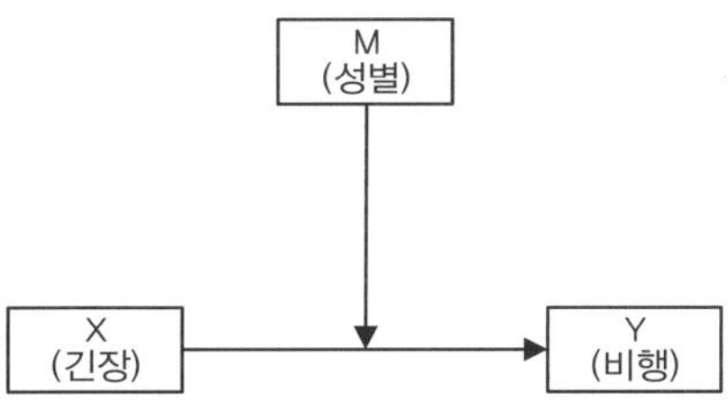	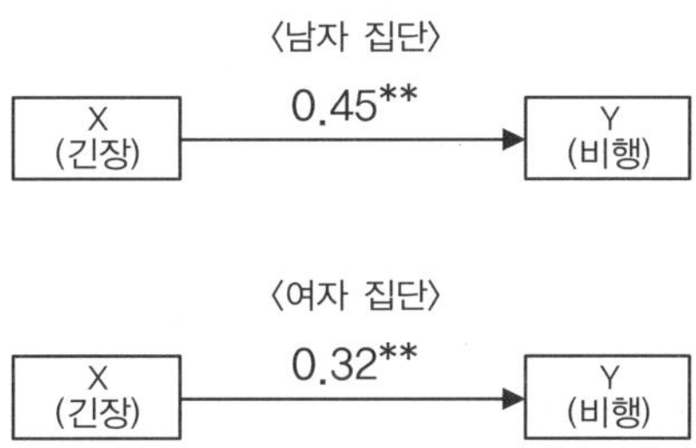

앞의 예에서 두 집단 간 경로계수의 크기를 가지고 서로 통계적으로 유의한 차이가 있는지 없는지를 알고 싶어 하는 경우, 연구자는 다중집단분석 방법을 이용하여 모델 내 경로의 통계적 유의성뿐만 아니라 집단 간 경로의 통계적 유의성에 대한 차이를 검증해야 한다. 다중집단분석에서 경로계수의 차이는 집단 간 경로계수를 자유롭게 하는 비제약모델과 고정하는 제약모델 간 χ^2 차이를 통하여 검증하게 된다. 다중집단분석은 다중집단 확인적 요인분석을 실시한 이후, 다중집단 경로분석이나 다중집단 구조방정식모형 분석을 실시한다.

다중집단 확인적 요인분석은 집단 간 교차타당성(Cross Validation)을 검증할 때 사용된다. 교차타당성은 동일한 모집단이나 이질 모집단에서 얻은 두 개 이상의 표본들이 서로 동일한 결과를 보이는지를 검증하는 것이다. 교차타당성을 검증하기 위해서는 측정 동일성(Measurement Equivalence)에 대한 분석이 필요하다. 측정 동일성은 다수의 응답자들이 측정 도구(예: 설문지)에 대해서 동등하게 인식하고 있다는 것을 검증하는 과정이다. 측정 동일성은 <표 1-3>과 같이 5단계로 나뉜다(Myers et al., 2000; Mullen, 1995)[2]. 교차타당성은 모델 간 비교를 χ^2 통계량 차이($\triangle\chi^2$)를 통해서 유의한지를 검증한다.

연구자는 Amos 프로그램을 이용한 다중집단분석 과정에서 직접 경로를 제약하는 방법과 아이콘을 이용하는 방법을 이용할 수 있다. 직접경로를 제약하는 방법의 경우는 연구자가 직접 하나하나의 경로에 대해 제약을 한 다음 비제약모델과 제약모델을 비교하는 것이다. 이 방법은 제약하는 경로계수의 수만큼 각각 분석해야 하는 번거로움이 있다.

아이콘을 이용한 집단 간 비교 분석 방법은 비제약모델과 제약모델을 차례로 비교하는 방법이다. 연구자는 Amos 프로그램에서 다중집단분석 아이콘()을 이용하는 방법으로 집단 간의 차이 여부를 한번에 쉽게 알 수 있다. 아이콘을 이용한 교차타당성 분석 단계는 형태 동일성에 이어 요인부하량 동일성, 공분산 동일성, 오차분산 동일성의 제약 순서로 진행한다.

2) 다중집단분석의 방법으로 Benlter(1980)과 MacCallum et al.(1994)는 측정동일성(Metric Equivalence) 검정방법을, Steenkamp et al.(1998)은 스칼라동일성(Scalar Invariance) 검정방법을 제안하였다(김계수, 2010). 본문에서는 Amos 결과의 다중집단분석 단계와 일치하는 Myers et al.(2000)과 Mullen(1995)가 제시하는 측정동일성 검증 5단계를 기술하였다(우종필, 2012).

<표 1-3> 측정 동일성 분석 단계

단계	측정 동일성	모델 형태
1	형태 동일성 (model1: 비제약)	비제약모델로, 집단 간 어떠한 제약도 하지 않은 상태
2	요인부하량 동일성 (model2: λ 제약)	요인부하량 제약모델 형태로, 집단 간 요인부하량을 동일하게 제약한 모델
3	공분산 동일성 (model3: ϕ 제약)	공분산 제약모델 형태로, 집단 간 공분산 및 잠재변수의 분산을 동일하게 제약한 모델
4	요인부하량, 공분산 동일성 (model4: λ, ϕ 제약)	요인부하량, 공분산 제약모델로, 집단 간 요인부하량, 공분산을 동일하게 제약한 모델
5	요인부하량, 공분산, 오차분산 동일성 (model5: λ, ϕ, θ 제약)	요인부하량, 공분산, 오차분산 제약모델로, 집단 간 요인부하량, 공분산, 오차분산을 동일하게 제약한 모델

7 잠재성장곡선 모델링 개념

잠재성장곡선 모델링(Latent Growth Curve Modeling: LGM)은 시간이 지남에 따른 어떤 변수의 변화를 측정한 종단적 데이터(Longitudinal Data)에 대한 변화 패턴을 분석하고자 할 때 사용하는 방법이다. 잠재성장곡선 모델링은 세 번 이상 또는 그 이상의 종단자료(Longitudinal Data)[3]나 패널자료(Panel Data)에 대하여 집단평균 또는 개인에 대한 변화량을 확인하는 연구 방법이다(Duncan et al., 1999). 잠재성장곡선 모델링은 기본적으로 2단계를 거쳐 분석한다. 1단계를 비조건적 모델(Unconditional Model) 분석 단계, 2단계를 조건적 모델(Conditional Model) 분석 단계라고 부른다(Kline, 1998). 1단계인 비조건적 모델 분석 단계에서는 일정 기간 동안 발달곡선(종속변수 변화 추이)을 측정한 다음 각 개인의 반복측정치(Repeated Measure) 자료를 적합시킨다. 연구자는 비조건적 모델 분석을 통하여 평균 발달곡선의 초기치(Intercept)와 변화율(Slope)을 구할

3) 종단자료에는 코호트자료(Cohort Data)와 패널자료(Panel Data)가 있으나, LGM은 패널자료에 대부분 사용된다.

수 있다. 2단계 조건적 모델 분석 단계에서는 1단계에서 얻어진 잠재요인(Latent Factor)으로서의 초기치와 변화율을 다양한 예측요인(공변량 또는 독립변수)에 연결시켜 초기치와 변화율에 영향을 미치는 효과를 찾아내는 것이다. 즉, 조건적 모델은 변수의 조절효과를 검증하는 것이라고 할 수 있다. 잠재성장곡선 모델링의 방정식은 (식 9)와 같다.

$$Y = \beta_{0i} + \beta_{1i}[t] + \epsilon \qquad \cdots\cdots \text{(식 9)}$$

여기서 β_{0i}: 개인 i의 초기 상태, β_{1i}: 시간 변화에 따른 개인의 변화율, [t]: 성장의 모양이나 시간을 나타내는 변수, ϵ: 개인 i에 대한 시간 t에서 관찰되지 않은 오차를 나타낸다. 자료의 상황에 따라서는 2차함수에 의한 비선형 잠재성장모델링(Non Linear Latent Growth Modeling)을 추정할 수 있다. 비선형 잠재성장모델링의 방정식은 (식 10)과 같다.

$$Y = \beta_{0i} + \beta_{1i}[t] + \beta_{1i}[t^2] + \epsilon \qquad \cdots\cdots \text{(식 10)}$$

즉, 잠재성장곡선 모델링 분석을 위해서는 3회 이상의 측정된 양적 변수(등간척도, 비율척도)가 있어야 하며, 변수의 측정치는 측정 기간 동안 동일한 측정 단위와 시간대를 가져야 한다.

<표 1-4> **잠재성장곡선모델 기본 설명**

변수명	변수 종류	내용
잠재변수 (Latent Variable)	ICEPT, SLOPE	ICEPT는 절편(Intercept)으로 초기값을 의미, SLOPE는 기울기로 변화율을 의미함
관측변수 (Observed Variable)	X1, X2, X3, X4, X5	측정 기간에 측정된 측정치를 나타냄
측정오차 (Measurement Error)	E1, E2, E3, E4, E5	관측변수의 측정오차
경로계수 (Regression Weight)	잠재변수와 관측변수 간 요인부하량(회귀계수)	ICEPT의 경로계수는 1, SLOPE 경로계수는 (0, 1, 2, 3, 4) 등으로 고정, 모형에 따라 경로계수가 달라질 수 있음
공분산 (Covariance)	잠재변수 간 공분산	잠재변수(ICEPT, SLOPE) 사이에 공분산이 설정되어 있는 것을 나타냄

연구자는 Amos 프로그램을 이용하여 잠재성장곡선모델을 그릴 수 있다. 연구자는 Plugins → Growth Curve Model → [Number of time points 5]를 설정한다. 연구자는 [OK]

단추를 눌러 다음과 같은 잠재성장곡선모델의 기본 형태를 얻을 수 있다.

[그림 1-14] 잠재성장곡선모델의 기본 형태(제약모델)

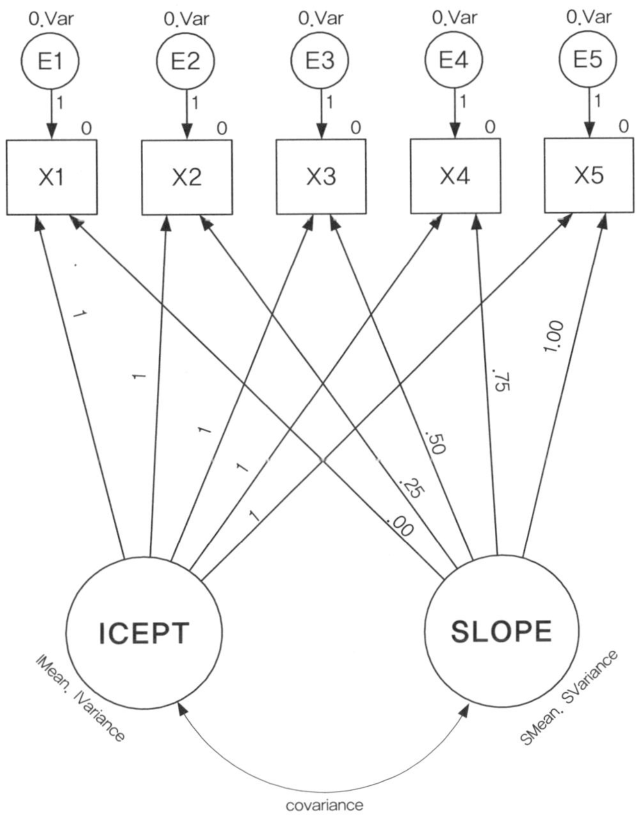

8 잠재성장곡선 모델링 종류

비조건적 모델

연구자는 잠재성장모델링의 유형을 통해 변화율과 변수 사이의 경로계수를 달리 부여해야 한다. 이를 위하여 연구자는 측정 시기별 종속변수의 전반적인 추이를 파악해야 한다(평균 등으로 추이를 파악함). 잠재성장모델링은 기존 연구(Preacher et al., 2008)에 따르면 대략 6가지 유형으로 나눌 수 있다(김계수, 2009). 여기서는 3장의 청소년 비행요인의 1차년도~5차년도 비행궤적에 대한 성장 유형을 예로 살펴본다.

무변화모델은 초기치만 있고 변화율은 설정하지 않은 것으로 5년간 관측변수의 변화가 유의미하지 않음을 가정한다. 제약모델로 초기치 요인의 경로계수를 모두 1로 지정한다.

1요인 자유모델은 무변화모델처럼 초기치 1개 요인만 있는 것으로 2차년도 이후부터 자유롭게 추정하도록 설정하여 다양한 변화를 보다 간명하게 파악하기 위한 모델이다. 무제약모델로 1주기(1차년도) 경로계수만 1로 제약하고 2주기(2차년도)부터는 지정하지 않는다.

선형 변화모델은 잠재성장모델의 가장 기본형으로 초기치와 변화율 2개의 잠재요인이 있는 것으로 연구자는 초기치 요인의 경로계수를 모두 1로 제약하고, 변화율 요인은 2주기부터 선형적 변화가 있는 것으로 가정하여 변화율 요인의 경로계수를 (0, 1, 2, 3, 4)로 제약한다. ※ 주기별 변화율의 경로계수는 (0, .25, .50, .75, 1)로 제약할 수도 있다. 그리고 비선형모델 중 변화율이 대표적인 2차함수(Quadratic Model)의 경우, 경로계수는 (0, 1, 4, 9, 16)으로 제약할 수 있다.

2차년도 변화모델은 선형 변화모델과 요인구조는 같으나 변화율의 경로계수를 선형모델처럼 설정하지 않고 (0, 1, 1, 1,)로 제약한다. 즉, 1주기와 2주기에는 변화가 있으나 3주기부터 변화가 없는 것으로 가정한다. ※ 한국청소년 패널조사에서 청소년 비행궤적의 경우 Amos에서 전 주기를 1로 제약하면 실행이 되지 않기 때문에 5주기의 경로계수는 자유모수(Blank)로 제약하였다.

3차년도 변화모델은 선형 변화모델과 요인구조는 같으나 변화율의 경로계수를 선형 변화모델처럼 설정하지 않고 (0, 0, 1, 2, 3)로 제약한다. 즉, 1주기와 2주기에는 실질적인 변화가 없고 2주기와 5주기 사이에는 변화가 있는 것으로 가정한 모델이다.

2요인 자유모수 변화모델은 선형 변화모델과 요인구조는 같으나 변화율의 경로계수를 선형 변화모델처럼 설정하지 않고 (0, 1, , , 4)로 제약한다. 즉, 1주기와 2주기는 (0, 1)로 제약하고 2주기와 5주기 사이에는 자유롭게 변화가 있는 것으로 가정한 모델이다. 1주기와 2주기 사이의 경로를 (0, 1)로 고정한 이유는 1주기에서 2주기 사이의 변화를 1로 놓았을 때 2주기와 5주기 사이의 변화율의 크기를 측정하기 위한 것이다. 2요인 자유모수 변화모델은 자료의 실질적인 변화에 가깝게 모델을 설정할 수 있는 장점이 있는 반면, 자유도(df)가 줄어들어 모델의 간명성(Parsimony)이 낮아지는 단점이 있다. ※ 한국청소년 패널조사에서 청소년 비행궤적의 경우 Amos에서 전 주기를 자유모수로 제약하면 실행이 되지 않기 때문에 5주기의 경로계수는 4로 제약하였다.

[그림 1-15] 잠재성장모형 종류-비조건 모델

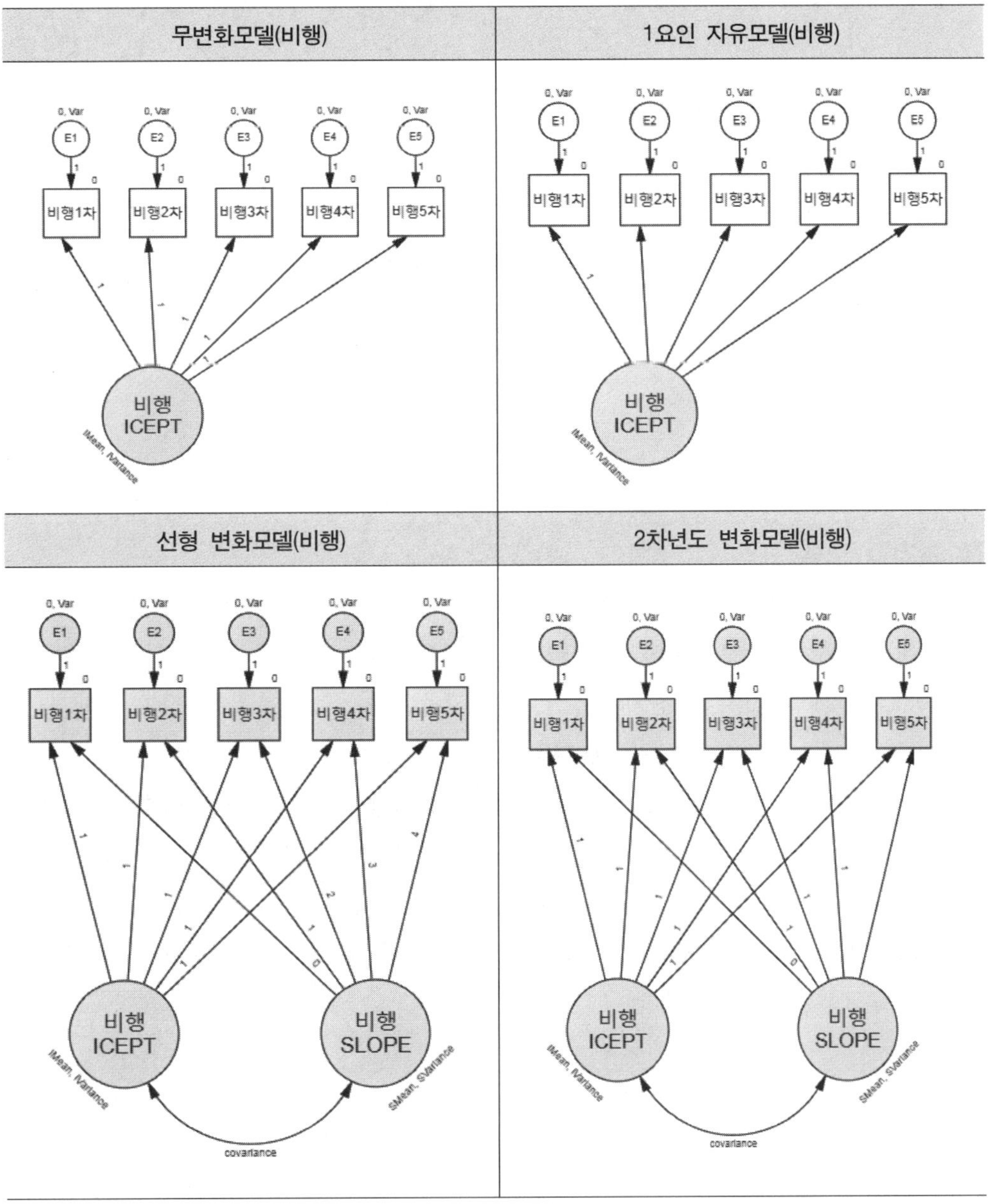

3차년도 변화모델(비행)	2요인 자유모수 변화모델(비행)
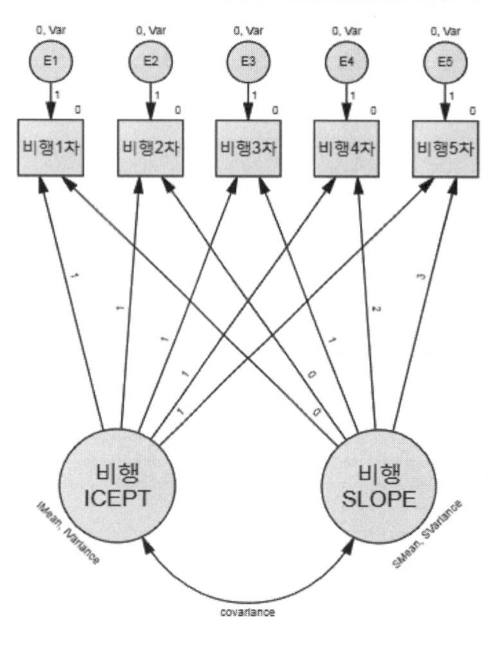	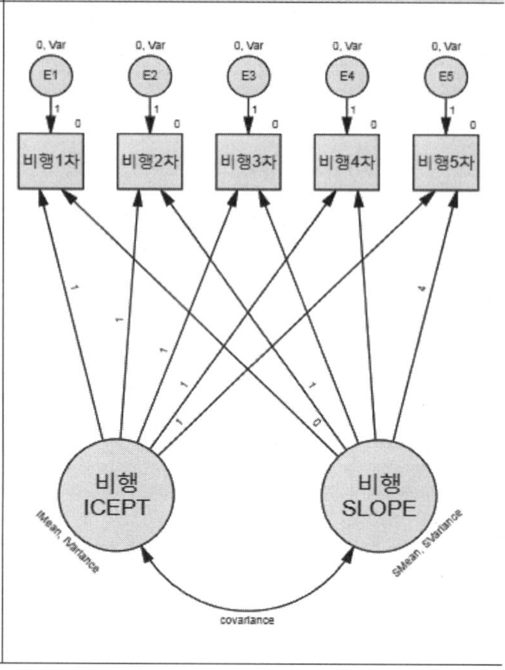

조건적 모델

연구자는 다양한 비조건적 잠재성장모델링 과정을 거쳐 최적의 모델을 도출한다. 이어 다음 단계에서는 발달 과정에 영향을 미치는 조건변수라고 할 수 있는 예측변수들(Predictors)을 투입하여 잠재성장모델을 분석한다. 즉, 조건적 잠재성장 모델(Conditional Model)은 예측변수를 투입하여 공변량 변수(독립변수)와 잠재성장곡선 간 변화율의 차이를 분석하는 것이다. 연구자는 이 과정을 통해서 투입변수 중 초기치 요인과 변화율 요인에 영향을 미치는 요인을 찾아낸다. 조건적 모델에는 공변량 변수와 잠재성장곡선 간 인과관계를 분석하는 공변량 잠재성장곡선모델과 잠재성장곡선 간 인과관계를 분석하는 잠재성장곡선 간 인과모델 등이 있다.

[그림 1-16] 잠재성장곡선모델-조건 모델

공변량 잠재성장곡선모델

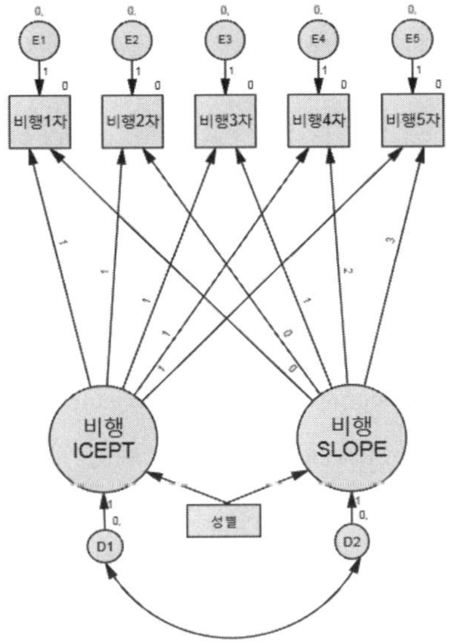

잠재성장곡선 간 인과모델(2변량)

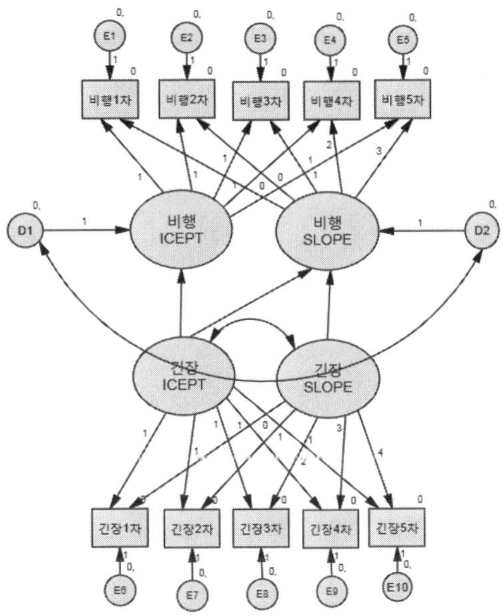

구조방정식 잠재성장곡선모델

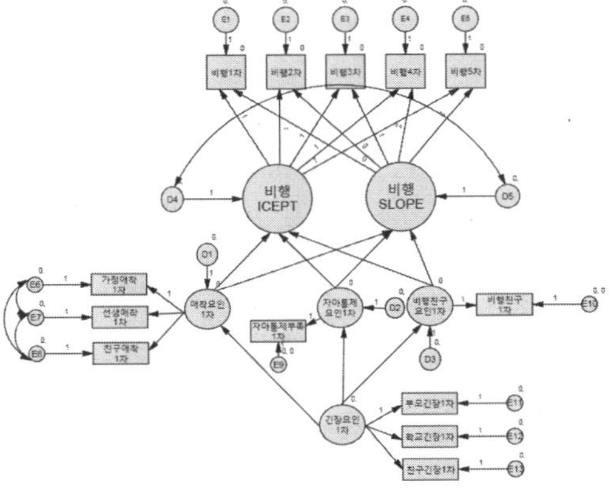

잠재성장곡선 간 인과모델(다변량)

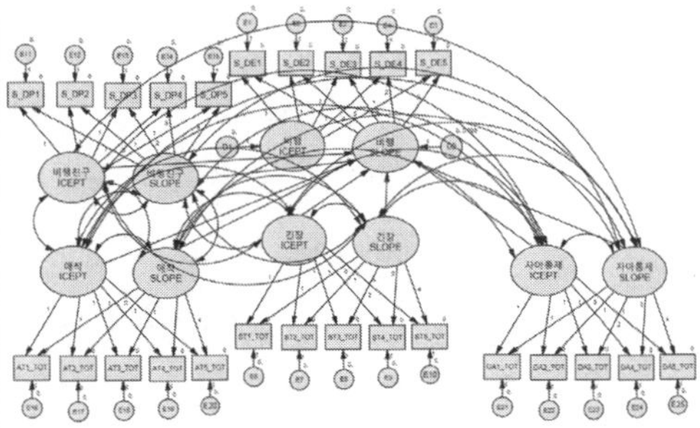

참고 문헌

[1] 김계수 (2010). 구조방정식 모형 분석. 한나래아카데미.

[2] 김계수 (2009). 잠재성장모델링과 구조방정식 모델 분석. 한나래아카데미.

[3] 김진호, 홍세희, 추병대 (2007). 경영학 연구에서의 구조방정식모형의 적용: 문헌 연구와 비판. 경영학연구, 36(4): 897-923.

[4] 배병렬 (2011). Amos 19 구조방정식 모델링 -원리와 실제-. 도서출판 청람.

[5] 우종필 (2012). 구조방정식모델 개념과 이해. 한나래아카데미.

[6] Arbuckle, J. L. (1996). Full information estimation in the presence of incomplete data. In G. A. Marcoulides & R. E. Schumacker(Eds.), Advanced structural equation modeling: Issues and techniques(pp. 243-277). Mahwa, NJ: Lawrence Erlbaum Associates, Inc.

[7] Baron, R. M., & Kenny, D. A. (1986). The moderator-mediator variable in social psychological research: conceptual, strategic, and statistics considerations, *journal of personality and Social Psychology*, 51(6), 1173-1182.

[8] Benlter, P. M. (1980). Multivariate Analysis with Latent Variables: Causal Modeling, *Annual Review of Psychology*, 31, 419-456.

[9] Ding, L., W. F. Velicer, & L. L. Harlow. (1995). "Effects of Estimation Methods, Number of indicators per Factor and Improper Solutions on Structural Equation Modeling Fit Indices," *Structural Equation modeling*, 2, 119-43.

[10] Duncan, T. E., Duncan, S. C., Strycker, A. L., Li F., & Alpert, A. (1999). *An introduction to latent variable growth curve modeling; Concepts, issues, and applications*. Mahwah, NJ: Lawrence Erlbaum Associates.

[11] Garver, M. S., & Mentzer, J. T. (1999). Logistics research methods: employing structural equation modeling to test for construct validity, *Journal of Business Logistics*, 20(1), 33-57.

[12] Hair, J. F. Jr., W. C. Black, B. J. Babin, R. E. Anderson, & R. L. Tatham. (2006). Multivariate Data Analysis(6th ed.). Prentice-Hall International.

[13] Hoelter, J. W. (1983). Factorial invariance and self-esteem: reassessing race and sex difference. Social Forces, 61(3), 834-846.

[14] Hoyle, R.H. (1995). Structural equation modeling: concepts, issues, and applications. Thousand Oaks, CA: Sage publication.

[15] Jöreskog, K. G., & Sörbom, D. (1989). *LISREL 7: A Guide to the Program and Application.* Chicago: SPSS Publications.

[16] Kline, R. B. (1998). Principles and practices of structural equation modeling. NY: Guilford Press.

[17] Kline, R. B. (2005). Principles and Practice of Structural Equation Modeling(2nd ed.). NY: Guilford Press.

[18] Loehlin, J. C. (1987, 1992, 2004). Latent variable models; an introduction to factor, path and structure analysis. Hillsdale, NJ: Lawrence Erlbaum. Second edition, 1992. Fourth edition, 2004.

[19] MacCallum, R. M., Rosnowski, C. M., & Reith, I. (1994). Alternative Strategies for Cross-Validation of Covariance Structure Models, *Multivariate Behavioral Research* 29, 1-32.

[20] Myers, M. B., Calantone, R. J., Page, T. J., & Taylor, C. R. (2000). Academic insights: an application of multiple-group causal models in assessing cross-cultural measurement equivalence, *Journal of International Marketing*, 8(4),108-121.

[21] Muthén, B. O., Kaplan, D., & Hollis, M (1987). On structural equation modeling with data that are not missing completely at random. Psychometrika, 52, 431-462.

[22] Mullen, M. R. (1995). Diagnosing measurement equivalence in cross-national research, *Journal of International Business Studies*, 26, 573-596.

[23] Preacher, K. J., Wichman, A. L., MacCallum, R. C., & Briggs, N. E. (2008). Latent growth curve modeling. CA: Sage Publications Inc.

[24] Schafer, J. L., & Olsen, M. K. (1998). Multiple imputation of multivariate missing-data problems: A data analyst's perspective. Multivariate Behavioral Research, 33, 545-571.

[25] Schumacker, R. E., & Lomax, R. G. (2004). A beginner's guide to structural equation modeling. Mahwah, NJ: Lawrence Erlbaum Associates.

[26] Steenkamp, I., & Baumgartner, H. (1998). Assessing Measurement Invariance in Cross-Cultural Research, *Journal of Comsumer Research*, 25(june): 78-79.

[27] Wheaton, B., Mutten, B., Alwin, D., & Summers, G. (1977). Assessing reliability and stability in panel models. In D. R. Heise(Eds.). Sociological methodology, San Francisco: Jossy-Bass, 84-136.

9. 구조방정식모형 이용 논문 작성의 예

9.1 사례 1

핵심경쟁력의 원천인 독서경영에 관한 연구: 구조방정식모형 분석[1)]

A Study on the core competence of Reading Management: Structural Equation Model

[Abstract]

This study concerned with investigating the reading management program in university, developing a model of reading management program, and investigating role of individual attitude and subjective norm. This study used SEM(Structural Equation Modeling). The results are as follows: behavior intention is significantly influenced by individual attitude and subjective norm, and behavior is significantly influenced by behavior intention.

Key words: reading management program, individual attitude, subjective norm, behavior intention.

1) 본 논문은 SPSS Korea사가 주최한 2011년 5월 Partner Day에서 발표한 자료이다.

1. 서론

21세기는 혁명의 시대이다. 새롭게 전개되는 세상은 과거에 우리가 경험해보지 못한 전혀 새로운 국면이다. 최근 우리가 겪고 있는 실물경기의 위축은 시스템으로 연결되어 있는 미국발 금융위기가 직접적인 원인이다. 세계적으로 전개되고 있는 글로벌 경제위기 속에서 우리는 국제적인 협력과 핵심경쟁력 보유의 시급성을 다시금 생각하게 된다. 21세기 혁명의 시대에는 개인이나 기업에 있어 자기계발은 생존의 필수 요소이다.

개인과 조직의 끊임없는 개발 노력은 기업의 역량이 되고 이 역량은 기업의 경쟁력을 좌우하는 기본 요소가 된다. 실제 20세기의 인재는 주어진 일만 열심히 하는 꿀벌과 같은 존재였다면 21세기 인재는 창의성과 혁명 정신을 겸비한 게릴라와 같은 존재가 되어야 한다(게리해멀, 2000).

세계적으로 불황이 심각하게 지속되고 있는 가운데 핵심인재의 필요성을 아무리 강조해도 지나치지 않다. 얼마 전 퇴임한 삼성의 이건희 회장은 1993년 '신경영'과 2000년 '글로벌 경영' 선포 이후 창의적 혁신과 인력의 중요성을 언급하며 '삼성에는 만 명을 먹여 살릴 수 있는 1명의 핵심인재가 필요하다'라는 내용을 수차례 강조한 바 있다. 최근 삼성의 경영 화두인 창조경영과 혁신경영의 바탕에도 핵심인재의 필요성이 그대로 반영되고 있다. 2009년 1월 15일 파격적인 인사 개편도 이런 맥락으로 해석할 수 있다(부형권, 김창덕, 2009). 즉, 불황을 타파하고 위기를 극복하기 위한 방법으로 현장경영(Management By Walking Around: MBWA)을 강화하기 위한 방법이다. 여기서 현장경영이란 조직의 리더가 직접현장을 찾아 업무를 챙기고 스피드 있게 의사결정을 하는 경영 방식을 말한다.

변화무쌍한 경영혁명 시대에서 인적 자원은 기업 발전의 원동력이다. 핵심인재는 조직의 가치 창출을 위해서 노력하고 조직의 내부와 외부 환경 변화를 고려하고 기업의 이해관계자를 만족시켜주기 위해서 노력한다. 그러나 미래 사회에 진출할 인재인 대학생들의 노력은 가치 창출 역량을 갖추기 위한 준비와 노력보다는 소위 사회의 통념이 되어버린 취업의 기본 스펙에 치중하는 면이 강하다. 취업의 기본 스펙은 학점, 영어, 자격증 취득 개수, 공모전 수상 실적 등이다. 예비 사회인인 대학생들이 이런 표준화된 스펙에만 치중하다 보니 사물에 대한 종합적인 판단 능력, 창의성, 통찰력이 떨어진다. 이런 측면을 고려하여 기업들은 대학생들을 채용 후 재교육하는 사례가 비일비재하게 발생한다.

독서(책 읽기와 신문 읽기)가 창의력과 실력 향상에 도움이 된다는 이야기는 새로운 이야기가 아니다. 미국의 최초 흑인 대통령이 된 버락 오바마는 변화, 자신감, 책무를 화두로 미국을 이끌고 있다. 그는 ≪황금 노트북≫, ≪팀 오브 라이벌스≫ 등 많은 독서를 통해서 웅변술을 익히고 사람과 소통하는 능력을 키웠다는 보도가 눈길을 끈다(Michiko Kakutani, 2009). 특히 대학 시절에는 자신의 존재 가치를 찾고 지적 탐구를 위해서 니체나 성 아우구스티누스를 읽었고 사회 운동가 활동을 하면서는 마틴 루터 킹 목사의 전기에서 많은 영감을 얻었다고 한다.

일찍이 조선의 실학자 유중림은 ≪산림경제≫에서 독서에 대해 다음과 같이 언급하고 있다. "사람은 책을 읽어야 생각이 깊어진다. 좋은 책을 읽으면 영혼에 불이켜진다. 읽는 책을 통해서 사람은 달라진다. 깨어 있고자 하는 사람은 항상 탐구하는 노력을 기울여야 한다. 배우고 익히는 일에 활짝 열려 있어야 한다. 독서는 누구나 쉽게 접할 수 있는 탐구의 지름길인 것이다." 독서의 중요성은 아무리 강조해도 지나치지 않다. 독서경영은 학습조직과 지식경영이라는 경영화두와 같이 강조되는 것으로 이는 유행 차원을 넘어 기업이 생존하기 위해서 영속적으로 추진해야 할 경영의 일부이다(박희준 외 2인, 2006). 실제 독서를 기업경영에 적용하고 있는 기업들이 늘어나고 있는 추세이다. 세계경제가 불황의 늪에 있을 때 독서경영을 통해 기본 다지기가 그 어느 것보다 중요하다.

본 연구는 다음과 같은 연구 목적으로 시작되었다. 변화가 극심한 상황에서 조직과 개인의 핵심경쟁력의 개념을 재정리하기로 한다. 또한 예비 사회인들에게 필요한 여러 요소들 중에서 독서의 중요성을 언급하고 A대학 B학과에서 실시하고 있는 독서경영 프로그램의 내용을 소개하기로 한다. 실제 독서경영 프로그램에 참여한 학생들에 대한 설문조사를 통해 실제 독서경영의 원천과 성과를 알아보기 위해서 구조방정식 모형 분석을 실시하기로 한다. 또한 독서경영 프로그램을 적극적으로 전개할 관련 분야에 시사점을 제공하기 위해서 본 논문을 작성하기로 한다.

2. 핵심경쟁력의 원천

2.1 조직의 핵심경쟁력

우리가 살고 있는 세계는 20세기 말 기술적인 성과, 시장 성과, 지정학적인 성과들에 의해서 평평해지고 있다. 토머스 프리드먼은 평평하다는 개념을 경제적으로 평등

해지는 것이 아닌 지구촌 경쟁의 장이 공평하게 펼쳐지고 이를 통해 중산층의 진입이 늘어나는 것으로 정리하고 있다. 세계가 평평하게 된 계기는 PC의 발명과 확산, 인터넷과 월드와이드, 웹브라우저의 출현, 그리고 소프트웨어와 전송 프로토콜의 영향이다(프리드먼, 2005).

21세기 경영환경이 극심한 상황에서 핵심경쟁력 또는 핵심 역량을 보유하는 것은 기업의 큰 자산이 될 수 있다. 1980년대부터 경영학 분야에서는 경쟁우위의 중요성을 강조하기 시작하였다. 실제 하버드 경영대학원의 포터 교수는 산업구조와 경쟁 전략을 분석하고 산업의 특성에 따라 원가우위, 집중화, 차별화 전략을 보유하여야 한다고 강조하였다. 현재 경제위기 상황에서는 최고가 되기 위한 경쟁이 아니라 차별성을 통해 경쟁력을 갖출 것을 강조한다(세계지식포럼, 2009). 개인이나 기업은 차별성을 바탕으로 고객에게 독특한 가치를 제공할 수 있어야 영속할 수 있다고 볼 수 있다. 2008년 세계지식포럼에 참석한 포터 교수는 다음의 다섯 가지 질문에 '예'라고 답할 수 있도록 순비시킬 것을 주장한다. 첫째, 당신 기업은 경쟁사가 절대로 따라올 수 없도록 독특하면서도 쉽게 모방할 수 없는 독특한 가치를 제공할 수 있는가? 둘째, 차별화 전략과 함께 얼마나 차별화된 고객맞춤형 가치사슬을 운영하고 있는가? 셋째, 하지 말아야 할 사업 분야를 확실히 파악하고 있는가? 넷째, 기업의 부가가치를 생성하는 일련의 가치사슬 운영이 상호 유기적으로 연결되고 시너지를 창출하고 있는가? 다섯째, 주변 상황 변화에 따라 지속적으로 전략을 개선하면서도 전략의 연속성을 유지하고 있는가? 등이다.

21세기 글로벌 경쟁이 심화되고 고객의 요구가 다양해지면서 핵심 역량의 보유가 더욱 필요하게 되었다. 핵심 역량은 고객에게 가치를 전달하는 프로세스상에 나타나는 기업 내부의 독특한 자원, 기술, 능력 등을 의미한다(Hamel, Prahalad, 1996). 이러한 핵심 역량은 기업 성장의 원천인 것이다. 실제 Hamel(2007)은 불확실한 상황에서 경영혁신과 핵심 역량을 보유하고 있는 전형으로 Googel, Wholefood, Gore 등의 기업을 들고 있다. 이들 기업의 특징은 자유로운 조직 문화를 바탕으로 조직 구성원이 자발적이면서 창의적인 아이디어로 회사 경영에 참여하도록 하는 것이 특징이다.

결국, 조직의 핵심 역량은 고객의 관점에서 해당 기업만이 가지고 있는 독특성이라고 정의할 수 있다. 조직의 핵심 역량 중에서 중요한 것은 여러 전략적인 우위 요소들을 종합화하고 이를 새롭게 조합하여 제품이나 서비스를 개발하여 고객가치를 창출할 수 있느냐의 여부이다.

2.2 개인의 핵심경쟁력

기업의 구성원은 개개인이다. 기업은 독특한 개성을 소유한 개인들의 집합체이다. 조직의 핵심경쟁력은 전적으로 조직 구성원인 개인에 의존하기 때문에 개인의 경쟁력은 기업의 핵심경쟁력의 원천이다.

우리 개인은 이성과 지식이 혼합된 세상에 살고 있다. 변화하는 사회에서 의사결정의 중요성은 날로 커지고 있다. 불확실한 상황이 계속적으로 전개될수록 의사결정 과정에 지식과 지혜가 더욱 요청된다. 지식은 우리가 살고 있는 사회를 이해하는 원천이다. 따라서 우리는 아는 것이 힘인 세상에 살고 있는 것이다.

일찍이 경영학의 대가인 피터 드러커는 교수 겸 전문 저술가이자 컨설턴트가 되겠다는 확고한 의지를 품고 자기계발을 게을리 하지 않았다. 그는 자신의 핵심 역량을 유지하기 위해서 읽고, 쓰고, 듣고, 가르치는 일에 전념하였다. 이 일을 위해서 그는 평생 동안 끊임없이 독서를 했다. 독서의 방법으로 자신의 분야를 막론한 관심사와 학문 분야에 대한 해박한 지식의 원천으로 폭넓은 독서를 손꼽았다(윌리엄 코헨, 2008).(실제 광범위한 독서습관과 함께 타인과 적극적으로 의견을 교환하는 습관이 경쟁력 강화의 원천이라는 이야기가 있다.)

≪성공하는 사람들의 7가지 습관≫으로 유명한 스티븐 코비(2005)는 인간이 살아가면서 지성(지적 지능), 감정, 영성이 중요함을 강조한다. 스티븐 코비는 감정과 영성을 높이기 위해서 책을 읽고 묵상의 시간을 갖고 남을 배려하는 마음을 생활화할 것을 제안한다. 특히, 지적 지능을 강화하는 방법으로 체계적이고 규율 있는 연구와 교육, 가정을 명시적으로 들어내고 고정관념을 깨고 안전지대에서 벗어날 수 있도록 자아의식을 개발하고 가르치면서 실천하고 배우는 것을 권장하고 있다. 스티븐 코비는 아무리 어려운 상황에서도 개인이 강하고 적극적이고 기민하고 성장하고 학습하는 지성을 갖춘다면 살아남을 수 있다고 주장한다. 지능을 많이 사용하면 할수록 강해지고 양심에 대한 지능의 반응성이 높을수록 분별력이 높아진다고 보고 있다. 이에 스티븐 코비는 개인이 TV를 멀리하고 책을 가까이 할 것을 권장한다. 특히 안전지대와 전문 분야에서 벗어나 광범위하고 깊이 있게 독서하는 습관을 강조한다.

≪성공하는 기업의 8가지 습관≫을 짐 콜린스와 공저한 제리 포라스는 개인이 성공을 하기 위해서는 내면의 목소리에 귀를 기울일 때 끊임없는 성공을 보장하는 열정이 샘솟는다고 주장한다(제리 포라스 외 2인, 2007). 이들은 지난 10년간 빌 게이츠,

잭 웰치, 도널드 트럼프, 지미 카터, 달라이 라마, 칼 루이스 등 전 세계에서 성공한 수백 명의 사람들을 인터뷰하고 책과 방송 강연을 통해서 성공 비결을 연구하였다. 소위 성공한 사람들을 관찰한 결과 이들은 소위 3p's를 발견해낸다. 3p's는 열정(Passion), 목표(Purpose), 그리고 실행(Performance)이다. 성공하는 사람들은 이 3p's를 생활화하는 특징을 갖는다. 이 연구 결과는 실제 기업의 인사 담당자가 회사의 경영 목표를 이해하고 3p's를 가진 인재를 찾을 것을 강조한다.

억만장자로 유명한 트럼프는 일찍이 '크게 생각하자'라는 것을 신조로 삼고 있다고 한다. 그는 크게 생각하기 위해서 열심히 공부했다고 한다. 그는 말한다. "열심히 공부하면 없던 행운도 생긴다. 자신에게 닥친 불운을 최선을 다해 노력한 결과, 시련을 극복하고 이겨낸 사람들의 수는 헤아릴 수 없다."(트럼프, 빌쟁어, 2008). 도널드 트럼프는 평소 새로운 지식과 새로운 정보와 기회에 대하여 언제나 개방적인 태도를 갖는 것으로 유명하다. 트럼프는 지금도 매일같이 새벽에 일어나 신문을 읽는 것을 습관화한다. 이 세상에서 일어나는 일에 대해 조금이라도 더 많이 알기 위해서다. 그는 경제면뿐만 아니라 다양한 분야의 기사를 읽으려 노력한다. 이러한 독서습관이 트럼프가 미래의 트랜드를 예측할 수 있고 그로부터 새로운 사업 아이디어를 발견할 수 있는 원천이 된 것이다. 트럼프는 새로운 정보를 얻는 과정에서 살아 있다는 느낌과 더불어 성취감을 갖는다고 말한다.

'다중 지능(Multiple Intelligence)' 이론의 창안자로 유명한 하워드 가드너(2008)는 ≪미래를 위한 5가지 마인드≫에서 훈련된 마음(Disciplined Mind), 종합하는 마음(Synthesizing Mind), 창조하는 마음(Creating Mind), 존중하는 마음(Respectful Mind), 윤리적 마음(Ethical Mind) 등을 균형 있게 갖출 것을 강조한다. 본 연구와 관련 있는 훈련된 마음(Disciplined Mind)은 개인이 전문성을 익히기 위해 필요하다. 'Discipline'이라는 의미는 '학과'와 '훈련'을 통합하는 능력이다. 즉 학과의 의미는 본래 세상일에 대한 일련의 특수한 사고방식을 의미하거나 기능의 숙련을 말한다. 훈련은 여러 해에 걸친 규칙적인 응용을 통해서 그 기능을 갈고 닦는 능력을 말한다. 개인이나 미래의 리더가 갖추어야 할 다섯 가지 마인드는 다음 그림과 같다.

[그림 1] 미래의 다섯 가지 마인드

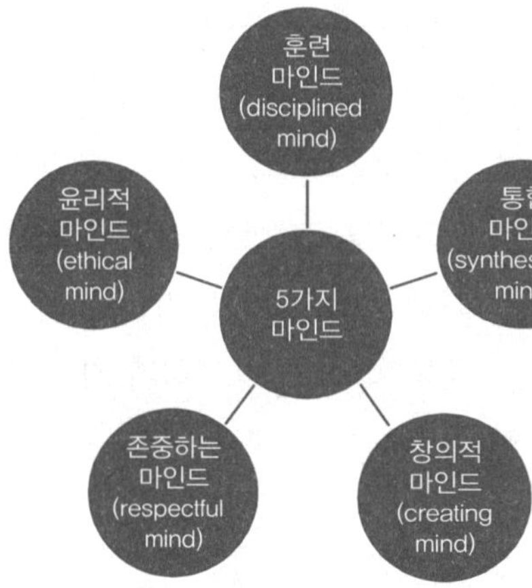
훈련
마인드
(disciplined
mind)
윤리적
마인드
(ethical
mind)
통합
마인드
(synthesizing
mind)
5가지
마인드
존중하는
마인드
(respectful
mind)
창의적
마인드
(creating
mind)

무한 경쟁의 시대에 독서를 통한 자기계발의 중요성은 아무리 강조해도 지나치지 않다. 21세기 개인의 핵심경쟁력은 자신이 결정할 문제이다. 개인은 중요성과 긴급성을 고려하여 시간 관리에 주안점을 두어야 한다. 즉 지금 당장 시급하지는 않지만 중요한 독서습관을 규율 있게 실행할 때 의사결정 과정 중 덜 중요한 일에 담대하게 '아니오'라고 거절할 수 있는 용기가 생기는 것이다. 따라서 개인의 규율 있는 독서습관은 불확실한 상황에서 최고의 핵심경쟁력이 될 수 있다.

3. 21세기 인간형과 A대학의 독서경영 사례

3.1 21세기 인간형

기업의 성공 원천으로는 여러 가지가 있을 것이다. 기업경영의 투입 요인으로 가장 중요한 것은 사람이다. 짐 콜린스(2002)는 성공하는 기업들의 하나의 조건으로 '적합한 인재를 차에 태울 것'을 강조한다. 이는 대부분 기업이 성공하기 위해서는 탁월한 사명-비전-전략의 경영 플랫폼을 갖추어야 한다는 경영학자들의 일반적인 주장과 배치되는 것이다. 짐 콜린스에 의하면 적합한 인재를 갖추게 되면 나중에 경영 플랫폼을 가지고 출발해도 문제가 없다고 판단한다.

사회가 요구하는 21세기 적합한 인재형은 주장하는 이마다 각각 다르다. 한국의 대표적인 자기계발 전문가인 공병호(2008) 박사는 미래의 인재의 조건으로 문제 해결 능력, 창의력 발상 능력, 기회 포착 능력, 학습 능력, 동기부여 능력, 자기혁신 능력, 위기관리 능력, 대인관계 능력, 세일즈 능력, 외국어 구사 능력 등 10가지를 강조한다. 그는 공모전 정보 미디어 씽굿의 통계자료를 인용하면서 국내 20대의 경우는 영어 등 어학(45.2%), 자격증 취득(30.4%) 등 보편적인 자기계발에 치중하는 것을 지적하였다.

[그림 2] 20대 자기계발 노력 분야

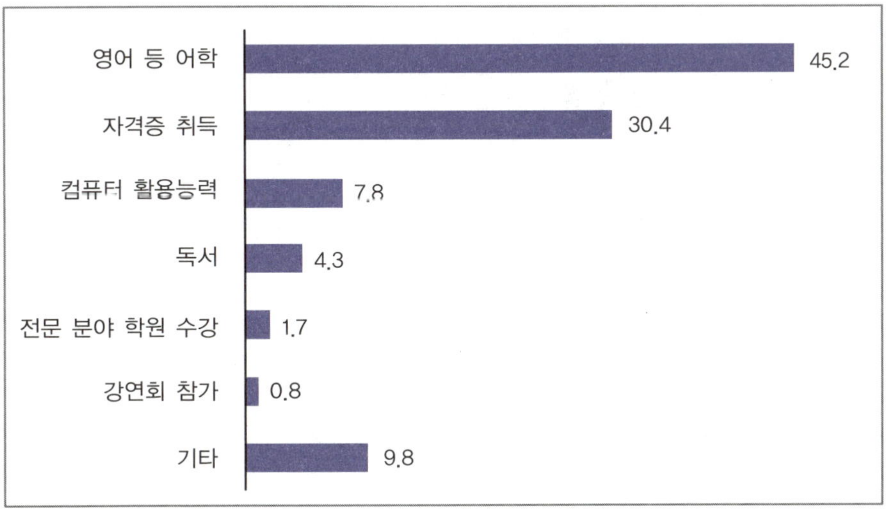

[자료] 씽굿·스카우트(2007. 8), 20대가 자기계발을 위해 노력하는 분야

실제로 다독가이면서 다작을 하는 사람으로 잘 알려진 그는 독서의 중요성을 자주 강조한다. 그가 이야기하는 21세기 적합한 인재형을 정리하면 '현실에 안주하는 사람이 아니라 미래를 준비하는 사람'을 말한다.

안철수(2000) KAIST 석좌교수는 도요타 자동차에서 강조하는 'T자형 인재형'을 응용하여 A자형 인재형이 국내에서 필요함을 강조한다. 도요타의 T자형 인재형에서 세로축(|)은 전문 분야를 가로축(—)은 포용력을 말한다. 전문 분야와 포용력을 갖춘 인재가 도요타의 인재상이다. 이는 개인화된 일본의 상황에 맞는 인재로 국내는 전문성, 포용력, 커뮤니케이션 스킬을 갖춘 인재가 필요하다고 안철수 교수는 강조한다. 또한 그는 인재가 갖추어야 할 다섯 가지 조건으로 상식과 포용력, 커뮤니케이션 스킬, 긍정적인 사고방식, 끊임없이 공부하는 자세, 자신의 한계를 높이려는 마음가짐

등을 중요시하고 있다.

서울대학교 전기 컴퓨터 공학부 서승우(2007) 교수는 프사이(ψ)식 교육 모델을 개발하여 발표하였다. 이는 대학에서 창조적 사고능력 배양과 심화전공지식, 대학소양, 리더십에 관한 교육을 강조하여 문제 해결 능력을 강화시킬 것을 강조한다. 창조적 사고능력, 심화전공지식, 기본 소양, 리더십을 갖춘 인재를 프사이 인재라고 한다. 이를 그림으로 나타내면 다음과 같다.

[그림 3] 프사이 인재형

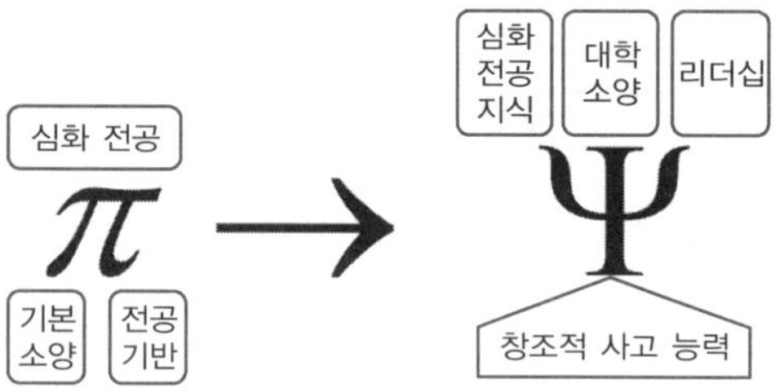

정리하면 21세기 인재형은 전문성을 기본으로 하고 다양한 분야를 통합하고 복잡한 문제를 창의적으로 해결할 수 있는 사람이라고 정의할 수 있다.

3.2 A대학의 독서경영 사례

A대학의 B학과에서는 '틈틈이 읽는 책과 신문은 미래의 지혜가 된다'라는 믿음 아래 2008년부터 「독서경영 프로그램」을 실시하고 있다. 이는 학교 내부의 특성화 프로그램 일환으로 전개되고 있는 것이다. 독서경영은 '창조의 원천으로 학생의 독서는 공유와 확산으로 변화와 혁신을 자극하여 조직 경쟁력을 가져오는 학습 방법'이라고 정의할 수 있다. 박희준 외 2인 (2006)에 의하면, 독서경영이 제대로 정착되면 기업이 학습 조직으로 거듭날 수 있다고 주장한다.

B학과에서는 예비 사회의 개인 경쟁력 함양을 위해서 독서의 중요성을 지속적으로 강조한다. 학과 내 교수들은 '독서가 학생들의 총체적인 교양과 성장 잠재력을 결정짓는 필수 요건이라'고 생각하고 독서의 생활화에 노력하고 있다.

B학과에서는 21세기에는 개인에게 현재를 정확하게 분석할 수 있는 능력, 미래에 대한 정확한 예측력, 다양한 요구를 이해하고 해석하는 능력, 당면한 문제를 해결하

고 미래를 창조해 가는 창의적 사고 능력이 요구됨을 전제로 ‘독서경영 프로그램’을 적극 전개하고 있다.

학과에서는 2008년부터 본격적으로 ‘책과 신문 읽기 운동’을 전개하기 시작하였다. 학기가 시작되기 전 명저를 선정하고 가급적이면 학기가 시작되기 전에 명저를 제공하기 위해서 노력한다. 학생들이 읽으면 도움이 될 다양한 권장도서를 학과 내에 비치한다. 1학기에 약 100여 권 이상을 준비한다. 경제신문과 다양한 경영전문잡지도 구비해 놓고 있다. 학생은 마음만 있으면 언제든지 책과 신문을 접할 수 있다. 모 기업의 회장께서는 하루에 20부의 경제신분을 기증해주시고 있어 학생들은 트렌드 변화 흐름을 이해하고 미래를 준비하는 데 큰 도움을 얻고 있다.

한 학기에 두 번 독서포럼을 개최하여 학생들이 낸 독후감을 사전 심사하고 여러 동료 학생들 앞에서 발표하는 시간을 갖는다. 발표하는 학생들은 파워포인트 작성 능력 향상, 프리젠테이션 능력 향상, 스토리텔링의 중요성을 깨닫는다.

학생들은 발표 독후감에 대해 상호 교차 평가한다. 학과에서는 종합 점수를 토대로 우수한 독후감에 대해서는 독서경영 장학금을 수여하여 학생들의 독서경영 마인드 함양에 노력하고 있다. 또한 학과에서 제공하는 특별 장학금 이외에도 학교 차원에서 제공하는 장학금과도 연계되어 있어 독서에 열정을 갖고 있는 학생은 성적 장학금 이외에 별도의 장학금을 수여할 수 있다. 다음은 B학과에서 실시하고 독서경영 프로그램과 독서포럼 체계도이다.

[그림 4] 독서경영 프로그램과 독서포럼

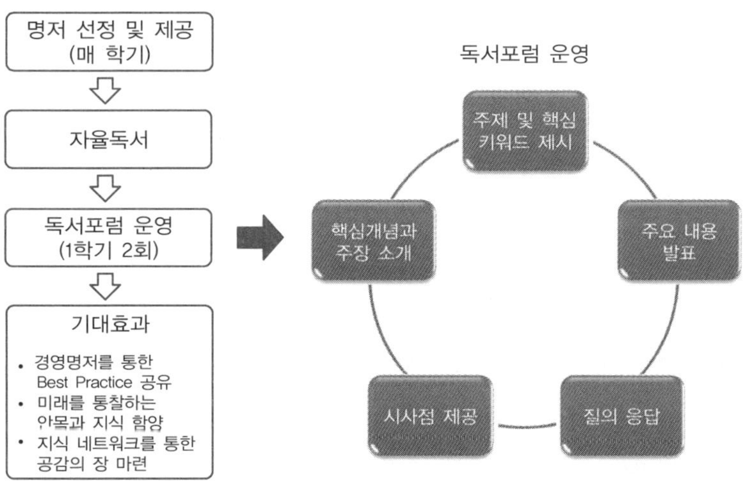

4. 연구모형과 연구가설

4.1 연구모형

인간의 태도는 삶의 모든 면을 채색한다. 태도는 '할 수 있다는 생각'이다(존 맥스웰, 2007). 과거와 현재의 태도에 따라 미래의 삶의 방식이 달라질 수 있다. 이런 긍정적인 태도는 긍정적인 행동과 습관을 가져오고 대체로 좋은 결과를 맺는다.

20세기의 인간행동학 분야에서 위대한 발견이 있다. 이는 사람의 생각이 바뀌면 행동이 바뀌고 행동이 바뀌면 습관이 바뀌고 습관이 바뀌면 운명이 바뀐다는 내용이다. 실제 마틴 셀리그만(2008)은 학습된 낙관주의는 즐거운 삶, 몰두하는 삶, 의미 있는 삶을 가져다준다는 연구 결과를 발표하였다. 낙관주의는 의미 있는 삶에 소중한 것이다. 긍정적인 미래에 대한 신념이 확고할 때 우리는 더욱 헌신적으로 일을 하게 되는 것이다.

실제, 경영학이나 심리학 분야에서 많이 응용되고 있는 Fishbein의 합리적인 행동모델이다. 이는 인간은 합리적이며 이용할 수 있는 정보를 체계적으로 사용할 수 있다는 가정 아래 실제 행동을 예측할 수 있다. Fishbein과 Ajzen(1980)은 인간의 실제 행동의 예측력을 높이기 위해서 확장된 피쉬바인 모형(Extended Fishbein Model)을 제안한다. 이는 인간의 행동의도나 행동은 개인의 태도와 주관적 규범에 영향을 받는 것을 말한다. 이를 수식으로 나타내면 다음과 같다.

$$B \sim BI = W_1 A + W_2 SN$$

여기서, B = 행동(Behavior)

BI = 행동의도(Behavior Intention)

A = 태도(Attitude toward Behavior)

SN = 주관적 규범(Subject Norm)

W = 상대적인 가중치임

따라서 A대학에서 실시하고 있는 독서경영 프로그램에 대한 학생들의 태도와 성과측면의 관계를 확인하기 위한 연구모형을 다음과 같이 제시할 수 있다. 연구모형은 독서경영의 준비요인에 해당하는 개인태도, 주관적인 규범이 포함되어 있다. 독서경영의 행동원천은 개인의 행동의도, 그리고 독서경영 행동은 그 자체를 포함한다.

[그림 5] 연구모형

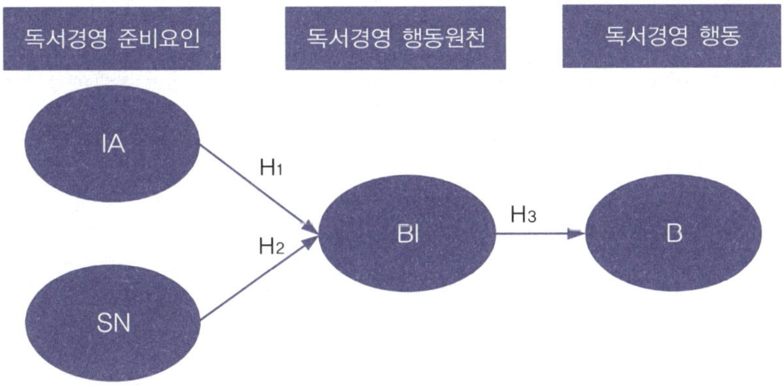

위 연구모형을 노대로, 구조방정식모델에 관한 절편 없는 수학식으로 나타내면 다음과 같다.

$$B = \beta_1 BI + \epsilon_2$$

$$BI = \xi_1 IA + \xi_2 SN + \epsilon_1$$

여기서 B=독서경영 행동, BI=독서경영 의도, IA=독서경영에 대한 태도, SN=주관적 규범, β_1, ξ_1, ξ_2=통계적으로 추정될 모수, ϵ_1, ϵ_2=측정오차이다.

4.2 연구가설

4.2.1 독서경영의 준비요인과 행동원천요인 간의 관계

미래의 성공으로 이끄는 원동력은 마음이다. 마음은 행동의도의 원천이다. 사람은 마음을 어떻게 다지느냐에 따라 행동도 달라진다. 조엘 오스틴 목사는 자신의 베스트셀러 ≪긍정의 힘≫에서 '마음에 품은 대로 현실이 된다'라는 이야기를 했다(2005). 하워드 가드너(2007)는 ≪미래 마인드≫라는 책에서 훈련 마인드(Disciplined Mind)를 오랜 시간에 걸쳐 꾸준히 노력해야 하는 것을 아는 마음으로 정의하고 있다. 그는 훈련 마음이 없고 최소한 한 분야에서 전문성을 갖추지 못한 개인은 남의 장단에 춤을 추는 운명이 될 것이라고 이야기 한다.

Fishbein과 Ajzen(1980)은 확장된 피쉬바인 모형(Extended Fishbein Model)에서 인간의 실제 행동의 예측은 개인의 태도와 주관적 규범에 의해서 결정됨을 주장하였다. B학과에서 실시하고 있는 독서경영 프로그램은 학과 내부 학생들에게 충분히 홍보가 된 사항이고 어느 정도 정착 단계를 맞이하고 있다. 따라서 독서경영 프로그램과 관련된 연구모형에서 독서경영 준비요인과 독서경영 행동원천에 관한 연구가설을 설정하면 다음과 같다.

H1: 독서경영에 대한 개인의 태도는 독서경영 프로그램의 행동의도에 유의한 영향을 미칠 것이다.

H2: 독서경영에 관한 주관적인 규범은 독서경영 프로그램의 행동의도에 유의한 영향을 미칠 것이다.

4.2.2 독서행동원천요인과 독서경영행동요인 간의 관계

인간은 의식적이든, 무의식적이든 습관화된 행동을 하면서 살아가게 된다. 행동에 앞서 계획을 세우고 결과를 평가한다. 일찍이 아리스토텔레스는 '습관은 제2의 천성'이라고 이야기하였다. 원칙 중심의 삶을 살기 위해서 일상생활에서 바른 습관이 중요하다. 독서의 바른 습관과 실천의 중요성은 그 어느 때보다 중요하다. 독서에 있어서 개인의 결단과 의지력이 문제인 경우가 많다.

마틴 셀리그만(2008)에 의하면 삶에 의미를 부여하고 소중히 여기는 사람은 모든 일에 헌신한다고 밝힌 바 있다. 의미 있고 목적 있는 일에 헌신하면 좋은 결과를 가져올 수 있다. Fishbein과 Ajzen(1980)은 확장된 피쉬바인 모형(Extended Fishbein Model)에서 행동의도는 행동으로 이어진다는 연구 결과를 발표한 바 있다.

독서에 관한 개인의 태도와 주관적 규범을 인지한 학생들은 독서의 중요성을 염두에 두고 독서에 대한 긍정적인 행동의도를 갖게 된다. 긍정적인 행동의도는 당연히 좋은 독서행동으로 이어진다. 따라서 다음과 같은 연구가설을 설정할 수 있을 것이다.

H3: 독서행동의도는 독서행동에 유의한 영향을 미칠 것이다.

5. 연구 방법

5.1 표본설계

본 연구를 수행하기 위해서 독서경영과 관련한 문헌조사와 실무 종사자들의 의견을 수렴하여 Fishbein과 Ajzen(1980)의 확장된 피쉬바인 모형(Extended Fishbein Model)에 나타난 독서경영에 대한 태도, 주관적 규범, 독서경영 의도, 그리고 독서경영 행동에 관한 설문 항목을 개발하였다. 개발된 항복은 우선 내학원 식빅사 과정 9명에게 배포하여 사전 조사를 실시하였다. 이들은 교육 정도가 학부생들보다 높아 독서경영에 관한 내용을 충분히 인지하고 있는 상태라고 판단할 수 있다. 이들의 의견을 수렴하고 최종적인 설문을 제작하였다. 설문 응답에서 전혀 동의하지 않는 경우는 1점, 매우 동의하는 경우는 5점 등으로 응답하도록 하였다. 이 경우 점수가 높을수록 설문에 동의 정도가 높음을 확인할 수 있다.

최종 설문지는 A대학 B학과 학생들에게 2010년 12월 첫 주에 배포하여 수거하였다. 이들은 학과에서 실시하고 있는 독서경영 프로그램에 대하여 충분히 인지하고 있는 상태이고 대다수 학생들은 이 프로그램에 참여한 바 있다. 설문은 총 250부를 배포하였다. 이 중 136부가 회수되어 회수율은 54.4%이다. 성별을 살펴본 결과 여학생은 27명(19.9%), 남자는 99명(72.8%), 무응답은 10명(7.4%)이었다.[2)]

5.2 변수의 조작적 정의

연구모형을 검정하기 위한 변수의 조작적 정의는 선행 연구에서 제시된 것과 연구자의 경험에 근거에 바탕을 두고 이루어졌다. 독서에 대한 개인태도 요인에 관한 항목은 독서(신문, 책 읽기)에 따른 실력 향상 여부, 독서가 갖는 중요성 여부, 독서는 경쟁력의 원천 여부 등 세 가지 항목을 선택하였다(스티븐 코비, 2005; 박희준 외 2인, 2006; 하워드 가드너, 2008; 남승률 외 4인, 2009). 독서에 대한 주관적인 규범 요인은 동료들의 독서에 대한 마인드와 열정, 동료들의 독서경영에 대한 이해도, 동료들이 책 읽기와 신문 읽기가 중요하다고 생각함 등 세 가지 항목이었다(박희준 외 2인,

2) SPSS 프로그램을 이용하여 sex 변수를 빈도분석한 결과를 나타냄.

2006; 하워드 가드너, 2008; 남승률 외 4인, 2009). 독서경영의 의도 요인은 독서경영에 대한 참여 의도, 독서경영의 중요성 여부 인지 여부, 독서 동아리와 토론 모임에 참여 의도 등 세 가지 항목이었다(박희준 외 2인, 2006; 하워드 가드너, 2008; 남승률 외 4인, 2009). 독서경영 행동요인은 독서경영에 대한 참여 관심도, 향후에도 지속적인 참여 여부, 향후 책이나 신문 내용을 다른 동료에게 추천 여부 등 세 가지 항목이었다(박희준 외 2인, 2006; 스티븐 코비, 2005; 남승률 외 4인, 2009). 자세한 내용은 별첨의 설문지를 확인하면 알 수 있다.

5.3 신뢰성 분석과 타당성 분석

수집된 표본 설문 자료를 근거로 하여, 독서경영에 대한 태도, 주관적 규범, 독서경영 행동, 독서경영 의도 등 네 가지 요인에 대한 관계를 분석하였다. 이를 위해서 구조방정식모형에 관한 분석 기법을 사용하기로 하였다. 일반적으로 구조방정식모형 분석은 2단계 접근법(Two-Step Approach)에 의해 분석을 한다(Anderson, Gerbing, 1988). 1단계에서는 측정모형을 개별적으로 아니면 측정모형과 이론모형에 포함된 요인과 변수를 동시에 확인적 요인분석을 실시하는 단계이다. 확인적 요인분석을 통해서 내적 일관성과 타당성을 확인할 수 있다. 2단계에서는 연구자가 설정한 연구모형에 나타난 요인 간의 관계를 연결한 이론모형을 검정하는 단계이다. 연구모형과 자료의 적합성을 확인하기 위해서 구조방정식모형 분석을 실시한 다음 전체적인 경로의 유의성을 확인할 것이다. 확인적 요인분석과 이론모형 분석 과정에서 공통적으로 적합지수를 가지고 모형의 적합성 여부를 판단하게 된다. 여기서는 절대적합지수 계열과 증분적합지수 계열을 주로 이용하여 적합성 여부를 판단한다. 모형의 적합도를 판단하기 위해서, GFI(Goodness-of-Fit: 0.90 이상이 바람직함), AGFI(Adjusted Goodness-of-Fit: 0.9 이상이 바람직함), RMR(Root Mean Square Residual: 0.05 이하가 바람직함), NNFI(Non-Normed Fit Index: 0.9 이상이 바람직함), NFI(Normed Fit Index: 0.9 이상이 바람직함), 비교적합지수(Comparative Fit Index: 0.9 이상이 바람직함) 등의 지수를 이용하였다. 확인적 요인분석 결과, 카이제곱값은 131.698(자유도=48, p=0.00), GFI=0.862, AGFI=0.775, RMR=0.090, NFI=0.881, NNFI=0.889, CFI=0.919의 결과를 보였다.[3] GFI와 AGFI, NFI,

3) Amos 프로그램을 연다. cfa.amw 파일을 연다. View→Analysis Properties...→Output에서 ☑ Standardized Estimate를 누른다. 이어 Calculate Estimate를 누른다. View→Text Output에서 적합지수를 확인한다.

RMR의 값은 적합지수 기준치에 약간 미달하나 다른 지수는 기준 이상을 보여 전반적인 적합지수 판단에 문제가 없음을 나타낸다. 또한, 각 요인별 분산추출지수(0.5 이상)나 신뢰성(0.7 이상)에는 문제가 없는 것으로 나타났다. 이를 통해서 수렴 타당성과 구성 타당성이 확보되었음을 알 수 있다. 확인적 요인분석 결과는 다음 표와 같다.

<표 1> **확인적 요인분석 결과와 신뢰성 분석**[4)]

구성 요인	측정변수	표준 적재치	표준오차	분산추출 지수(*)	신뢰성(**)
독서에 대한 개인태도(IA)	독서(신문, 책 읽기)에 따른 실력 향상	0.87	0.263	0.770	0.890
	독서가 갖는 중요성	0.91	0.218		
	독서는 경쟁력의 원천임	0.85	0.365		
독서에 대한 주관적 규범(SN)	학과 동료들의 독서에 대한 마인드/열정	0.78	0.410	0.623	0.832
	학과 동료들의 독서경영에 대한 이해도	0.82	0.305		
	동료들은 책 읽기와 신문 읽기가 중요하다고 생각함	0.79	0.429		
독서경영 의도(BI)	독서경영에 대한 참여 의도 있음	0.81	0.366	0.507	0.753
	독서경영의 중요성을 알고 있음	0.74	0.481		
	독서 동아리나 토론 모임에 참여 의도	0.62	0.711		
독서경영 행동(B)	독서경영에 참여 관심도	0.91	0.170	0.694	0.870
	향후에도 지속적인 참여 여부	0.90	0.176		
	책 내용이나 신문 내용을 다른 동료에게 추천 여부	0.71	0.599		

$$* \ \text{분산추출지수} = \frac{(\sum \text{표준적재치}^2)}{[(\sum \text{표준적재치}^2) + \text{측정변수 오차항합}]}$$

$$** \ \text{신뢰성} = \frac{(\sum \text{표준적재치})^2}{[(\sum \text{표준적재치})^2 + \text{측정변수 오차항합}]}$$

4) View → Text Output를 누른다. Estimates에서 Standardized Regression Weights(표준적재치), Variance(분산) 값을 삽입한다. 이어 분산추출지수와 신뢰성 계산식을 이용하여 분산추출지수와 신뢰성을 구한다(엑셀식: read 파일 참조).

다음으로 본 연구모형에 나타난 요인들 간의 구성개념의 차이를 확인하기 위해서 판별타당성을 확인하였다. 각 요인 간의 예측타당성과 판별타당성을 확인하기 위해서 상관행렬과 분산추출지수와의 관련성을 확인하였다. 각 요인의 분산추출지수 다중상관지수를 비교한 결과 대각선의 분산추출지수보다 모두 다중상관계수(r^2)의 값이 작아 요인 간 판별타당성을 확보하였음을 알 수 있다(Fornell and Lacker, 1981). 이에 대한 결과를 표로 나타내면 다음과 같다. 다음 표는 각 요인 간 상관계수와 요인 간의 분산추출지수에 대한 결과이다. 대각선 행렬에 나타난 값은 분산추출지수이다.

<표 2> 요인 간 상관계수와 표준편차[5)]

	1	2	3	4
1. 독서 개인태도	0.891			
2. 독서 주관적 규범	0.551**	0.832		
3. 독서경영 의도	0.727**	0.520**	0.753	
4. 독서경영 행동	0.492**	0.469**	0.829**	0.870
평균	4.07	3.34	3.72	3.63
표준편차	1.01	0.88	0.86	0.92

**$\alpha = 0.01$, * $\alpha = 0.05$에서 유의함을 나타냄, 각 요인별 대각선 행렬은 분산추출지수임.

6. 분석 결과

앞에서 제시한 초기 연구모형을 보면, 외생요인이 내생요인에 영향을 미치는 기본모형이다. 즉, 독서경영에 대한 개인의 태도는 독서경영 프로그램의 행동의도에 영향을 미치며, 독서경영에 관한 주관적인 규범은 독서경영 프로그램의 행동의도에 영향을 미치는 관계이다. 또한 독서행동 의도는 독서행동에 영향을 미치는 관계이다. Amos 프로그램을 이용하여 이론모형에 대한 분석을 실시하여 전체적인 모형의 적합도를 판단하였다. 모형의 적합성 여부를 판단하기 위해서 카이제곱검정 통계량과 확

5) View → Text Output를 누른다. Estimates에서 상관계수(Correlations)값을 입력한다. 대각선의 음영은 분산추출지수값을 나타낸다.

인적 요인분석 과정에서 사용한 적합지수를 이용하였다.

본 연구에서는 이론모형의 적합성을 판단하는 데 있어 다음의 적합지수를 사용하였다. GFI(Goodness-of-Fit: 0.90 이상이 바람직함), AGFI(Adjusted Goodness-of-Fit: 0.9 이상이 바람직함), RMR(Root Mean Square Residual: 0.05 이하가 바람직함), NNFI(Non-Normed Fit Index: 0.9 이상이 바람직함), NFI(Normed Fit Index: 0.9 이상이 바람직함), 비교적합지수(Comparative Fit Index: 0.9 이상이 바람직함) 등이 해당된다.

분석 결과 카이제곱값은 136.467(자유도=50, p=0.00), GFI=0.851, AGFI=0.767, RMR=0.092, NFI=0.871, NNFI=0.890, CFI=0.917의 결과를 보였다.[6] GFI와 AGFI, RMR의 값은 적합지수 기준치에 약간 미달하나 다른 지수는 기준치 이상을 보여 전반적인 적합지수 판단에 문제가 없음을 나타낸다. 또한 본 독서경영 프로그램에 대한 연구모형을 제대로 반영하였다고 판단되어 수정모형을 고려하지 않았다.

연구모형에 나타낸 연구가설을 확인한 결과, 개인의 태도는 독서경영에 대한 의도 형성에 유의한 영향을 미치고 주관적 규범 또한 독서경영 의도에 유의한 영향을 미치는 것으로 나타났다. 독서경영 의도는 독서경영 행동에 유의한 영향을 미치는 것으로 나타났다. 본 연구모형에 대한 세부 연구가설에 대한 내용을 표와 그림으로 정리하면 다음과 같다.

<표 3> 연구가설 채택 여부[7]

가설	경로계수	표준오차	t	가설채택 여부
H1: 개인태도 → 독서경영 의도	0.481	0.091	5.300	가설채택
H2: 주관적 규범 → 독서경영 의도	0.229	0.105	2.168	가설채택
H3: 독서경영 의도 → 독서경영 행동	0.846	0.095	8.897	가설채택

6) Amos 프로그램을 실행한다. sem.amw 파일을 열고 실행한다. View → Analysis Properties... → Output의 Model Fit 결과물이다.
7) Amos Output에서 Estimate 결과물이다.

[그림 6] 연구 결과

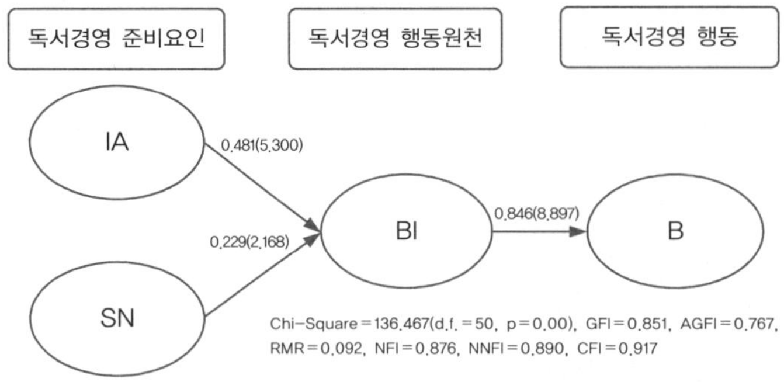

(주) 모든 경로계수는 표준화계수이며, ( )안의 숫자는 t값으로 $\alpha=0.05$에서 유의함을 나타냄.

7. 결론

우리가 살고 있는 사회는 분석력, 종합력, 추론 능력, 주체적인 판단사고력, 창조력 등을 강조한다. 그러나 현재 국내 대학생들의 대부분은 사회가 요구하는 기본 스펙이라 할 수 있는 토익 점수 향상과 자격증 취득에 열을 올리고 있다. 이러한 자기계발 방법은 '차별화(Differentiation)' 경영전략의 관점에서 보면 누구나 준비하는 보편적인 방편에 불과하다고 할 수 있다.

"우리는 우리가 읽는 것으로 만들어진다." 이는 독일의 문호 마르틴 발저가 한 말이다. 세상의 흐름을 간파하고 끊임없는 자기 질문과 답변의 방법을 통해서 진정으로 내공을 강화하는 방법이 독서이다. 여기서 이야기하는 내공은 인격 형성과 경쟁력 강화 두 가지를 말한다. 독서는 개인의 꿈을 요리하는 행위이고 세계의 지평을 여는 행동이다. 독서는 과거와 현재, 그리고 미래를 이어주는 징검다리이다. 인간은 독서를 통해서 개별적으로 보이는 개념이나 상황에 대하여 이연현상을 발휘하여 새로운 아이디어와 문제 해결의 단서를 마련하게 된다. 독서경영은 21세기 사회에서 요구는 창조경영의 원천이라고 할 수 있다. 창조경영이란 조직이 직면한 문제를 창의적인 아이디어와 상상력을 발휘하여 혁신적으로 해결할 수 있는 방법이라고 정의할 수 있다. 실제 독서는 유형적인 경제적 가치로 계산되지 않는 인격과 가치 형성에 기여한다.

프랭클린은 그의 저서 ≪부자로 가는 길≫에서 "지식에 투자하는 것이 최고의 수익을 가져다준다. 자신의 머릿속에 투자한다면 어느 누구도 그 안에 든 자산을 꺼내

갈 수 없다"라고 이야기 한다(프랭클린, 2001). 21세기 경영의 핵심은 지식과 정보의 공유다. 서로 묻고 서로 답하는 것이다. 사람의 생각은 혼자 격리되어 있을 때보다 같이 공유할 때 엄청난 힘을 발휘한다. 사람은 누구나 자신이 어렵게 생각해 낸 아이디어를 공유하지 않으려고 한다. 리더가 해야 할 일은 지식 공유에 소극적인 부하들의 이기심을 극복해낼 방안을 강구하는 것이다. 가장 좋은 방법은 서로 대화하게 하는 것이다. 토론하게 하는 것이다. 서로 질문하도록 권장하는 것이다.

'너 자신을 알라' 즉 '저 자신이 모른다는 사실을 알라'는 이 말을 마음속 깊이 새기는 것만이 위험한 상황으로부터 탈출할 수 있는 유일한 통로다. 자신에 대한 성찰을 계속하는 사람, 하루에 세 번 자신을 반성하는 사람, 생각을 남과 공유하는 사람만이 사람을 이끌 수 있는 리더가 될 수 있다.

이미 살아가기에 충분한 모든 것을 알고 있다고 눈과 귀를 닫으면 결코 성공할 수 없다. 자신이 성공의 열망을 내려놓으면 절대로 남이 도와주지 않는다. 독서는 자신의 삶에 대한 열망의 표현이다. 독서경영이 개인이나 조직에 성공적으로 정착되기 위해서는 몇 가지 기본 전제 조건이 요구된다.

첫째, 개인이 독서에 대한 철학을 갖고 독서를 지속적으로 행할 의지가 필요하다. 개인의 흥미와 동기부여를 통한 자발적인 참여가 요구된다. 자기 확신과 열정이 요구된다. 독서는 개인이나 조직이 성장하기 위해서 끊임없이 해야 할 필수 요소이기 때문에 자기 확신과 열정이 필요한 과정이다. 개인은 끊임없이 읽고 사색하고 개인의 삶과 조직의 발전에 적용시킬 필요가 있다.

둘째, 적극적인 지원책이 요구된다. 조직의 경우는 조직 구성원이 독서를 통해서 기업 발전에 도움을 줄 수 있도록 독서경영 프로그램에 참여하도록 인센티브 제공을 검토해야 한다. 사람은 인센티브에 의해서 움직인다. 독서경영 프로그램이 정착화되기까지 개인의 참여가 절대적인 만큼 인센티브를 지속적으로 제공하는 방안을 강구할 필요가 있다. 독서가 습관화되면 기업에게는 무형의 자산으로 변화할 수 있기 때문이다.

셋째, 토론형 독서경영 프로그램의 도입이 필요하다. 지식은 타인에게 전달하고 전파하는 과정에서 더욱 효과가 커진다. 개인 독서를 넘어 체계적인 학습조직을 통한 토론형 독서경영 프로그램을 지속적으로 실천하는 것이 필요하다. 이런 과정이 반복되다 보면 실무에 도움이 되는 창조적인 아이디어가 도출된다. 창조적인 아이디어가 창출되는 조직이 소위 학습형 조직이라고 할 수 있다.

본 논문은 A대학교 B학과에서 실시하는 독서경영 프로그램을 연구모형화하고 이를 실증 분석한 데 연구 의의가 있다. 대학생들에게 독서의 중요성을 체계적으로 설득력 있게 보여준 점, 그리고 평균 독서량이 많은 학생이 독서의 의도와 독서습관을 생활화하는 것을 실증적으로 확인하였다. 이런 독서경영과 관련된 내용을 체계적으로 프로그램화하는 대학이 없는 관계로 분석 대상의 표본이 적어 이 연구 결과를 일반화하는 데는 문제가 따를 수 있다. 또한 학생들의 독서경영 활동 참여 정도를 파악하기 위해서 잠재성장모델 분석을 이용해 볼 가치가 있다. 차후에 이런 독서경영 프로그램을 많은 대학에서 실시하여 이 프로그램에 참여한 학생들을 대상으로 조사하여 연구 결과를 일반화할 수 있는 날이 오기를 바랄 따름이다.

참고 문헌

공병호 (2008). 공병호 미래인재의 조건. 21세기북스.

남승률, 조용탁, 염지현, 신버들 (2009). 위기일수록 기본으로 공부에 길을 묻다. 포브스 Korea, 1월, pp. 38-44.

도널드 트럼프, 빌잰어 (2008). 도널드 트럼프 억만장자 마인드. 청림출판.

마틴 셀리그만 (2008). 학습된 낙관주의. 21세기북스.

매일경제 세계지식포럼 사무국 (2009). 부의 재편. 매일경제신문사.

박희준, 김용출, 황현택 (2006). 독서경영. 위즈덤하우스.

벤자민 프랭클린 (2001). 프랭클린 자서전. 김영사.

부형권, 김창덕 (2009). 삼성그룹 사장단 25명 대폭인사. 동아일보, 1월 17일.

서승우 (2007). 21세기 지식기반사회를 대비한 전자공학 교육개선 방안. 대한 전자공학회 발표자료.

스티븐 코비 (2005). 성공하는 사람들의 8번째 습관. 김영사.

씽굿·스카우트 (2007). 20대가 자기개발을 위해 노력하는 분야. 8월.

안철수 (2001). CEO안철수, 지금 우리에게 필요한 것은. 김영사

윌리엄코헨 (2008), 피터 드러커 미공개 강의노트. 문학수첩.

유중림 (1985). 산림경제. 양홍렬, 이승창 번역. 민족문화문고.

제리 포라스, 스튜어트 에머리, 마크 톰슨 (2007). 성공하는 사람들의 열정 포트폴리오. 럭스미디어.

조엘 오스틴 (2005). 긍정의 힘. 두란노.

존 맥스웰 (2007). 존 맥스웰의 태도. 국일미디어.

짐 콜린스 (2002). 좋은 기업을 넘어 위대한 기업으로. 김영사.

토머스 프리드먼 (2005). 세계는 평평하다. 창해출판사.

Anderson, J. C., & Gerbing, D. W. (1988). Structural Equation Modeling in Practice: A Review and Recommended Two-Step Approach. Psychological Bulletin 103: pp. 441-423.

Fishbein, I., & Ajzen, M. (1980). Understanding Attitude and Predicting Social Behavior. Englewood Cliffs, N. J.: Prentice Hall.

Fornell, C., Mithas, S., Morgeson III F. V., & Krishnan, M. S. (2006). "Customer Satisfaction and Stock Price: High Returns, Low Risk," Journal of Marketing, 70 (January), 3-14.

Hamel, G. (2007). The Future of Management. Harvard Business Review.

Hamel, G., & Prahalad, C. K. (1996). Competing for the Future. Harvard Business School.

Michiko Kakutani (2009). From Books, New President Found Voice. Newyork Time, January 18.

핵심경쟁력의 원천인 독서경영에 관한 연구: 구조방정식모형 분석

A Study on the core competence of Reading Management: Structural Equation Model

[한글 요약]

본 연구는 대학에서 실시하고 있는 독서경영 프로그램에 관한 실증 연구이다. 먼저 독서경영 프로그램에 대한 모형개발을 한 다음, 설문지를 개발하였다. 본 연구모형은 피쉬바인의 확장적 모형을 토대로 개인태도, 주관적 규범, 행동의도, 행동에 관한 요인이 포함되어 있다. 분석에서는 구조방정식모형 분석이 이용되었다. 분석 결과, 행동의도는 개인의 태도와 주관적 규범에 의해서 유의한 영향을 받고 독서행동은 행동의도에 영향을 받는 것으로 나타났다.

끊임없는 독서를 통한 생각 키우기만이 학생 역량 배양에 지름길임을 확인할 수 있었다. 여기서 독서 도구는 인쇄 활자물뿐만 아니라 자연 현상이 포함된다. 대학은 학생들이 끊임없이 독서습관을 갖도록 장을 마련해주고 동기부여 요인을 제공해주어야 할 것이다.

주요용어: 독서경영 프로그램, 개인태도, 주관적 규범, 행동의도, 행동

별첨

독서경영에 관한 설문

안녕하세요? 김계수 교수입니다.

경영학과에서는 “신문 읽기와 책 읽기”에 대한 독서경영을 강조하고 있습니다. 이에 대한 느낀 점을 개인적인 차원에서 답변해주면 고맙겠습니다.

2010. 11. 10

경영학과 김계수 교수

1. 독서에 관한 개인태도

문항	매우 동의 못함 보통 매우 동의함
독서(신문, 책 읽기)에 따른 실력 향상	①--------②--------③--------④--------⑤
독서가 갖는 중요성	①--------②--------③--------④--------⑤
독서는 경쟁력의 원천임	①--------②--------③--------④--------⑤

2. 독서에 관한 주관적 규범

문항	매우 동의 못함 보통 매우 동의함
학과 동료들의 독서에 대한 마인드/열정	①--------②--------③--------④--------⑤
학과 동료들의 독서경영에 대한 이해도	①--------②--------③--------④--------⑤
동료들은 책 읽기와 신문 읽기가 중요하다고 생각함	①--------②--------③--------④--------⑤

3. 독서경영 의도

문항	매우 동의 못함　　보통　　매우 동의함
독서경영에 대한 참여 의도 있음	①--------②--------③--------④--------⑤
독서경영의 중요성을 알고 있음	①--------②--------③--------④--------⑤
독서 동아리나 토론 모임에 참여 의도	①--------②--------③--------④--------⑤

4. 독서경영 행동

문항	매우 동의 못함　　보통　　매우 동의함
독서경영에 참여 관심도	①--------②--------③--------④--------⑤
향후에도 지속적인 참여 여부	①--------②--------③--------④--------⑤
책 내용이나 신문 내용을 다른 동료에게 추천 여부	①--------②--------③--------④--------⑤

[개인사항]

1. (　　　)학년, 대학원: 석사, 박사 (　　)기　　2. 성별: ① 여자　② 남자
3. 향후 바라는 직종: ① 서비스업 ② 금융업 ③ 개인 사업 ④ 일반 기업 ⑤ 컨설팅 분야
4. 나는 솔직히 경제 관련 신문을 1주일에 자주 본다.

매우 동의 못함　　　　보통　　　　매우 동의함

①-------------②-------------③-------------④-------------⑤

=진솔한 답변 감사합니다.=

9.2 사례 2

한국알코올과학회지: 제13권 제1호(2012. 6)
J. of Korean Alcohol Science, Vol. 13, No. 1 (2012)

성인남성의 문제음주 변화에 관한 연구

송태민* · 이주열** · 심계수***

* 한국보건사회연구원
** 남서울대학교 보건행정학과
*** 세명대학교 경영학과

목 차

Ⅰ. 서론
Ⅱ. 연구 방법
Ⅲ. 연구 결과
Ⅳ. 논의
Ⅴ. 결론 및 제언
참고문헌
ABSTRACT

* 교신저자(corresponding author): 송태민(한국보건사회연구원, E-mail: tmsong@kihasa.re.kr)
접수일(2012년 4월 30일), 심사(수정)일(1차=2012년 6월 13일), 게재확정일(2012년 6월 23일)

Ⅰ. 서론

국민건강영양조사 결과에 따르면 성인의 월간 음주율은 2005년 54.6%에서 2010년 60.4%로 증가하였고 같은 기간의 고위험 음주율도 14.9%에서 17.2%로 높아진 것으로 나타났다. WHO는 2000년 고혈압, 뇌졸중, 알코올성 심근병증 등 30개 질환이 음주와 관련 있다고 발표하였는데, 우리나라의 경우 30개 질환의 총 진료비가 2005년 3조 2,127억 원에서 2009년 6조 1,226억 원으로 증가하였고 이 중 음주자에 의한 건강보험 총 진료비 지출 규모는 같은 기간 866억 원에서 1,688억 원으로 1.95배 증가하였다. 또한, 2010년 각종 알코올성 간질환으로 진료 받은 150,723명 중 남성이 86.5%이었으며, 특히 40~50대가 56%를 차지하였다(보건복지부, 2012). 과도한 음주는 정신적, 신체적, 사회적 건강에 부정적인 영향을 미치는 것으로 보고하고 있다(Moos et al, 2004; 권현수, 2009).

그동안 성인의 문제음주와 관련된 연구로는 성별, 연령, 결혼상태, 교육수준, 경제상태 등의 인구사회학적 요인과 관련이 있다는 연구(권철, 2002; Fear et al., 2007; Stahre et al., 2009; 신명식, 2002; 천성수 등, 2009; 오상우, 2009; 이용철 등 2010; 전경숙 등 2010)와 저소득층이 일반인보다 문제음주가 상대적으로 높다는 연구(Mirand et al., 1996; 김영준, 1995; 김혜련 등, 2004; 최정수, 2004; 박은아, 2006; 권현수, 2009), 그리고 대학생의 문제음주는 음주동기, 음주효과기대, 자기효능감, 종교의 중요도, 사회적 지지, 가족력, 우울과 관련이 있다는 연구(천성수, 2002; 이원재 2003; 정원철 2006; 박수현, 2008) 등이 있다. 그리고 문제음주와 흡연과의 관계를 밝힌 연구(신명식, 2002; 권철 등, 2002; 전경숙 등, 2010; 김봉정 등, 2011)와 만성질환 등 건강상태와 관계를 밝힌 연구(이용철 등, 2010; 류지수 등, 2011; 이현경 등, 2011)가 있다. 특히, 노인의 문제음주와 관련한 연구로는 문제음주는 신진대사 기능의 저하로 성인에 비해 신체건강을 해칠 가능성이 더욱 높다는 연구(Thun et al, 1997; Ruigomez et al, 1995; LaCroix et al, 1993)와 노인의 문제음주는 노년기 삶의 질에 심각한 영향을 주며 가족에게 역시 경제적, 정신적 부양부담을 증가시키게 된다는 연구(권현수, 2009; 장인순, 2008; 윤명숙, 2007; 김형수, 2004; Osgood et al, 1995) 등이 있다.

이상의 연구를 종합하면 문제음주는 연령, 경제상태, 건강상태, 우울 등에 영향을 받는 것으로 보고 있다. 따라서 본 연구의 문제음주의 예측변수로 연령, 가구소득, 만성질환, 장애, 흡연량, 우울 변인을 사용하였다.

한편, 성인의 문제음주와 관련된 대부분의 연구들은 한 시점에서 수집하여 단편적인 지역 및 대상으로 이루어진 횡단면 연구이고 종단면 자료를 활용한 연구(전해숙 등, 2009; 김종희 등, 2010)는 노인의 우울과 문제음주 간의 관계를 밝힌 연구로 제한되었다. 따라서 문제음주에 영향을 미치는 요인들을 알아보기 위해서는 문제음주의 추이와 관련하여 각 변인들이 어떤 영향을 미치는지를 분석하는 것이 필요하다. 이런 관점에서 이 연구는 전국적으로 조사한 패널자료를 이용하여 잠재성장모형을 통해 시간의 흐름에 따라 성인남성의 문제음주 발달궤적에 영향을 미치는 요인을 파악하고자 하였다.

II. 연구 방법

A. 연구 대상

이 연구의 자료는 전국적으로 조사한 2006년부터 2009년까지의 한국복지패널로 4년간 문제음주 설문에 응답한 성인남성 2,545명을 분석하였다. 한국복지패널은 2006년부터 시작되어 제주도를 포함한 전국을 대상으로 하는 종단면 조사이며, 매년 패널 유지율이 80% 이상으로 각종 사회지표를 생산하는 기초 자료로 활용되고 있다(강신욱 등, 2011). 특히, 한국복지패널은 전국 30,000가구에 대한 층화 2중 추출(Stratified Double Sampling)을 통해 1차년도 표본규모를 7,072가구를 유지하여 전국 지역별 가구분포와 거의 유사하며 표본가구에 대한 조사는 직접면접조사를 실시하였다(한국보건사회연구원 · 서울대학교 사회복지연구소, 2008).

B. 분석 자료

이 연구의 종속변수인 CAGE는 4가지 문항(술을 줄여야 한다고 느낀 경험, 술로 인해 비난받는 것을 귀찮아하는 느낌, 술 마시는 것에 대한 죄책감, 숙취제거를 위해 아침에 술을 마신 경험)에 대해 예(1)와 아니오(0)로 구성되어 있으며, 잠재성장모형의 문제음주 변인으로는 CAGE의 합을 사용하였다. 연차별 CAGE의 기술통계치를 분석한 결과, 왜도는 절대값 3 미만, 첨도는 절대값 10 미만으로 정규성 가정(Kline, 2010)을 충족하는 것으로 나타나 구조방정식의 잠재성장모형을 수행하는 데 적합하였다. CAGE의 신뢰도(Cronbach's alpha)는 .678, 타당도(본고에서는 고유값을 제시)는 2.07로 나타났다(표 1 참고). 이 연구에서 CAGE의 잠재성장 예측변수로는 1차년도 연령, 가구소득, 만성질환유무, 장애유무, 흡연량 변수와 1차년도부터 4차년도의 우울요인 변수를 사용하였다.

C. 분석 방법

문제음주의 시간대별 변화 형태와 변화함수 예측요인은 Amos 20.0의 잠재성장모델링을 사용하였다. 잠재성장모형은 세 번 이상의 종단자료나 패널자료에 대하여 집단 평균 및 개인에 대한 변화량을 확인하는 연구 방법(Duncan 등, 1999)으로 어떤 변인의 변화 경향에 대해 관심을 가질 때 가장 유용하게 사용할 수 있다.

잠재성장모형은 2단계를 거쳐 분석한다(Kline, 2010). 첫 번째 단계인 무조건 모델 분석 단계에서는 일정기간 동안 발달곡선을 측정한 다음 발달곡선의 초기치와 변화율을 구할 수 있다. 두 번째 단계인 조건 모델 분석 단계에서는 첫 번째 단계에서 얻어진 잠재요인의 초기치와 변화율에 미치는 요인을 찾아낼 수 있다. 이 연구의 결측치 해결은 관찰된 변인의 모든 정보를 활용하여 결측자료의 특성을 고려하는 완전정보최대우도법(Full Information Maximum Likelihood: FIML)을 사용하여 잠재성장모형을 분석하였다. FIML은 무작위결측(Missing at Random: MAR)의 가정이 엄격히 충족되지 않는 경우에도 불편추정치(Unbiased Estimate)를 확인할 수 있다고 보고(Muthén, Kaplan, and Hollis, 1987; Arbuckle, 1996)하고, 표본의 크기가 충분이 클 경우 다중삽입(Multiple Imputation) 방식에 못지않은 추정효율성을 갖는다고 보고(Schafer and Olsen, 1998)하고 있다(이상균, 2009 재인용).

검증모형의 적합도를 평가하기 위하여 χ^2 검증과 적합도 지수를 고려하였다. 여러 적합도 지수 중에서 본 연구는 증분적합지수인 CFI, NFI, TLI와 절대적합지수인 RMSEA을 사용하였다. 일반적으로 CFI를 비롯한 증분적합지수들은 0.9보다 크면 모형 적합도가 양호하다고 해석한다(Hu & Bentler, 1999). RMSEA는 대표본이나 다수의 관측변수들로 인해 발생하는 χ^2 통계량의 문제점을 보완하기 위해 개발된 적합지수이다. 일반적으로 RMSEA가 .05 이하면 매우 좋고, 0.8 이하면 양호하고, 0.1 이하면 보통인 것으로 판단한다(Brown and Cudeck, 1993).

Ⅲ. 연구 결과

A. 연구 대상자의 특성

연구 대상자는 한국복지패널에서 4년간 문제음주 설문에 응답한 성인남성 2,545명으로, 1차년도인 2006년 이들의 일반적 특성은 <표 2>와 같다. 만성질환을 가지고 있는 경우는 21.7%였으며, 없는 경우는 78.3%였다. 장애가 있는 경우는 7.2%, 없는 경우는 92.8%였다. 가구소득은 일반가구 69.4%, 저소득가구 30.6%였다. 한편, 연구 대상자의 연령별 분포*는 30대 26.1%, 40대 23.4%, 60대 15.8%, 50대 15.0% 등의 순서였다.

<표 1> 연차별 CAGE의 기술통계치

변수	최소값	최대값	평균	표준편차	왜도	첨도	신뢰도	타당도
1차년도 CAGE	0	4	.73	1.03	1.30	.69	.678	2.07
2차년도 CAGE	0	4	.86	1.06	.99	-.06		
3차년도 CAGE	0	4	.82	1.08	1.11	.14		
4차년도 CAGE	0	4	.91	1.09	.94	-.17		

<표 2> 연구 대상자의 일반적 특성

구분	빈도(명)	백분율(%)
총계	2,545	100.0
만성질환		
유	553	21.7
무	1,992	78.3
장애상태		
유	182	7.2
무	2,363	92.8
가구소득		
일반가구	1,765	69.4
저소득가구	780	30.6
연령		
≤29	265	10.4
30-39	663	26.1
40-49	596	23.4
50-59	383	15.0
60-69	402	15.8
≥70	236	9.3

* 본 논문의 연령별 표본수는 우리나라 연령별 인구분포와 다름.

B. 문제음주와 예측변수 간의 관계

1. 예측변수에 대한 CAGE의 평균차이

연차별 CAGE와 예측변수의 평균차이를 살펴본 결과는 <표 3>과 같다. 가구소득, 만성질환유무, 장애유무에 대해 대부분의 연도에서 CAGE의 평균에 통계적으로 유의한 차이가 있는 것으로 나타났다.

2. 연령 및 흡연량과 CAGE의 관계

연령 및 흡연량과 CAGE의 관계를 알아보기 위하여 회귀분석을 실시한 결과 <표4>와 같이 연령은 3개 년도에서 CAGE에 유의한 영향을 미치는 것으로 나타났으며, 흡연량은 4개년도 모두에서 유의한 영향을 미치는 것으로 나타났다.

C. 문제음주의 시간별 변화 형태(무조건 모델)

문제음주의 시간별 변화 형태에 대한 발달궤적을 살펴보기 위하여 무조건 모델(Unconditional Model)을 설정하였다. 즉, 관측 변인(CAGE)이 4년 동안 초기치와 변화율의 잠재요인에 가는 경로를 각각 설정하였다. 모형 1은 무변화모형으로 초기치(Intercept)에서 각 시점의 측정치로 향하는 요인계수를 모두 1로 고정하고 변화율(Slope)은 설정하지 않은 것이다. 모형 2는 1요인 자유모형으로 2차년도 이후 초기치의 요인계수를 자유롭게 추정토록 설정하는 모형이다. 모형 3은 선형 변화모형으로 잠재성장모형의 가장 기본 모형이며, 잠재요인의 초기치는 1로 모두 고정하고 변화율은 0, 1, 2, 3으로 고정하는 모형이다. 모형 4는 2차년도 변화모형으로 선형 변화모형과 요인구조는 같으나 변화율의 요인계수를 0, 1, 1, 2로 고정하는 모형이다. 모형 5는 3차년도 변화모형으로 선형 변화모형과 요인구조는 같으나 변화율의 요인계수를 0, 0, 1, 1로 고정하는 모형이다. 모형 6은 2요인 자유모수 변화모형으로 선형 변화모형과 요인구조는 같으나 3차년도 이후의 요인계수를 자유롭게 추정하는 모형이다.

문제음주의 시간별 변화 형태를 추적할 수 있는 가장 적합한 잠재성장모형은 모형 4인 2차년도 변화모형으로 밝혀졌다(표 5 참고). CAGE는 꾸준히 증가하였으며, 초기치의 평균은 .741로 시간이 지남에 따라 해마다 .094씩 증가하였다. 그리고 CAGE의 초기치와 변화율의 변량(분산)이 모두 통계적으로 유의하여 초기치의 개인 간 유의미한 차이를 가지고 있다. 변화율도 개인 간의 유의미한 차이를 보였다. 또한, 초기값과 변화율의 상관계수가 -.25로 초기의 CAGE가 높을수록 시간이 지남에 따라 CAGE의 증가가 낮게 예측되고, 초기 CAGE가 낮을수록 연도별 증가율이 높게 예측된다. CAGE의 초기치와 변화율의 변량이 유의하여 초기치와 변화율을 설명하는 예측변수의 투입이 가능한 것으로 나타났다.

문제음주의 예측요인으로 투입하기 위해 우울요인의 발달궤적을 살펴본 결과 모형 3인 선형 변화모형이 가장 적합한 것으로 나타났다(표 6 참고).

우울요인의 잠재성장모형은 선형 변화모형으로 우울은 꾸준히 감소하였으며, 초기치의 평균은 1.42로 시간이 지남에 따라 해마다 -.026씩 감소하였다. 우울요인의 초기치와 변화율의 변량(분산)이 모두 통계적으로 유의하여 초기치의 개인 간 유의미한 차이를 가지고 있으며, 변화율 또한 유의미한 개인 간 차이가 있음을 보여준다. 또한, 초기값과 변화율의 상관계수가 -.51로 초기의 우울이 높은 사람은 해가 갈수록 우울의 감소폭이 낮고, 초기의 우울이 낮은 사람은 해가 갈수록 우울의 감소폭이 크게 나타났다.

D. 문제음주 변화에 대한 예측요인 분석(조건 모델)

1. 다변량(1차년도 예측요인) 잠재성장모형 분석

다양한 잠재성장모델링 과정을 거쳐 최적모델을 도출하면 다음 단계에서는 발달과정에 영향을 미치는 예측변수들(predictors)을 투입하여 예측요인을 규명하는 2수준 모델분석 방법을 실시한다. 이 연구에서는 [그림 2]와 같은 조건 모형을 설정하여 CAGE의 초기치와 변화율을 각각 종속변수로 하고 1차년도의 연령, 흡연량, 만성질환유무, 가구소득, 장애유무 변수를 독립변수로 투입하여 다변량 잠재성장모형 분석을 실시하였다. 조건 모형을 검증한 결과 모든 적합도(χ^2=27.75, df=13, NFI=.991, TLI=.980, CFI=.995, RMSEA=.021)에서 모두 적합한 것으로 나타났다.

1차년도 예측요인이 CAGE의 초기치와 변화율에 미치는 회귀계수는 <표 7>과 같다. 연령과 CAGE 변화율의 경로는 -.120으로 유의하여 연령이 많은 사람의 CAGE가 낮은 사람의 CAGE에 비해 줄어들고 있음을 알 수 있다. 이는 연령에 따라 CAGE의 변화량에 차이가 있다는 것을 의미한다. 흡연량과 CAGE초기치의 경로는 -.135로 유의하여 흡연량이 많은 사람의 초기 CAGE가 낮은 것으로 나타났다. 만성질환유무와

CAGE 변화율의 경로는 .101로 유의하여 만성질환이 있는 사람의 CAGE가 증가함을 알 수 있다. 가구소득과 CAGE초기치의 경로는 .081로 유의하고, CAGE 변화율에는 -.085로 유의하여 저소득가구의 초기 CAGE가 높고 일반가구보다 CAGE가 감소하는 것으로 나타났다. 장애유무와 CAGE초기치의 경로는 .132로 유의하고, CAGE 변화율에는 -.082로 유의하여 장애가 있는 사람의 초기 CAGE가 높고 장애가 없는 사람 CAGE가 감소하는 것으로 나타났다.

2. **잠재성장곡선 간 인과모형 분석**(CAGE와 우울요인)

CAGE와 우울요인의 잠재성장곡선 간 공분산모델의 적합도가 검증(χ^2=61.48, df=18, NFI=.983, TLI=.981, CFI=.988, RMSEA=.031)되어 두요인 간의 잠재성장곡선 간 인과모델을 [그림 3]과 같이 설정하였다.

잠재성장곡선 간 인과모형의 분석 결과는 <표 8>과 같다. '우울요인 초기치→ CAGE요인 초기치'와 '우울요인 기울기→ CAGE요인 기울기'의 경로가 유의한 정(+) 상관관계를 보이고 있어 초기 우울이 많은 사람의 CAGE가 더 높고, 초기 우울이 많은 사람이 적은 사람보다 CAGE가 증가하고 있음을 알 수 있다.

<표 3> **예측변수에 대한 CAGE t-검정 결과**

	1차 CAGE		2차 CAGE		3차 CAGE		4차 CAGE	
	평균	t	평균	t	평균	t	평균	t
일반가구	.69	-2.92**	.81	-3.78**	.80	-1.61	.92	-1.01
저소득가구	.83		.99		.88		.92	
질병무	.69	-2.65**	.85	-.95	.77	-4.01**	.89	-1.73*
질병유	.84		.90		1.00		.99	
장애무	.71	-3.75**	.84	-3.75**	.80	-2.64**	.91	-1.52
장애유	1.04		1.19		1.06		1.04	

** p<0.01, * p<0.1

<표 4> 연령과 흡연량에 대한 CAGE 회귀모형

	1차년도	2차년도	3차년도	4차년도
연령	.053**	.048*	.037*	-.018
흡연량	-.088**	-.084**	-.067**	-.074**

** p<0.01, * p<0.1

<표 5> 문제음주의 6가지 잠재성장모형 분석 결과

모형	변화율 요인계수	χ^2	NFI	TLI	CFI	RMSEA	초기치 평균, 분산	변화율 평균, 분산	공분산
모형 1		121.8	.917**	.942**	.923**	.075*	.836, .39**		
모형 2		38.83	.974**	.981**	.978**	.042**	.714, .29**		
모형 3	0,1,2,3	27.45	.981**	.982**	.985**	.042**	.75, .40**	.053, .037**	-.026*
모형 4	0,1,1,2	20.50	.986**	.987**	.989**	.035**	.74, .41**	.094, .096**	-.049*
모형 5	0,0,1,1	78.42	.947**	.940**	.950**	.076*	.80, .36**	.068, .097**	.010
모형 6	0,1,*,*	22.24	.985**	.981**	.988**	.042**	.73, .65**	.12, .33	-.277

** p<0.001, * p<.01

<표 6> 우울요인의 잠재성장모형 분석 결과

모형	변화율 요인계수	χ^2	NFI	TLI	CFI	RMSEA	초기치 평균, 분산	변화율 평균, 분산	공분산
모형 3	0,1,2,3	10.47	.995**	.994**	.997**	.021**	1.42, .09**	-.026, .003**	-.01**

** p<0.001, * p<.01

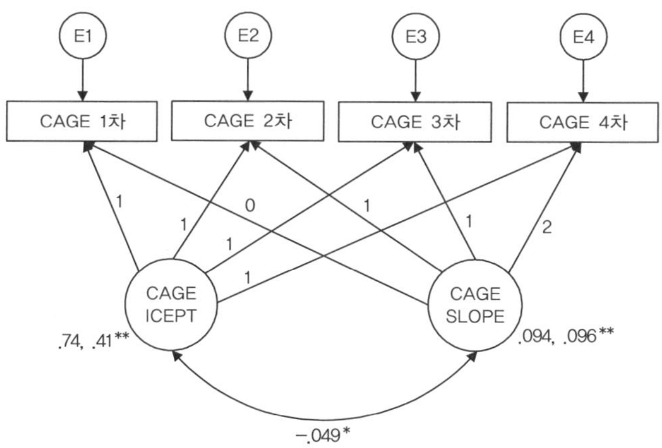

** p<0.001, * p<.01

[그림 1] CAGE 궤적의 무조건부 모형(2차년도 변화모형)

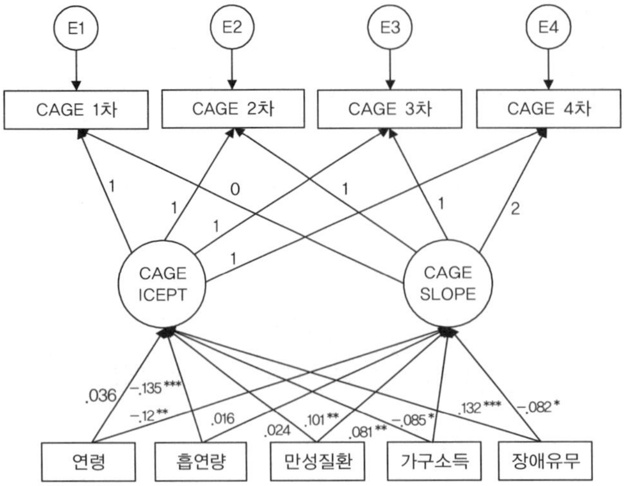

*** p<.01, ** p<.05, * p<.1

[그림 2] 1차년도 예측요인이 CAGE 발달궤적에 미치는 영향

<표 7> CAGE 다변량 잠재성장모형 경로계수

경로	B	β	C.R.	P
연령 → CAGE 초기치	.002	.036	1.017	.309
연령 → CAGE 변화율	-.002	-.120	-2.333	**
흡연량 → CAGE 초기치	-.051	-.135	-4.589	***
흡연량 → CAGE 변화율	.002	.016	.366	.714
만성질환유무 → CAGE 초기치	.037	.024	.725	.468
만성질환유무 → CAGE 변화율	.047	.101	2.085	**
가구소득 → CAGE 초기치	.110	.081	2.479	*
가구소득 → CAGE 변화율	-.036	-.085	-1.817	*
장애유무 → CAGE 초기치	.323	.132	4.378	***
장애유무 → CAGE 변화율	-.061	-.082	-1.886	*

*** p<.01, ** p<.05, * p<.1

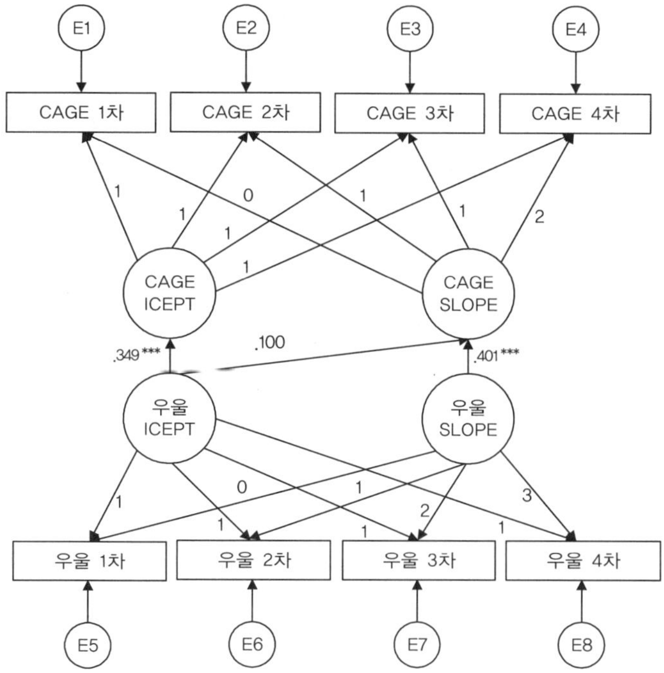

*** p<.01

<표 8> CAGE와 우울요인 잠재성장곡선 간 경로계수

경로	B	β	C.R.	P
우울 초기치 → CAGE 초기치	.700	.349	9.490	***
우울 변화율 → CAGE 변화율	1.789	.401	3.601	***
우울 초기치 → CAGE 변화율	.095	.100	1.437	.151

*** p<.01

Ⅳ. 논의

일반음주와 달리 문제음주는 초기에 적절히 관리하지 못하면 신체적, 정신적, 가정 및 사회적으로 회복이 힘든 치명적인 상태에 이르게 될 위험이 높게 된다. 따라서 문제음주를 조기에 선별하는 음주예방 활동에서 중요하게 고려되어야 한다. 문제음주를 선별하는 방법에는 Michigan Alcoholism Screening Test(MAST), Alcohol Use Disorders

Identification Test(AUDIT), NMH's Alcoholism Screening Test(NAST), Cut Annoy Guilty Eye(CAGE) 등의 척도를 많이 활용한다. 한국복지패널에서는 CAGE를 이용하여 문제음주를 확인하고 있다. CAGE는 4개 항목으로 구성되어 있으며 4개 항목의 점수를 종합하여 2점 이상이면 알코올 의존 고의심군으로 정의한다(Mayfield et al, 1974).

이 연구에서는 그동안의 여러 연구들의 자료분석 방법과 달리 잠재성장모형을 사용하였다. 잠재성장모형은 세 번 이상의 종단자료나 패널자료에 대하여 집단 평균 및 개인에 대한 변화량을 확인하는 연구 방법(Duncan 등, 1999)으로 가장 유용하다. 따라서 이번 연구 결과를 통하여 문제음주에 영향을 미치는 변인의 추이를 확인할 수 있었다. 4차년도 자료 중에서 CAGE의 시간별 변화 형태를 추적할 수 있는 가장 적합한 잠재성장모형은 2차년 변화모형으로 확인되었다.

이번 연구에서 CAGE의 시간별 변화 형태에서 CAGE는 꾸준히 증가하는 것으로 나타나 문제음주는 한번 발생하면 지속화된다는 것을 확인할 수 있었다. 초기 CAGE가 낮을수록 연도별 증가율이 높게 예측되어 문제음주의 초기 발견의 필요성을 확인할 수 있었다. 특히, 연령이 많은 사람의 CAGE가 연령이 적은 사람의 CAGE에 비해 줄어들고 있어, 남성의 문제음주가 30세~39세에서 가장 높고 다음으로 19세~29세 순으로 나타난 기존의 연구(이용철 등, 2010)와 유사한 결과를 나타내었다. 이는, 국민건강영양조사 심층 분석에서 나이가 증가할수록 문제음주는 점차 낮아지는 경향과 같이 이번 연구에서도 연령이 많은 사람의 CAGE가 낮은 사람의 CAGE에 비해 줄어들고 있는 것으로 나타났다. 저소득가구의 초기 CAGE가 높았는데, 이는 문제음주는 사회경제적 지위가 낮을수록 많다는 선행 연구 결과(김혜련 등, 2004; 최정수 등, 2004; 권현수, 2009)와 일치하는 것이다. 그러나 시간에 따라 CAGE의 변화는 일반가구보다 저소득가구가 더 감소하는 것을 알 수 있었다. 그리고 만성질환이 있는 사람의 CAGE가 증가하는 것으로 나타나, 남성의 경우 고혈압과, 고콜레스테롤혈증, 고중성지방형증, 비만 등 만성질환이 알코올남용의존자, 문제음주자, 정상음주자 순으로 높게 나타난 기존의 연구(이용철 등, 2010)를 지지하는 것으로 나타났다. 우울감과 문제음주와의 관계에 대해서는 그동안 많은 연구에서 다루었으나 인과관계에 대해서는 차이가 있었는데, 이번 연구에서는 초기 우울이 많은 사람의 CAGE가 더 높고, 초기 우울이 많은 사람이 적은 사람보다 CAGE가 증가하고 있음을 알 수 있었다. 한편, 흡연량이 많은 사람의 초기 CAGE가 낮게 나타나 기존 연구(전경숙 등, 2010; 김봉정 등, 2011)에서 흡연자가 폭음과 문제음주 위험이 높은 것과는 차이가 있었다.

V. 결론 및 제언

이 연구는 잠재성장모형을 이용하여 시간의 흐름에 따라 성인남성의 문제음주 발달궤적에 영향을 미치는 요인을 분석하였다. 연구 자료는 전국적으로 조사한 2006년부터 2009년까지의 한국복지패널로 4년간 계속해서 문제음주 설문에 응답한 성인남성 2,545명을 분석하였다. 그 연구 결과를 요약하면 다음과 같다.

첫째, CAGE가 높을수록 시간이 지남에 따라 CAGE의 증가가 낮게 예측되고, 초기 CAGE가 낮을수록 증가율이 높게 예측된다.

둘째, 연령이 많은 사람의 CAGE가 낮은 사람의 CAGE에 비해 줄어들었다.

셋째, 흡연량이 많은 사람의 초기 CAGE가 낮았다.

넷째, 만성질환이 있는 사람의 CAGE가 증가하고 있고, 장애가 있는 사람의 초기 CAGE가 높고 장애가 없는 사람의 CAGE가 감소하였다.

다섯째, 저소득가구의 초기 CAGE가 높고 일반가구보다 CAGE가 감소하였다.

여섯째, 초기 우울이 많은 사람의 CAGE가 더 높고, 초기 우울이 적은 사람보다 CAGE가 증가하였다.

이상의 연구 결과에 따르면, 문제음주는 한번 발생하면 지속되는 경향을 보이기 때문에 초기에 발견하여 개입하는 것이 필요하다. 특히, 성인남성중에서 만성질환자, 장애인, 저소득층의 문제음주가 심각하므로 이들에 대한 건강관리 프로그램에 음주예방이 고려되어야 할 것이다.

참고문헌

강신욱, 박능후, 이병희, 정희선, 이경진 (2011). 2011년 한국복지패널 자료를 통해 본 한국의 사회지표. 한국보건사회연구원.

권철, 남철현, 신중규, 김귀희, 이미경, 하은필 (2002). 지역사회 주민의 음주실태와 관련요인. 한국알콜과학회지, 3(1), 36-52.

권현수 (2009). 노인 문제음주가 우울, 자아존중감을 매개로 삶의 만족도에 미치는 영향: 빈곤노인 및 비빈곤노인 집단에 대한 잠재평균분석의 적용. 한국노년학, 29(4), 1521-1538.

김봉정, 정애숙 (2011). 우리나라 남자 군인의 음주실태와 문제음주. 한국알콜과학회지, 12(2), 1-16.

김종희, 김경란 (2010). 노인의 우울 발달궤적에 영향을 미치는 요인. 제3회 한국복지패널 학술대회 논문집, 544-562.

김영준 (1995). 도시영세민의 알콜중독 실태 및 치료방안 모색을 위한 예비연구: 알코올 사용장애 유병율을 중심으로. 대한심신스트레스학회, Vol 3, No 1.

김형수 (2004). 미국 노인 문제음주와 예방대책의 연구 및 시사점. 한국노년학, 24(4), 165-180.

김혜련, 강경호, 윤강재, 김창석 (2004). 건강수준의 사회계층 간 차이와 정책 방향. 한국보건사회연구원.

류지수, 강경화, 이지현 (2011). 우리나라 성인 남녀의 문제음주 영향요인. 한국알콜과학회지, 12(1), 29-42.

박수현 (2008). 대학생의 문제성 음주에 영향을 미치는 요인분석. 서울시립대학교 도시과학대학원 석사학위논문.

박은아 (2006). 조건부 수급자의 음주문제 관련요인. 전북대학교 대학원 사회복지학과, 석사학위논문.

신명식 (2002). 한국 성인의 문제음주의 관련요인 분석. 한국알콜과학회지, 3(1), 111-130.

윤명숙 (2007). 도시 농촌 노인의 심리사회적 특성과 문제음주 및 삶의 질 관계 연구. 노인복지연구, 38, 281-310.

오상우 (2009). 음주가 비만 및 대사증후군에 미치는 영향. 대한 비만학회지, 18(1), 1-7.

이상균 (2009). 청소년기 경비행행동과 부모 양육행동 간의 병렬적 잠재성장모형 분석: 청소년에게 부모는 여전히 중요한가?. 한국가족복지학, 27, 243-266.

이용철, 임복희 (2010). 성인 남녀의 음주정도에 따른 건강행위 비교분석. 한국알콜과학회지, 11(2), 107-123.

이원재 (2003). 대학생 문제음주 관련요인. 보건교육·건강증진학회지, 20(3), 109-124.

이현경, 노성원 (2011). 우리나라 성인의 문제음주와 우울 및 자살생각과의 연관성. 한국알콜과학회지, 12(1), 155-168.

장인순 (2008). 재가노인의 알코올 사용장애에 영향을 미치는요인. 한국보건간호학회지, 22(2), 165-176.

전경숙, 이효영 (2010). 우리나라 남녀 성인의 폭음 및 문제음주 영향요인. 보건교육·건강증진학회지, 27(1), 91-103.

전해숙, 강상경 (2009). 노년기 우울궤적의 예측요인: 한국복지패널을 이용하여. 한국노년학, 29(4), 1611-1628.

정원철 (2006). 대학생의 문제성음주의 실태와 관련 심리사회적 요인. 한국사회복지학, 58(1), 347-372.

최정수 (2004). 한국인의 주요 건강문제와 위해인자. 보건복지포럼, 92(6), 5-17.

천성수 (2002). 대학생 폭음의 원인과 음주관련 문제분석. 한국알콜과학회지, 32, 221-233.

천성수, Rubein Inot, 김미경, 윤선미, 정현미, 유재현, 이상숙 (2009). 한국인의 문제음주 및 알코올 사용 장애 연구. 한국알콜과학회지, 10(2), 129-139.

한국보건사회연구원, 서울대학교 사회복지연구소 (2008). 2008 한국복지패널 기초분석 보고서.

Arbuckle, J. L. (1996). Full information estimation in the presence of incomplete data. In G. A. Marcoulides & R. E. Schumacker(Eds.), Advanced structural equation modeling: Issues and techniques. Mahwa, NJ: Lawrence Erlbaum Associates, Inc, 243-277.

Browne, M. W., & Cudeck, R. (1993). Alternative ways of assessing model fit. In K.A. Bollen, J. S. Long(Eds.). Testing structural equation models. Newbury Park, CA:Sage, 136-162.

Duncan, T. E., Duncan, S. C., Strycker, A. L., Li F., & Alpert, A. (1999). An introduction to latent variable growth curve modeling: Concepts, issues, and applicaton. Mahwah, NJ: Lawrence Erlbaum Associates.

Fear, N.T., Iversen, A., Meltzer, H., Workman, L., Greenberg, N., Barker, C. et al. (2007). Patterns of drinking in the UK armed forces. Addiction 102, 1749-1759.

Hu, L. T., & Bentler, P. M. (1999). Cutoff criteria for fit indices in covariance structure analysis: Coventional criteria versus new alternatives. Structural Equation Modeling, 6, 1-55.

Kline, R. B. (2010). Principles and Practice of Structural Equation Modeling(3rd ed.). NY: Guilford Press.

LaCroix, A. Z., Guralnik, J. M., Berkman L. F., Wallace R. B., & Satterfield S. (1993). Maintaining mobility in later life: II. Smoking alcohol consumption, physical activity and body mass index. American Journal of Epidemiology, 137, 858-869.

Mayfield D., McLeod G., & Hall P. (1974). The CAGE questionnaire: validation of a new alcoholism screening instrument. Am J Psychiatry, 131, 1121-1123.

Mirand A. L., Welte J. W. (1996). Alcohol consumption among the elderly in a general population. Eric County New York. American Journal of Public Health, 86(7), 978-984.

Moos, R. H., Brennan, P. L., Schutte, K. K., & Moos, B. S. (2004). High risk alcohol consumption and late-life alcohol problems. American Journal of Public Health, 94, 1985-1991.

Muthén, B. O., Kaplan, D., & Hollis, M (1987). On structural equation modeling with data that are not missing completely at random. Psychometrika, 52, 431-462.

Osgood, N.., Wood, H. E., & Parham, I. A. (1995). Alcoholismand aging. Westport: Greenwood Press.

Ruigomez A., Alonso J., & Anto J. M. (1995). Relationship of health behavior to five-year mortality in an elderly cohort. Age and Ageing, 24, 113-119.

Schafer, J. L., & Olsen, M. K. (1998). Multiple imputation of multivariate missing-data problems: A data analyst's perspective. Multivariate Behavioral Research, 33, 545-571.

Stahre, M. A., Brewer, R. D., Fonseca, V. P., & Naimi, T. S. (2009). Binge drinking among U.S. active-duty military personnel. American Journal of Preventive Medicine, 36(3), 208-217.

Thun, M. J., Peto, R., Lopez, A. D., Monaco, J. H., Henley, S. L., Heath, C. W., & Doll, R. (1997). Alcohol consumption and mortality among middle-aged and elderly U.S. adults. New England Journal of Medicine 337, 1705-1714

[ABSTRACT]

The Study on the Change in Problem Drinking Patterns of Adult Males

Tae-Min Song · Ju-Yul Lee** · Gye-Soo, Kim****

* Korea Institute for Health and Social affairs
** Dept. of Health Administration, Namseoul University
*** Dept. of Business Adminstration, Semyung University

Objectives: The aim of this study was to identify the factors that affect the developmental trajectory of problem drinking patterns among adult males using a latent growth model over time.
Methods: This study was based on an analysis of the welfare panel data, which is a nationwide survey targeting 2,545 adult males over a four year period (2006~2009). The time-based changing patterns of problem drinking and the predictors of the changing function were identified by latent growth modeling using Amos 2.0. A chi-square test (χ^2-test) and a fitness index were selected to evaluate the goodness of fit of the test model. This study used an incremental fitness index, such as CFI, NFI and TLI and RMSEA as an absolute fitness index.
Results: The increase rate of CAGE(Ed note: Define cage.) with a high initial year CAGE is expected to decrease with time but is expected to be high for a low initial year CAGE. The CAGE of elderly people decreased more than the CAGE of younger people. The initial year CAGE of heavy smokers was low. The CAGE for the people with chronic diseases increased. The initial year CAGE for people with a physical disability was high, whereas the CAGE for healthy people has decreased. The initial year CAGE for low-income families was high, but their CAGE was lower than that for average-income families. The initial year CAGE for people suffering from depression was higher than that for people who did not, and increased with time.
Conclusion: Early detection and intervention of problem drinking are essential because of its tendency to continue once it has occurred. Problem drinking in adult males, particularly those with chronic diseases, physical disability, or low-income, is more serious. Therefore, drinking prevention should be considered as one of their health management programs.

Key words: problem drinking, structural equation modeling, CAGE, latent growth model, panel study

9.3 사례 3

A Three-Year Autoregressive Cross-Lagged Panel Analysis on Nicotine Dependence and Average Smoking

Tae Min Song, PhD[1], Ji-Young An, PhD[2], Laura L. Hayman, PhD[3], Gye Soo Kim, PhD[4], Ju Yul Lee, PhD [5], Hae Lan Jang, PhD[6]

[1]U-Health & Welfare, Korea Institute for Health and Social Affairs, Seoul; [2]u-Healthcare Design Institute, Inje University, Seoul, Korea; [3]College of Nursing & Health Sciences, University of Massachusetts Boston, Boston, MA, USA; [4]Department of Business Administration, Semyung University, Jechon; [5]Department of Health Administration, Namseoul University, Cheonan; [6]Department of Medical Informatics & Management, Chungbuk National University College of Medicine, Cheongju, Korea

[Abstract]

Objectives: Previous studieshave been limited to the use of cross sectional data to identify the relationships between nicotine dependence and smoking. Therefore, it is difficult to determine a causal direction between the two variables. The purposes of this study were to (1) test whether nicotinedependence or average smoking was a more influential factor in smoking cessation; and, (2) propose effective ways to quit smoking as determined by the causal relations identified. **Methods:** This study used a panel dataset from the central computerized management systems for the community-based smoking cessation programs in Korea. Data were stored from July 16, 2005 until July 15, 2008. 711,862smokers were registered and re-registered for the programs during the period. 860 of those who were retained in the programs for three years were finally included in the dataset. To measure nicotine dependence, this study used a revised Fagerström Test for Nicotine Dependence. To examinethe relationships between nicotine dependence and average smoking, an autoregressive cross-lagged model was explored in the study. **Results:** Theresults indicate (1) nicotine dependence and average smoking were stable over time (2) the impact of nicotine dependence on average smoking was significant and vice versa and (3) the impact of average smoking on nicotine dependence is greater than the impact of nicotine dependence on average smoking. **Conclusions:** These results support the existing data obtained from previous research. Collectively, reducing the amount of smoking in order todecrease nicotine dependence is important to evidence-based policy making for smoking cessation.

Keywords: Nicotine Dependence, Smoking Cessation, Community Health Centers, Health Policy

Corresponding Author: Ji-Young An, PhD
u-Healthcare Design Institute, Inje University, 31 Supyo-ro, Jung-gu, Seoul 100-032, Korea.
Tel: +82-2-2270-0998, Fax: +82-2-2270-0517, E-mail: ajy0130@inje.ac.kr

I. Introduction

In Korea, the highest point in the country's adult smoking rate was in 1980 (male, 63.5% female,12.6%) currently, (as of June 2011), 39.0% of adult males and 1.8% of adult females smoke. The decrease in smoking prevalence can be attributed to the combined influences of the national health promotion law legislated in 1995 and the increased cost of cigarettes. Specifically, in December 2004, powerful non-smoking policies and supports for smoking cessation were enacted in the nation including prohibited non-smoking areas, smoking cessation clinics in community health centers, telephone counseling for smoking cessation and non-smoking campaigns for public and health education.

Since July 21, 2011, the Ministry of Health and Welfare (MOHW) of Korea has been planning to accelerate implementation of the national comprehensive policy planning which includes the price and non-price policy to drastically reduce the high prevalence of smoking as compared with the Organization for Economic Co-operation and Development (OECD) countries.

While smokers recognize that the habit is injurious to health, smoking cessation is difficult because of nicotine addiction contained in cigarettes [1-4]. Nicotine dependence represents the degree of addiction for smoking, and World Health Organization (WHO) reports the concept that smoking is a disease; therefore, it needs a treatment for nicotine addiction. For this reason, previous research has been conducted to study the relationships between nicotine dependence and smoking. For example, studies have explained that smoking in nicotine-dependent women is less than nicotine-dependent men [3,5]. Rosenbaum and O'Shea [6] also reported that the amount of smoking increases growing nicotine dependence and nicotine-dependent smokers are highly likely to fail when they tried to quit smoking because of withdrawal symptoms. Therefore, nicotine dependence is an important influencing factor insuccessful smoking cessation.

Rigotti [7] reported that the causes of smoking and nicotine dependence are related. Carlson et al. [8], for example, demonstrated that predictors of successful smoking cessation were the amount of smoking and nicotine dependence. Based on collective results, nicotine replacement therapy emerges as a "help quit smoking" as well as reduces the amount of smoking [9]. Levshin et al. [10] reported that there were several factors predictive of successful smoking cessation including the number of attempts for quitting smoking: the amount of daily smoking, nicotine dependence, and motivation for smoking cessation.

A study conducted by Lee and Seo [11] indicated that the number of cigarettes a day and nicotine dependence yield to low to successfully quitting smokers. Suh et al.

[12] also demonstrated that the number of cigarettes a day was a significantly influential factor in quitting smoking for six months ($p < 0.05$). This study also reported that nicotine dependence was related to only short-term smoking cessation, not long-term maintenance. Song et al. [13] analyzed nicotine dependence of registrants for the smoking cessation programs conducted by community health centers and reported: as nicotine dependence is lower, the success rate of smoking cessation for six months is higher for both new registrants and re-enrollment registrants.

Lessov-Schlaggar et al. [14] supported previous research results [15-17] by adding evidence, through a study employing youth nicotine dependence and the trajectory of smoking, that youth smoking was also related to nicotine dependence. Song et al. [4] reported there were individual differences in the trajectory of nicotine dependence they also reported that successful experience for smoking cessation reduced nicotine dependence. A recent study [18] also demonstrated that nicotine dependence and the number of cigarettes a day were related to the first smoking age, a total smoking period, drinking, body mass index (BMI), and residential area.

In summary, the majority of previous studies have been limited to the sole use of cross sectional data to identify the relationships between nicotine dependence and smoking. Therefore, with analyses conducted at one selected time point, it is difficult to test and determine a causal direction between the two variables. This study used a panel dataset which contains information regarding attempts for quitting smoking accumulated for three years. The purposes of this study were to 1) test whether nicotine dependence or average smoking was a more influential factor in smoking cessation and 2) propose effective ways to quit smoking as determined by the causal relations identified.

II. Methods

1. Data Collection

This study used a three-year panel dataset obtained from the central computerized management systems for the smoking cessation programs of the community health centers in the nation. Data were stored from July 16, 2005 until July 15, 2008. 711,862 smokers were registered and re-registered for the programs for the period. 860 of those who were retained for three years in the programs were finally included in the dataset. For the study, success in smoking cessation means smokers did not smoke cigarettes for the past consecutive six months. The rate of success in smoking cessation each year is as follows: 32.7% (1st), 29.7% (2nd), 12.9% (3rd). The majority of the smokers were men (n=800, 93%). Average age of the smokers was 49.2 years (standard deviation=12.8 years). About 90% (n=770) had health insurance. Half (n=369) lived in smaller cities (Table 1). The reliability of the variables such as nicotine dependence and average smoking, which was measured each year for the three-year period of the study, showed high internal consistency (0.780 and 0.788, respectively).

Table 1. General characteristics (n = 860)

Categories	Values	Categories	Values
Sex		Residential area	
Male	800 (93.0)	Big city	290 (33.7)
Female	60 (7.0)	Small city	369 (42.9)
Age (yr)		Rural area	201 (23.4)
<40	229 (26.6)	Current job	
40-64	502 (58.4)	Self-employed	193 (22.4)
≥65	129 (15.0)	Official	175 (20.3)
Social security		Student	7 (0.8)
Health insurance	770 (89.5)	Office worker	82 (9.5)
Medicare	87 (10.1)	Manufacturing job	64 (7.4)
Etc.	3 (0.3)	Etc.	339 (39.4)

	1st	2nd	3rd	Cronbach's α
Success in smoking cessation	281 (32.7)	255 (29.7)	111 (12.9)	
Nicotine dependence				0.780
0-3	204 (23.7)	206 (24.0)	248 (28.8)	
4-6	335 (39.0)	368 (42.8)	358 (41.6)	
≥7	321 (37.3)	286 (33.3)	254 (29.5)	
Smoking				0.788
Below	222 (25.8)	258 (30.0)	263 (30.6)	
A pack of cigarettes	383 (44.5)	396 (46.0)	393 (45.7)	
Over	255 (29.7)	206 (24.0)	204 (23.7)	

Values are presented as number (%).

2. Study Variables

To measure nicotine dependence, a revised Fagerström Test for Nicotine Dependence (FTND) was used, which is currently in wide use on a global level [18,19]. The FTND is consisted of the following six items: 1) 'How many cigarettes do you smoke a day?'(0-10, score 0; 11-20, score 1; 21-30, score 2; >31, score 3) 2) 'How soon after you wake up do you smoke your first cigarette?' (≤5 minutes, score 3; 6-30 minutes, score 2; 31-60 minutes, score 1; >60 minutes, score 0); 3) 'Do you find it difficult to refrain from smoking in places where it is forbidden?' (yes, score 1; no, score 0); 4) 'Do you smoke if you are so ill that you are in bed most of the day?' (yes, score 1; no, score 0); 5) 'Do you smoke more frequently during the first hours of waking than the rest of the day?' (yes, score 1; no, score 0); and 6) 'Which cigarette would you hate most to give up?' (morning cigarette, score 1; other cigarette, score 0). In scoring the revised FTND, the items are summed to yield a total score of 0 (very law) to

10 (very high) [19]. The community health centers in Korea also used this questionnaire to measure nicotine dependence of smokers [4,18].

In the study, average smoking was operationalizing as the number of cigarettes smoked a day for the entire smoking period until the smokers visited the smoking cessation clinic in the community health centers.

3. Statistical Analysis

To examine the longitudinal relationships between nicotine dependence and smoking, an autoregressive cross-lagged (ARCL) model was explored. The core ofthe ARCL is that the value at the time of [t] is explained by the value at the time of the previous point, [t-1] [20,21]. In order to explore the ARCL model, the order of analyses should be followed by homogeneity of measurements, paths, and error covariance.

Homogeneity means that "statistical properties of any one part of an overall dataset are the same as any other part" [22,23]. Homogeneity of measurements is conducted to test whether the concept is measured at each time point for a longitudinal study or measuring the changes on the concept over time. Therefore, factor loadings of the same questions (study variables) should be constrained equally [21]. Because this study employed only one observed variable, homogeneity of measurements was not examined.

Homogeneity of paths is conducted to test the regression coefficients for each observed variable is stable over time. It can be tested by comparing if the impact of the variable (regression coefficient) at the time of [t-1] on the variable at the time of [t] is same with the impact of the variable (regression coefficient) at the time of [t] on the variable at the time of [t+1]. The regression coefficient can be labeled as stability coefficient [21].

To test homogeneity of error covariance is to equally constrain covariance between the errors of the variables. In order to evaluate the goodness-of-fit, χ^2 tests and the goodness-of-fit indices were considered. Among the various fit indices, incremental fit indices such as Comparative Fit Index (CFI), Normed Fit Index (NFI), Tucker-Lewis Index (TLI), and absolute indices such as Goodness Fir Index (GFI), Root Mean Square Error of Approximation (RMSEA) were used for the study [24-26].

In general, if the values of incremental fit indices such as the CFI are larger than 0.9, it means that the model fit is good [24,25]. The GFI has a value between 0 and 1, and the value should be greater than 0.9 for a model that fits well. The RMSEA was developed to correct the issue of statistics arising from χ^2 tests which include many observed variables. The value of RMSEA should be less than 0.05 for a model that fits well. Values of 0.06 to 0.08 indicate mediocre fit, and values greater than 0.1 indicate poor fit [25-28].

For the analyses of this study, SPSS ver. 19.0 was used for descriptive statistics and average analysis. To analyze the ARCL model, Amos ver. 20.0 (IBM, New York, USA) for the structural equation modeling was employed.

4. Study Design

The research questions (RQ) of this study are as follows:

RQ 1: Is nicotine dependence stable over the time period?

RQ 2: Is average smoking stable over the time period?

RQ 3: Is the impact of nicotine dependence on average smoking significant?

RQ 4: Is the impact of average smoking on nicotine dependence significant?

The ARCL model was employed to test the above research questions (Figure 1).

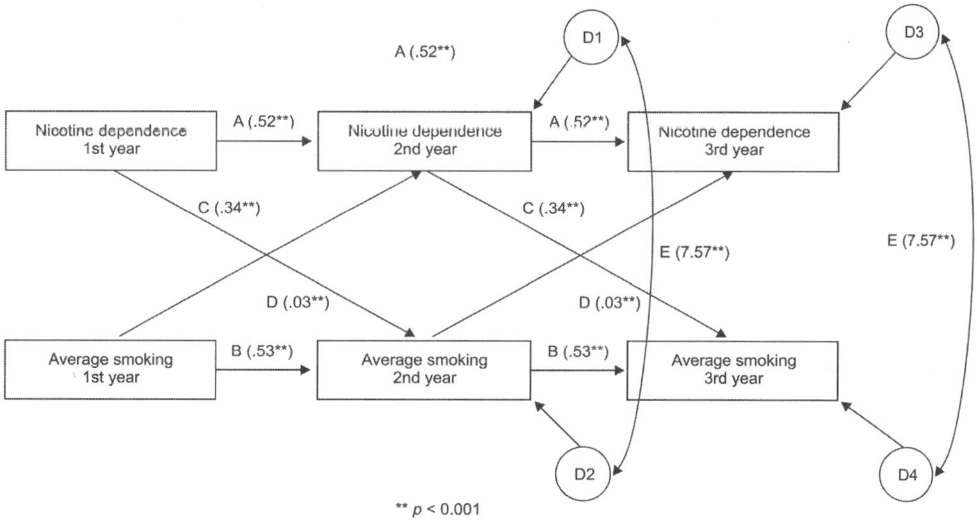

Figure 1. Autoregressive cross-lagged model of nicotine dependence and the average smoking.

Ⅲ. Results

1. Descriptive Statistics and Correlation

Nicotine dependence and average smoking over the time period are described in Table 2. The value of skewness and kurtosis of nicotine dependence and average smoking supported the assumption of normal distribution of the data the absolute value of skewness is less than 3, and the absolute value of kurtosis is less than 10 [29]. Therefore, there was no statistical problem in testing the ARCL model of structural equation modeling. Because structural equation models assume multivariate normal distribution, analyses were conducted under the assumption that observed variables are normally distributed.

Prior to analyzing the ARCL model, correlations between nicotine dependence and average smoking were analyzed. Table 3 presents strongly positive (+) correlations between variables.

Table 2. Descriptive statistics of nicotine dependence and average smoking (n = 860)

	Minimum	Maximum	Skewness	Kurtosis	Mean	SD
Nicotine dependence (1st)	0	10	-0.260	-0.704	5.45	2.47
Nicotine dependence (2nd)	0	10	0.986	2.33	5.22	2.46
Nicotine dependence (3rd)	0	10	-0.214	-0.708	4.95	2.54
Average smoking (1st)	0	80	1.216	3.067	22.00	10.39
Average smoking (2nd)	0	70	0.986	2.327	20.45	9.58
Average smoking (3rd)	0	80	1.197	3.945	20.37	9.79

SD: standard deviation.

Table 3. Correlation between nicotine dependence and average smoking

	Nicotine dependence (1st)	Nicotine dependence (2nd)	Nicotine dependence (3rd)	Average smoking (1st)	Average smoking (2nd)	Average smoking (3rd)
Nicotine dependence (1st)	1					
Nicotine dependence (2nd)	0.540[a]	1				
Nicotine dependence (3rd)	0.477[a]	0.652[a]	1			
Average smoking (1st)	0.579[a]	0.391[a]	0.388[a]	1		
Average smoking (2nd)	0.351[a]	0.559[a]	0.402[a]	0.595[a]	1	
Average smoking (3rd)	0.354[a]	0.445[a]	0.597[a]	0.488[a]	0.544[a]	1

[a]$p < 0.001$.

2. ARCL Modeling between Nicotine Dependence and Average Smoking

To test homogeneity of paths and error covariance, the following six competitive models were developed:

Model 1: No constraint to the base model

Model 2: Homogeneity constraint model to the autoregressive coefficient (A) of nicotine dependence

Model 3: Homogeneity constraint model to the autoregressive coefficient (B) of average smoking

Model 4: Homogeneity constraint model to the cross-regression coefficient (C) of nicotine dependence

Model 5: Homogeneity constraint model to the cross-regression coefficient (D) of average smoking

Model 6: Homogeneity constraint model to the error coefficient (E) of nicotine dependence and average smoking

To ascertain the optimal model of the above six models, statistical analyses were sequentially conducted, and its results were compared. Each model was nested; therefore,

χ^2 tests were viewed as appropriate for the analyses. However, to increase the reliability of the statistical results, other goodness-of-fit indices such as CFI, GFI, NFI, TLI, RMSEA were applied because χ^2 tests has been recognized as problematic when related to sample size sensitivity [21,30]. Thus, as applied herein, if the fit indices were not more adverse when any constraint was applied, it was concluded homogeneity was established.

Although homogeneity constraints were added to the paths A-E, the fit indices were not getting worse (Table 4). The impact of the time of [t-1] on the time of [t] proved to be the same with the impact of the time of [t] on the time of [t+1] on all paths. Model 6 did not show a big difference with Model 5; therefore, considering model simplicity, Model 6 was selected as a final model for this study.

Table 5 presents path coefficients of the finally selected models: Model 6 and a base model. Path coefficients of Model 6 presented in Table 5 indicate that nicotine dependence and average smoking had strongly positive relations over time. Cross-relations flowing from nicotine dependence to average smoking over time were strongly static and vice versa. The impact of average smoking on nicotine dependence (β=0.109, 0.101) was higher than the impact of nicotine dependence on average smoking (β=0.085, 0.089). Therefore, it was concluded that it is possible to verify statistical causality by applying the ARCL model of nicotine dependence and average smoking.

Table 4. Comparison of the autoregressive cross-lagged models

Models	χ^2	*df*	GFI	NFI	CFI	TLI	RMSEA
Model 1	68.948	4	0.975	0.972	0.973	0.899	0.135
Model 2	75.754	5	0.973	0.968	0.970	0.909	0.128
Model 3	89.645	6	0.968	0.962	0.964	0.911	0.127
Model 4	95.431	7	0.966	0.959	0.962	0.919	0.121
Model 5	97.078	8	0.965	0.959	0.962	0.929	0.114
Model 6	97.262	9	0.965	0.959	0.962	0.937	0.107

GFI: Goodness Fir Index, NFI: Normed Fit Index, CFI: Comparative Fit Index, TLI: Tucker-Lewis Index, RMSEA: Root Mean Square Error of Approximation.

Table 5. Parameter estimates of the base model and the ARCL Model 6

Paths	Base model		Homogeneity constraint model	
	B (β)	CR	B (β)	CR
Nicotine dependence (1st) → Nicotine dependence (2nd)	0.588 (0.589)	17.531[a]	0.521 (0.523)	21.198[a]
Nicotine dependence (2nd) → Nicotine dependence (3rd)	0.444 (0.429)	12.689[a]	0.521 (0.500)	21.198[a]
Average smoking (1st) → Average smoking (2nd)	0.435 (0.472)	13.495[a]	0.532 (0.550)	23.688[a]
Average smoking (2nd) → Average smoking (3rd)	0.635 (0.621)	19.957[a]	0.532 (0.562)	23.688[a]
Nicotine dependence (1st) → Average smoking (2nd)	0.459 (0.118)	3.382[a]	0.345 (0.085)	3.700[a]
Nicotine dependence (2nd) → Average smoking (3rd)	0.219 (0.055)	1.770[b]	0.345 (0.089)	3.700[a]
Average smoking (1st) → Nicotine dependence (2nd)	0.002 (0.010)	0.297	0.026 (0.109)	4.372[a]
Average smoking (2nd) → Nicotine dependence (3rd)	0.055 (0.206)	6.092[a]	0.026 (0.101)	4.372[a]

ARCL: autoregressive cross-lagged, B: non-standardized coefficients, β: standardized coefficients, CR: critical ratio.
[a]$p < 0.001$, [b]$p < 0.1$.

3. Trajectory Changes of Nicotine Dependence and Average Smoking

A latent growth curve model was developed to explore trajectory changes of nicotine dependence and average smoking. It was noted that both nicotine dependence and average smoking were proved to be linear transformation models (Figures. 2, 3).

In Table 6, the goodness-of-fit of nicotine dependence remained suitable for all other indices except the value of χ^2. In case of average smoking, all except the values of χ^2 and RMSEA were suitable.

Trajectory changes of nicotine dependence showed a linear model which had decreased for the three-year period. The mean intercept of nicotine dependence was 5.454, and it showed a steady decline of 0.247 on average over the period (Table 6).The values of the intercept and the variance of slope were statistically significant. The mean intercept of nicotine dependence had a significant difference between individuals. The slope also had a significant difference between individuals. In addition, the coefficient of correlation between the intercept and the slope was -0.288 indicating that the higher the intercept of nicotine dependence, the lower rate of decline.

Trajectory changes of average smoking also showed a linear model which had decreased for the three-year period. The mean intercept of average smoking was 21.758, and it showed a steady decline of 0.817 on average over the period. The values of the intercept and the variance of slope were statistically significant. The mean intercept of average smoking had a significant difference between individuals. The slope also had a significant difference between individuals. In addition, the coefficient of correlation between the intercept and the slope was -0.398 indicating that the higher the intercept of average smoking, the lower rate of smoking decline.

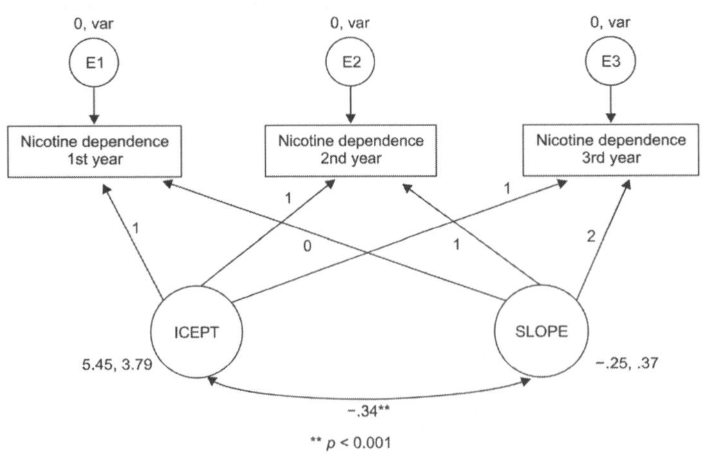

Figure 2. Linear model of nicotine dependence.

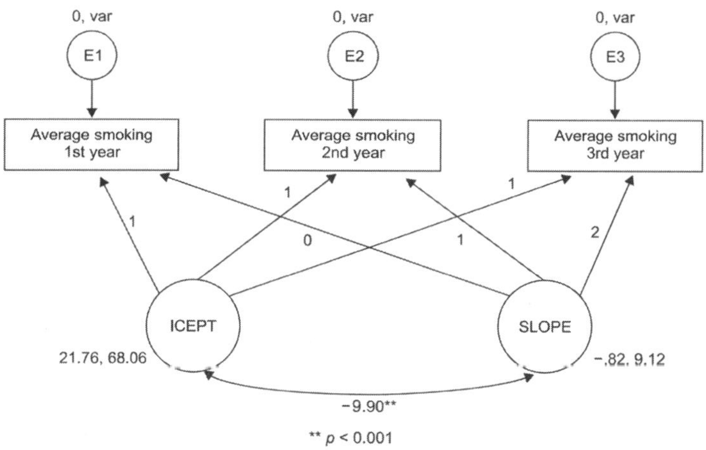

Figure 3. Linear model of average smoking.

Table 6. Results from the ARCL model of nicotine dependence and average smoking

	Slope factor coefficient	χ^2	NFI	TLI	CFI	RMSEA	Mean intercept, variance	Mean slope, variance	Covariance
Nicotine dependence	0, 1, 2	6.23	0.991[a]	0.996[a]	0.996[a]	0.035[a]	5.45, 3.79[a]	-0.25, 0.37[a]	-0.34[a]
Average smoking	0, 1, 2	37.27	0.954[a]	0.957[a]	0.957[a]	0.115	21.76, 8.06[a]	-0.82, 9.12[a]	-9.90[a]

ARCL: autoregressive cross-lagged, NFI: Normed Fit Index, CFI: Comparative Fit Index, TLI: Tucker-Lewis Index, RMSEA: Root Mean Square Error of Approximation.

[a]$p < 0.001$.

4. Predictors of Changes in Nicotine Dependence

Figure 4 was proposed as a conditional model in this study. The model was developed based on the results of previous studies [4,13] and the correlation analysis between nicotine dependence and average smoking. In the study, it was specifically analyzed whether attempts for smoking cessation was successful or not and the impact of average smoking on behavior change that lower the level of nicotine dependence over time. A result from the analysis of the conditional model reported that all other fit indices except the value of χ^2 (55.410, df=3) showed suitable fit (NFI=0.952, CFI=0.957, TLI=0.909, RMSEA=0.090) in the model.

Table 7 presented regression coefficients which affect the impact of whether attempts for smoking cessation was successful or not and average smoking on the intercept and the slope. The first success in smoking cessation had a negative (-) effect on the intercept of nicotine dependence (β=-0.085, $p < 0.05$). It showed a negative (-) effect on the slope (β=-0.183, $p < 0.01$) as well. In case of the person who was successful in smoking cessation (1st), the intercept of nicotine dependence was low, and nicotine dependence was decreased over time. Success in smoking cessation (2nd) had a negative (-) effect on the slope of nicotine dependence (β=-0.194, $p < 0.05$). The person who was successful in smoking cessation (2nd) also showed that nicotine dependence was decreased over time. The average smoking (1st) had a positive (+) effect on the intercept of nicotine dependence (β=-0.684, $p<0.01$) and a negative (-) effect on the slope (β=-0.425, $p<0.01$). Even though a person who had large amount of average smoking showed high nicotine dependence at the initial point measured, and nicotine dependence was decreased over time.

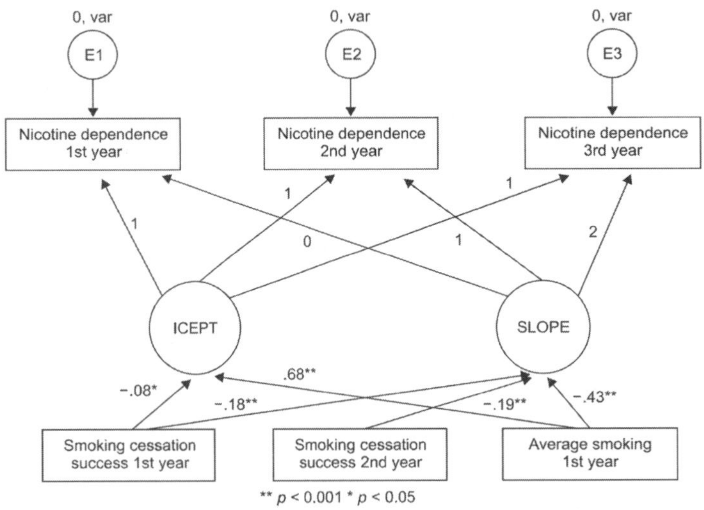

Figure 4. Changes of nicotine dependence over the time period.

Table 7. Intercept of nicotine dependence and path coefficients of slope

Paths	B	β	SE	CR	*p*-value
Smoking cessation success (1st) → Intercept of nicotine dependence	-0.347	-0.085	0.145	-2.402	b
Smoking cessation success (1st) → Slope of nicotine dependence	-0.234	-0.183	0.089	-2.635	a
Smoking cessation success (2nd) → Slope of nicotine dependence	-0.239	-0.194	0.074	-3.228	a
Average smoking (1st) → Intercept of nicotine dependence	0.128	0.684	0.007	19.345	a
Average smoking (1st) → Slope of nicotine dependence	-0.025	-0.425	-0.004	-6.185	a

B: non-standardized coefficients, β: standardized coefficients, SE: standard error, CR: critical ratio.
[a]$p<0.001$, [b]$p<0.05$.

Ⅳ. Discussion

This study was designed to examine the causal relations between nicotine dependence and average smoking for the three year period applying the ARCL to longitudinal data. Results from this study are as follows:

First, nicotine dependence measured at each point was stable over time. Nicotine dependence at the previous point significantly influenced nicotine dependence at future time points. Stated in other terms, nicotine dependence of smokers was an ongoing phenomenon, not a temporary one. Second, average smoking was stable over time. Therefore, average smoking was similar to nicotine dependence. Third, the impact of nicotine dependence on average smoking was significant. Data suggest that average smoking and nicotine dependence had strongly positive relations over time. In addition, the impact of nicotine dependence on average smoking had not changed over time. Lastly, the impact of average smoking on nicotine dependence was significant. Results obtained from this panel data analysis indicate that as average smoking increases, nicotine dependence also increases. These findings remained stable for the three-year period. The impact of average smoking on nicotine dependence was greater than the impact of nicotine dependence on average smoking; therefore, average smoking was the main cause to increase nicotine dependence.

Limitations of this study were as follows:

First, this study used a total score, not an individual item, of the FTND to measure nicotine dependence. Therefore, it was not possible to analyze reliability of the FTND each year. Instead, reliability of a total score of the FTND each year was presented in this study. Second, the models proposed and tested in this study showed the goodness-of fit indices, however, this result does not mean that the study models include the most influential variables on smoking cessation. Therefore, future research is necessary to further establish the relationship between nicotine dependence and average smoking. Additional studies including more influential variables theoretically valid and empirically tested in previous research will lead to the development of new approaches to success in smoking cessation.

In summary, these results support the existing data obtained from previous research that explored the relationships between nicotine dependence and average smoking [3,5,6,11,12,18]. Taken together, they suggest that the impact of average smoking on nicotine dependence is greater than the impact of nicotine dependence on average smoking. Collectively, results suggest that reducing the amount of average smoking in order todecrease nicotine dependence is important to evidence-based policy making. Implications for future research include the need to replicate the study in diverse populations on a global level.

Conflict of Interest

No potential conflict of interest relevant to this article was reported.

Acknowledgments

This manuscript was prepared by the support of the National Research Foundation of Korea funded by the Ministry of Education, Science and Technology (NRF-2011-413-G0006). The authors acknowledge the contribution from the Ministry of Health and Welfare (MOHW) of Korea, which operated the national smoking cessation program at the community health centers in the nation. The content of this manuscript does not represent the official views of the MOHW.

References

1. Benowitz NL. Drug therapy. Pharmacologic aspects of cigarette smoking and nicotine addition. N Engl J Med 1988;319:1318-1330.
2. Benowitz NL. Neurobiology of nicotine addiction: implications for smoking cessation treatment. Am J Med 2008;121:S3-S10.
3. Benowitz NL, Jacob P 3rd. Daily intake of nicotine during cigarette smoking. Clin Pharmacol Ther 1984;35:499-504.
4. Song TM, Lee JY, An JY. Changes in smoking practices and the process of nicotine dependence. J Korean Soc Health Educ Promot 2010;27:123-129.
5. Grunberg NE, Winders SE, Wewers ME. Gender differences in tobacco use. Health Psychol 1991;10:143-153.
6. Rosenbaum P, O'Shea R. Large-scale study of freedom from smoking clinics: factors in quitting. Public Health Rep 1992;107:150-155.
7. Rigotti NA. Clinical practice. Treatment of tobacco use and dependence. N Engl J Med 2002;346:506-512.
8. Carlson LE, Taenzer P, Koopmans J, Bultz BD. Eight-year follow-up of a community-based large group behavioral smoking cessation intervention. Addict Behav 2000;25:725-741.
9. Balfour D, Benowitz N, Fagerstrom K, Kunze M, Keil U. Diagnosis and treatment of nicotine dependence with emphasis on nicotine replacement therapy: a status report. Eur Heart J 2000;21:438-445.
10. Levshin V, Radkevich N, Slepchenko N, Droggachih V. Implementation and evaluation of a smoking cessation group session program. Prevent Control 2006;2:39-47.
11. Lee ES, Seo HG. The factors associated with successful smoking cessation in Korea. J Korean Acad Fam Med 2007;28:39-44.
12. Suh KH, Kim KH, Jun ID. The effect of cognitive behavioral therapy and nicotine

replacement therapy centered smoking intervention and abstention factors. Korean J Health Psychol 2008;13:705-726.
13. Song TM, Lee JY, Cho KS. The factors Influencing on success of quitting smoking in new enrollees and re-enrollees in smoking cessation clinics. J Korean Soc Health Educ Promot 2008;25:19-30.
14. Lessov-Schlaggar CN, Hops H, Brigham J, Hudmon KS, Andrews JA, Tildesley E, McBride D, Jack LM, Javitz HS, Swan GE. Adolescent smoking trajectories and nicotine dependence. Nicotine Tob Res 2008;10:341-351.
15. Everett SA, Warren CW, Sharp D, Kann L, Husten CG, Crossett LS. Initiation of cigarette smoking and subsequent smoking behavior among U.S. high school students. Prev Med 1999;29:327-333.
16. Lando HA, Thai DT, Murray DM, Robinson LA, Jeffery RW, Sherwood NE, Hennrikus DJ. Age of initiation, smoking patterns, and risk in a population of working adults. Prev Med 1999;29:590-598.
17. Robinson ML, Berlin I, Moolchan ET. Tobacco smoking trajectory and associated ethnic differences among adolescent smokers seeking cessation treatment. J Adolesc Health 2004;35:217-224.
18. Park S, Lee JY, Song TM, Cho SI. Age-associated changes in nicotine dependence. Public Health 2012;126:482-489.
19. Heatherton TF, Kozlowski LT, Frecker RC, Fagerstrom KO. The Fagerstrom test for nicotine dependence: a revision of the Fagerstrom Tolerance Questionnaire. Br J Addict 1991;86:1119-1127.
20. Bollen KA, Curran PJ. Autoregressive latent trajectory (ALT) models a synthesis of two traditions. Sociol Methods Res 2004;32:336-383.
21. Hong SH, Park MS, Kim WJ. Testing the autoregressive cross-lagged effects between adolescents' internet addiction and communication with parents: multigroup analysis across gender. Korean J Educ Psychol 2007;21:129-143.
22. Krus DJ, Blackman HS. Test reliability and homogeneity from the perspective of the ordinal test theory. Appl Meas Educ 1988;1:79-88.
23. Wikipedia. Homogeneity (statistics) [Internet]. San Francisco, CA: Wikipedia Foundation Inc.; c2012 [cited at 2012 May 4]. Available from: http://en.wikipedia.org/wiki/Homogeneity_(statistics).
24. Hu LT, Bentler PM. Cutoff criteria for fit indexes in covariance structure analysis: conventional criteria versus new alternatives. Struct Equ Modeling 1999;6:1-55.
25. Riddon EE. CFI versus RMSEA: a comparison of two fit indexes for structural equation modeling. Struct Equ Modeling 1996;3:369-379.

26. Woo JP. The concept and understanding of structural equation modeling. Seoul, Korea: Hannarae Academy; 2012:366.
27. Browne MW, Cudeck R. Alternative ways of accessing model fit. In: Bollen KA, Long JS, eds. Testing structural equation models. Newbury Park, CA: Sage Publications; 1993. p.136-162.
28. MacCallum RC, Browne MW. The use of causal indicators in covariance structure models: some practical issues. Psychol Bull 1993;114:533-541.
29. Kline RB. Principles and practice of structural equation modeling. 3rd ed. New York, NY: Guilford Press; 2010:63.
30. Fornell C, Larcker DF. Evaluating structural equation models with unobservable variables and measurement error. J Mark Res 1981;18:39-50.

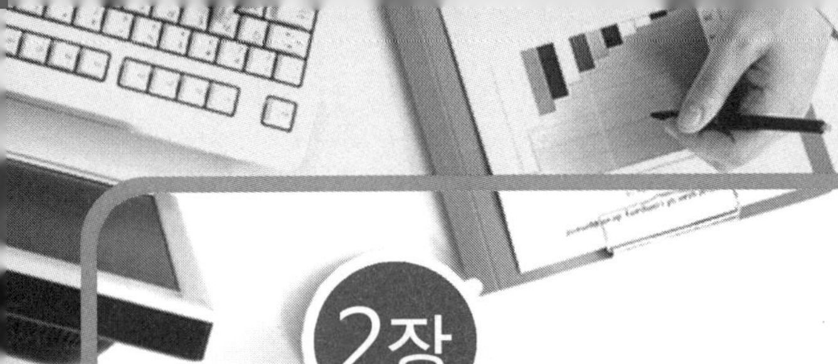

2장

구조방정식 논문 실전 I

Amos 사용법

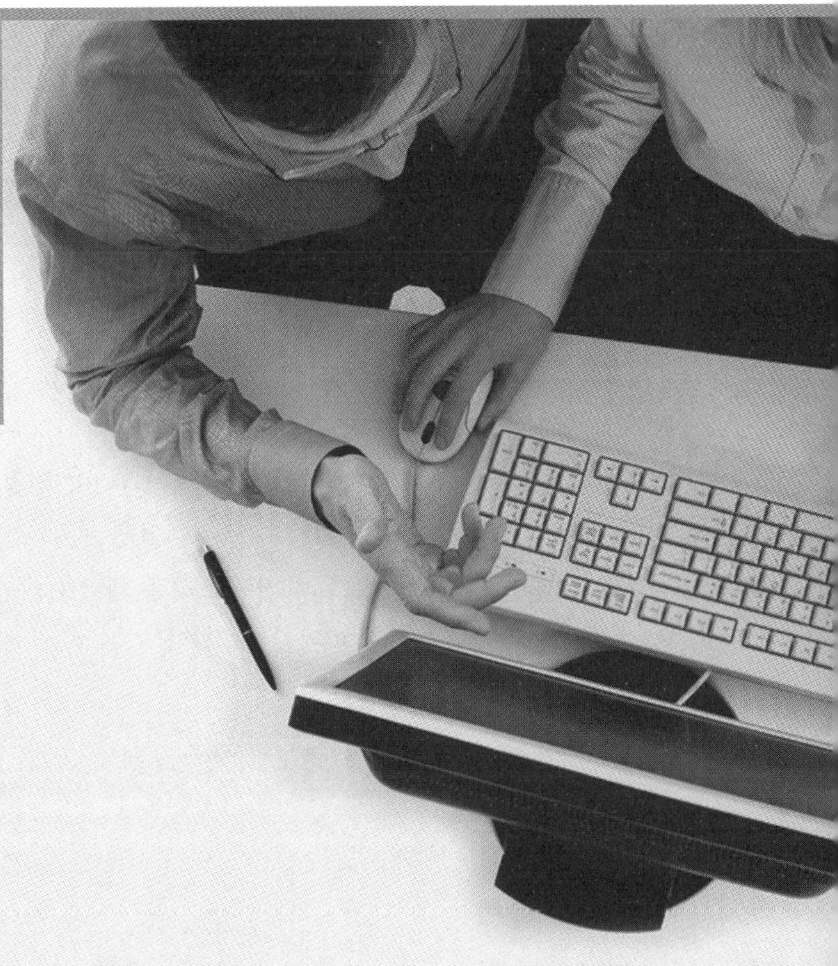

● **주요 내용**

1. Amos란?
2. Amos 화면 구성
3. Amos 실전 사용
4. Amos 결과 해석

1 Amos란?

사회과학 분야에서 인과관계 또는 구조방정식에 관한 주제를 연구하는 대부분의 연구자들은 그동안 LISREL(LInear Structural RELations) 프로그램을 대표적으로 사용해왔다. 그러나 LISREL은 어려운 기호와 행렬 구조에 대한 지식을 가지고 있어야 하는 등 구조방정식에 처음 접하는 초심자들에게는 사용하기 어려운 것이 사실이었다. 반면, 미국 Temple 대학 심리학과의 James L. Arbuckle 교수에 의해 개발된 Amos(Analysis of Moment Structure)는 GUI(Graphic User Interface)에 기초한 프로그램으로 사용자가 쉽게 사용할 수 있도록 설계되어 있다. Amos는 구조방정식모형, 공분산분석, 그리고 인과분석 등을 위한 자료를 분석하기 위해 개발된 프로그램으로 기존의 선형회귀모형, 요인분석 등을 포함하는 전통적인 통계분석에도 사용된다. Amos는 원래 Smallwaters사에 의해 Amos 4.0의 제작과 보급이 이루어졌으나, Amos 6.0부터 SPSS사에 의해 제작과 보급이 진행되었고, 2009년 IBM이 SPSS를 인수하면서 Amos의 명칭이 'IBM SPSS Amos XX'로 변경되어 현재 'IBM SPSS Amos 20.0'이 유통되고 있다. Amos의 특장점은 다음과 같다.

- Amos는 사용자 중심의 GUI 구조방정식모형 분석 전문프로그램으로 초심자들에게 적합한 프로그램이다.
- 연구자들이 익숙한 SPSS 프로그램과 링크되어 있어 손쉽게 Amos를 불러올 수 있다.
- 분석 결과물을 도형으로 나타내주고 각종 계수를 화면에 나타내주어 연구자가 쉽게 연구모형의 상황을 파악할 수 있다.

2 Amos의 화면 구성

2.1 Amos 초기화면[1)]

Amos 20.0을 실행하는 방법은 Amos 20.0을 설치한 후, ① 윈도우의 **[시작]** → **[프로그램]** → [IBM SPSS Statistics] → [IBM SPSS Amos 20] → [Amos Graphics]를 실행하거나 ② SPSS에서 [Analyze] → [Amos 20]을 실행하거나, ③ 임의의 Amos 그래픽 파일(*.amw)을 더블클릭(Double Click)하여 실행하면 된다. Amos 초기화면은 [그림 2-1]과 같다.

[그림 2-1] Amos 초기화면

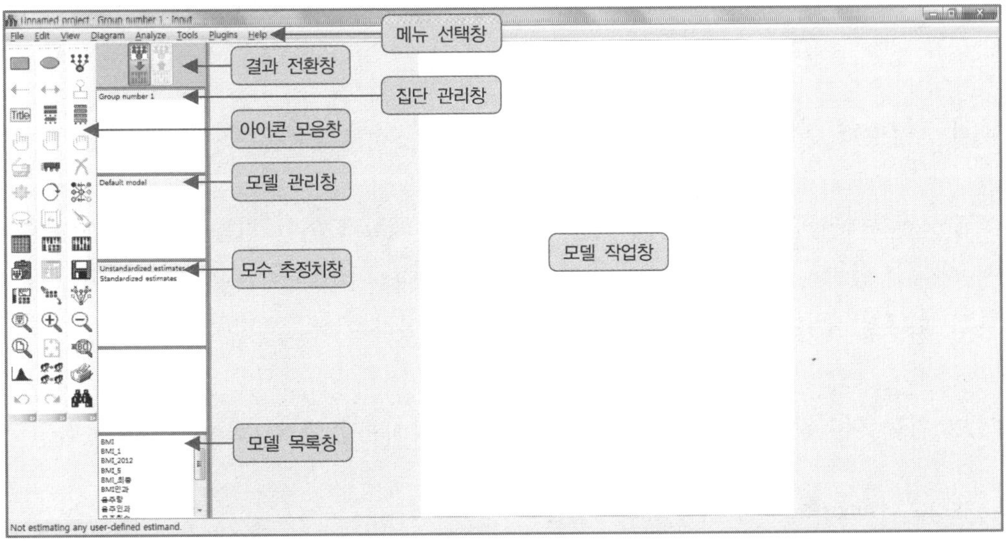

2.2 Amos 메뉴

Amos 그래픽에서는 SPSS 메뉴 방식과 유사한 방식으로 <표 2-1>과 같은 여덟 가지의 드롭다운 메뉴를 제공한다.

---

1) 화면과 결과에 표기된 일부 용어는 '우종필(2012), 구조방정식모델 개념과 이해'를 참조하였다.

<표 2-1> Amos 메뉴

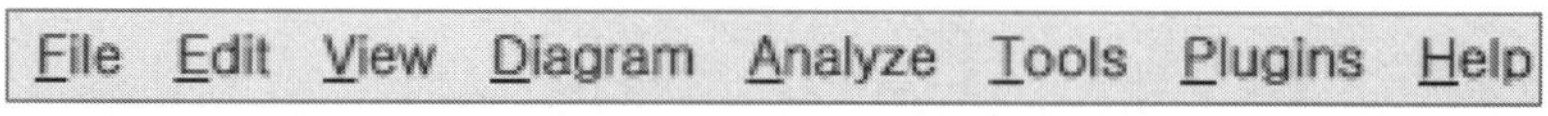

메뉴	설명
File	새로운 구조방정식모형(.amw)을 만들거나 기존 파일을 불러오는 기능
Edit	구조방정식모형을 수정하거나 복사하는 기능
View	결과물의 산출 방식을 결정하는 기능
Diagram	구조방정식모형 작성과 관련된 기능
Analyze	구조방정식모형의 분석 결과의 산출 방식에 관한 기능
Tools	글꼴, 모형 관리, 도구모음창 표시 여부 결정 기능
Plugins	기본 기능 이외의 추가 기능을 제공하는 플러그인 기능
Help	Amos 용어 설명과 기본 정보 제공 기능

2.3 Amos 기능 아이콘

Amos 그래픽의 도구모음창의 기능 아이콘들은 메뉴에 있는 기능들을 빠르고 쉽게 사용할 수 있도록 그림상자(아이콘)를 제공하고 있다. 기능 아이콘은 모델 구현 시 유용한 도구로 <표 2-2>와 같은 기능을 가지고 있다.

※ 기능 아이콘 중 저자들이 주로 사용하는 아이콘은 음영 표시를 해두었다.

<표 2-2> Amos 기능 아이콘과 메뉴바 설명

아이콘	설명
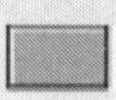	관측변수를 그릴 때 사용한다. Amos 메뉴에서 [Diagram] → [Draw Observed]나 단축키(F3)를 누른다.
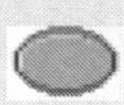	잠재변수를 그릴 때 사용한다. Amos 메뉴에서 [Diagram] → [Draw Unobserved]나 단축키(F4)를 누른다.
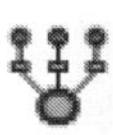	잠재변수, 관측변수, 오차변수(항)를 동시에 그릴 때 사용한다. Amos 메뉴에서 [Diagram] → [Draw Indicator Variable]을 누른다.

아이콘	설명
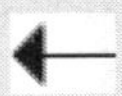	변수 간의 인과관계(경로)를 그릴 때(화살표 방향: 독립변수 → 종속변수)사용한다. Amos 메뉴에서 [Diagram] → [Draw Path]나 단축키(F5)를 누른다.
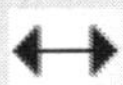	변수 간의 공분산이나 상관관계(쌍방향 화살표)를 그릴 때 사용한다. Amos 메뉴에서 [Diagram] → [Draw Covariance]나 단축키(F6)를 누른다.
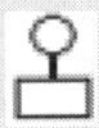	이미 그려진 관측변수나 잠재변수에 오차변수(항)를 그릴 때 사용한다. Amos 메뉴에서 [Diagram] → [Draw Unique Variable]를 누른다.
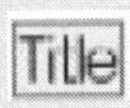	구조방정식모델의 제목이나 간단한 결과를 입력할 때 사용한다. Amos 메뉴에서 [Diagram] → [Figure Caption]을 누른다.
	구조방정식모델에 사용된 변수의 목록을 확인할 때 사용한다. Amos 메뉴에서 [View] → [Variables in Model]을 누른다.
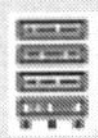	데이터 파일에 있는 변수의 목록을 보여주며, 관측변수에 원하는 변수를 끌어와서(drag&drop) 사용할 수 있다. Amos 메뉴에서 [View] → [Variables in Dataset]을 누른다.
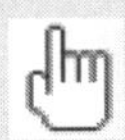	구조방정식모형에서 하나의 객체(object)를 선택할 때 사용한다. Amos 메뉴에서 [Edit] → [Select]을 누른다.
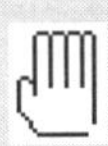	구조방정식모델에서 모든 객체(object)를 선택할 때 사용한다. Amos 메뉴에서 [Edit] → [Select All]을 누른다.
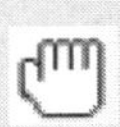	구조방정식모델에서 선택된 객체(object)를 취소할 때 사용한다. Amos 메뉴에서 [Edit] → [Deselect All]을 누른다.
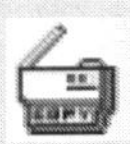	모델 작업창의 객체(관측변수, 잠재변수, 오차변수 등)를 복사할 때 사용한다. Amos 메뉴에서 [Edit] → [Duplicate]를 누른다.
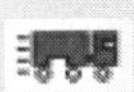	모델 작업창의 객체(관측변수, 잠재변수, 오차변수 등)를 이동할 때 사용한다. Amos 메뉴에서 [Edit] → [Move]를 누른다.
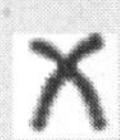	모델 작업창의 객체(관측변수, 잠재변수, 오차변수 등)를 삭제할 때 사용한다. Amos 메뉴에서 [Edit] → [Erase]를 누른다.
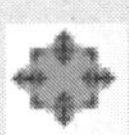	모델 작업창의 객체(관측변수, 잠재변수, 오차변수 등)의 크기를 조정하거나 쌍방향 화살표의 커버를 조정할 때 사용한다. Amos 메뉴에서 [Edit] → [Shape of Object]를 누른다.
	잠재변수와 연결된 관측변수들을 90도씩 회전시킬 때 사용한다. Amos 메뉴에서 [Edit] → [Rotate]를 누른다.
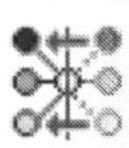	잠재변수와 연결된 관측변수들의 위치를 변경시킬 때 사용한다. Amos 메뉴에서 [Edit] → [Reflect]를 누른다.

아이콘	설명
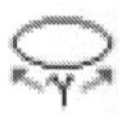	경로와 변수에 있는 모수(경로계수 등)의 위치를 이동할 때 사용한다. Amos 메뉴에서 [Edit] → [Move Parameter]를 누른다.
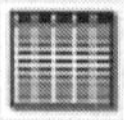	구조방정식모델에 데이터 파일을 지정(연결)할 때 사용한다. Amos 메뉴에서 [File] → [Data Files]를 누른다.
	구조방정식모델 실행 시, 분석 방법을 지정할 때 사용한다. Amos 메뉴에서 [View] → [Analysis Properties]를 누른다.
	구조방정식모델을 실행(분석)할 때 사용한다. Amos 메뉴에서 [Analyze] → [Calculate Estimates]를 누른다.
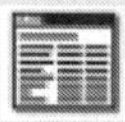	모델의 분석 결과를 텍스트 형태로 보고자 할 때 사용한다. Amos 메뉴에서 [View] → [Text Output]을 누른다.
	구조방정식모델을 저장할 때 사용한다. Amos 메뉴에서 [File] → [Save]를 누른다.
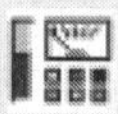	모델 작업창의 객체의 속성을 지정할 때 사용한다. Amos 메뉴에서 [View] → [Object Properties]를 누른다.
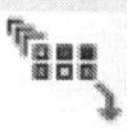	하나의 객체특성을 다른 객체에 적용시킬 때 사용한다. Amos 메뉴에서 [Edit] → [Drag Properties]를 누른다.
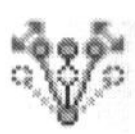	객체의 좌우대칭을 유지할 때 사용한다. Amos 메뉴에서 [Tools] → [Smart]을 누른다.
	모델 작업창의 모델의 특정 부분을 확대할 때 사용한다. Amos 메뉴에서 [Diagram] → [Zoom]을 누른다.
	모델 작업창을 확대할 때 사용한다. Amos 메뉴에서 [Diagram] → [Zoom In]을 누른다.
	모델 작업창을 축소할 때 사용한다. Amos 메뉴에서 [Diagram] → [Zoom Out]을 누른다.
	확대, 축소된 모델 작업창을 처음의 모양으로 되돌릴 때 사용한다. Amos 메뉴에서 [Diagram] → [Zoom Page]를 누른다.
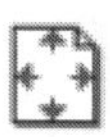	모델 작업창을 벗어난 구조방정식모형을 모델 작업창 안으로 넣을 때 사용한다. Amos 메뉴에서 [Edit] → [Fit to Page]을 누른다.
	모델 작업창의 모형의 특정 부분에 대해 돋보기 기능을 통해 확대하여 볼 때 사용한다. Amos 메뉴에서 [Diagram] → [Loupe]를 누른다.

아이콘	설명
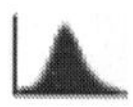	베이지안(Bayesian) 추정법에 사용한다. Amos 메뉴에서 [Analyze] → [Bayesian Estimation]을 누른다.
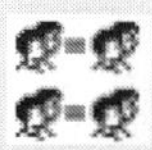	다중집단분석을 실시할 때 사용한다. Amos 메뉴에서 [Analyze] → [Multiple-Group Analysis]를 누른다.
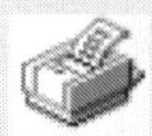	선택된 모델을 프린트할 때 사용한다. Amos 메뉴에서 [File] → [Print]를 누른다.
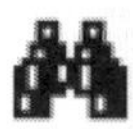	후보 모형을 찾기 위해 모델을 탐색할 때 사용한다. Amos 메뉴에서[Analyze] → [Specification Search]를 누른다.

2.4 Amos 하위 메뉴

[File] 하위 메뉴

- [New]: 새로운 Amos 경로도를 작성
- [Open]: 기존의 Amos 파일을 불러오기
- [Data Files]: 분석에 필요한 자료를 연결

[View]-[Analysis Properties] 하위 메뉴

- [Estimation] Tab: 모수 추정법 선정
  - 최대우도법(Maximum Likelihood: ML): Amos에서 Default로 사용
  - Estimate means and intercepts: 완전정보최대우도법(FIML)
  - 기타 모수 추정법: GLS, ULS, SLS, ADF
- [Output] Tab
  - Indirect, direct & total effects: 간접효과, 직접효과, 총효과를 보고
  - Standardized estimates: 표준화된 추정치를 보고
  - Factor score weights: 요인점수를 보고
  - Squared multiple correlations: 다중상관자승(R^2)을 보고
  - Covariances of estimates: 모든 모수치의 공분산행렬을 보고
  - Sample moments: 표본공분산(상관행렬)을 보고

- Correlations of estimates: 모든 모수치의 상관행렬을 보고
- Implied moments: 모델 예측행렬을 보고
- Critical ratio for differences: 모수치들의 차이 검증을 보고
- Test for normality and outliers: 정규성 및 이상치 점검
- Modification indices: 수정지수 값을 보고(default: 4)

[View]-[Object Properties] 하위 메뉴

- [Text] Tab: 변수명(Variable Name)과 변수 라벨(Variable Label) 기술
- [Parameters] Tab: 회귀계수(Regression Weight)를 지정

[Plugins] 하위 메뉴

- [Draw Covariances]: 자동 공분산 그리기
- [Name Unobserved Variables]: 자동 잠재변수 명칭 부여

3 Amos 실전 사용

Amos 실전 사용을 위해 본 교재에 사용된 예제를 다루어보기로 한다.

[예제 1]에서는 구조방정식 실전 3의 연구모형인 'u-Health 수용성 모형'을 작성해 본다. [예제 2]는 구조방정식 실전 2의 연구모형인 '청소년 비행 잠재성장 조건 모형'을 작성하기로 한다. Amos를 처음 접하는 이용자라도 실전에 사용한 예제들을 잘 익히면 본 교재에 사용된 복잡한 구조방정식모형을 충분히 작성할 것으로 본다.

[예제 1] u-Health 수용성 연구모형

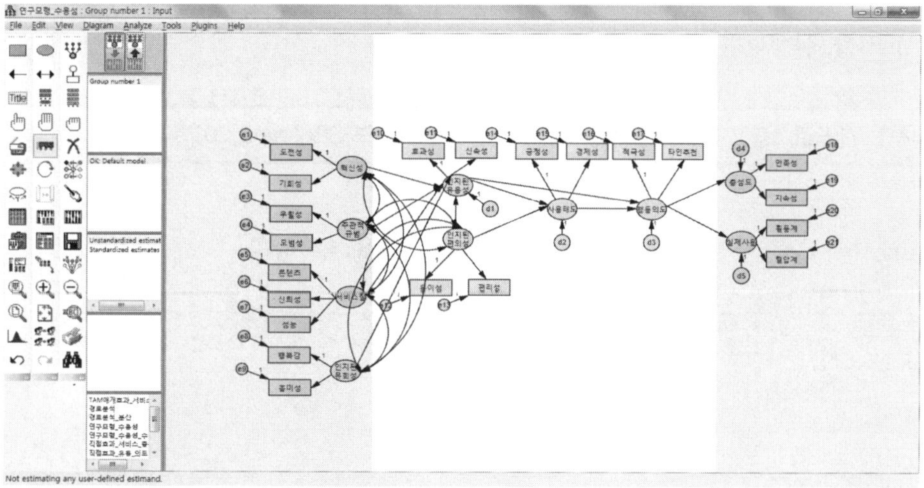

[예제 2] 청소년 비행 잠재성장(조건 모형) 연구모형

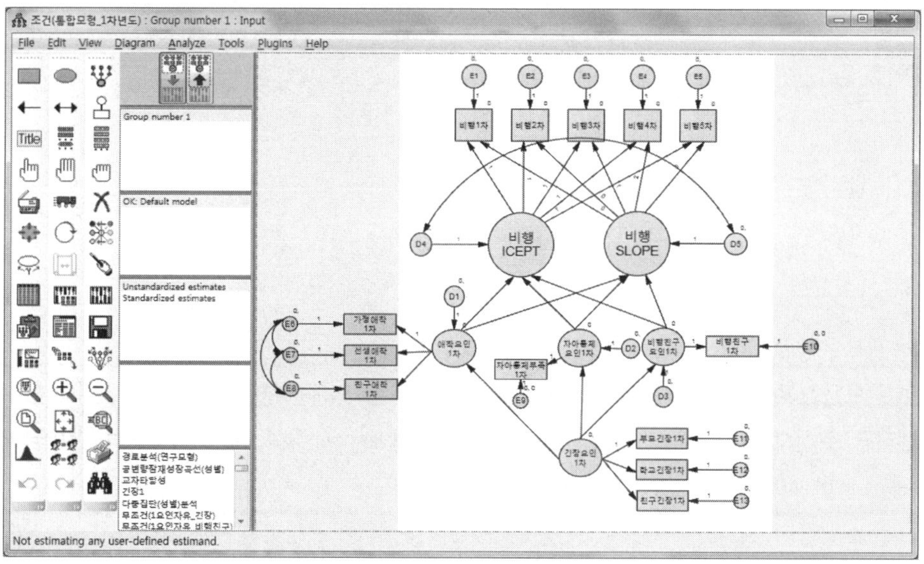

3.1 실전 – [예제 1] 그리기

1. Amos를 실행한다.

> [시작] → [프로그램] → [IBM SPSS Statistics] → [IBM SPSS Amos 20] → [Amos Graphics]

Amos를 실행하면 다음과 같은 초기화면을 얻을 수 있다.

2. 관측변수를 그린다.

> 아이콘 모음창에서 (관측변수) 아이콘을 마우스로 클릭(Click)한 다음 모델 작업창에 마우스 포인터를 위치시키고 왼쪽 마우스 버튼을 누른 상태에서 대각선 하단 방향으로 끌어당기면 (Drag&Drop) 사각형(관측변수)이 생성된다.

[예제 1]의 u-Health 수용성 모형은 그림에서 관측변수의 수는 좌측 9개, 중간 상단 6개, 중간 하단 2개, 우측 4개로 구성되어 있다. 모델 작업창에 연구에 사용될 관측변수들의 배치를 고려하여 적당한 크기로 그림을 잘 그린다. 본 예제에서는 이미 작성된 연구모형을 그리기 때문에 모델 작업창의 관측변수의 위치를 파악할 수 있지만

대부분의 구조방정식모형은 연구마다 다르기 때문에 이론적인 근거로 연구모형이 결정되면 흰 백지에 관측변수와 잠재변수의 배치를 미리 그려보아야 한다.

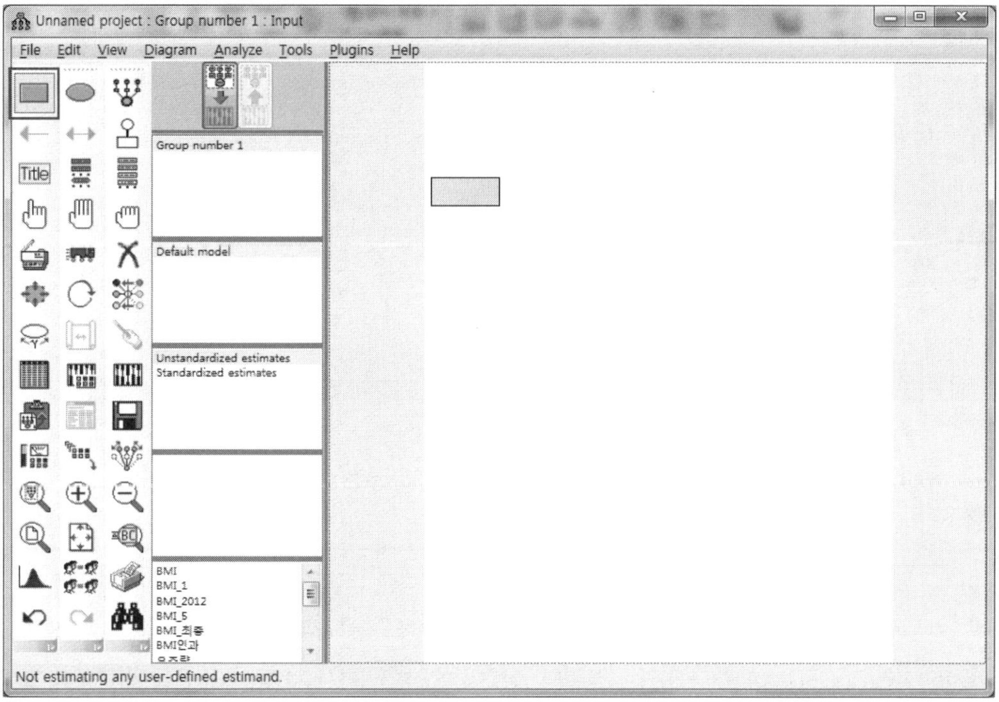

3. 관측변수 복사하기

아이콘 모음창에서 (복사) 아이콘을 마우스로 클릭한 다음 모델 작업창에 이미 만들어진 관측변수 위에 마우스 왼쪽 버튼을 누른 상태에서 원하는 위치로 끌어당기면 같은 관측변수가 생성된다. 같은 방법으로 모델에 사용할 관측변수의 수만큼 원하는 위치에 생성한다.

관측변수를 모두 작성한 다음 잠재변수의 위치를 고려하여 (이동) 아이콘을 이용하여 위치를 조정하고, 불필요한 관측변수는 (삭제) 아이콘을 이용하여 제거한다. (집단선택) 아이콘과 (복사) 아이콘을 이용하여 쉽게 작성할 수 있다.

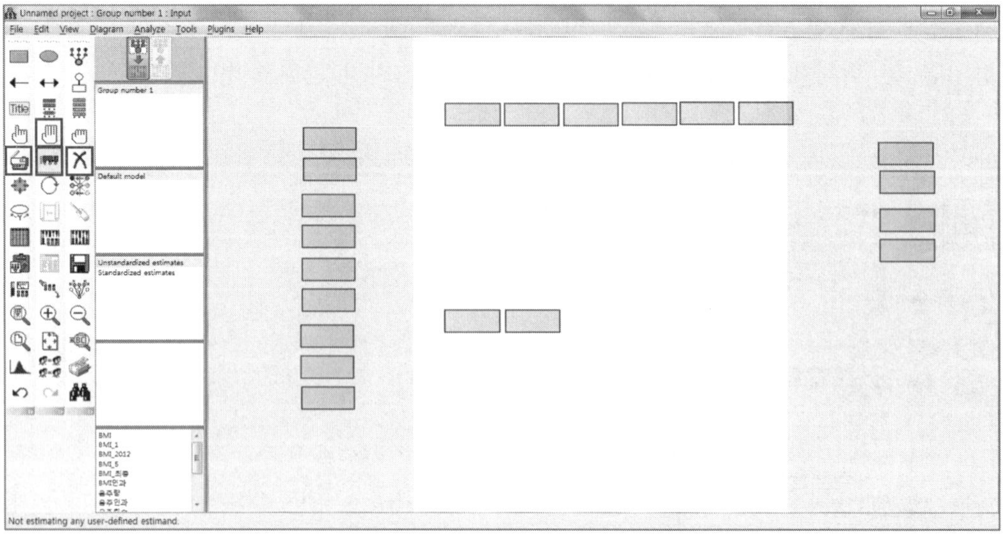

4. 잠재변수를 그린다.

아이콘 모음창에서 (잠재변수) 아이콘을 마우스로 클릭한 다음 모델 작업창의 잠재변수를 그릴 위치에 마우스 포인터를 위치시키고 왼쪽 마우스 버튼을 누른 상태에서 대각선 하단 방향으로 끌어당기면(Drag&Drop) 원(타원)이 생성된다. 이때 , (복사, 이동) 아이콘을 선택하여 모형에 필요한 잠재변수를 그린다.

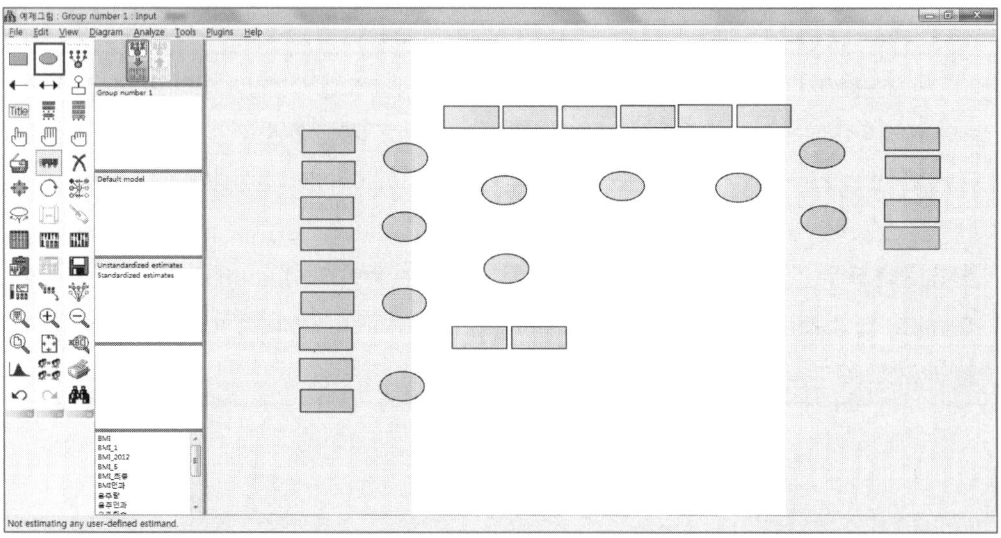

5. 경로를 그린다.

←(일방향 화살표) 아이콘을 클릭하여 잠재변수에서 관측변수로 가는 경로와 잠재변수에서 잠재변수로 가는 경로를 마우스를 이용하여 연결한다.

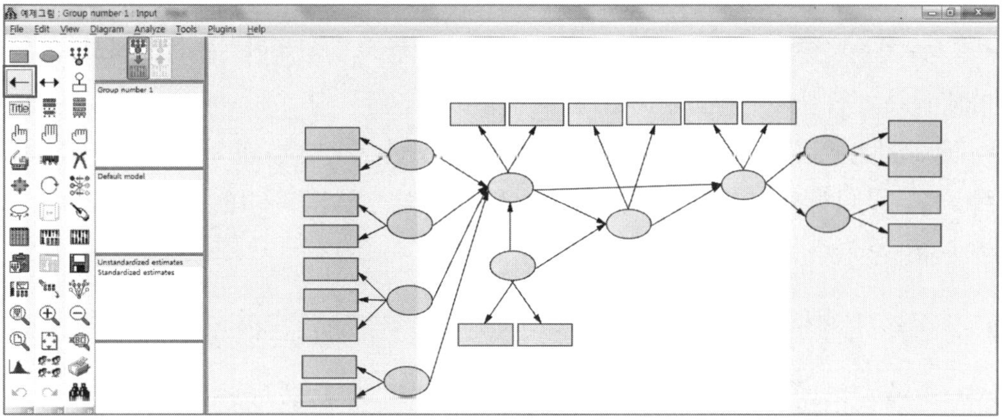

6. 잠재변수에서 관측변수 경로를 '1'로 제약한다.

• 잠재변수에서 관측변수로 가는 경로 중 하나는 반드시 제약(고정)되어야 하는데 보통 '1'로 많이 제약한다. 경로 중 한 개라도 제약되어 있지 않으면 식별에 문제가 발생하여 분석이 되지 않는다.

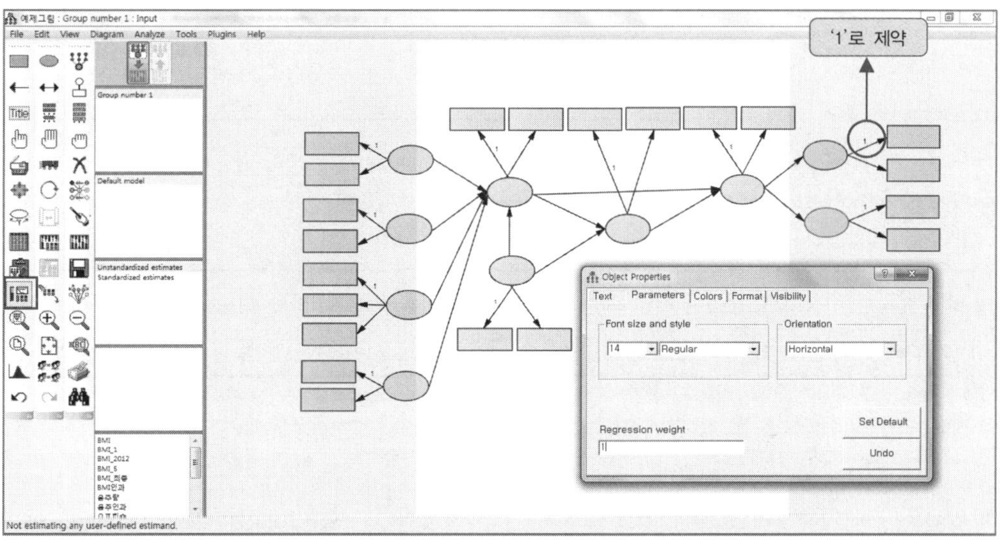

7. 측정오차와 구조오차를 그린다.

(오차항) 아이콘을 클릭하여 관측변수와 잠재변수에서 위에 마우스를 클릭하여(계속 클릭하면 시계 방향으로 회전한다.) 측정오차와 구조오차를 생성한다.

- 측정오차는 관측변수에서 발생하는 오차로, 잠재변수가 관측변수를 설명하고 난 나머지 부분, 즉 설명하지 못한 부분을 의미한다.
- 구조오차는 내생변수에서 발생하는 오차로, 내생변수가 다른 변수들에 의해서 설명이 되고 난 나머지 부분, 즉 설명이 안된 부분을 의미한다. 외생변수에는 구조오차가 존재하지 않는다.

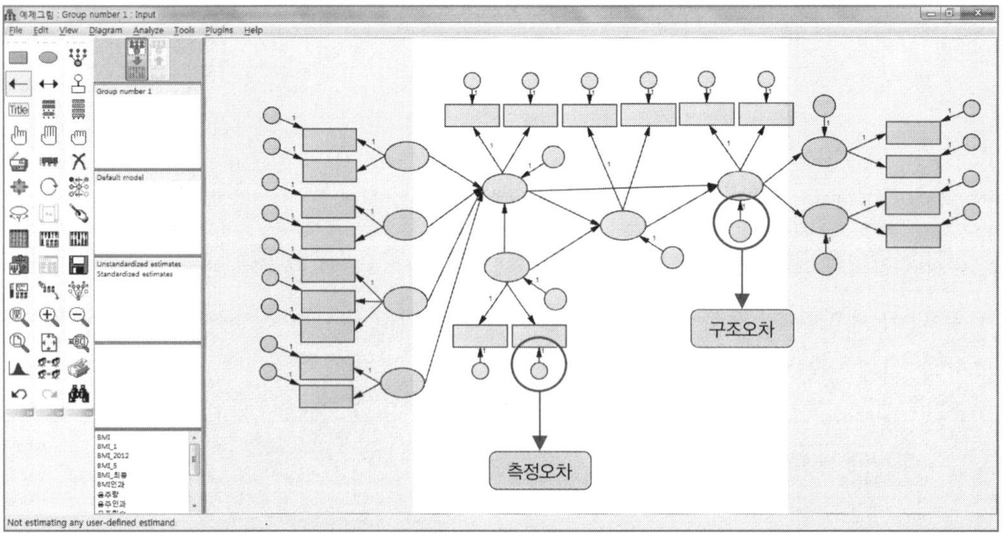

8. 측정오차와 구조오차의 변수명을 입력한다.

(객체속성 지정) 아이콘이나 해당 측정오차나 구조오차를 더블클릭(Double Click)하여 [Text] → [Variable Name]에 측정오차변수명(e1～e21), 구조오차변수명(D1～D6)을 차례로 입력한다.

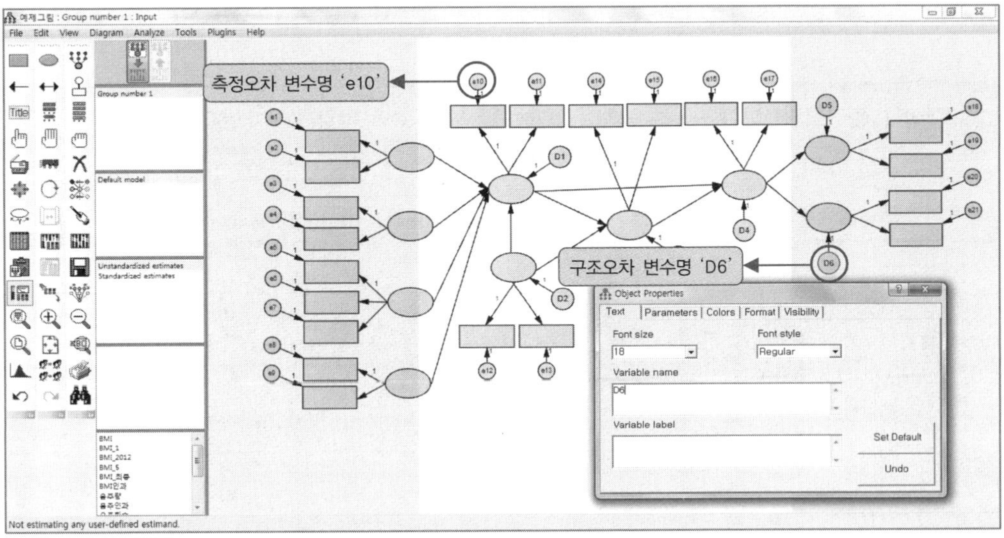

9. 외생잠재변수 간 공분산 설정

> ↔(쌍방향 화살표) 아이콘을 클릭하여 외생잠재변수 간에 공분산을 설정한다.
> 시작하는 외생잠재변수에서 드래그(Drag)하여 연결되는 외생잠재변수에서 드롭(Drop)한다.

• Amos에서는 외생(잠재)변수 간 공분산이 가정되어 있어 공분산을 설정해주지 않으면 모델 적합도가 낮게 나타날 수 있다.(외생(잠재)변수: 혁신성, 주관적규범, 서비스질, 인지된유희성, 인지된편의성)

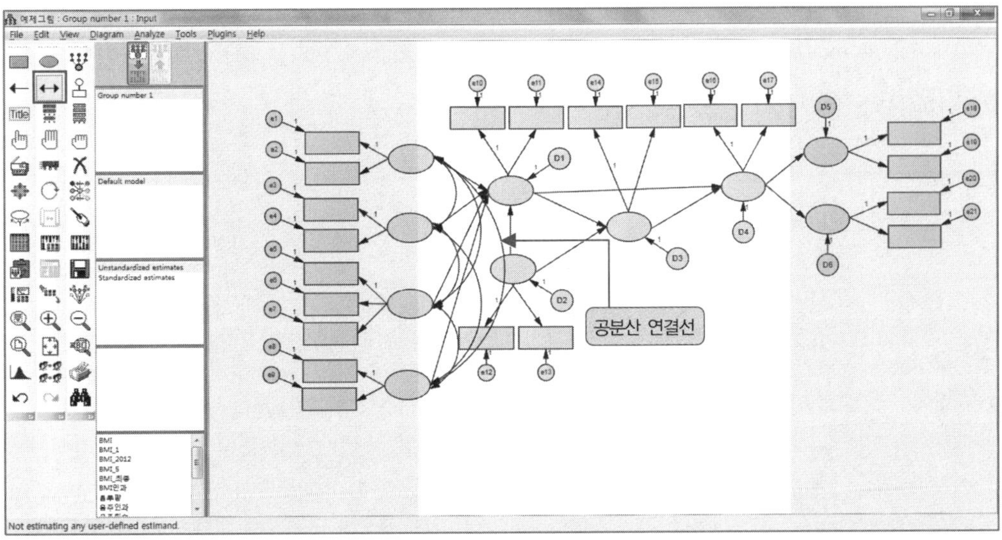

10. 관측변수의 변수명을 입력한다.

> (데이터 불러오기) 아이콘을 클릭하여 '수용도조사_1.sav' 파일을 불어온다.
> (변수목록) 아이콘을 클릭하여 [Variables in Dataset] 창에 나타난 변수명을 선택하여 원하는 관측 변수 안으로 끌어놓기(Drag&Drop)한 후, [Variable Label]에서 한글 변수명을 차례로 입력한다.

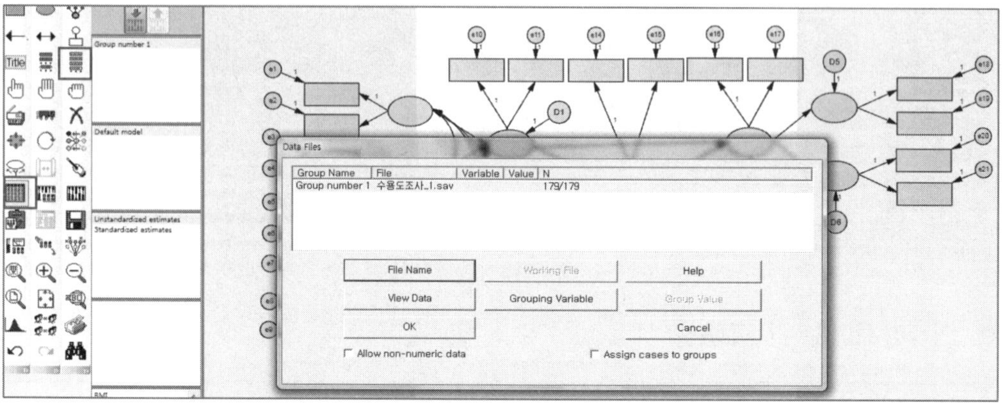

• 본 구조방정식모형에 사용될 관측변수명은 혁신성요인인 도전성(P1_1)과 기회성(P1_2), 주관적규범요인인 우월성(P2_1)과 모범성(P2_2), 서비스질요인인 콘텐츠(P3_1), 신뢰성(P3_2), 성능(P3_3), 인지된유희성요인인 행복감(P4_1)과 흥미성(P4_2), 인지된유용성요인인 효과성(P5_1)과 신속성(P5_2), 인지된편의성요인인 용이성(P6_1)과 편리성(P6_2), 사용태도요인인 긍정성(P7_1)과 경제성(P7_2), 행동의도요인인 적극성(P8_1)과 타인추천(P8_2), 충성도요인인 만족성(P9_1)과 지속성(P9_2), 실제사용요인인 활동계(P10_1)와 혈압계(10_2)가 포함된다.

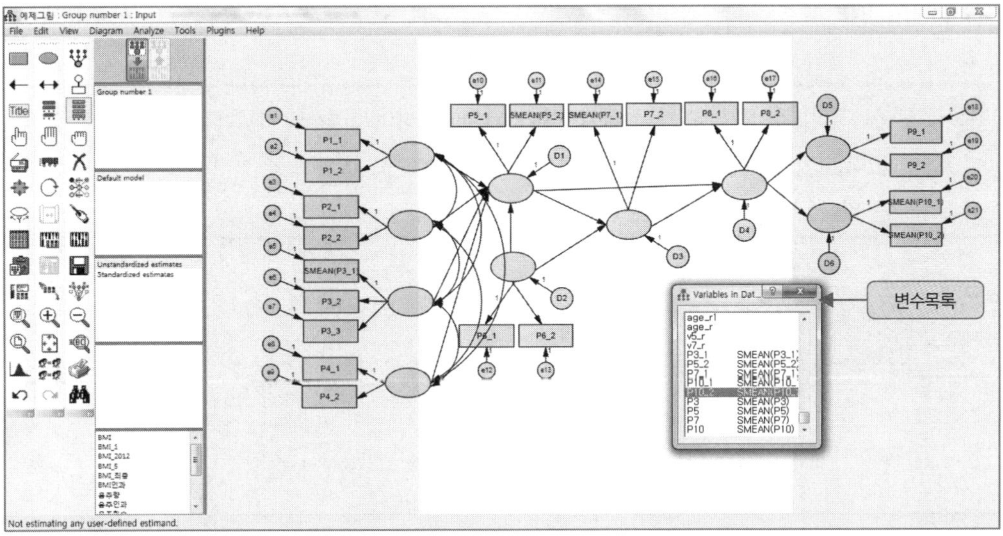
변수목록
Variables in Dat...

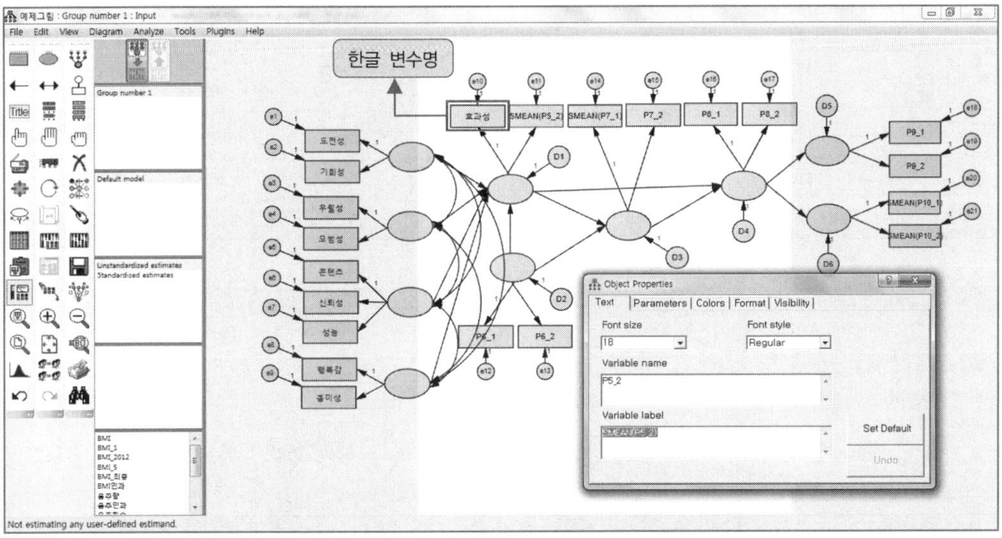
한글 변수명
Object Properties
Text | Parameters | Colors | Format | Visibility
Font size
Font style
Variable name
Variable label
Set Default
Undo

11. 잠재변수의 변수명을 입력한다.

(객체속성 지정) 아이콘이나 해당 잠재변수를 더블클릭하여 [Text] → [Variable Name]에 잠재변수명을 입력한다. 잠재변수는 실제로 존재하지 않는 변수로 [Variables in Dataset] 창에서 가지고 올 수 없다. 따라서 직접 변수명을 입력해야 한다.

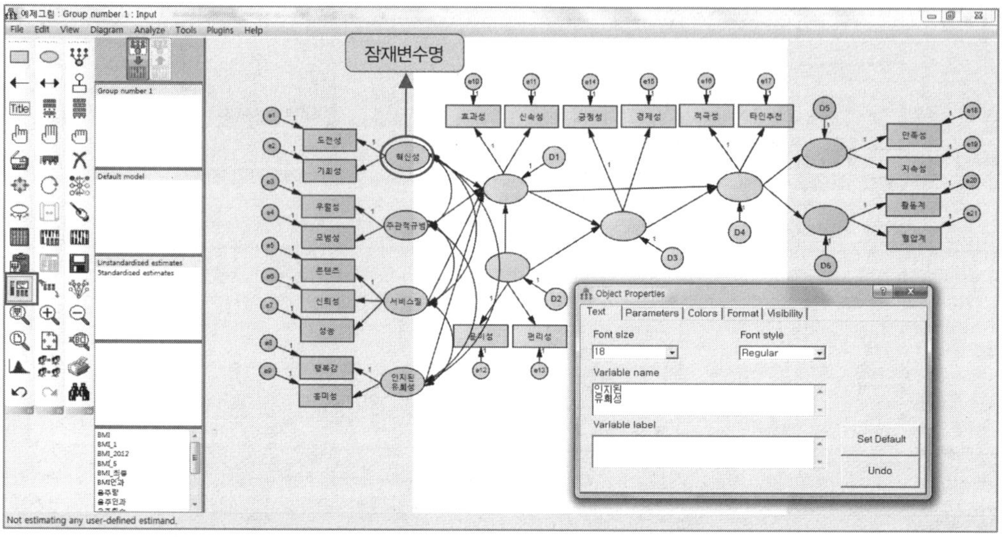

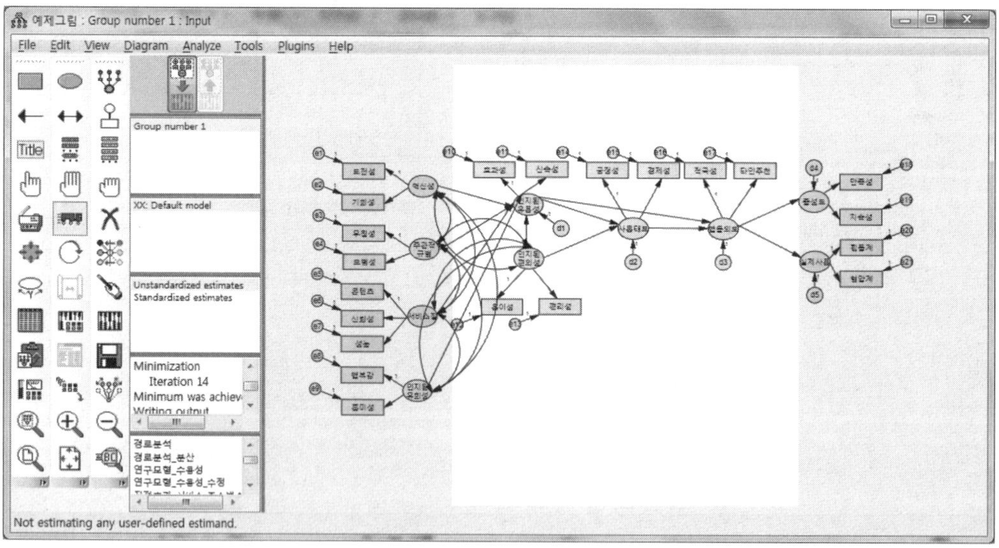

12. 구조방정식모형을 저장한다.

[File] → [Save as]를 클릭하여 '연구모형_수용성.amw'로 저장한다.

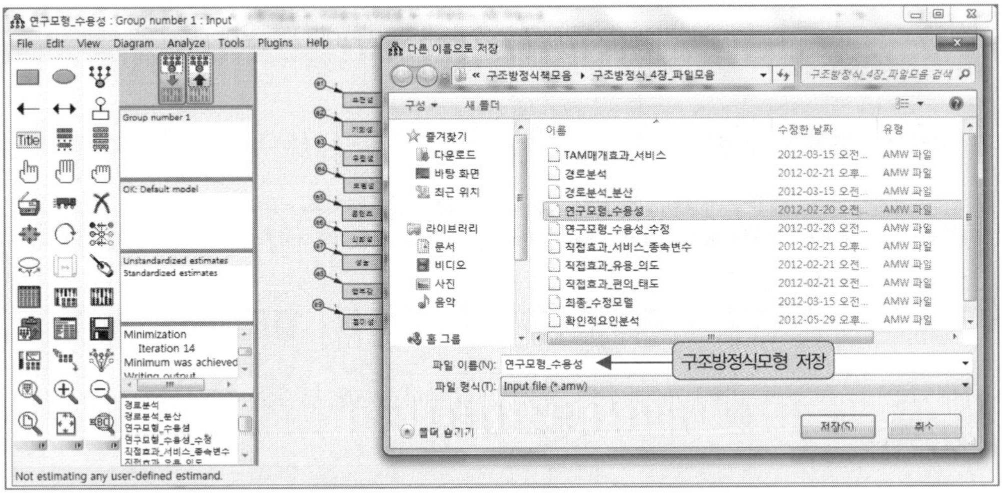

13. 실행한 후, 결과를 확인한다.

(실행) 아이콘을 클릭한 후, (결과 보기) 아이콘으로 결과를 확인한다.

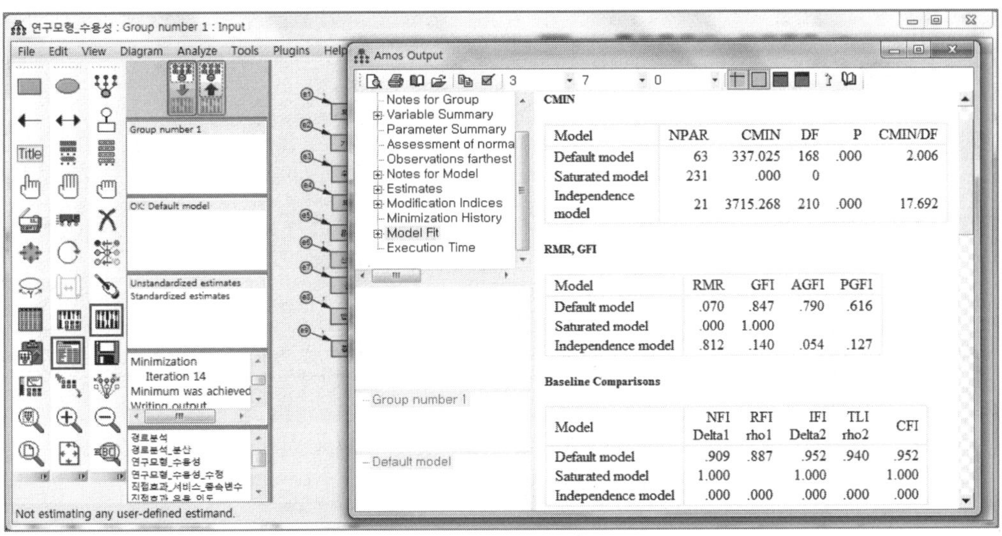

3.2 실전-[예제 2] 그리기

1. Amos를 실행한다.

[시작] → [프로그램] → [IBM SPSS Statistics] → [IBM SPSS Amos 20] → [Amos Graphics]

2. 잠재성장모형을 그린다.

메뉴에서 [Plugins] → [Growth Curve Model]을 클릭한다. [Number of time points]에 '5'를 입력한 후, [OK] 버튼을 클릭한다.

• [예제 2]의 청소년 비행 잠재성장 조건 모형에서 그림 상단의 5차 잠재성장모형을 우선 그린다.

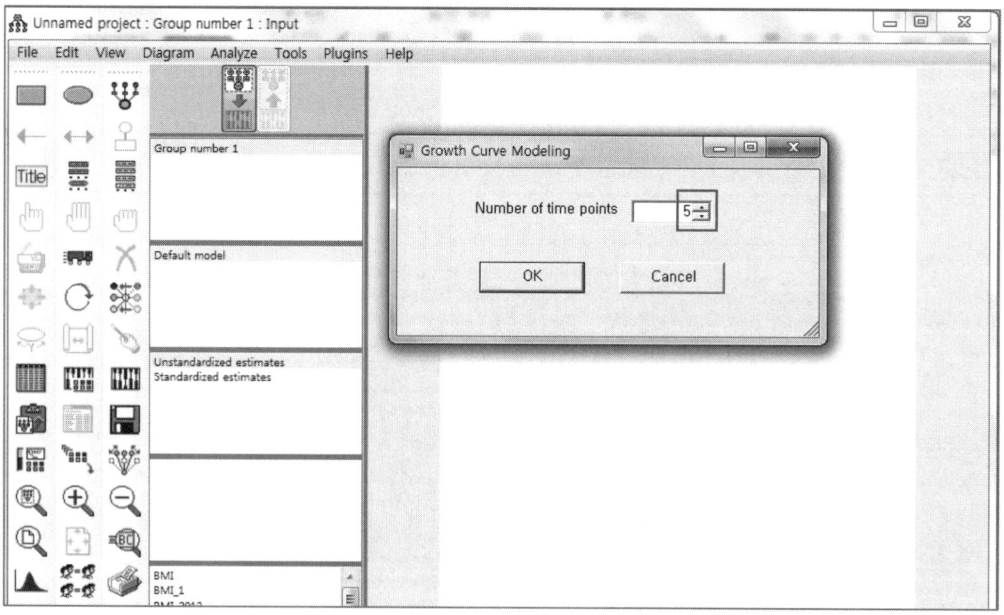

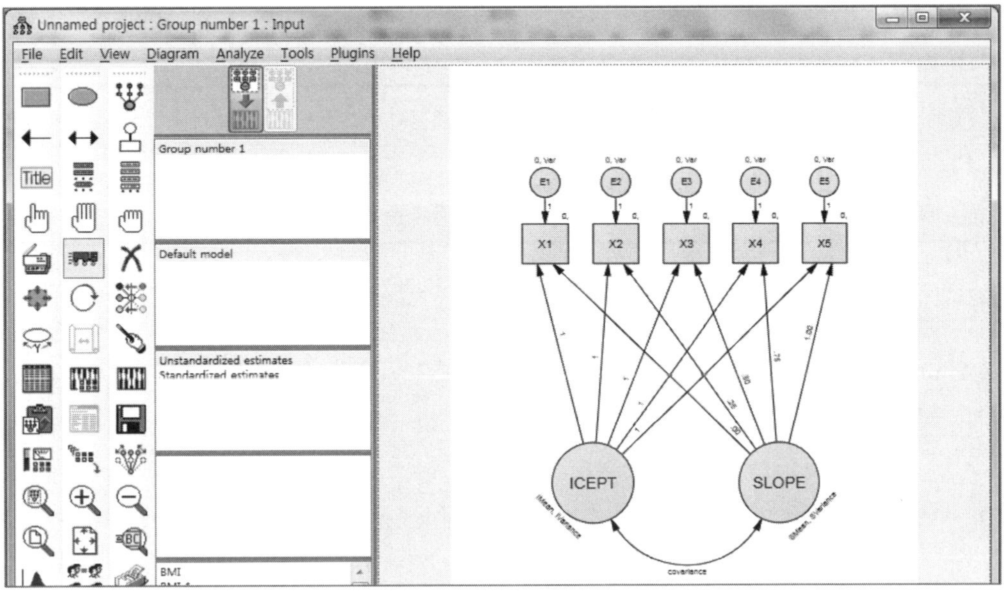

3. 잠재성장모형의 관측변수 오차항의 분산을 삭제한다.

(객체속성 지정) 아이콘을 선택하거나 관측변수들의 오차항을 더블클릭하여 [Parameter] → [Variance]에서 'Var'을 삭제한다.

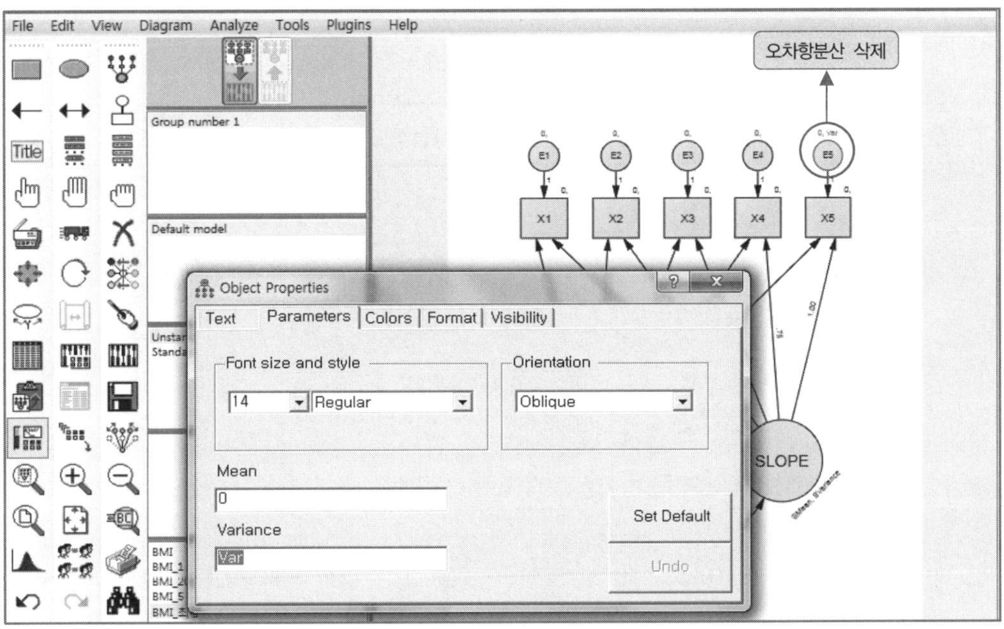

4. 잠재성장모형의 공분산과 초기치와 기울기의 평균과 분산을 삭제한다.

(삭제) 아이콘을 클릭하여 공분산 연결선을 삭제한다. 초기치와 기울기를 더블클릭하여 [Parameter] → [Mean, Variance]를 삭제한다.
, (집단선택, 이동) 아이콘을 이용하여 모형 전체를 상단으로 이동한다.

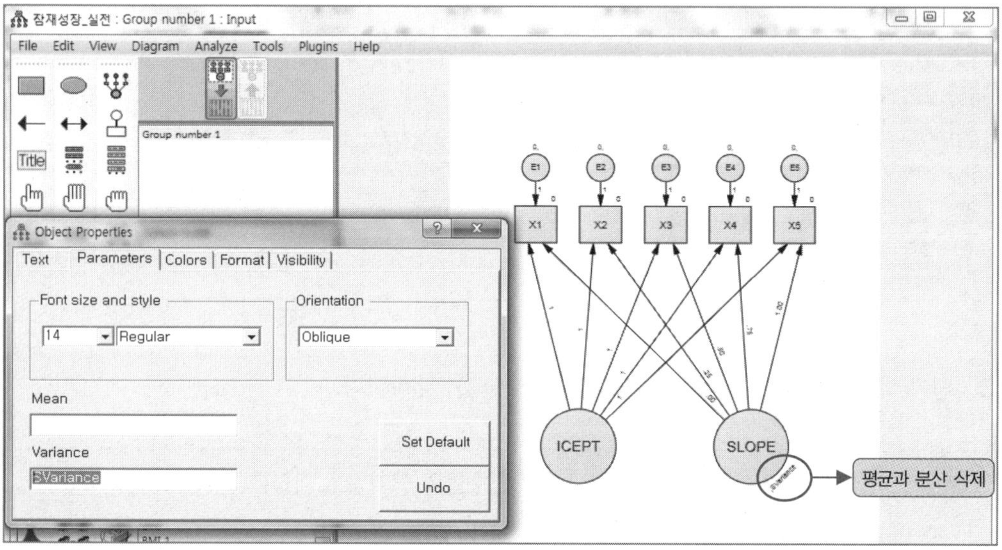

5. 횡단적 구조모형을 그린다.

, , , , , 아이콘을 이용하여 잠재성장모형 하단에 횡단적 구조모형을 그린다.

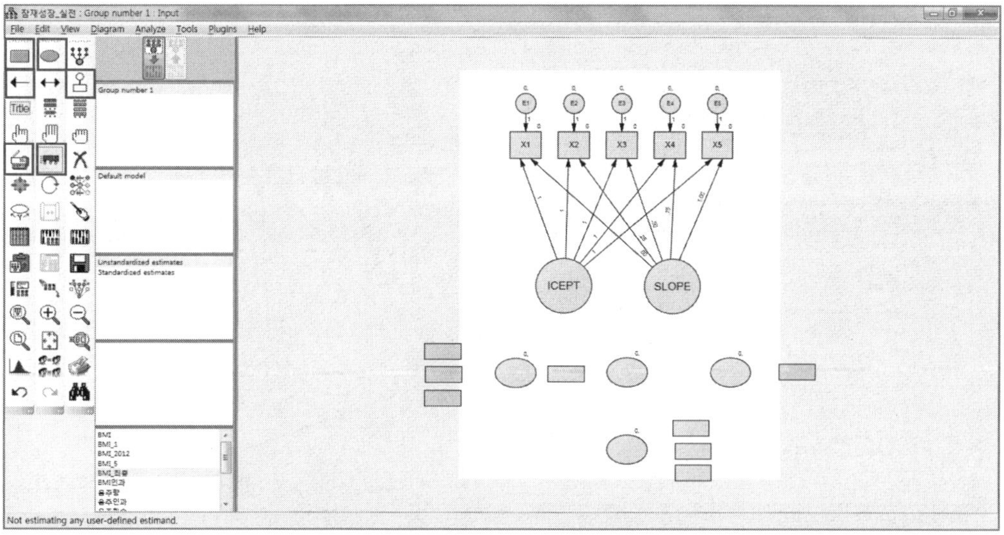

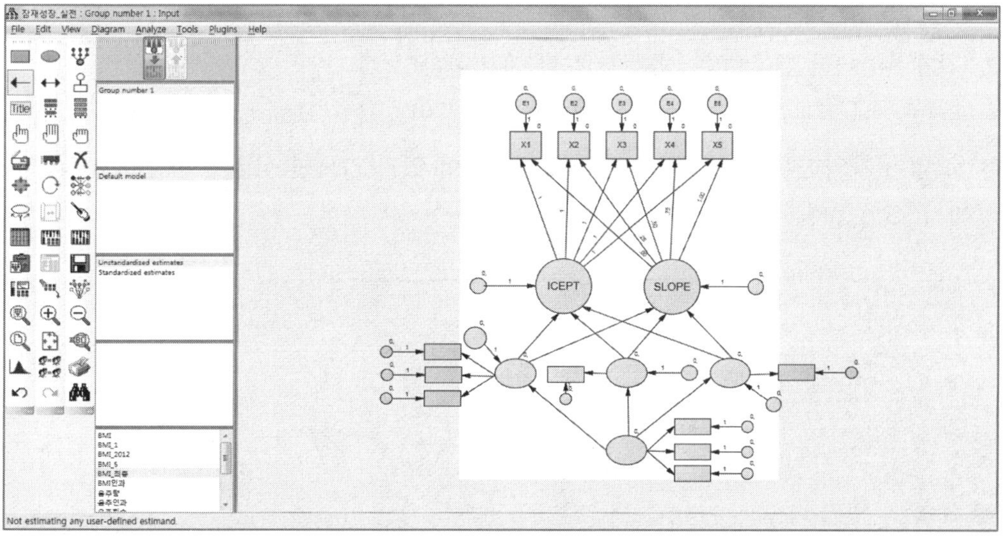

6. 잠재성장곡선모형의 기울기 경로선을 제약(고정)한다.

(객체지정) 아이콘이나 해당 경로를 더블클릭하여 [Parameter] → [Regression weight]에서 기울기에서 관측변수로 가는 경로를 '0, 0, 1, 2, 3'으로 제약한다.

• 청소년 비행의 잠재성장곡선의 적합도를 검증한 결과, 기울기에서 관측변수로 가는 변화 경로계수가 '0, 0, 1, 2, 3'인 3차년도 변화모형이 가장 적합한 것으로 나타났다.

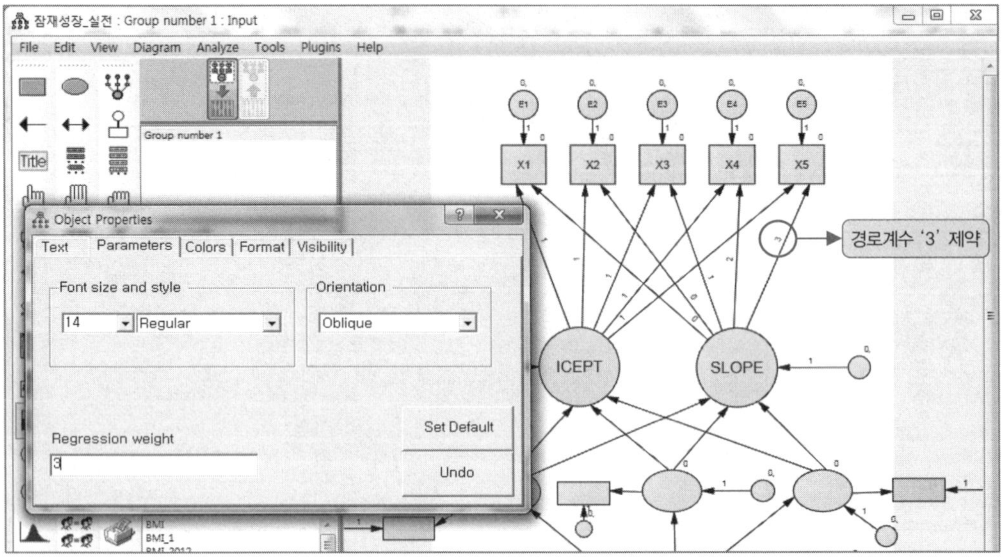

7. 잠재변수에서 관측변수 경로를 '1'로 제약한다.

• 잠재변수에서 관측변수로 가는 경로 중 하나는 반드시 제약(고정)되어야 하는데 보통 '1'로 많이 제약한다. 경로 중 한 개라도 제약되어 있지 않으면 식별에 문제가 발생하여 분석이 되지 않는다.

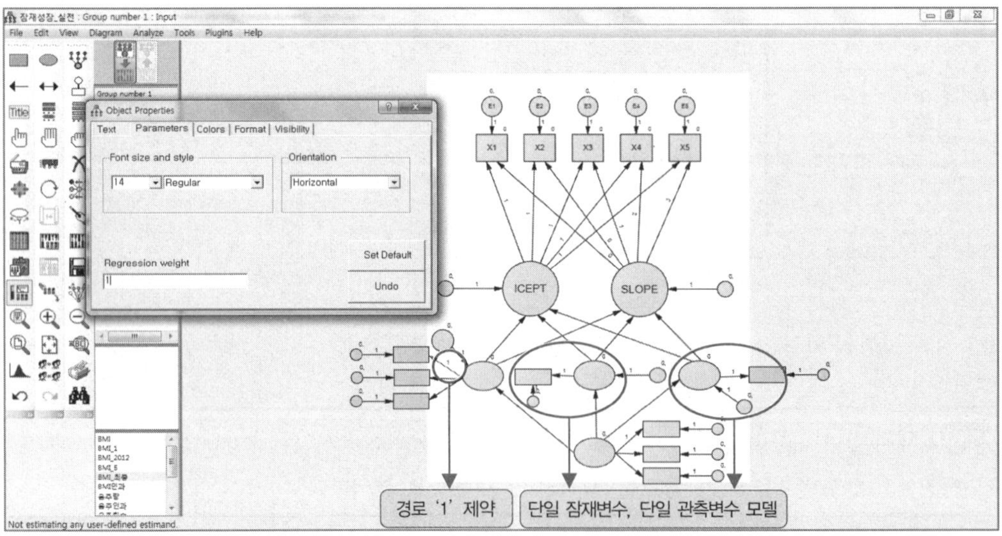

8. 단일 잠재변수와 단일 관측변수 모델을 구성한다.

단일 잠재변수와 단일 관측변수 모델 구성 시 주의해야 할 점은 잠재변수에서 관측변수로 가는 경로는 '1'로 고정해야 하며 측정오차의 분산은 '0'으로 고정해야 한다.
관측변수의 측정오차를 더블클릭하여 [Parameter] → [Variance]에 '0'으로 지정한다.

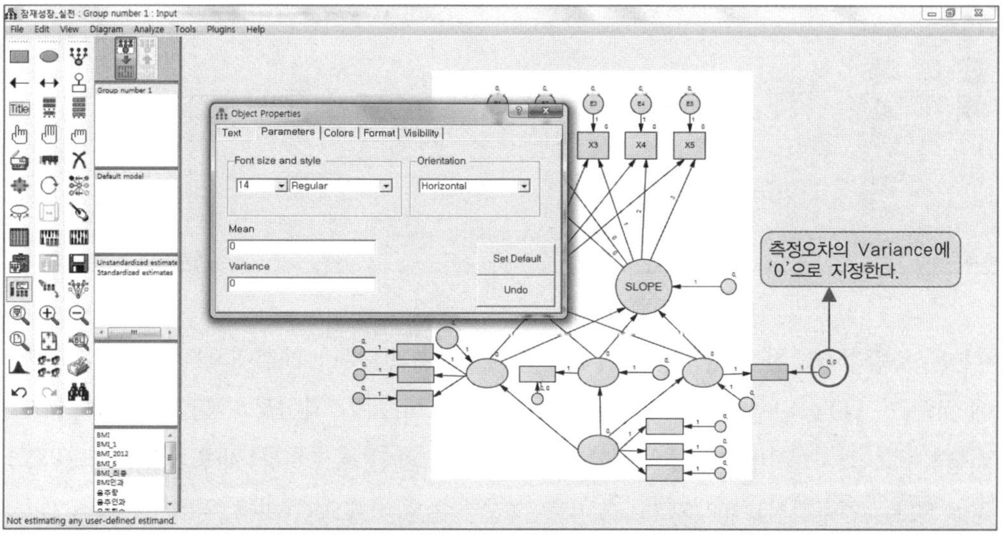

9. 관측변수의 변수명을 입력한다.

(데이터 불러오기) 아이콘을 클릭하여 'wave1_6_1.sav' 파일을 불러온다.
(변수목록) 아이콘을 클릭하여 [Variables in Dataset] 창에 나타난 변수명을 선택하여 원하는 관측변수 안으로 끌어놓기를 한 후, [Variable Label]에서 한글 변수명을 차례로 입력한다.

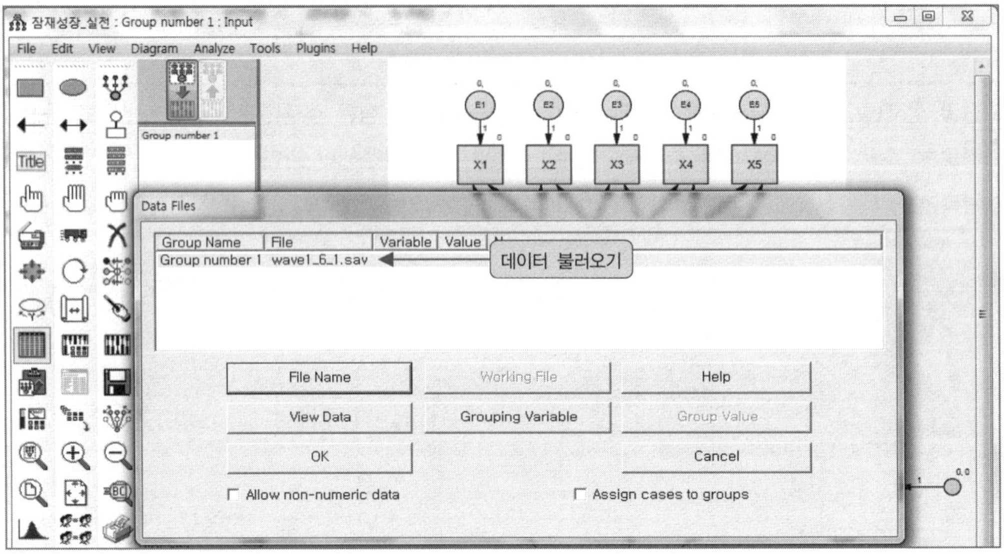

• 본 구조방정식모형에 사용될 관측변수명은 애착요인1차인 가정애착1차(F_AT1), 선생애착1차(T_AT1), 친구애착1차(P_AT1), 자아통제요인1차인 자아통제부족1차(DA1_TOT), 비행친구요인1차인 비행친구1차(S_DP1), 긴장요인1차인 부모긴장1차(F_ST1), 학교긴장1차(S_ST1), 친구긴장1차(P_ST1), 그리고 성장변수인 비행요인1차~5차(S_DE1~S_DE5)가 포함된다.

• 변수목록에서 관측변수로 변수를 끌어오면 SPSS 파일의 변수명을 같이 끌어온다. 따라서 변수명을 한글 변수명으로 수정해야 한다.

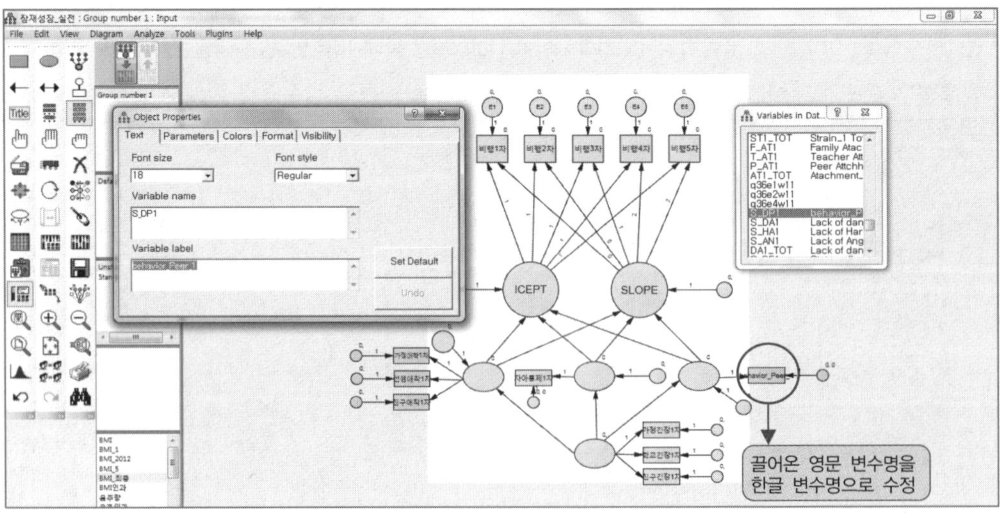

10. 잠재변수의 변수명을 입력한다.

(객체속성 지정) 아이콘이나 해당 잠재변수를 더블클릭하여 [Text] → [Variable Name]에 잠재변수명을 입력한다. 잠재변수는 실제로 존재하지 않는 변수로 [Variables in Dataset] 창에서 가지고 올 수 없다. 따라서 직접 변수명을 입력해야 한다.

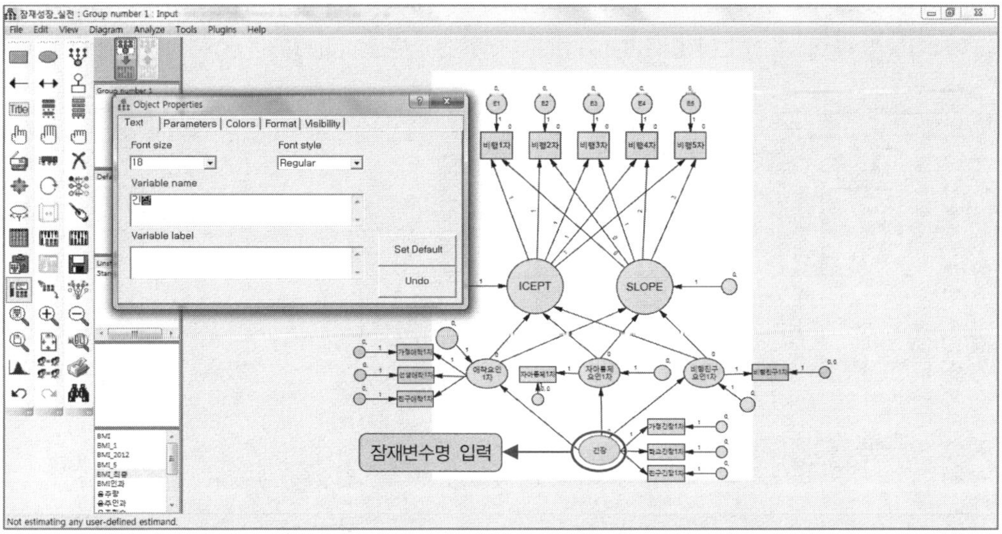

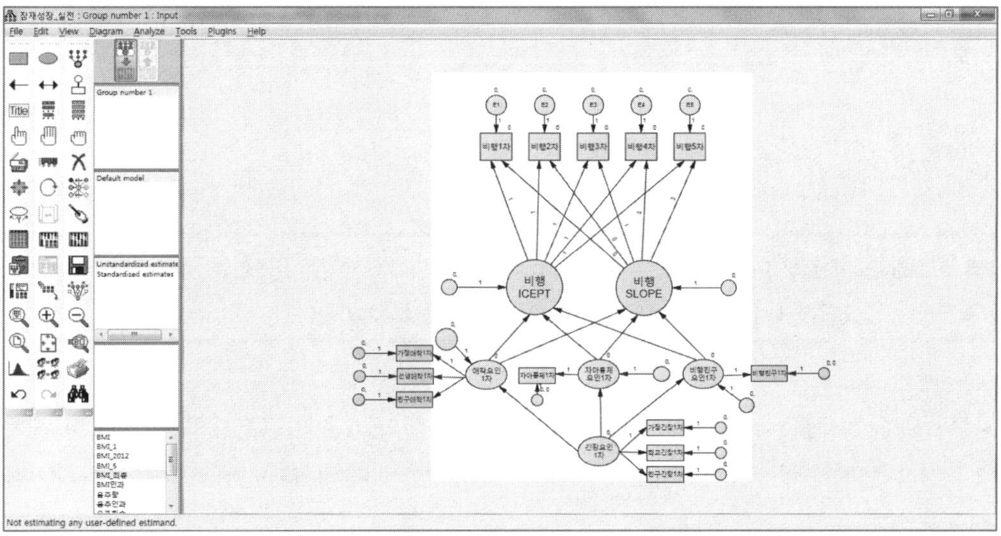

11. 측정오차와 구조오차의 변수명을 입력한다.

> (객체속성 지정) 아이콘이나 해당 측정오차나 구조오차를 더블클릭하여 [Text] → [Variable Name]에 측정오차변수명(E1 ~ E13), 구조오차변수명(D1 ~ D5)을 차례로 입력한다.

• 본 구조방정식모형에서 잠재성장변수의 측정오차(E1 ~ E5)는 이미 작성되어 있기 때문에 횡단모형의 측정오차(E6 ~ E13)를 지정하고 구조오차(D1 ~ D5)를 지정해야 한다.

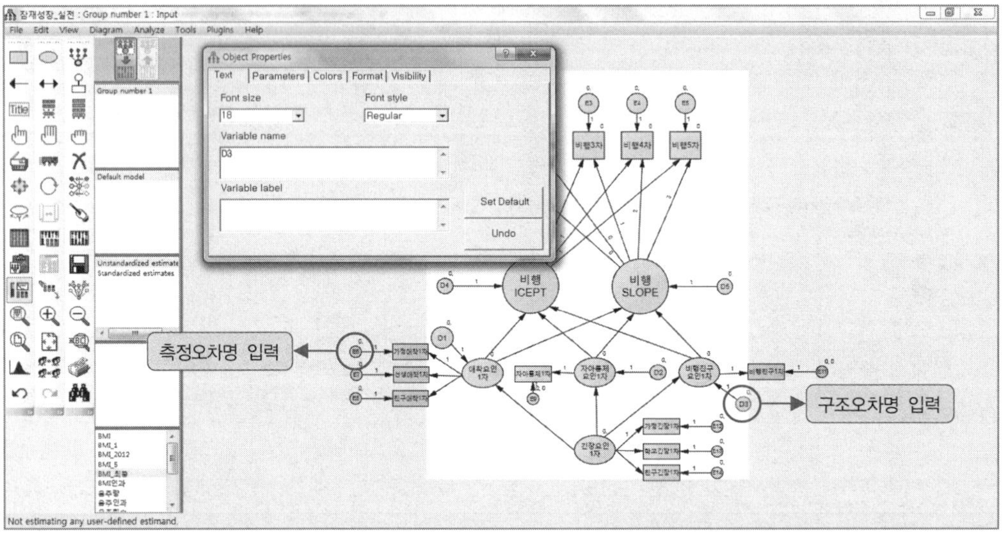

12. 구조오차 간, 측정오차 간 공분산 설정

> ↔(쌍방향 화살표) 아이콘을 클릭하여 구조오차 간, 측정오차 간 공분산을 설정한다.
> 시작하는 구조오차에서 Drag하여 연결되는 구조오차에서 Drop한다.

• 본 연구모형에서는 비행의 초기치 구조오차와 비행의 기울기 구조오차(D4 ↔ D5) 간에 공분산을 연결해야 하고, 측정오차는 (E6 ↔ E7, E7 ↔ E8, E6 ↔ E8) 간에 공분산을 연결해야 한다.

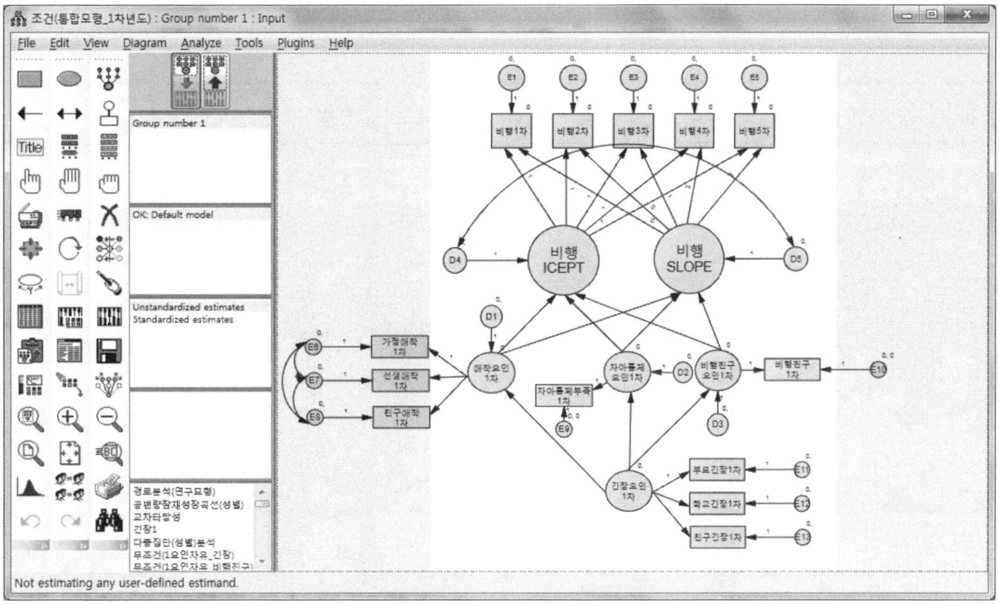

13. 구조방정식모형을 저장한다.

[File] → [Save as]를 클릭하여 '조건(통합모형)_1차년도.amw'로 저장한다.

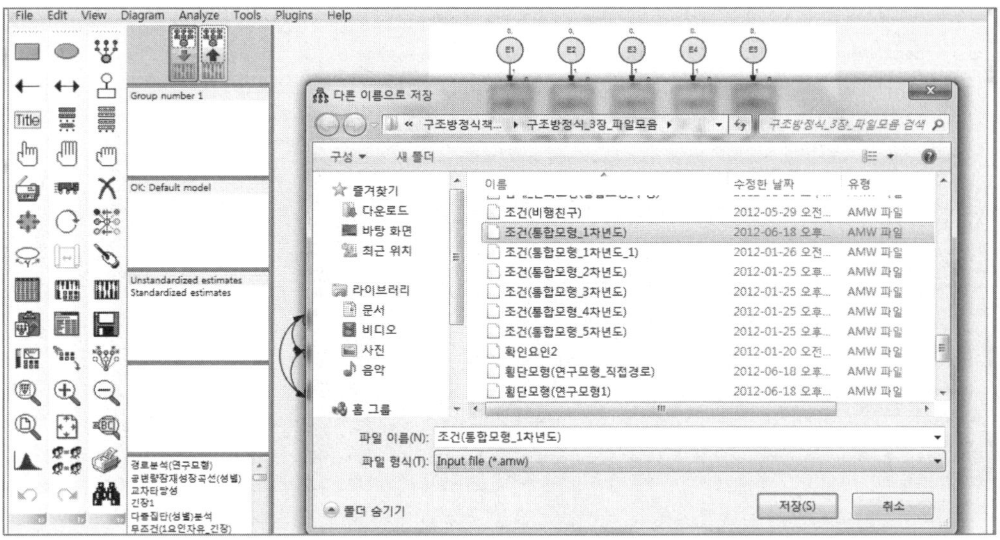

14. 실행한 후, 결과를 확인한다.

(실행) 아이콘을 클릭한 후, (결과 보기) 아이콘으로 결과를 확인한다.

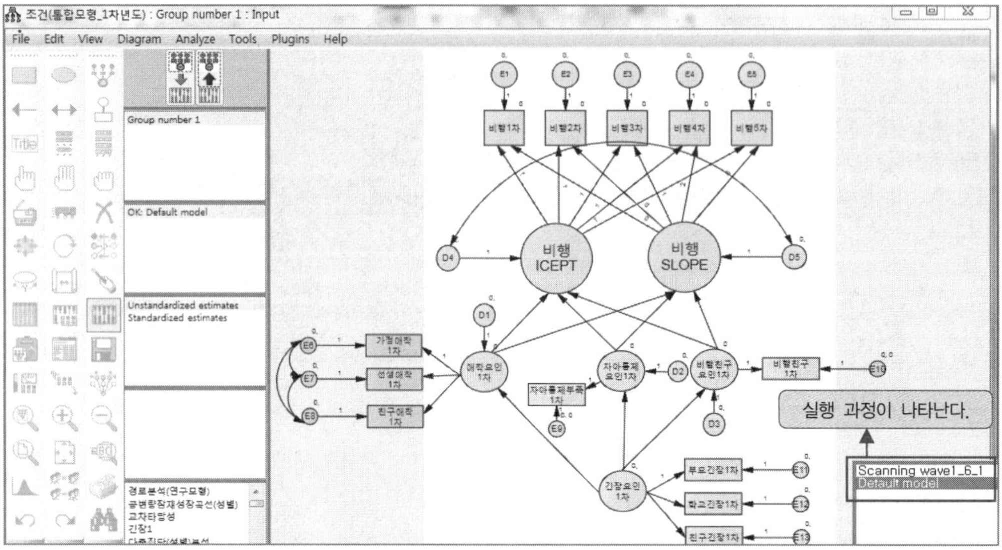

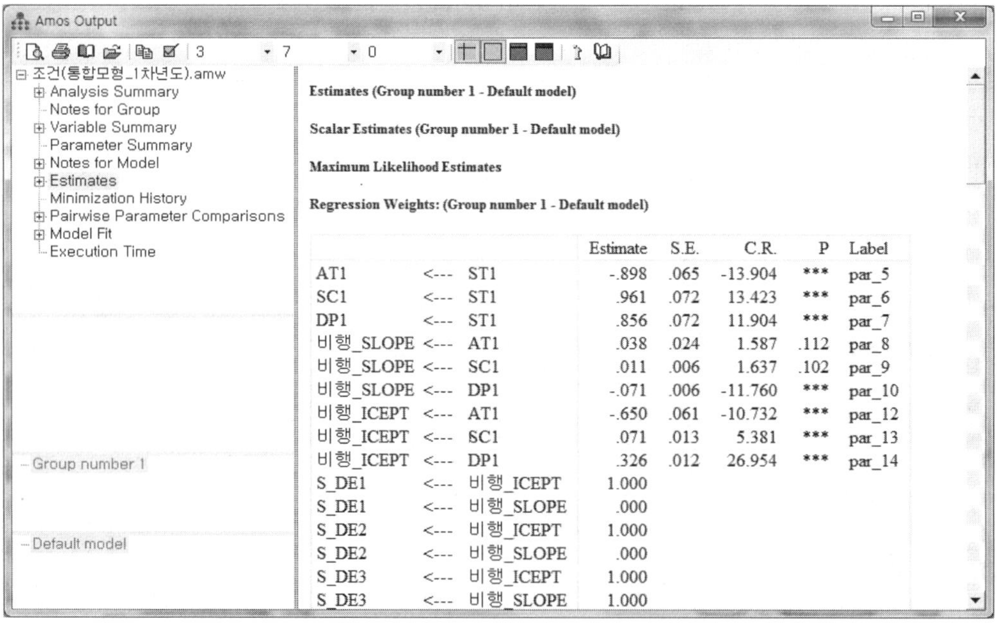

Estimates (Group number 1 - Default model)

Scalar Estimates (Group number 1 - Default model)

Maximum Likelihood Estimates

Regression Weights: (Group number 1 - Default model)

			Estimate	S.E.	C.R.	P	Label
AT1	<---	ST1	-.898	.065	-13.904	***	par_5
SC1	<---	ST1	.961	.072	13.423	***	par_6
DP1	<---	ST1	.856	.072	11.904	***	par_7
비행_SLOPE	<---	AT1	.038	.024	1.587	.112	par_8
비행_SLOPE	<---	SC1	.011	.006	1.637	.102	par_9
비행_SLOPE	<---	DP1	-.071	.006	-11.760	***	par_10
비행_ICEPT	<---	AT1	-.650	.061	-10.732	***	par_12
비행_ICEPT	<---	SC1	.071	.013	5.381	***	par_13
비행_ICEPT	<---	DP1	.326	.012	26.954	***	par_14
S_DE1	<---	비행_ICEPT	1.000				
S_DE1	<---	비행_SLOPE	.000				
S_DE2	<---	비행_ICEPT	1.000				
S_DE2	<---	비행_SLOPE	.000				
S_DE3	<---	비행_ICEPT	1.000				
S_DE3	<---	비행_SLOPE	1.000				

4 Amos 결과 해석

4.1 u-Health 수용성 모형 실행

1. [예제 1] '연구모형_수용성'을 실행한 후, 결과를 확인한다.

(실행) 아이콘을 클릭한 후, (결과 보기) 아이콘으로 결과를 확인한다.

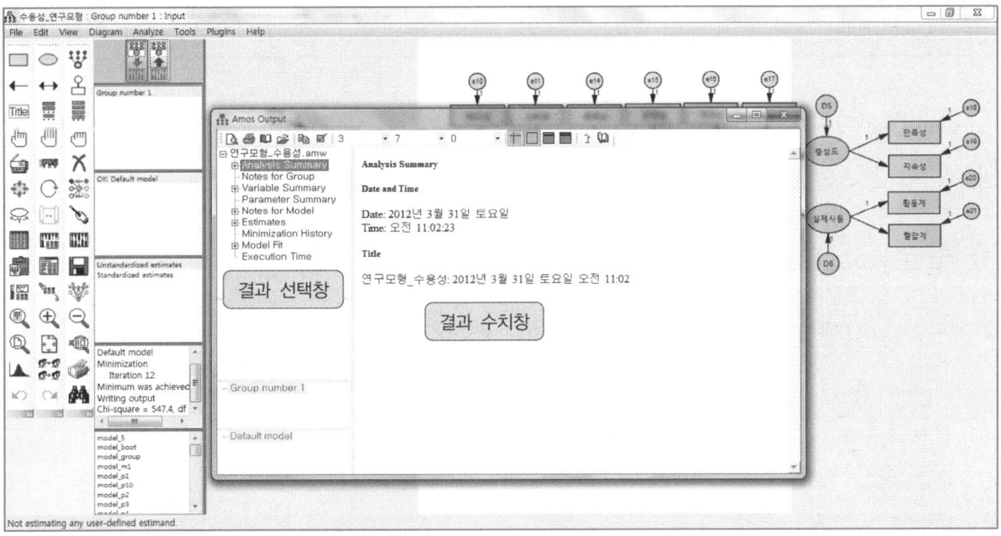

- Amos를 실행하면, 출력창에는 좌측에 결과 선택창과 우측에 선택한 결과의 수치를 보여주는 결과 수치창이 나타난다.
- Amos의 구체적인 결과 선택창의 설명은 <표 2-3>과 같다.

<표 2-3> Amos 결과 선택창

Analysis Summary	Amos를 실행한 날짜와 시간, 모델 제목 제공
Note for Group	모델의 형태(재귀모형, 비재귀모형)와 표본크기 제공
Variable Summary	변수를 분류(관측, 잠재, 외생, 내생)하고 개수 제공
Parameter Summary	모수에 대한 정보 제공(Fixed, Labeled, weight 등)
Notes for Model	χ^2값, 자유도(df)와 유의확률 제공
Estimates	비표준화계수, 표준화계수, 표준오차, C.R.값 등을 제공
Modification Indices	수정지수에 대한 결과 제공
Model Fit	모델의 적합도(NFI, GFI, CFI, TLI, RMSEA 등)의 결과 제공
Execution Time	모델 실행 시간 결과 제공

4.2 u-Health 수용성 모형 결과 분석 및 해석

1) Analysis Summary

- Amos를 실행시킨 날짜와 시간, 모델의 이름이 나타난다.

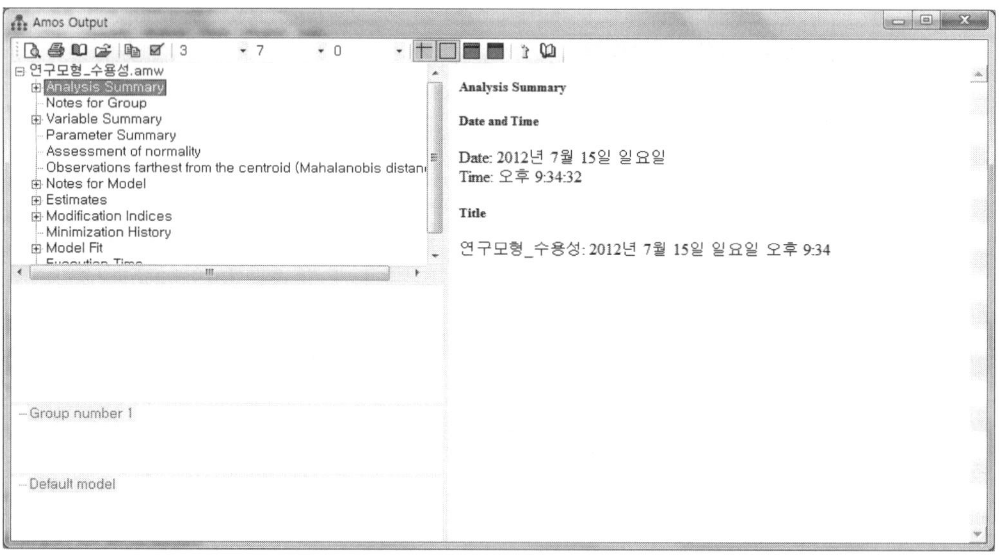

2) Notes for Group

- u-Health 수용성 모형은 재귀모형이며 표본의 크기는 179이다.

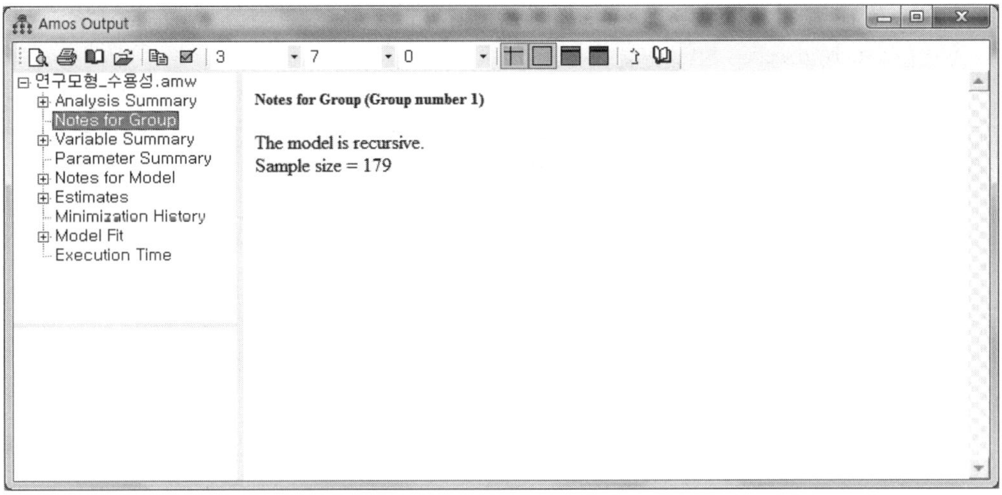

3) Variable Summary

- u-Health 수용성 모형에 사용된 관측 내생변수, 비관측 내생변수 등의 목록을 나타낸다.

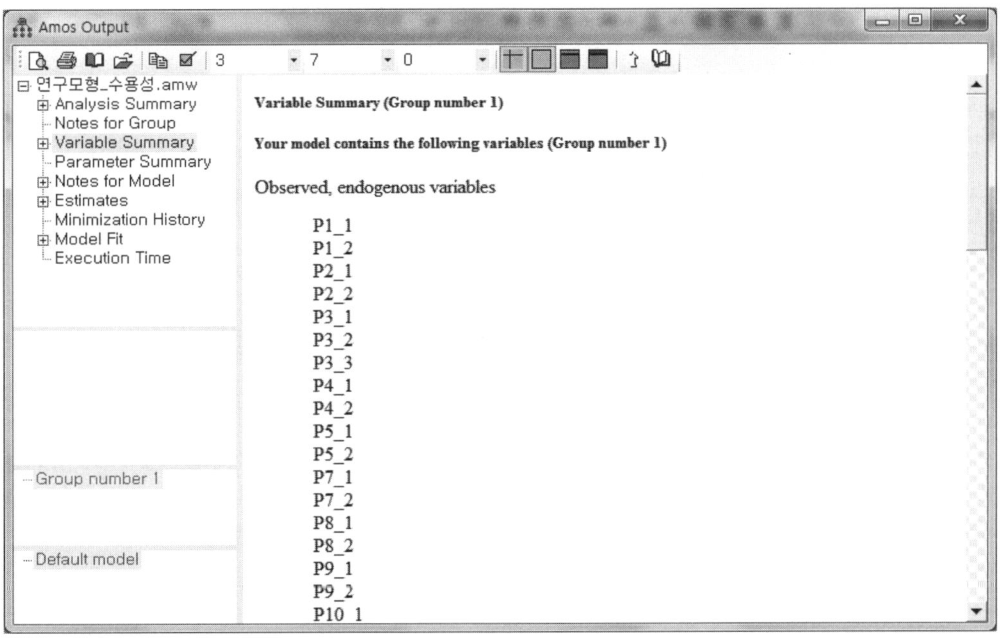

4) Parameter Summary

• u-Health 수용성 모형에 사용된 모수를 설명한다. 고정(제약)된 모수는 36개이며 고정되지 않은(비제약) 모수는 22개, 고정되지 않은 공분산 모수는 10개, 고정되지 않은 분산은 31개가 있음을 알 수 있다.

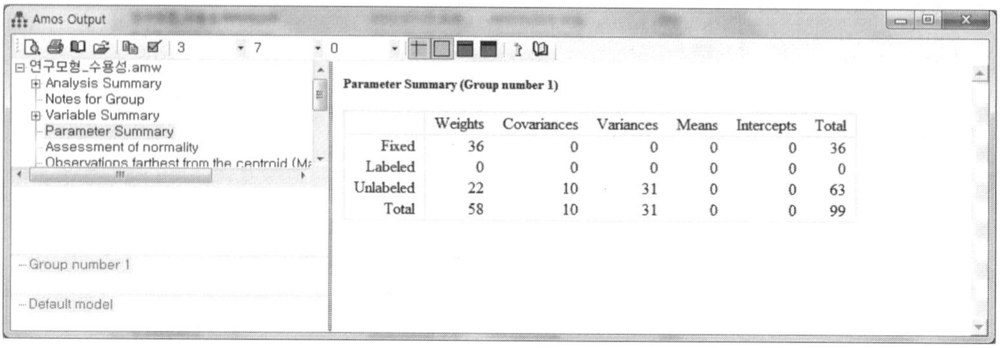

Parameter Summary (Group number 1)

	Weights	Covariances	Variances	Means	Intercepts	Total
Fixed	36	0	0	0	0	36
Labeled	0	0	0	0	0	0
Unlabeled	22	10	31	0	0	63
Total	58	10	31	0	0	99

5) Note for Model

• χ^2=337.025, 자유도=168, 유의확률=.000으로 연구모델이 데이터에 적합하지 않는 것으로 나타났다.

※ Amos에서 χ^2 적합도 지수의 유의성 검정에서 귀무가설(H_0)은 '연구모델이 데이터에 적합하다'이다. 따라서 본 연구모형은 $p<.01$로 대립가설이 채택되어 '연구모델이 데이터에 적합하지 않다'로 해석될 수 있다. 그러나 Amos에서 χ^2 적합도 지수는 표본의 크기에 영향을 받아, GFI나 RMSEA를 사용할 수 있다. 본 연구에서 GFI=.847, RMSEA=.075로 다른 적합도에서도 여전히 낮은 것으로 나타나, 수정모형의 제시가 필요하다.

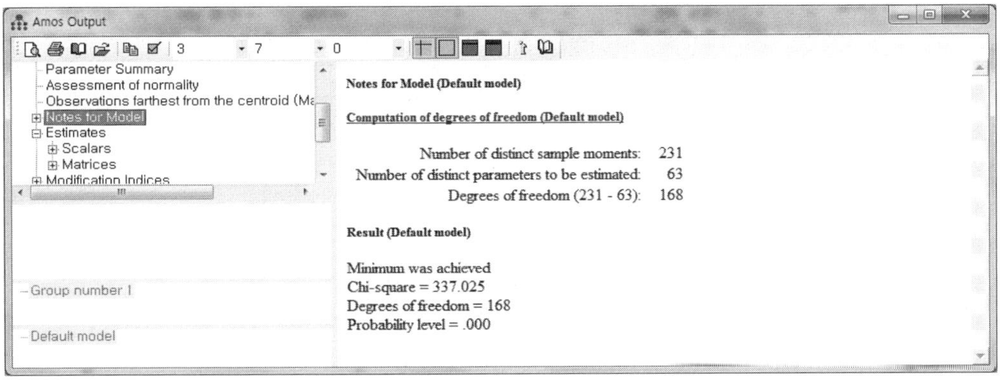

6) Estimates

• 비표준화 경로계수와 표준오차, C.R., 유의수준을 보여준다.

서비스의 질 → 인지된 유용성 경로계수가 유의한 것으로 나타났나.

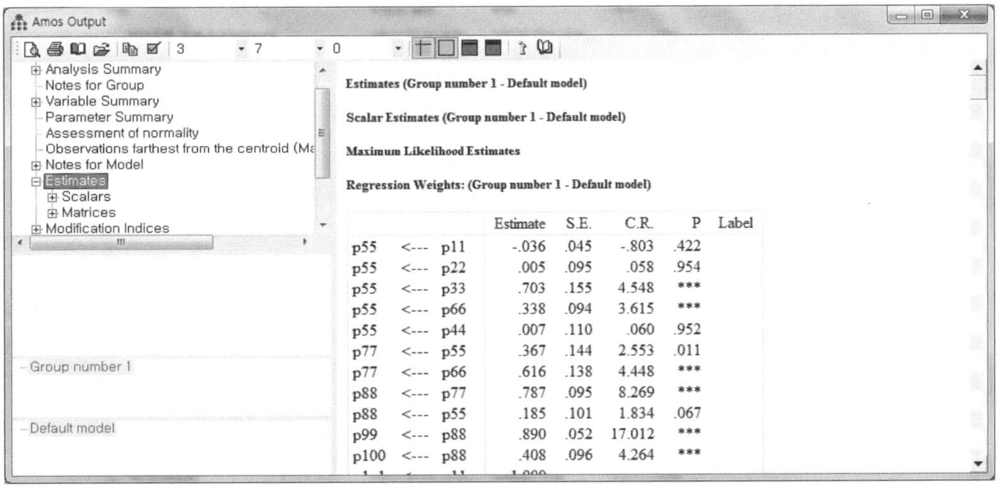

• C.R.은 비표준화계수를 표준오차로 나눈 값으로 경로계수의 통계적 유의성을 나타내는 중요한 부분이다. C.R.값이 ±1.96보다 크거나 p-값이 0.05보다 작다면 '유의수준(α)=0.05에서 통계적으로 유의하다'고 할 수 있다.

• 표준화 경로계수를 보여준다. 서비스의 질(p33) → 인지된 유용성(p55)의 표준화 경로계수는 .658이다.

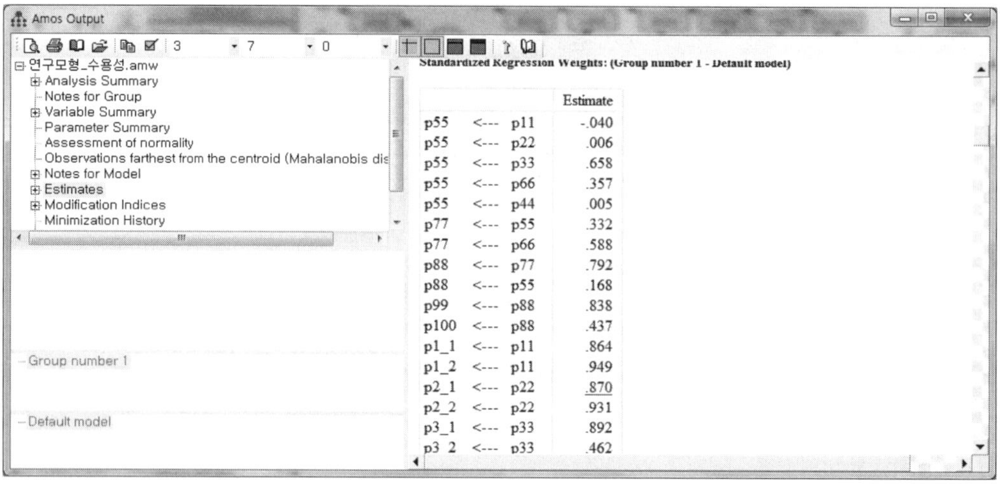

Standardized Regression Weights: (Group number 1 - Default model)

			Estimate
p55	<---	p11	-.040
p55	<---	p22	.006
p55	<---	p33	.658
p55	<---	p66	.357
p55	<---	p44	.005
p77	<---	p55	.332
p77	<---	p66	.588
p88	<---	p77	.792
p88	<---	p55	.168
p99	<---	p88	.838
p100	<---	p88	.437
p1_1	<---	p11	.864
p1_2	<---	p11	.949
p2_1	<---	p22	.870
p2_2	<---	p22	.931
p3_1	<---	p33	.892
p3_2	<---	p33	.462

• 잠재변수, 구조오차, 측정오차의 분산을 보여준다. 본 내용은 집중타당도의 AVE와 개념신뢰도 산출에서 오차분산에 활용된다.

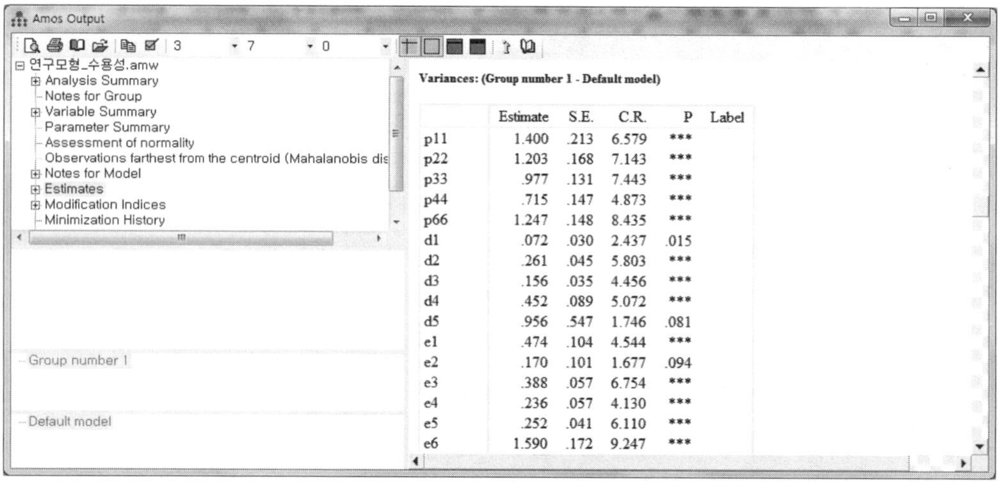

Variances: (Group number 1 - Default model)

	Estimate	S.E.	C.R.	P	Label
p11	1.400	.213	6.579	***	
p22	1.203	.168	7.143	***	
p33	.977	.131	7.443	***	
p44	.715	.147	4.873	***	
p66	1.247	.148	8.435	***	
d1	.072	.030	2.437	.015	
d2	.261	.045	5.803	***	
d3	.156	.035	4.456	***	
d4	.452	.089	5.072	***	
d5	.956	.547	1.746	.081	
e1	.474	.104	4.544	***	
e2	.170	.101	1.677	.094	
e3	.388	.057	6.754	***	
e4	.236	.057	4.130	***	
e5	.252	.041	6.110	***	
e6	1.590	.172	9.247	***	

• 외생잠재변수 간의 공분산을 보여준다. 모든 공분산이 통계적으로 유의한 것으로 나타났다. 예를 들면 주관적규범(p11) ↔ 서비스질(p44)의 공분산=.511, 표준오차=.106, C.R.=4.800(1.965 이상으로 유의)이며 상관계수는 .511이고 유의확률(p)=.000<.05로 통계적으로 유의한 것으로 나타났다.

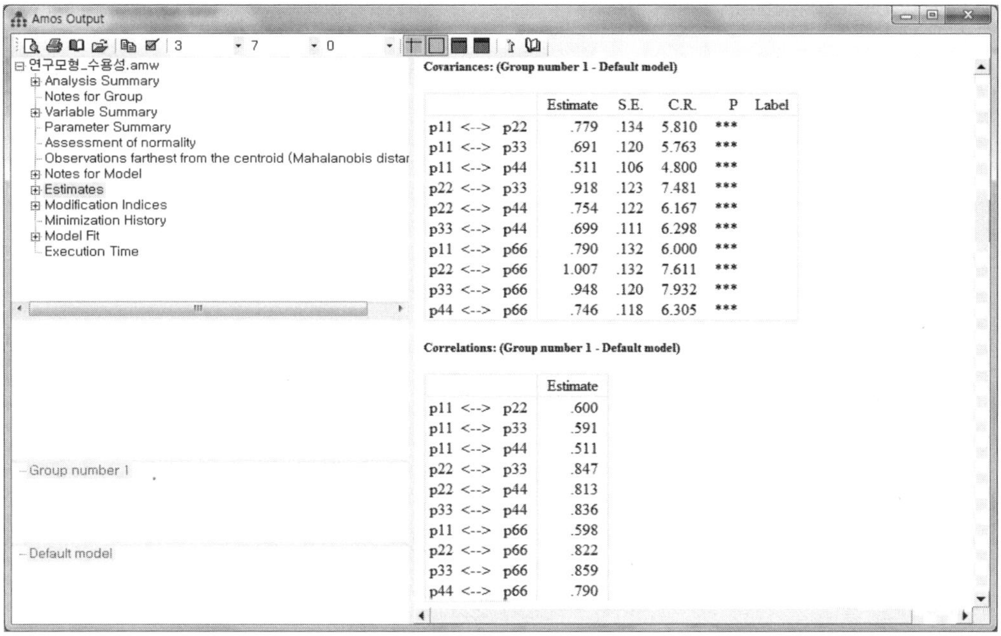

Covariances: (Group number 1 - Default model)

			Estimate	S.E.	C.R.	P	Label
p11	<-->	p22	.779	.134	5.810	***	
p11	<-->	p33	.691	.120	5.763	***	
p11	<-->	p44	.511	.106	4.800	***	
p22	<-->	p33	.918	.123	7.481	***	
p22	<-->	p44	.754	.122	6.167	***	
p33	<-->	p44	.699	.111	6.298	***	
p11	<-->	p66	.790	.132	6.000	***	
p22	<-->	p66	1.007	.132	7.611	***	
p33	<-->	p66	.948	.120	7.932	***	
p44	<-->	p66	.746	.118	6.305	***	

Correlations: (Group number 1 - Default model)

			Estimate
p11	<-->	p22	.600
p11	<-->	p33	.591
p11	<-->	p44	.511
p22	<-->	p33	.847
p22	<-->	p44	.813
p33	<-->	p44	.836
p11	<-->	p66	.598
p22	<-->	p66	.822
p33	<-->	p66	.859
p44	<-->	p66	.790

7) Modification Indices

- 연구모델의 적합도를 올릴 수 있는 공분산과 회귀계수의 수정지수를 제공한다.

> 수정지수를 사용할 경우, (분석속성) 아이콘을 클릭하여 [Estimation] → [Estimate means and intercepts]의 선택이 해제되어야 한다. 그리고 [Output] → [Modification Indices]가 선택되어져야 한다.

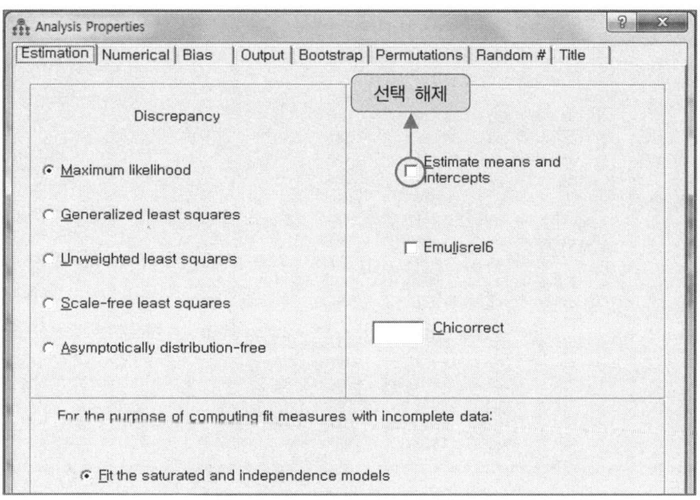

• 수정지수를 사용하기 위해서는 연구모형에 사용되는 데이터에 결측치를 제거하거나 대체하여 결측치를 없애야 한다. 본 연구에서는 결측치를 평균대체하여 사용하였다.

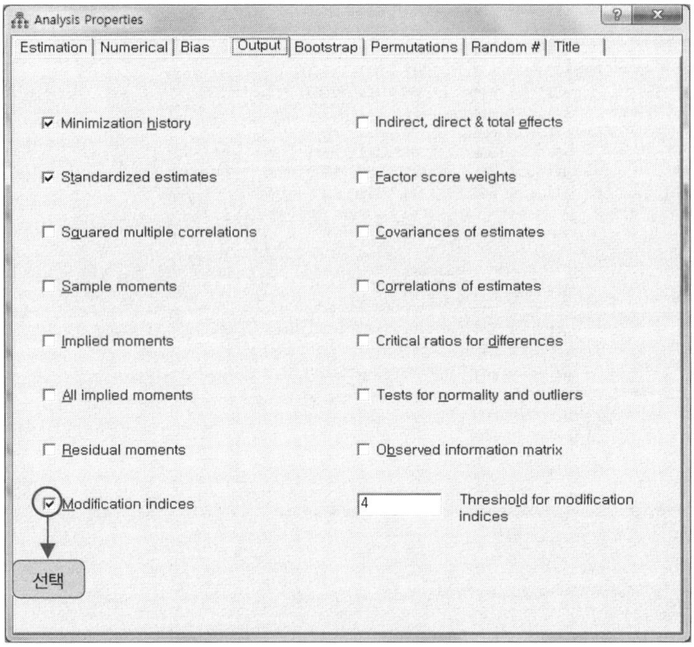

• Amos에서 수정지수는 기본적으로 4로 지정되어 있다. 따라서 결과표에는 공분산과 회귀계수에 대해 4 이상의 값들을 제공한다.

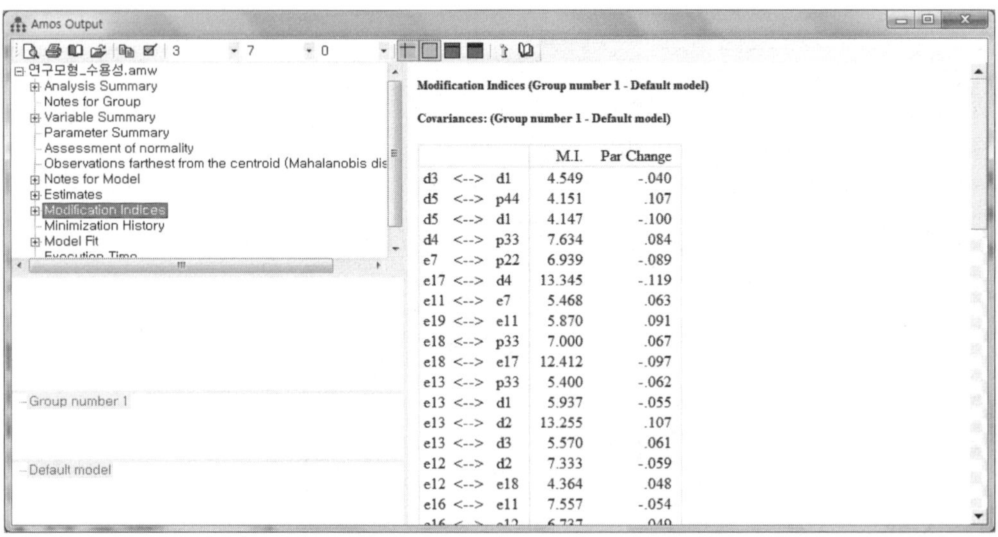

8) Minimization History

• 모집단의 공분산행렬과 연구모델의 공분산행렬 간의 차이에 대한 F값이 최소화되는 반복과정(Iteration)을 나타낸다. u-Health 수용성 모형은 0에서 14까지 반복과정을 통하여 F값이 3847.677에서 337.025로 내려갔음을 알 수 있다.

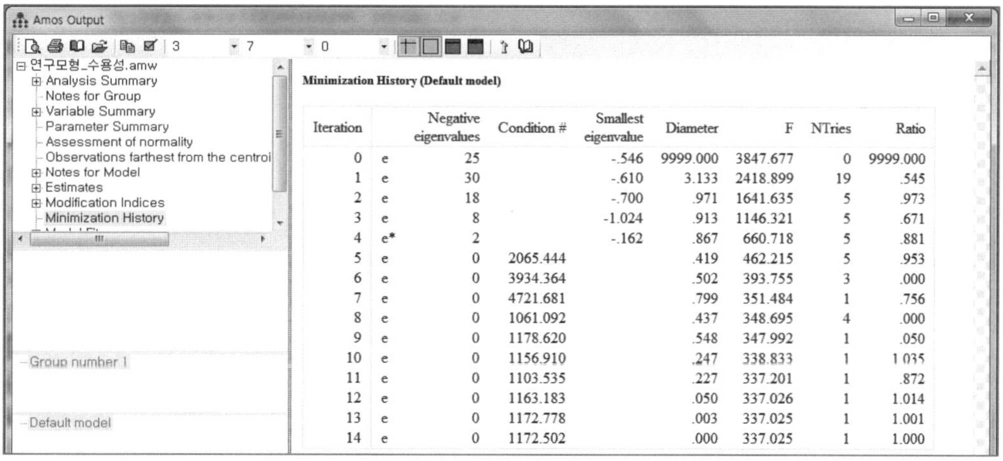

Minimization History (Default model)

Iteration		Negative eigenvalues	Condition #	Smallest eigenvalue	Diameter	F	NTries	Ratio
0	e	25		-.546	9999.000	3847.677	0	9999.000
1	e	30		-.610	3.133	2418.899	19	.545
2	e	18		-.700	.971	1641.635	5	.973
3	e	8		-1.024	.913	1146.321	5	.671
4	e*	2		-.162	.867	660.718	5	.881
5	e	0	2065.444		.419	462.215	5	.953
6	e	0	3934.364		.502	393.755	3	.000
7	e	0	4721.681		.799	351.484	1	.756
8	e	0	1061.092		.437	348.695	4	.000
9	e	0	1178.620		.548	347.992	1	.050
10	e	0	1156.910		.247	338.833	1	1.035
11	e	0	1103.535		.227	337.201	1	.872
12	e	0	1163.183		.050	337.026	1	1.014
13	e	0	1172.778		.003	337.025	1	1.001
14	e	0	1172.502		.000	337.025	1	1.000

9) Model Fit

• Default model은 분석된 모델을 의미하고, Saturated model은 모든 변수 간의 관계가 설정된 모델이고, Independence model은 모든 변수 간 관계가 설정되지 않은 모델이다. 연구자는 Default model의 적합도 지수를 참조하면 된다.

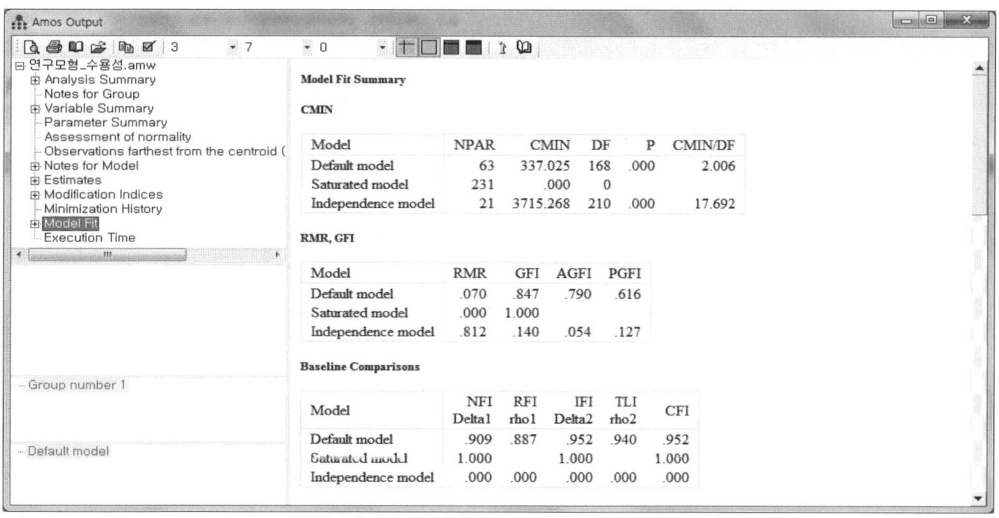

Model Fit Summary

CMIN

Model	NPAR	CMIN	DF	P	CMIN/DF
Default model	63	337.025	168	.000	2.006
Saturated model	231	.000	0		
Independence model	21	3715.268	210	.000	17.692

RMR, GFI

Model	RMR	GFI	AGFI	PGFI
Default model	.070	.847	.790	.616
Saturated model	.000	1.000		
Independence model	.812	.140	.054	.127

Baseline Comparisons

Model	NFI Delta1	RFI rho1	IFI Delta2	TLI rho2	CFI
Default model	.909	.887	.952	.940	.952
Saturated model	1.000		1.000		1.000
Independence model	.000	.000	.000	.000	.000

참고 문헌

김계수 (2010). 구조방정식모형 분석. 한나래아카데미.

우종필 (2012). 구조방정식모델 개념과 이해. 한나래아카데미.

Arbuckle, J. L. & Wothe, W. (2000). Amos 4.0 User's Guide. SmallWaters Corporation.

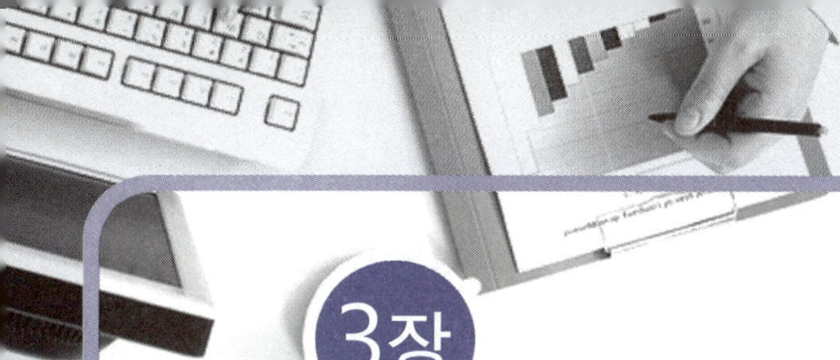

3장

구조방정식 논문 실전 Ⅱ

청소년 비행에 미치는 영향요인 분석

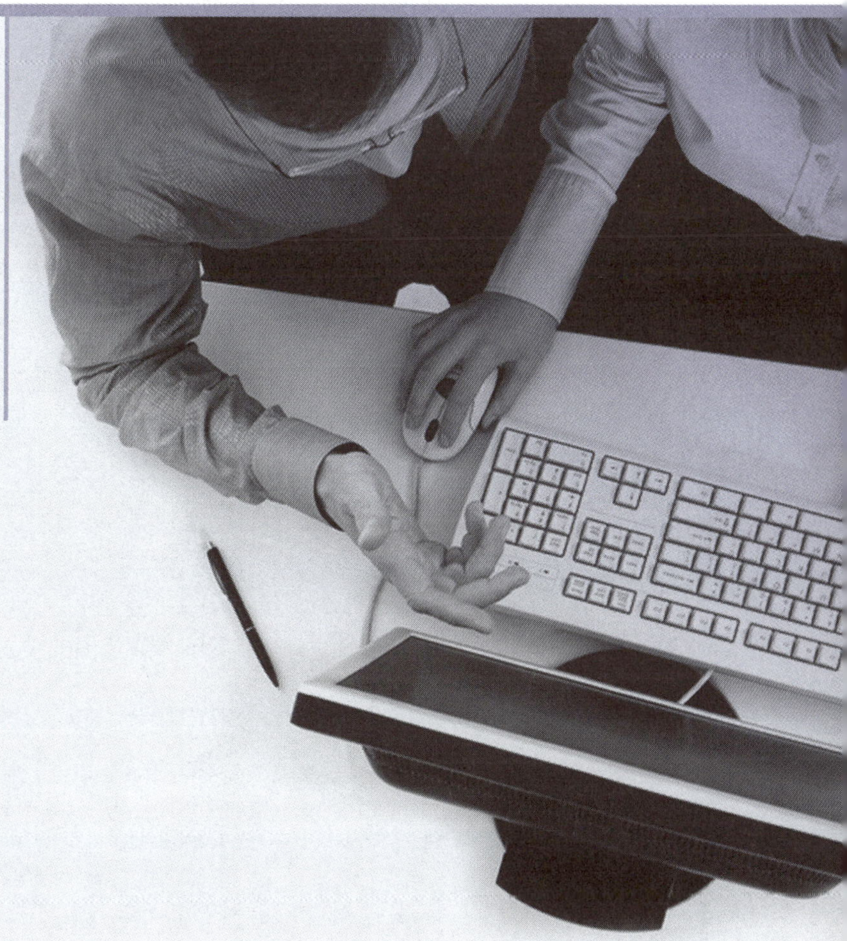

● **주요 내용**

1. 서론
2. 이론 고찰
3. 연구모형 및 변수 정의
4. 측정 도구
5. 자료분석 방법
6. 제안 연구모델의 적합도 검증
7. 분석 결과
8. 잠재성장곡선모형
9. 논의(결론)

구조방정식 논문 분석 내용

연구 절차		분석 내용
문제 인식		
이론 고찰		
연구모형 및 변수 정의		– 연구 데이터 가져오기 – 구조방정식 자료 변환 – 인구사회학적 변인분석(기술통계)
측정 도구(종속변수, 독립변수, 매개변수)		– 신뢰성 분석 – 구성개념의 항목 합산 – 기술통계
자료분석 방법		– 모형 인증 방법 – 결측치 해결법 – 이상치 해결법 – 정규성 검증
제안 연구모델 적합도 검증		– 적합도 인증 평가 – 수정 연구모델 개발 – 상관관계 분석
분석 결과	신뢰성	– 신뢰성 분석
	타당성	– 구성개념 타당성 분석 – 교차타당성 분석
	주요 변인의 기초 통계 및 상관관계	– 다변량 정규성 검증 – 상관관계 분석
	구조방정식모형 분석	– 구조모형 분석 – 매개효과 분석 – 간접효과 유의성 검증 – 다중집단분석
잠재성장 곡선모형	무조건 모델	– 연차별 주요 변인 기술통계 – 오차항 동질성 검증 – 비조건 잠재성장모형 검증(공분산과 기울기 해석) – 잠재성장곡선 예측식 산출
	조건 모델	– 공변량 변수를 이용한 잠재성장곡선모델 – 구조모형과 잠재성장곡선 간 인과모형 – 잠재성장곡선 간 공분산모형 – 잠재성장곡선 간 인과모형 – 헤이우드케이스(음오차분산 제약 방법)

1 서론[1)]

청소년 비행에 대한 원인을 밝히는 많은 선행 연구들은 사회학습이론, 사회유대이론, 자기통제이론, 구조적 긴장이론, 일반긴장이론 등을 중심으로 논의되어 왔다. 사회학습이론(Sutherland & Cressey, 1978)은 청소년 비행을 비행적 정의에 노출된 결과로 본다. 사회유대이론(Hirschi, 1969)은 청소년 비행을 본성적 비행성이 제이되지 않은 결과로 본다. 자기통제이론(Gottfredson & Hirschi, 1990)은 청소년 비행을 아동기에 형성된 낮은 자기통제력(Low Self Control)의 상황적 발산의 결과로 본다.

구조적 긴장이론은 고전적 긴장이론으로, 사회적 조건으로 개념화된 아노미의 결과로서 긴상이 범죄를 생성할 것이라는 점에 주목하여, 문화적 목표와 목표의 성취를 위한 수단의 부재라는 구조적 긴장을 비행이나 범죄의 원인으로 설명하고 있다(Merton, 1938). 구조적 긴장이론은 경제적 어려움에서 오는 구조적인 긴장보다는 가정, 학교 등 일상생활에서 경험 할 수 있는 긴장을 비행의 주원인으로 다루기(Elliott and Voss, 1974; Quicker, 1974; Agnew, 1984) 시작하여 일반긴장이론으로 발전하였다. 일반긴장이론(General Theory of Crime and Delinquency)은 개인이 일상생활에서 경험하는 긴장이 직접적으로 비행이나 범죄에 영향을 미칠 뿐만 아니라 분노와 스트레스 혹은 우울과 같은 부정적인 감정을 매개로 비행이나 범죄를 저지를 수 있는 것으로 설명하고 있다(Agnew, 1992).

일반긴장이론에 대해서는 미국에서는 이미 많은 경험연구가 이루어졌으며, 한국에서도 최근 경험조사(이성식, 1999, 2003, 2004, 2006; 김재엽 등, 2008에서 재인용)들이 잇따르고 있지만 일반긴장이론을 수용할 수 있을 정도의 일관된 경험적 근거를 마련하지 못하고 있다.

---

1) 본 논문의 이론적 배경의 일부 내용과 연구모형은 Juyoung Song & Sheila Maxwell, "An Empirical Test of General Strain Theory: Explaining Delinquency Among Korean Youth: 5 year data"의 *The Original Paper was presented at the annual meeting of Academy of Criminal Justice Science*, Boston, MA. 2009.임을 밝힌다.

한편, 비행행동과 문제행동의 성장궤적을 잠재성장곡선모형에 기반하여 확인한 선행연구의 대부분은 시간이 지남에 따라 비행행동이 점차 증가하는 추세를 보이고 있고(이상균, 2008; Stanger, Achenbach, and Verhulst, 1997; Bongers, Koot, Van Der Ende, and Verhulst, 2003; Dekovic et al., 2004), 반면 공격성과 공격적 행동은 아동기에는 증가하다가 청소년기에 접어들면서 점차 감소하는 경향을 보이는 것으로 확인되고 있다(Staner et al., 1997; Bongers et al., 2003). 그러나 우리나라의 청소년 비행행동의 성장궤적에 대해서는 다소 엇갈린 연구 결과가 보고되고 있다. 중학교 2학년부터 고등학교 1학년 시기까지 비행행동은 완만하게 감소하는 추세로 보고하는 연구도 있지만(정소희, 2007), 지속적인 증가 추세를 갖는 성장궤적을 보고하거나(이상균, 2008), 경비행행동과 중비행행동에 따라 상이한 성장궤적을 보인다는 연구(박현수, 김준호, 2008)도 있다(이상균, 2009에서 재인용).

본 연구는 일반긴장이론을 바탕으로 긍정적 요소(Attachment)와 부정적 요소(자아통제부족, 비행친구, 긴장)가 청소년 비행과 청소년 비행의 발달궤적에 미치는 영향요인에 대해 횡단적 분석과 잠재성장모형을 이용하여 분석하고자 한다.

2 이론 고찰

일반긴장이론(General Strain Theory)은 Agnew(1992)가 기존의 여러 긴장이론들을 종합한 것으로 타인들과의 긴장관계를 중요한 범죄 발생의 원인으로 지적하는 이론이다(Hoffman, J P. & F.G. Cerbone, 1999). GST에서 Agnew(1992)는 긴장이 유발되는 계기를 첫째, 개인이 긍정적인 가치가 있는 목표가 달성되기 힘들다고 기대되거나 실제로 성취를 못하였을 때, 그리고 그 결과가 공정하지 못한다고 판단될 경우 긴장이 발생하고 둘째, 개인이 친구의 상실이나 애정 어린 관계의 종결과 같은 긍정적인 자극을 잃었을 때 긴장요소가 되며 비행을 유발할 수 있다고 보았다. 셋째, 신체적 체벌이나 학대의 경험과 같은 부정적사건으로부터의 긴장이 비행의 원인이 된다고 보았다. 더불어 긴장관계는 각자에게 부정적인 감정을 유발하며, 또한 부정적 감정은 이를 초래한 원인에 대해서 교정행위(Corrective Action)를 취하도록 압력을 행사함으로써 범죄행위를 결과한다고 보고 있다.

미국에서는 Agnew의 GST를 청소년 비행을 설명하는 일반이론으로 입증하기 위한 많은 연구가 있어 왔다. 많은 연구들은(Agnew & White, 1992; Paternoster & Mazerolle, 1994; Hoffman & Miller, 1998; Mazerolle et al., 2000; Aseltine et al., 2000; Piquero & Sealock, 2000; Agnew, 2001; Ostrowsky and Messner, 2005)은 긴장과 비행의 관련성을 입증하였다. 반면 일부 연구들(Mazerolle and Piquero, 1998; Broidy, 2001)은 모든 긴장 유형과 비행 간에 의미 있는 관련을 밝히지 못했다.

Agnew의 GST는 조건적 변인(부모애착, 선생애착, 친구애착, 비행친구와의 접촉, 도덕적 신념, 자기통제, 자기효능감 등)이 비행에 영향을 주는 요인으로 보고 있다. Agnew와 White(1992)의 연구에서는 비행친구와의 접촉과 자기효능감이 비행에 영향을 주는 것으로 지지하였다. 다른 연구(Mazerolle and Piquero, 1998; Hoffman and Miller, 1998)에서는 비행청소년과의 접촉, 비행태도, 자긍심 등의 변인들과 상관없이 긴장은 비행에 영향을 준다는 결과를 제시하고 있다. 사회적 상호작용모델(Patterson, Debaryshe, & Ramsey, 1989)에서는 부모의 부적응적 양육태도와 청소년 자신의 비행적 특성은 비행친구와의 교제를 이끄는 중요한 요인으로 보고 있다.

Gottfredson & Hirschi(1990)는 범죄의 일반이론을 주장하면서 약한 사회유대와 일탈 간에는 허위적 상관관계(Spurious Correlation)가 존재하며, 약한 사회유대나 일탈 모두 공통의 원인(Common Cause), 즉, '낮은 자아통제력' 때문에 발생한다고 검증하였다. 그리고 많은 연구들은(Grasmicket al., 1993; Longshore, 1998; Longshore and turner, 1998; Pratt and Cullen, 2000; Wood et al.,1993, Gibbs & Giever, 1995; Gibbs et al., 1998; Avakame, 1998, Piquero & Tibbetts, 1996; Tibbetts, 1997; Stylianou, 2002; Morris et al., 2006) 낮은 자아통제력이 여러 가지 비행 및 일탈행동의 원인이라는 사실을 입증하고 있다.

한국에서도 많은 연구에서(고정자, 2005; 김재엽 외, 2007; 민수홍, 2006; 이성식,

2007; 조유정 외, 2005; 하영희, 2003) 자기통제력이 낮을수록 비행의 가능성이 높은 것을 지지하고 있다. Longshore et al.(2004)은 종단적 자료분석을 통해 낮은 자아통제력과 약물사용 간의 관계는 도덕적 신념, 그리고 비행친구들에게 매개된다고 주장하고 있다. Wright et al.(2001)은 자기통제력이 낮은 사람일수록 비행친구와 교재하게 되며, 그로인해 범죄를 저지를 가능성이 더 크다는 사실을 밝혔다.

청소년 비행에 대한 사회학적 접근으로서 Hirschi(1969)에 의해 제안된 사회통제이론(Social Control Theroy)은 다른 비행이론보다 강한 설명력을 가지는 것으로 알고 있다(Gardner and Shoemaker, 1989; Hirschi, 1969; Hindelang, 1973; Krohn and Massey, 1980; Liska and Reed, 1985; Rosenbaum, 1987; Wiatrowskeet al., 1981). Hirschi는 사회적 유대의 요소를 애착(Attachment), 전념(Commitment), 참여(Incolvement), 신념(Belief)의 네 가지를 들었다.

애착은 네 가지 요소 중 가장 중요한 요소로 사람이 상대방과의 관계를 중요하게 생각하고 감정적으로 유대감을 가지는 것을 의미한다(Hirschi, 1969). 즉, Hirschi는 청소년에게 의미 있는 타인 내지 사회적 기관인 부모, 학교, 친구와의 애착, 전념, 참여 신념과 관련된 유대 관계가 형성되어 있을 때, 비행이 발생하지 않는 경향을 있다고 보았다. 반면, Hindelang(1973)은 Hirschi의 사회통제이론의 검증 결과 친구와의 애착과 비행과의 관계는 Hirschi의 연구 결과와 정적인 영향을 미치는 것으로 나타났다. Wiatrowaki et al.(1981)의 연구에서는 친구애착과 비행 간의 관계가 없는 것으로 나타나고 있다.

성별 차이에 대한 연구들을 살펴보면 여자 청소년 비행의 경우 남자 청소년 비행에 비해 가족과의 관계의 영향력이 더 큰 것으로 나타나고 있다(Shover et al., 1979; Heimer & Hruttschnitt, 2006; 이성식, 2002; 전영실, 2003; 이상문, 2005). 학교와 비행과의 관계에 대한 연구에서 학교에 대한 만족, 학교에 대해 가지는 감정적 결속, 학교와의 동일시 등이 비행에 직접적으로 영향을 주는 것으로 나타났다(Hirschi, 1969; Wiatrowski, 1981). 특히 학교와 선생님에 대한 애착과 비행은 밀접한 관계를 나타나고 있다(김준호・노성호, 1993). 심미영・정규석(2007)의 연구에서 부모와의 애착이 강할수록 청소년들이 각종 비행을 덜 저지른 것으로 나타났다.

비행친구와의 교제가 청소년 비행에 중요한 영향을 미치는 요소임을 증명해왔다(Agnew, 1991; Patterson et al., 1991; Elliott et al., 1985; Burgess and Akers, 1966; Sutherland & Cressy, 1974). Agnew(1991)는 친구의 비행행동과 청소년 자신의 비행 간의 관계는 친구에게 보다 애착을 느끼고 친구와 보다 많은 시간을 보내는 청소년에게 더 강하다고 주장하였다. 일부 연구(Hawkins, Catalano, & Miller, 1992; Petraitis, Flay & Miller, 1995)에서는 비행에 대한 태도 자아존중감, 전통적 가치 수용 정도 등이 높을수록 친구비행의 행동을 수용함으로써 그들의 영향을 받을 가능성이 높아진다고 주장하고 있다.

Thornberry(1987)는 사회 유대의 결핍이 비행친구와의 교제를 통해 청소년 비행에 영향을 준다는 모델을 제시하였다. 이성식(2007)의 연구에서 비행친구와의 접촉이 청소년 비행의 가장 중요한 요인으로 나타났다. 반면, Keenan et al.(1995)은 부모의 감독, 혹은 훈육, 애정적 관계가 이후의 심각한 비행을 예언하는 데 있어 비행친구와의 상호작용 효과는 없었다고 보고한 바 있다. Vitaro, Bredngen & Tremblay(2000)의 연구에서도 비행에 대한 부모감독과 비행친구의 주효과가 유의미 하였을 뿐, 상호작용 효과는 없는 것으로 나타났다.

한편 많은 연구들에서 청소년 비행과 비행친구와의 접촉에 대한 영향력은 청소년의 성에 따라 다르게 나타난다는 것이 시사되고 있다. 비행친구와 비행행동의 성차를 보고한 연구에서는 일반적으로 남학생이 여학생보다 비행친구도 많고 비행도 많이 한다고 하며, 비행친구가 남학생들의 비행에 대한 위험요인인데 비해 여학생들의 비행에는 영향을 미치지 않는다고 보고하였다(Mears, Ploeger & Warr, 1998). 이와 반대로 비행친구와 비행의 관계가 남학생들보다 여학생들에게서 높게 나타났음을 보고한 연구 결과들도 있다(Schulenberg, Maggs, Dielman, Leech, Kloska, & Shope, 1999; Svensson, 2003). Schulenberg와 동료들(1999)의 청소년 패널조사 결과, 음주하는 친구를 둔 여학생의 경우 비행이 높게 나타난다고 보고한 반면 남학생은 유의한 차이가 없는 것으로 나타났다. 그리고 비행친구와 비행의 관계에 성차가 없음을 보고한 연구들도 있다(Hartjen et al., 2003; Fergusson, Vitaro, Wanner, & Brendgen, 2007). 따라서 본 연구에서 청소년의 성에 따라 긴장요인이 비행친구요인을 매개할 때 어떠한 영향을 미치는가 알아볼 필요가 있다(송지영 등, 2010에서 재인용).

3 연구모형 및 변수 정의

3.1 연구 대상

본 연구의 대상자는 한국청소년정책연구원에서 전국의 중학교 2학년을 대상으로 2003년부터 2008년까지 추적조사한 **1차년도~5차년도 한국청소년패널조사**(Korea Youth Panel Survey: KYPS)를 사용하였다. 한국청소년패널조사는 당해 연도 교육통계연보 등을 표본틀로 하여 층화다단계집락표집(Stratified Multi-Stage Cluster Sampling)의 방법으로 표본추출(Sampling)하여 3,449명의 청소년 및 부모들을 구조화된 설문지에 근거하여 면접조사(청소년대상조사)와 전화조사(부모대상조사)를 실시하여 수집되었다.
(◎ 1. 연구 데이터 가져오기, 2. 공공부문 패널 데이터 현황)

횡단적 구조모형 분석에는 1차년도 자료가 사용되었으며, 잠재성장모델링에는 1차년도~5차년도 자료가 사용되었다. <표 3-1>과 같이, 연구 대상 청소년은 남녀 같은 비율을 차지하였으며, 부모의 교육수준은 아버지의 경우 고등학교 졸업이 43.8%, 대학교 졸업이 37,3%, 어머니의 경우 고등학교 졸업이 57.8%, 대학교 졸업이 23.3%로 나타났다. 또한 아버지의 직업은 사무 종사자 23.2%, 장치, 기계조작 및 조립 종사자 15.3%, 판매 종사자 14.7%이며, 어머니의 직업은 기타(무직, 가정주부 등) 50.2%, 판매 종사자 16.7%, 서비스 종사자 10.5% 등의 순으로 나타났다. 한편, 가구의 경제수준은 101만 원~200만 원 30.2%, 201만 원~300만 원 27.1%, 301만 원~400만 원 13.2%의 순으로 나타났다. 따라서 2003년 당시 교육수준과 직업, 경제수준을 고려하였을 때 본 연구 대상 가정은 중하류층으로 볼 수 있다. (◎ 3. 연구 데이터 구조방정식 자료로 변환하기)

<표 3-1> **연구 대상 청소년(1차년도: 2003년)의 사회인구학적 변인**

(N=3,449)

변인	빈도 (%)	변인	빈도 (%)
성별		경제수준	
남	1,725(50.0)	100만 원 이하	308(8.9)
여	1,724(50.0)	101만 원~200만 원	1,042(30.2)
아버지 교육수준		201만 원~300만 원	935(27.1)
중학교 이하	403(11.9)	301만 원~400만 원	454(13.2)
고등학교 졸업	1,481(43.8)	401만 원~500만 원	29.3(8.5)
대학교 졸업	1,260(37.3)	501만 원 이상	417(12.1)
대학원 이상	236(7.0)		
어머니 교육수준		어머니 직업	
중학교 이하	577(17.2)	의회의원, 고위임원, 관리자	34(1.0)
고등학교 졸업	1,942(57.8)	전문가	159(4.7)
대학교 졸업	781(23.3)	기술공 및 준전문가	41(1.2)
대학원 이상	57(1.7)	사무 종사자	232(6.8)
아버지 직업		서비스 종사자	357(10.5)
의회의원, 고위임원, 관리자	168(5.0)	판매 종사자	566(16.7)
전문가	255(7.6)	농업, 임업, 어업, 숙련 종사자	34(1.0)
기술공 및 준전문가	62(1.8)	기능원, 관련기능 종사자	33(1.0)
사무 종사자	781(23.2)	장치, 기계조작, 조립 종사자	192(5.7)
서비스 종사자	205(6.1)	단순노무자	43(1.3)
판매 종사자	494(14.7)	기타(무직, 가정주부 등)	1,703(50.2)
농업, 임업, 어업, 숙련 종사자	132(3.9)		
기능원, 관련기능 종사자	483(14.4)		
장치, 기계조작, 조립 종사자	515(15.3)		
단순노무자	115(3.4)		
기타(군인, 무직 등)	155(4.6)		

(◐ 4. 연구 대상 자료의 사회인구학적 변인 분석)

3.2 연구모형 및 연구문제

1) 연구모형

본 연구에서 제안한 연구모형은 앞의 이론에서 고찰한 일반긴장모형을 토대로 청소년 비행의 관련 요인을 분석하기 위하여 횡단적 긴장모형(Cross-Sectional Korean GST: CKGST)과 잠재성장곡선 긴장모형(Latent Growth Curve Korean GST: LGKGST)을 제시하였다.

연구모형

[그림 3-1] 제안 연구모형 1(횡단적 긴장모형)

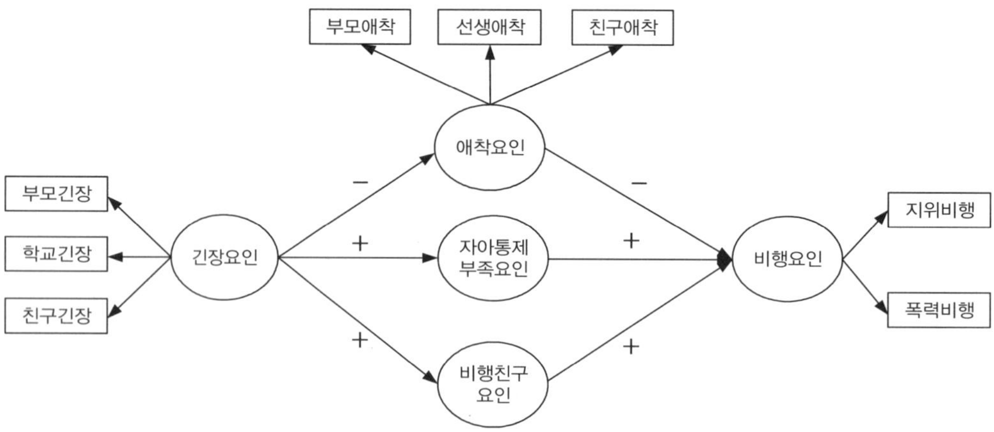

[그림 3-2] 제안 연구모형 2(공변량 잠재성장 긴장모형)

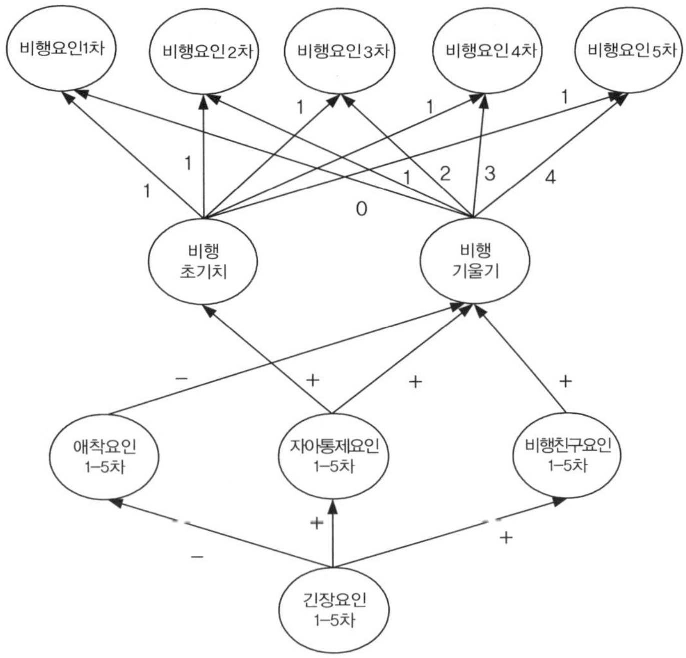

[그림 3-3] 제안 연구모형 3(잠재성장곡선 간 인과모형)

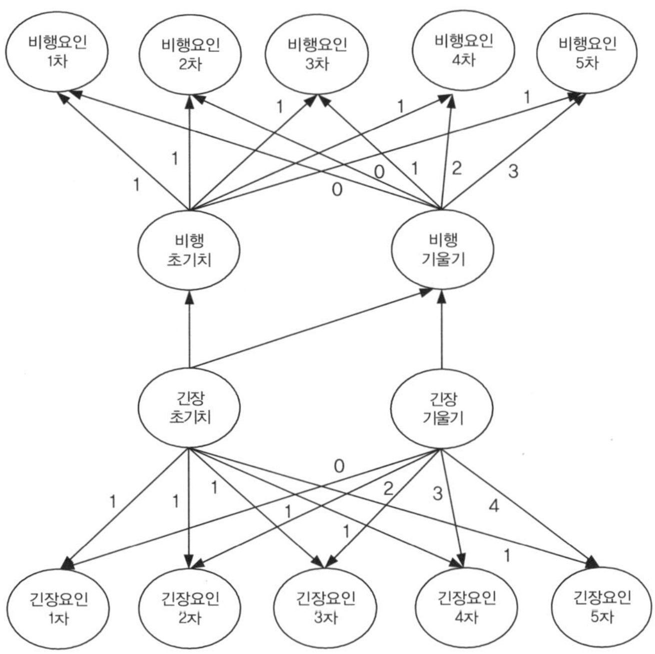

2) 연구문제

본 연구에서는 구조방정식을 이용하여 청소년 비행에 영향을 주는 요인을 분석하기 위해 다음과 같이 연구문제를 설정하였다.

[연구문제 1] 독립변수인 긴장요인은 애착요인, 자아통제부족요인, 비행친구요인을 매개하여 청소년 비행에 미치는 경로는 어떠한가?

[연구문제 2] 성별 청소년 비행에 미치는 경로는 어떠한가?

[연구문제 3] 청소년 비행은 시간의 흐름에 따라 어떻게 변화하는가?

[연구문제 4] 청소년 비행의 변화와 청소년 긴장의 변화에 대한 인과관계는 어떠한가?

[연구문제 5] 청소년 비행의 변화와 관련이 있는 요인은 무엇인가?

4 측정 도구

본 연구모델에서 사용된 종속변수는 비행요인(지위비행, 폭력비행)으로 하였으며, 독립변수는 긴장요인(부모긴장, 친구긴장, 학교긴장)으로 하였고 매개변수로는 애착요인(부모애착, 친구애착, 선생애착), 자아통제부족요인, 비행친구요인을 포함하였다. 제안 연구모델에 사용된 변수의 정의는 다음과 같다.

4.1 종속변수

청소년 비행(Delinquency)은 정의나 개념을 살펴보면 청소년 비행을 지위비행과 폭력비행 등으로 구분하고 있다(Sandders, 1981; 노성호 1993; 김선남, 1994; 김경식 등, 2007). 특히, 지위비행은 청소년이라는 사회적 지위에 걸맞지 않는 행동으로 가출, 무단결석, 음주, 흡연 등을 포함하고 있다. 또한 청소년 비행을 지위비행과 폭력비행으로 구분하지 않고 통합하여 정의하고 있기도 하다(Mazerolle and Maahs, 2000; Morash and Moon, 2007).

본 연구의 종속변수로는 폭력비행 변수가 정규성에서 크게 벗어나 다변량 정규성의 조건을 만족하는 지위비행 변수를 사용하였다. 지위비행은 '담배피우기', '술마시기', '무단결석하기', '가출하기'의 네 문항으로 측정하였으며, 1차년도 지위비행의 Cronbach's alpha는 0.59이었다. 폭력비행은 '심하게 때리기', '패싸움하기', '돈이나 물건 뺏기', '돈이나 물건 훔치기', '협박하기', '성폭행이나 성희롱하기'의 여섯 문항으로 측정하였으며, 1차년도 폭력비행의 Cronbach's alpha는 0.592이었다(표 3-2 참조).

비행요인 구성개념의 관측변수(설문 항목의 수)를 조정하기 위하여 **이론적 근거를 바탕으로 한 항목 합산을 실시**하였다. 선행연구자가 제시한 비행 하위요인인 지위비행과 폭력비행 요인의 항목 합산은 각각 항목에서 '예(코드 2)'로 응답한 count한 값을 이용하였다. 그리고 비행 전체의 1차년도 Cronbach's alpha는 0.683으로 나타났다.
(◐ 5. 비행요인 항목 합산 방법)

<표 3-2> **종속변수(지위비행)의 연차별 크론바하 알파값**

연차	1차년도		2차년도		3차년도		4차년도		5차년도	
	Alpha	Alpha1	Alpha	Alpha1	Alpha	Alpha1	Alpha	Alpha1	Alpha	Alpha1
지위비행	.545	.582	.574	.620	.541	.601	.536	.601	.505	.538
폭력비행	.592	.586	.647	.645	.579	.586	.530	.532	.509	.516
전체비행	.683	.697	.693	.731	.605	.684	.575	.651	.520	.609

Alpha: Cronbach's Alpha, Alpha1: Cronbach's Alpha Based on Standized items

4.2 독립변수

본 연구에서의 청소년 비행에 미치는 긴장(Strain)요인으로 가정긴장, 학교긴장, 친구긴장의 3가지를 이용하였다.

가정긴장은 '부모님이 서로에게 욕설을 한다', '부모님이 상대방을 때린다', '부모님으로부터 심한 욕설을 자주 듣는다', '부모님에게 심하게 맞는다'의 네 문항을 측정하였으며, 1차년도 가정긴장의 Cronbach's alpha는 0.783이었다. 가정긴장변수는 5점 리커트 척도(Likert Scale)로 측정된 각 항목의 합의 평균값을 사용하였다.

학교긴장은 '학교 교칙이나 규정을 적응하기 어렵다', '학교 공부에 흥미도 없고 따라가기 어렵다', '선생님들과 사이가 좋지 못한 편이다'의 세 문항을 측정하였으며, 1차년도 학교긴장의 Cronbach's alpha는 0.637이었다. 학교긴장변수는 측정된 각 항목의 합의 평균값을 사용하였다. 친구긴장은 '급우들과 사이가 좋지 못한 편이다', '학교의 친구들이 많지만 자주 외로움을 느낀다'의 두 문항을 측정하였으며, 1차년도 친구긴장의 Cronbach's alpha는 0.509이었다.

친구긴장변수는 측정된 각 항목의 합의 평균값을 사용하였다. 그리고 긴장 전체의 1차년도 Cronbach's alpha는 0.735로 신뢰도가 높게 나타났으며, 전체긴장변수는 측정된 모든 **긴장항목의 합의 평균값을 사용**하였다(표 3-3 참조).

(➲ 6. 긴장요인 항목 합산 방법)

<표 3-3> 매개변수(긴장)의 연차별 크론바하 알파값

연차	1차년도		2차년도		3차년도		4차년도		5차년도	
	Alpha	Alpha1	Alpha	Alpha1	Alpha	Alpha1	Alpha	Alpha1	Alpha	Alpha1
가정긴장	.783	.787	.859	.861	.798	.807	.856	.859	.865	.868
학교긴장	.637	.637	.690	.690	.710	.711	.759	.760	.760	.760
친구긴장	.509	.524	.421	,436	.485	.504	.503	.528	.449	.470
전체긴장	.735	.738	.775	.775	.753	.762	.785	.792	.797	.803

Alpha: Cronbach's Alpha, Alpha1: Cronbach's Alpha Based on Standized items

4.3 매개변수

본 연구에서의 청소년 비행에 미치는 애착(Attachment)요인으로 부모애착, 친구애착, 선생애착의 3가지를 이용하였다.

부모애착은 '부모님과 많은 시간을 보내려고 노력한다', '부모님은 늘 사랑과 애정을 보이신다', '부모님과 나는 서로 잘 이해하는 편이다', '부모님과 무엇이든 허물없이 이야기하는 편이다', '내 생각이나 밖에서 있었던 일들을 부모님께 자주 이야기한다', '부모님과 대화를 자주 나누는 편이다'의 여섯 문항을 측정하였으며, 1차년도 부모애착의 Cronbach's alpha는 .859이었다. 부모애착변수는 5점 리커트 척도로 측정된 각 항목의 합의 평균값을 사용하였다.

친구애착은 '매우 친한 친구와 오랫동안 지내고 싶다', '매우 친한 친구와 함께 있으면 즐겁다', '매우 친한 친구와 같은 생각과 감정을 가지려고 노력하는 편이다', '매우 친한 친구와 고민을 솔직히 이야기 하는 편이다'의 네 문항을 측정하였으며, 1차년도 친구애착의 Cronbach's alpha는 .759이었다. 친구애착변수는 측정된 각 항목의 합의 평균값을 사용하였다.

선생애착은 '선생님께 내 고민을 털어놓고 이야기 할 수 있다', '선생님은 나에게 사랑과 관심을 보여주신다', '나는 장래에 선생님과 같은 사람이 되고 싶다'의 세 문항을 측정하였으며, 1차년도 선생애착의 Cronbach's alpha는 .702이었다. 선생애착변수는 측정된 각 항목의 합의 평균값을 사용하였다. 애착 전체의 1차년도 Cronbach's alpha는 .787로 신뢰도가 높게 나타났으며, 전체애착변수는 측정된 모든 애착 항목의 합의 평균값을 사용하였다(표 3-4 참조).

<표 3-4> 매개변수(애착)의 연차별 크론바하 알파값

연차	1차년도		2차년도		3차년도		4차년도		5차년도	
	Alpha	Alpha1	Alpha	Alpha1	Alpha	Alpha1	Alpha	Alpha1	Alpha	Alpha1
부모애착	.859	.860	.882	.882	.882	.883	.891	.892	.896	.896
친구애착	.759	.782	.829	.840	.824	.838	.819	.833	.822	.837
선생애착	.702	.704	.725	.727	.734	.735	.782	.784	.798	.799
전체애착	.787	.788	.803	.806	.798	.804	.800	.803	.817	.821

Alpha: Cronbach's Alpha, Alpha1: Cronbach's Alpha Based on Standized items

본 연구에서의 청소년 비행에 영향을 미치는 비행친구(Delinquent Peers)요인으로 술, 담배, 폭력의 3가지를 이용하였다.

비행친구는 '술을 마신 적이 있는 친구 수', '담배를 피운 적이 있는 친구 수', '다른 사람을 심하게 때린 적이 있는 친구 수'의 세 문항을 측정하였으며, 1차년도 비행친구의 Cronbach's alpha는 .711이었다. 비행친구변수는 측정된 각 항목의 값이 1명 이상인 경우 1명으로 환산하여 각 항목의 합을 사용하였다(표 3-5 참조).

<표 3-5> **비행친구의 연차별 크론바하 알파값**

연차	1차년도		2차년도		3차년도		4차년도		5차년도	
	Alpha	Alpha1	Alpha	Alpha1	Alpha	Alpha1	Alpha	Alpha1	Alpha	Alpha1
비행친구	.711	.727	.836	.869	.714	.740	.702	.748	.668	.673

Alpha: Cronbach's Alpha, Alpha1: Cronbach's Alpha Based on Standized items

본 연구에서의 청소년 비행에 미치는 자아통제부족(Low Self Control)요인으로 (Grasmick et al., 1993)이 제안한 위험한 일의 선호, 신체적 활동의 선호, 위험한 행동, 급한 성미 중 3가지를 이용하였다.

자아통제부족은 '위험한 활동을 즐기는 편이다', '사람을 놀리거나 괴롭히는 일이 재미있다', '화가 나면 물불을 가리지 않는다'의 세 문항을 측정하였으며, 1차년도 자아통제부족의 Cronbach's alpha는 .569이었다(표 3-6 참조). 자아통제변수는 5점 리커트 척도로 측정된 각 항목의 합의 평균값을 사용하였다.

<표 3-6> **자아통제부족의 연차별 크론바하 알파값**

연차	1차년도		2차년도		3차년도		4차년도		5차년도	
	Alpha	Alpha1	Alpha	Alpha1	Alpha	Alpha1	Alpha	Alpha1	Alpha	Alpha1
자아통제	.569	.571	.630	.631	.610	.612	.623	.625	.617	.619

Alpha: Cronbach's Alpha, Alpha1: Cronbach's Alpha Based on Standized items

본 연구에 포함된 요인별 측정 도구의 문항명, 문항수, 내적 신뢰도 계수와 점수범위를 요약하면 <표 3-7>과 같다. (◎ 7. 점수범위 산출)

<표 3-7> 각 요인별 문항명, 점수범위 및 내적 신뢰도 계수

변수	요인(변수명)	문항명	문항수	점수범위	신뢰도	전체 신뢰도
독립변수	자아통제					
	자아통제부족 (DA1_TOT)	q34a3w1～q34a5w1	3	1～5	.569	.569
매개변수	긴장					.735
	가정긴장 (F_ST1)	q33a12w1～q33a15w1	4	1～5	.783	
	학교긴장 (S_ST1)	q10a05w1, q10a06w1 q10a09w1	3	0～5	.637	
	친구긴장 (P_ST1)	q10a08w1, q35a7w1	2	.5～5	.509	
	긴장전체 (ST1_TOT)	q33a12w1～q35a7w1	9	.67～4.67		
	애착					.787
	부모애착 (F_AT1)	q33a01w1～q33a06w1	6	1～5	.859	
	친구애착 (P_AT1)	q36b1w1～q36b4w1	4	1～5	.759	
	선생애착 (T_AT1)	q35a04w1～q35a06w1	3	1～5	.702	
	애착전체 (AT1_TOT)	q33a01w1～q35a06w1	12	1～5		
	비행친구					
	비행친구 (S_DP1)	q36e1w1, q36e2w1, q36e4w1,	3	0～3	.711	.711
종속변수	비행					.683
	지위비행 (S_DE1)	q37a01w1～q37a04w1	4	0～4	.545	
	폭력비행 (A_DE1)	q37a06w1～q37a09w1, q37a12w1, q37a14w1	6	0～6	.592	

(◎ 8. 연구모형에 사용되는 변수변환)

5 자료분석 방법

본 연구는 긴장이 애착, 자아통제부족, 비행친구를 매개하여 비행에 미치는 영향력을 검증하는 것으로 본 연구의 가설검증은 구조방정식모형(Structural Equation Modeling: SEM)을 사용하였다. 구조방정식모형 분석의 기본과정은 이론적인 배경하에서 측정변수를 통한 잠재요인을 발견하고 잠재요인 간 인과관계의 가설을 설정하는 것이다. 따라서 구조방정식모형은 다수의 변수 사이에서 존재할 것으로 예상되는 여러 가지 복합적 인과관계를 동시에 관찰할 수 있다는 측면에서 매우 유용한 가설검증 도구이다. 본 연구의 분석 도구로 사용된 프로그램은 SPSS 19.0과 Amos 20.0을 사용하였다.

구조방정식모형에서는 **결측자료(Missing Data)와 비정규성(Non-Normality)은 추정의 문제를 야기할 수 있다. 따라서 관찰된 변인의 모든 정보를 활용하여 결측자료의 특성을 고려하는 완전정보최대우도법(Full Information Maximum Likelihood: FIML)**을 사용하였다. 특히, FIML은 무작위결측(Missing At Random: MAR)의 가정이 엄격히 충족되지 않는 경우에도 불편추정치(Unbiased Estimate)를 확인할 수 있다고 보고(Muthen, Kaplan, and Hollis, 1987; Arbuckle, 1996)하고, 표본의 크기가 충분이 클 경우 다중삽입(Multiple Imputation) 방식에 못지 않는 추정효율성을 갖는다고 보고(Schafer and Olsen, 1998)하고 있다(이상균, 2009 재인용). 자료의 **다변량 정규성의 검증**은 모든 변수의 왜도가 절대값 3 미만, 첨도가 10 미만일 경우 변수들의 분포가 정규성에서 크게 벗어나지 않는다고 볼 수 있다(Kline, 2005).

(➲ 10. 다변량 정규성 검증, ➲ 11. Amos에서 결측치 해결법, ➲ 12. Amos에서 이상치 해결법)

따라서 본 연구에서는 정규성을 크게 벗어난 요인은 제외하고 분석하였다. 구조방정식모형의 인증(Model Identification)은 제안된 연구모형이 가치 있는 모형으로 받아들여질 수 있는지 여부를 평가하는 것이다. 구조방정식에서의 모형의 적합성 평가는 공분산 구조모형이 가정에 얼마나 적합한지를 살펴보는 절차라고 할 수 있다. 본 연구의 구조방정식의 모형의 적합성 평가는 <표 3-8>과 같이 기본적으로 절대적합지수(Absolute Fit Measures), 증분적합지수(Incremental Fit Measures), 간명부합지수(Parsimonious

Fit Measures) 등을 이용하였다. (➲ 9. 구조방정식모형 인증 방법)

<표 3-8> 모형의 적합도 지수 및 판단 기준

	부합지수	최적모형 부합치
절대적합지수 (Absolute Fit Measures)	χ^2	p-값이 .05 이상이면 양호
	Q(χ^2/df)	≤2(양호), ≤3 or 5(보통)
	GFI(Goodness Fit Index)	≥0.9(양호)
	AGFI(Adjusted Goodness Fit Index)	≥0.9(양호)
	RMR(Root Mean Squared Residual)	≤0.05(양호)
	RMSEA(Root Mean Squared Error of Approximation)	≤0.05(매우 양호), ≤0.08(양호), ≤0.1(보통)
증분적합지수 (Incremental Fit Measures)	NFI(Normed Fit Index))	≥0.9(양호)
	TLI(Tucker-Lewis Index) 또는 NNFI	≥0.9(양호)
	CFI(Comparative Fit Index)	≥0.9(양호)
간명적합지수 (Parsimonious Fit Measures)	PGFI(Parsimonious Goodness Fit Index)	높을수록 양호
	PNFI(Parsimonious Normed Fit Index)	높을수록 양호
	AIC(Akaike Information Criteria)	낮을수록 양호

6 제안 연구모델의 적합도 검증

제안 연구모형이 이론적인 배경하에 측정변수를 통한 잠재요인을 발견하고 요인 간의 인과관계의 가설이 적합하게 설정되었는지를 검토하기 위하여 전체적인 구조방정식모형이 적합한지를 판단한다. 본 연구의 실험 데이터를 적용한 제안 연구모델의 검증 결과 모든 적합도 평가지수가 판단지수에 미치지 못하였다. 제안 연구모델의 적합도가 낮을 경우 변수 간의 새로운 경로를 발견함으로써 수정 연구모델을 개발할 수 있다. 대부분의 기존 연구에서 새로운 경로의 발견은 단순하게 모델의 적합도를 증가시켜주기 위한 수정지수(Modification Indices: MI)를 사용하거나 다중회귀분석을 이용하여 각 변수 간의 관계를 검증하여 새로운 변수를 선정하고 있다. 특히, 다중회귀분석은 변수 간의 상관관계가 높은 변수를 우선적으로 회귀모델에 투입하여 경로 간의 인과관계를 검증하여 모델을 찾는 방법으로 상관관계가 높은 변수를 모델에 투입하면 모델의 적합도를 나타내는 결정계수가 높아진다. 본 연구에서는 이론적 배경하에 수정지수와 요인 간의 상관관계 분석을 통하여 새로운 경로를 발견하였다. 수정지수와 상관분석 결과 긴장요인의 관측변수 간에 MI가 높고 강한 정(+)적 상관관계를 보여 관측변수 간의 공분산 인과관계 모형을 설정2)하였으며, 정규성 가정에서 벗어난 폭력비행 변수를 제거하였다. 그리고 긴장요인이 비행요인에 직접적인 영향이 있다는 이론적인 배경과 실험 데이터에서 잠재변수인 긴장요인과 비행요인은 강한 정(+)적 상관관계를 보여 직접적인 경로를 연결하여 수정모형을 제시하였다. <표 3-9>와 같이 수정 연구모델의 대부분의 적합도가 제안 연구모델보다 평가지수가 높은 것으로 나타나 수정 연구모델을 적합한 모델로 판단할 수 있다. (◆ 13. 상관관계 분석, ◆ 14. 제안 연구모형의 적합도 인증 평가)

<표 3-9> 제안 연구모델의 모형 인증 평가

모델	x^2	df	NFI	TLI	CFI	RMSEA
제안 연구모델	772.518	31	.840	.717	.845	.083
수정 연구모델	393.239	20	.896*	.775	.900**	.074*

*: 보통(증분적합지수(NFI, TLI, CFI)의 적합도는 .9 이상이면 양호함으로 본고에서는 .85 이상이면 보통으로 평가하였음), **: 양호

2) 관측오차들끼리 상관(공분산)을 갖도록 자유모수를 추가하면 대부분 모델 적합도는 높아지지만, 이로 인해 이론적 타당성의 증가보다는 단순히 표본에 내재해 있는 우연성을 반영하는 경우가 많으므로 이론적 근거가 없다면 정당화하기가 어렵다(배병렬, 2011). 본고에서는 관측오차의 상관에 대한 이론적 타당성은 이론적 배경하에 상관관계가 높고 수정지수가 높은 관측변수의 오차 간에 공분산을 가지는 것으로 설정하였다.

7 분석 결과

7.1 신뢰성 및 타당성 분석

1) 신뢰성 분석

본 연구에서 사용하고 있는 개념은 응답자들의 주관적인 평가에 의해 측정되는 가설적 개념이라고 할 수 있다. 따라서 이들 개념들이 얼마나 신뢰성 있게 측정되었는가의 여부에 대한 검증이 필요하다. 신뢰성(Reliability)은 측정한 다변량 변수 사이의 일관된 정도로 측정 결과에 오차가 들어 있지 않은 정도를 의미한다. 즉, 신뢰성은 동일한 개념에 대하여 반복적으로 측정하였을 때 나타나는 측정값들의 분산의 정도를 의미한다. 신뢰성의 정도 즉, 신뢰도를 측정하는 방법에는 재측정 신뢰도(Test-Retest Reliability), 반분신뢰도(Split-Half Reliability), 문항분석(Item-Total Correlation), 내적 일관성(Internal Consistency Reliability) 등 여러 가지 방법이 있는데 본 연구의 신뢰성 분석에서는 내적 일관성을 측정하는 Chronbach's Alpha[3])를 사용하였다.

본 연구에 포함된 요인별 측정 도구의 문항명, 문항수, 내적 신뢰도 계수와 점수범위를 요약하면 <표 3-10>과 같다.

(◎ 15. 신뢰성 분석)

---

3) 일반적으로 문항 전체 수준은 알파계수가 0.5 이상, 개별 문항 수준인 경우 0.9 이상 정도면 신뢰성이 높고, 사회과학에서는 0.5 이상이면 신뢰성이 있다고 보고 있다.

<표 3-10> 요인별 신뢰도(1차년도)

변수	요인(변수명)		문항명	문항수	점수범위	신뢰도	전체 신뢰도
독립 변수	자아통제						
		자아통제부족 (DA1_TOT)	q34a3w1～q34a5w1	3	1～5	.569	.569
매개 변수	긴장						
		가정긴장 (F_ST1)	q33a12w1～q33a15w1	4	1～5	.783	.735
		학교긴장 (S_ST1)	q10a05w1, q10a06w1 q10a09w1	3	0～5	.637	
		친구긴장 (P_ST1)	q10a08w1, q35a7w1	2	.5～5	.509	
		긴장전체 (ST1_TOT)	q33a12w1～q35a7w1	9	.67～4.67		
	애착						
		부모애착 (F_AT1)	q33a01w1～q33a06w1	6	1～5	.859	.787
		친구애착 (P_AT1)	q36b1w1～q36b4w1	4	1～5	.759	
		선생애착 (T_AT1)	q35a04w1～q35a06w1	3	1～5	.702	
		애착전체 (AT1_TOT)	q33a01w1～q35a06w1	12	1～5		
	비행친구						
		비행친구 (S_DP1)	q36e1w1, q36e2w1, q36e4w1,	3	0～3	.711	.711
종속 변수	비행						
		지위비행 (S_DE1)	q37a01w1～q37a04w1	4	0～4	.545	.683
		폭력비행 (A_DE1)	q37a06w1～q37a09w1, q37a12w1, q37a14w1	6	0～6	.592	

2) 타당성 분석

타당성(Validity)은 측정하고자 하는 개념이나 속성을 정확히 측정하였는가를 나타내는 개념으로 탐색적 요인분석이나 확인적 요인분석을 통하여 검증할 수 있다. 특히, 확인적 요인분석은 관측변수와 잠재변수 간의 요인부하량을 측정할 수 있고, 모델의 전반적인 적합도를 평가할 수 있기 때문에 구성개념 타당도(Construct Validity)를 측정하는 데 유용하게 사용되고 있다.

구성개념 타당도는 구성개념이 관측변수에 의해 얼마나 잘 측정되었는지를 나타내는 것으로 집중타당성, 판별타당성, 법칙타당성 등으로 구분한다. 집중타당성은 수렴타당성이라고도 하며 요인부하량(Factor Loading)[4], AVE(Average Variance Extracted: 평균분산추출)[5], 개념신뢰도(Construct Reliability)[6]로 검증할 수 있다(배병렬, 2011; 우종필, 2012).

판별타당성[7]은 개념적으로 유사하거나 상관관계가 높은 잠재변수 간의 차별성을 검증하는 것이다. 잠재변수를 측정하는 관측변수들의 일치성 정도를 나타낸다. 법칙타당성[8]은 이론적 배경을 바탕으로 하나의 구성개념이 다른 구성개념을 어느 정도 예측하는지에 대한 정도를 나타낸다. 본 연구에서 사용된 구성개념은 선행연구에서 요인(잠재변수)과 요인에 따른 항목(관측변수)들이 이미 지정된 상태이기 때문에 확인적 요인분석[9]을 실시하였다.

---

4) Amos에서 요인부하량은 확인적 요인분석 결과에서 표준화된 요인부하량(Standardized Regression Weights: 표준화계수)과 C.R.값으로 검증하며, 모든 경로의 요인부하량(표준화계수)이 0.5 이상, C.R.>±1.965가 되어야 집중타당성이 있다.

5) AVE(분산추출지수)는 표준화된 요인부하량의 제곱한 값들의 합을 표준화된 요인부하량의 제곱의 합과 오차분산의 합으로 나눈 것(AVE=(Σ(요인부하량^2)/[(Σ요인부하량^2)+(오차분산의합)])으로 0.5 이상이면 집중타당도가 있는 것으로 간주한다.

6) 개념신뢰도는 표준화된 요인부하량의 합의 제곱을 표준화된 요인부하량의 합의 제곱과 오차분산의 합으로 나눈 것(개념신뢰도=(Σ요인부하량)^2/[(Σ요인부하량)^2+(오차분산의 합)])으로 0.7 이상이면 집중타당도가 있는 것으로 간주한다.

7) 판별타당도는 AVE(분산추출지수)>ϕ^2(잠재변수 간 상관계수의 제곱), [$\phi \pm 2 \times$S.E.]가 1.0을 포함는지 여부, 비제약모델 & 제약모델간의 χ^2 차이로 검증할 수 있다.

8) 두 구성개념 간 관계를 정(+)의 방향으로 예측했는데 실제로 잠재변수 간의 관계가 부(−)의 방향이나 정(+)의 방향이라도 통계적으로 유의하지 않다면 법칙타당성은 없는 것이다.

9) 탐색적 요인분석은 선행연구를 통한 이론적 배경이나 논리적 근거 대신 데이터가 보여주는 결과 자체를 보여주는 이론 생성 과정에 가까운 귀납적인 방법인 반면, 확인적 요인분석은 이론적 배경을 바탕으로 개념 간의 예측을 목적으로 하는 연역적인 방법이다.

본 연구에 포함된 1차년도 **요인별 타당도**는 <표 3-11>과 같다.

<표 3-11> 요인별 타당도(1차년도)

요인(관측변수명)	측정항목	요인부하량			AVE	개념 신뢰도
		표준적재치	오차	C.R.		
긴장						
가정긴장	q33a12	0.656	0.715	-	0.473	0.781
	q33a13	0.676	0.482	31.033		
	q33a14	0.768	0.377	33.190		
	q33a15	0.671	0.577	30.876		
학교긴장	q10a05	0.569	0.733	-	0.364	0.630
	q10a06	0.568	0.721	21.531		
	q10a09	0.671	0.465	22.630		
친구긴장	q10a08	0.808	0.225	-	0.424	0.575
	q35a7	0.439	0.923	13.997		
자아통제부족	q34a3	0.629	0.753	-	0.275	0.529
	q34a4	0.56	0.716	14.624		
	q34a5	0.48	1.014	14.911		
애착						
부모애착	q33a01	0.691	0.471		0.502	0.858
	q33a02	0.641	0.51	33.664		
	q33a03	0.721	0.464	37.415		
	q33a04	0.723	0.56	37.538		
	q33a05	0.701	0.648	36.531		
	q33a06	0.794	0.377	40.584		
친구애착	q36b1	0.78	0.211		0.540	0.817
	q36b2	0.887	0.103	41.774		
	q36b3	0.545	0.615	30.454		
	q36b4	0.535	0.758	29.87		
선생애착	q35a04	0.573	0.664		0.437	0.695
	q35a05	0.8	0.357	24.289		
	q35a06	0.638	0.754	25.307		
비행친구	q36e1	0.726	0.096		0.870	0.951
	q36e2	0.832	0.048	24.753		
	q36e4	0.496	0.075	24.258		
비행						
지위비행	q37a01	0.655	0.066		0.787	0.935
	q37a02	0.527	0.153	21.048		
	q37a03	0.402	0.039	17.437		
	q37a04	0.447	0.031	18.887		
폭력비행	q37a06	0.563	0.056		0.852	0.969
	q37a07	0.442	0.041	18.416		
	q37a08	0.614	0.032	22.25		
	q37a09	0.385	0.055	16.628		
	q37a12	0.432	0.033	18.095		
	q37a14	0.201	0.003	9.497		

AVE = (Σ(요인부하량²)/[(Σ요인부하량²)+(오차분산의 합)])

개념신뢰도 = (Σ요인부하량)²/[(Σ요인부하량)²+(오차분산의 합)]

(음영) = 부분판별타당성

<표 3-11>의 분석 결과 친구긴장요인과 자아통제요인은 요인부하량과 AVE에서 부분판별타당성이 있고, 폭력비행요인에는 요인부하량에서 부분판별타당성이 있어 일부 항목(q37a7, q34a5, q37a09, q37a14)은 연구모형에서 제외하고 분석하였다. (◎ 16. 타당성 분석)

한편, 구조방정식모형에서 교차타당성에 대한 논의가 활발해지고 있다. 교차타당성(Cross-Validation)은 같은 모집단에서 추출한 두 표본에서 동일한 분석 결과를 얻을 수 있는지 여부를 판단하는 것이다. 즉, 교차타당성은 같은 모형을 두 개 이상의 다른 자료로 추정하여 추정치의 안정성이나 일관성을 검증하는 것을 말한다.

본 연구에서 **교차타당성을 검증**하기 위하여 연구 자료의 60%(n=2069명)를 무작위 표집하여 모형추정표본으로 나머지 40%(n=1380명)를 타당화표본으로 간주하여 교차타당성을 검증하였다. 먼저, 추정집단과 타당화집단 간 요인부하량 동질성을 알아보기 위해, 모형의 요인구조 추정집단과 타당화집단 간에 요인부하량이 같은 것으로 동치 제약을 한 결과, 모형의 적합지수가 $\Delta\chi^2=9.865$로 변화되었고, 통계적으로 유의하지 않은 것으로 나타났다. 따라서 청소년 비행의 설문지와 같은 측정 도구에 대한 요인부하량의 동일성에 문제가 없음을 보여준다(표 3-12 참조). 다음으로, 두 집단 간에 공분산이 같은 것으로 동치 제약을 한 결과, 모형의 적합지수가 $\Delta\chi^2=49.485$로 변화되었고, 통계적으로 유의한 것으로 나타났다. 공분산 제약은 제약모델과 유의한 차이가 나지만 구조방정식모델로 전환했을 때 가설에 해당하는 인과관계로 변환되기 때문에 차이가 난다고 해서 크게 문제가 되지 않는다(우종필, 2012)[10]. (표 3-12 참조)
(◎ 17. 교차타당성 검증)

<표 3-12> 청소년 비행요인 측정모형의 교차타당성 분석 결과

Model	χ^2	df	NFI	CFI	RMSEA	TLI	$\Delta(df)\chi^2$	Sig.
비제약	670.330	54	.859	.868	.058	.771		
요인부하량 제약	680.196	59	.857	.867	.055	.752	(5)9.865	유의하지 않음
공분산 제약	719.916	69	.849	.860	.052	.777	(15)49.585	유의함
요인부하량, 공분산, 오차분산 제약	762.806	77	.840	.853	.051	.790	(23)92.475	유의함

10) 측정동일성의 보다 자세한 해석은 '우종필(2012). 구조방정식모델 개념과 이해. p 415-423'을 참조하기 바란다.

7.2 주요 변인의 기초 통계 및 상관관계

1) 주요 변인들의 기술통계치

신뢰성 및 타당성 검증을 통하여 본 연구의 연구모형에 사용되는 최종 종속변수, 독립변수, 매개변수 주요 변인들에 대한 다변량 정규성을 확인한 결과 대부분의 변인에서 왜도가 절대값 3 미만, 첨도의 절대값이 10 미만으로 다변량 정규성의 조건을 만족하는 것으로 나타났으나, 폭력비행의 경우 모든 차수에서 정규성의 기준을 만족하지 못하는 것으로 나타났다. 따라서 본 연구의 구조방정식 연구모형에서는 다변량 정규성을 기본적으로 가정하고 있기 때문에 종속변수인 비행요인은 폭력비행요인은 제외하고 지위비행요인만 사용하였다.

중학교 2학년부터 고등학교 3학년까지 흡연, 음주, 가출, 무단결석 등의 지위비행의 평균점수는 고등학교 진학 이후 점차적으로 증가하는 추세를 보이고 있고, 변량(표준편차) 또한 측정 시점에 따라 점차 증가하고 있다. 이는 중학교 때보다 고등학교로 접어들면서 지위비행의 경험수준이 개인 간에 상당한 차이를 보이고 있음을 의미한다. 따라서 지위비행과 관련 요인들이 측정 시점에 따라 어떠한 성장궤적을 가지는지 확인할 필요가 있다(표 3-13).

<표 3-13> 주요 변인(요인)의 기술통계치

변수명	사례수	결측치	평균	표준편차	왜도	첨도
가정긴장1차	3443	6	1.79	0.79	1.148	1.255
학교긴장1차	3449	-	1.89	0.76	0.826	0.701
친구긴장1차	3449	-	1.58	0.81	1.250	1.444
긴장전체1차	3443	6	1.80	0.58	0.879	0.867
가정긴장2차	2973	476	1.79	0.75	1.034	0.709
학교긴장2차	3188	261	1.82	0.77	0.759	0.457
친구긴장2차	3188	261	1.56	0.77	1.125	1.238
긴장전체2차	3172	277	1.79	0.61	0.736	0.219
가정긴장3차	3124	325	1.69	0.69	1.087	1.006
학교긴장3차	3125	324	1.83	0.76	0.833	0.580
친구긴장3차	3125	324	1.51	0.75	1.356	1.914
긴장전체3차	3124	325	1.72	0.54	0.752	0.396
가정긴장4차	3120	329	1.72	0.76	1.132	1.167
학교긴장4차	3121	328	1.89	0.79	0.745	0.322
친구긴장4차	3121	328	1.55	0.75	1.197	1.169

변수명	사례수	결측치	평균	표준편차	왜도	첨도
긴장전체4차	3120	329	1.76	0.58	0.757	0.352
가정긴장5차	2958	491	1.69	0.77	1.111	0.796
학교긴장5차	2914	535	1.67	0.75	1.014	0.838
친구긴장5차	2914	535	1.47	0.73	1.583	2.600
긴장전체5차	2905	544	1.66	0.58	0.841	0.279
부모애착1차	3445	4	3.34	0.78	-.213	-.015
선생애착1차	3445	4	2.46	0.82	-.157	-.126
친구애착1차	3436	13	4.05	0.65	-.550	0.626
애착전체1차	3428	21	3.36	0.52	-.087	-.185
부모애착2차	3177	272	3.42	0.76	-.179	0.124
선생애착2차	3179	270	2.61	0.82	0.001	-.149
친구애착2차	3176	273	4.16	0.67	-.581	0.420
애착전체2차	3156	293	3.46	0.51	-.100	0.366
부모애착3차	3118	331	3.43	0.73	-.181	0.210
선생애착3차	3084	365	2.63	0.81	0.009	-.146
친구애착3차	3108	341	4.24	0.63	-.769	1.217
애착전체3차	3061	388	3.50	0.49	-.103	0.576
부모애착4차	3120	329	3.46	0.75	-.234	0.119
선생애착4차	3077	372	2.64	0.87	0.054	-.269
친구애착4차	3119	330	4.23	0.63	-.526	0.165
애착전체4차	3075	374	3.51	0.50	-.031	0.158
부모애착5차	2958	491	3.51	0.77	-.174	-.014
선생애착5차	2905	544	2.61	0.90	0.010	-.438
친구애착5차	2955	494	4.27	0.62	-.558	0.081
애착전체5차	2904	545	3.54	0.52	0.000	-.011
자아통제1차	3449	-	2.44	0.88	0.321	-.108
자아통제2차	3187	262	2.46	0.90	0.351	-.105
자아통제3차	3122	327	2.44	0.86	0.241	-.269
자아통제4차	3121	328	2.42	0.86	0.271	-.230
자아통제5차	2958	491	2.40	0.87	0.301	-.216
비행친구1차	3340	109	0.57	0.92	1.442	0.830
비행친구2차	3149	300	0.55	0.94	1.517	0.975
비행친구3차	3112	337	0.71	0.94	0.983	-.300
비행친구4차	3117	332	0.79	0.93	0.791	-.622
비행친구5차	2957	492	0.85	0.91	0.625	-.816
지위비행1차	3449	-	0.53	0.84	1.730	2.890
지위비행2차	3188	261	0.49	0.83	1.945	3.863
지위비행3차	3125	324	0.57	0.84	1.660	2.749
지위비행4차	3121	328	0.67	0.86	1.389	1.893
지위비행5차	2958	491	0.80	0.88	1.041	0.764
폭력비행1차	3449	-	0.24	0.64	3.107	10.265
폭력비행2차	3188	261	0.12	0.48	4.673	24.176
폭력비행3차	3125	324	0.07	0.34	6.589	51.105
폭력비행4차	3121	328	0.72	1.00	2.026	6.121
폭력비행5차	2958	491	0.04	0.24	7.788	68.606

2) 주요 변인 간 상관관계 분석

횡단적 구조모형과 잠재성장구조모형의 분석을 위해 중학교 2학년부터 고등학교 3학년까지 5개년도에 걸친 주요 변인의 상관관계를 살펴보면 <표 3-14>와 같다. 연차별 지위비행은 대부분의 변수와 상관관계가 있는 것으로 나타났으나, 친구긴장은 상관관계가 낮거나 없는 것으로 나타났다. 부모애착과 선생애착은 비행에 부(−)적인 상관관계가 있는 것으로 나타났으나, 친구애착은 비행에 정(+)적인 상관관계가 있는 것으로 나타났다. 결국 부모애착, 선생애착이 높을수록 지위비행이 낮고, 친구긴장, 학교긴장, 자아통제부족, 비행친구가 많을수록 지위비행이 높은 것으로 해석된다.

<표 3-14> 주요 변인(요인)의 상관관계

	F_ST1	S_ST1	P_ST1	F_AT1	T_AT1	P_AT1	S_DP1	DA1_TOT	S_DE1	S_DE2	S_DE3	S_DE4	S_DE5
F_ST1	1												
S_ST1	.250**	1											
P_ST1	.161**	.388**	1										
F_AT1	-.298**	-.231**	-.152**	1									
T_AT1	-.067**	-.230**	-.025	.252**	1								
P_AT1	-.039*	-.022	-.121**	.160**	.068**	1							
S_DP1	.143**	.198**	-.026	-.112**	-.131**	.083**	1						
DA1_TOT	.205**	.245**	.033	-.147**	-.093**	.025	.217**	1					
S_DE1	.203**	.295**	.034*	-.180**	-.142**	.102**	.507**	.255**	1				
S_DE2	.152**	.246**	.030	-.139**	-.132**	.095**	.393**	.220**	.537**	1			
S_DE3	.155**	.223**	.058**	-.137**	-.117**	.040*	.272**	.204**	.402**	.504**	1		
S_DE4	.125**	.193**	.015	-.125**	-.115**	.044*	.242**	.190**	.362**	.476**	.562**	1	
S_DE5	.124**	.166**	-.012	-.131**	-.086**	.056**	.204**	.199**	.296**	.365**	.454**	.562**	1

** $p<.01$, * $p<.05$

7.3 구조방정식모형 분석

1) 횡단적 긴장 구조모형 분석

연구문제인 청소년 비행에 영향을 미치는 경로를 알아보기 위해 구조모형 분석을 실시하였다. 우선 [연구문제 1]을 위해 각 변인들에 대한 수정 연구모형의 적합도 지수를 살펴본 결과 절대부합지수인 RMSEA(.074, 90% 신뢰구간 .067~.080)와 상대적 적합지수인 NFI(.896), CFI(.900), TLI(.775)로 산출됨으로써, TLI를 제외한 적합도에서 보통의 적합도를 나타내었다.

한편, 모수에 대한 추정치를 분석하여 가설을 검증하는 것은 비표준화계수(B)와 기각률(C.R.)을 살펴보았고, 모형의 효과성 분석은 표준화계수(β)를 통하여 검증하였다. 이를 구체적으로 살펴보면 외생변수인 긴장요인은 내생변수인 애작요인(B=−.805, β=−.610)에 부(−)적인 영향을 미쳤으며, 내생변수인 자아통제부족요인(B=.940, β=.424), 비행친구요인(B=.864, β=.370), 비행요인(B=.687, β=.307)에 정(+)적인 영향을 미치는 것으로 나타났다. 내생변수인 비행친구요인은 비행요인(B=.356, β=.396)에 정(+)적인 영향을 미치는 것으로 나타났다. 그러나 내생변수인 애착요인과 자아통제부족요인은 내생변수인 비행요인에 영향을 주지 않는 것으로 나타났다(표 3-15, 그림 3-4 참조).

<표 3-15> **수정 연구모형(횡단적 긴장모형)의 변수 간 경로계수**

(N=3449)

	B	β	S.E.	C.R.	P
긴장요인(ξ_1) → 애착요인(η_1)	−.805	−.610	.066	−12.186	***
긴장요인(ξ_1) → 자아통제부족요인(η_2)	.940	.424	.076	12.392	***
긴장요인(ξ_1) → 비행친구요인(η_3)	.864	.370	.073	11.771	***
긴장요인(ξ_1) → 비행요인(η_4)	.687	.307	.112	6.139	***
애착요인(η_1) → 비행요인(η_4)	.031	.019	.057	.534	.593
자아통제부족요인(η_2) → 비행요인(η_4)	.030	.031	.018	1.613	.107
비행친구요인(η_3) → 비행요인(η_4)	.356	.396	.112	6.139	***

*** $p<.001$

(◎ 18. 구조모형 분석)

[그림 3-4] 수정 연구모형(횡단적 긴장모형)의 경로계수

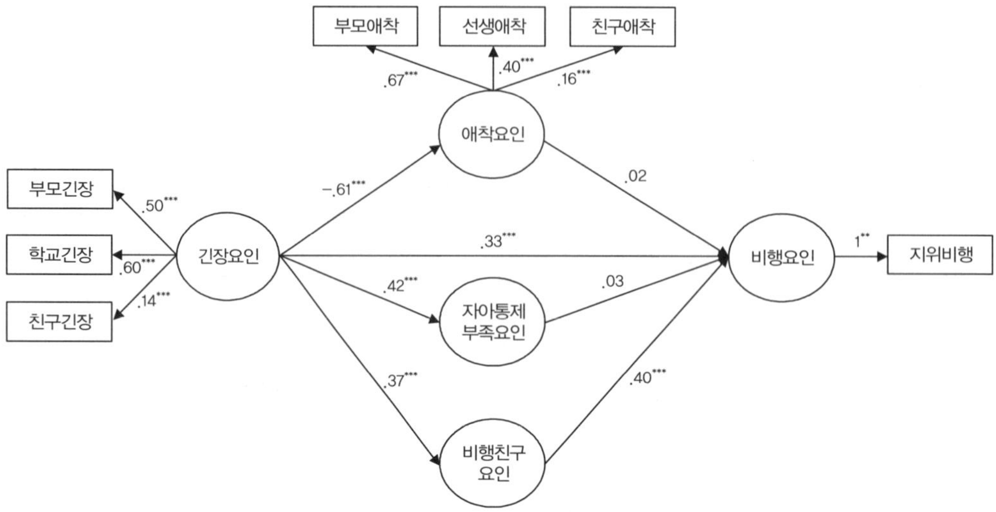

수정 연구모델에 가설이 검증된 실제 경로계수를 적용한 구조방정식모델은 다음과 같다.

$$\eta_1 = -.61\xi_1$$

$$\eta_2 = .42\xi_1$$

$$\eta_3 = .37\xi_1$$

$$\eta_4 = .33\xi_1$$

$$\eta_4 = .37\xi_1 + .40\eta_3$$

여기서, η_1 =애착요인, η_2 =자아통제부족요인, η_3 =비행친구요인,
η_4 =비행요인, ξ_1 =긴장요인

위 구조방정식은 내생변수(종속변수)에 영향을 많이 미치는 외생변수(독립변수)를 쉽게 판단할 수 있다. 즉, 비행에 가장 영향을 많이 미치는 변수는 긴장요인과 비행친구요인이며, 긴장은 비행친구를 매개하여 비행에 영향을 미치는 것으로 분석할 수 있다. 따라서 긴장요인과 비행요인 간에 비행친구요인의 매개효과를 살펴볼 필요가 있다. 그 결과 긴장요인은 비행친구요인을 부분매개(Partial Mediation)하여 비행요인에 대한 직접적인 영향이 조금 감소된 것으로(β=0.32 → β=0.21) 나타났다. 간접효과의 유

의성 검증을 위한 Sobel Test 결과 유의한 것으로 나타났다(표 3-16 참조).
(◎ 19. 매개(간접)효과 분석, ◎ 20. 매개(간접)효과의 유의성 검증)

<표 3-16> 긴장요인과 비행요인의 인과적 효과

(N=3449)

	인과적 효과(β)		
	직접효과	간접효과[1]	총효과
긴장요인 →비행요인	.210	.106***	.316

[1] Sobel Test, *** p<.001

[연구문제 2]에서는 남녀 두 집단 간 경로의 크기가 서로 유의한 차이가 있는지를 분석하기 위하여 **성별 다중집단분석**을 실시하였다(그림 3-5 참조). 남자 집단이 여자 집단보다 긴장요인이 자아통제부족요인에 더 강한 정(+)적 영향을 주는 것으로 나타났으며, 여자 집단은 남자 집단보다 비행친구요인을 매개하여 비행에 더 강한 정(+)적 영향을 주는 것으로 나타났다. (◎ 21. 성별 다중집단 구조모형 분석)

[그림 3-5] 성별 다중집단 구조방정식모델

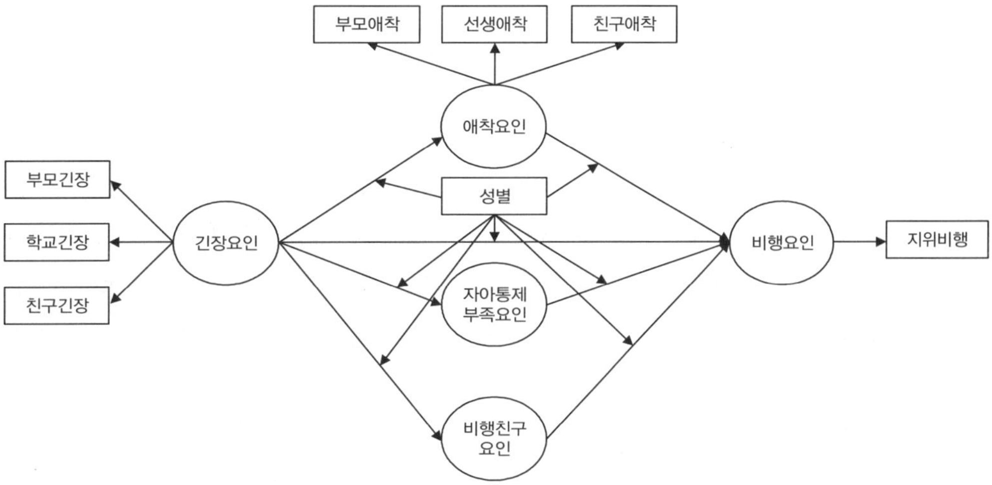

<표 3-17> 청소년 비행요인의 성별 다중집단 구조방정식모델

경로	남자 집단		여자 집단		경로차이 C.R.	유의성
	β	C.R.	β	C.R.		
긴장 → 애착(b1_1 → b1_2)	-.391	-7.073	-.772	-10.303	-1.148	유의하지 않음
긴장 → 자아통제부족(b2_1 → b2_2)	.470	7.839	.426	10.113	-2.117	유의함
긴장 → 비행친구(b3_1 → b3_2)	.399	7.641	.370	9.428	-1.865	유의하지 않음
긴장 → 비행(b7_1 → b7_2)	.286	3.984	.410	3.894	.735	유의하지 않음
애착 → 비행(b4_1 → b4_2)	.040	-1.200	.118	1.339	1.593	유의하지 않음
자아통제부족 → 비행(b5_1 → b5_2)	.041	1.251	.040	1.570	.139	유의하지 않음
비행친구 → 비행(b6_1 → b6_2)	.338	11.794	.434	18.414	4.30	유의함

8 잠재성장곡선모형

8.1 서론

청소년기 발달 산물에 대한 종단자료를 통해 안정성과 변화율을 모두 고려하여 분석 할 수 있는 잠재성장곡선모형(Latent Growth Curve Model)은 성장과 변화를 고려하지 못하는 전통적인 분석 방법의 한계를 극복해줄 수 있다는 점에 권장된다(duncan and raudenbush, 1999; Dekovic, buist and Reitz, 2004). 비행행동의 성장궤적을 잠재성장모형에 기반하여 확인한 선행연구의 대부분은 시간이 지남에 따라 비행행동이 점차 증가하는 추세를 보이고 있다고 보고한다(이상균, 2008; stanger, achenbach and verhulst, 1997; bongers, koot, van der ende, and verhulst, 2003; dekovic et al., 2004). 그러나 우리나라 청소년의 경우 비행행동의 성장궤적에 대해서는 다소 엇갈린 연구결과가 보고되고 있다(이상균, 2009에서 재인용).

따라서 [연구문제 3]은 청소년 비행은 시간의 흐름에 따라 어떠한 성장궤적을 가지고 있으며, 개인 간 비행의 시간별 변화 유형에 어떤 차이가 있는지를 확인해볼 필요가 있다. [연구문제 4]는 청소년 비행의 변화와 청소년 긴장의 변화에 대한 인과관계를 알아보기 위하여 두 잠재성장모형의 관련성을 확인할 수 있는 인과적 잠재성장모형을 구성하여 청소년기에 경험한 긴장요인의 변화가 비행요인의 변화에 어떠한 영향을 미치는지를 확인하고자 하였다. [연구문제 5]는 청소년 비행의 변화와 관련이 있는 요인을 알아보기 위하여 종단적 구조모델이 청소년 비행의 시간별 변화 형태에 미치는 영향을 알아보고자 한다.

8.2 분석 방법

청소년 비행의 시간별 변화 형대와 변화힘수 예측요인은 Amos 20.0의 잠재싱장모형(Latent Growth Model)을 사용하였다. 잠재성장모형은 세 번 또는 그 이상의 종단자료나 패널자료에 대하여 집단 평균 또는 개인에 대한 변화량을 확인하는 연구 방법(Duncan 등, 1999)으로 어떤 변인의 변화경향에 대해 관심을 가질 때 가장 유용하게 사용할 수 있다. 잠재성장모형은 2단계를 거쳐 분석한다(kline, 2005). 첫 번째 단계인 비조건 모델 분석 단계에서는 일정 기간 동안 발달곡선(종속변수 변화 추이)을 측정한 다음, 각 개인의 반복측정치(Repeated Measures) 자료에 적합시켜 평균 발달곡선의 초기치(Intercept)와 변화율(Slope)을 구할 수 있다. 두 번째 단계인 조건 모델 분석 단계에서는 첫 번째 단계에서 얻어진 잠재요인(Latent)인 초기치와 변화율에 미치는 요인을 찾아낼 수 있다.

측정된 동일 개인표본(i=1에서 N)을 시간(t=1에서 T)에 따라 반복 측정한 변수 Y에 대한 변화모델에 대한 잠재성장모형의 방정식은 아래와 같다

$$\mathrm{Y} = \beta_{0i} + \beta_{1i}[t] + \epsilon$$

β_{0i}=개인 i의 초기 상태

β_{1i}=시간 변화에 따른 개인의 변화율

[t]=성장의 모양이나 시간을 나타내는 변수

ϵ=개인 i에 대한 시간 t에서 관찰되지 않는 오차

8.3 연구 결과

1) 주요 요인의 기술통계

연차별 주요 요인의 기술통계 결과는 <표 3-18>과 같다. 폭력비행을 제외한 모든 요인들의 연차별 변인들의 왜도는 절대값 3 미만, 첨도는 절대값 10 미만으로 정규성 가정을 충족하는 것으로 나타나 변수의 분포는 잠재성장모형의 구조방정식을 수행하는데 문제가 없다.

<표 3-18> 연차별 주요 변인(요인)의 기술통계치

변수명	사례수	결측치	평균	표준편차	왜도	첨도
긴장요인1차	3443	6	1.80	0.58	0.879	0.867
긴장요인2차	3172	277	1.79	0.61	0.736	0.219
긴장요인3차	3124	325	1.72	0.54	0.752	0.396
긴장요인4차	3120	329	1.76	0.58	0.757	0.352
긴장요인5차	2905	544	1.66	0.58	0.841	0.279
애착요인1차	3428	21	3.36	0.52	-.087	-.185
애착요인2차	3156	293	3.46	0.51	-.100	0.366
애착요인3차	3061	388	3.50	0.49	-.103	0.576
애착요인4차	3075	374	3.51	0.50	-.031	0.158
애착요인5차	2904	545	3.54	0.52	0.000	-.011
자아통제부족1차	3449	-	2.44	0.88	0.321	-.108
자아통제부족2차	3187	262	2.46	0.90	0.351	-.105
자아통제부족3차	3122	327	2.44	0.86	0.241	-.269
자아통제부족4차	3121	328	2.42	0.86	0.271	-.230
자아통제부족5차	2958	491	2.40	0.87	0.301	-.216
비행친구요인1차	3340	109	0.57	0.92	1.442	0.830
비행친구요인2차	3149	300	0.55	0.94	1.517	0.975
비행친구요인3차	3112	337	0.71	0.94	0.983	-.300

비행친구요인4차	3117	332	0.79	0.93	0.791	-.622
비행친구요인5차	2957	492	0.85	0.91	0.625	-.816
지위비행1차	3449	-	0.53	0.84	1.730	2.890
지위비행2차	3188	261	0.49	0.83	1.945	3.863
지위비행3차	3125	324	0.57	0.84	1.660	2.749
지위비행4차	3121	328	0.67	0.86	1.389	1.893
지위비행5차	2958	491	0.80	0.88	1.041	0.764
폭력비행1차	3449	-	0.24	0.64	3.107	10.265
폭력비행2차	3188	261	0.12	0.48	4.673	24.176
폭력비행3차	3125	324	0.07	0.34	6.589	51.105
폭력비행4차	3121	328	0.72	1.00	2.026	6.121
폭력비행5차	2958	491	0.04	0.24	7.788	68.606

2) 청소년 비행의 시간대별 변화 형태(무조건 모델)

청소년 비행의 시간대별 변화 형태를 알아보기 위하여 비조건 모형을 설정하였다. 즉, 초기치와 변화율을 잠재요인으로 하여 관측 변인이 5년 동안 청소년 비행으로 가는 경로를 각각 설정하였다. 또한, 청소년 비행의 변화에 대한 변화함수를 결정하기 위해 잠재성장모형의 기존 연구(Preacher et al., 2008)에 따라 **여섯 가지 유형의 잠재성장 모형을 검증**하였다(그림 3-6 참고). 잠재성장모형은 시점에 따라 오차항의 변량 동질성 가정에서 자유롭다는 것이 장점이다(Willett and Sayer, 1994), 그럼에도 오차항 변량 동질성(Homoscedasticity of Disturbance Variance)을 확보할 경우, 모형 간명성을 극대화할 수 있다. 오차항 변량이 비동질적일 경우 성장궤적의 비선형성을 감추어버리고 허위적인 모형 적합도를 얻어낼 수 있는 가능성을 최소화할 수 있다(Preacher et al., 2008; 이상균, 2009 재인용). 따라서 **3차년도 변화모형 오차항 변량의 동질성**을 검정하면 χ^2 분포표에서 p=.05, df=4일 때 χ^2=9.49로 $\Delta\chi^2$=48.68로서 '$\Delta\chi^2 > \chi^2$'이면 통계적으로 유의하여 오차항의 동질성에는 문제가 있다. 따라서 본 연구의 잠재성장 구조모형에서는 오차항을 제약하지 않고 모형의 적합도를 적용하였다(표 3-19 참조).

(◎ 22. 3차년도 변화모형 오차항 동질성 검증)

<표 3-19> 3차변화 잠재성장모형의 오차항 동질성 검증

model	χ^2	df	NFI	CFI	RMSEA	TLI	Δ(df)χ^2	Sig.
오차항 비제약모델	153.422	10	.968	.970	.064	.955		
오차항 제약모델	202.106	14	.958	.961	.062	.958	4(48.68)	유의함

연구자는 잠재성장모델링의 유형을 통해 변화율과 변수 사이의 경로계수를 달리 부여해야 한다. 이를 위하여 연구자는 측정시기별 종속변수의 전반적인 추이를 파악해야 한다(평균 등으로 추이를 파악함). 잠재성장모델링은 기존 연구에 따르면 대략 6가지 유형으로 나눌 수 있다.

모형 1인 무변화모델은 초기치만 있고 변화율은 설정하지 않은 것으로 5년간 관측변수의 변화가 유의미하지 않음을 가정한다. 제약모델로 경로계수를 모두 1로 지정한다. 오차분산의 동질성을 가정하지 않고, 초기치의 평균을 살펴본 결과, 청소년 비행의 초기치의 평균은 0.60, 개인 간 분산은 0.33으로 유의미하게 나타났으나 모형의 적합도는 낮았다(그림 3-6의 모형 1 참조).

모형 2인 1요인 자유모델은 무변화모델처럼 초기치 1개 요인만 있는 것으로 2차년도 이후부터 자유롭게 추정하도록 설정하여 다양한 변화를 보다 간명하게 파악하기 위한 모델이다. 무제약모델로 1차년도 경로계수만 1로 제약하고 2주기부터는 지정하지 않는다. 초기치의 평균은 0.52, 분산은 0.24로 유의미하게 나타났으나 모형의 적합도는 낮았다(그림 3-6의 모형 2 참조).

모형 3인 선형 변화모델은 잠재성장모델의 가장 기본형으로 초기치와 변화율 2개의 잠재요인이 있는 것으로 연구자는 잠재요인의 초기치요인의 경로계수를 모두 1로 제약하고, 2주기부터 선형적 변화가 있는 것으로 가정하여 변화율 요인의 경로계수를 (0, 1, 2, 3, 4)로 제약한다. 초기치의 평균은 0.48, 분산은 .43로 유의미하게 나타났고, 변화율의 평균은 .07, 분산은 .03으로 유의미하게 나타났으며 모형의 적합도는 높았다(그림 3-6의 모형 3 참조).

모형 4인 2차년도 변화모델은 선형 변화모델과 요인구조는 같으나 변화율의 경로계수를 선형 변화모델처럼 설정하지 않고 (0,1,1,1,)로 제약한다. 즉, 1주기와 2주기에는 변화가 있으나 3주기부터 변화가 없는 것으로 가정한다. 초기치의 평균은 .57, 분산은 0.35로 유의미하게 나타났고, 변화율의 평균은 −.001, 분산은 .00으로 유의미하지 않았게 나타났으며 모형의 적합도는 낮았다(그림 3-6의 모형 4 참조).

모형 5인 3차년도 변화모델은 선형 변화모델과 요인구조는 같으나 변화율의 경로계수를 선형 변화모델 처럼 설정히지 않고 (0, 0, 1, 2, 3)로 제약한다. 즉, 1주기와 2주기에는 실질적인 변화가 없고 2주기와 5주기 사이에는 변화가 있는 것으로 가정한 모델이다. 초기치의 평균은 .50, 분산은 .39로 유의미하게 나타났고, 변화율의 평균은 .10, 분산은 .05으로 유의미하게 나타났으며 모형의 적합도는 매우 높게 나타났다(그림 3-6의 모형 5 참조).

모형 6인 2요인 자유모수 변화모델은 선형 변화모델과 요인구조는 같으나 변화율의 경로계수를 선형 변화모델처럼 설정하지 않고 (0, 1, , ,4)로 제약한다. 즉, 1주기와 2주기는 (0, 1)로 제약하고 2주기와 5주기 사이에는 자유롭게 변화가 있는 것으로 가정한 모델이다. 5주기는 경로계수는 4로 제약한다. 초기치의 평균은 .47, 분산은 .34로 유의미하게 나타났고, 변화율의 평균은 .07, 분산은 .005로 유의미하지 않게 나타났으며 모형의 적합도는 낮았다(그림 3-6의 모형 6 참조).

(➲ 24. 잠재성장모형 무조건 모형 만들기, ➲ 26. 헤이우드케이스(음오차분산) 제약 방법)

[그림 3-6] 청소년 비행의 잠재성장모델 유형

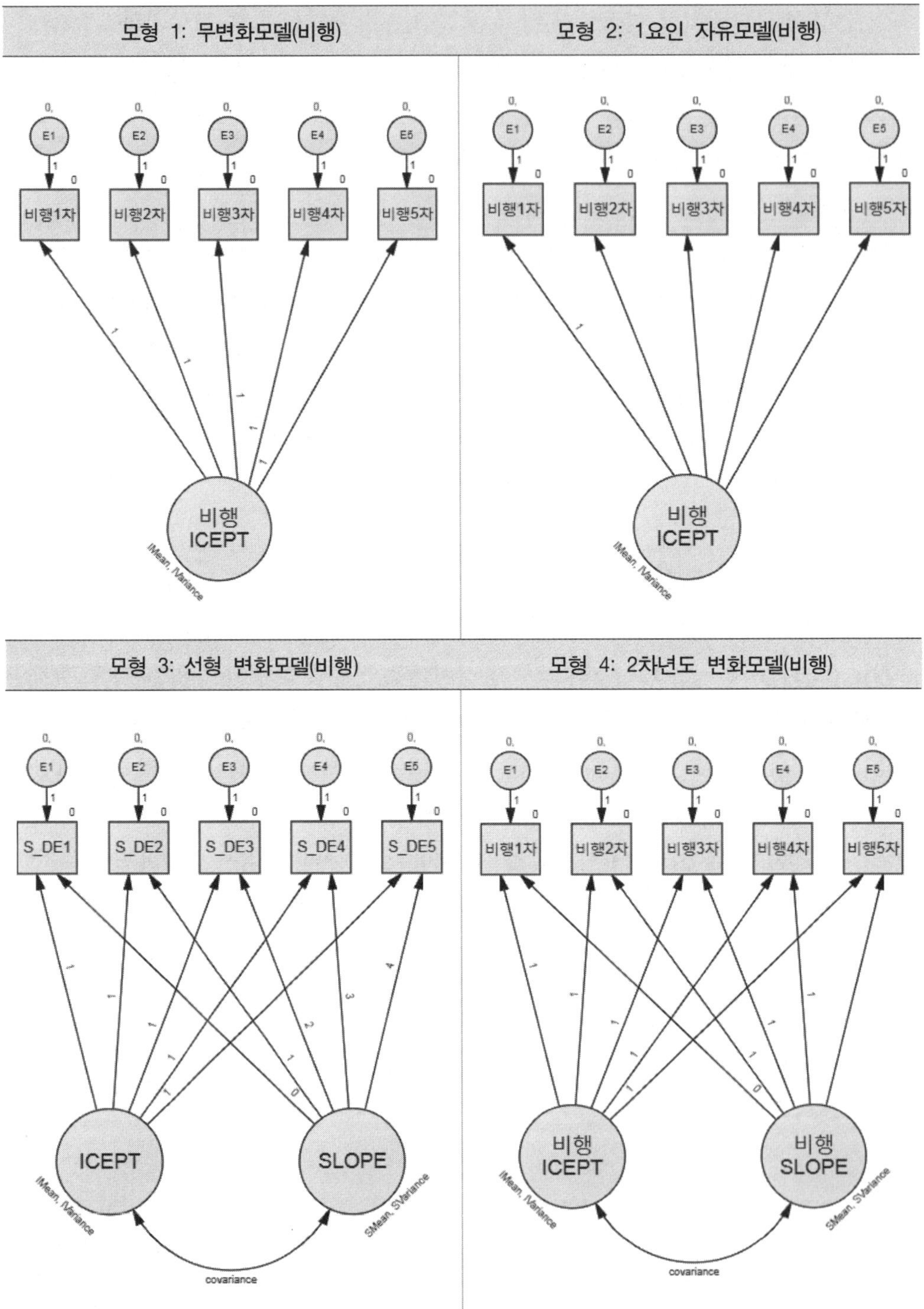

모형 5: 3차년도 변화모델(비행)	모형 6: 2요인 자유모수 변화모델(비행)

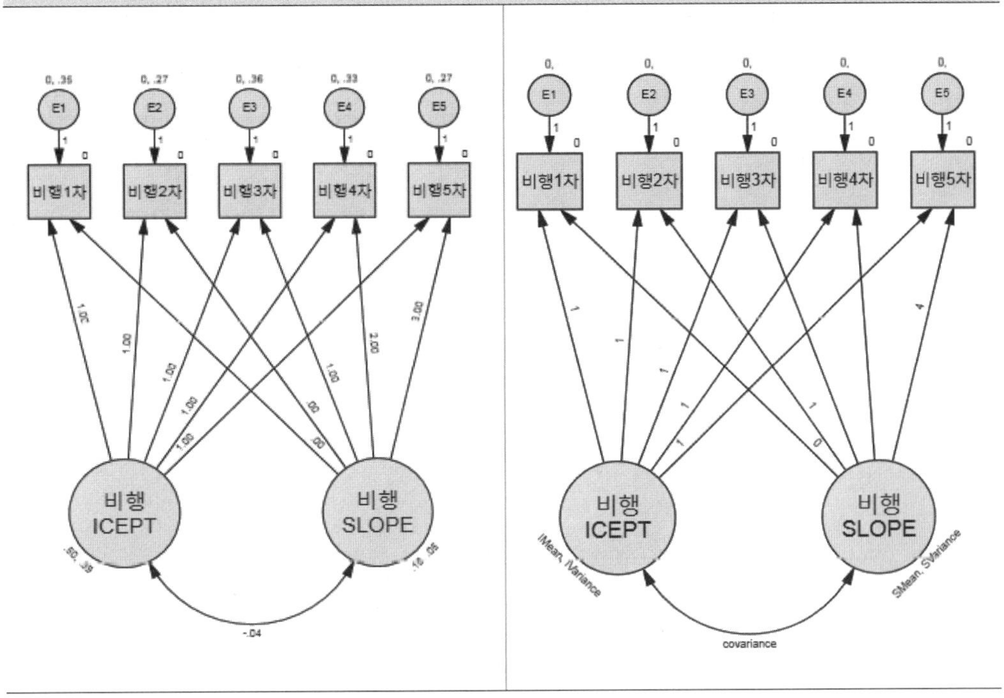

<표 3-20> 청소년 비행의 6가지 잠재성장모형 분석 결과

	χ^2	NFI	TLI	CFI	RMSEA	초기치 평균, 분산	변화율 평균, 분산
제1모형	1041.3	.785	.754	.787	.151	.60***, .34***	
제2모형	676.7	.860	.767	.861	.147	.52***, .24***	
제3모형	217.0	.955***	.936***	.957***	.077**	.48***, .43***	.07***, .03***
제4모형	734.0	.848	.775	.850	.145	.57***, .35***	-.001, .000
제5모형	153.4	.968***	.955***	.970***	.064**	.50***, .39***	.10***, .05***
제6모형	491.2	.898	.833	.900***	.125	.47***, .335***	.07, .005

*** $p<0.01$, ** $p<0.05$

이상의 분석 내용을 정리한 것이 <표 3-20>이며, 이를 통하여 청소년 비행의 시간별 변화 형태를 추적할 수 있는 가장 적합한 잠재성장모형은 3차년도 변화모델이라는 것을 알 수 있다.

3차년도 변화모델에 따르면 청소년 비행은 3차년도부터 꾸준히 증가하였으며, 청소년 비행의 초기치의 평균값은 .50으로 시간이 지남에 따라 해마다 평균 .10씩 증가하였다. 그리고 초기치와 변화율(기울기)의 변량(분산)이 모두 통계적으로 유의미하여 중학교 2학년 때의 비행수준이 개인 간 유의미한 차이를 가지고 있으며, 그 변화율 또한 유의미한 개인 간 차이가 있음을 보여준다. 또한 초기값과 변화율 간의 공분산이 -.04로 1차년도 비행수준이 높을수록 시간이 지남에 따라 비행 증가율이 더디게 진행된다는 것을 알 수 있다. 즉, 초기 비행수준이 높을수록 연도별 선형 증가율이 낮게 예측되고, 초기 비행수준이 낮을수록 연도별 선형 증가율이 높게 예측된다는 것을 알 수 있다[11].

연차별 **청소년 비행행동을 예측하는 식**은 다음과 같다.

(➲ 25. 연차별 청소년 비행행동의 예측식 얻기)

1차년도 비행행동 $= 0.501 + 0.101 \times 0 +$ 오차항 $= 0.501 +$ 오차항

2차년도 비행행동 $= 0.501 + 0.101 \times 0 +$ 오차항 $= 0.501 +$ 오차항

3차년도 비행행동 $= 0.501 + 0.101 \times 1 +$ 오차항 $= 0.600 +$ 오차항

4차년도 비행행동 $= 0.501 + 0.101 \times 2 +$ 오차항 $= 0.700 +$ 오차항

5차년도 비행행동 $= 0.501 + 0.101 \times 3 +$ 오차항 $= 0.799 +$ 오차항

---

11) 공분산과 변화율 해석: 잠재성장모형의 공분산과 변화율의 평균에 대한 해석은 다음과 같다. 본 잠재성장구조모형과 같이 초기치와 변화율의 공분산 관계가 부(−)적이고(-.04) 변화율의 평균이 정(+)적일 때(.10) '1차년도에 비행행동을 많이 하는 학생들이 시간이 지날수록 비행 증가율이 덜하다는 것을 알 수 있다. 즉, 1차년도 비행이 많은 학생은 5차년도 비행이 조금 증가한 반면, 1차년도 비행이 낮은 학생의 경우 5차년도 비행이 크게 증가했다'라고 해석해야 한다. 만약 공분산 관계가 부(−)적이고 변화율이 부(−)적일 때는 '1차년도 비행이 높았던 학생들은 해가 갈수록 변화율이 낮아지고(비행의 감소 속도가 낮고) 1차년도 비행이 낮았던 학생은 해가 갈수록 변화율이 높게(비행의 감소폭이 크게) 나타난다. 즉, 1차년도에 비행이 많은 학생은 5차년도 비행이 조금 낮아진 반면, 1차년도 비행이 낮은 학생의 경우 5차년도 비행이 크게 낮아졌다'로 해석한다. 공분산 관계가 정(+)이고 변화율이 정(+)이면 '1차년도 비행이 많은 학생은 시간이 갈수록 비행 증가율이 가파르다. 즉, 1차년도 비행이 많은 학생은 해가 갈수록 비행의 증가폭이 크게 나타났다'라고 해석한다. 공분산 관계가 정(+)이고 변화율이 부(−)이면 '1차년도 비행이 많은 학생은 시간이 갈수록 비행 감소율이 가파르다. 즉, 1차년도 비행이 많은 학생은 해가 갈수록 비행의 감소폭이 크게 나타났다'라고 해석한다. 강상경의 연구(노년기 외래의료서비스 이용횟수 궤적의 예측요인, 2009)에서 외래이용 초기치 평균은 27.39, 기울기의 평균은 0.391로 유의미하게 나타났으며, 초기치와 기울기가 유의한 부적 상관관계(r=-.044)로 나타나, '초기에 외래이용 서비스를 많이 하는 노인이 그렇지 않은 노인에 비해서 시간이 지남에 따라 상대적으로 외래의료 서비스 이용횟수를 증가시키는 속도가 느리다'라고 해석하고 있다.

한편, **청소년 긴장요인에 대한 잠재성장모형을 분석한 결과 선형 변화모형**에서 적합도가 가장 높은 것으로 나타났다(χ^2=110.721, NFI=.976, TLI=.968, CFI=.978, RMSEA=.054). 청소년 긴장요인의 선형 변화모형에 따르면 청소년 긴장은 5년 동안 감소하였으며, 청소년 긴장의 초기치의 평균값은 1.81로 시간이 지남에 따라 해마다 평균 -.03씩 감소하였으며, 그리고 초기치와 변화율의 변량(분산)이 모두 통계적으로 유의미하여 중학교 2학년 때의 긴장수준이 개인 간 유의미한 차이를 가지고 있으며, 그 변화율 또한 유의미한 개인 간 차이가 있음을 보여준다. 또한 초기값과 변화율 간의 공분산이 -.012로 1차년도 긴장이 높았던 학생들은 해가 갈수록 변화율이 낮아지고 (긴장의 감소 속도가 낮고) 1차년도 긴장이 낮았던 학생은 해가 갈수록 변화율이 높게 (긴장의 감소폭이 크게) 나타난다. 즉, 1차년도에 긴장이 많은 학생은 5차년도 긴장이 조금 낮아진 반면, 1차년도 긴장이 낮은 학생의 경우 5차년도 긴장이 크게 낮아졌다.

청소년 비행과 긴장의 초기치와 변화율의 변량이 유의하여 초기치와 변화율을 설명하는 예측변수의 투입이 가능한 것으로 나타났다.

긴장요인 잠재성장모형(무조건(선형_긴장.amw))

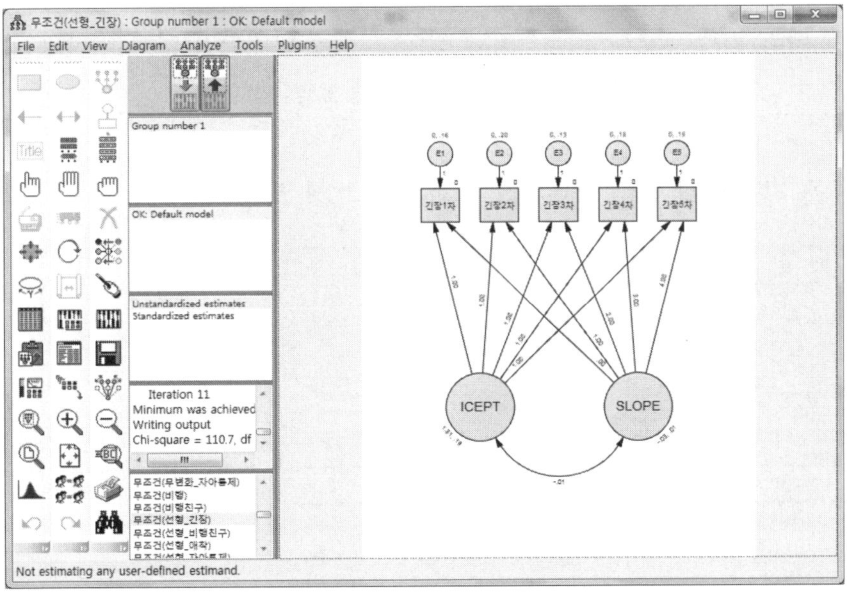

3) 청소년 비행의 변화에 대한 예측요인 분석(조건적 모델)

연구자는 다양한 비조건적 잠재성장모델링 과정을 거쳐 최적모델을 도출한다. 다음 단계에서는 발달 과정에 영향을 미치는 예측변수들(Predictors)을 투입하여 초기치 요인과 변화율 요인에 영향을 미치는 요인을 찾아내는 조건적 잠재성장모델링 과정을 거친다.

가) 공변량 변수를 이용한 비행요인 잠재성장곡선모델

'성별'이라는 공변량(Covariate) 변수가 비행요인의 잠재성장에 미치는 영향을 분석하였다. [그림 3-7]과 같이 남자 청소년의 초기 비행은 여자 청소년보다 낮았으나, 시간이 지날수록 여자 청소년보다 비행이 증가함을 알 수 있다.

성별 공변량 변수를 이용한 비행요인 잠재성장곡선모델은 [그림 3-8]과 같다. 결과에서 Regression Weight를 보면 '성별→ICEPT'와 '성별→SLOPE' 모두 유의한(C.R.>±1.965) 것으로 나타났다. 성별과 ICEPT의 표준화계수가 0.098로 여자의 초기 비행이 더 높을 것을 알 수 있으며, 성별과 SLOPE의 표준화계수가 -0.333으로 여자의 비행 증가가 남자의 비행 증가에 비해 줄어들고 있음을 알 수 있다. 이는 성별(남자, 여자)에 따라 비행의 변화량이 차이가 있다는 것을 의미하며 성별 연차별 비교 그래프와 일치함을 알 수 있다. (◐ 23. 엑셀에서 그래프 작성법)

[그림 3-7] 성별 공변량 변수를 이용한 청소년 비행의 연차별 변화

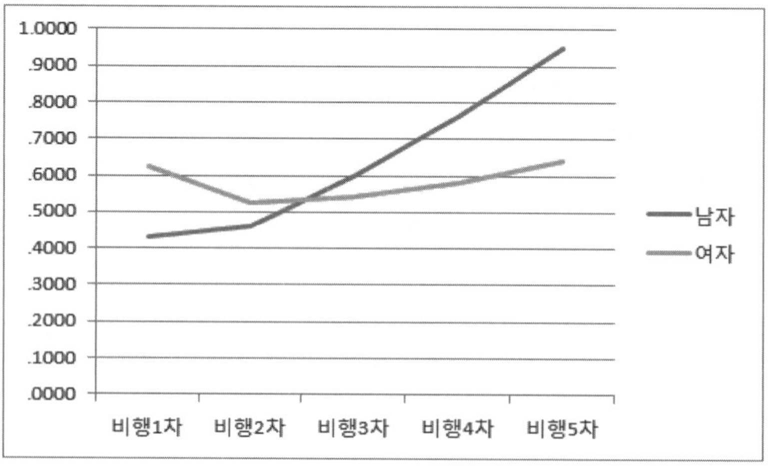

[그림 3-8] 성별 청소년 비행요인 잠재성장모형

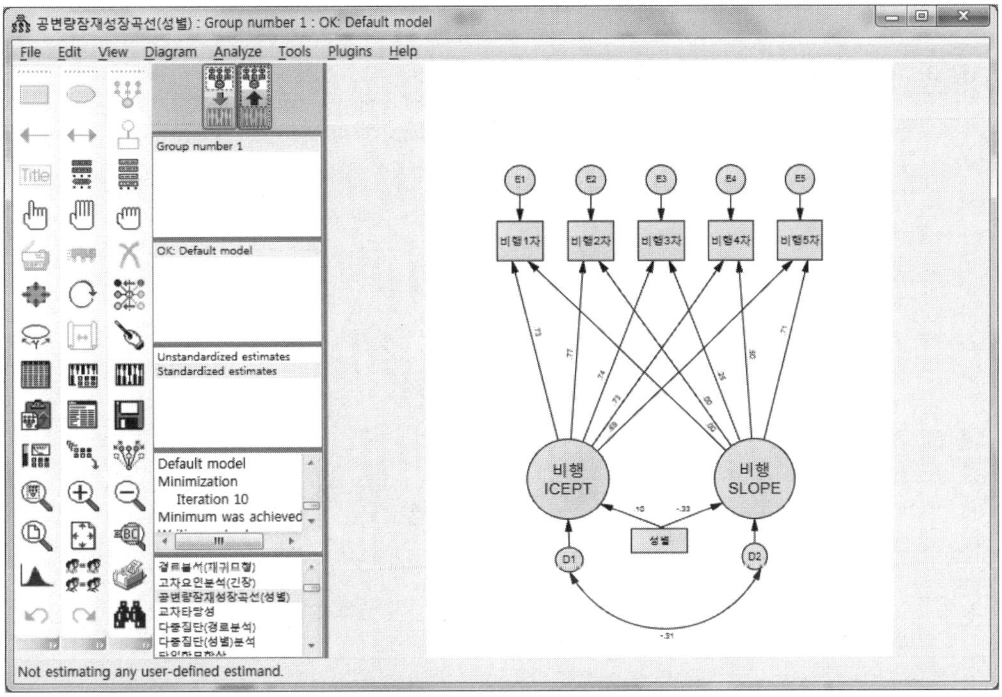

[그림 3-9] 성별 청소년 비행요인 잠재성장모형 결과표

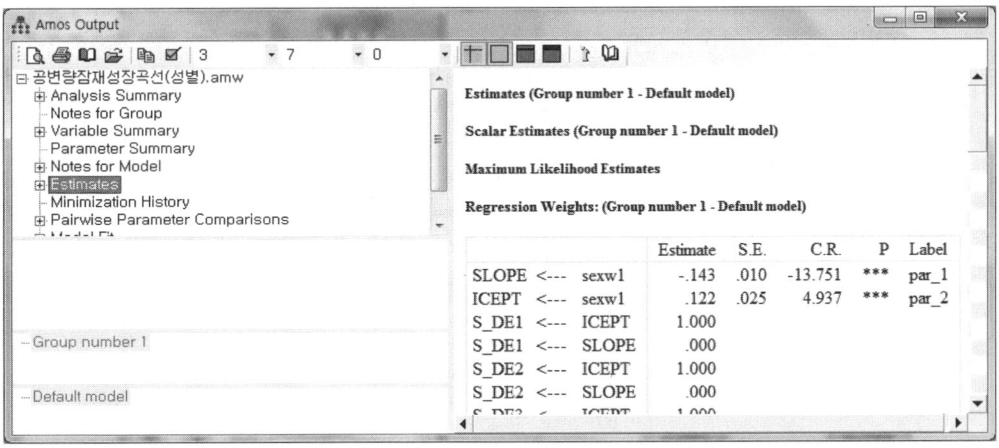

횡단적 구조모형이 비행요인의 잠재성장에 미치는 영향을 분석하였다.

[그림 3-10] 횡단적 구조모형과 비행잠재성장 인과모형

(파일명: 조건(통합모형_1차년도).amw)

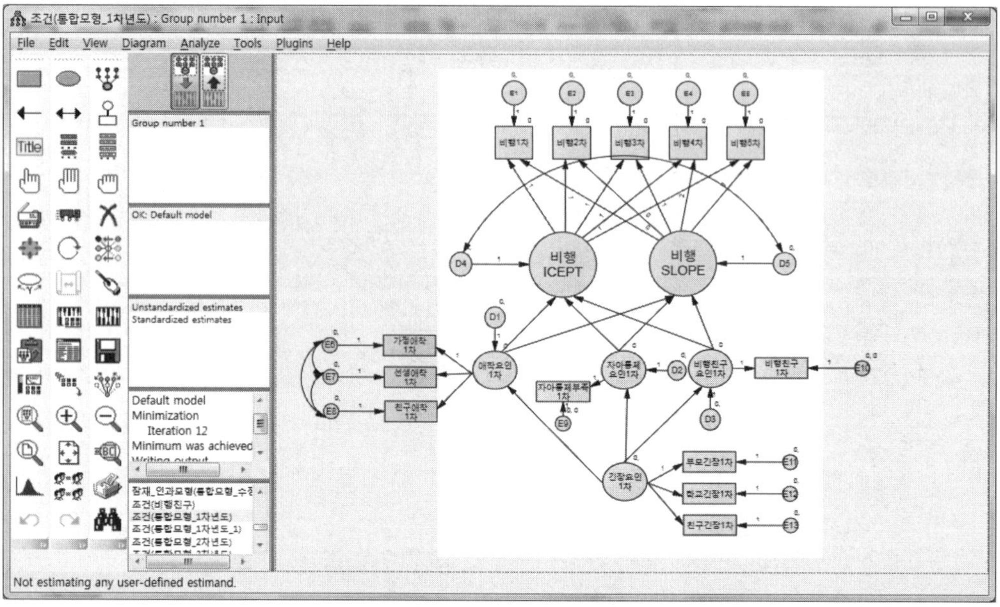

[그림 3-11] 횡단적 구조모형과 비행잠재성장 인과모형 결과표

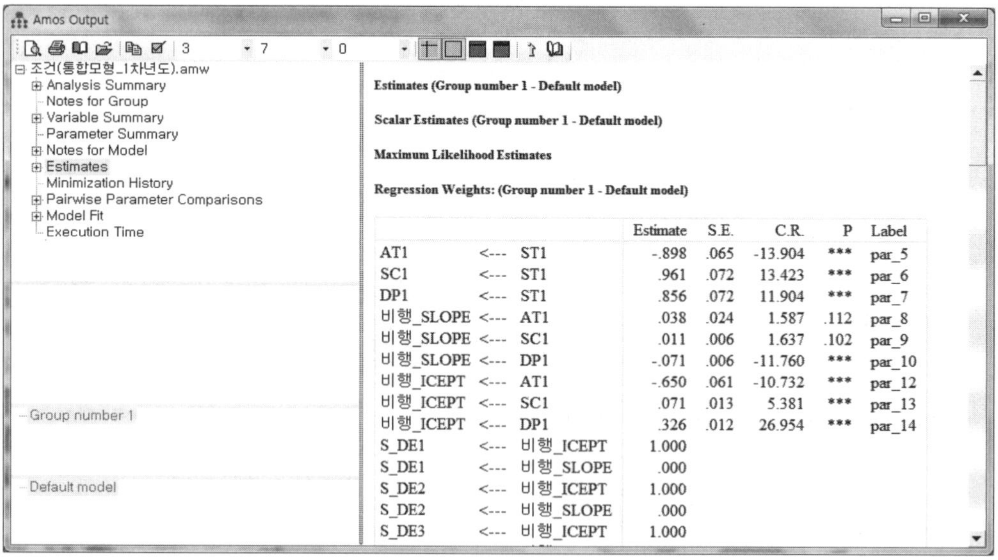

Estimates (Group number 1 - Default model)

Scalar Estimates (Group number 1 - Default model)

Maximum Likelihood Estimates

Regression Weights: (Group number 1 - Default model)

			Estimate	S.E.	C.R.	P	Label
AT1	<---	ST1	-.898	.065	-13.904	***	par_5
SC1	<---	ST1	.961	.072	13.423	***	par_6
DP1	<---	ST1	.856	.072	11.904	***	par_7
비행_SLOPE	<---	AT1	.038	.024	1.587	.112	par_8
비행_SLOPE	<---	SC1	.011	.006	1.637	.102	par_9
비행_SLOPE	<---	DP1	-.071	.006	-11.760	***	par_10
비행_ICEPT	<---	AT1	-.650	.061	-10.732	***	par_12
비행_ICEPT	<---	SC1	.071	.013	5.381	***	par_13
비행_ICEPT	<---	DP1	.326	.012	26.954	***	par_14
S_DE1	<---	비행_ICEPT	1.000				
S_DE1	<---	비행_SLOPE	.000				
S_DE2	<---	비행_ICEPT	1.000				
S_DE2	<---	비행_SLOPE	.000				
S_DE3	<---	비행_ICEPT	1.000				

<표 3-21> 횡단적 구조모형(1차년도)과 비행요인 잠재성장곡선 간 경로계수

	B	β	S.E.	C.R.	P
긴장요인1차 → 애착요인1차	-.898	-.834	.065	-13.904	***
긴장요인1차 → 자아통제부족요인1차	.961	.350	.072	13.423	***
긴장요인1차 → 비행친구요인1차	.856	.296	.072	11.904	***
애착요인1차 → 비행요인 SLOPE	.038	.060	.024	1.587	.112
자아통제부족요인1차 → 비행요인 SLOPE	.011	.043	.006	1.637	.102
비행친구요인1차 → 비행요인 SLOPE	-.071	-.305	.006	-11.760	***
애착요인1차 → 비행요인 ICEPT	-.650	-.360	.061	-10.732	***
자아통제부족요인1차 → 비행요인 ICEPT	.071	.100	.013	5.381	***
비행친구요인1차 → 비행요인 ICEPT	.326	.485	.012	26.954	***

*** $p<0.001$, ** $p<.05$

<표 3-21>과 같이 긴장요인은 애착요인(B=-.898, β=-.834)에 부(-)적인 영향을 미쳤으며, 자아통제부족요인(B=.961, β=.350), 비행친구요인(B=.856, β=.296)에 정(+)적인 영향을 미치는 것으로 나타났다. 비행친구요인(B=-.071, β=-.305)은 비행의 변화율에 부(-)적인 영향을 미치는 것으로 나타났다. 애착요인과 자아통제부족요인, 비행친구요인은 비행의 초기치에 모두 영향을 주는 것으로 나타났다. 반면 애착요인과 자아통제부족요인은 비행의 변화율에 영향을 주지 않아 횡단적 구조모형(1차년도)의 애착요인과 자아통제부족요인이 비행요인에 영향을 주지 않는다는 결과와 동일하게 나타났다.

1차~5차 비행친구와 긴장요인의 변화궤적이 비행요인의 잠재성장에 미치는 영향을 분석하였다[12].

12) 모형의 적합도가 낮아 내용에 대한 세부 분석은 실시하지 않았다.

[그림 3-12] 비행친구, 긴장변화와 비행잠재성장 인과모형

(파일명: 조건(비행친구).amw)

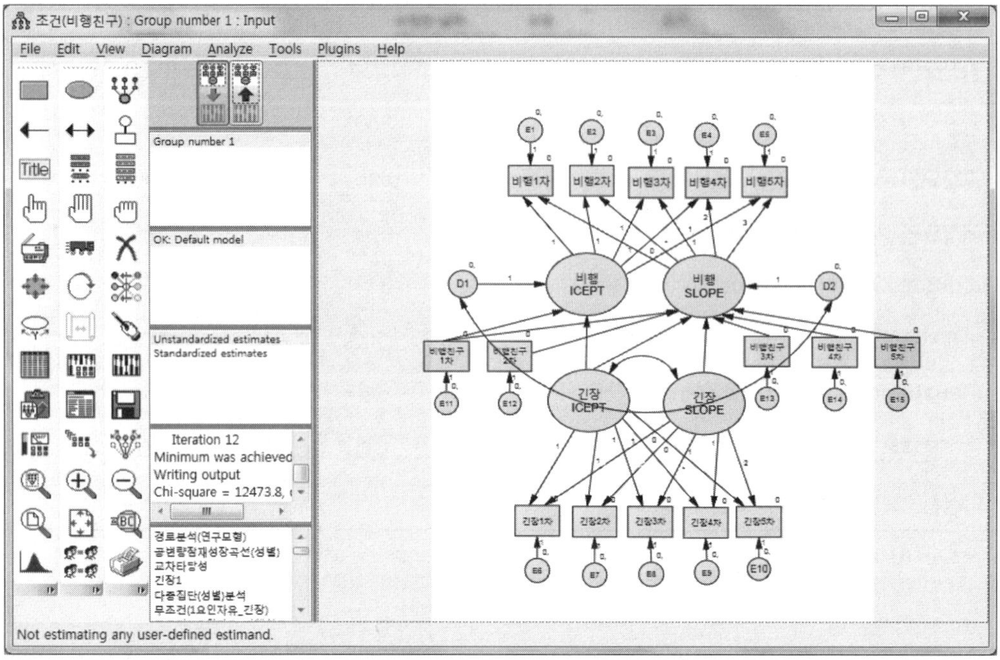

[그림 3-13] 비행친구, 긴장변화와 비행잠재성장 인과모형 결과표

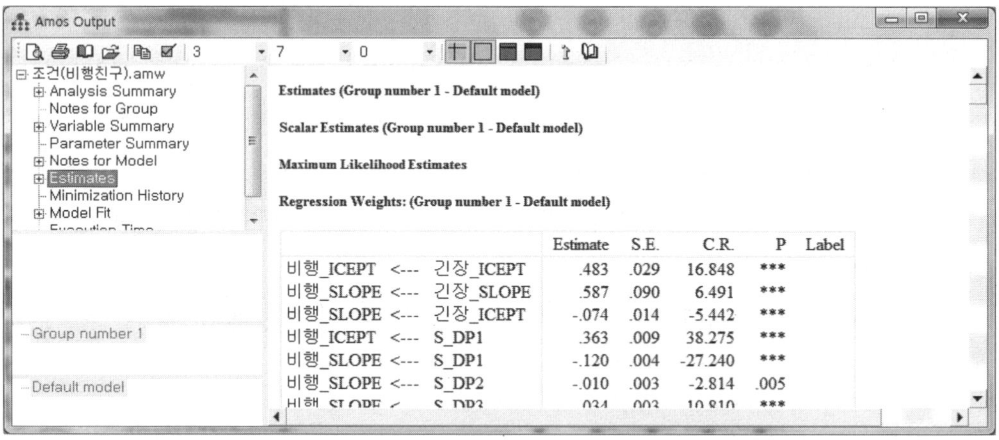

Estimates (Group number 1 - Default model)

Scalar Estimates (Group number 1 - Default model)

Maximum Likelihood Estimates

Regression Weights: (Group number 1 - Default model)

			Estimate	S.E.	C.R.	P	Label
비행_ICEPT	<---	긴장_ICEPT	.483	.029	16.848	***	
비행_SLOPE	<---	긴장_SLOPE	.587	.090	6.491	***	
비행_SLOPE	<---	긴장_ICEPT	-.074	.014	-5.442	***	
비행_ICEPT	<---	S_DP1	.363	.009	38.275	***	
비행_SLOPE	<---	S_DP1	-.120	.004	-27.240	***	
비행_SLOPE	<---	S_DP2	-.010	.003	-2.814	.005	
비행_SLOPE	<---	S_DP3	.034	.003	10.810	***	

나) 비행요인과 긴장요인 간의 잠재성장곡선 간 인과모델

앞서 확인한 비행요인과 긴장요인에 대한 잠재성장곡선모형에 기반하여 두 모형간 구조경로에 대한 인과모형을 알아보았다. [그림 3-14]와 같이 비행요인은 선

형으로 꾸준히 증가하지만 긴장요인은 선형으로 완만하게 감소하고 있는 것을 알 수 있다.

[그림 3-14] 비행요인과 긴장요인의 연차별 변화

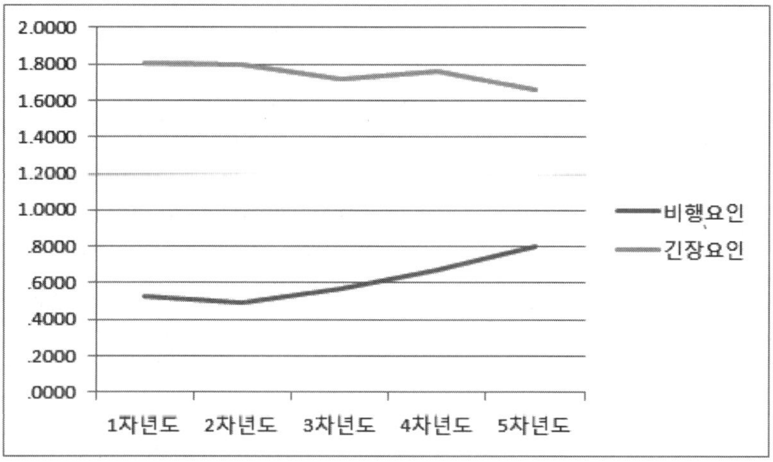

비행요인과 긴장요인의 잠재성장곡선 간 인과모델을 설정하기 전에 두 요인의 **잠재성장곡선** 간 **공분산모델**을 확인하였다. [그림 3-15]와 같이 공분산모델의 적합도는 매우 높았다(NFI=.965, TLI=.958, CFI=.969, RMSEA=.047). 비행요인의 평균과 분산은 ICEPT(.501, .319)와 SLOPE(−.100, .046)이며, 긴장요인의 평균과 분산은 ICEPT(−.021, .174)와 SLOPE(1.865, .006)으로 모두 통계적으로 유의한 것으로 나타났다. 또한 비행과 긴장의 ICEPT와 SLOPE의 공분산은 모두 유의한 것으로 나타나 **두 요인의 잠재성장곡선 간 인과모델을 설정**할 수 있다.

[그림 3-15] 비행요인과 긴장요인의 잠재성장곡선 간 공분산모델

(파일명: 비행긴장_공분산모형.amw)

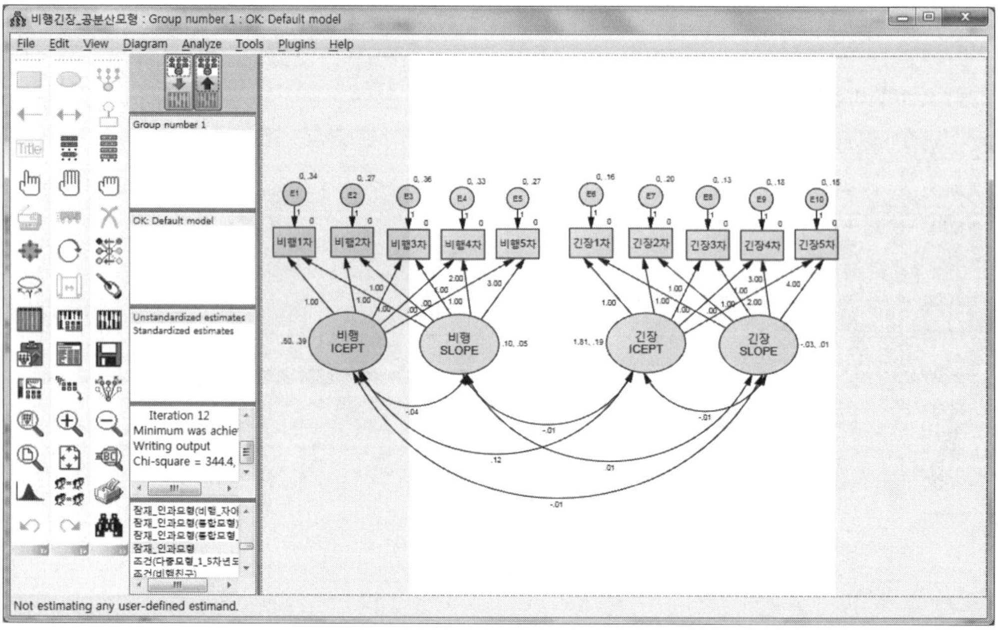

[그림 3-16] 잠재성장곡선 간 공분산모델 결과표

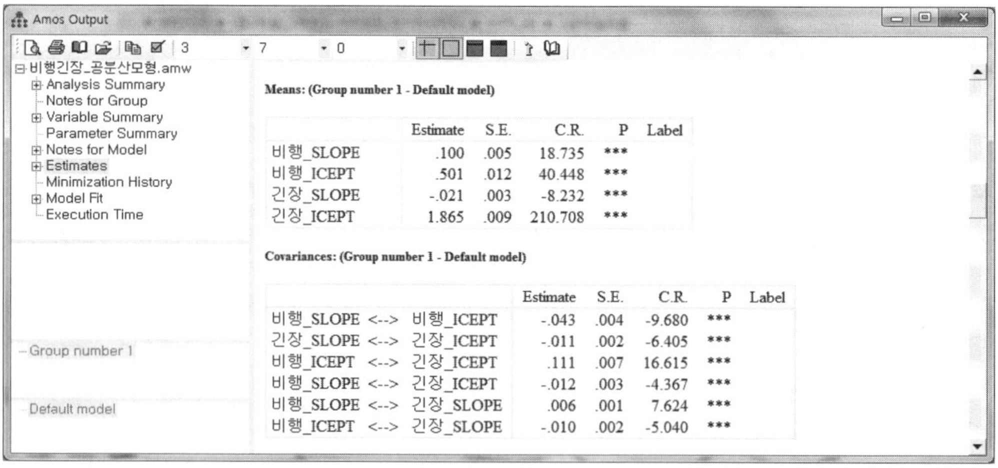
Amos Output

비행긴장_공분산모형.amw
- Analysis Summary
- Notes for Group
- Variable Summary
- Parameter Summary
- Notes for Model
- Estimates
- Minimization History
- Model Fit
- Execution Time

Group number 1

Default model

Means: (Group number 1 - Default model)

	Estimate	S.E.	C.R.	P	Label
비행_SLOPE	.100	.005	18.735	***	
비행_ICEPT	.501	.012	40.448	***	
긴장_SLOPE	-.021	.003	-8.232	***	
긴장_ICEPT	1.865	.009	210.708	***	

Covariances: (Group number 1 - Default model)

			Estimate	S.E.	C.R.	P	Label
비행_SLOPE	<-->	비행_ICEPT	-.043	.004	-9.680	***	
긴장_SLOPE	<-->	긴장_ICEPT	-.011	.002	-6.405	***	
비행_ICEPT	<-->	긴장_ICEPT	.111	.007	16.615	***	
비행_SLOPE	<-->	긴장_ICEPT	-.012	.003	-4.367	***	
비행_SLOPE	<-->	긴장_SLOPE	.006	.001	7.624	***	
비행_ICEPT	<-->	긴장_SLOPE	-.010	.002	-5.040	***	

[그림 3-17]과 같이 **다변량 잠재성장곡선의 인과모델**은 외생변수(긴장요인)인 절편(ICEPT)이 내생변수(비행요인)의 절편과 기울기(SLOPE)에 영향을 미쳐야 하며, 외생변수의 기울기는 내생변수의 절편에 영향을 미치지 않는 형태가 되어야 한다(우종필, 2012).

[그림 3-17] 비행요인과 긴장요인 잠재성장곡선 간 인과모형

(파일명: 잠재_인과모형(비행_긴장).amw)

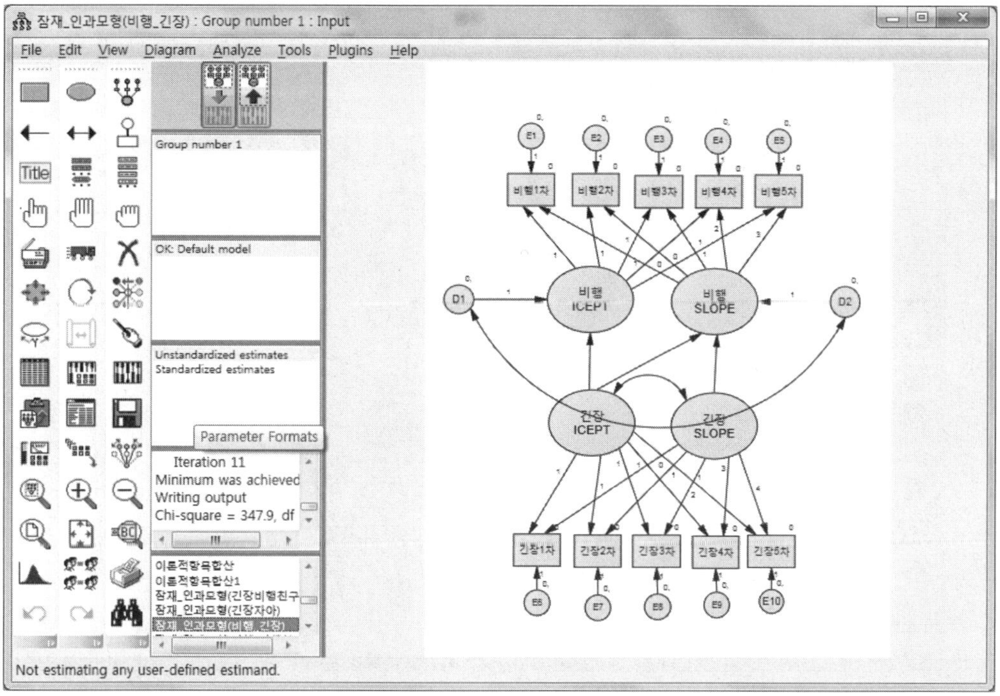

<표 3-22>와 같이 '긴장요인 SLOPE → 비행요인 SLOPE'의 경로가 유의한 정(+)적 상관관계를 보이고 있어 긴장이 증가함에 따라 비행행동도 유의하게 증가함을 알 수 있다. 또한 '긴장요인 ICEPT → 비행요인 ICEPT'의 경로가 유의한 정(+)적 상관관계를 보이고 있어 긴장이 많은 학생의 초기 비행행동이 더 높은 것을 알 수 있으며 초기긴장이 많은 학생이 적은 학생보다 비행행동이 증가하고 있음을 알 수 있다.

<표 3-22> 비행요인과 긴장요인 잠재성장곡선 간 경로계수

	B	β	S.E.	C.R.	P
긴장요인 ICEPT → 비행요인 ICEPT	.640	.445	.033	19.582	***
긴장요인 SLOPE → 비행요인 SLOPE	.894	.357	.113	7.582	***
긴장요인 ICEPT → 비행요인 SLOPE	.002	.005	.015	.154	.878

*** p<0.001

비행요인과 긴장요인 잠재성장곡선 간 인과모형 실행 결과

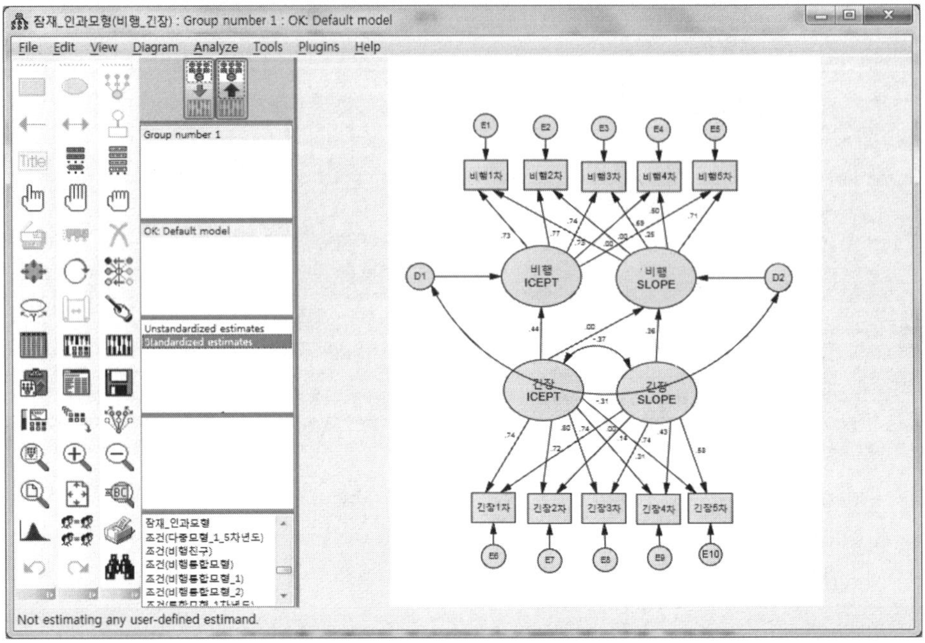

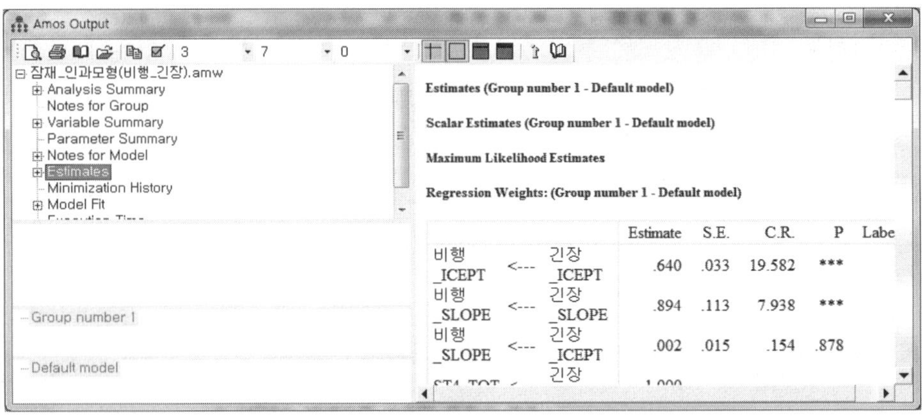

9 논의(결론)

본 연구는 긴장이 애착, 자아통제, 그리고 비행친구를 매개하여 청소년 비행에 영향을 주는 요인 횡단적 구조모형과 긴장의 발달궤적이 비행의 발달궤적에 미치는 잠재성장곡선 구조모형을 검증하는 목적으로 실시되었다. 횡단적 구조모형은 독립변수(긴장)가 애착, 자아통제, 그리고 비행친구를 매개하여 결과적으로 청소년 비행에 영향을 주는 것으로 가정하였다. 잠재성장곡선 구조모형은 긴장의 변화궤적과 비행의 변화궤적의 인과관계를 검증하였다.

횡단적 구조모형의 적합도 검증 결과 대부분의 적합도 평가지수가 높은 것으로 나타나 적합한 모형으로 판단하였다. 본 연구의 횡단적 연구모형(CKGST)의 가설검정 결과는 다음과 같다.

첫째, 긴장이 애착에 부적 영향을 준다는 가설은 통계적으로 유의하여 Agnew & White(1992) 등의 연구 결과와 일치하는 것으로 나타났다. 긴장이 자아통제부족에 정적 영향을 준다는 가설은 통계적으로 유의한 것으로 나타났다. 긴장이 비행친구에 정적 영향을 준다는 가설은 통계적으로 유의하여 Patterson, Debaryshe, & Ramsey(1989)의 부모긴장이 비행친구와의 교제를 이끄는 중요한 요인으로 보고 있는 연구 결과와 일치하는 것으로 나타났다.

둘째, 애착이 비행에 부적 영향을 준다는 가설은 경로계수 통계적으로 유의하지 않는 것으로 났다. 이는 Wiatrowski, Grisword와 Robert(1981)의 친구애착과 비행과의 관련성에 아무런 관계가 없다는 연구 결과를 지지하는 것으로 나타났다.

셋째, 비행친구는 비행에 정적 영향을 준다는 가설은 통계적으로 모두 유의하여 Burgess and Akers(1966), Elliott et al.(1985), Agnew(1990), Patterson et al.(1991) 등의 연구를 지지하는 것으로 나타났다.

넷째, 여자 청소년이 남자 청소년 보다 긴장요인이 비행친구요인을 매개하여 비행에 더 강한 정(+)적 영향을 주는 것으로 나타났다.

잠재성장곡선 구조모형의 적합도 검증 결과 대부분의 적합도 평가지수가 높은 것으로 나타나 적합한 모형으로 판단되었다. 본 연구의 잠재성장곡선 구조모형(LGKGST)의 분석 결과는 다음과 같다.

첫째, 청소년 비행의 시간별 변화 형태를 추적할 수 있는 가장 적합한 잠재성장모형은 3차년도 변화모델로 1차년도 비행이 많은 학생은 5차년도 비행이 조금 증가한 반면, 1차년도 비행이 낮은 학생의 경우 5차년도 비행이 크게 증가하였다. 이는 Bongers et al.(2003)의 연구에서 비행궤적은 U자 형태의 곡선형 성장궤적을 가지며, 비행행동의 초기수준과 증가 변화율 간의 상관관계가 부(−)적의 관계를 보여, 비행행동의 초기수준이 낮은 아동들이 청소년기에 접어들면서 보다 급격한 비행행동의 증가를 경험하는 것으로 나타나는 것과 일치하는 결과를 보이고 있다(이상균, 2009에서 재인용).

둘째, 성별 공변량 잠재성장곡선모델 분석에서 성별에 따른 비행의 변화궤적이 여자 청소년이 남자 청소년보다 초기비행이 높으나 시간이 지날수록 비행이 낮아졌다.

셋째, 비행요인과 긴장요인의 잠재성장 인과모델에서 긴장이 많은 학생의 초기 비행행동이 더 높고 초기긴장이 많은 학생이 적은 학생보다 비행행동이 증가하고 있음을 알 수 있었다.

이상의 논의를 바탕으로 본 연구가 갖는 의의를 살펴보면 다음과 같다. 첫째, Agnew의 일반긴장이론을 바탕으로 한국의 청소년 비행에 영향을 주는 요인을 구조방정식을 이용하여 검증하였다. 둘째, 긴장이 비행에 영향을 주는 매개변수로 애착, 자아통제, 비행친구가 종합적으로 영향을 주는 요인을 검증하였다. 셋째, 긴장은 직접적으로 청소년 비행에 많은 영향을 주지만 비행친구를 매개할 때 더 많은 영향을 주는 것을 매개효과 분석에서 밝혔다. 넷째, 잠재성장곡선모형의 분석을 통하여 비행요인의 변화궤적과 긴장요인의 변화궤적 간의 인과관계를 설명하였다.

본 연구의 제한점을 들면 다음과 같다.

첫째, 독립변수로 긴장요인(가족긴장, 학교긴장, 친구긴장)을 사용하였다 따라서 기존의 논문이 각각의 긴장이 비행의 효과에 영향을 주는 요인을 검증한 반면, 본 논문은 긴장요인이 비행에 영향을 미치는 요인을 분석한 것으로 타 논문과의 직접적인 비교에는 한계가 있다.

둘째, 본 연구의 횡단적 분석에 사용한 자료는 청소년 패널의 1차년도에 국한된 자료로, 2차년도부터 5차년도의 결과와는 정확히 일치하지 않는다는 한계가 있다.

마지막으로, 본 연구는 관찰변수 중심적 접근 모형을 사용하여 청소년 비행의 일반적인 요인을 밝히는 것은 용이하지만, 관찰 대상 중심적 접근에서 동일 집단 내에서 다양한 질적인 차이를 밝히는 데는 한계가 있다.

참고 문헌

강상경 (2009). 노년기 외래의료서비스 이용횟수 궤적의 예측요인-초기노년과 후기노년의 예측요인 차이 비교-. 제2회 한국복지패널 학술대회 논문집, pp. 71-93.

김경식, 이현철 (2007). 청소년 비행의 영향요인. 교육사회학연구, 17(2), 2007, 53-76.

김계수 (2009). 잠재성장모델링과 구조방정식모델 분석. 한나래아카데미.

김계수 (2010). 구조방정식모형 분석. 한나래아카데미.

김선남 (1994). 청소년 비행에 관한 변인 간의 인과적 분석. 전남대학교 박사학위논문.

김재엽, 이효정, 강민지 (2007). 가족응집력이 청소년의 학교폭력 가해에 미치는 영향: 자기 통제력의 매개효과를 중심으로. 청소년학연구, 제14권 제6호, 2007, pp. 173-201.

김재엽, 송아영, 박경나 (2008). "일반긴장이론에 근거한 청소년 지위비행에 관한 연구 -긴장요인으로서의 자녀학대경험을 중심으로-," 사회복지연구, 제37권, pp: 295-318.

김준호, 노성호 (1993). 학교가 청소년비행에 미치는 영향에 관한 연구. 한국형사정책 연구원.

고정자 (2005). 부모의 감독정도와 청소년의 자기통제력이 청소년의 문제행동에 미치는 영향. 대한가정학회지, 제43권 제2호, pp. 1-17.

노성호 (1993). 한국 청소년 비행화에 관한 연구, 고려대 박사학위논문.

민수홍 (2006). 청소년의 자기통제력이 비행과 범죄에 미치는 영향: 패널자료를 이용한 인과성 및 일반성 검증. 청소년학연구, 제13권 제6호, pp. 27-47.

박현수, 김준호 (2008). '비행청소년집단의 특성이 비행에 미치는 영향: 비행친구와의 침밀성과 비행의 관계. 한국청소년연구, 19(1), 327-356.

배병렬 (2011). 구조방정식 모델링(원리와 실제). 도서출판 청람.

심미영, 정규석 (2007). 한국청소년비행에 관한 Hirschi 이론의 검증. 한국가족복지학, 제12권 제3호, pp. 147-172.

송지영, 박성연 (2010). 초등학교 아동의 부모애착과 친구애착이 남녀 청소년 비행에 미치는 영향: 문제행동과 비행친구 유무의 매개효과. 아동학회지, 제31권 3호, 51-66.

송태민, 이승욱, 류시원, 장영식, 고혜연 (2010). 보건복지통계 발전방안 연구, 한국보건시회연구원.

우종필 (2012). 구조방정식모델 개념과 이해, 한나래아카데미.

이상균 (2008). "청소년 비행행동의 궤적에 영향을 미치는 보호요인과 위험요인," 한국가족복지학, 39, 315-342.

이상균 (2009). "청소년기 경비행행동과 부모양육행동간의 병렬적 잠재성장모형분석," 한국가족복지학, vol 27. pp 243-266.

이상문 (2005). "성별에 따른 일탈행동 성장경로의 차이; 미국 청소년패널조사 자료를 중심으로," ≪한국사회학≫ 39:162～197.

이성식 (1999). "청소년범죄에 있어 긴장과 통제 – 확대된 두 이론의 검증 –," 한국공안행정학회보 제8호, pp. 191-214.

이성식 (2001). "가부장적 가정과 여자청소년의 비행: 대립되는 두 가설의 검증을 중심으로," ≪한국사회학≫ 35: 173-198.

이성식 (2003). "청소년폭력비행에 있어 일반긴장이론의 검증 – 상황론적 논의를 통해," 형사정책 제15권 제2호, pp. 85-105.

이성식 (2004). "청소년들의 긴장, 부정적 감정의 경험과 사이버공간에서의 비행 – 남녀의 차이를 중심으로 –," 한국공안행정학회보, 제18호, pp. 274-299.

이성식 (2006). "중학생 오프라인과 온라인 폭력 원인모색을 위한 주요 요인들의 적용," 청소년학연구, 제13권, 제6호, pp. 179-190.

이성식 (2007). 낮은 자기통제력과 비행친구의 청소년비행에의 영향: 청소년패널자료의 분석. 한국청소년연구, 제18권, 제2호, pp. 159-181.

조유정, 석주영, 박인전 (2005). 부모로부터 학대받은 경험이 자기통제성과 공격성에 미치는 영향: 일반청소년과 비행청소년의 비교를 중심으로. 한국청소년연구, 제16권, 제1호, pp.133-164,

전영실 (2003). "성, 사회유대, 비행에 대한 연구 –가족적 요인을 중심으로," ≪형사정책연구≫ 14: 313-347.

정소희 (2007). "청소년기 부모양육행동과 비행의 종단적 상호관계," 서울대학교 대학원 박사학위논문.

하영희 (2003). 개인변인과 환경변인이 아동의 문제행동에 미치는 영향. 아동학회지, 제24권, 제4호, pp. 1-12.

Agnew, R. (1984). "Goal Achievement and Delinquency," Sociology and social Research, 68: 437-451.

Agnew, Robert (1991). The Interactive Effects of Peer Variables on Delinquency, Criminology 29(1), pp. 47-72.

Agnew, R. (1992). "Foundation for a General Strain Theory of Crime and Delinquency." Criminology. Vol 30, pp. 47-87.

Agnew R., & H. R. White (1992). "An Empirical Test of General Strain Theory," Criminology, Vol. 30, pp. 473-499.

Agnew, R. (2001). "Building on the Foundation of General Strain Theory: Specifying the Types of Strain Most Likely to Lead to Crime and Delinquency," Journal of Research in Crime and Delinquency. Vol. pp. 319-361.

Arbuckle, J. L. (1996). Full information estimation in the presence of incomplete data. In G. A. Marcoulides & R. E. Schumacker(Eds.), Advanced structural equation modeling: Issues and techniques(pp. 243-277). Mahwa, NJ: Lawrence Erlbaum Associates, Inc.

Aseltine, R. H., S. Gore, & J. Gordon (2000). "Life Stress, Anger and Anxiety, and Delinquency: An Empirical Test of General Strain Theory," Journal of Health and Social Behavior, Vol. 41. pp. 256-275.

Avakame, E. F. (1998). Intergenerational transmission of violence, self-control, and conjugal violence: A comparative analysis of physical violence and psychological aggression. Violence and Victims, Vol. 13, pp. 301-316.

Bonger, I. L., Koot, H. M., Ende, J. V., & Verhulst, F. C. (2003). The normative development of child and adolescent problem behavior. Journal of Abnormal Psychology, 112(20), 179-192.

Broidy, L. M. (2001). "A Test of General Strain Theory," Criminology, Vol. 39, pp.9-36.

Burgess, R. L., & R. L. Akers (1966). Differential association – reinforcement theory of criminal behavior. Social Problems 14, 128-147.

Duncan, G. J. & Raudenbush, S. (1999). Assessing the effects of context in studies of child and youth development. Educational Psychologist, 34(1), 29-41.

Duncan, T. E., Duncan, S. C., Strycker, A. L., Li F., & Alpert, A. (1999). An introduction to latent variable growth curve modeling; Concepts, issues, and applications. Mahwah, NJ: Lawrence Erlbaum Associates.

Dekovic, M., Buist, K. L., & Reitz, E. (2004). Stability and changes in problem behavior during adolescence: Latent growth analysis. Journal of Youth and Adolescence, 33(1), 1-12.

Elliott, D. S., & H. L. Voss. (1974). Delinquency and Dropout, Mass: Lexington Books.

Elliott, D. S., D. Huizinga, & S. S. Ageton (1985). Explaining delinquency and drug use. Beverly Hills, CA: Sage.

Fergusson, D., Vitaro, F., Wanner, B., & Brendgen, M. (2007). Protective and compensatory factors mitigating the influence of deviant friends on delinquent behaviors during early adolescence. Journal of Adolescence, 30(1), 33-50.

Gardner, L., & D. J. Shoemaker (1989). Social bonding and delinquency: A comparative analysis. Sociological Quarterly, 30, 481-500.

Gibbs, J. J., & Giever, D. (1995). Self-control and its manifestations among university students: An empirical test of Gottfredson and Hirschi's general theory, Justice Quarterly, Vol. 12, pp. 231-255.

Gibbs, J. J., Giever, D., & Martin, J. S. (1998). Parental management and self-control: An empirical test of Gottfredson and Hirschi's general theory, Journal of Research in Crime & Delinquency, Vol. 35, pp. 40-70.

Gottfredson, M. R., & Hirschi, T. (1990) A General Theory of Crime, Stanford: California: Stanford University Press.

Grasmick, H. G., Tittle, C. R., Burski, R. J., & Amekiev, B. K. (1993). Testing the core empirical implications of Gottfredson and Hirschi's general theory of crime. Journal of Research in Crime and Delinquency, 30, pp. 5-29.

Hawkins, J., Catalano, R., & Miller, J. (1992). Risk and protective factors for alcohol and other drug problems in adolescence and early adulthood: Implications for substance abuse prevention. Psychological Bulletin, 112, 64-105.

Hartjen, C. A. & Priyadarsini, S. (2003). Gender, peers, and delinquency: A study of boys and girls in rural France. Youth and Society, 34(4), 387-414.

Hoffmann, P. J. & F. G. Cerbone (1999). Stressful life events and delinquency escalation inearly adolescence. Criminology, Vol. 37, pp. 343-373.

Hoffman, J. & A. Miller. (1998). "A Latent Variable Analysis of General StrainTheory," Journal of Quantitative Criminology, Vol. 14. pp. 83-111.

Heimer, K. & C. Hruttschnitt (2006). Gender and Crime: Patterns of Victimization and offending New York University Press.

Hirschi, T. (1969). Causes of Delinquency, University of California Press, Berkeley and Los Angeles.

Hindelang, M. J. (1973). Cause of delinquency: A partial replication and extension. Social Problems, 20, 471-487.

Keenan, K., Loeber, R., Zhang, Q., Stouthamer-Loeber, M., & Van Kammen, W. (1995). The influence of deviant peers on the development of boys' distuptive and delinquent behavior: A temporal analysis. Development and Psychopathology, 715-826.

Kline, R. B. (2005). Principles and practice of structural equation modeling(2nd ed.). NY: Guiford Press.

Krohn, M. D., & J. L. Massey (1980). Social control and delinquent behavior: An examination of the elements of the social bond, Sociological Quarterly, 21, 59-543.

Liska, A. E., & M. D. Reed (1985). Ties to conventional institution and delinquency: Estimating reciprocal effects. American Sociological Review, 50, 547-560.

Longshore, D. (1998). Self-Control and Criminal Opportunity: A Prospective Test of the General Theory of Crime. Social Problems, 45(1), pp. 102-113.

Longshore, D., & Turner, S. (1998). Self-control and criminal opportunity: cross-sectional test of the general theory of crime. Criminal Justice and Behavior, 25, pp.81-98.

Longshore D., Chang Eunice, Hsieh Shih-chao, & Messina Nena (2004). Self-Control and Social Bonds: A Combined Control Perspective on Deviance. Crime & Delinquency, 50(4), pp.542-564.

Mazerolle, P., & A. Piquero (1998). "Linking Exposure to Strain with Anger: An Investigation of Deviant Adaptations," Journal of Criminal Justice, 26, pp.195-211.

Mazerolle, P., & Maahs, J. (2000). General strain and delinquency: An alternative examination of conditioning influences. Justice Quarterly: JQ, 17(4), 753.

Mazerolle, P, V. S. Burton, F. T. Cullen, T. D. Evans, & G. L. Payne (2000) "Strain, Anger, and Delinquent Adaptations: Specifying General Strain Theory," Journal of Criminal Justice, Vol. 28, pp. 89-101.

Mears, D., Ploeger, M., & Warr, M. (1998). Explaining the gender gap in delinquency: Peer group influence and moral evaluations of behavior. Journal of Research in Crime and Delinquency, 35, 251-266.

Merton, Robert K. (1938). "Social Structure and Anomie," American Sociological Review, Vol. 3. pp. 672-682.

Morash, M., & Moon, B. (2007). Gender Differences in the Effects of Strain on the Delinquency of South Korean Youth. Youth and Society, 38(3), 300

Morris, D. G., Wood, P. B., & Dunaway, R. G. (2006). Self-control, native traditionalism, and native American substance use: testing the cultural invarianceof a general theory of crime, Crime & Delinquency, Vol. 52, pp. 572-598.

Muthén, B. O., Kaplan, D., & Hollis, M. (1987). On structural equation modeling with data that are not missing completely at random. Psychometrika, 52, 431-462.

Ostrowsky, Michael K., & Steve F. Messner (2005). "Explaining Crime for a Young Adult Population: An Application of General Strain Theory," Journal of Criminal Justice, Vol. 33, pp. 463-476.4.

Patterson, G. R., DeBaryshe, B. D., & Ramsey, E. (1989). A developmental perspective on anti-social behavior. American Psychologist, 44, 306-329.

Patterson, G.,R., D. Capldi, & L. Bank (1991). An early starter model for predicting delinquency. In Pepler, D. J. and K. H. Rubin(Eds.), The development and treatment of childhood aggression. Lawrence Erlbaum Associaiter Pub. Hillsdale, New Jersey.

Petraitis, J., Flay, B. R., & Miller, T. (1995). Reviewing theories of adolescent substance use: Organizing pieces in the puzzle. Psychological Bulletin, 117, 67-86.

Peternoster, R., & P. Mazerolle (1994). “General Strain Theory and Delinquency: A Replication and Extension,” Journal of Research in Crime and Delinquency, Vol. 31, pp. 235-263.

Piquero, A. R., & Tibbetts, S. (1996). Specifying the direct and indirect effects of low self-control and situational factors in offenders’ decision making: Toward a more complete model of rational offending. Justice Quarterly, Vol. 13, pp. 481-510.

Piquero, N.L., & M. D. Sealock (2000). “Gender and General Strain Theory: APreliminary Test of Broidy and Agnews Gender,” Justice Quarterly, Vol. 21, pp. 121-158.

Pratt T. C., & Cullen F. T. (2000). The empirical status of Gottfredson and Hirschi’s general theory of crime: A Meta-Analysis. Criminology, 38, pp. 931-964.

Preacher, K. J., Wichman, A. L., MacCallum, R. C., & Briggs, N. E. (2008) Latent growth curve modeling. CA: Sage Publications Inc.

Quicker, J. C. (1974). “The Effect of Goal Delinquency on Delinquency,” Social Problem, 22: 76-86.

Rosenbaum, J. L. (1987). Social control, gender and delinquency. Justice Quarterly, 4, 117-132.

Sanders, W. B. (1981). Juvenile Delinquency: Causes, Patterns, and Reactions. New York: Holt Rinehart & Winston.

Schafer, J. L., & Olsen, M. K. (1998). Multiple imputation of multivariate missing-data problems: A data analyst’s perspective. Multivariate Behavioral Research, 33, 545-571.

Schulenberg, J., Maggs, J. L., Dielman, T. E., Leech, S. L., Kloska, D. D., Shope, J. T., et al. (1999). On peer influences to get drunk: A panel study of young adolescents. Merrill-Palmer Quarterly, 1(45), 108-142.

Shover, N., S. Norland, J. James, & W. Thronton (1979). “Gender Role and Delinquency,” Social Forces 58:162-175.

Stanger, C., Achenbach, T. M., & Verhulst, F. C. (1997). Accelerated longitudinal comparisons of aggressive versus delinquent syndromes. Development and Psychopathology, 9, 43-58.

Stylianou, S. (2002). The relationship between elements and manifestations of low self-control in a general theory of crime: Two comments and a test, Deviant Behavior, Vol. 23, pp. 31-57.

Sutherland E. H., & D. Cressey (1978). Criminology(9th ed.). Philadelphia: Lippincott.

Svensson, R. (2003). Gender differences in adolescent drug use: The impact of parental monitoring and peer deviance. Youth and Society, 34(3), 300-329.

Thornberry, T. P. (1987). Toward an interactional theory of delinquency. Criminology, 25, 863-892.

Tibbetts, S. G. (1997). Shame and rational choice in offending decisions, Criminal Justice & Behavior, Vol. 24, pp. 234-255.

Vitaro, F., Brendgen, M., & Tremblay, R. (2000). Influence of deviant friends on delinquency: searching for moderator variables. Journal of Abnormal Child Psychology, 28, 313-325.

Wiatrowski, Michael D., David B. Griswold, & Mary K. Roberts (1981). Social control theory and delinquency. American Sociology Review, 46, 525-541.

Wiatrowske, M. D., D. Griswold, & M. Roberts (1981). Social control theory and delinquency. American Sociological Review, 46, 525-541.

Willet, J. B. & Sayer, A. G. (1994). Using covariance structure analysis to detect correlates and predictors of individual change over time, Psychological Bulletin, 116, 363-381.

Wood, P. B., Pfefferbaum, B., & Ameklev, B. J. (1993). Risk-taking and self-control: Social psychological correlations of delinquency. Journal of Crime and Justice, 16, pp. 111-130.

Wright, B. R., Caspi, A., Moffit, T. E., & Silva, P. A. (2001). The effects of social ties on crime vary by criminal propensity: A life-course model of interdependence. Criminology, 39, pp. 321-351.

1 연구 데이터 가져오기

한국청소년정책연구원(http://www.nypi.re.kr/)에서 청소년을 대상으로 성장 과정 중의 여러 가지 태도나 행위의 실태 및 변화 양상에 대한 파악과 그 원인에 대한 인과적인 설명을 목적으로 실시한 연구이다.

조사연구는 우선 전국의 중학교 2학년 청소년들(2003년 조사 시작~2008년까지 추적조사) 중 연구 대상으로 선정된 동일한 청소년들을 대상으로 그들의 잠재적 직업 선택 · 향후 진로 설정 및 준비 · 일탈 행위 · 여가 참여 등의 생활 실태에 대해 전망적 패널조사의 방법으로 추적조사하여 종단적 패널 데이터를 구축하고자 한국 아동 · 청소년 데이터 아카이브(http://archive.nypi.re.kr/)를 이용한다.

[그림 3-1] 한국 아동 · 청소년 데이터 아카이브

조사소개 | 설문지/코드북/데이터 | 학술대회자료집

모두 12개의 글이 있습니다. ::선택:: 제목 검색

번호	제목	작성자	작성일	조회
공지	데이터활용 유의사항(필독)	관리자	2010-05-12	1842
12	[유저가이드] 초4패널 1차년도~5차...	관리자	2010-05-11	1217
11	[유저가이드] 중2패널 1차년도~6차...	관리자	2010-05-11	1737
10	[중 2패널 코드북]	관리자	2010-05-12	1731
9	[중2패널 설문지]	관리자	2010-05-12	2201
8	[초4패널 코드북]	관리자	2010-05-12	836
7	[초4패널 설문지]	관리자	2010-05-12	1251
6	[중2패널 데이터 STATA]	관리자	2010-05-12	711
5	[중2패널 데이터 SPSS]	관리자	2010-05-12	1628
4	[중2패널 데이터 SAS]	관리자	2010-05-12	503
3	[초4패널 데이터 STATA]	관리자	2010-05-12	502

[그림 3-1]에서 다운로드한 파일([중2패널 데이터 SPSS])의 압축을 풀어 해당 폴더에 저장(중2패널1차년도데이터(SPSS)~중2패널6차년도데이터(SPSS))한다.

• 본 연구에서 6차년도 데이터는 고등학교 졸업 후, 추적 조사된 내용으로 1차~5차까지의 데이터 구성과 일부분이 달라, 통합 데이터 파일 구성에는 포함되었으나, 분석 대상에는 제외하였다.

2 공공부문 패널 데이터 현황

패널자료를 활용한 연구의 중요성이 강조되면서 2010년 5월 현재 공공부문의 패널조사는 19종에 달하고 있다. 공공부문 패널조사는 노동부, 보건복지부, 교육과학기술부 등 관련부처가 위탁하는 방식으로 정부출연 연구기관과 공단 및 재단 등의 13개 기관에서 교육, 노동, 여성, 아동, 의료 복지 등 주로 사회문제의 원인규명 및 정책방향을 제시하는 목적으로 실시하고 있다.

패널의 조사 대상은 개인 10종, 가구 7종, 사업체 2종으로 14개 패널은 1년 주기, 여성가족패널과 인적자본기업패널 등 5개 패널은 2년 주기로 작성되고 있다. 그리고 16개 패널은 민간조사업체에 위탁하여 조사하고 교육종단연구, 의료패널, 복지패널은 자체 조사를 실시하고 있다(표 3-1). 공공부문의 대부분 패널은 운영기관의 홈페이지를 통하여 무료로 제공되고 있다.

<표 3-1> **공공부문 패널조사 현황**

패널조사명	운영기관 / 관련 정부부처	조사 시작 시기	표본 규모
서울시복지 패널조사	서울복지재단/서울특별시	2009	서울시 3,000가구
여성관리자 패널조사	한국여성정책연구원/여성가족부	2008	전국 여자 2,361명, 남자 1,000명
재정패널	한국조세연구원/국세청	2008	전국 5,000가구
청년패널조사	한국고용정보원/노동부	2001	전국 10,000명(만15~29세)
한국의료 패널조사	한국보건사회연구원/보건복지부	2007	전국 6,000가구
여성가족 패널조사	한국여성정책연구원/여성가족부	2007	전국 8,500가구
장애인고용 패널조사	한국장애인고용촉진공단/노동부	2008	전국 5,000가구
한국교육 종단조사	한국교육개발원/교육과학기술부	2005	전국(중학생) 6,908명
대졸자직업이동경로 조사	한국고용정보원/노동부	2006	전국 25,000명(대학 졸업)
한국복지 패널조사	한국보건사회연구원/보건복지부	2006	전국 7,000가구
사업체 패널조사	한국노동연구원/노동부	2002	전국 1,500사업체
고령화연구 패널조사	한국노동연구원/노동부	2006	전국 10,000명 (45세 이상)
국민노후보장패널조사	국민연금관리공단/보건복지부	2005	전국 5,000가구(50세 이상)
인적자본기업패널조사	한국직업능력개발원/노동부	2005	전국 500개 기업
한국교육고용패널조사	한국직업능력개발원/교육과학기술부	2004	전국 7,600명
한국노동 패널조사	한국노동연구원/노동부	1998	전국 6,500가구
한국아동・청소년패널조사	한국청소년정책연구원/보건복지부	중2: 2003 초4: 2004	중2: 3,449명, 초4: 3,000명(학생,학부모)
한국아동패널	육아정책개발센터/보건복지부	2008	전국 1,800 가구
미디어 이용시간 패널	정보통신정책연구원/방송통신위원회	2010	전국5,000 가구

자료: 보건복지 통계 발전방안 연구(한국보건사회연구원, 2010)

3 연구 데이터 구조방정식 자료로 변환하기(wave1_6.sav 생성)

1) 변수의 선택(select)

'04-1중2패널 1차년도~6차년도 코드북'에서 연구에 필요한 종속변수, 독립변수, 매개변수와 관련된 항목을 선택한다.

2) 변수의 통합(merge)

- 차수(w1~w6)별 연구에 필요한 데이터를 생성한다.

1단계: SPSS 구동 [시작→프로그램(P)→IBM SPSS Statistics→IBM SPSS Statistics 19]→파일 메뉴(데이터 열기: '04-1중2패널 1차년도 데이터(SPSS).sav')

2단계: 1차년도에 연구파일 생성: 변수 보기에서 연구에 필요한 데이터만 남기고 모두 삭제한다(연구에 불필요한 변수의 번호를 선택한 후, delete).

	이름	유형	너비	소수점이...	설명	값	결측값	열	맞춤	측도	역할
1	id	숫자	4	0	id	없음	없음	8	오른쪽	척도(S)	입력
2	rswave1	숫자	8	0	설문지 응답여부_청소년용	{0, 응답안함}...	없음	8	오른쪽	척도(S)	입력
3	rpwave1	숫자	8	0	설문지 응답여부_부모(보호자)용	{0, 응답안함}...	없음	8	오른쪽	척도(S)	입력
4	sexw1	숫자	1	0	성별	{1, 남자}...	없음	8	오른쪽	순서(O)	입력
5	yyw1	숫자	2	0	출생년도	{86, 86년}...	없음	8	오른쪽	척도(S)	입력
6	monw1	숫자	2	0	출생월	{1, 1월}...	없음	8	오른쪽	척도(S)	입력
7	studentw1	숫자	8	1	학생여부	{1.0, 현재 학...	없음	8	오른쪽	척도(S)	입력
8	schgrdw1	숫자	8	0	학년	{1, 1학년}...	없음	8	오른쪽	척도(S)	입력
9	scharew1	숫자	3	0	학교 위치	{100, 서울 중...	없음	8	오른쪽	척도(S)	입력
10	areaw1	숫자	3	0	학생 주소지	{100, 서울 중...	없음	8	오른쪽	척도(S)	입력
11	areuw1	숫자	8	0	거주지단위_읍면동	{1, 동}...	없음	8	오른쪽	척도(S)	입력
12	q1a1w1	숫자	1	0	1-a1. 나는 아직 내가 좋아하고 잘하...	{0, 잘 모르겠...	9	8	오른쪽	순서(O)	입력
13	q1a2w1	숫자	1	0	1-a2. 나는 아직 직업에 대한 정보가 ...	{0, 잘 모르겠...	9	8	오른쪽	순서(O)	입력
14	q1a3w1	숫자	1	0	1-a3. 나는 현재, 직업에 대해 많이 ...	{0, 잘 모르겠...	9	8	오른쪽	순서(O)	입력
15	q1a4w1	숫자	1	0	1-a4. 나는 현재, 내가 갖고 싶은 장...	{0, 잘 모르겠...	9	8	오른쪽	순서(O)	입력
16	q1a5w1	숫자	1	0	1-a5. 나는 현재, 장래 직업선택에 대...	{0, 잘 모르겠...	9	8	오른쪽	순서(O)	입력
17	q1a6w1	숫자	1	0	1-a6. 미래란 어차피 불확실한 것이...	{0, 잘 모르겠...	9	8	오른쪽	순서(O)	입력
18	q1a7w1	숫자	1	0	1-a7. 나는 현재, 나의 장래 직업선택...	{0, 잘 모르겠...	9	8	오른쪽	순서(O)	입력

3단계: 1차년도 연구파일을 'wave1.sav'로 저장

	이름	유형	너비	소수점이...	설명	값	결측값	열	맞춤	측도	역할
1	id	숫자	4	0	id	없음	없음	8	오른쪽	척도(S)	입력
2	sexw1	숫자	1	0	성별	{1, 남자}...	없음	8	오른쪽	순서(O)	입력
3	yyw1	숫자	2	0	출생년도	{86, 86년}...	없음	8	오른쪽	척도(S)	입력
4	q10a05w1	숫자	1	0	10-a05. (현재 ...	{0, 잘 모르...	9	8	오른쪽	순서(O)	입력
5	q10a06w1	숫자	1	0	10-a06. (현재 ...	{0, 잘 모르...	9	8	오른쪽	순서(O)	입력
6	q10a08w1	숫자	1	0	10-a08. (현재 ...	{0, 잘 모르...	9	8	오른쪽	순서(O)	입력
7	q10a09w1	숫자	1	0	10-a09. (현재 ...	{0, 잘 모르...	9	8	오른쪽	순서(O)	입력
8	q33a01w1	숫자	1	0	33-a01. 부모님...	{1, 전혀 그...	9	8	오른쪽	순서(O)	입력
9	q33a02w1	숫자	1	0	33-a02. 부모님...	{1, 전혀 그...	9	8	오른쪽	순서(O)	입력
10	q33a03w1	숫자	1	0	33-a03. 부모님...	{1, 전혀 그...	9	8	오른쪽	순서(O)	입력
11	q33a04w1	숫자	1	0	33-a04. 부모님...	{1, 전혀 그...	9	8	오른쪽	순서(O)	입력
12	q33a05w1	숫자	1	0	33-a05. 나는 내...	{1, 전혀 그...	9	8	오른쪽	순서(O)	입력
13	q33a06w1	숫자	1	0	33-a06. 부모님...	{1, 전혀 그...	9	8	오른쪽	순서(O)	입력
14	q34a3w1	숫자	1	0	34-a3. 나는 위...	{1, 전혀 그...	9	8	오른쪽	순서(O)	입력
15	q34a4w1	숫자	1	0	34-a4. 나는 사...	{1, 전혀 그...	9	8	오른쪽	순서(O)	입력
16	q34a5w1	숫자	1	0	34-a5. 나는 화...	{1, 전혀 그...	9	8	오른쪽	순서(O)	입력
17	q35a4w1	숫자	1	0	35-a4. 나는 선...	{1, 전혀 그...	8, 9	8	오른쪽	순서(O)	입력
18	q35a5w1	숫자	1	0	35-a5. 선생님...	{1, 전혀 그...	8, 9	8	오른쪽	순서(O)	입력
19	q35a6w1	숫자	1	0	35-a6. 나는 장...	{1, 전혀 그...	8, 9	8	오른쪽	순서(O)	입력
20	q35a7w1	숫자	1	0	35-a7. 학교에 ...	{1, 전혀 그...	8, 9	8	오른쪽	순서(O)	입력
21	q36b1w1	숫자	1	0	36-b1. 나는 그 ...	{1, 전혀 그...	9	8	오른쪽	순서(O)	입력
22	q36b2w1	숫자	1	0	36-b2. 나는 그 ...	{1, 전혀 그...	9	8	오른쪽	순서(O)	입력

4단계: 2~6차년도 연구파일을 1단계부터 반복하여 'wave2.sav~wave6.sav'로 저장한다.

5단계: 1차년도 연구파일('wave1.sav')을 불러온다.

6단계: 메뉴-[데이터-파일 합치기-변수 추가] → 외부 SPSS 데이터 파일('wave2.sav'~'wave6.sav')을 하나씩 연결한다.

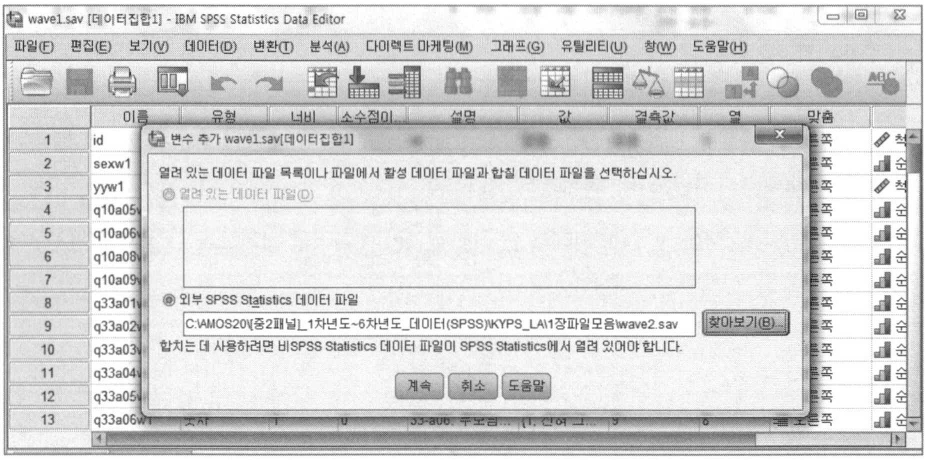

• [정렬된 파일에서 기준변수에 맞추어 케이스를 연결] → [양쪽 파일에 기준이 있음]을 선택 한 후, [id]를 [기준변수]로 이동한다.

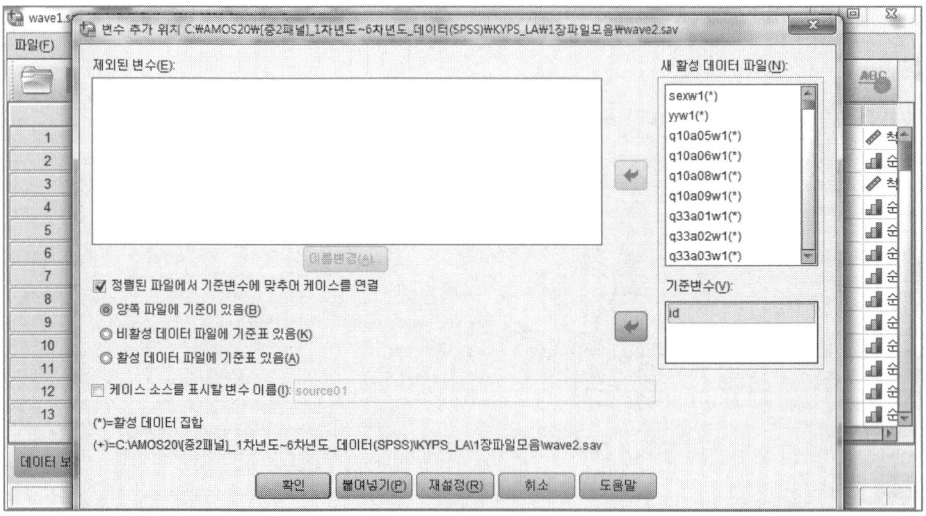

7단계: 최종 통합파일(wave1_6.sav)을 저장한다.

4 연구 대상 자료의 사회인구학적 변인 분석

(사용 데이터: wave1_6.sav, 사용 명령문: kyps변수변환_la_1.sps)

1단계: SPSS 명령문을 사용하여 다른 변수로 변수변환을 실시한다.

[SPSS 실행]→[연구 데이터 불러오기](wave1_6.sav)

2단계: SPSS [명령문 입력 및 실행]

- 연구 대상 자료의 사회인구학적 변인의 빈도분석을 위해 우선 변수변환 SPSS syntax를 실행한다.(변수변환은 SPSS syntax를 이용하면 편리하다.)

[그림 3-2] SPSS 명령문(kyps변수변환_la_1.sps)

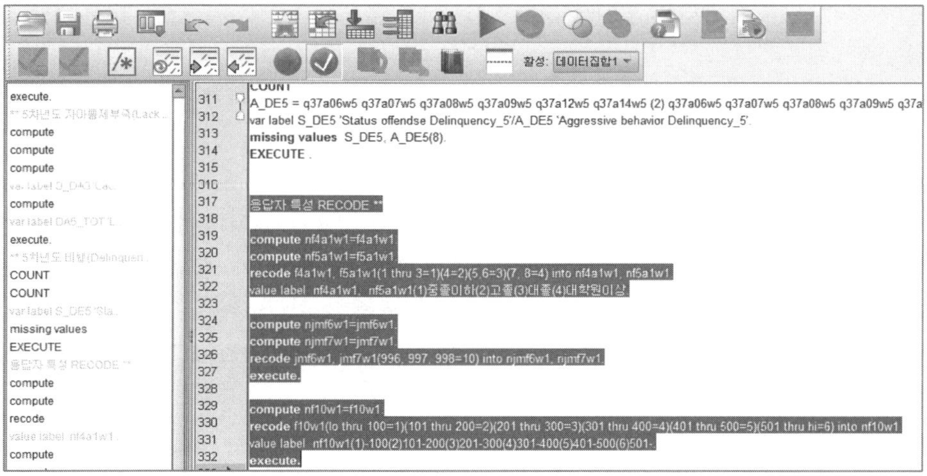

3단계: [SPSS 데이터 편집기]→[분석] →[기술통계량]→[빈도분석(변수 지정)]→[확인]

[그림 3-3] SPSS 빈도분석

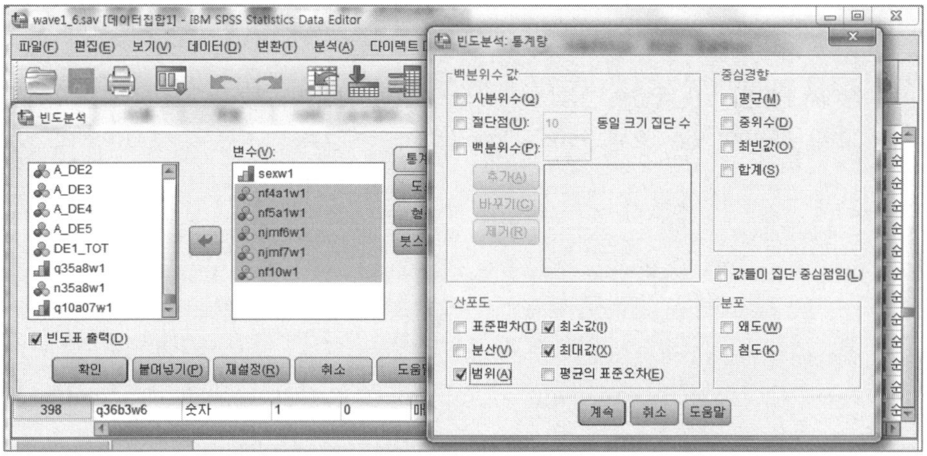

5 비행요인 항목 합산 방법

구조방정식모델은 회귀분석이 발전된 형태이기 때문에 통계적 가정 역시 독립변수(외생변수)와 종속변수(내생변수)들은 등간척도나 비율척도로 구성된 연속형 변수를 사용하는 것이 기본이 되어야 한다. 따라서 명목척도나 서열척도로 구성된 변수는 연속형 변수로 변환하여 사용한다. 본 연구의 지위비행 관련된 변수는 ('1': 비행 없음, '2': 비행 있음, 결측치)로 구성되어 있어 지위비행의 각각의 항목에 대해 '2'를 빈도변수로 생성하여 사용하였다(물론, 각각의 항목의 합을 사용할 수도 있을 것이다). 항목 합산을 위한 방법은 다음과 같이 2가지 방법을 사용할 수 있다.

[방법 1] SPSS 명령문 사용

```
COUNT
S_DE1=q37a01w1 q37a02w1 q37a03w1 q37a04w1 (2) q37a01w1 q37a02w1 q37a03w1 q37a04w1
(SYSMIS) q37a01w1 q37a02w1 q37a03w1 q37a04w1 (MISSING).
COUNT
A_DE1=q37a06w1 q37a07w1 q37a08w1 q37a09w1 q37a12w1 q37a14w1 (2) q37a06w1
q37a07w1 q37a08w1 q37a09w1 q37a12w1 q37a14w1 (SYSMIS) q37a06w1 q37a07w1 q37a08w1
q37a09w1 q37a12w1 q37a14w1 (MISSING).
var label S_DE1 'Status offendse Delinquency_1'/A_DE1 'Aggressive behavior Delinquency_1'.
missing values S_DE1, A_DE1(8).
EXECUTE .
```

[방법 2] SPSS 데이터 편집기의 변수변환 이용

특정 변수들 내의 임의의 값이 몇 번 나타나는지를 파악하기 위하여 빈도를 변수값으로 하는 변수를 생성

- SPSS 메뉴 창에서 [변환]→[빈도변수 생성]→[대상변수 정의–숫자변수 지정]→[값 정의](지위비행이 있은 경우 '2'로 코딩되어 있어 '2'인 숫자를 Count함. 시스템 결측값과 사용자 결측값 정의)

• 빈도변수 생성 결과는 다음과 같다.

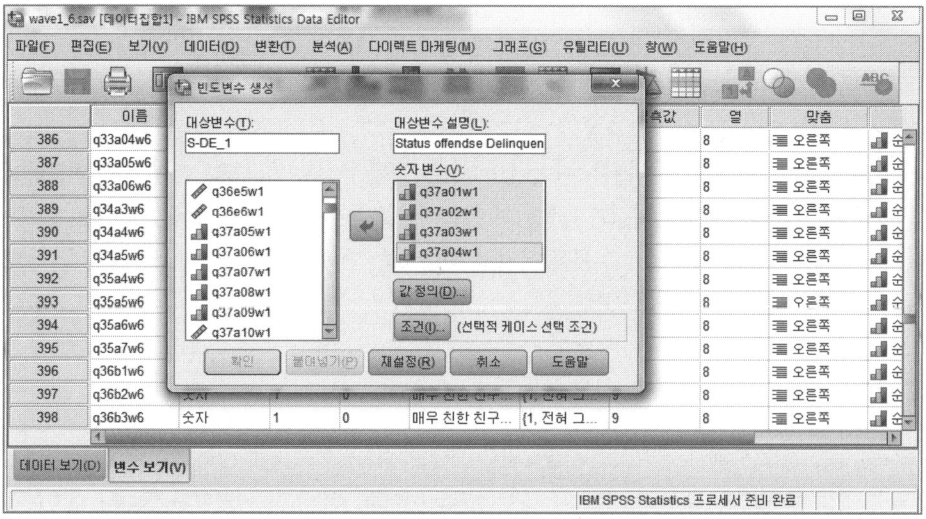

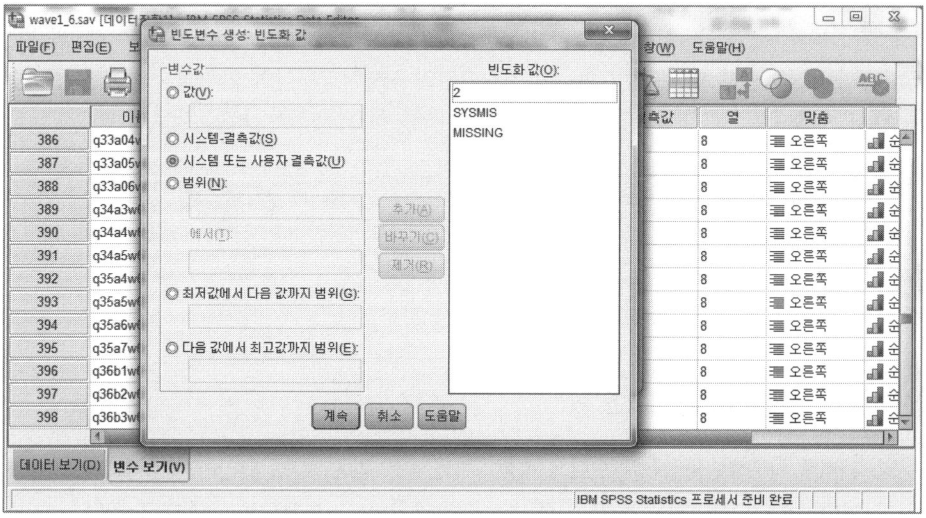

6 긴장요인 항목 합산 방법(SPSS 명령문 사용)

구조방정식에서 다수의 구성개념에 상당히 많은 설문 문항을 측정한 후, 설문 항목들을 한 모델에 모두 관측변수로 사용하는 경우 모델의 복잡성이 증가하여 표본의 크기, 모델의 적합도, 그리고 모수의 추정에 대한 유의성 등의 문제가 발생할 수 있다. 따라서 측정항목이 많을 경우 항목 합산(Item Parceling)을 통하여 항목의 수를 조정해야 한다. 통상적으로 항목 합산은 평균이나 총점 등을 이용하여 합산한다. 항목 합산은 항목들의 신뢰성과 타당성이 검증되었을 경우에 한하며 항목 합산 방법으로는 ① 전 항목을 단일 항목으로 합산 ② 이론적 근거를 바탕으로 한 합산 ③ 탐색적 요인분석을 통한 합산 등으로 나눌 수 있다(우종필, 2012)[1].

[방법 1] 전 항목을 단일 항목으로 합산

본 연구에서 사용한 청소년 패널 데이터의 긴장요인과 관련된 측정항목은 9개 항목으로 구성되어 있다. 긴장요인의 전 항목을 합산할 경우, 전 항목에 대한 신뢰도분석과 확인적 요인분석을 통하여 신뢰성과 타당성을 검증해야 하는데, 이 과정에서 수치가 좋지 않은 항목들은 제거한 후, 전 항목들을 평균이나 총점으로 단일 항목화하면 된다. 이 방법의 경우 모든 항목이 단일변수화되기 때문에 추후 연구모델은 경로분석이 된다. 또한, 단일 항목은 본 연구의 긴장요인의 잠재성장모형의 연차별 긴장요인(변수명: ST1_TOT)으로 사용된다.

• 단일 항목 합산을 위한 SPSS 명령문

```
compute ST1_TOT=(q33a12w1+q33a13w1+q33a14w1+q33a15w1+q10a05w1+q10a06w1+
q10a09w1+q10a08w1+q35a7w1)/9.
var label ST1_TOT 'Strain_1 Total'.
```

[방법 2] 이론적 근거를 바탕으로 한 합산

선행연구자가 제시한 하위요인들을 기준으로 신뢰성과 타당성을 검증한 후, 합산하는 방법이다. 구성개념이 가진 정보를 최대한 살리면서 항목을 줄이기 때문에 가장 보편적으로 사용되고 있다.

• 이론적 근거를 바탕으로 한 항목 합산을 위한 SPSS 명령문

```
compute F_ST1=(q33a12w1+q33a13w1+q33a14w1+q33a15w1)/4.
compute S_ST1=(q10a05w1+q10a06w1+q10a09w1)/3.
compute P_ST1=(q10a08w1+q35a7w1)/2.
var label F_ST1 'Family Strain_1'/S_ST1 'School Strain_1'/P_ST1 'Peer Strain_1'.
```

---

1) 항목합산 방법에 대한 보다 자세한 설명은 '우종필(2012). 구조방정식모델 개념과 이해. p328-335.'를 참조하기 바란다.

[방법 3] 탐색적 요인분석을 통한 합산

선행연구자가 어떠한 하위요인도 제시하지 않았을 경우, 조사자가 탐색적 요인분석을 통하여 요인을 추출한 다음, 추출된 요인을 대상으로 신뢰성과 타당성을 검정한 후, 합산을 하는 방법이다. 본 연구의 긴장요인에 대한 탐색적 요인분석의 결과는 다음과 같다.

- (SPSS 실행) [분석] → [차원 감소] → [요인분석] → [변수선택] → [요인회전-(베리멕스) 선택)] → [계속 단추] → [확인 단추]

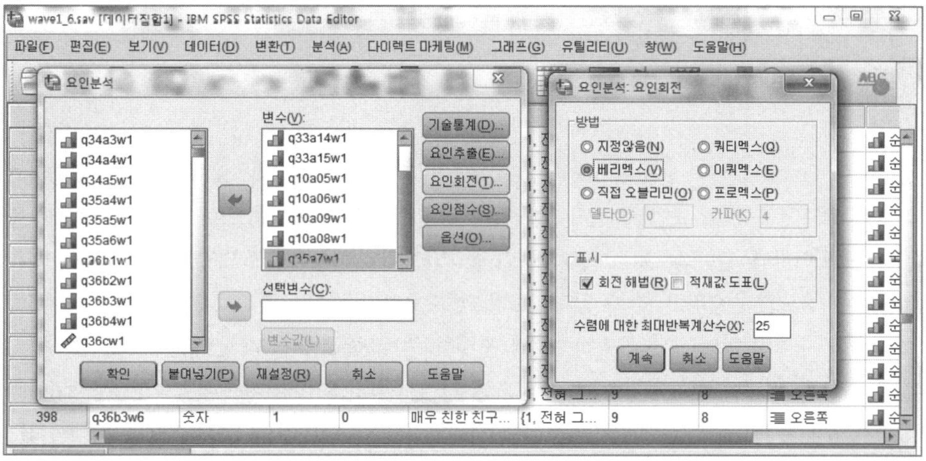

- 결과값 분석

요인이 설명할 수 있는 변수들의 분산의 크기인 고유치(Eigen Value) 1 이상인 요인이 3개로 결정되었다.(고유치가 1보다 크다는 것은 하나의 요인이 변수 1개 이상의 분산을 설명해준다는 것을 의미한다.)

[그림 3-4] 긴장변수들의 분산 및 고유값

설명된 총분산

성분	초기 고유값			추출 제곱합 적재값			회전 제곱합 적재값		
	합계	% 분산	% 누적	합계	% 분산	% 누적	합계	% 분산	% 누적
1	2.954	32.817	32.817	2.954	32.817	32.817	2.438	27.083	27.083
2	1.651	18.347	51.164	1.651	18.347	51.164	1.795	19.948	47.031
3	1.012	11.245	62.409	1.012	11.245	62.409	1.384	15.378	62.409
4	.783	8.701	71.110						
5	.724	8.044	79.154						
6	.613	6.816	85.970						
7	.496	5.509	91.479						
8	.405	4.504	95.983						
9	.361	4.017	100.000						

추출 방법: 주성분 분석

[그림 3-5] 요인부하량

회전된 성분행렬[a]

	성분		
	1	2	3
q33a12w1	.774	.051	.056
q33a13w1	.792	.009	.099
q33a14w1	.800	.136	.071
q33a15w1	.722	.170	.046
q10a05w1	.122	.769	.017
q10a06w1	.101	.762	.052
q10a09w1	.066	.675	.327
q10a08w1	.040	.344	.745
q35a7w1	.142	-.015	.836

요인추출 방법: 주성분 분석.
회전 방법: Kaiser 정규화가 있는 베리멕스.

요인부하량(Factor Loading)은 각 변수와 요인 사이의 상관관계 정도를 나타내므로, 각 변수는 요인부하량이 가장 높은 요인에 속한다. 요인부하량의 제곱값은 결정계수(R^2)를 의미함으로 요인이 해당 변수를 설명하는 정도를 의미한다. 일반적으로 요인부하량의 절대값이 0.4 이상이면 유의미한 변수로 간주하고, 0.5 이상이면 아주 중요한 변수라고 할 수 있다. 그리고 변수들이 여러 요인에 대하여 비슷한 요인부하량을 나타낼 경우, 변수들이 어느 요인에 속하는지를 분류하기는 어렵다. 따라서 변수들의 요인부하량이 어느 한 요인에 높게 나타나도록 하기 위해 요인축을 회전시킨다. 회전방식은 직각회전, 사각회전이 있고 직각회전 방식 중 베리멕스(Varimax) 방식은 요인행렬에서 요인부하량의 분산의 합을 최대화하는 방법으로 요인들의 구분을 가장 분명히 해주는 방법으로 많이 사용된다.

탐색적 요인분석 결과 요인1: q33a12w1~q33a15w1, 요인 2: q10a05w1, q10a06w1 q10a09w1, 요인 3: q10a08w1, q35a7w1으로 나타나 '② 이론적 근거를 바탕으로 구분한 하위요인'의 구성개념과 동일하게 나타났다.

7 점수범위 산출(기술통계 실행)

점수범위 산출을 위한 기술통계 실행을 위해 다음과 같은 순서에 따라 진행하면 [그림 3-6]과 같은 화면을 얻는다.

① 데이터 불러오기: IBM SPSS Statistics 실행 → [파일] → [열기] → [데이터 열기(wave1_6.sav)]
② 기술통계 실행하기: [분석] → [기술통계량] → [기술통계] → [분석변수 지정] → [옵션 단추] → ['최소값', '최대값' 선택] → [계속 단추] → [확인 단추]

[그림 3-6] 기술통계 실행 초기화면

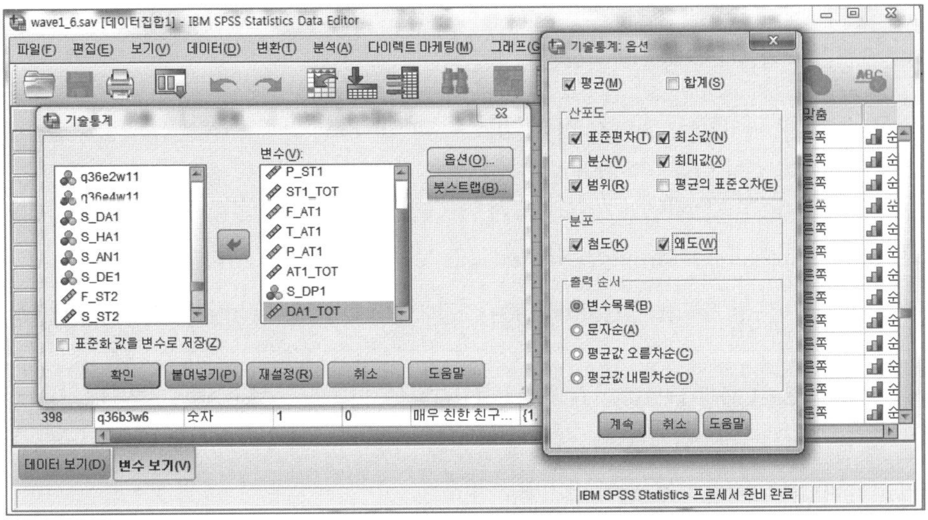

③ 결과표 분석
최소값과 최대값을 이용하여 점수범위를 기록한다.

기술통계량

	N	최소값	최대값
DA1_TOT	3449	1.00	5.00
F_ST1	3443	1.00	5.00
S_ST1	3449	.00	5.00
P_ST1	3445	.50	5.00
ST1_TOT	3439	.67	4.67
F_AT1	3445	1.00	5.00
T_AT1	3445	1.00	5.00
P_AT1	3436	1.00	5.00
AT1_TOT	3428	1.00	5.00
S_DE1	3449	.00	4.00
S_DP1	3340	.00	3.00
A_DE1	3449	.00	6.00
유효수 (목록별)	3320		

8 연구모형에 사용되는 변수변환

연구모형에 사용되는 종속변수, 독립변수, 매개변수의 변환(항목 합산)을 위하여 SPSS 명령문을 활용하였다.

SPSS 명령문 활용법

SPSS 실행 방법으로 GUI(Graphic User Interface)방식과 명령문(Syntax) 방식이 있다. GUI는 Pull-Down 메뉴와 대화형 상자를 이용하여 데이터를 처리하고 통계분석을 제공하는 방법이며, 명령문 방식은 프로그램을 작성하여 데이터 입출력 및 분석 등의 모든 절차를 수행하는 방법을 말한다. 본 연구의 변수변환을 위해 SPSS 명령문을 사용하여 실행하였다.(저자는 몇 개의 Syntax를 사용하면 대부분의 변수변환이 가능하기 때문에 명령문을 사용하는 것을 권장한다.)

• [파일] → [새로 만들기] → [명령문(syntax) 선택] 명령문 화면이 나오면 다음과 같은 프로그램을 입력한다. [그림 3-7]과 같이 선택 실행 메뉴바(▶)를 이용하여 명령문을 단계적으로 실행할 수 있다.
→ 본 연구에 사용된 명령문은 compute, if, var label, missing values, count의 5개 명령문만 사용되었다.(명령문 사용은 어렵지 않다. Syntax의 규칙만 알면 누구나 사용할 수 있다.)

• compute는 새로운 변수를 만드는 명령문이다. if는 조건에 만족하는 새로운 변수를 만드는 명령문이다. 예를 들면,
'compute F_ST1=(q33a12w1+q33a13w1+q33a14w1+q33a15w1)/4.'는 (q33a12w1~q33a15w1) 4개의 변수를 합하여 평균을 구하여 F_ST1(가정긴장변수)을 저장하라는 명령문이다.

• count는 빈도변수를 생성하는 명령문이다. 예를 들면
'COUNT S_DE1=q37a01w1 q37a02w1 q37a03w1 q37a04w1 (2) q37a01w1 q37a02w1 q37a03w1 q37a04w1 (SYSMIS) q37a01w1 q37a02w1 q37a03w1 q37a04w1 (MISSING).'은 'q37a01w1~q37a04w1' 4개의 변수에서 '2'의 빈도를 S_DE1(지위비행)에 저장하고, 시스템 결측치와 사용자 결측치는 8('2'×4개 변수)로 저장하라는 명령문이다. 이때 S_DE1의 '8'은 반듯이 결측치로 처리되어야 실제 관측치에 포함되지 않는다.

• var label은 변수명을 작성하는 명령문이다. 예를 들면
'var label F_ST1 'Family Strain_1'/S_ST1 'School Strain_1'/P_ST1 'Peer Strain_1'.'이다.

• missing values는 결측치를 지정하는 명령문이다.
예를 들면 'missing values S_DE1, A_DE1(8).' S_DE1과 A_DE1의 '8'을 결측치로 처리하라는 명령문이다.

※ 모든 명령문 뒤에는 반드시 '.'를 사용해야 한다. 그리고 Syntax 맨 첫째 Column의 '*' 뒤의 문장은 명령문으로 실행되지 않는 Comment이다.

[그림 3-7] 변수변환을 위한 SPSS 명령문

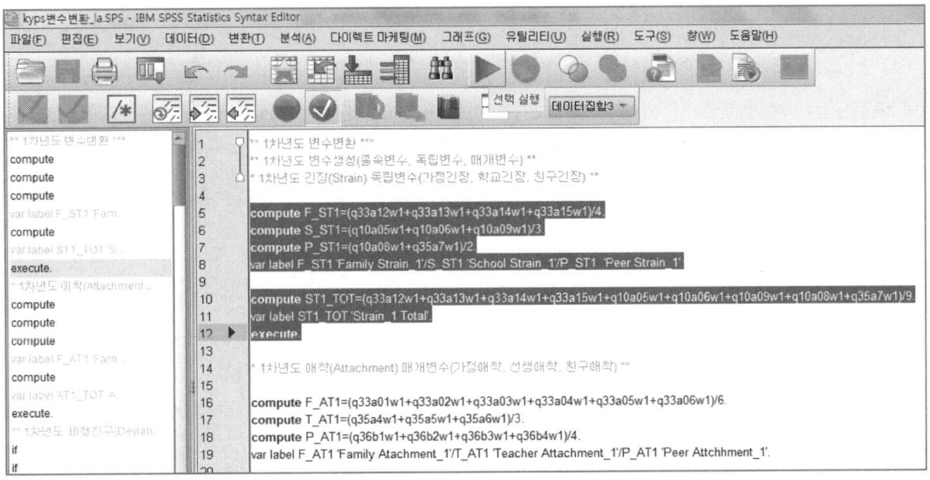

9 구조방정식모형 인증 방법

연구자는 Amos를 이용하여 모형 분석을 실행한 후, 모형의 인정을 평가한다. 모형의 인증은 모형이 가치 있는 모형으로 받아들여질지 여부를 평가하는 것을 말한다. 모형의 인정 절차를 진행하다 보면, 요인들 간의 모수들이 인정되는가 하면 인정되지 않는 경우도 있다. 따라서 구조방정식모형 분석에서 연구자는 측정모형의 신뢰도와 타당성을 높이기 위하여 모형의 수정 및 개발에 신경을 쓰게 된다.

모형의 인정 과정에서 문제점이 발생할 수 있는 경우는 다음과 같다(김계수, 2010).

① 경로계수의 표준오차가 매우 큰 경우(일반적으로 2.5 이상인 경우를 말함)
② 오차의 분산이 마이너스(Negative Error Variance)이거나 추정치가 이상하게 큰 경우(Heywoodcase)
③ 추정된 상관계수가 매우 큰 경우(1에 가까운 경우)

이러한 모형에 문제가 발생하는 경우 모형의 인증을 높이기 위한 전략은 다음과 같다(김계수, 2010).

① 변수 또는 요인 간에 불필요한 경로가 있으면 경로계수를 0으로 고정시킨다.
② 추정할 경로를 감소시켜서 자유도를 증가시킨다. 예를 들어 두 요인 간의 상관 정도가 매우 큰 경우(0.9 이상인 경우) 서로 다른 방향으로 화살표를 향하게 표시하는 동일화 제약(Equalization)을 사용한다.
③ 잠재요인의 오차분산을 고정시킨다(0.005 이하의 값으로 고정시켜 준다).
④ 문제가 있는 변수를 제거한다.

이와 같은 모형 인정을 높이기 위한 네 가지 조치들은 이론적 배경이 있는 상태에서 가능하다.

그리고 모형의 적합성은 모형과 실제 공분산 자료 사이의 일치성(Consistency)의 정도 또는 일치도를 나타낸다. 즉, 모형의 적합성 평가는 기본적으로 표본자료의 특성과 이론적 특성이 어느 정도 일치하느냐에 대한 적합도 판단 과정을 의미한다.

모형이 인정되는 필요조건은 측정변수 x, y가 제공해주는 정보의 수가 추정되는 미지수(모수, 자유특징수, 경로계수의 선의 수)보다 많거나 같아야 한다.

정보의 수[K(K+1)/2](K: 측정변수의 수)와 미지수의 크기에 따라

① 간명모형(정보의 수 > 미지수), ② 부정모형(정보의 수 < 미지수)
③ 포화모형(정보의 수 = 미지수)으로 구분된다.

즉, 구조방정식모형이 포화모형이나 간명모형의 가능성을 보이면 '모형 인정의 가능성'이 있다고 말할 수 있다. 구조방정식모형에서는 위반추정치가 발생하지 않을 경우, 모형의 적합도 평가를 할 수 있다. 따라서 연구자는 적합도 관련 지수를 통하여 모형의 적합성 여부를 판단하게 된다.

모형의 적합성 평가는 공분산 구조모형이 가정에 얼마나 적합한지를 살펴보는 절차라고 할 수 있다. Amos에서 모형의 적합도 평가는 기본적으로 절대적합지수, 증분적합지수, 간명적합지수 등을 이용한다.

절대적합지수는 모형의 전반적인 부합도를 평가하는 지수이다. 증분적합지수는 기초모형에 대한 제안모형의 부합도를 평가하는 것이다.(기초모형은 측정변수 사이에 공분산 또는 상관관계가 없는 모형으로 독립모형이라고 한다, 제안모형은 이론적 배경하에 연구자가 설정한 모형으로 생각하면 된다.) 간명적합지수는 제안모형의 적합지수 즉, 모형의 복잡성과 객관성의 차이를 비교하는 것을 말한다.

10 다변량 정규성 검증

다변량분석의 기본적인 가정은 정규분포이다. 정규성 분포에서 중요한 것은 왜도와 첨도이다. 모든 변수의 왜도가 절대값 3 미만, 첨도가 절대값 10 미만일 경우 변수들의 분포가 정규성이 있다고 본다. 왜도와 첨도는 SPSS의 기술통계에서 분석한다.

① [SPSS 프로그램 시작] → [분석-기술통계량-기술통계] → [분석변수 이동] → [옵션-첨도, 왜도 지정] → [계속 단추] → [확인 단추]

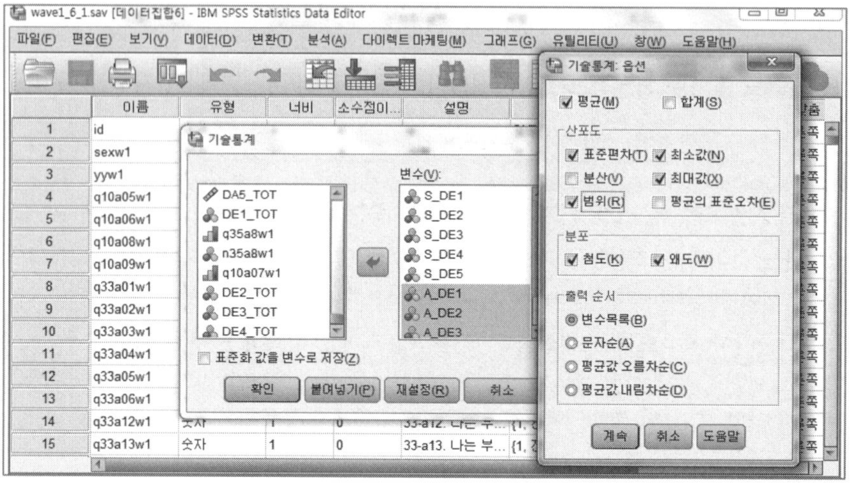

② 결과표 해석

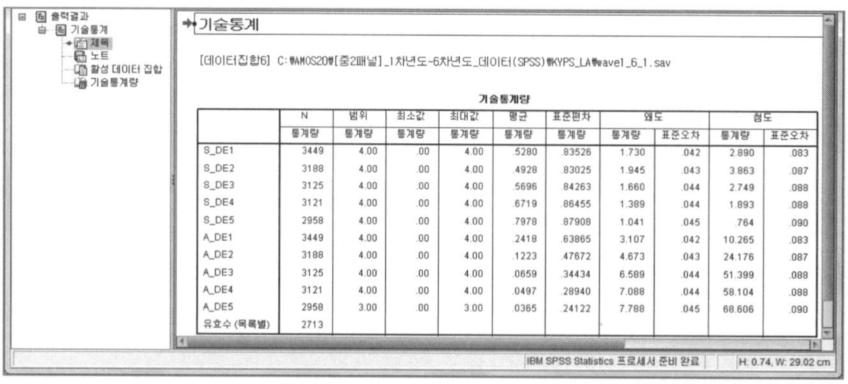

기술통계

[데이터집합6] C:\AMOS20\[중2패널]_1차년도~6차년도_데이터(SPSS)\KYPS_LA\wave1_6_1.sav

기술통계량

	N	범위	최소값	최대값	평균	표준편차	왜도		첨도	
	통계량	통계량	통계량	통계량	통계량	통계량	통계량	표준오차	통계량	표준오차
S_DE1	3449	4.00	.00	4.00	.5280	.83526	1.730	.042	2.890	.083
S_DE2	3188	4.00	.00	4.00	.4928	.83025	1.945	.043	3.863	.087
S_DE3	3125	4.00	.00	4.00	.5696	.84263	1.660	.044	2.749	.088
S_DE4	3121	4.00	.00	4.00	.6719	.86455	1.389	.044	1.893	.088
S_DE5	2958	4.00	.00	4.00	.7978	.87908	1.041	.045	.764	.090
A_DE1	3449	4.00	.00	4.00	.2418	.63865	3.107	.042	10.265	.083
A_DE2	3188	4.00	.00	4.00	.1223	.47672	4.673	.043	24.176	.087
A_DE3	3125	4.00	.00	4.00	.0659	.34434	6.589	.044	51.399	.088
A_DE4	3121	4.00	.00	4.00	.0497	.28940	7.088	.044	58.104	.088
A_DE5	2958	3.00	.00	3.00	.0365	.24122	7.788	.045	68.606	.090
유효수 (목록별)	2713									

- A_DE1(폭력비행1차)~A_DE5(폭력비행5차) 요인이 왜도와 첨도가 정규성의 가정에서 크게 벗어났음을 알 수 있다.
- 결측치의 산출은 '전체 대상수(3449)-변수별 대상수(N)'로 계산할 수 있다. 즉, S_DE2(지위비행2차)의 결측치는 '3449명-3188명'로 261명이 된다.

11 Amos에서 결측치 해결법

Amos에 결측치를 해결하는 방법에는 ① 완전정보최대우도법(Full Information Maximum Likelihood: FIML), ② 회귀대체(regression imputation), 통계적 회귀대체(Stochastic Regression Imputation), 베이지안 대체(Bayesian Imputation), 평균대체법 등이 있다.

본 연구모형을 사용하여 결측치를 해결하는 방법은 다음과 같다.

[방법 1] **완전정보최대우도법**

- 연구 대상 구조방정식모형(횡단모형(연구모형1).amw)을 불러와서 실행한다.
  (데이터 파일: wave1_6.sav)

결측치를 갖지 않은 데이터를 바탕으로 최우추정을 하여 결측치의 추정치를 계산하는 방법으로 연구자료의 데이터에 결측치가 하나라도 존재하면 다음과 같은 message가 나타나는데, 이 경우 메시지 창을 닫은 후, 메뉴바에서 '[view]–[analysis properties]–[estimation]–[estimate means and intercepts]'를 선택하면 된다.(이때 잠재변수의 절편(intercept)과 오차변수의 평균(mean)에 '0'이 자동으로 지정된다. 또한 FIML을 사용할 때는 분석(실행) 전에 [view]–[analysis properties]–[output]에서 [modification indices]의 지정을 풀어주어야 한다.)

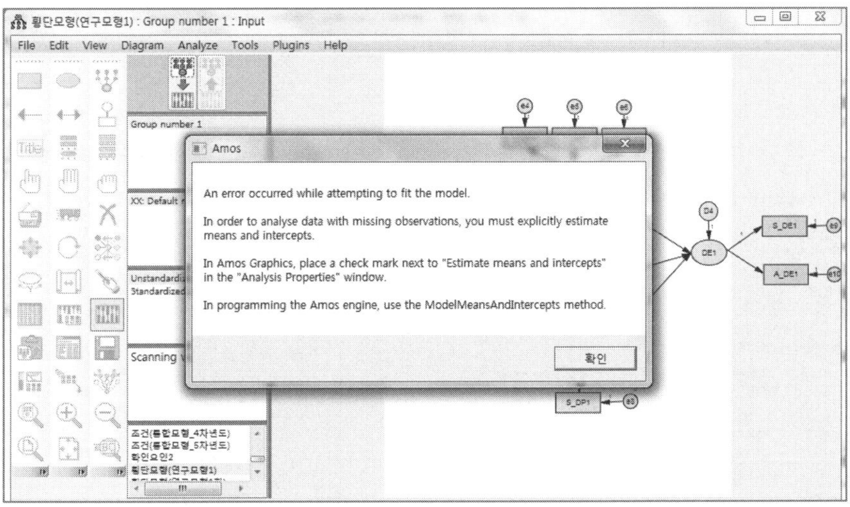

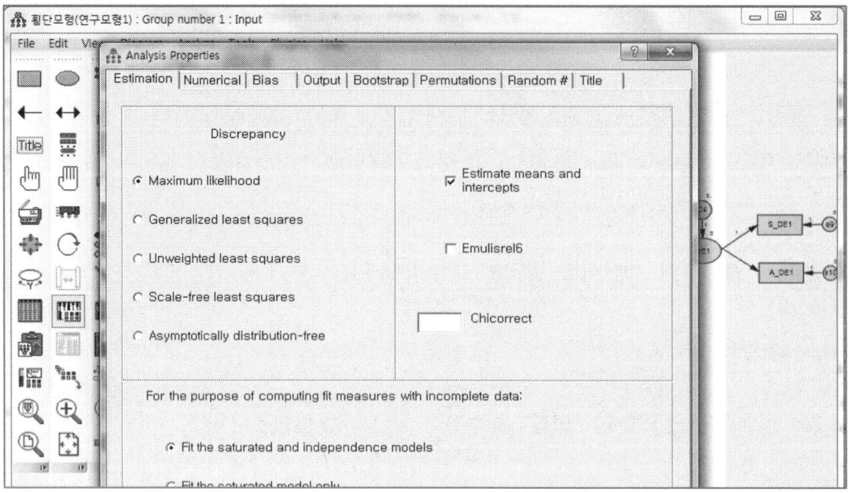

[방법 2] regression imputation, stochastic regression imputation, bayesian imputation법, **평균대체법**

regression imputation

회귀대체는 최대우도법에 따른 선형조합을 통해서 변수 간의 실제 관계를 파악하는 방법이다. 본 연구 자료의 결측치를 Amos의 회귀대체법으로 처리하면 다음과 같다.

1단계: 연구 대상 구조방정식모형(횡단모형(연구모형1).amw)을 불러온다.

2단계: [analyze] → [data imputation]을 선택한다.

3단계: 다음과 같은 메시지가 나타나면 [view]−[analysis properties]−[estimation]−[estimate means and intercepts] 선택 후, 다시 [analyze] → [data imputation]을 선택한다.

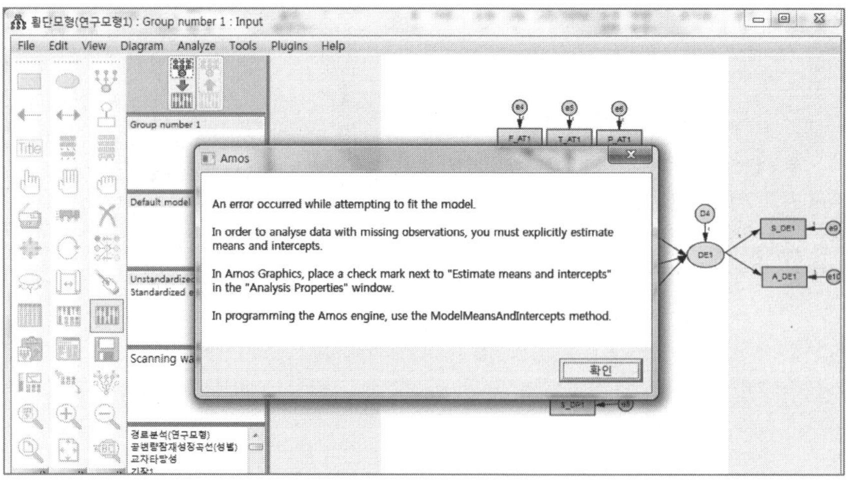

4단계: [Amos data imputation] 창이 활성화되면 ◉regression imputation를 선택한 후, [impute] 버튼을 누른다.(메시지 창에 '_C'가 붙은 새로운 데이터 파일(wave1_6_1_C.sav)이 생성된다.)

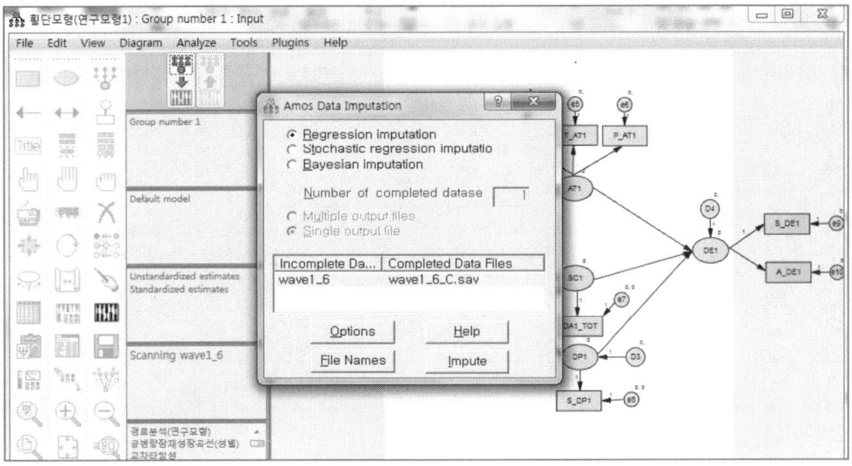

5단계: 'wave1_6_1_C.sav'를 연결하여 재분석을 실시한다.

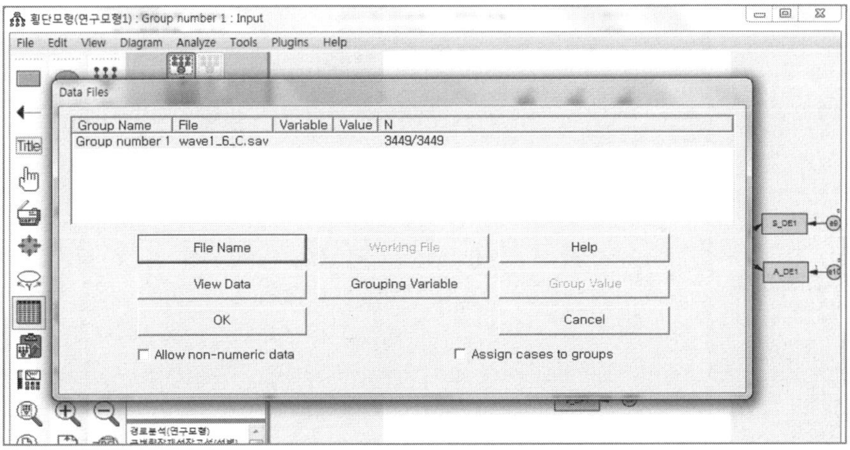

6단계: 현 상태에서 분석을 실시하면 연구모형의 잠재변수와 새롭게 생성된 변수와 이름이 같기 때문에 다음과 같은 메시지가 나타난다.

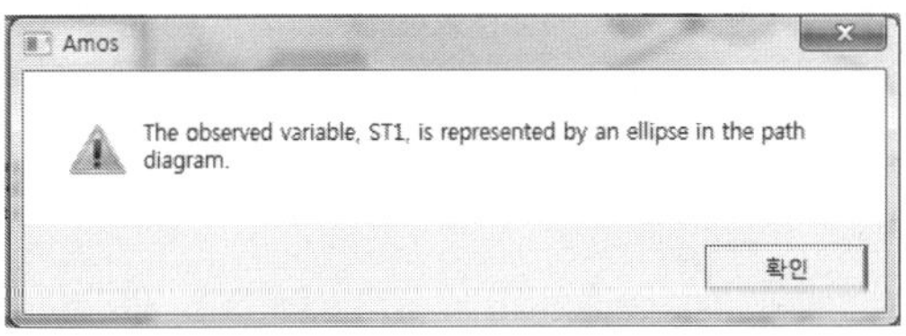

7단계: 새롭게 생성된 변수(잠재변수와 같은 이름)를 삭제한 후, 저장하고 다시 [실행]한다.

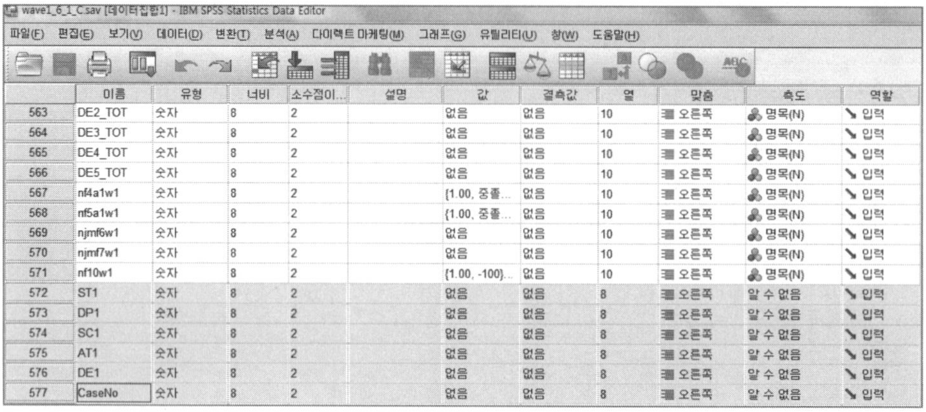

	이름	유형	너비	소수점이...	설명	값	결측값	열	맞춤	측도	역할
563	DE2_TOT	숫자	8	2		없음	없음	10	오른쪽	명목(N)	입력
564	DE3_TOT	숫자	8	2		없음	없음	10	오른쪽	명목(N)	입력
565	DE4_TOT	숫자	8	2		없음	없음	10	오른쪽	명목(N)	입력
566	DE5_TOT	숫자	8	2		없음	없음	10	오른쪽	명목(N)	입력
567	nf4a1w1	숫자	8	2		{1.00, 중졸...	없음	10	오른쪽	명목(N)	입력
568	nf5a1w1	숫자	8	2		{1.00, 중졸...	없음	10	오른쪽	명목(N)	입력
569	njmf6w1	숫자	8	2		없음	없음	10	오른쪽	명목(N)	입력
570	njmf7w1	숫자	8	2		없음	없음	10	오른쪽	명목(N)	입력
571	nf10w1	숫자	8	2		{1.00, -100}...	없음	10	오른쪽	명목(N)	입력
572	ST1	숫자	8	2		없음	없음	8	오른쪽	알 수 없음	입력
573	DP1	숫자	8	2		없음	없음	8	오른쪽	알 수 없음	입력
574	SC1	숫자	8	2		없음	없음	8	오른쪽	알 수 없음	입력
575	AT1	숫자	8	2		없음	없음	8	오른쪽	알 수 없음	입력
576	DE1	숫자	8	2		없음	없음	8	오른쪽	알 수 없음	입력
577	CaseNo	숫자	8	2		없음	없음	8	오른쪽	알 수 없음	입력

8단계: 결과를 확인한다.

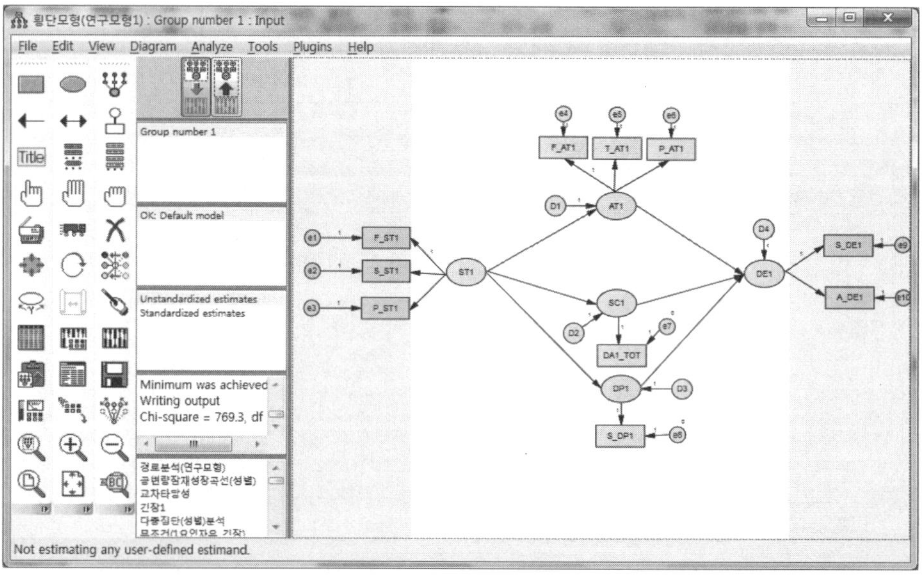

bayesian imputation

베이지안 대체는 최대우도법에 따른 반복적으로 시행하는 방법으로, 알려져 있지 않은 모수만 계산하는 방식이다. 베이지안 대체법은 다양한 데이터 셋 확보가 가능하나, 구조방정식 분석 결과 약간의 차이가 발생할 수 있다. 베이지안 대체 방식의 사용(예)은 회귀대체의 단계와 동일하다.

평균대체법

평균대체법(Mean Imputation)은 표본을 삭제하는 대신 결측치를 평균값으로 대체하는 방법으로, 간편하고 표본의 크기가 줄어들지 않은 장점이 있지만 결측치의 원인을 밝히기가 난해하다. 대표본이면서 결측치가 적을 경우 사용하기 적합하다. 평균대체법은 SPSS 프로그램에서 사용할 수 있다.

1단계: SPSS 프로그램에서 [변환]–[결측값 대체]를 선택한다.

2단계: [방법]–[계열평균]으로 지정한 후, 좌측의 변수들 중 결측치 대체변수를 새 변수로 이동시킨 후, [확인]을 클릭한다.

3단계: (Amos 실행 시 변수명을 평균으로 대체한 변수) '_1'로 수정한 후 실행하거나 구조모형의 변수명과 동일한 변수명으로 수정/저장 후 실행해야 한다.

[그림 3-8] 평균대체법

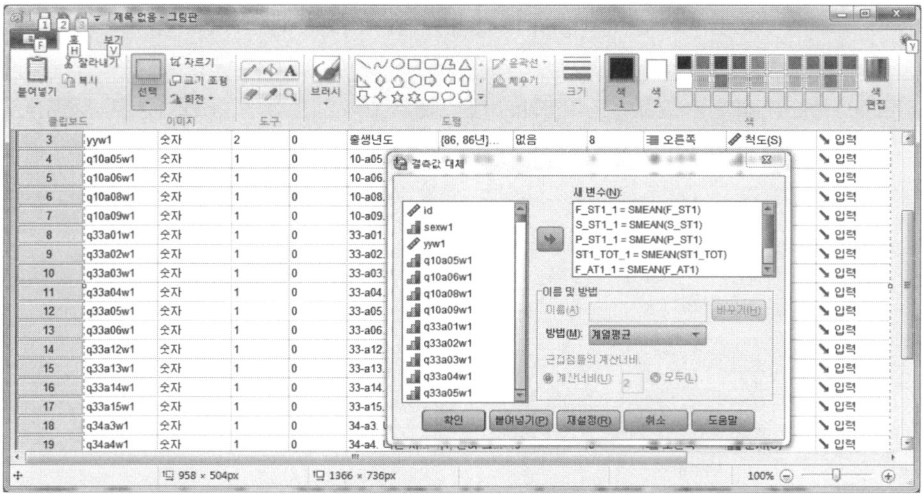

4단계: 결과값 확인

➜ 결측값 대체

[데이터집합1] C:₩AMOS20₩[중2패널]_1차년도~6차년도_데이터(SPSS)₩KYPS_LA₩wave1_6_1.sav

결과변수

	결과변수	대체된 결측값 개수	결측되지 않은 값의 케이스 수		유효한 케이스 수	함수 만들기
			첫째	마지막		
1	F_ST1_1	6	1	3449	3449	SMEAN (F_ST1)
2	S_ST1_1	0	1	3449	3449	SMEAN (S_ST1)
3	P_ST1_1	0	1	3449	3449	SMEAN (P_ST1)
4	ST1_TOT_1	6	1	3449	3449	SMEAN (ST1_TOT)
5	F_AT1_1	4	1	3449	3449	SMEAN (F_AT1)
6	T_AT1_1	4	1	3449	3449	SMEAN (T_AT1)
7	P_AT1_1	13	1	3449	3449	SMEAN (P_AT1)

12 Amos에서 이상치 해결법

두 변수를 이용한 산포도 분석 결과에서 몇 개의 값들이 주변에 몰려 있지 않은 경우를 이상치(outlier)라고 한다. 이상치는 자료 입력 과정에서의 오류와 응답 과정에서 응답자의 특이한 답변 등에서 발생한다. 이상치는 데이터 에디팅 과정에서 처리가 가능하나, 처리되지 못한 이상치는 Amos에서 마할라노비스 거리(Mahalanobis Distances)를 확인하여 처리할 수 있다.

1단계: (예: 횡단모형(연구모형1).amw와 wave1_6_1_C.sav 사용)
[View]–[analysis properties]–[output]–[test for normality and outliers]를 선택한다.

2단계: [Amos output]의 'observations farthest from the centroid'에서 마할라노비스 거리(Mahalanobis Distances)와 유의확률을 제공한다.

마할라노비스 거리는 다른 관측치와 특정 관측치 간의 거리를 나타내며 d2(mahalanobis d-squared)로 표시된다. 거리가 멀다면 그만큼 다른 관측치와 거리가 있다는 것을 의미하기 때문에 d2가 클수록 이상치임을 나타낸다. 그리고 p1은 중앙으로부터 실제 벗어나는 확률, p2는 관찰치가 중앙으로부터 벗어나는 예상확률을 나타낸다. [그림 3-9]의 관찰치 2182의 경우 마할라노비스 거리 자승은 84.120이다. p1과 p2 모두 정규분포를 가정할 경우 실제 초과할 확률이 0.000으로 정규분포를 가정하고 이상치를 판단할 수 있는 확률이 매우 낮아 특별한 조치를 취할 필요가 없는 것으로 나타났다. 만약 이상치가 발견된다면 이상치를 제외하든지, 결측치로 처리한 후, 대체법을 통해 해결해야 한다.

[그림 3-9] 이상치 지정 및 결과

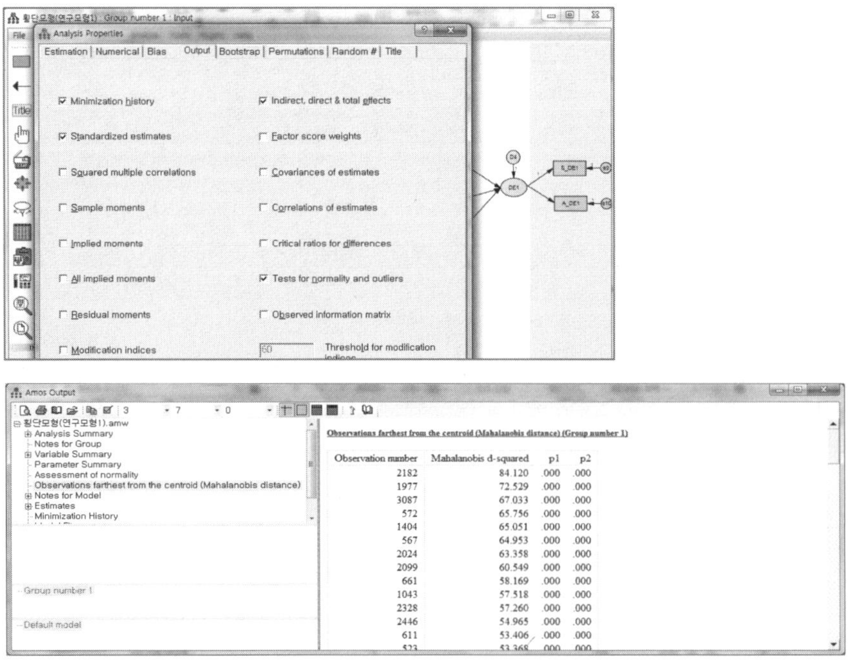

13 상관관계 분석

수정지수(MI)를 이용하여 수정 연구모형을 개발하기 위해서는 수정지수가 높은 관측변수의 측정오차 간 공분산 관계의 연결이나 요인 간 직접 연결을 위해서는 상관관계나 이론적인 배경하에 이루어져야 한다. 제안 연구모형에 사용된 측정변수의 상관분석은 다음과 같다.

① [SPSS PROGRAM 시작] → [분석] → [상관분석] → [이변량 상관계수] → [대상변수 지정] → [확인 단추]

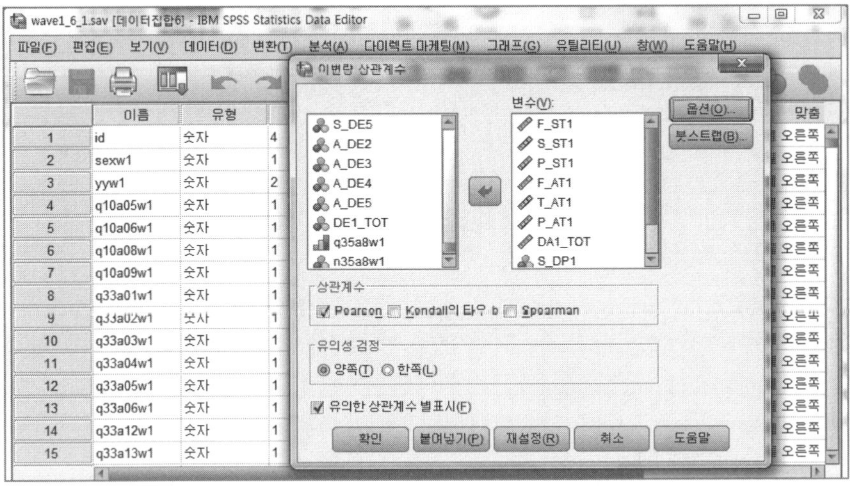

② 결과표 해석

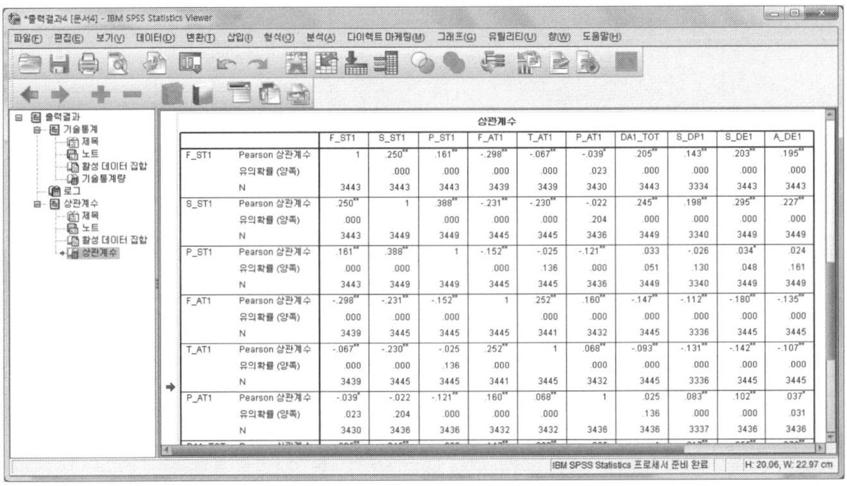

• S_ST1(가정긴장)과 P_ST1(친구긴장), T_AT1(선생애착) 간의 수정지수가 높게 나타났고, 상관관계가 상대적으로 높아(0.388, -.230) 오차 간 공분산 인과관계를 설정할 수 있다.

14 제안 연구모형의 적합도 인증 평가

1) '횡단모형(연구모형1).amw'를 그린 후, 실행(연결 데이터: wave1_6.sav)

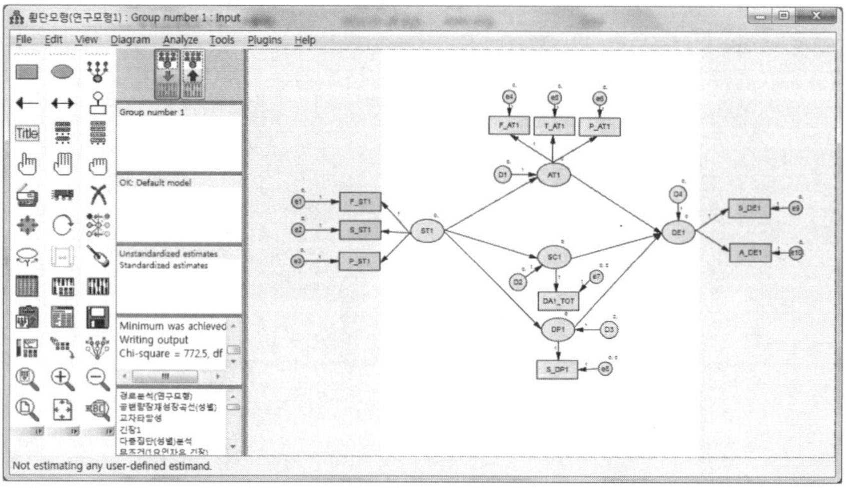

2) 결과 확인

[view] → [text output] → [model fit]

적합도가 낮아 수정 연구모델을 개발한다.

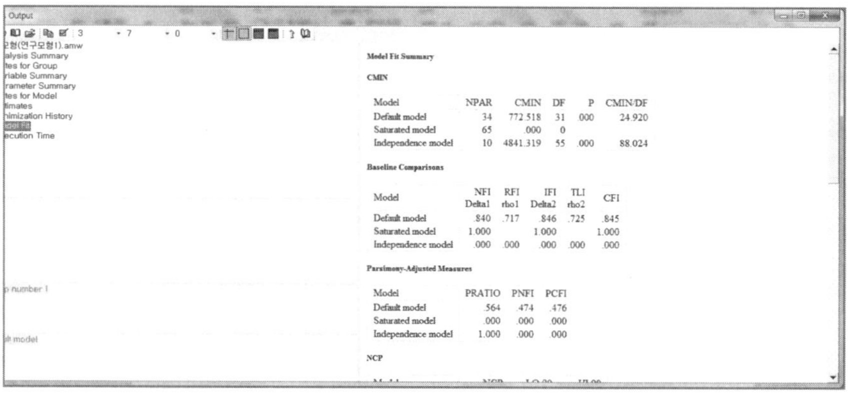

Model Fit Summary

CMIN

Model	NPAR	CMIN	DF	P	CMIN/DF
Default model	34	772.518	31	.000	24.920
Saturated model	65	.000	0		
Independence model	10	4841.319	55	.000	88.024

Baseline Comparisons

Model	NFI Delta1	RFI rho1	IFI Delta2	TLI rho2	CFI
Default model	.840	.717	.846	.725	.845
Saturated model	1.000		1.000		1.000
Independence model	.000	.000	.000	.000	.000

Parsimony-Adjusted Measures

Model	PRATIO	PNFI	PCFI
Default model	.564	.474	.476
Saturated model	.000	.000	.000
Independence model	1.000	.000	.000

NCP

3) 수정 연구모델 개발

수정지수(MI)나 상관관계 분석을 통하여 수정 연구모형을 개발할 수 있다.

수정지수(MI)를 이용한 수정 연구모형 개발

수정지수(MI)를 이용하기 위해서는 관측변수에 결측치가 포함되면 분석이 불가하기 때문에 결측치를 대체하여 연구모형을 분석한다.

① 수정지수를 지정한 후 연구모형을 분석한다.
[view] → [analysis properties] → [output] → [modification indices]를 선택한다.

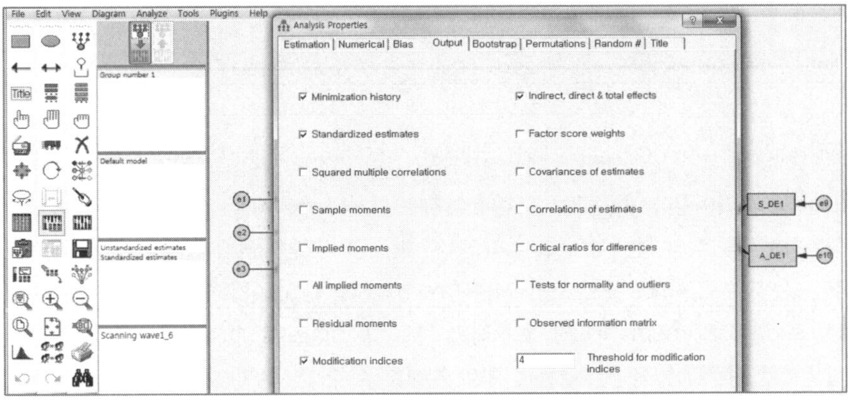

② 제안 연구모형을 실행하면 모형에 연결된 데이터에 결측치가 있으므로 다음과 같은 메시지 창이 나타난다.
(연결 데이터 wave1_6.sav: 본 수정모형에는 앞 절에서 생성한 Regression Imputation 파일을 사용한다.)

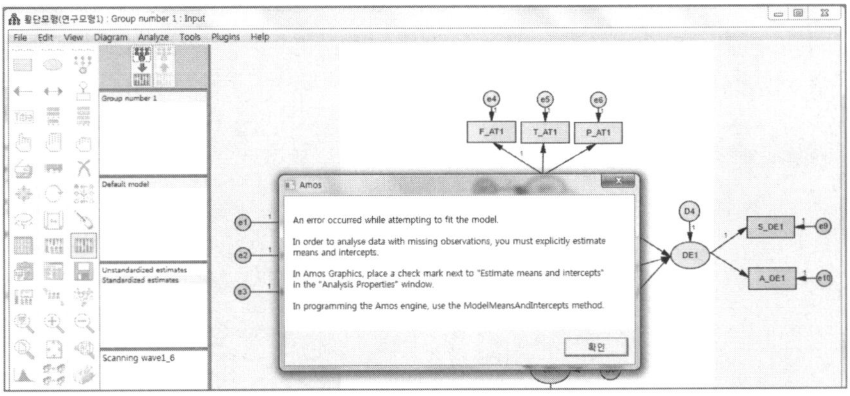

③ 연구모형에 결측치를 대체한 데이터 파일을 연결시키고 [실행] 아이콘을 선택한다.
(wave1_6.sav → wave1_6_C.sav)

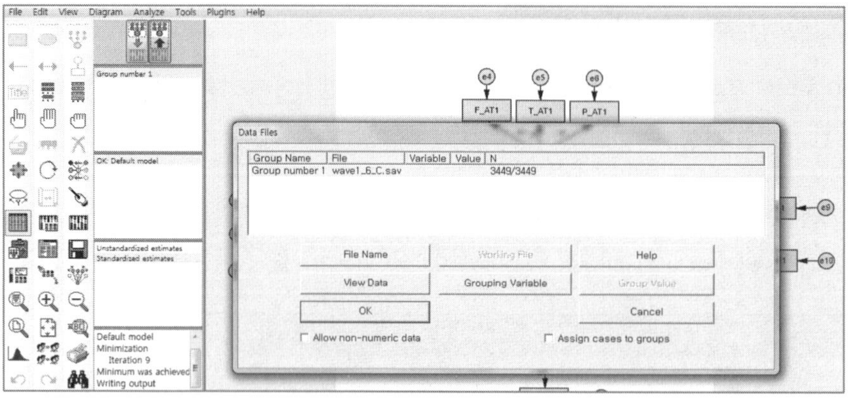

④ [view] → [text output] → [modification indices]에서 수정지수를 확인하면 변수 간 관계 설정 시 χ^2값이 줄어드는 양을 보여준다. 즉, MI는 모형에 미지수를 하나 추가시킬 경우 모형의 적합도가 최대한 얼마나 증가하는지를 나타내는 수치이다. 따라서 MI는 연구모형에서 적합도를 향상시킬 수 있는 가능성을 나타내는 지수로 Amos 프로그램에서는 [modification indices]로 제공된다. 수정지수의 적용은 5 이상(Jöreskog & Sörbom, 1993), 보수적인 경우 10 이상으로 한다. Amos 프로그램의 MI의 초기 지정값은 4로 연구자가 적당한 값을 임의로 지정할 수 있다. MI가 다수의 설정을 제공할 경우 단순히 모형의 적합도를 올리기 위해 관계를 무조건 설정하지 말고, 논리적인 근거나 이론적인 근거를 제시하여 적합도 개선을 위한 평가가 타당한지를 판단하여야 할 것이다. 본 제안 연구모형의 적합도 개선을 위해서는 MI가 높고 상관관계가 높은 변수의 관계를 설정하여 모형을 수정하였다. 본 수정모델은 긴장요인의 측정오차 간(e1(부모긴장) ↔ e2(학교긴장) e1 ↔ e3(친구긴장), e2 ↔ e3)과 잠재변수(긴장요인 → 비행요인)간 경로를 연결하여 적합도를 향상시켰다. 그리고 정규성의 가정에 위배된 폭력비행(A_DE1)을 제거하였다.

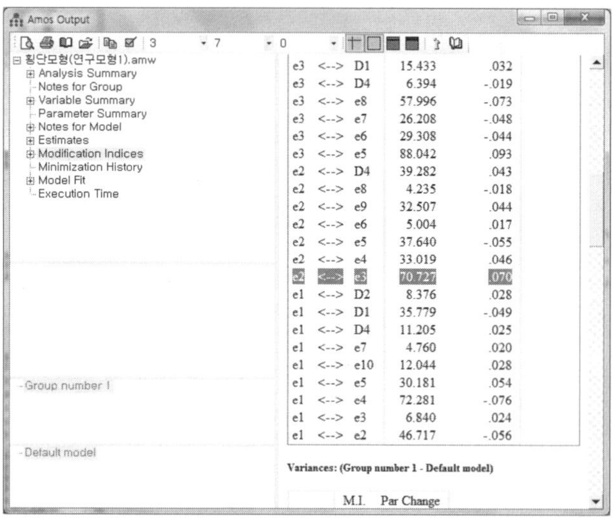

⑤ 아래 수정 연구모형에서 측정오차(e1 ↔ e2, e2 ↔ e3, e1 ↔ e3)와 잠재변수(ST1 → DE1)의 경로가 추가되었음을 알 수 있다.

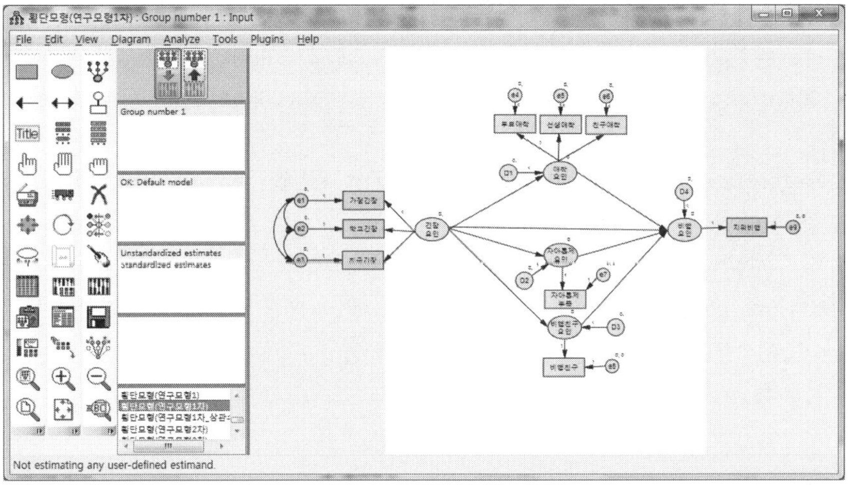

⑥ 결과 확인

[View]−[Text Output]−[Model Fit]

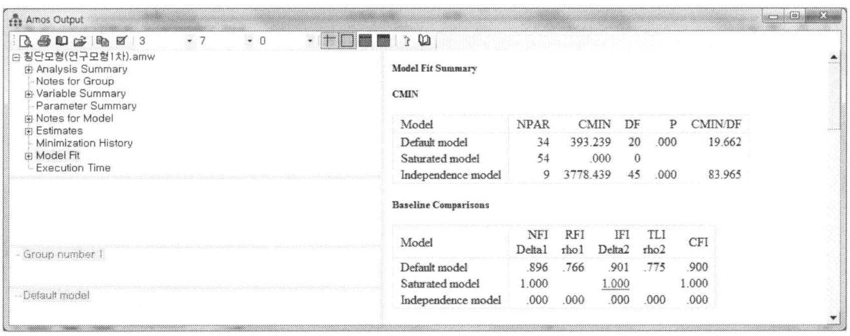

Model Fit Summary

CMIN

Model	NPAR	CMIN	DF	P	CMIN/DF
Default model	34	393.239	20	.000	19.662
Saturated model	54	.000	0		
Independence model	9	3778.439	45	.000	83.965

Baseline Comparisons

Model	NFI Delta1	RFI rho1	IFI Delta2	TLI rho2	CFI
Default model	.896	.766	.901	.775	.900
Saturated model	1.000		1.000		1.000
Independence model	.000	.000	.000	.000	.000

⑦ 수정모형을 저장한다.(횡단모형(연구모형1차).amw)

15 신뢰성 분석(예: 지위비행요인)

신뢰성(Reliability)은 측정 다변수 사이의 일관된 정도를 의미하며, 동일한 개념에 대해서 반복적으로 측정했을 때, 나타나는 측정값들의 분산을 의미한다. 신뢰도를 측정하는 방법에는 test-retest reliability (재측정 신뢰도), split-half reliability(반분신뢰도), item-total correlation(문항분석), Chronbach's Alpha 등이 있다.

본 연구에서는 Chronbach's Alpha를 사용하였다. 일반적으로 사회과학에서는 알파값이 0.5 이상이면 신뢰성이 있다고 할 수 있다.

※ 신뢰도를 개선하기 위한 방법으로는 ① 측정항목의 모호함을 제거하거나 ② 측정항목수를 늘리거나 ③ 사전에 신뢰도가 검증된 항목을 이용하거나 ④ 척도점을 조정하거나 ⑤ 측정 대상자가 모르는 내용은 측정하지 않는다.

신뢰성 분석의 실행

신뢰도분석을 위해 다음과 같은 순서에 따라 진행하면 [그림 3-10]과 같은 초기화면을 얻는다.

1단계: 데이터 불러오기: IBM SPSS Statistics 실행 → [파일] → [열기] → [데이터 열기(wave1_6.sav)]

[그림 3-10] 신뢰성 분석 초기화면

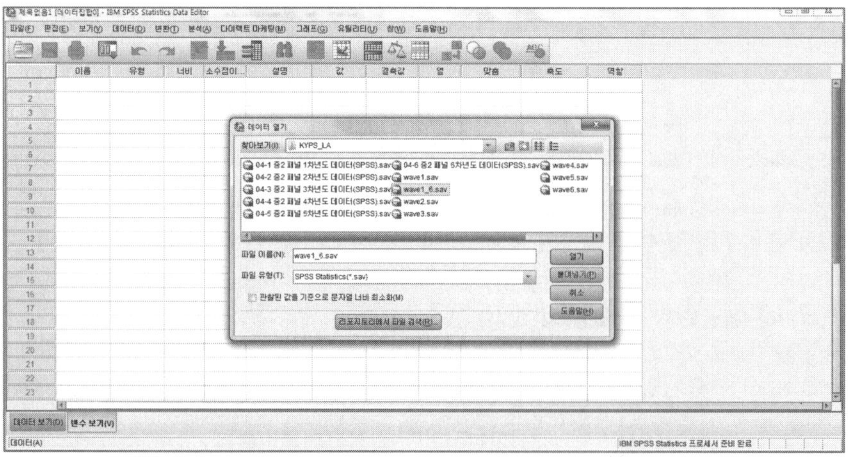

2단계: 신뢰성 분석 실행하기: [분석] → [척도] → [신뢰도분석] → [분석변수 지정] → [통계량 단추] 선택 → ['항목제거시 척도'와 '분산'] 선택 → [계속 단추] → [확인 단추]

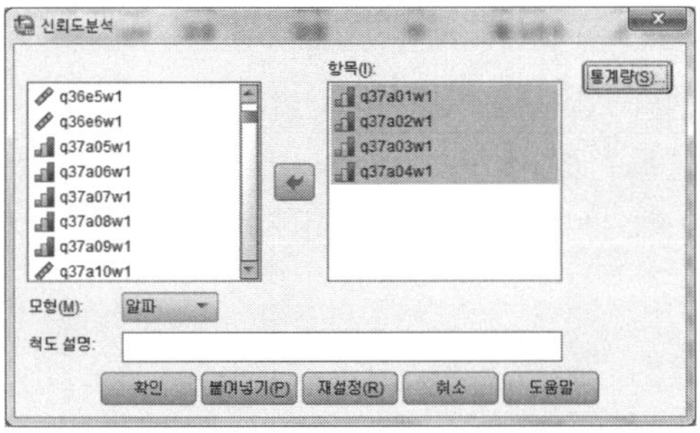

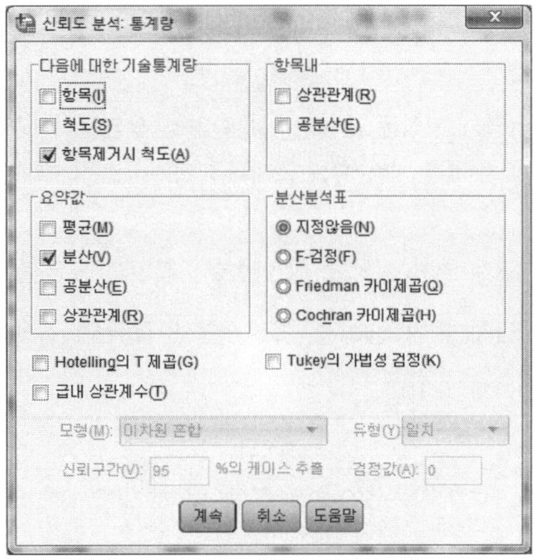

3단계: 결과표 분석

다변량 종속변수인 1차년도 지위비행의 알파값이 0.545로, 일반적으로 사회과학에서 0.5 이상이면 신뢰성이 있다고 할 수 있으므로 이 경우에 있어서 척도의 신뢰성을 있다고 본다. 항목이 삭제된 경우 알파값이 상승하는 변수가 없어 본 연구에서는 4개 항목 모두를 지위비행 변수로 사용한다. ※ 만약 각 변수들의 척도가 큰 분산을 가지고 있을 경우 [Standardized item alpha=.582]를 사용한다.

신뢰도 통계량

Cronbach의 알파	Cronbach's Alpha Based on Standardized Items	항목 수
.545	.582	4

항목 총계 통계량

	항목이 삭제된 경우 척도 평균	항목이 삭제된 경우 척도 분산	수정된 항목-전체 상관관계	제곱 다중 상관관계	항목이 삭제된 경우 Cronbach 알파
q37a01w1	3.40	.389	.456	.210	.354
q37a02w1	3.22	.294	.383	.174	.479
q37a03w1	3.48	.558	.291	.134	.515
q37a04w1	3.49	.567	.312	.145	.510

4단계: 2차년도 지위비행~5차년도 지위비행의 신뢰도를 2단계부터 수행하여 분석한다.

16 타당성 분석(예: 가정긴장요인)

타당성 분석은 Amos에서 확인적 요인분석에서 검증할 수 있다.
Amos에서 일반긴장모형에서 가정긴장요인에 대한 확인적 요인분석 모델링의 분석 단계는 다음과 같다.

1단계: Amos 모델 작업창에서 확인적 요인분석 모델을 그린다.

2단계: 데이터(wave1_6.sav)를 연결([File–Data Files])시키고 모델을 저장한다.(긴장1.amw)

3단계: [실행]

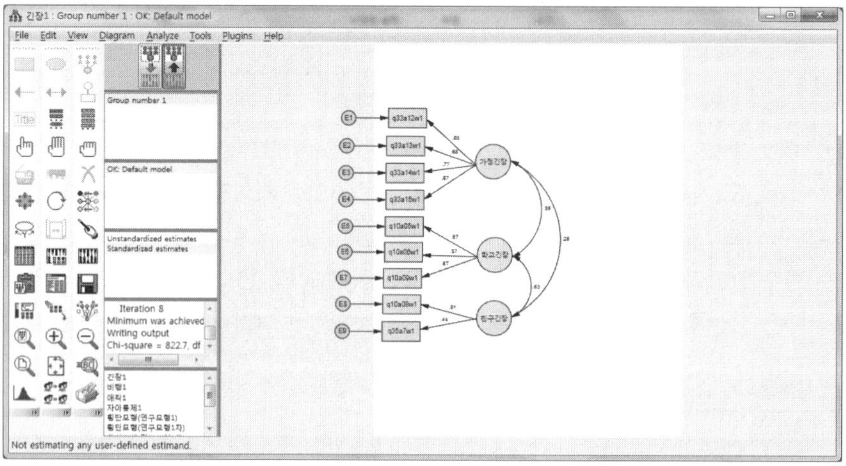

- 요인별 확인적 요인분석 파일: '긴장1.amw', '자아통제부족1.amw', '애착1.amw', '비행친구1.amw', '비행1.amw'

4단계: Amos 결과표 확인([View]–[Text Output]–[Model Fit])
표준적재치(표준화 회귀계수)와 C.R.을 확인하고, AVE와 개념신뢰도를 계산한다(Amos에서 AVE와 개념신뢰도는 표준적재치와 오차분산으로 직접 산출해야 한다).

아래 결과표에서 3장 본문의 <표 3-11>의 C.R.은 Regression Weights에서 확인하고, 표준적재치는 Standardized Regression Weights에서 확인한다. 그리고 오차는 Variances에서 E1~E9 값을 확인한다.

5단계: 결과 해석
결과표의 표준화된 요인부하량은 .5 이상으로 좋은 값을 보여주고 있으며, 모든 경로에서 C.R.>1.965로 유의하게 나타났고, 가정긴장의 개념신뢰도가 0.7 이상으로 집중타당도가 있는 것으로 나타났다. 그러나 AVR은 0.5 이하로 나타났다. 본 연구에서 가정긴장요인은 요인부하량과 개념신뢰도에서 집중타당도를 보여 모든 항목을 연구모형에 포함시켰다.

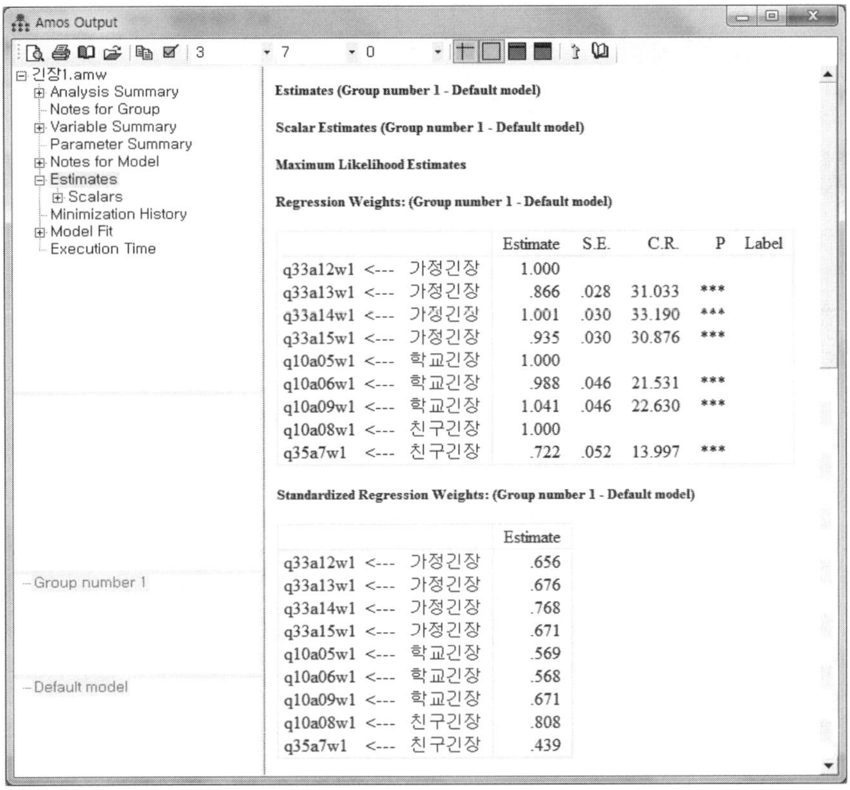
Estimates (Group number 1 - Default model)

Scalar Estimates (Group number 1 - Default model)

Maximum Likelihood Estimates

Regression Weights: (Group number 1 - Default model)

			Estimate	S.E.	C.R.	P	Label
q33a12w1	<---	가정긴장	1.000				
q33a13w1	<---	가정긴장	.866	.028	31.033	***	
q33a14w1	<---	가정긴장	1.001	.030	33.190	***	
q33a15w1	<---	가정긴장	.935	.030	30.876	***	
q10a05w1	<---	학교긴장	1.000				
q10a06w1	<---	학교긴장	.988	.046	21.531	***	
q10a09w1	<---	학교긴장	1.041	.046	22.630	***	
q10a08w1	<---	친구긴장	1.000				
q35a7w1	<---	친구긴장	.722	.052	13.997	***	

Standardized Regression Weights: (Group number 1 - Default model)

			Estimate
q33a12w1	<---	가정긴장	.656
q33a13w1	<---	가정긴장	.676
q33a14w1	<---	가정긴장	.768
q33a15w1	<---	가정긴장	.671
q10a05w1	<---	학교긴장	.569
q10a06w1	<---	학교긴장	.568
q10a09w1	<---	학교긴장	.671
q10a08w1	<---	친구긴장	.808
q35a7w1	<---	친구긴장	.439

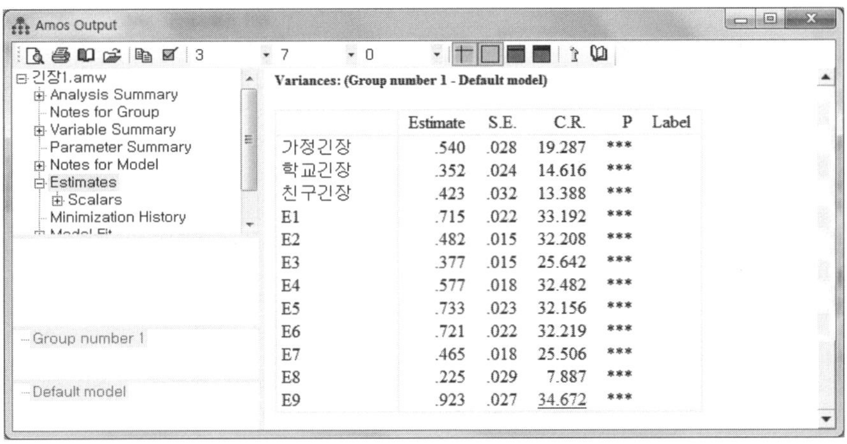
Variances: (Group number 1 - Default model)

	Estimate	S.E.	C.R.	P	Label
가정긴장	.540	.028	19.287	***	
학교긴장	.352	.024	14.616	***	
친구긴장	.423	.032	13.388	***	
E1	.715	.022	33.192	***	
E2	.482	.015	32.208	***	
E3	.377	.015	25.642	***	
E4	.577	.018	32.482	***	
E5	.733	.023	32.156	***	
E6	.721	.022	32.219	***	
E7	.465	.018	25.506	***	
E8	.225	.029	7.887	***	
E9	.923	.027	34.672	***	

6단계: 부분판별타당도 변수를 제외한다.

부분판별타당도가 있는 변수는 기존 파일(wave1_6.sav)에서 변수변환 프로그램 파일을 수정한 후(kyps변수변환_la.sps → kyps변수변환_la_1.sps) 실행하여 수정된 데이터 파일(wave1_6_1.sav)을 생성하고, 향후 모든 연구모형에서는 수정된 데이터 파일을 적용한다.

SPSS 명령문을 이용한 프로그램 수정

<기존 Syntax>

```
compute P_ST1=(q10a08w1+q35a7w1)/2.
compute ST1_TOT=(q33a12w1+q33a13w1+q33a14w1+q33a15w1+
q10a05w1+q10a06w1+q10a09w1+q10a08w1+q35a7w1)/9.
```

<변경 Syntax>

```
compute P_ST1=q10a08w1.
compute ST1_TOT=(q33a12w1+q33a13w1+q33a14w1+q33a15w1+
q10a05w1+q10a06w1+q10a09w1+q10a08w1)/8.
```

17 교차타당성 검증

Amos에서 교차타당성 검증은 두 집단(모형추정집단, 타당화집단) 간의 측정 동일성(Measurement Equivalence)에 대한 분석이 필요하다. 측정 동일성은 다른 모집단으로부터 얻어진 측정모델이 같은 결과를 보이는지 아닌지를 판단하는 것으로 다중집단 확인적 요인분석을 통해 검증하게 된다. 측정 동일성은 1단계(형태 동일성), 2단계(요인부하량 동일성), 3단계(공분산 동일성), 4단계(요인부하량, 공분산 동일성), 5단계(요인부하량, 공분산, 오차분산 동일성)의 순서대로 진행한다(Myers et al., 2000; Mullen,1995).

본 연구 자료의 교차타당성 검증 절차는 다음과 같다.

1단계: 확인적 요인분석 모델을 다음과 같이 완성한 후(파일명: 확인요인2.amw)

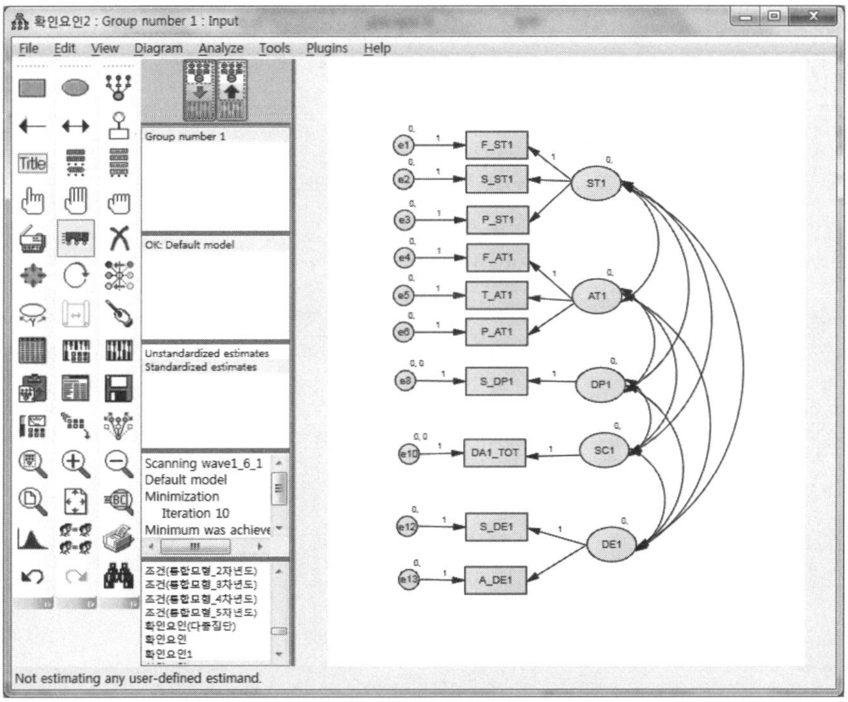

2단계: 집단 관리창에 있는 'group number 1'을 더블클릭한다.

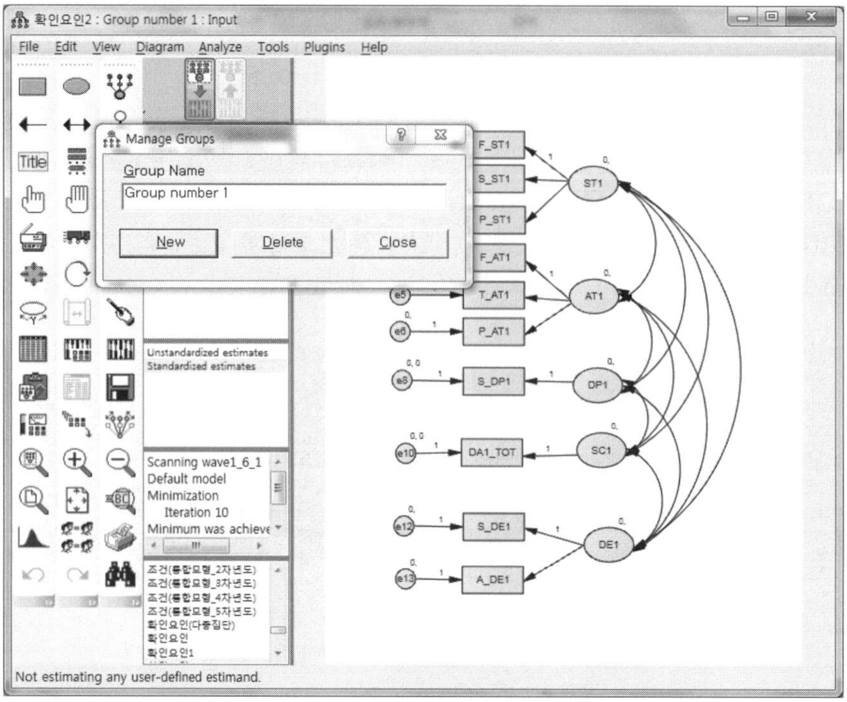

3단계: 생성된 [manage groups] 창에서 [new] 버튼을 누르면 [group number 2]가 생성된다.

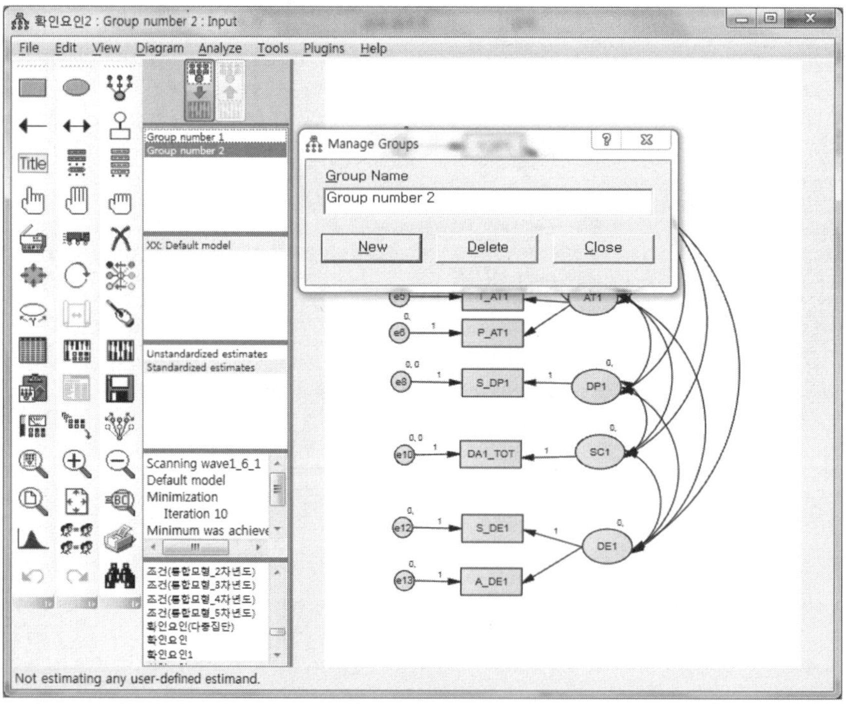

4단계: 이 상태는 두 개의 집단을 연결할 수 있는 모델 두 개가 생성된 것으로서 [group number 1]에는 '모형추정표본'으로 입력하고, [group number 2]에는 '타당화표본'이라고 입력한다.

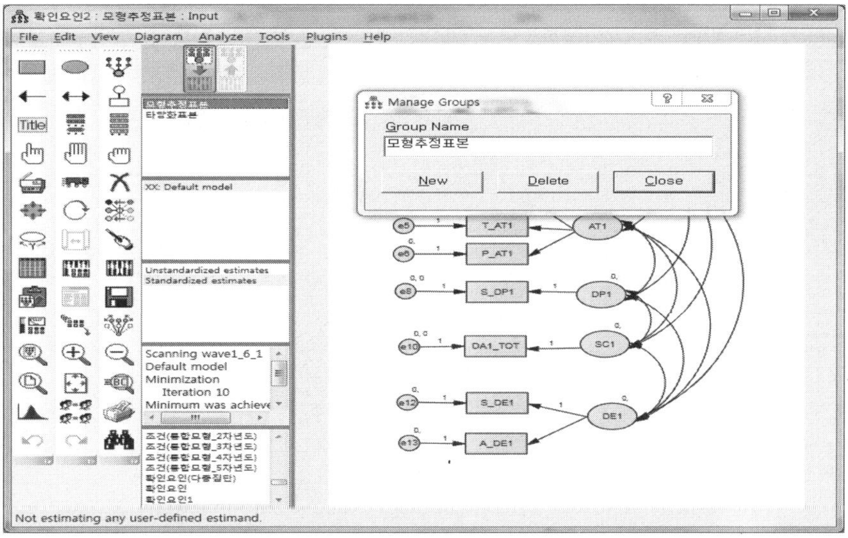

5단계: '모형추정표본'과 '타당화표본'에 각각의 데이터를 연결한다.(표본 데이터는 wave1_6_1.sav 파일에서 ID가 2070 미만은 '모형추정표본', ID가 2070 이상은 '타당화표본'으로 생성하였다.)

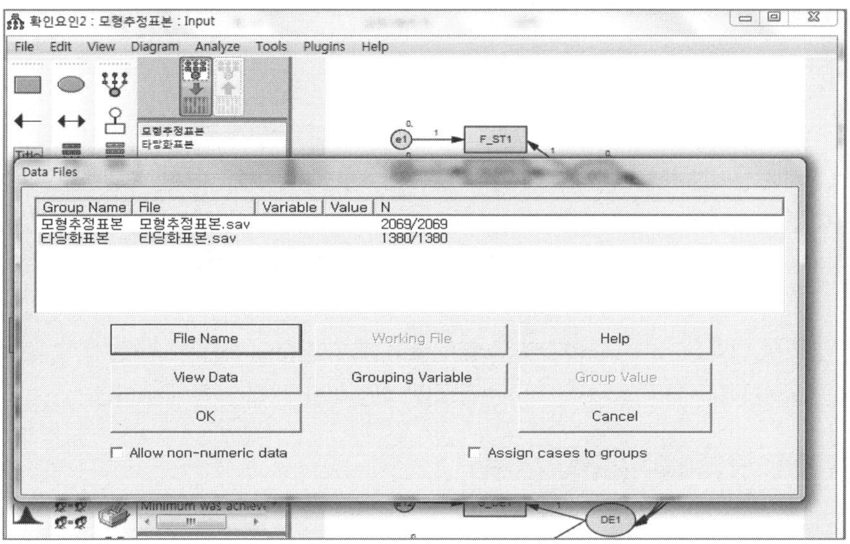

6단계: 하나의 모델에 두 개의 집단으로 나누었기 때문에 분석 결과에 혼돈이 올 수 있으므로 모델 작업창에 각 집단의 이름을 입력해줘야 한다. 모델 관리창의 모형추정표본을 지정하여 → [title 아이콘] 클릭 → [모델 작업창] 클릭 → [figure caption] 창이 생성되면 [caption]란에 '<모형추정표본>'이라고 모델명을 입력한다. 같은 방법으로 '<타당화표본>' 집단의 이름을 입력한다. 이름의 위치를 수정할 때는 [이동 아이콘]을 이용하면 된다.

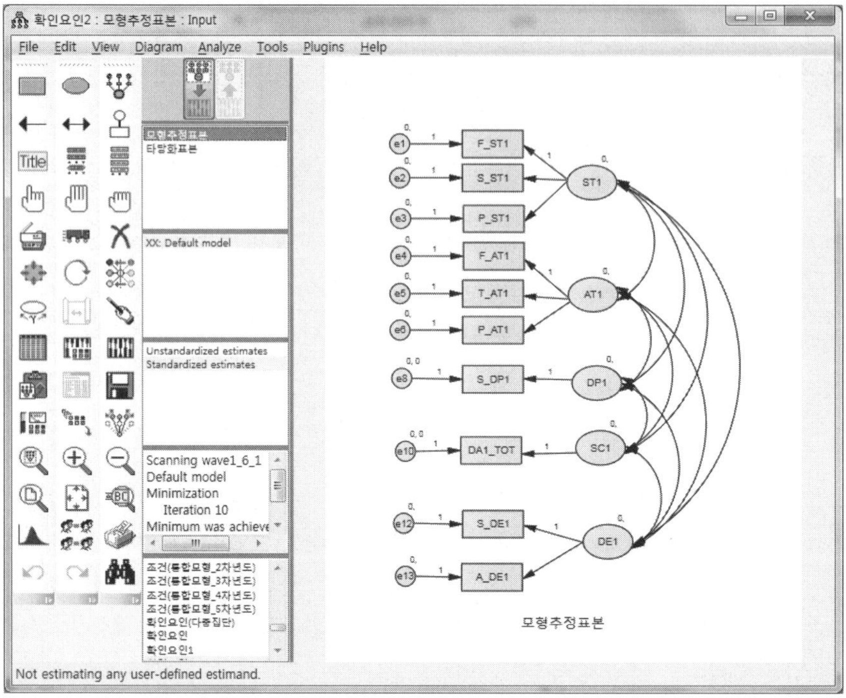

7단계: 두 집단을 동시에 분석한 모델이기 때문에 경로계수는 두 집단 모두 제공되지만 모델 적합도는 하나만 제공된다. 다중집단 확인적 요인분석 모델의 분석 방법은 ① 조사자 제약에 의한 방법 ② 아이콘을 이용한 방법 두 가지가 있다. 본 연구 자료의 교차타당도 분석은 [아이콘을 이용한 분석 방법]을 사용하였다.

아이콘을 이용한 방법은 다중집단분석에서 매우 편리한 방법으로 다중집단 확인적 요인분석 모델을 완성한 후, 아이콘 모음창에서 다중집단분석 아이콘을 선택하면 다음과 같은 창이 나타난다.

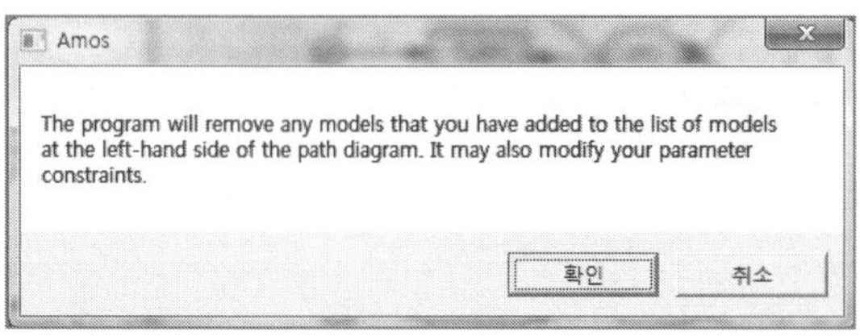

8단계: 생성된 창에서 [확인]을 누르면 다음과 같은 창이 나타나면서 자동으로 필요한 모델들이 지정된다(아래와 같이 선택하여 지정한다).

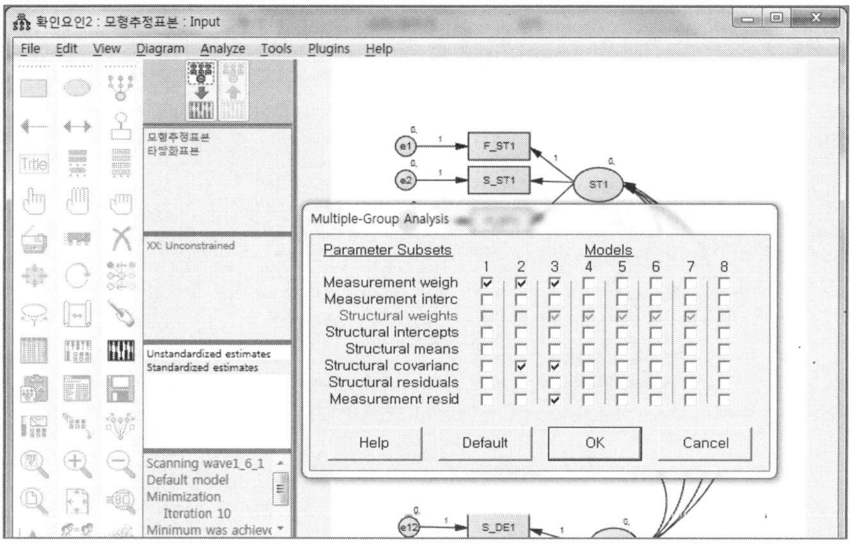

9단계: [OK]를 누르고 실행 아이콘을 선택하면 복잡한 문자와 숫자들의 조합이 나타나면서 분석이 진행된다.(파일저장: 교차타당성.amw)

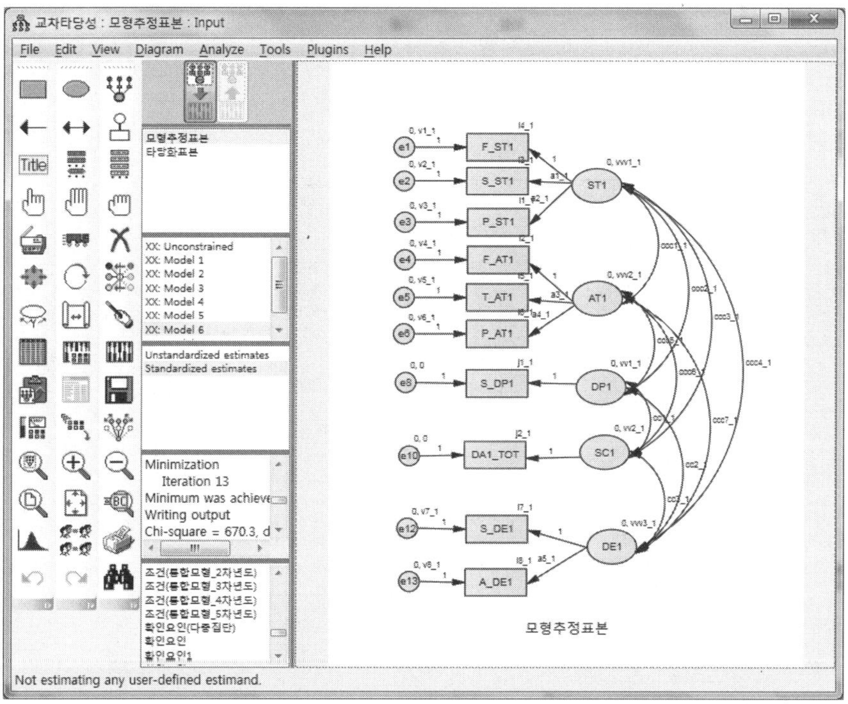

10단계: [view] → [text output] → [model fit]에서 CMIN(χ^2), baseline comparisons, model comparisons을 확인하여 결과표(표 3-2)를 산출한다.(Model 4~Model 7은 Unconstrained와 동일하다.)

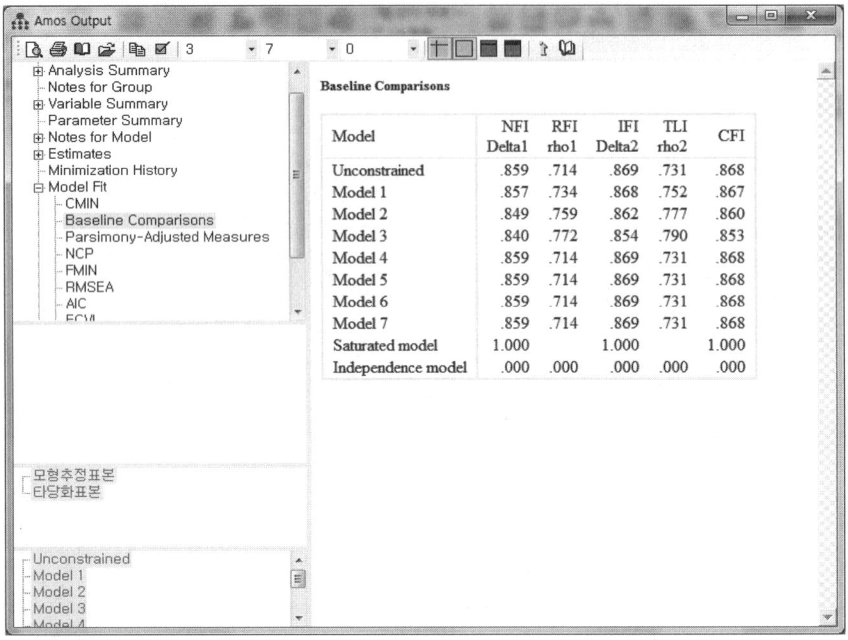

Model	NFI Delta1	RFI rho1	IFI Delta2	TLI rho2	CFI
Unconstrained	.859	.714	.869	.731	.868
Model 1	.857	.734	.868	.752	.867
Model 2	.849	.759	.862	.777	.860
Model 3	.840	.772	.854	.790	.853
Model 4	.859	.714	.869	.731	.868
Model 5	.859	.714	.869	.731	.868
Model 6	.859	.714	.869	.731	.868
Model 7	.859	.714	.869	.731	.868
Saturated model	1.000		1.000		1.000
Independence model	.000	.000	.000	.000	.000

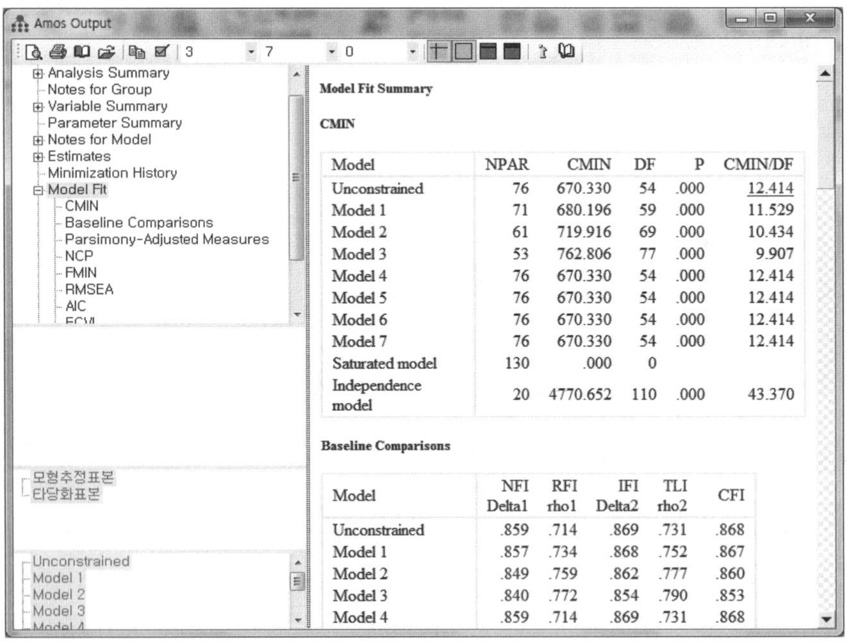

Model	NPAR	CMIN	DF	P	CMIN/DF
Unconstrained	76	670.330	54	.000	12.414
Model 1	71	680.196	59	.000	11.529
Model 2	61	719.916	69	.000	10.434
Model 3	53	762.806	77	.000	9.907
Model 4	76	670.330	54	.000	12.414
Model 5	76	670.330	54	.000	12.414
Model 6	76	670.330	54	.000	12.414
Model 7	76	670.330	54	.000	12.414
Saturated model	130	.000	0		
Independence model	20	4770.652	110	.000	43.370

Baseline Comparisons

Model	NFI Delta1	RFI rho1	IFI Delta2	TLI rho2	CFI
Unconstrained	.859	.714	.869	.731	.868
Model 1	.857	.734	.868	.752	.867
Model 2	.849	.759	.862	.777	.860
Model 3	.840	.772	.854	.790	.853
Model 4	.859	.714	.869	.731	.868

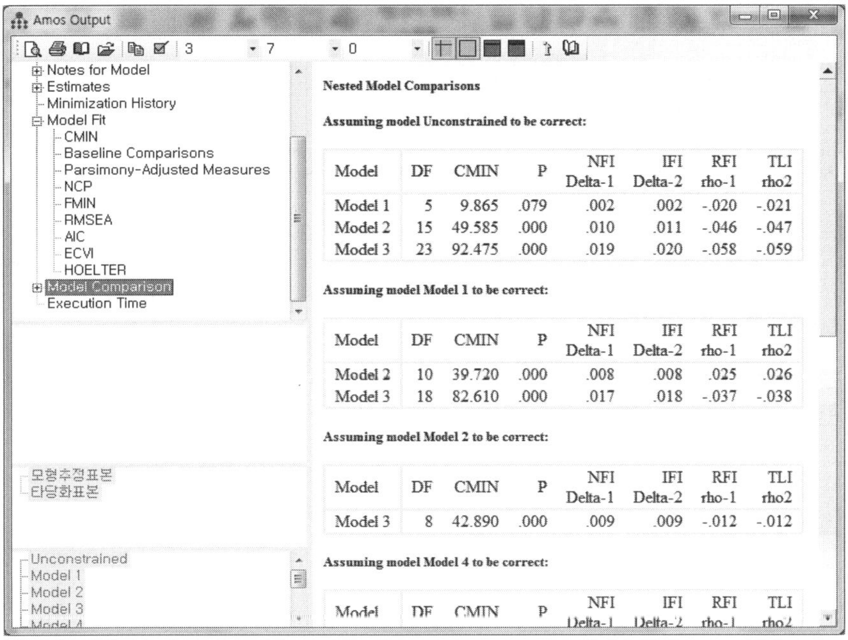

〈표 3-2〉 청소년 비행요인 측정모형의 교차타당성 분석 결과

model	χ^2	df	NFI	CFI	RMSEA	TLI	Δ(df)χ^2	Sig.
비제약 (Unconstrained)	670.330	54	.859	.868	.058	.771		
요인부하량 제약 (Model 1)	680.196	59	.857	.867	.055	.752	(5)9.865	유의하지 않음
공분산 제약 (Model 2)	719.916	69	.849	.860	.052	.777	(15)49.585	유의함
요인부하량, 공분산, 오차분산 제약 (Model 3)	762.806	77	.840	.853	.051	.790	(23)92.475	유의함

〈표 3-2〉의 두 집단 간 유의한 차이는 χ^2 분포표를 보고 판단해야 한다. 즉, 비제약과 요인부하량 제약의 유의성은 χ^2 분포표에서 (p=.05, df=5)일 때 χ^2=11.070이며, 비제약과 요인부하량 제약의 차이($\Delta\chi^2$)는 9.865로 '$\Delta\chi^2 < \chi^2$'이므로 통계적으로 유의하지 않다. 따라서 설문지와 같은 측정 도구에 대한 요인부하량 동일성에 문제가 없음을 보여준다.

18 구조모형 분석

1단계: 최종 수정 연구모형을 Amos의 모델 작업창에 그린다.

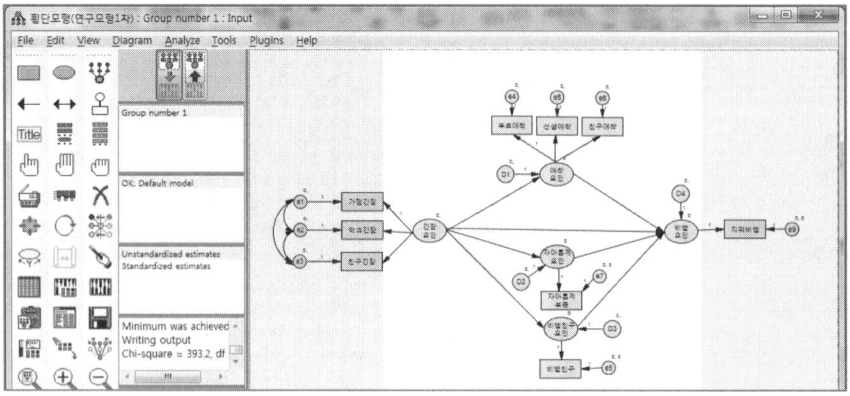

2단계: 구조모형(횡단모형(연구모형1차.amw)과 데이터(wave1_6_1.sav)를 연결한다.

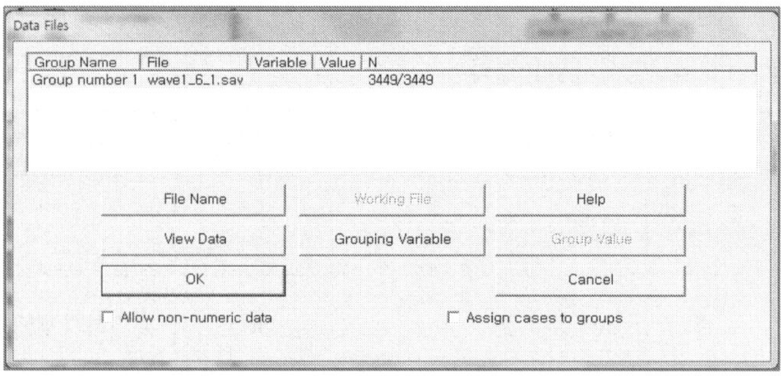

3단계: [실행]한 후 결과를 확인한다.
[실행 아이콘] → [view] → [text output] → [estimate, model fit]

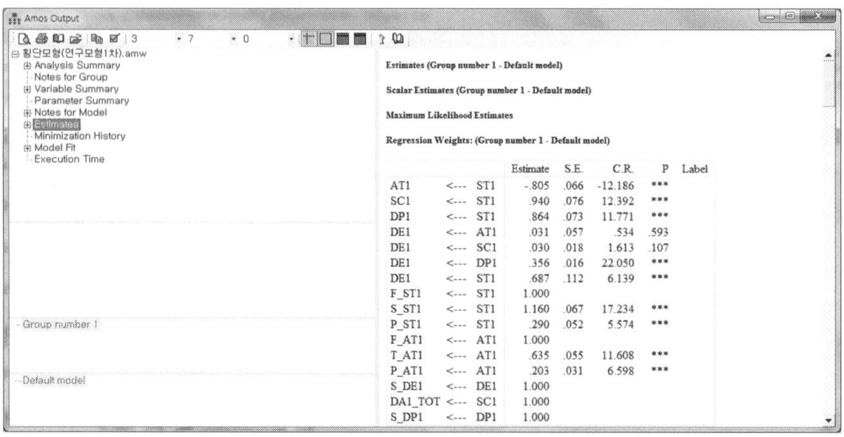

Estimates (Group number 1 - Default model)

Scalar Estimates (Group number 1 - Default model)

Maximum Likelihood Estimates

Regression Weights: (Group number 1 - Default model)

			Estimate	S.E.	C.R.	P	Label
AT1	<---	ST1	-.805	.066	-12.186	***	
SC1	<---	ST1	.940	.076	12.392	***	
DP1	<---	ST1	.864	.073	11.771	***	
DE1	<---	AT1	.031	.057	.534	.593	
DE1	<---	SC1	.030	.018	1.613	.107	
DE1	<---	DP1	.356	.016	22.050	***	
DE1	<---	ST1	.687	.112	6.139	***	
F_ST1	<---	ST1	1.000				
S_ST1	<---	ST1	1.160	.067	17.234	***	
P_ST1	<---	ST1	.290	.052	5.574	***	
F_AT1	<---	AT1	1.000				
T_AT1	<---	AT1	.635	.055	11.608	***	
P_AT1	<---	AT1	.203	.031	6.598	***	
S_DE1	<---	DE1	1.000				
DA1_TOT	<---	SC1	1.000				
S_DP1	<---	DP1	1.000				

19 매개(간접)효과 분석

매개효과는 독립변수와 종속변수 사이에 제3의 변수인 매개변수가 개입될 때 발생한다. 본 구조모형에서의 매개효과 모형은 다음과 같다(횡단모형(연구모형1차)_매개효과.amw). (긴장요인에서 비행요인의 경로계수는 .21)

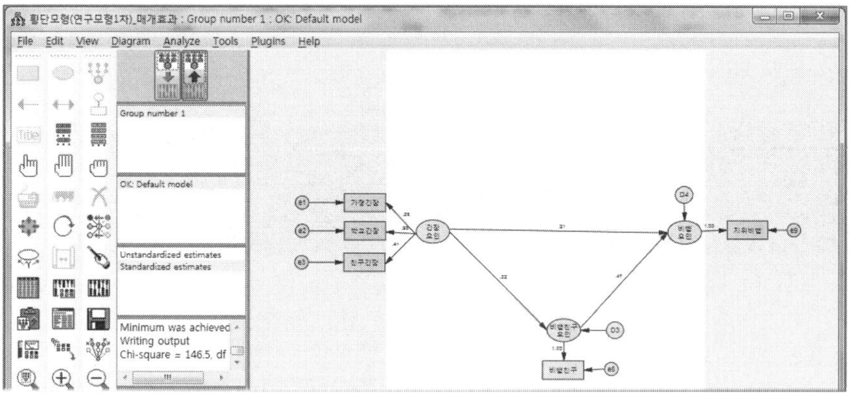

1단계: [view]–[text output]–[estimate]에서 긴장요인(ST1)과 비행요인(DE1) 간의 [standardized]–[total effect, direct effect, indirect effect]를 확인한다(직접효과: .210, 간접효과: .106, 총효과: .316)

2단계: 구조모형에서 긴장요인과 비행요인 간의 직접적인 상관관계(경로계수)를 분석한다(기존 구조모형을 삭제 아이콘을 이용하여 삭제한 후, 실행한다).

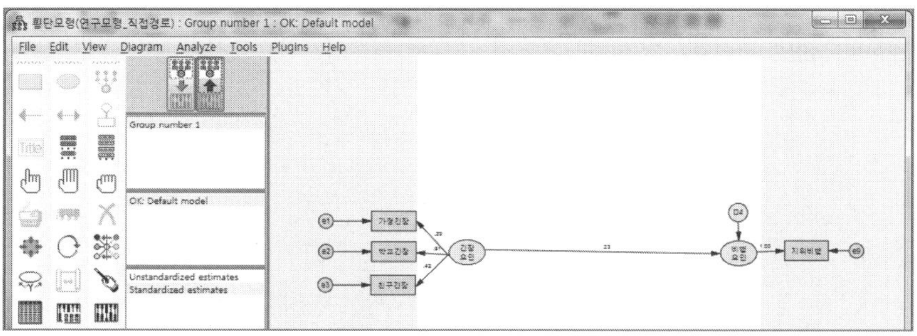

3단계: 긴장요인과 비행요인의 직접적인 경로계수가 .32로 유의한 것으로 나타났다. 따라서 비행친구요인이 개입되기 전 긴장요인과 비행요인의 경로계수가 0.32에서 비행친구요인이 개입된 후, 긴장요인과 비행요인의 경로계수가 0.21로 약해졌지만 통계적으로 여전히 유의(C.R.=10.22, $p<.001$)하기 때문에 부분매개(Partial Mediation)한다고 볼 수 있다.

※ 여기서 비행친구요인이 개입되어 긴장요인과 비행요인의 상관관계가 유의하지 않은 상태로 변했다면 완전매개(Full Mediation)한다고 해석한다.

20 매개(간접)효과의 유의성 검증

• Sobel Test: 긴장요인과 비행친구요인 간 비표준화계수(a=.940)와 표준오차(s_a=.096), 비행친구요인과 비행요인 간 비표준화계수(b=.425)와 표준오차(s_b=.014)를 preacher 교수의 웹사이트(http://quantpsy.org/sobel/sobel.htm)에 접속하여 분석한다([Input]에 해당 수치 입력한 후, [Calculate] 버튼을 누르면 [p-value]가 자동계산된다).

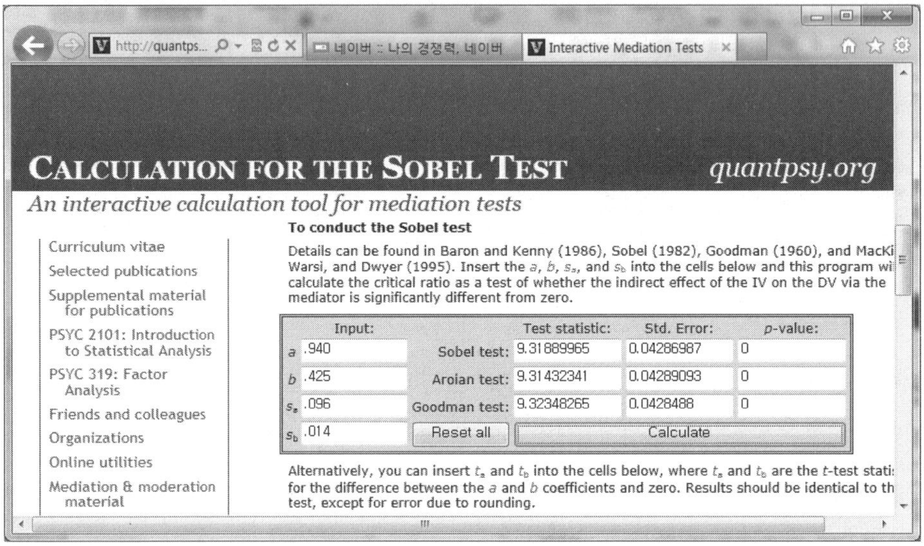

• 분석 결과 비행친구요인의 간접효과는 p<.001에서 유의한 차이가 있는 것으로 나타났다.

21 성별 다중집단 구조모형 분석

성별 다중집단 구조모형 분석을 위해 아이콘을 이용하여 경로를 제약하였다.

1단계: 연구모델을 구현한 후, 남자 집단과 여자 집단의 데이터를 연결시킨다.
집단 간 데이터를 연결하는 방법은 [집단별 데이터 파일을 각각 만드는 방법]과 [하나의 파일에서 그룹을 지정]하여 연결하는 방법이 있다. 본 다중집단 경로분석에서는 [하나의 파일에서 그룹을 지정]하여 데이터를 연결하였다. 연구모형을 다음과 같이 완성한 후, 집단 관리창 있는 그룹을 남자와 여자로 지정한다.

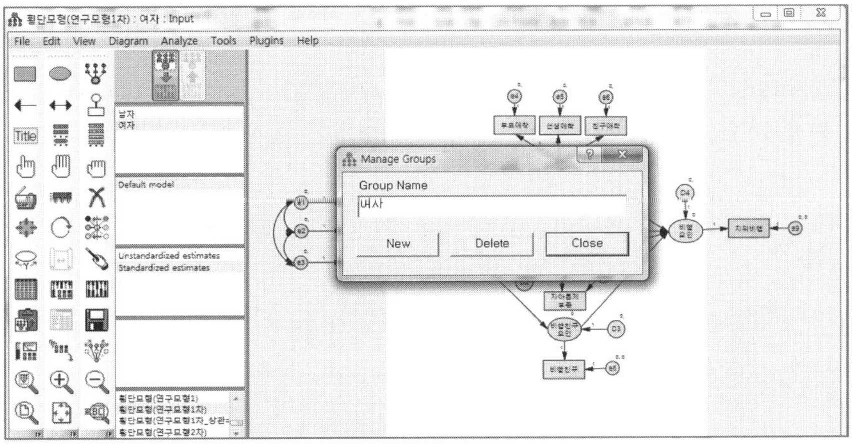

2단계: 남녀 집단에 데이터를 연결시킨다.
남녀 집단 각각에 [grouping variable → 'sexw1']을 지정한 후, 각각에 [group value → 남자: 1, 여자: 2]를 지정한다.

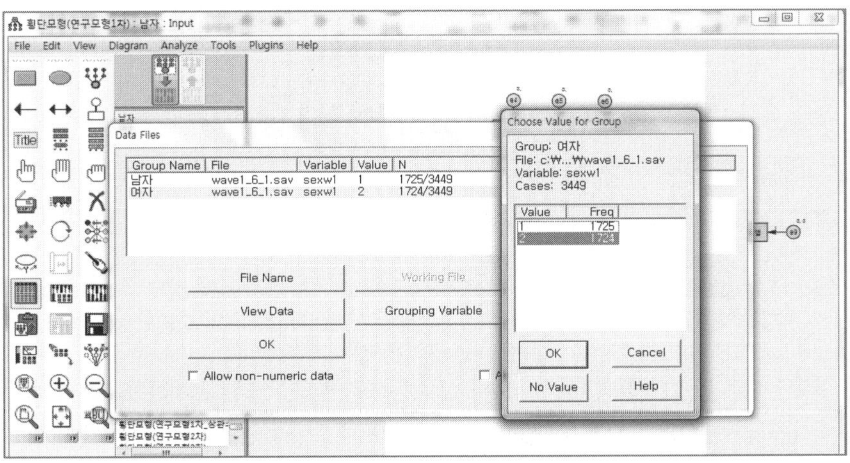

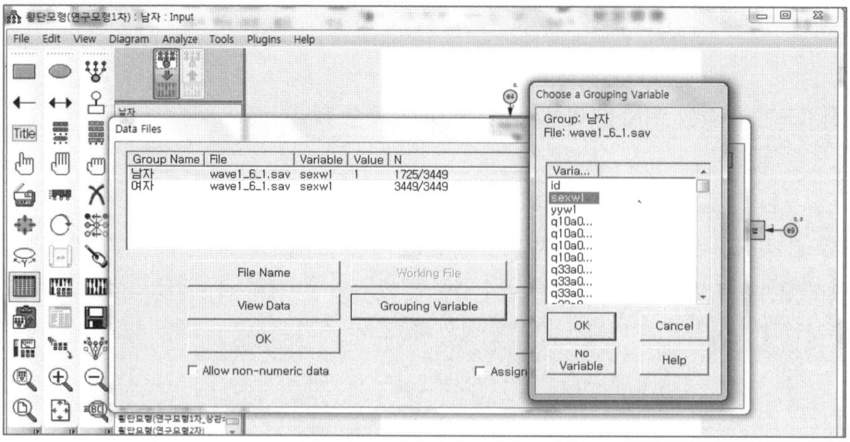

3단계: 경로 간의 차이를 알아보기 위하여 [view] → [analysis properties]–[output]–[critical ratios for differences]를 체크한다. [critical ratios for differences]는 집단 간 경로를 고정했을 때, 경로 간 유의성을 보여준다.

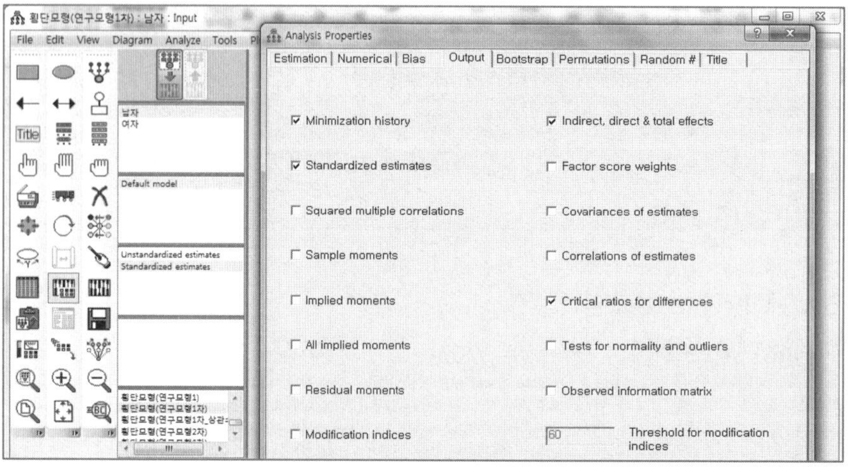

4단계: 아이콘 모음창에서 그룹 아이콘을 선택하면 다음과 같은 창이 나타난다.

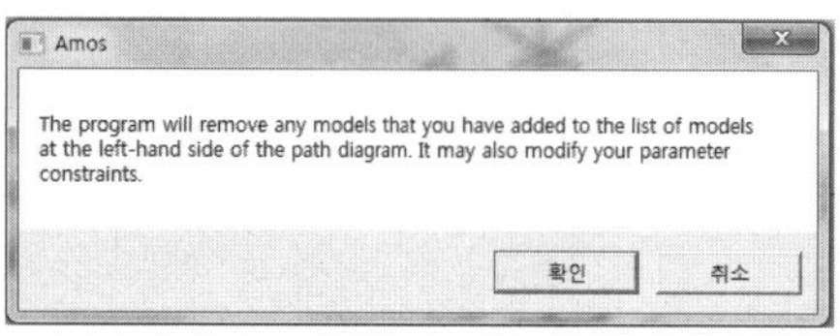

5단계: [확인]을 누르면 다음과 같은 창이 다시 나타나며, 자동으로 필요한 모델이 지정된다. [Multiple Group Analysis]에서는 경로분석만 실시하기 때문에 다음과 같이 구조모델에 관련된 모델들(Structural weights, Structural covariance, Structural residuals)만 선택하여 지정한다.

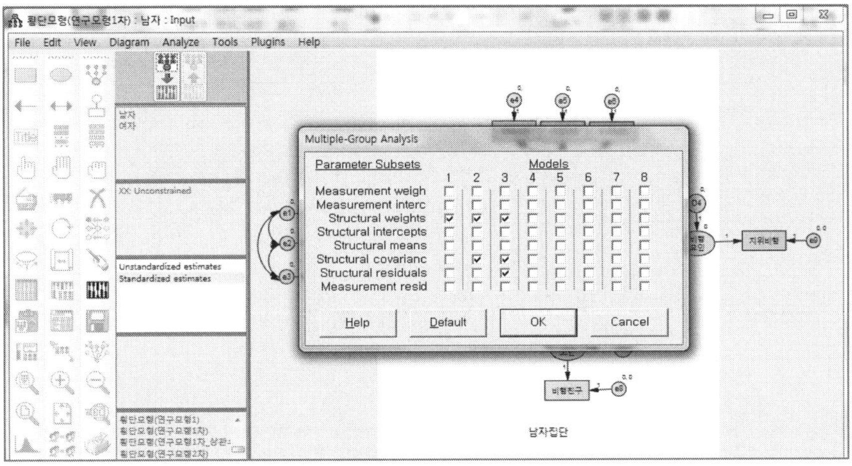

6단계: [OK]를 누르고 [실행 아이콘]을 선택하여 분석을 진행한다.

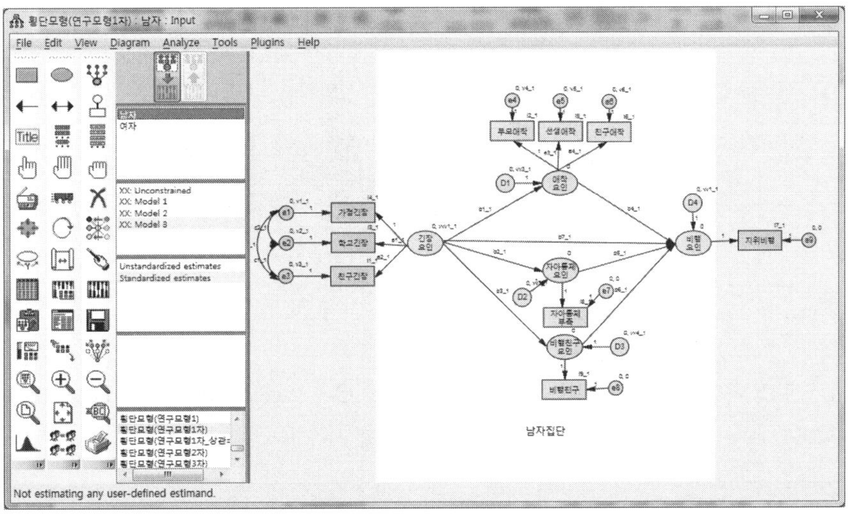

7단계: [Amos Output]에서 남녀 집단의 경로를 확인한다.

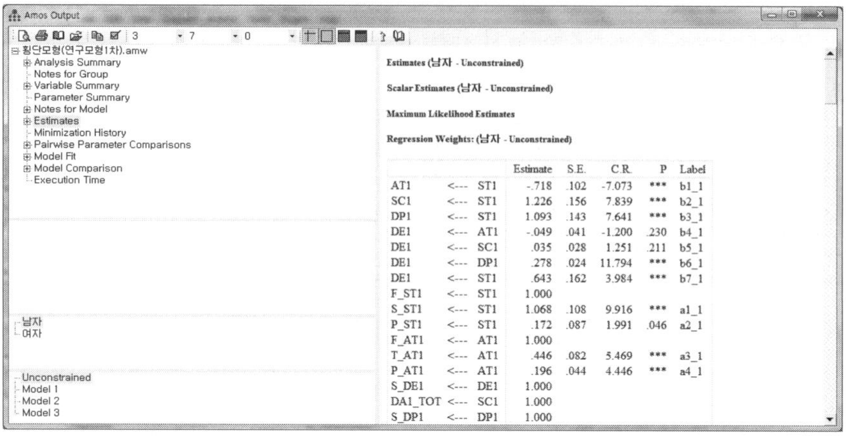

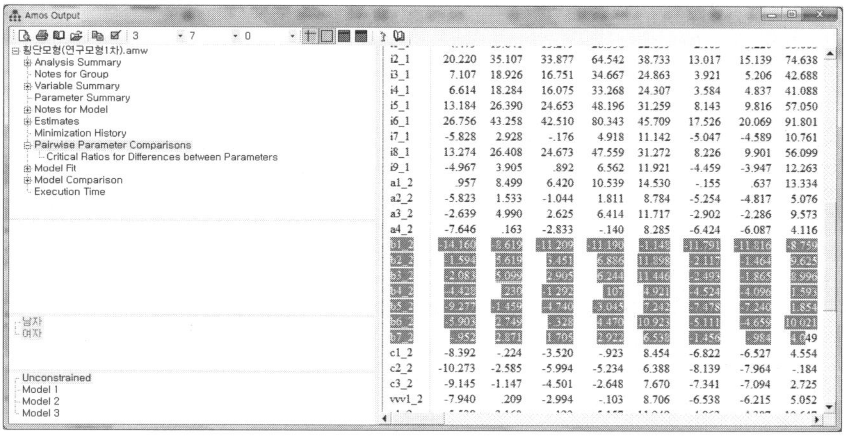

• 집단 간 유의한 경로의 차이는 결과표의 [Pairwise Parameter Comparison]에서 C.R.값을 확인한다.(±1.965 이상이면 $\alpha=.05$에서 유의한 차이가 있다고 본다.)

8단계: 다중집단 파일을 '다중집단(성별분석).amw'에 [저장]한다.

22 3차년도 변화모형 오차항 동질성 검증

1단계: Amos의 메뉴에서 [Plugins]-[Growth Curve Model]을 선택, [Number of Time Points]에 측정 시점을 입력한다(본 연구는 5차년도의 청소년 비행을 측정하였기 때문에 '5'로 입력하고 [OK]를 누르면 잠재성장모형이 자동 생성된다).

2단계: 데이터를 연결시킨 후(wave1_6_1.sav), 변수명을 수정한다.

3단계: 변화량에 해당하는 SLOPE(기울기)는 관측변수로 가는 경로를 [0, 0, 1, 2, 3]로 고정한다.

4단계: 오차항을 제약하고 실행 아이콘을 실행한다. [Amos 잠재성장곡선 모델링은 자동으로 제약모델(오차항이 동일(e1~e5의 평균과 분산이 (0, var)로 자동 지정)한 것으로 가정)이 실행된다(제약모델 실행).]

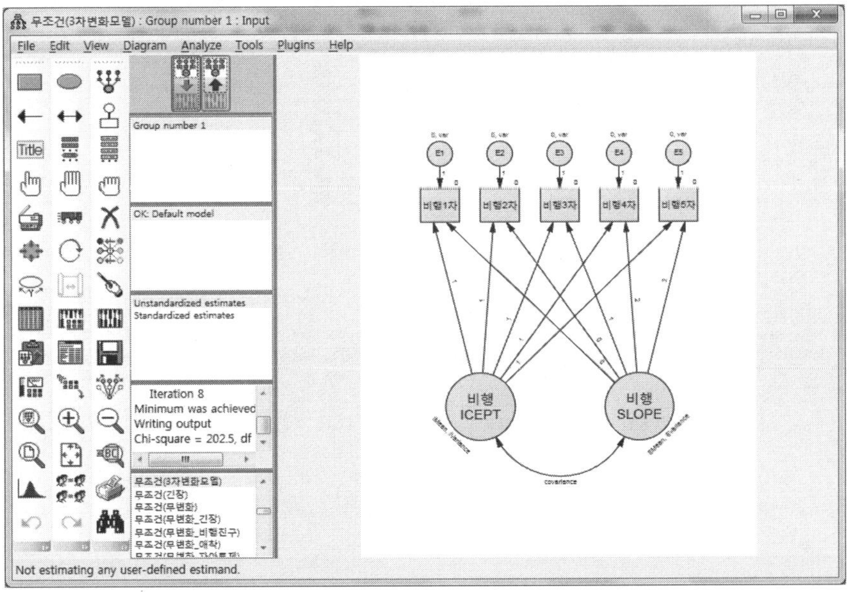

5단계: [Amos Output]를 확인한다.

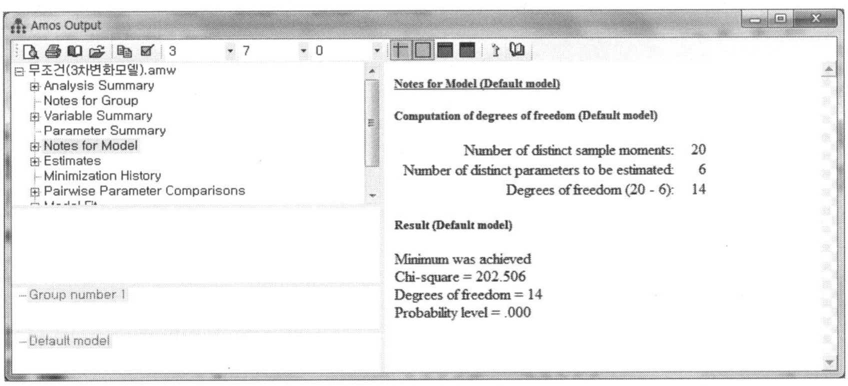

6단계: 오차항을 제약하지 않고 실행 아이콘을 실행한다. [오차항(e1~e5)을 더블클릭하여, [Parameter의 Variance]의 'var'을 삭제한다(비제약모델 실행).]

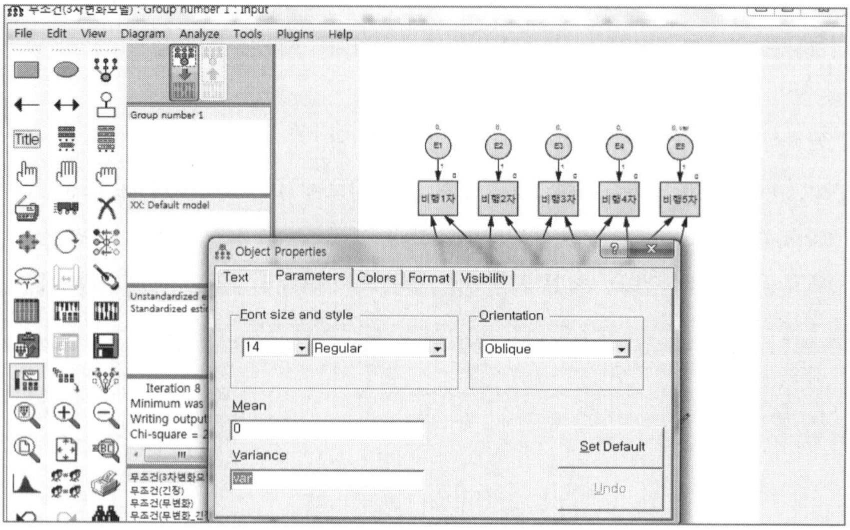

7단계: [Amos Output]를 확인한다.

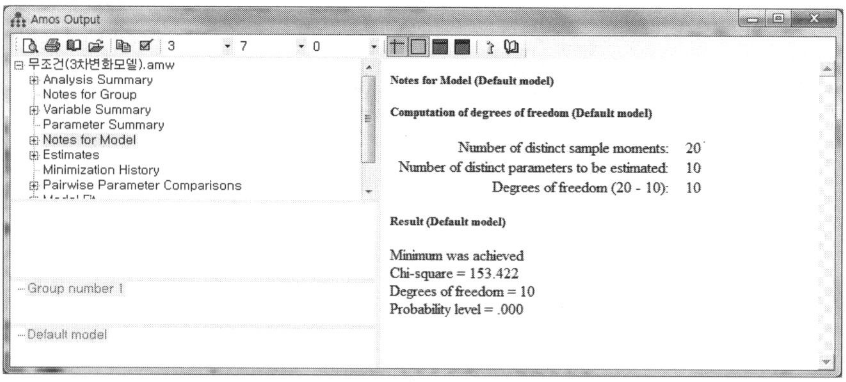

23 엑셀에서 그래프 작성법

1단계: SPSS에서 집단별 평균 분석한 결과를 엑셀에 입력하거나 출력결과 창에서 [내보내기]를 통하여 평균을 엑셀 파일에 저장한다.

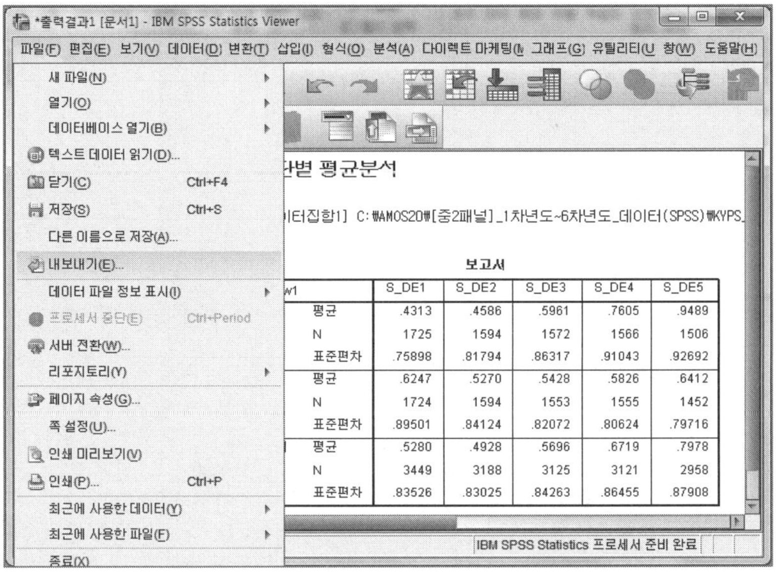

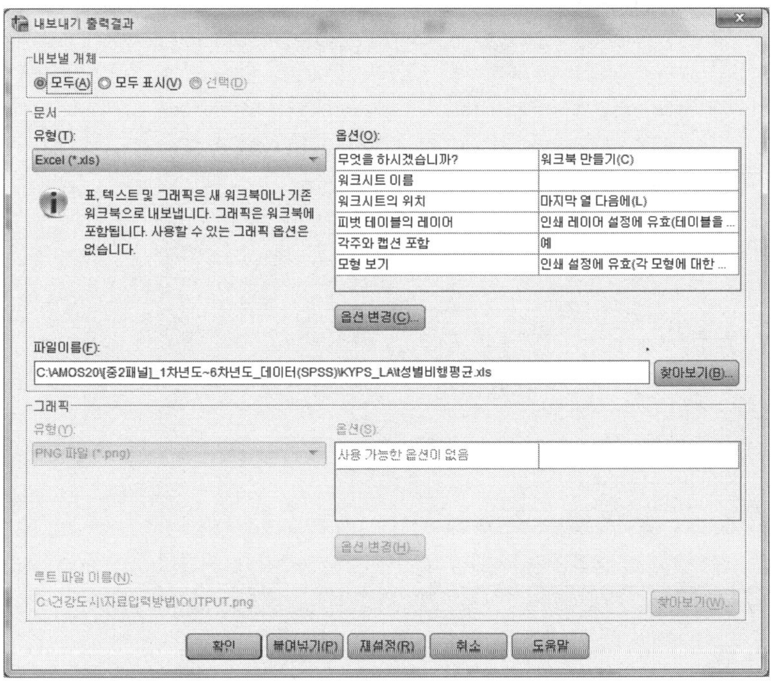

2단계: 엑셀에서 [2차원 꺾은선형 그래프]를 작성한다.

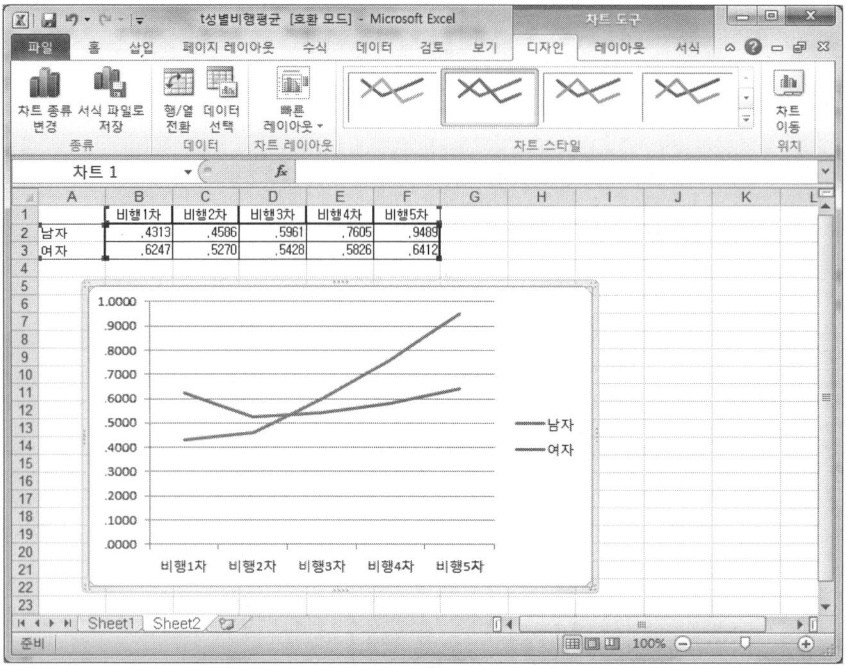

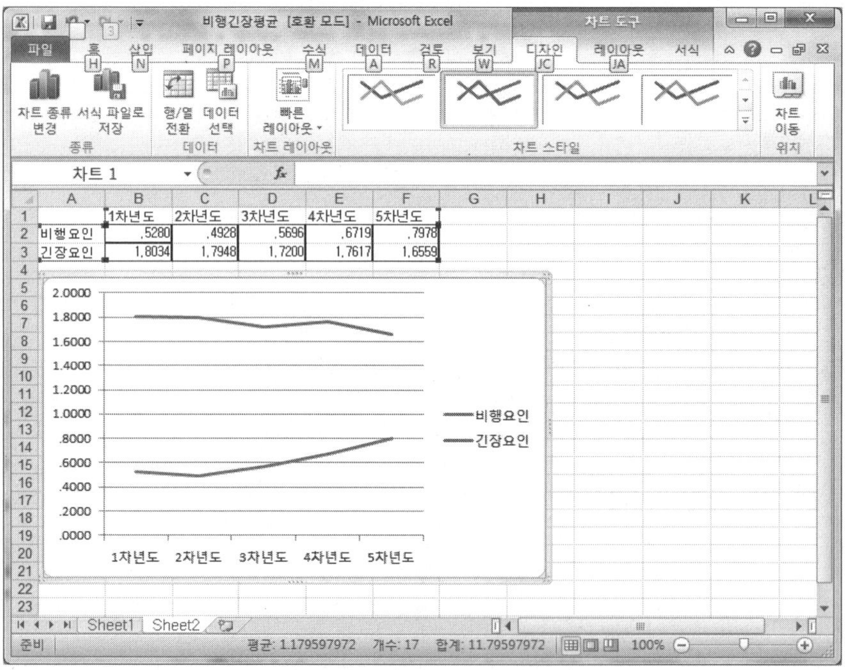

3단계: 해당 그래프를 선택하여 논문 파일로 가져온다.

24 잠재성장모형 무조건 모형 만들기(예: 선형 변화모형)

1단계: Amos의 메뉴에서 [plugins]–[growth curve model]을 선택, [number of time points]에 측정 시점을 입력한다(본 연구는 5차년도의 청소년 비행을 측정하였기 때문에 '5'로 입력하고 [OK]를 누른다).

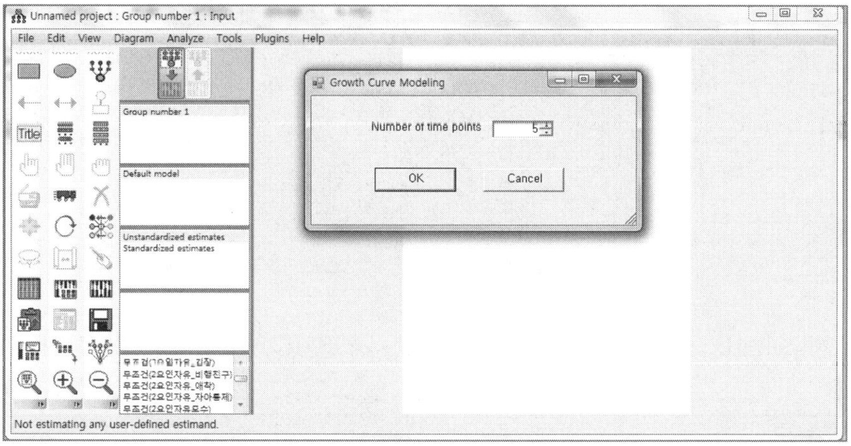

2단계: 다음과 같은 모델이 자동으로 생성된다.

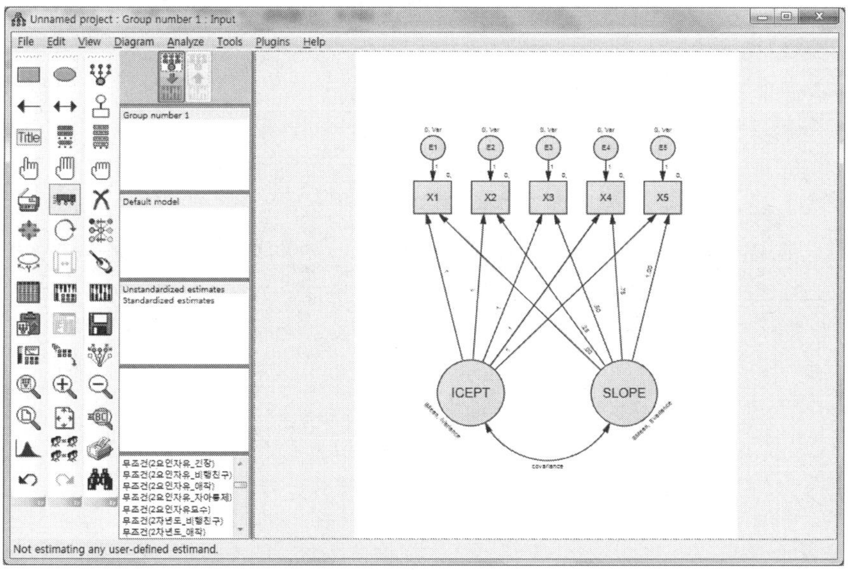

3단계: 데이터를 연결시킨 후(wave1_6_1.sav), 변수명을 수정한다.

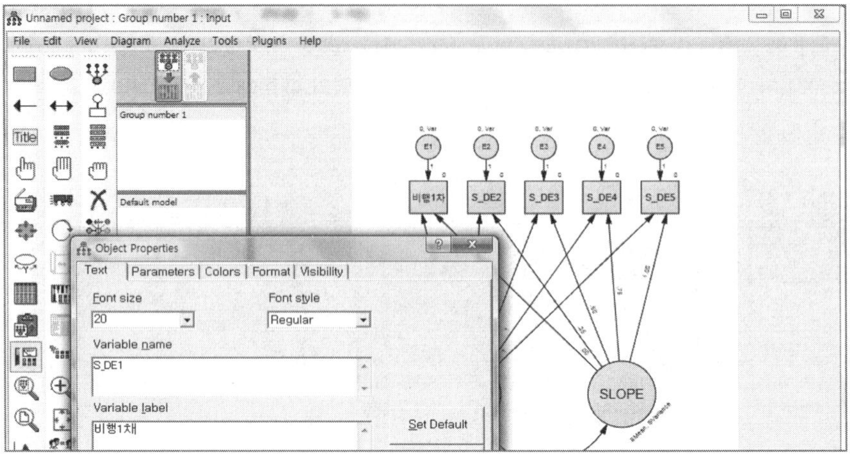

4단계: 변화량에 해당하는 SLOPE(기울기)는 관측변수로 가는 경로를 [0, 1, 2, 3, 4]로 고정한다.

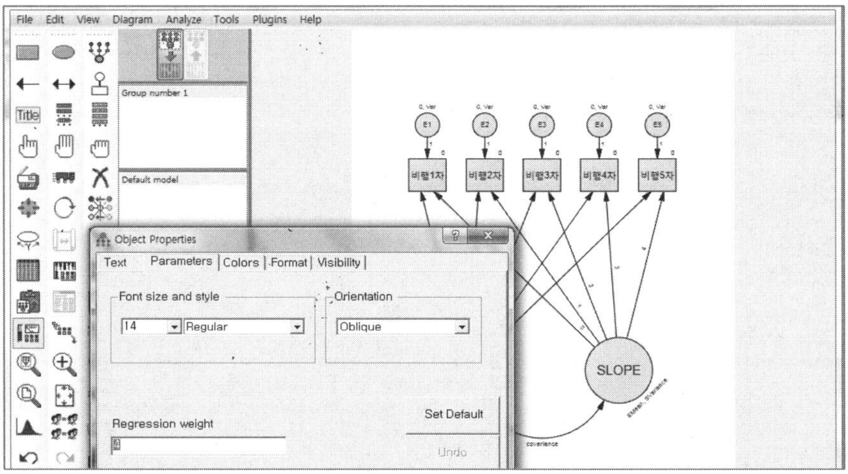

5단계: 측정오차의 분산을 고려하기 위해 Var을 없앤다(Var로 지정하면 측정오차의 분산을 동일하게 한다는 것이다). 오차항(e1~e5)을 더블클릭하여, Parameter의 Variance의 'Var'을 삭제한다.

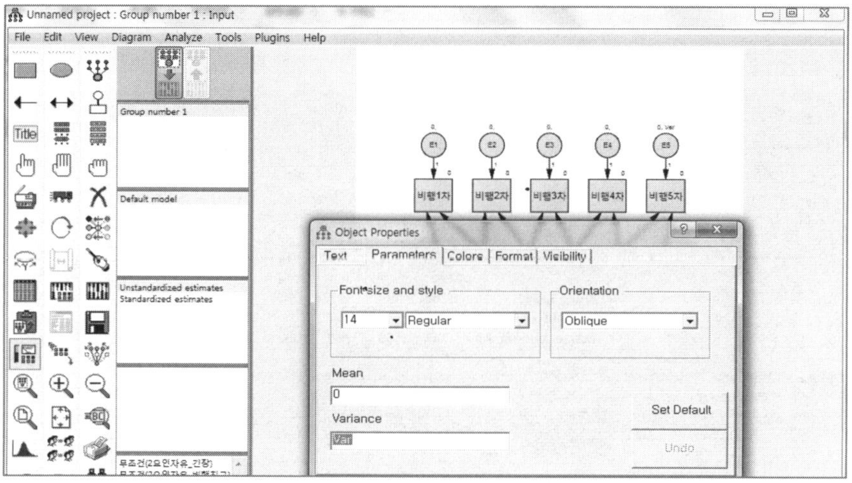

6단계: 최종모델을 실행 아이콘으로 분석한다.

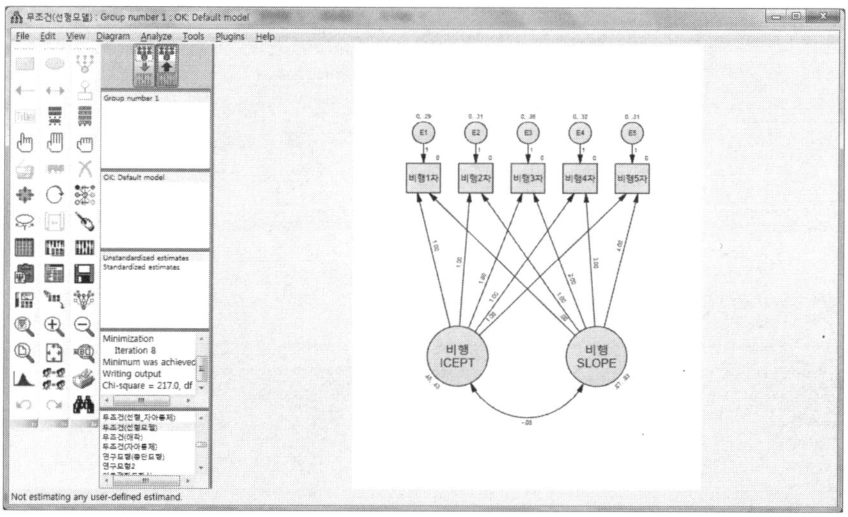

7단계: [Amos Output]를 확인한다.

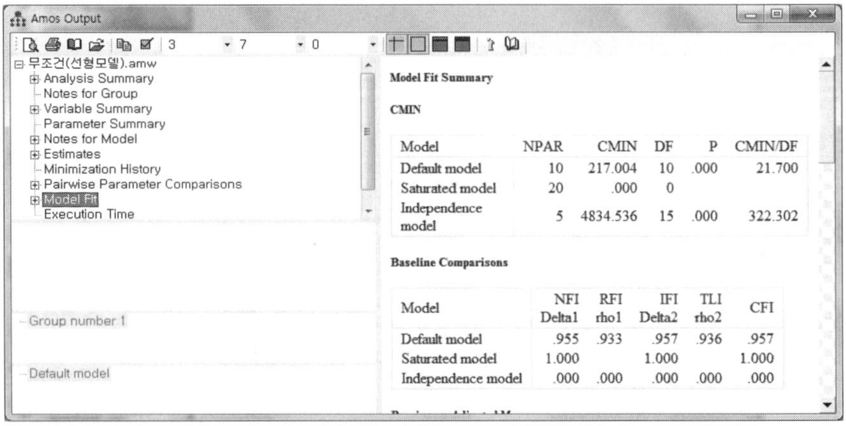

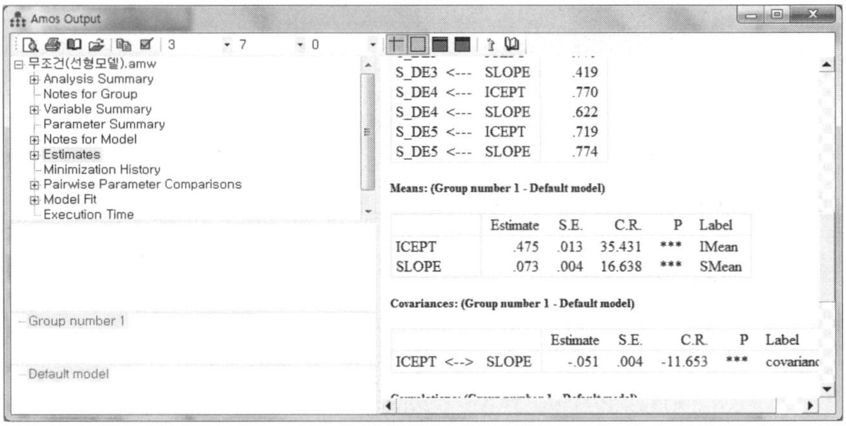

8단계: 잠재성장모형을 '무조건(선형_비행).amw'에 [저장]한다.

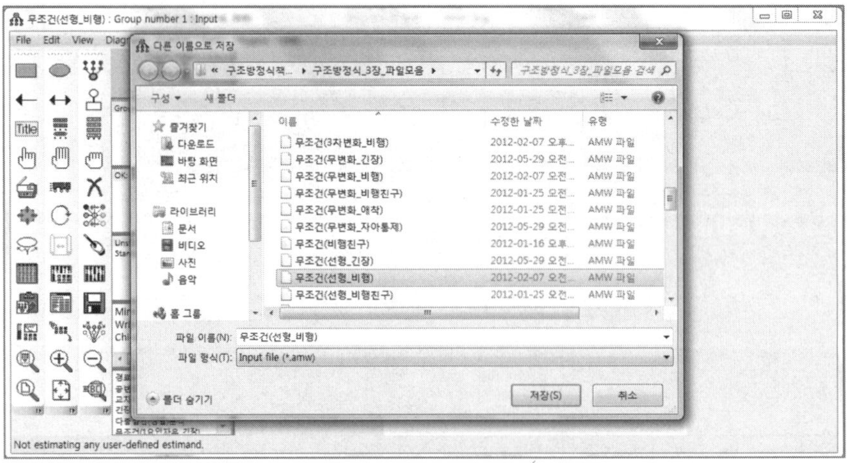

25 연차별 청소년 비행행동의 예측식 얻기

1단계: 연차별 청소년 비행행동의 예측식을 얻기 위해서는 [View]→[Analysis Properties]→[Implied Moments]를 선택한 후 결과를 확인한다.(파일명: 무조건(3차변화_비행).amw)

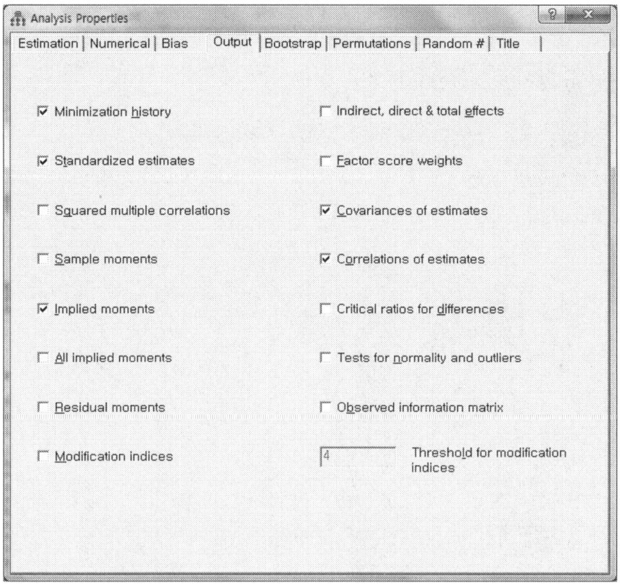

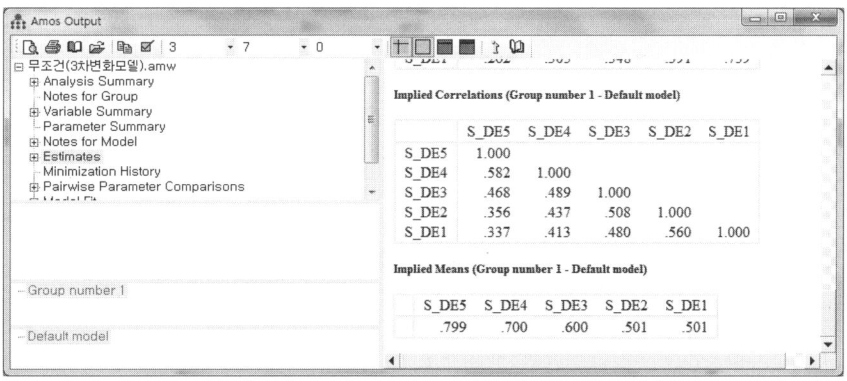

2단계: 위 결과에서 계산식은 다음과 같다.

5차년도 비행행동 예측식＝ICEPT 평균(0.501)＋SLOPE 평균(0.101)×5차년도 경로계수(3)＋오차항
＝0.799＋오차항

위 식의 0.799 수치는 결과표의 [Implied Means]를 통해서도 얻을 수 있다.

26 헤이우드케이스(음오차분산) 제약 방법

- 2요인 자유모수 변화모형이나 2차년도 변화모형 실행 시 위반추정치(헤이우드 케이스)가 발생된다. 위반추정치는 표준오차가 큰 경우, 표준화계수가 1에 가깝거나 1을 초과하는 경우 또한 음(−)오차분산 등에서 발생하는 경우이다.

1단계: 2요인 자유모수 변화모형(무조건(2요인자유_비행).amw)을 실행한다.

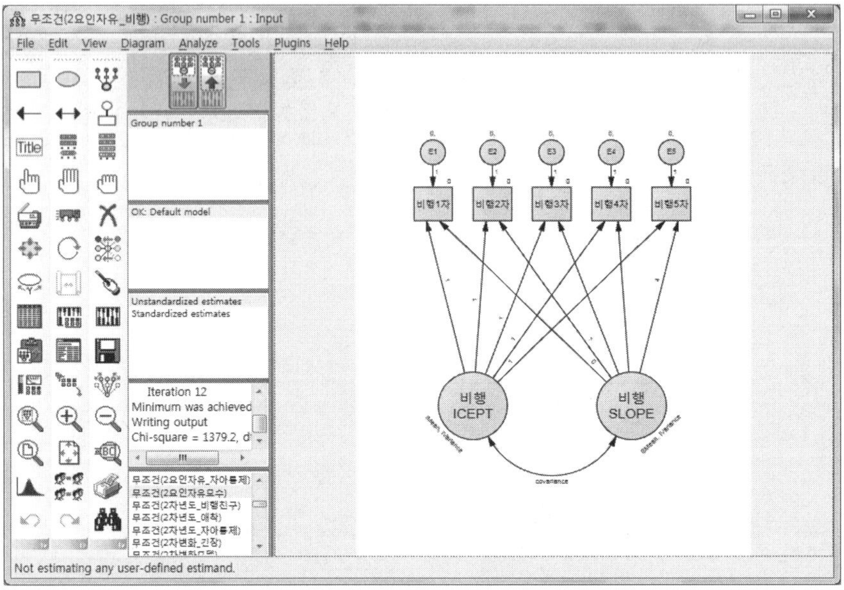

2단계: [Amos Output]에서 [Note for Model]을 확인하면 SLOPE에 위반추정치가 발생하여 χ^2값이 생성되지 않는다.

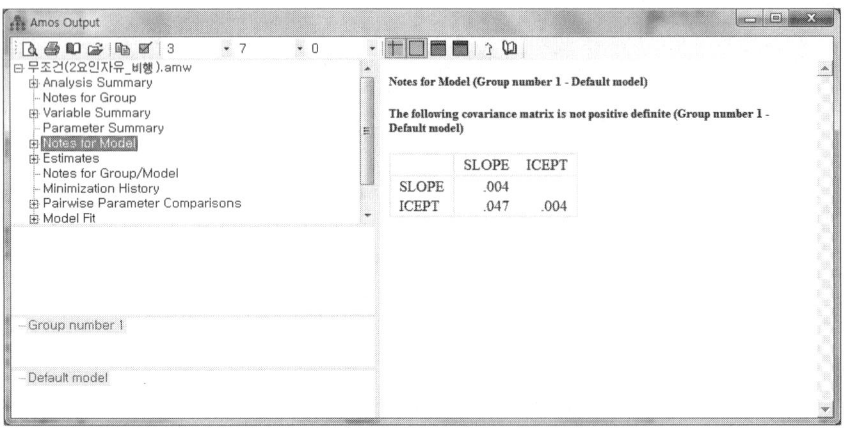

3단계: 헤이우드케이스인 경우, 오차분산을 '0.005' 이하의 값으로 고정시켜 조정할 수 있다(즉, Slope의 Variance를 0.005로 고정한다.)

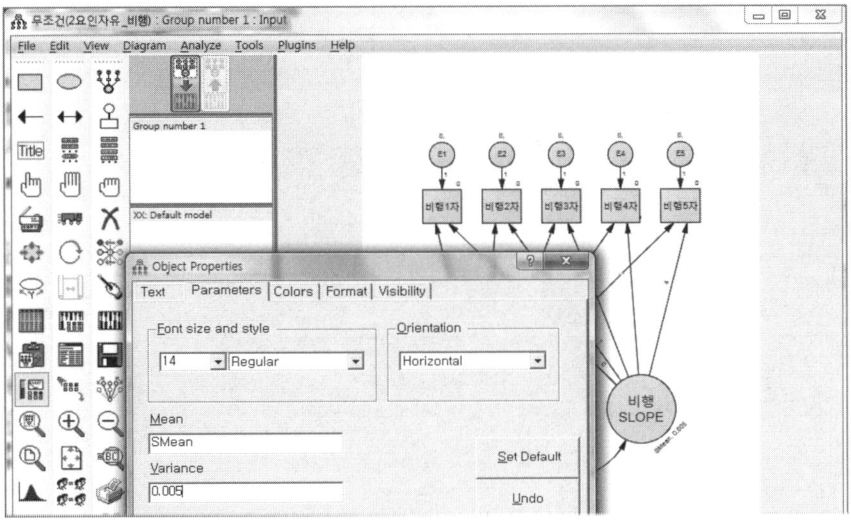

4단계: 실행 후, [Amos Output]를 확인하면 다음과 같은 결과를 얻을 수 있다.

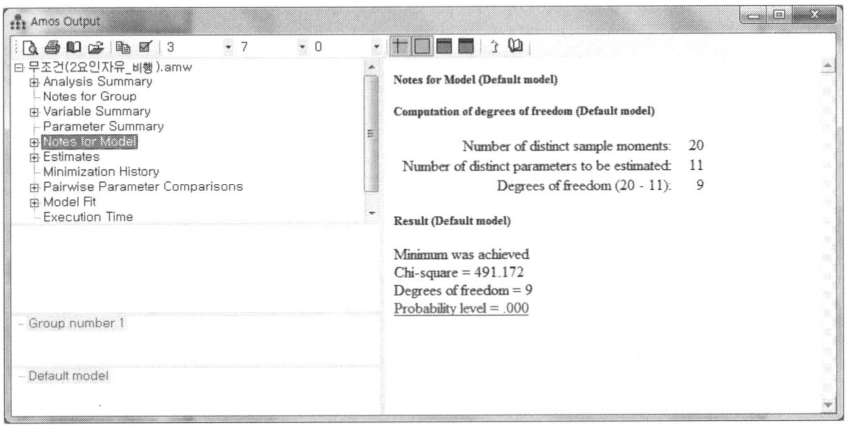

5단계: 2차변화모델(무조건(2차변화_비행).amw)의 경우 측정오차(E5)에서도 음오차분산이 발생하였다.

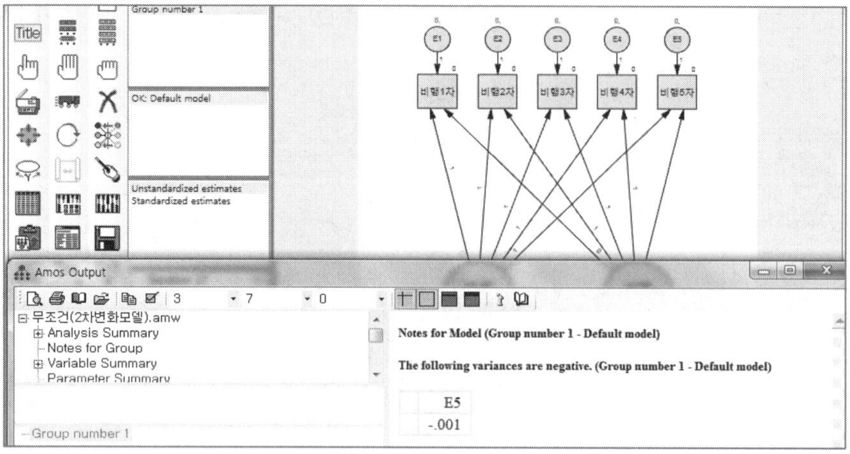

6단계: 분산을 '0.005'로 고정한다.

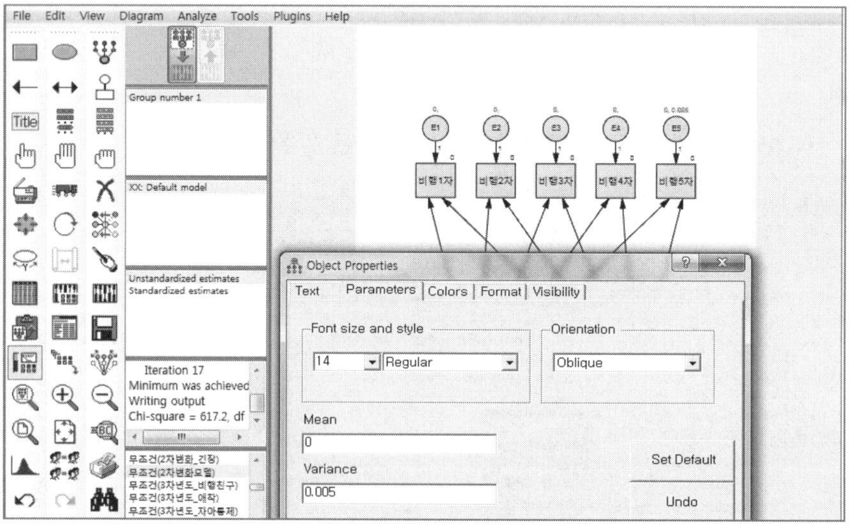

7단계: 실행 후, [Amos Output]를 확인하면 다음과 같은 결과를 얻을 수 있다.

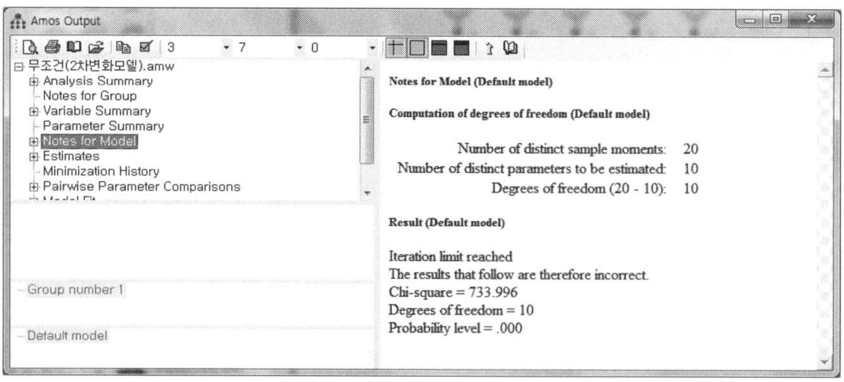

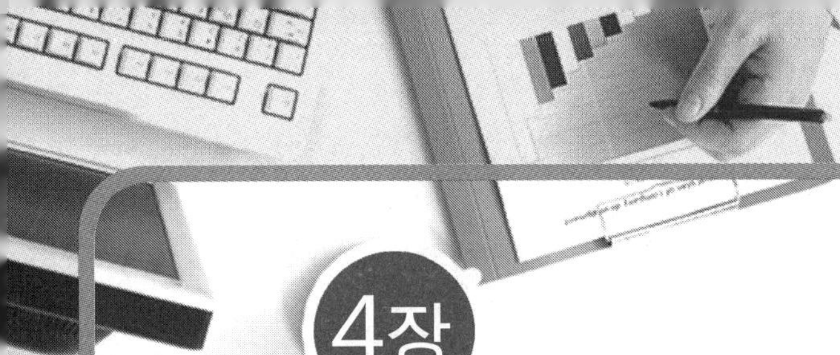

4장

구조방정식 논문 실전 Ⅲ

u-Health 기반 건강관리 서비스 수용요인 분석

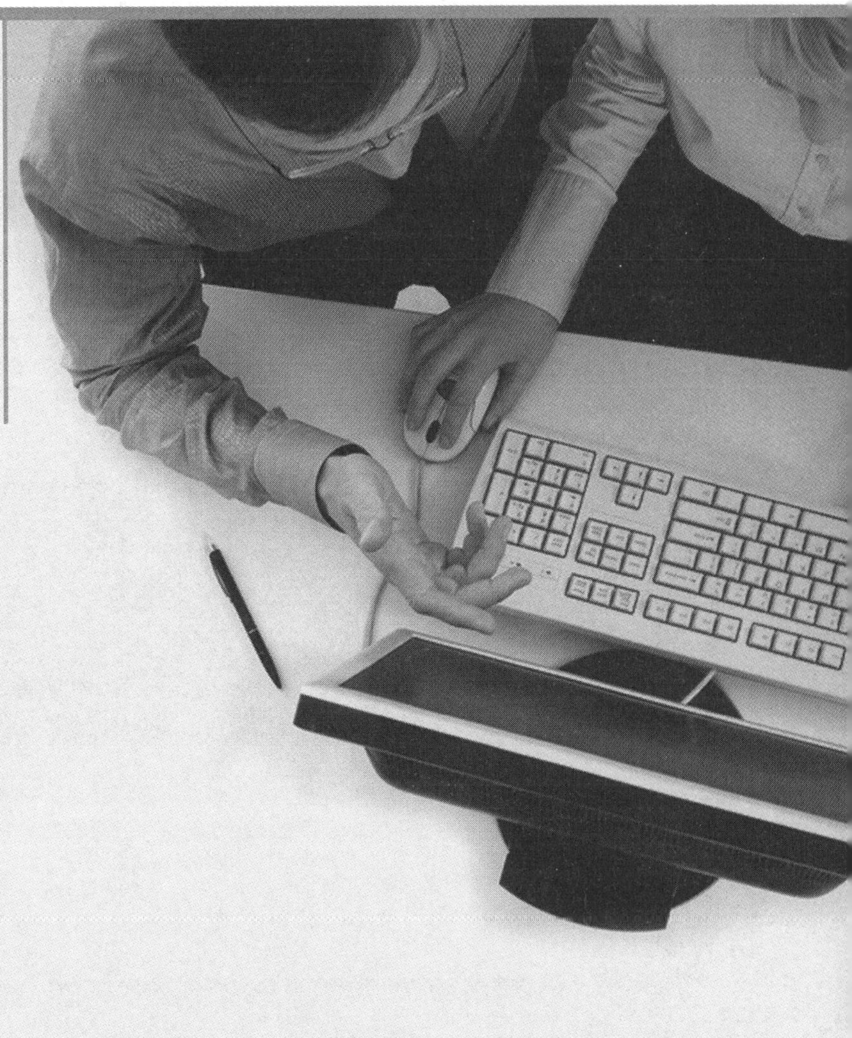

● **주요 내용**

1. 서론
2. 이론 고찰
3. 측정 도구 및 분석 방법
4. 제안 연구모델의 적합도 검증
5. 연구 결과
6. 논의(결론)

구조방정식 논문 분석 내용

<table>
<tr><th colspan="2">연구 절차</th><th>분석 내용</th></tr>
<tr><td colspan="2">문제 인식(서론)</td><td></td></tr>
<tr><td colspan="2">이론 고찰</td><td></td></tr>
<tr><td rowspan="5">측정 도구 및
분석 방법</td><td>측정 도구</td><td></td></tr>
<tr><td>변수 정의</td><td>– 설문지 개발</td></tr>
<tr><td>구성개념의 항목 합산</td><td>– 신뢰성 분석
– 탐색적 요인분석
– 구성개념 항목 합산
– 연구변수 기술통계 분석</td></tr>
<tr><td>분석 대상</td><td>– 응답자의 인구학적 특성 분석</td></tr>
<tr><td>분석 방법</td><td></td></tr>
<tr><td colspan="2">제안 연구모델의 적합도 검증</td><td>– 제안 연구모형의 인증 평가</td></tr>
<tr><td rowspan="4">연구 결과</td><td>측정모형 분석</td><td>– 집중타당성 분석
– 확인적 요인분석을 통한 적합성 검증</td></tr>
<tr><td>구조모형 분석</td><td>– 구조모형 분석
– 매개(간접)효과 분석
– 매개효과의 유의성 검증(Sobel Test)
– 매개효과의 유의성 검증(Bootstrapping)
– TAM 매개효과 검증</td></tr>
<tr><td>경로분석</td><td>– 경로모형 분석
– 측정오차를 고려한 경로모형 분석</td></tr>
<tr><td>구조방정식모형 분석</td><td>– 구조모형 분석
– 매개(간접)효과 분석
  • 완전매개
  • 부분매개
– 간접효과 유의성 검증(Sobel Test)
– 다중집단분석(성별)</td></tr>
</table>

1 서론[1)]

보건의료 부문에서 진단치료 위주에서 웰빙, 고령화(만성질환자), 전지구적 질병확산, 위험사고에 대한 사전적 예방으로 패러다임이 변화함에 따라 정보기술 기반의 u-Health 체계로의 전환이 급속히 이루어지고 있다. 특히, u-Health를 이용한 건강관리 서비스는 전 세계 선진국에서 공공과 민간부문에 적용하여 국가적 건강관리의 효율성을 제고하고 있다.

한편, 보건복지부에서는 바우처 사업의 일환으로 사전예방적 건강관리 서비스를 통하여 건강의 유지·증진, 질병예방 및 악화방지를 도모하고, 의료비 절감 및 삶의 질 향상을 모색하기 위하여 전국 가구 월평균소득 100% 이하 가정의 만 20세 이상 건강위험 요인 보유자를 대상으로 정기적인 건강 측정, 생활습관 개선을 위한 상담, 영양·운동 프로그램과 서비스를 u-Health 디바이스를 활용한 모니터링 시범사업을 실시하고 있다.

따라서 본 연구는 보건복지부의 바우처 사업으로 실시 중인 u-Health를 이용한 지역주민 대사증후군 관리 대상자에 대한 u-Health 시스템 수용요인을 분석하여 향후 시범사업 확산을 위한 방안을 제시코자 한다. 본 연구에서는 구조방정식을 사용하여 u-Health 시스템의 수용성에 영향을 주는 요인을 분석하기 위해 다음과 같이 연구문제를 설정하였다.

[연구문제 1] 독립변수인 혁신성, 주관적 규범, 서비스의 질, 인지된 유희성이 TAM 변수인 인지된 유용성, 이용의 편의성, 사용태도, 사용의도를 매개하여 종속변수인 실제 사용과 지속적 사용에 미치는 경로는 어떠한가?

[연구문제 1] 독립변수와 종속변수 간에 TAM 변수(인지된 유용성, 이용의 편의성, 사용태도, 사용의도)는 어느 정도 매개되는가?

---

1) 본 논문은 송대민(2011). "u Health 기반 건강관리 서비스 수용요인 분석," 제2회 SPSS 논문 공모전, 2011.(논문 우수상 수상)에 게재된 내용을 기초로 하였음.

[그림 4-1] u-Health 시스템 수용성 연구모형

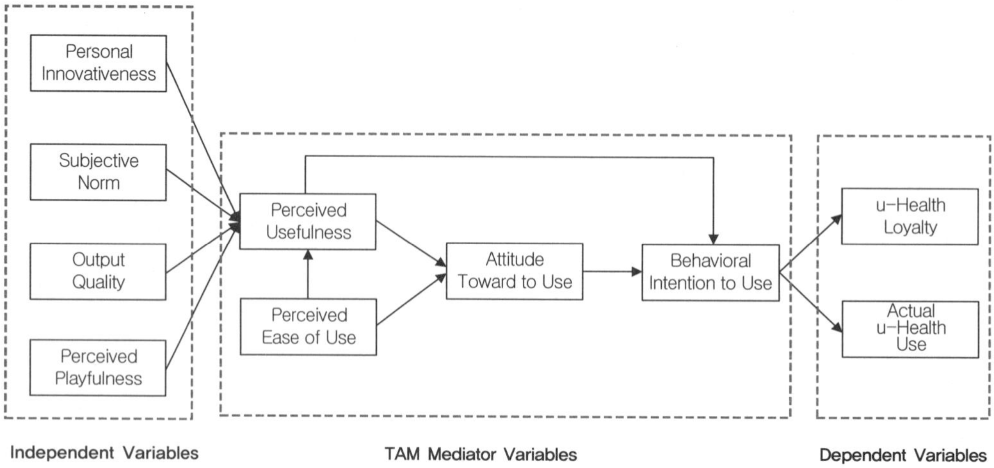

2 이론 고찰

정보시스템 분야에서는 여러 다른 관점에서 사용자의 수용과 사용행동을 조사하는 연구들이 수행되어 왔다. 이러한 연구는 크게 사회심리학을 바탕으로 하는 의도기반모형(Intention-Based Model)과 커뮤니케이션 이론에 기반을 둔 혁신확산모형(Innovation Diffusion Models)으로 나눌 수 있다. 대표적인 의도기반모형으로서는 합리적 행동이론(TRA)과 이를 확장한 계획행동이론(TPB), 그리고 TRA를 수정한 정보기술수용모형(TAM)을 들 수 있다.

TRA는 어떤 행동을 수행하고자 하는 사람의 행동의도(Behavior Intention)는 구체화된 행동(Actual Behavior)의 결정요인이 되며, 그리고 이러한 행동의도는 개인의 태도(Attitude Toward the Behavior)와 주관적 규범(Subjective Norms)에 결정된다는 것을 이론적으로 모형화하고 있다. 정보시스템의 연구자들은 사용자의 수용 과정을 설명하는 내부 심리에 대한 변수들을 TRA에서 가져왔다.

[그림 4-2] TRA(Theory of Reasoned Action)

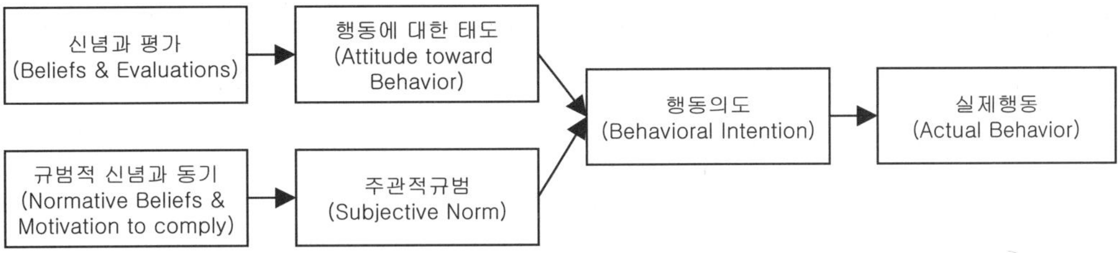

TAM은 TRA를 이론적 배경으로 하여 개인의 정보기술 채택 행동을 예측하기 위한 모형으로 Davis(1989)에 의해 개발되어졌다. TAM은 정보기술 수용의 결정요인에 대한 설명을 제공하며 인지된 유용성(Perceived Usefulness: PU)과 인지된 사용편의성(Perceived Ease of Use: PEOU)이 컴퓨터시스템을 사용하는 의도를 형성하고 실제 사용을 하는데 있어 매우 중요한 선행조건으로 제시하고 있다(Davis, 1989). 즉, TAM은 인지된 유용성과 인지된 사용편의성 변수를 사용하여 이에 이해 형성된 태도가 행동의도를 매개변수로 실제 사용에 영향을 주는 것으로 설명하고 있다.

[그림 4-3] TAM(Technology Acceptance Model)

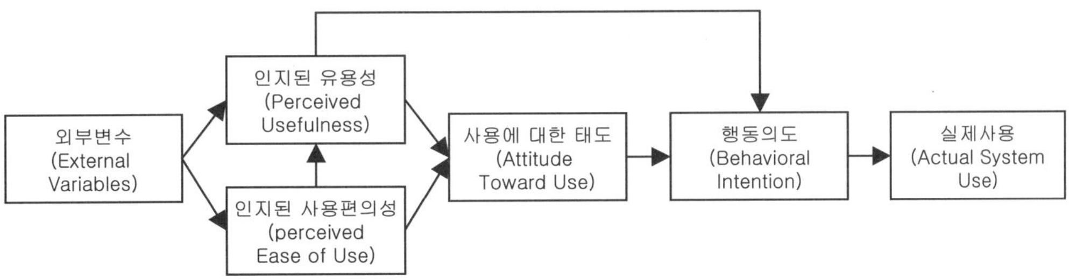

많은 연구자들이 TAM을 지지하거나 확장된 TAM의 실증 연구를 통하여 TAM이 사용자의 정보기술 수용과 행동의도를 설명하는 적합한 모형임을 증명하고 있다. TAM을 수정한 연구들은 TAM의 핵심인 인지된 유용성과 인지된 사용편의성, 그리고 종속변수인 실제사용은 그대로 포함하였으나, 외부변수들을 구체적으로 삽입하거나, 사용에 대한 태도 이외의 매개변수인 주관적 규범과 지각된 행동통제를 추가하여 모형을 확장하고 있음을 알 수 있다(Lee, 2002). 특히 TAM2(Venkatesh & Davis, 2000)는 TAM을 확장시켜 사회적 영향 프로세서(주관적 규범, 자발성, 이미지)와 인지도구 프로세서(직업관련성, 산출물질, 결과의 제시성, 사용의 용이성)이 사용자의

수용에 중요한 영향을 미친다는 것을 증명하였다. An(2005)은 TAM2를 확장/수정하여 ICTAM(Information and Communication Technology Acceptance Model)을 제시하였으며, 특히 e-Health 소비자의 웹사이트 수용 형태를 설명하고 예측하기 위해서는 적합성(Compatibility), 유희성(Perceived Playfulness), 그리고 충성도(Web Site Loyalty)가 중요한 요인임을 검증한 바 있다.

[그림 4-4] TAM2(Venkatesh & Davis, 2000)

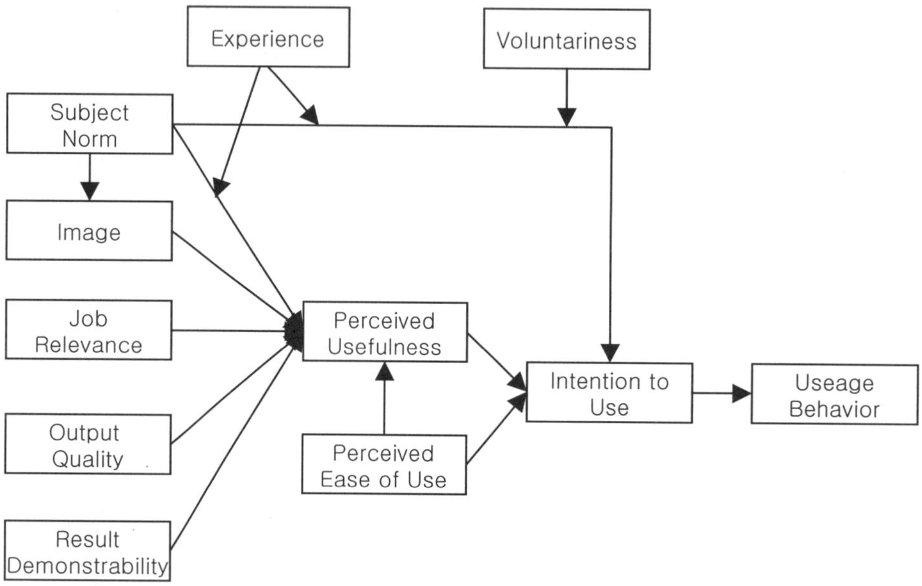

3 측정 도구 및 분석 방법

3.1 측정 도구

연구모델 개발에 사용된 도구로는 <표 4-1>과 같이 앞 장에서 검토한 기술수용모델의 이론적인 틀과 일반적인 IT 적용 기술과 관련된 평가에 관한 기존 연구 결과를 토대로 개발도구를 제시하였다.

<표 4-1> 연구모델의 개발도구

변수	요인	항목	기존 연구
TAM2와 관련된 독립변수	주관적 규범 (Subjective norm)	2	Davis (1989), Taylor & Todd (1995a), Venkatesh & Davis (2000), Yang & Choi(2001), Kim(2000)
	인지된 유희성 (Perceived playfulness)	5	Atkinson & Kydd(1997), Csikszentimihayi(1990), Ruth(2000), Moon & Kim(2001), Jang(2004), Lee(2002)
	정보의 질 (Output quality)	2	Lin & Lu(2000), Venkatesh & Davis (2000)
	결과의 제시 (Result demonstrability)	4	Agarwal & Prasad (1997), Karahana et al. (1999), Moore & Benbasat (1991), Venkatesh & Davis (2000)
혁신확산모델과 관련된 독립변수	혁신성 (Innovativeness)	5	Moore & Benbasat(1991), Adams et al., (1992), Grover & Goslar(1993), Agarwal & Prasad(1997), Allen(1998), Chen(2000), 오창규(2002),Rogers(2003), 박은아(2007), 김성개(2009)
TAM 매개변수	인지된 사용편의성 (Perceived ease of use)	6	Adams et al. (1992), Chen et al. (2002), Davis (1986, 1989), Henderickson et al. (1993), Mathieson (1991), Moon & Kim (2001), Moore & Benbasat (1991), Straub et al. (1997), Szajna (1994), Jang(2004), Jeong(2000), Kim(2000), Moon & Kim(2001), Lee(2002)
	인지된 유용성 (Perceived usefulness)	6	Adams et al. (1992), Davis (1986, 1989), Henderickson et al. (1993), Mathieson (1991), Moon & Kim (2001), Moore & Benbasat (1991), Straub et al. (1997), Szajna (1994)
	사용에 대한 행동의도 (Behavioral intention to use)	3	Davis et al. (1989), Jackson et al. (1997), Mathieson (1991), Moon & Kim (2001), Subramanian (1994), Szajna (1994), Taylor & Todd (1995a), Venkatesh & Davis (1996, 2000), Venkatesh & Morris (2000), Moon & Kim(2001), Jang(2004), Lee(2002)
종속변수 (variable)	실제사용 (Actual u-Health use)	3	Davis (1989), Davis et al. (1989), Moon & Kim (2001), Kim(2001), An(2005, 2006)
	지속사용 (u-Health loyalty)	5	Lee (2002), Yoo, Donthu, & Lee (2000), Yoo & Donthu (2001), lee(2002)

3.2 변수 정의

1) 독립변수 정의

가) 사용자 혁신성

Robertson(1967)은 혁신이란 기존의 것과는 다른 생각, 행동, 사물 등이 새로운 것으로 인지되는 과정과 그것이 현실화되는 과정에서 발생하는 것으로 정의하고 있다. Rogers(1983)는 혁신이란 '혁신이 사회적 시스템의 구성원들 사이에 시간의 경과에 따라 어떠한 채널을 통하여 의사소통되는 과정'으로 정의하고 있다. 따라서 본 연구에서는 혁신성(innovativeness)은 사회체계 내의 한 개인이 다른 구성원보다 먼저 혁신을 수용하려는 정도로 정의한다. 최근에는 정보기술 혁신과 관련된 분야에서도 다수의 연구가 수행되었다(Moore & Benbasat, 1991; Adams et al., 1992; Grover & Goslar, 1993; Agarwal & Prasad, 1997; Chen, 2002; 이상진, 2005; 김성개, 2009). Cronbach's α에 의한 본 척도의 **신뢰도**는 α=.940으로 나타나 만족할 만한 수준이다.

IN1: 나는 새로운 기술(기기)이나 서비스에 도전하는 것을 좋아한다.
IN2: 나는 보통 새로운 기술(기기)이나 서비스에 남보다 먼저 경험해보는 편이다.
IN3: 나는 보통 새로운 기술(기기)이나 서비스를 경험해보는 것을 주저하지 않는 편이다.
IN4: 새로운 기술(기기)이나 서비스는 내가 활동할 수 있는 여러 가지 기회를 제공한다.
IN5: 새로운 기술(기기)이나 서비스는 나의 능력을 해소할 수 있는 기회가 된다.

나) 주관적 규범

Fishbein & Ajzen(1975)은 주관적 규범을 '의문에 대한 행동 수행 여부를 생각하는 사람의 지각'으로 정의하고 있다. 따라서 본 연구에서는 주관적 규범(Subjective norm)을 u-Health를 이용하는 것이 이용하지 않는 사람보다 상대적인 우월감의 정도와 개인이 u-Health를 이용해야 할 것이라는 지각 정도로 정의한다. Venkatesh & Davis(2000)는 이러한 이론을 바탕으로 주관적 규범이 이미지에 정(+)의 영향을 미치며 이미지는 인지된 유용성에 정(+)의 영향을 미치는 것을 증명하였다. 본 연구에서는 선행연구(Davis, 1989; Moore & Benbasat, 1991; Taylor & Todd, 1995; Venkatesh & Davis,

2000)에서 증명한 주관적 규범이 이미지에 정(+)의 영향을 준다는 것을 바탕으로 주관적 규범과 이미지를 하나의 공통된 요인인 주관적 규범으로 다음과 같이 조작화하여 사용하였다. Cronbach's α에 의한 본 척도의 **신뢰도**는 α=.906으로 나타나 만족할 만한 수준이다.

SN1: u-Health(CADY)이용하는 사람들은 그렇지 않은 사람보다 우월해 보이는 것 같다.
SN2: u-Health(CADY)이용하는 사람들은 대체적으로 건강관리에 좋은 평가를 받고 있다고 생각한다.
SN3: u-Health(CADY)이용하는 사람들은 건강관리에 다른 사람의 모범이 될 수 있다고 생각한다.
SN4: 나에게 있어 중요한 사람은 내가 u-Health(CADY)를 이용하여 건강관리를 해야 한다고 생각할 것이다.

다) 서비스의 질

서비스의 질은 u-Health와 관련된 정보 및 서비스의 질과 신뢰성을 말한다. Swanson(1987)은 정보의 질과 정보 조회의 질은 실제 사용과 유의한 상관관계가 있음을 검증하였다. DeLone & McLean(1992)은 정보시스템의 질과 정보의 질이 정보시스템 사용에 영향을 미치는 주요한 변수로 제시하였다. Lin & Lu(2000)의 연구에서 정보시스템의 질이 인지된 유용성과 인지된 사용편의성에 유의한 영향이 미치는 것으로 나타났다. Venkatesh & Davis(2000)는 정보의 질은 인지된 유용성에 정(+)의 영향을 준다는 것을 증명하였다. 선행연구(DeLone & McLean, 1992; 1997; Lin & Lu, 2000; Venkatesh & Davis, 2000; An, 2005)를 통하여 본 연구모델에서 사용된 서비스의 질의 조작적 정의는 다음과 같다. Cronbach's α에 의한 본 척도의 **신뢰도**는 α =.899로 나타나 만족할 만한 수준이다.

QU1: u-Health(CADY)는 나의 Life Style에 적절한 건강관리 서비스를 제공해준다.
QU2: u-Health(CADY)에서 획득한 건강관리 정보로부터 나는 아무런 문제점을 발견할 수 없었다.
QU3: u-Health(CADY)는 건강관리에 많은 콘텐츠(정보)를 제공하고 있다.
QU4: u-Health(CADY)에서는 이용자의 서비스 요청을 즉시에 잘 처리해준다.
QU5: 나는 u-Health(CADY) 기기의 성능과 디자인에 만족하다.
QU6: 나는 u-Health(CADY) 기기의 측정수치의 정확도를 신뢰한다.
QU7: 나는 u-Health(CADY) 기기의 간편성과 이동성에 대해 만족한다.

라) 인지된 유희성

인지된 유희성은 u-Health의 상호작용을 통해 본질적인 동기를 충족할 수 있다는 믿음으로 정의할 수 있다. 유희성에 관한 연구는 두 가지 접근 방식으로 진행되었다. 첫째, 유희성 특성에 관한 것으로 개인의 동기부여 특성에 중점을 두고 있으며 둘째, 유희성의 상태에 중점을 두는 것으로 개인과 상황 간의 상호작용성의 상황적 특성에 관한 것으로 정의하고 있다(Moon & Kim, 2000). Atkins & Kydd(1997)은 웹의 사용에 있어서 유희성이 개인에게 영향을 미친다고 설명하고 있다. 개인의 상호작용에 대한 유희성의 대부분 연구는 Csikszentimihalyi(1990)의 플로우 이론을 기반으로 하고 있다. Csikszentimihalyi는 자발적 흥미는 “플로우의 중요한 척도이고 개인의 즐거움과 심리적 자극 또는 관심의 인지를 포함하는 복합적 변수이다”라고 정의하고 있으며 이러한 상태에서 사람들이 시스템과의 상호작용이 보다 자발적이 된다고 언급하고 있다.

이러한 플로우 이론에 기반하여 여러 IS 연구자들은 IT사용에 대한 개인적인 평가와 유희성의 이해가 매우 유용하다고 보고 있다. 선행연구(Moon & Kim, 2001; An, 2005)를 통하여 본 연구에서 사용된 인지된 유희성의 조작적 정의는 다음과 같다. Cronbach's α에 의한 본 척도의 **신뢰도**는 α=.881로 나타나 만족할 만한 수준이다.

PP1: 나는 u-Health(CADY)를 이용하고 있는 동안 내가 해야 하는 다른 일들에 대해 잊어버릴 때가 있다.
PP2: 나는 u-Health(CADY)를 이용하면 행복감을 느낀다.
PP3: 나는 u-Health(CADY)를 이용하면 만족감을 느낀다.
PP4: 나는 u-Health(CADY)에서 제공하는 건강관리 서비스는 나의 호기심을 자극하기에 충분하다.
PP5: 나는 u-Health(CADY)를 이용하면 신기하고 흥미를 느낀다.

2) TAM 변수 정의

가) 인지된 유용성

Davis(1989)는 “인지된 유용성은 정보시스템이 조직 내 대인이 수행하는 업무 과정과 목표에 기여하는 정도”로 정의했다. 따라서 본 연구에서의 인지된 유용성(Perceived Usefulness)은 ‘u-Health를 이용하는 것이 개인의 성과를 향상시킬 수 있는 믿음의 정도'로 정의될 수 있다. 선행연구(Davis, 1989; Davis et, al., 1989; Szajna, 1994; Taylor & Todd, 1995; Venkatesh & Davis, 2000; Moon & Kim, 2001; Lee, 2002; An, 2005)에서는 인지된 유용성에 대한 항목으로 보다 신속한 업무처리(Work More Quickly), 업무성과(Job Performance) 개선, 생산성(Productivity) 향상, 업무의 질(Quality) 향상, 업무의 편의성(Makes Job Easier), 업무에 유용하게(Useful) 이용하는 것 등으로 구성 항목을 제시하고 있다. 본 연구에서 사용된 인지된 유용성의 조작적 정의는 다음과 같다. Cronbach's α에 의한 본 척도의 **신뢰도**는 α=.963으로 나타나 만족할 만한 수준이다.

PU1: u-Health(CADY)의 사용으로 나의 건강을 향상시킬 수 있다.
PU2: u-Health(CADY)의 사용으로 나의 건강관리 방법을 향상시킬 수 있다.
PU3: u-Health(CADY)의 사용으로 나의 건강관리에 맞는 서비스를 효과적으로 받을 수 있다.
PU4: u-Health(CADY)의 사용으로 나의 건강관리 서비스를 빠르게 받을 수 있다.
PU5: u-Health(CADY)의 사용으로 나의 건강관리에 대한 시간을 절약할 수 있다.
PU6: u-Health(CADY)의 사용으로 보다 정확한 건강관리 서비스를 받을 수 있다.
PU7: u-Health(CADY)의 사용으로 보다 신뢰할 수 있는 건강관리 서비스를 받을 수 있다.

나) 인지된 이용편의성

선행연구에서의 인지된 이용편의성에 대한 항목으로 배우기 쉬움(Ease to Learn), 이해하기 쉬움(Understandable), 숙달(Become Skillful)이 용이함, 사용하기 쉬움(Ease to Use), 원하는 것을 얻기 쉬움(Controllable), 유연성(Flexible) 있는 여러 기능 제공 등으로 제시하고 있다(Davis, 1989; Davis et, al., 1989; Szajna, 1994; Taylor & Todd, 1995; Venkatesh & Davis, 2000; Moon & Kim, 2001; Lee, 2002; An, 2005). 따라서 본 연구의 인지된 이용편의성(perceived ease of use)은 'u-Health를 이용하는 것이 개인의 신체적, 정신적 수고를 적게 들이는 방법이 될 것이라는 믿음의 정도'로 정의할 수 있다. 본 연구에 사용된 인지된 이용편의성의 조작적 정의는 다음과 같다. Cronbach's α에 의한 본 척도의 **신뢰도**는 α=.939로 나타나 만족할 만한 수준이다.

PE1: u-Health(CADY)의 사용으로 나의 건강관리가 쉬워졌다.
PE2: u-Health(CADY)의 이용하여 건강관리 방법을 익히는 것은 쉽다.
PE3: u-Health(CADY)를 이용하여 원하는 건강관리 서비스를 받는 것이 쉽다.
PE4: u-Health(CADY)를 이용하여 원하는 건강관리 서비스를 받기 위해 많은 노력이 필요하지 않다.
PE5: u-Health(CADY)의 이용하여 능숙하게 나의 건강관리 서비스를 받는 것은 어렵지 않다.

다) 사용에 대한 태도

사용에 대한 태도(Attitude toward Using)는 '이용자가 u-Health를 이용하기 이전에는 발생하지 않지만 u-Health를 접하게 되었을 때 이용자가 가지는 자극의 정도'로 정의될 수 있다. 따라서 사용태도는 이용자가 u-Health에 대해 느끼는 호의적이거나 비호의적인 감정을 평가하는 것이다. 선행연구(Davis, 1989; Davis et, al., 1989; Taylor & Todd, 1995; Lin & Lu, 2000; Venkatesh & Davis, 2000; Moon & Kim, 2000; An, 2005)를 통하여 본 연구에서 사용된 사용태도의 조작적 정의는 다음과 같다. Cronbach's α에 의한 본 척도의 **신뢰도**는 α=.968로 나타나 만족할 만한 수준이다.

AT1: 모든 면을 고려해 볼 때, u-Health(CADY)를 이용하여 건강관리 서비스를 받는 것을 좋다고 생각된다.
AT2: 모든 면을 고려해 볼 때, u-Health(CADY)를 이용하여 건강관리 서비스를 받는 것을 현명하다고 생각된다.
AT3: 모든 면을 고려해 볼 때, u-Health(CADY)를 이용하여 건강관리 서비스를 받는 것을 즐거운 일이다.
AT4: 모든 면을 고려해 볼 때, u-Health(CADY)를 이용하여 건강관리 서비스를 받는 것을 긍정적이라 할 수 있다.
AT5: 모든 면을 고려해 볼 때, u-Health(CADY)를 이용하여 건강관리 서비스를 받는 것은 경제적이라고 할 수 있다.
AT6: 모든 면을 고려해 볼 때, u-Health(CADY)를 이용하여 건강관리 서비스를 받는 것은 시간을 절약할 수 있다.

라) 사용에 대한 의도

TAM에서의 사용의도는 사용태도에 의해 결정이 되어진다고 보고 있다(Davis, 1989). TAM에서 행동은 자발적이어야 하는데 이는 정보기술 사용자의 판단이나 행동의 자유를 의미한다(Adams, et al., 1992; Davis, et al., 1989; Mathieson, 1991). 본 연구에서의 행동의도(Behavioral Intention Use)는 '이용자의 u-Health의 직접적인 사용의도 정도'로 정의된다. TAM2(Venkatesh & Davis, 2000)에서는 행동의도에 인지된 유용성이 인지된 사용편의성보다 더 강하게 영향을 미치는 요인으로 검증되었다. 선행연구(Davis, 1989; Davis et, al., 1989; Taylor & Todd, 1995; Venkatesh & Davis, 2000; Moon & Kim, 2001; An, 2005)를 통하여 본 연구모델에서 사용된 행동의도의 조작적 정의는 다음과 같다. Cronbach's α에 의한 본 척도의 **신뢰도**는 α=.950으로 나타나 만족할 만한 수준이다.

BI1: 나는 앞으로 u-Health(CADY)를 이용하여 건강관리 서비스를 받을 것이다.
BI2: 나는 앞으로 u-Health(CADY)를 다른 사람에게 적극 추천할 것이다.
BI3: 나는 앞으로 u-Health(CADY)를 이용하여 건강관리 서비스를 받는 것이 좋은 생각이라고 느낀다.
BI4: 나는 앞으로 u-Health(CADY)를 이용하여 건강관리 서비스를 지속적으로 받을 것이다.

3) 종속변수 정의

종속변수의 구성에 있어 기존 혁신이론에서는 혁신을 수용하고자 하는 의사결정(수용의도)뿐만 아니라 지속적 사용 등 혁신 의사결정 과정에서의 다양한 성과를 중요시하고 있다. Agarwal & Prasad(1997)은 종속변수로 현재의 웹 이용도와 지속적인 사용의도의 2항목으로 측정하였고, Karahanna et al.(1999)의 연구에서는 사용자의 잠재적 사용자와 구분하여 종속변수를 수용과 지속적 사용이라는 행위로 구분하여 측정하였다. 본 연구모델에서는 u-Health의 이용 정도를 나타내는 실제사용과, 지속적인 사용의도를 나타내는 충성도를 종속변수로 선정하였으며 조작적 정의는 다음과 같다. Cronbach's α에 의한 지속사용과 실제사용의 **신뢰도**는 각, α=.923와 α=.674로 나타나 만족할 만한 수준이다.

- **지속사용(Loyalty)**

LO1: u-Health 이용 시 CADY는 언제나 나의 첫 번째 선택이 될 것이다.
LO2: CADY를 이용하는 동안 다른 u-Health 서비스를 이용하지 않을 것이다.
LO3: CADY와 같은 동일한 형태의 u-Health 서비스가 있더라도 나는 CADY를 이용할 것이다.
LO4: CADY와 같은 수준의 u-Health 서비스가 있더라도 나는 CADY를 이용할 것이다.

- **실제사용(Actual Use)**

AU1: 얼마나 자주 u-Health(CADY)를 이용하십니까?
AU2: 하루에 CADY의 3D 신체활동계를 몇 시간 정도 착용하고 계십니까?
AU3: 1주일에 CADY의 CADY의 혈압계를 몇 회 정도 측정하십니까?
AU4: 1주일에 CADY의 체성분 분석계를 몇 회 정도 측정하십니까?
AU5: 1주일에 CADY의 웹사이트를 몇 회 정도 이용하십니까?

(➲ 1. 설문지 개발)

3.3 구성개념의 항목 합산

구조방정식에서 다수의 구성개념에 상당히 많은 설문 문항을 측정한 후, 설문 항목들을 한 모델에 모두 관측변수로 사용하는 경우 모델의 복잡성이 증가하여 표본의 크기, 모델의 적합도, 그리고 모수의 추정에 대한 유의성 등의 문제가 발생할 수 있다. 따라서 측정항목이 많을 경우 항목 합산을 통하여 항목의 수를 조정해야 한다. 항목 합산은 항목들의 신뢰성과 타당성이 검증되었을 경우에 한하며 항목 합산 방법으로는 ① 전 항목을 단일 항목으로 합산 ② 이론적 근거를 바탕으로 한 합산 ③ 탐색적 요인분석을 통한 합산 등으로 나눌 수 있다(우종필, 2012).

본 연구에서는 이론적 배경하에 측정된 각 구성개념에 대해 탐색적 요인분석을 실시하여 하위 구성개념으로 세분화하였다. 그리고 하위 구성개념에 대한 항목 합산은 평균값을 사용하였다.

(◎ 2. 신뢰성 분석)

<표 4-2> **각 요인별 문항명, 문항수, 고유값, 신뢰도**

<table>
<tr><th>변수</th><th colspan="2">요인</th><th>문항명</th><th>문항수</th><th>평균</th><th>왜도</th><th>첨도</th><th>결측</th><th>고유값</th><th>신뢰도</th></tr>
<tr><td rowspan="9">독립변수</td><td rowspan="2">혁신성</td><td>도전성</td><td>p211~p213</td><td>3</td><td>4.66</td><td>-0.50</td><td>-0.01</td><td>0</td><td rowspan="2">0.4</td><td rowspan="2">.940</td></tr>
<tr><td>기회성</td><td>p214, p215</td><td>2</td><td>4.88</td><td>-0.50</td><td>0.13</td><td>0</td></tr>
<tr><td rowspan="2">주관적 규범</td><td>우월성</td><td>p221, p222</td><td>2</td><td>4.66</td><td>-0.10</td><td>-0.30</td><td>0</td><td rowspan="2">0.3</td><td rowspan="2">.906</td></tr>
<tr><td>모범성</td><td>p223, p224</td><td>2</td><td>4.81</td><td>-0.29</td><td>-0.52</td><td>0</td></tr>
<tr><td rowspan="3">서비스의 질</td><td>콘텐츠</td><td>p213, p233, p234</td><td>3</td><td>4.93</td><td>-0.15</td><td>-0.26</td><td>3</td><td rowspan="3">0.5</td><td rowspan="3">.899</td></tr>
<tr><td>신뢰성</td><td>p232</td><td>1</td><td>4.31</td><td>-0.06</td><td>-0.56</td><td>0</td></tr>
<tr><td>성능</td><td>p235~p237</td><td>3</td><td>5.20</td><td>-0.42</td><td>-0.25</td><td>0</td></tr>
<tr><td rowspan="2">인지된 유희성</td><td>행복감</td><td>p241, p242</td><td>2</td><td>3.93</td><td>0.36</td><td>-0.11</td><td>0</td><td rowspan="2">0.7</td><td rowspan="2">.881</td></tr>
<tr><td>흥미성</td><td>p243~p254</td><td>3</td><td>4.88</td><td>-0.31</td><td>0.14</td><td>0</td></tr>
<tr><td rowspan="2">매개변수</td><td rowspan="2">인지된 유용성</td><td>효과성</td><td>p251~p253</td><td>3</td><td>5.24</td><td>-0.48</td><td>0.38</td><td>0</td><td rowspan="2">0.5</td><td rowspan="2">.963</td></tr>
<tr><td>신속성</td><td>p254~p257</td><td>4</td><td>5.20</td><td>-0.32</td><td>0.14</td><td>1</td></tr>
</table>

변수	요인		문항명	문항수	평균	왜도	첨도	결측	고유값	신뢰도
	인지된 사용편의성	용이성	p261～p263	3	5.11	-0.32	-0.25	0	0.3	.939
		편리성	p264, p265	2	5.00	-0.44	0.24	0		
	사용태도	긍정성	p271～p274	4	5.34	-0.75	0.91	1	0.5	.968
		경제성	p275, p276	2	5.39	-0.81	0.86	0		
	행동의도	적극성	p281, p283, p284	3	5.33	-0.42	-0.31	0	0.2	.950
		타인추천	p282	1	5.29	-0.31	-0.48	0		
종속변수	충성도	만족성	p291, p293, p294	3	5.18	-0.33	-0.49	0	0.3	.923
		지속성	p292	1	4.91	-0.39	-0.56	0		
	실제사용	활동계	p3101, p3102	2	4.53	-0.51	-0.48	1	1.0	.674
		혈압계	p3103～p3105	3	2.39	1.49	3.25	1		

(➲ 3. 탐색적 요인분석, ➲ 4. 구성개념의 항목 합산, ➲ 5. 연구 대상 자료의 독립변수, 매개변수, 종속변수 기술통계 작성)

3.4 분석 대상

u-Health 이용자의 수용성을 평가하기 위하여 2010년 7월 1일~9월30일까지 OO구 관내 대상자 471명에 대한 면접조사를 실시하였으며, 조사 응답자 179명에 대한 자료를 분석하였다. 설문에 사용된 조사항목으로는 인구학적 변수(성, 연령, 교육정도, 직업 등), 독립변수(혁신성, 주관적 규범, 정보의 질, 인지된 유희성), TAM 변수(인지된 유용성, 인지된 사용편의성, 사용태도, 행동의도), 그리고 종속변수(실제사용, 충성도)를 포함하였다. 분석에 사용된 실험 데이터의 응답자 특성을 성별, 연령, 직업, 교육정도, 경제상태, 주관적 건강상태, 모바일 건강관리 경험 등과 같은 인구통계학적 분포를 살펴보면 <표 4-3>과 같다.

<표 4-3> 응답자의 인구학적 통계 특성

특성	구분	응답 수(%)	특성	구분	응답 수(%)
성별	남	143(79.9)	인터넷 이용빈도 (평균: 3.26)	주 2–3회 이하	23(12.8)
	여	36(20.1)		주 4회~매일	38(21.2)
연령 (평균: 41.82)	40세 이하	80(44.7)		매일 수시	118(65.9)
	40세 이상	99(55.3)			
학력	고졸	19(10.6)	인터넷 건강정보 이용 정도	가끔 이용	61(34.1)
	대졸	127(71.0)		보통	69(38.5)
	대학원졸	33(18.4)		많이 이용	49(27.4)
직업	전문 사무직	144(80.4)	인터넷 건강 상담	있음	24(13.4)
	기타(판매 등)	35(19.6)		없음	155(86.6)
건강상태	건강하지 못 함	36(20.1)	인터넷 건강 상담 도움 정도	도움 안 됨	4(16.7)
	보통	81(45.3)		보통	8(33.3)
	건강함	62(34.6)		도움 됨	12(50.0)
건강에 대한 관심	관심 없음	12(6.7)	모바일 건강 상담	있음	41(22.9)
	보통	54(30.2)		없음	138(77.1)
	관심 있음	113(63.1)			
소득수준	3천만 원 미만	50(27.9)	모바일 건강 상담 도움 정도	도움 안 됨	4(9.8)
	3천만 원–5천만 원 미만	56(31.3)		보통	11(26.8)
	5천만 원 이상	73(40.8)		도움 됨	26(63.4)

(➲ 5. 응답자의 인구학적 특성 분석)

3.5 분석 방법

본 연구는 독립변수인 혁신성, 주관적 규범, 서비스의 질, 인지된 유희성이 TAM 변수를 매개하여 종속변수인 실제사용과 지속적 사용에 미치는 영향을 검정하는 것으로 가설 검정에 사용된 분석 방법 및 도구는 다음과 같다.

첫째, 연구모델의 검증을 위해서 구조방정식모델(Structural Equation Modeling: SEM)을 사용하였으며 구조방정식모델의 분석 도구로는 Amos(Analysis of Moment Structure) version 20.0을 사용하였다. 구조방정식모델의 적합성 평가는 모형의 전반적인 부합도를 평가하는 절대적합지수와 기초모형과 제안모형의 부합도를 평가하는 증분적합지수를 사용하였으며 모델의 적합도를 향상시키기 위해 수정지수(Modification Indices: MI)는 10을 사용하였다.

둘째, 연구모델의 구성개념의 신뢰성 분석(Reliability Analysis)은 내적 일관성(Internal Consistence Reliability)을 사용하였으며 검증은 크론바하 알파(Chronbach's Alpha) 신뢰도 상관계수를 사용하여 신뢰도가 낮은 측정항목은 제거하였다. 그리고 타당성 분석(Validity Analysis)은 확인적 요인분석(Confirmatory Factor Analysis: CFA)을 사용하여 구성개념요인의 적합도 평가를 실시하였다. 신뢰성과 타당성 분석에 사용된 분석 도구로는 SPSS(Statistical Package for the Social Science) version 19.0을 사용하였다.

셋째, 구조방정식모형은 다변량 정규성(Multivariate Normality)을 가정하고 있다. 다변량 정규성 검증은 왜도가 절대값 3 미만, 첨도가 절대값 10 미만이면 정규성에서 크게 벗어나지 않는 것으로 볼 수 있다(Kline, 2005). 또한 결측자료(Missing Data)는 추정의 문제를 야기할 수 있다. 본 연구 데이터에서는 소수의 결측치가 발생하여 평균대체법으로 결측치의 문제를 해결하였다.

4 제안 연구모델의 적합도 검증

본 연구의 실험 데이터를 적용한 **제안 연구모델의 검증** 결과 일부 적합도 평가지수가 낮은 적합도를 나타내었다. 제안 연구모델의 적합도가 낮을 경우 변수 간의 새로운 경로를 발견함으로써 수정 연구모델[2])을 개발할 수 있다. 본 연구에서는 수정지수와 요인 간의 상관관계 분석을 통하여 새로운 경로를 발견하였다. 수정지수와 상관분

2) 제안 연구모델의 적합도는 내부분의 적합도에서 높은 적합도를 보여주고 있으나, 본 연구에서는 수정지수의 활용 방법을 설명하기 위해 수정 연구모델을 제안하였다.

석 결과 관측변수인 인지된 유희성의 행복감과 주관적 규범의 우월성, 서비스의 질의 신뢰성간에 MI가 높고 강한 정(+)적 상관관계를 보여 관측변수 간의 공분산 인과관계 모형을 설정하였다.[3] <표 4-4>와 같이 수정 연구모델의 대부분의 적합도 평가지수가 높은 것으로 나타나 수정 연구모델을 적합한 모델로 판단할 수 있다.

(➲ 7. 제안 연구모형의 적합도 인증 평가)

<표 4-4> 제안 연구모델의 모형 인증 평가

모델	Q	GFI	AGFI	RMSEA	NFI	TLI	CFI
제안 연구모델	2.01**	.847*	.790	.075**	.909***	.940***	.952***
수정 연구모델	1.81***	.867*	.815*	.067**	.919***	.951***	.962***

*** 좋음, ** 양호, * 보통

5 연구 결과

5.1 측정모형 분석

연구 분석을 위해 수집된 자료는 크게 체계적인 오류와 비체계적인 오류로 구분할 수 있다. 체계적인 오류는 측정 시 일정한 방향으로 나타나는 오류이며, 비체계적인 오류는 무작위적으로 그 크기와 방향이 변화하며 나타나는 오류이다. 신뢰성(Reliability)은 측정 결과에 오차가 들어있지 않은 정도, 즉 동일한 개념에 대하여 반복적으로 측정

---

3) 연구모델의 적합도를 높이기 위해 수정지수를 사용하여 측정오차 간 공분산을 설정할 경우, 외생잠재변수의 측정오차 간 상관, 내생잠재변수의 측정오차 간 상관, 내생잠재변수의 구조오차 간 상관이 되어야 한다(배병렬, 2011; 우종필, 2012). 그리고 모델 수정의 근거는 경험지표뿐 아니라 이론적 정당성도 고려하여야 한다(배병렬, 2011). 본 연구에서는 관측변수 간 상관관계와 수정지수를 고려하여 외생잠재변수 측정오차 간의 공분산을 설정하였다.

하였을 때 나타나는 측정값들의 분산의 정도를 의미하며 비체계적인 오류와 관련된 개념이다. 따라서 본 연구의 신뢰성 분석은 내적 일관성을 측정하는 Chronbach's Alpha를 사용하여 앞 절에서 분석하였다.

타당성(Validity)은 측정하고자 하는 개념이나 속성을 정확히 측정하였는가를 나타내는 체계적인 오류와 관련된 개념이다. 확인적 요인분석은 관측변수와 잠재변수 간의 요인부하량을 측정할 수 있고, 모델의 전반적인 적합도를 평가할 수 있기 때문에 구성개념 타당도(Construct Validity)를 측정하는 데 유용하게 사용되고 있다.

구성개념 타당도는 구성개념이 관측변수에 의해 얼마나 잘 측정되었는지를 나타내는 것으로 집중타당성, 판별타당성, 법칙타당성 등으로 구분한다. 집중타당성은 수렴타당성이라고도 하며 요인부하량(Factor Loading), AVE(Average Variance Extracted: 평균분산추출), 개념신뢰도(Construct Reliability)로 검증할 수 있다(배병렬, 2011; 우종필, 2012).

판별타당성은 개념적으로 유사하거나 상관관계가 높은 잠재변수 간의 차별성을 검증하는 것으로, 잠재변수를 측정하는 관측변수들의 일치성 정도를 나타낸다. 법칙타당성은 이론적 배경을 바탕으로 하나의 구성개념이 다른 구성개념을 어느 정도 예측하는지에 대한 정도를 나타낸다.

본 연구에서는 세부 구성개념을 발견하기 위해 앞 절에서 탐색적 요인분석을 실시하였고, 본 절에서는 세부 구성개념 간의 확인적 요인분석을 실시하여 타당성을 검증하였다. (➲ 8. 집중타당성 분석)

1) 타당성 분석

본 연구의 조작적 정의에 사용된 측정변수들이 각 요인을 어느 정도 설명할 수 있는가를 확인하기 위해 **집중타당성**을 분석하였다. **집중타당성은 요인부하량이 0.5 이상(통계적인 유의성 C.R.>1.96, p<.05), 평균분산추출이 0.5 이상, 개념신뢰도가 0.7 이상이면 집중타당성이 있는 것으로 판단**할 수 있다. <표 4-5>의 분석 결과 서비스의 질의 QU2, 인지된 유희성의 PP1, 실제 사용의 AU1, AU2는 집중타당성 모든 요인에서 부분판별타당성이 있어 연구모형에서 제외하여 분석하였다.

<표 4-5> **연구변수의 신뢰성 분석 결과**

연구변수		측정항목	표준적재치	오차	개념신뢰도[1]	평균분산추출[2]
혁신성	도전성	IN1	.917	.356	.865	.681
		IN2	.868	.520		
		IN3	.929	.274		
	기회성	IN4	.874	.470	.683	.520
		IN5	.766	.778		
주관적 규범	우월성	SN1	.803	.728	.726	.571
		SN2	.886	.348		
	모범성	SN3	.877	.445	.708	.548
		SN4	.817	.740		
서비스의 질	콘텐츠	QU1	.791	.597	.766	.523
		QU3	.751	.625		
		QU4	.837	.503		
	신뢰성	QU2	.449	1.616	.111	.111
	성능	QU5	.862	.420	.683	.419
		QU6	.836	.518		
		QU7	.738	1.818		
인지된 유희성	행복감	PP1	.478	2.409	.403	.266
		PP2	.829	.118		
	흥미성	PP3	.913	3.905	.560	.298
		PP4	.865	.274		
		PP5	.825	1.150		
인지된 유용성	효과성	PU1	.863	.389	.889	.728
		PU2	.908	.242		
		PU3	.902	.259		
	신속성	PU4	.913	.249	.912	.722
		PU5	.902	.259		
		PU6	.879	.306		
		PU7	.851	.396		
인지된 사용편의성	용이성	PE1	.843	.424	.879	.708
		PE2	.897	.315		
		PE3	.927	.240		
	편리성	PE4	.801	.673	.735	.581
		PE5	.891	.361		
사용태도	긍정성	AT1	.945	.188	.950	.828
		AT2	.956	.138		
		AT3	.920	.240		
		AT4	.945	.173		

연구변수		측정항목	표준적재치	오차	개념신뢰도[1]	평균분산추출[2]
	경제성	AT5	.861	.475	.772	.628
		AT6	.856	.397		
행동의도	적극성	BI1	.889	.378	.902	.754
		BI3	.930	.214		
		BI4	.930	.228		
	타인추천	BI2	.891	.311	.719	.719
충성도	만족성	LO1	.828	.581	.885	.720
		LO3	.950	.175		
		LO4	.939	.203		
	지속성	LO2	.768	.904	.395	.395
실제사용	활동계	AU1	.275	2.409	.078	.042
		AU2	.188	.118		
	혈압계	AU3	.826	3.905	.529	.277
		AU4	.954	.274		
		AU5	.667	1.150		

1) $(\Sigma\text{표준적재치})^2 / ((\Sigma\text{표준적재치})^2 + \text{오차의 합})$

2) $\Sigma(\text{표준적재치}^2) / (\Sigma(\text{표준적재치}^2) + \text{오차의 합})$ = 부분판별타당성

집중타당성 분석을 통하여 실제 연구모형에서 사용될 구성 요인으로 **확인적 요인분석을 통한 적합성 검증**을 실시하였다. 확인적 요인분석 모델의 적합성 평가는 공분산 구조모델이 가정에 얼마나 적합한지를 살펴보는 절차로 기본적으로 구조방정식의 적합성 검증지수인 절대적합지수, 증분적합지수, 그리고 간명부합지수를 이용한다. 본 연구의 측정모형에 대한 확인적 요인분석 결과와 전반적인 적합도 지수는 <표 4-6>에서 보듯이 C.R.(Critical Ratio: t)값이 모두 1.96 이상으로 측정모형의 가설을 입증하는데 유의한 변인인 것으로 입증되었으며, 표준화계수 역시 .40 이상으로 나타났다. 한편, 측정모형의 적합도 검정 결과에서는 절대부합지수[4]인 Q(1.90), RMSEA(.071, 90% 신뢰구간 .056～.086), GFI(.897)와 증분적합지수[5]인 NFI(.944), TLI(.956),

4) 절대부합지수(Absolute fit index)의 대표적인 적합도 지수는 Q, GFI(Goodness Fit Index), AGFI(Adjusted Goodness Fit Index), RMSEA(Root Mean Square Error Approximation)이다. Q(χ^2/df)는 일반적으로 3 이하인 경우를 모형이 적합한 것으로 판단한다(Wheaton, Muthen, Alwin, Summers, 1977). GFI는 대략 0.9 이상이면 좋은 적합도를 나타내며(Kline, 2005), RMSEA는 <.05이면 좋은 적합도, <0.08이면 괜찮은 적합도, <.10이면 보통 적합도를 나타낸다(Browne & Cudeck, 1993).

5) 증분적합지수(Incremental Fit Index)의 대표적인 적합도 지수는 CFI(Comparative Fit Index), TLI(Tucker-Lewis Index), NFI(Normed Fit Index)이다. CFI를 비롯한 증분적합지수는 0.9 이상이면 좋은 적합도로 해석한다(Hu & Bentler, 1999).

CFI(.972)가 판단지수에 모두 적합한 것으로 나타나 측정모형의 전반적인 적합도가 양호한 것으로 판정되었다. 따라서 본 연구에서 사용된 측정변수와 잠재변인 연구모형에 적합한 변수임이 확인되었다.

(➲ 9. 확인적 요인분석을 통한 적합성 검증)

<표 4-6> **전체 측정모형에 대한 확인적 요인분석 결과**

(N=179)

잠재변수	측정변수	B	β	C.R.	P
혁신성	도전성	1	0.861		
	기회성	1.053	0.952	12.56	***
주관적 규범	우월성	1	0.867		
	모범성	1.135	0.929	16.761	***
서비스의 질	콘텐츠	1	0.885		
	성능	1.015	0.842	15.36	***
인지된 유희성	행복감	1	0.77		
	흥미성	1.214	0.991	13.338	***
인지된 유용성	효과성	1	0.938		
	신속성	0.952	0.912	21.751	***
인지된 사용편의성	용이성	1	0.954		
	편리성	1.001	0.886	20.223	***
사용태도	긍정성	1	0.958		
	경제성	0.948	0.893	21.402	***
행동의도	적극성	1	0.956		
	타인추천	0.94	0.9	21.625	***
실제사용	만족성	1	1		
	지속성	0.899	0.754	12.859	***
충성도	혈압계	1	1		

*** $p < .001$

5.2 구조모형 분석

연구문제인 u-Health 수용성에 영향을 미치는 경로를 알아보기 위해 **구조모형 분석**을 실시하였다. 우선, [연구문제 1]을 위해 각 변인들에 대한 연구모형의 적합도 지수를 살펴본 결과 절대부합지수인 Q(1.933), RMSEA(.072, 90% 신뢰구간 .059~.086), GFI(.874)와 상대적 적합도 지수인 NFI(.931), TLI(.954), CFI(.965)로 산출됨으로써, 본 연구의 연구모형은 적합한 것으로 나타났다. 한편, 모수에 대한 추정치를 분석하여 가설을 검증하는 것은 비표준화계수(B)와 기각률(C.R.)을 살펴보았고, 모형의 효과성 분석은 표준화된 계수(β)를 통하여 검증하였다. 이를 구체적으로 살펴보면(표 4-7 참조), 외생변수인 서비스의 질은 내생변수인 인지된 유용성에 정적인 영향을 미쳤으나(B=.748, β=.693), 혁신성, 주관적 규범, 인지된 유희성은 영향을 주지 않는 것으로 나타났다. TAM 외생변수인 사용의 편의성은 TAM 내생변수인 인지된 유용성에 정적인 영향을 미치는 것으로 나타났다(B=.319, β=.338). TAM 내생변수인 인지된 유용성은 TAM 내생변수인 사용태도에 정적인 영향을 미치는 것으로 나타났다(B=.382, β=.345). TAM 외생변수인 사용의 편의성은 TAM 내생변수인 사용태도에 정적인 영향을 미치는 것으로 나타났다(B=.600, β=574.). 그러나 TAM 내생변수인 인지된 유용성은 TAM 내생변수인 사용의도에 영향을 미치지 않는 것으로 나타났다. TAM 내생변수인 사용태도 TAM 내생변수인 사용의도에 정적인 영향을 미치는 것으로 나타났다(B=.792, β=.796). TAM 내생변수인 사용의도는 종속변수 내생변수인 지속사용에 정적인 영향을 미치는 것으로 나타났다(B=.888, β=.837). TAM 내생변수인 사용의도는 종속변수 내생변수인 실제사용에 정적인 영향을 미치는 것으로 나타났다(B=.144, β=.165).

(➲ 10. 구조모형 분석)

<표 4-7> **연구모형의 변수 간 경로계수**

(N=179)

	B	β	S.E.	C.R.	P
혁신성(ξ_1)→인지된 유용성(η_1)	-0.043	-0.048	-0.045	-0.952	0.341
주관적 규범(ξ_2)→인지된 유용성(η_1)	0.024	0.025	0.093	0.260	0.795
서비스 질(ξ_3)→인지된 유용성(η_1)	0.748	0.693	0.095	4.537	***
인지된 유희성(ξ_4)→인지된 유용성(η_1)	-0.025	-0.024	0.083	-0.295	0.768
사용편의성(ξ_5)→인지된 유용성(η_1)	0.319	0.338	0.095	3.339	***
인지된 유용성(η_1)→사용태도(η_2)	0.382	0.345	0.143	2.673	***
사용편의성(ξ_5)→사용태도(η_2)	0.600	0.574	0.137	4.375	***
인지된 유용성(η_1)→사용의도(η_3)	0.178	0.162	0.102	1.755	.079
사용태도(η_2)→사용의도(η_3)	0.792	0.796	0.096	8.238	***
사용의도(η_3)→지속사용(η_4)	0.888	0.837	0.052	16.995	***
사용의도(η_3)→실제사용(η_5)	0.144	0.165	0.066	2.176	*

*** p<.001, ** p<.01, * p<.05

[그림 4-5] **연구모형의 경로계수**

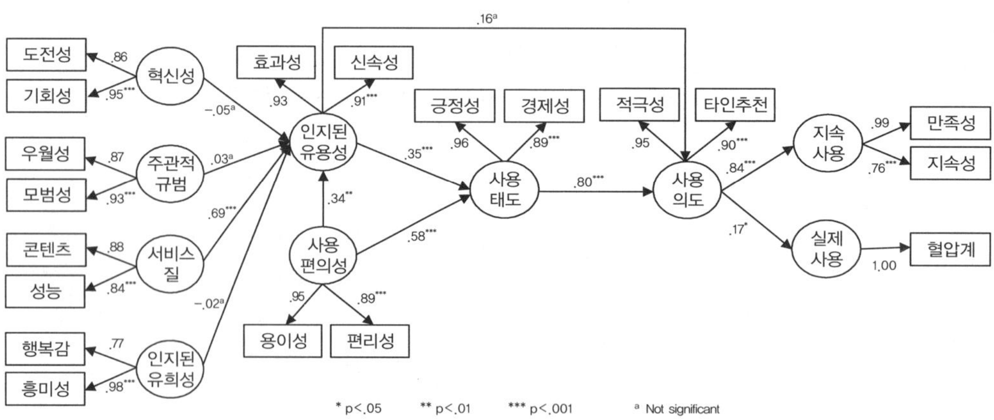

연구모델에 가설이 검증된 실제 경로계수를 적용한 구조방정식모델은 다음과 같다.

$$\eta_1 = 0.69\xi_3 + 0.34\xi_5$$
$$\eta_2 = 0.35\eta_1 + 0.57\xi_5$$
$$\eta_3 = 0.80\eta_2$$
$$\eta_4 = 0.84\eta_3$$
$$\eta_5 = 0.17\eta_3$$

여기서 η_1 =인지된 유용성(Perceived Usefulness), η_2 =사용태도(Attitude Toward to Use), η_3 =사용의도(Behavioral Intension to Use), η_4 =지속사용(Website Loyalty), η_5 =실제사용(Actual u-Health Use), ξ_3 =서비스 질(Service Quality), ξ_5 =사용편의성(Perceived Ease of Use)

위의 구조방정식은 내생변수(종속변수)에 영향을 많이 미치는 외생변수(독립변수)를 쉽게 판단할 수 있다. 즉, 인지된 유용성(η_1)에 가장 영향을 많이 미치는 변수는 인지된 사용편의성(ξ_5)으로 분석할 수 있다.

TAM 매개변수의 인과관계를 보기위해 **직접효과, 간접효과, 총효과**를 살펴본 결과는 <표 4-8>에 제시하였으며, 그 결과 사용편의성은 인지된 유용성을 **부분매개(Partial Mediation)**하여 사용태도에 직접적인 영향이 조금 감소되는 것으로 나타났다. 인지된 유용성은 사용태도를 **완전매개(Full Mediation)**하여 사용의도에 직접적인 영향이 없는 것으로 나타났다. 사용편의성과 사용태도의 **간접효과의 유의성 검정을 위한** Sobel Test 결과[6] 유의한 것으로 나타났다. 또한 인지된 유용성과 사용의도의 **간접효과의 유의성 검정을 위한 부트스트래핑(Bootstrapping)** 결과 양측검정에서 유의한 것($p = 0.067 < 0.1$)으로 나타났다.

(◆ 11. 매개(간접)효과 분석, ◆ 12. 매개(간접)효과의 유의성 검증(Soble Test), ◆ 13. 매개(간접)효과의 유의성 검정(Bootstrapping)

6) http://quantpsy.org/sobel/sobel.htm

<표 4-8> TAM 매개변수의 인과적 효과

(N=179)

	인과적 효과(β)		
	직접효과	간접효과	총효과
사용편의성 → 사용태도	.574	.117[1)**]	.691
인지된 유용성 → 사용의도	.162	.275[2)*]	.437

1) Sobel Test: *** p<.01, ** p<.05, * p<.1

2) Bootstrapping: *** p<.01, ** p<.05, * p<.1

TAM 변수 전체의 매개효과를 검정하기 위하여 독립변수(서비스의 질)와 종속변수 간의 직접적인 효과 검정 결과 <표 4-9>와 같이 서비스의 질이 TAM 전체변수를 매개할 때 확장되는 경로계수가 더욱 유의한 것으로 나타났다(경로계수 값의 변화: 서비스의 질과 지속사용(.794 → .838), 서비스의 질과 실제사용(.143 → .165)).

(◎ 14. TAM 매개효과 검정)

<표 4-9> 서비스의 질과 TAM 변수 매개 경로계수[7)]

(N=179)

	B	β	S.E.	C.R.	P
사용의도 → 지속사용	.889	.838	.052	17.016	***
사용의도 → 실제사용	.144	.165	.066	2.176	.03**

*** p<.01, ** p<.05, * p<.1

<표 4-10> 독립변수와 종속변수 간의 직접적인 경로계수

(N=179)

	B	β	S.E.	C.R.	P
서비스의 질 → 지속사용	1.015	.794	.085	11.988	***
서비스의 질 → 실제사용	.149	.143	.083	1.797	.072*

*** p<.01, ** p<.05, * p<.1

7) TAM 변수 전체의 매개효과를 분석하기 위해서는 TAM 변수와 유의한 영향을 주는 [서비스의 질]과 TAM 변수와의 경로를 새롭게 구성하여 경로계수를 분석해야 한다.

5.3 경로분석

경로분석은 2개 이상의 독립변수와 2개 이상의 종속변수 사이의 인과관계를 분석하는 방법으로 구조방정식모형과 다른 점은 요인분석을 통한 잠재요인의 연결이 없다. 경로분석에는 측정오차를 가정하고 있지 않기 때문에 외생변수가 내생변수에 영향을 미치고 난 나머지 부분의 오차인 구조오차만 존재한다. 본 연구에서는 각 구성개념들의 평균을 이용하여 단일 항목으로 **경로분석 연구모형을 구성**하였다. 경로모형의 적합도 지수를 살펴본 결과 절대부합지수인 Q(2.97), RMSEA(.105, 90% 신뢰구간 .078 ~.134), GFI(.935)와 상대적 적합도 지수인 NFI(.956), TLI(.943), CFI(.970)로 산출됨으로써, 본 연구의 경로모형은 대부분 적합도에서 적합한 것으로 나타났다. 한편, 모수에 대한 추정치를 분석하여 비표준화계수(B)와 기각률(C.R.)을 살펴본 결과, 일부 변수에서 구조모형의 모수 추정치와 다른 결과가 나타났다. 이는 경로분석에서 관측변수에 대한 측정오차가 반영되지 않은 결과로 나타났다(그림 4-6). (◐ 15. 경로모형 분석)

[그림 4-6] 연구모형의 경로도형

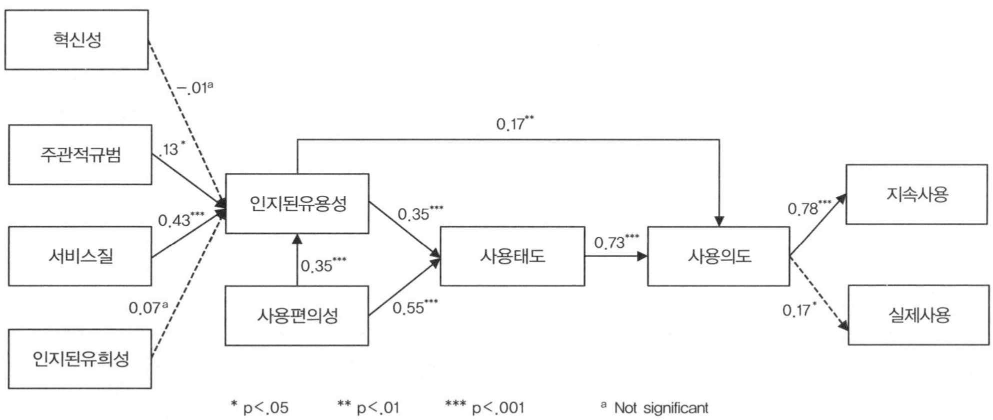

경로분석에서는 측정오차를 고려하지 않고 분석을 하기 때문에 신뢰도분석 등을 거쳐 다항목의 평균을 단일 항목화한 모형은 실제 측정오차가 포함되어 있어 경로분석의 가정에 모순된 경우라고 할 수 있다. 이 경우에 '단일 잠재변수와 단일 관측변수' 모델의 형태를 이용하여 문제를 해결할 수 있다(배병렬, 2011; 우종필, 2012)[8].

---

8) 측정오차를 고려한 경로분석의 보다 자세한 설명은 '배병렬(2011). 구조방정식모델링 – 원리와 실제

즉, '(1−신뢰도)×관측변수의 분산' 값을 측정오차 변수의 분산에 입력하여 경로분석을 실시할 수 있다.

본 연구에서 **측정오차를 고려한 경로분석**의 결과는 <표 4−11>과 같이 구조모형의 경로계수의 유의한 차이와 비슷하게 나타났다.

<표 4-11> **측정오차를 고려한 경로계수**

(N=179)

	B	β	C.R.	P1)	P2)
혁신성(ξ_1)→인지된 유용성(η_1)	−.027	−.032	−.670	.503	0.341
주관적 규범(ξ_2)→인지된 유용성(η_1)	.022	.024	.296	.767	0.795
서비스 질(ξ_3)→인지된 유용성(η_1)	.416	.398	5.169	***	***
인지된 유희성(ξ_4)→인지된 유용성(η_1)	.036	.041	.658	.510	0.768
사용편의성(ξ_5)→인지된 유용성(η_1)	.507	.518	6.165	***	***
인지된 유용성(η_1)→사용태도(η_2)	.380	.352	3.659	***	***
사용편의성(ξ_5)→사용태도(η_2)	.565	.535	5.496	***	***
인지된 유용성(η_1)→사용의도(η_3)	.205	.191	2.641	.008	.079
사용태도(η_2)→사용의도(η_3)	.726	.729	10.078	***	***
사용의도(η_3)→지속사용(η_4)	.863	.862	18.325	***	***
사용의도(η_3)→실제사용(η_5)	.154	.201	2.415	.016	*

*** p<.001, ** p<.01, * p<.05, 1) 측정오차 경로계수 유의성, 2) 구조모형 경로계수 유의성

(➲ 16. 측정오차를 고려한 경로모형 분석)

−. p363~372'와 '우종필(2012). 구조방정식모델 개념과 이해. p206~209'를 참조하기 바란다.

6 논의(결론)

본 연구는 정보기술수용모형(TAM)을 기반으로 u-Health 이용자의 수용 행태를 분석하여 u-Health를 지속적으로 사용할 수 있는 요인을 파악하고, 이러한 요인들이 u-Health의 수용요인 평가 기준으로 적합한지를 검증한 연구라고 할 수 있다. 본 연구의 이론적인 공헌은 기존 TAM의 확장을 통하여 u-Health 이용자의 수용성을 평가하였다는 것으로 u-Health 수용성 평가에서도 TAM을 적용할 수 있음을 검증하였다는 것이다. 구체적인 연구 결과 및 시사점은 다음과 같다. 개인의 혁신성은 인지된 유용성에 영향을 주지 않았다.

이는 기존의 연구 결과와 배지되는 결과를 보여주고 있다(Moore & Benbasat, 1991; Adams et al., 1992; Grover & Goslar, 1993; Agarwal & Prasad, 1997; Chen, 2002; 이상진 2005; 김성개, 2009). 주관적 규범과 인지된 유희성은 인지된 유용성에 영향을 주지 않았다. 이는 기존 연구(Atkinson & Kydd, 1997; Moon & Kim, 2001; An, 2006) 등과 배치되는 결과를 보여주고 있다.

서비스의 질은 인지된 유용성에 정의 영향을 주었다. 이는 TAM과 관련된 대부분의 기존 연구의 결과(Venkatesh & Davis, 2000; An, 2006; Shin, 2009)를 다시 확인해 주는 결과를 보여주었다. TAM 변수 (인지된 유용성)이 TAM 변수 (사용태도, 사용의도)에 정의 영향을 주는 것으로 나타났다. 이는 기존의 TAM과 관련된 연구의 결과와 동일한 것으로 나타났다. 따라서 인지된 유용성은 사용태도와 사용의도에 정의 유의한 영향을 미칠 것이라는 가정은 모두 채택이 되었다. 이는 기존 TAM과 관련된 대부분의 연구가 지지하는 것으로 본 연구에서도 u-Health의 수용에 TAM의 요인이 매개되어 실제사용에 영향을 미칠 것이라는 가설이 지지되었음을 알 수 있다. TAM 변수 (사용태도)가 TAM 변수 (사용의도)에 정의 영향을 미치는 것으로 나타났다. 이는 기존의 연구 결과(Davis, 1986; Venkatesh & Davis, 2000; An, 2006)와 동일하게 나타났다. TAM 변수 (사용의도)는 종속변수 (지속사용, 실제사용)에 모두 영향을 주는 것으로 나타났다. 이는 u-Health를 사용하려는 행동의도가 지속적인 사용을 유도하며, 실제사용에 이른다는 기존의 연구(Lee, 2002; An, 2006) 결과와도 일치하는 것으로 나타났다. TAM의 매개효과 검정에서는 서비스의 질이 TAM 변수를 매개할 때 더욱 유의한 차이가 있는 것으로 나타났다.

결론적으로 u-Health 수용성에 영향을 미치는 요인은 서비스의 질로 제공되는 콘텐츠와 성능, 측정의 정확도 등의 요인이 수용성이 높은 것으로 나타났다. 그리고 u-Health 수용성에 TAM이 매개할 때 사용의 편의성이 인지된 유용성에 영향을 가장 많이 주는 요인으로 나타나 u-Health 기기의 사용 방법이나 제공 정보의 이해 정도의 편의성이 높을수록 유용한 서비스로 인지되어 수용성이 증가하는 것으로 나타났다. 특히, u-Health의 수용성은 TAM을 매개할 때 확장되는 경로계수가 더욱 유의한 것으로 나타나, 인지된 사용편의성, 인지된 유용성, 사용태도, 사용의도 요인에 대한 효과적인 운영이 필요할 것으로 본다.

참고 문헌

김계수 (2010). 구조방정식모형 분석. 한나래출판사.

김성개. (2009). "사용자 환경과 스마트폰 특성 요인이 인지된 유용성과 사용용이성 및 수용의도에 미치는 영향에 관한 연구," 홍익대학교 광고홍보대학원 석사학위논문.

박은아 (2007). "뉴미디어 초기수용자와 비수용자의 비교," 한국방송학회 학술대회 논문집, pp.154-161.

배병렬 (2011). 구조방정식 모델링(원리와 실제). 도서출판 청람.

양희동, 강소라 (2002). "TAM에서의 태도 개념의 측정 개선과 WWW 사용의 설명력," 경영학연구, Vol.31, pp.929-950.

우종필 (2012). 구조방정식모델 개념과 이해. 한나래출판사

이상진 (2005) "ERP시스템의 혁신수용요인이 혁신확산에 미치는 영향에 관한 연구," 창원대학교 대학원 경영학과 박사학위논문.

오창규 (2002). "환경, 과업 및 개인 특성을 고려한 정보기술모델(TAM)의 평가," 부산대학교 대학원 경영학과 박사학위논문.

장혜정, 김도훈, 심재선 (2004). "건강정보 웹 사이트 이용 고객의 사용자 중심 요구 속성," 대한의료정보학회지, 10(4), pp. 429~440.

정영철, 박현애 (2000) "인터넷상의 건강정보 평가체계개발," 대한의료정보학회지, 6(1), pp. 53~66.

홍세희 (2000). 구조방정식모형의 적합도 지수 선정기준과 그 근거. 한국심리학회지: 임상, 19(1), 161-177.

Admas, D. A., Nelson, R., & Todd, P. A. (1992). Perceived usefulness, ease of use, and usage of information technology: a replication. MIS Quarterly 16(2), 227-247.

An, Ji-Young (2005). Correlates and Predictors of Consumers' Health Information and Services Usage Behavior on the Internet: A Structural Equation Modeling Approach. Doctoral Dissertation, New York University, New York, NY.

An, J, Y., Hayman, L. L., Panniers, T. L., & Carty, B. Thepry developement in health care informatics: Information and communication in nursing and healthcare informatics; a model explaining and predicting information and communication technology acceptance by healthcare consumers. Advances in Nursing Science, 2006:30(3): E37-49.

Agarwal, R., & Prasad, J. (1997). The role of innovation characteristics and perceived voluntariness in the acceptance of information technologies. Decision Sciences, 28(3), 557-582.

Atkinson, M., & Kydd, C. (1997). Individual characteristics associated with World-Wide-Web use: an empirical study of playfulness and motivation. The DATA BASE for Advances in Information Systems, 28(2), 53-62.

Brown, M. W., & Cudeck, R. (1993). Alternative ways of assessing model fit. In K. A. Bollen & J. S. Long(Eds.), Testing tructural equation models(pp. 136-162). Newbury Park, CA:Sage.

Chen L., Gillenson, M. L., & Sherrell, D. L. (2002). Enticing online consumers: an extended technology acceptance perspective. Information & Management, 39, 705-719.

Csikszentmihalyi, M. (1990). Flow: The Psychology of Optimal Experience. NY: Harper and Row.

Davis, F. D. (1986). A technology acceptance model for empirically testing new end-user information systems: theory and results. Doctoral Dissertation, Sloan School of Management, Massachusetts Institute of Technology.

Davis, F. D. (1989). Perceived usefulness, perceived ease of use and user acceptance of information technology. MIS Quarterly, 13(3), 319-340.

DeLone, W. H., McLean, E. R. (1992). Information Systems Success: The Quest for the dependent variables, Information Systems Research, vol. 3, No, 1, 60-95

Fishbein M., & Ajzen I. (1975). Belief, Attitude, Intention, and Behavior: An Introduction to Theory and Research. Reading MA Addison-Wesley.

Hendrickson, A. R., Massey, P. D., & Cronan, T. P. (1993). On the test-retest reliability of perceived usefulness and perceived ease of use scale. MIS Quarterly, 227-230.

Hu, L. -T., & Bentler, P. M. (1999). Cutoff criteria for fit indices in covariance structure analysis: Coventional criteria versus new alternatives. Structural Equation Modeling, 6, 1-55.

Jackson, C. M., Chow, S., Leitch, R. A. (1997). Toward an understanding of the behavioral intention to use an information system. Decision Sciences, 28(2), 357-389.

Karahanna, F., Straub, D. W., & Chervany, N. L. (1999). Information technology adoption across time: a cross-sectional comparison of pre-adoption and post-adoption beliefs. MIS Quarterly, 23(2), 183-213.

Kim, I. (2000). A study of the technology acceptance of object-oriented computing: the case of technology acceptance model. Information Systems Review, 10(2), 1-22.

Kline, R. B. (2005). Principles and practice of structural equation modeling(2nd ed.). NY: Guiford Press.

Lee KA. (2002). Identification of Influential Factors for Website Acceptance Using Extended Technology Acceptance Model[Doctoral Dissertation]. Han-Kuk University of Foreign Studies.

Lin, J., & Lu, H. (2000). Towards an understanding of the behavioral intention to use a Web site. International Journal of Information Management, 20(3), 197-208.

Mathieson, K. (1991). Predicting user intentions: comparing the technology acceptance model with the theory of planned behavior. Information Systems Research, 2(3), 173-191.

Moon, J. W., & Kim, Y. G. (2001). Extending the TAM for a World-Wide-Web context. Information & Management, 38, 217-230.

Moore, G. C., & Benbasat, I. (1991). Development of an instrument to measure the perceptions of adopting an information technology innovation. Information Systems Research, 2(3), 192-222.

Robertson, T. S. (1967), Journal of Marketing, Vol. 31, NO.1 pp14-19

Rogers EV. (1983). Diffusion of Innovations. New York The Free Press.

Rogers, E. M. (2003). Diffusion of Innovations(5th ed.). The Free Press, New York.

Ruth, C. (2000). Applying a modified technology acceptance model to determine factors affecting behavioral intention to adopt electronic shopping on the WWW: a structural equation modeling approach. Doctoral dissertation. University of Drexel.

Shin, D. H. (2009). An empirical investigation of a modified technology acceptance model of IPTV. Behavior & Information Technology, 28(4), 361-372.

Straub, D. W., Keil, M., & Brenner, W. (1997). Testing the technology acceptance model across cultures: a three country study. Information & Management, 33, 1-11.

Subramanian, G. H. (1994). A replication of perceived usefulness and perceived ease of use measurement. Decision Sciences, 25(5/6), 863874.

Swanson, E. B. (1987). "Information channel disposition and use," Decision Sciences, 18(1), pp 313-145.

Szajna, B. (1994). Software evaluation and choice: predictive validation of the technology acceptance instrument. MIS Quarterly, 319-324.

Taylor, S., & Todd, P. (1995). Assessing IT usage: the role of prior experience. MIS Quarterly, 19(4), 561570.

V. Grover, & M. D. Goslar (1993). "The Initiation, Adoption, Implementation of Telecommunications Technology in U.S. Organizations," J. Management Information Systems, vol. 10, no. 1, pp. 141-163.

Venkatesh, V., & Davis, F. D. (2000). A theoretical extension of the technology acceptance model: four longitudinal field studies. Management Science, 46(2), 186-204.

Venkatesh, V., & Morris, M. G. (2000). Why do not men ever stop to ask for directions? Gender, social influence, and their role in technology acceptance and usage behavior. MIS Quarterly, 24(1), 115139.

Webster, J., Heian, J. B., & Michelman, J. E. (1990). Computer training and computer anxiety in the educational process: an experimental analysis. In Proceedings of the Eleventh International Conference on Information Systems, 16-19 December 1990, Copenhagen, Denmark.

Wheaton, B., Muthen, B., Alwin, D., & Summers, G. (1977). Assessing reliability and stability in panel models. In D. R. Heise(Eds.), Sociological methodology, pp. 84-136. San Francisco: Jossy-Bass.

Yoo, B., & Donthu, N. (2001). Developing and validating a multidimensional consumer-based brand equity scale. Journal of Business Research, 52, 1-14.

http://www.people.ku.edu/~preacher/sobel/sobel.htm

조사표

PART Ⅰ. 응답자의 특성

1. 귀하의 출생년도는 언제입니까? (19□□) v1

2. 귀하의 성별은 무엇입니까? (　　　) v2

① 남자　② 여자

3. 귀하의 교육 정도는? (　　　) v3

① 중졸 이하　② 고졸　③ 대졸　④ 대학원졸

4. 귀하는 어떤 일을 하고 계십니까? (　　　) v4

① 전문·사무직 종사자　② 판매·서비스직 종사자
③ 자영업　④ 주부(집안일, 가사)
⑤ 무직　⑥ 기타(　　　　　　　)

5. 귀하가 생각하는 본인의 현재 건강상태는 어떻습니까? (　　　) v5

전혀 건강하지 못함	…	…	보통	…	…	매우 건강함
①	②	③	④	⑤	⑥	⑦

6. 평소에 귀하는 건강에 대해 어느 정도로 관심이 있습니까? (　　) v6

전혀 관심 없음	…	…	보통	…	…	매우 관심 있음
①	②	③	④	⑤	⑥	⑦

7. 귀하의 연평균 소득 수준은 어느 정도입니까? (　　) v7

① 1천만 원 미만　② 1천만 원~2천만 원 미만　③ 2천만 원~3천만 원 미만
④ 3천만 원~5천만 원 미만　⑤ 5천만 원 이상

8. 귀하는 평균적으로 얼마나 자주 인터넷을 이용하십니까? (　　) v8

① 거의 사용하지 않음　② 주 1회 미만　③ 주 1회
④ 주 2~3회　⑤ 주 4~6회　⑥ 매일 1회
⑦ 매일 수시로

9. 귀하는 얼마나 자주 인터넷에서 건강정보를 이용하십니까? (　　　) v9

매우 가끔 이용	…	…	보통	…	…	매우 많이 이용
①	②	③	④	⑤	⑥	⑦

10. 귀하는 인터넷을 통하여 건강 상담을 받아 보신 경험이 있습니까? (　　　) v10

① 있음　② 없음

11. 인터넷을 통하여 건강 상담을 해보신 경험이 있으시다면, 본인에게 도움이 되었다고 생각하십니까? (　　) v11 ※ 10번 문항에서 인터넷 건강 상담 경험이 있다고 응답하신 분만 답변 부탁드립니다.

별로 도움이 안 됨	…	…	보통	…	…	매우 도움이 됨
①	②	③	④	⑤	⑥	⑦

12. 귀하는 모바일(휴대폰)을 통하여 건강관리를 받아 보신 경험이 있습니까?(　　　) v12

① 있음　② 없음

13. 모바일을 통하여 건강관리를 해보신 경험이 있으시다면, 본인에게 도움이 되었다고 생각하십니까? (　　) v13 ※ 12번 문항에서 모바일 건강관리 경험이 있다고 응답하신 분만 답변 부탁드립니다.

별로 도움이 안 됨	…	…	보통	…	…	매우 도움이 됨
①	②	③	④	⑤	⑥	⑦

PART Ⅱ. u-Health의 전반적인 사이트 평가

1. 다음은 새로운 기술(기기)이나 서비스에 대한 귀하의 혁신성에 관한 질문입니다. (해당 사항에 ✓ 표시)

	매우 그렇지 않음	…	…	…			매우 그러함
	①	②	③	④	⑤	⑥	⑦
1-1. 나는 새로운 기술(기기)이나 서비스에 도전하는 것을 좋아한다. p211							
1-2. 나는 보통 새로운 기술(기기)이나 서비스에 남보다 먼저 경험해보는 편이다. p212							
1-3. 나는 보통 새로운 기술(기기)이나 서비스를 경험해보는 것을 주저하지 않는 편이다. p213							
1-4. 새로운 기술(기기)이나 서비스는 내가 활동할 수 있는 여러 가지 기회를 제공한다. p214							
1-5. 새로운 기술(기기)이나 서비스는 나의 능력을 테스트 할 수 있는 기회가 된다. p215							

2. u-Health(CADY)를 이용한 건강관리 서비스를 통해 느낀 주관적 규범에 관한 질문입니다. (해당 사항에 ✓ 표시)

	매우 그렇지 않음	…	…	…			매우 그러함
	①	②	③	④	⑤	⑥	⑦
2-1. u-Health(CADY) 이용하는 사람들은 그렇지 않은 사람보다 우월해 보이는 것 같다. p221							
2-2. u-Health(CADY) 이용하는 사람들은 대체적으로 건강관리에 좋은 평가를 받고 있다고 생각한다. p222							
2-3. u-Health(CADY) 이용하는 사람들은 건강관리에 다른 사람의 모범이 될 수 있다고 생각한다. p223							
2-4. 나의 주변 사람들은 내가 u-Health(CADY)를 이용하여 건강관리를 해야 한다고 생각할 것이다. p224							

3. u-Health(CADY)를 이용한 건강관리 서비스를 통해 느낀 서비스의 질에 관한 질문입니다.
(해당 사항에 ✓ 표시)

	매우 그렇지 않음	…	…	…			매우 그러함
	①	②	③	④	⑤	⑥	⑦
3-1. u-Health(CADY)는 나의 Life Style에 적절한 건강관리 서비스를 제공해준다. p231							
3-2. u-Health(CADY)에서 획득한 건강관리 정보로부터 나는 아무런 문제점을 발견할 수 없었다. p232							
3-3. u-Health(CADY)는 건강관리에 많은 콘텐츠(정보)를 제공하고 있다. p233							
3-4. u-Health(CADY)에서는 이용자의 서비스 요청을 즉시에 잘 처리해준다. p234							
3-5. 나는 u-Health(CADY) 기기의 성능과 디자인에 만족한다. p235							
3-6. 나는 u-Health(CADY) 기기의 측정수치의 정확도를 신뢰한다. p236							
3-7. 나는 u-Health(CADY) 기기의 간편성과 이동성에 대해 만족한다. p237							

4. u-Health(CADY)를 이용한 건강관리 서비스를 통해 느낀 유희성에 관한 질문입니다.
(해당사항에 ✓ 표시)

	매우 그렇지 않음	…	…	…			매우 그러함
	①	②	③	④	⑤	⑥	⑦
4-1. 나는 u-Health(CADY)를 이용하고 있는 동안 내가 해야 하는 다른 일들에 대해 잊어버릴 때가 있다. p241							
4-2. 나는 u-Health(CADY)를 이용하면 행복감을 느낀다. p242							
4-3. 나는 u-Health(CADY)를 이용하면 만족감을 느낀다. p243							
4-4. 나는 u-Health(CADY)에서 제공하는 건강관리 서비스는 나의 호기심을 자극하기에 충분하다. p244							
4-5. 나는 u-Health(CADY)를 이용하면 신기하고 흥미를 느낀다. p245							

5. u-Health(CADY)를 이용한 건강관리 서비스를 통해 느낀 유용성에 관한 질문입니다.
(해당 사항에 ✓ 표시)

	매우 그렇지 않음	…	…	…			매우 그러함
	①	②	③	④	⑤	⑥	⑦
5-1. u-Health(CADY)의 사용으로 나의 건강을 향상 시킬 수 있다. p251							
5-2. u-Health(CADY)의 사용으로 나의 건강관리 방법을 향상 시킬 수 있다. p252							
5-3. u-Health(CADY)의 사용으로 나의 건강관리에 맞는 서비스를 효과적으로 받을 수 있다. p253							
5-4. u-Health(CADY)의 사용으로 나의 건강관리 서비스를 빠르게 받을 수 있다. p254							
5-5. u-Health(CADY)의 사용으로 나의 건강관리에 대한 시간을 절약할 수 있다. p255							
5-6. u-Health(CADY)의 사용으로 보다 정확한 건강관리 서비스를 받을 수 있다. p256							
5-7. u-Health(CADY)의 사용으로 보다 신뢰할 수 있는 건강관리 서비스를 받을 수 있다. p257							

6. u-Health(CADY)를 이용한 건강관리 서비스를 통해 느낀 이용의 편의성에 관한 질문입니다.
(해당 사항에 ✓ 표시)

	매우 그렇지 않음	…	…	…			매우 그러함
	①	②	③	④	⑤	⑥	⑦
6-1. u-Health(CADY)의 사용으로 나의 건강관리가 쉬워졌다. p261							
6-2. u-Health(CADY)를 이용하여 건강관리 방법을 익히는 것은 쉽다. p262							
6-3. u-Health(CADY)를 이용하여 원하는 건강관리 서비스를 쉽게 받을 수 있다. p263							
6-4. u-Health(CADY)를 이용하여 원하는 건강관리 서비스를 받기 위해 많은 노력이 필요하지 않다. p264							
6-5. u-Health(CADY)를 이용하여 능숙하게 나의 건강관리 서비스를 받는 것은 어렵지 않다. p265							

7. u-Health(CADY)를 이용한 건강관리 서비스를 통해 느낀 사용 태도에 관한 질문입니다. (해당 사항에 ✓ 표시)

	매우 그렇지 않음		…	…	…		매우 그러함
	①	②	③	④	⑤	⑥	⑦
7-1. 모든 면을 고려해 볼 때, u-Health(CADY)를 이용하여 건강관리 서비스를 받는 것을 좋다고 생각된다. p271							
7-2. 모든 면을 고려해 볼 때, u-Health(CADY)를 이용하여 건강관리 서비스를 받는 것을 현명하다고 생각된다. p272							
7-3. 모든 면을 고려해 볼 때, u-Health(CADY)를 이용하여 건강관리 서비스를 받는 것을 즐거운 일이다. p273							
7-4. 모든 면을 고려해 볼 때, u-Health(CADY)를 이용하여 건강관리 서비스를 받는 것을 긍정적이라 할 수 있다. p274							
7-5. 모든 면을 고려해 볼 때, u-Health(CADY)를 이용하여 건강관리 서비스를 받는 것은 경제적이라고 할 수 있다. p275							
7-6. 모든 면을 고려해 볼 때, u-Health(CADY)를 이용하여 건강관리 서비스를 받는 것은 시간을 절약할 수 있다. p276							

8. u-Health(CADY)를 이용한 건강관리 서비스를 통해 느낀 사용 의도에 관한 질문입니다. (해당 사항에 ✓ 표시)

	매우 그렇지 않음		…	…	…		매우 그러함
	①	②	③	④	⑤	⑥	⑦
8-1. 나는 앞으로 u-Health(CADY)를 이용하여 건강관리 서비스를 받을 것이다. p281							
8-2. 나는 앞으로 u-Health(CADY)를 다른 사람에게 적극 추천할 것이다. p282							
8-3. 나는 앞으로 u-Health(CADY)를 이용하여 건강관리 서비스를 받는 것이 좋은 생각이라고 느낀다. p283							
8-4. 나는 앞으로 u-Health(CADY)를 이용하여 건강관리 서비스를 지속적으로 받을 것이다. p284							

9. u-Health(CADY)를 이용한 건강관리 서비스를 통해 느낀 전반적인 평가와 지속성에 관한 질문입니다. (해당 사항에 ✓ 표시)

	매우 그렇지 않음	…	…	…			매우 그러함
	①	②	③	④	⑤	⑥	⑦
9-1. u-Health 이용 시 CADY는 언제나 나의 첫 번째 선택이 될 것이다. p291							
9-2. 나는 CADY를 이용하는 동안 다른 u-Health 서비스를 이용하지 않을 것이다. p292							
9-3. 나는 CADY와 같은 동일한 형태의 u-Health 서비스가 있더라도 나는 CADY를 이용할 것이다. p293							
9-4. 나는 CADY와 같은 수준의 u-Health 서비스가 있더라도 나는 CADY를 이용할 것이다. p294							

10-1. 얼마나 자주 u-Health(CADY)를 이용하십니까? (　　　) p3101

매우 가끔 이용	…	…	보통	…	…	매우 많이 이용
①	②	③	④	⑤	⑥	⑦

10-2. 하루에 CADY의 3D 신체활동계를 몇 시간 정도 착용하고 계십니까? (　　) p3102

① 착용하지 않는다　② 4시간　③ 6시간　④ 8시간
⑤ 10시간　⑥ 12시간　⑦ 14시간 이상

10-3. 1주일에 CADY의 혈압계를 몇 회 정도 측정하십니까? (　　　) p3103

① 측정하지 않는다　② 1~2회　③ 3~4회　④ 5~6회
⑤ 7~8회　⑥ 9~10회　⑦ 11회 이상

10-4. 1주일에 CADY의 체성분 분석계를 몇 회 정도 측정하십니까? (　　) p3104

① 측정하지 않는다　② 1~2회　③ 3~4회　④ 5~6회
⑤ 7~8회　⑥ 9~10회　⑦ 11회 이상

10-5. 1주일에 CADY의 웹사이트를 몇 회 정도 이용하십니까? (　　　) p3105

① 이용하지 않는다　② 1~2회　③ 3~4회　④ 5~6회
⑤ 7~8회　⑥ 9~10회　⑦ 11회 이상

※ 장시간 설문조사에 응하여 주신 귀하께 감사를 드립니다.

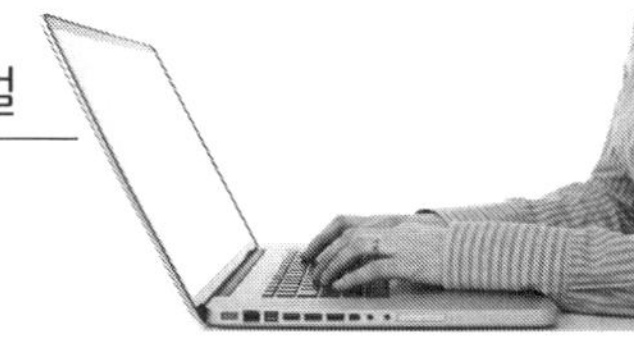

1 설문지 개발

구조방정식모형에 적합한 설문지를 개발하기 위해서는 다음과 같은 사항을 고려해야 한다(우종필, 2012)[1]. 첫째, 통계적으로 구성개념을 측정하기 위해서는 최소한 3개 이상의 항목이 되어야 하지만, 신뢰도계수나 요인부하량으로 인해 한 항목이라도 삭제되어야 할 사항이 발생하면 식별의 문제가 생겨 분석되지 않을 수 있기 때문에 일반적으로 4~5개 이상의 측정항목을 사용하는 것이 바람직하다. 둘째, 구조방정식모형은 명목형 변수들은 조절변수로서 다중집단분석에 사용되는 경우를 제외하고는 되도록 연속형 변수를 중심으로 설문지를 구성하는 것이 좋다. 그러나 예외적으로 성별이나 YES/NO와 같은 이분법적인 변수까지는 연구모델 내에 사용 가능하다. 셋째, 설문 응답시간은 15~20분을 넘지 않도록 하는 것이 좋다. 넷째, 구조방정식모형의 설문지의 경우 한 설문지 내에서 긍정적 또는 부정적인 방향이 일관성이 있어야 한다. 다섯째, 연구모델에 사용할 변수뿐만 아니라 조절변수 등으로 사용될 응답자의 특성도 설문지에 포함되어야 한다.

본 연구에서는 연구모델 개발도구를 바탕으로 독립변수, 매개변수, 종속변수, 조절변수 등의 설문지를 개발하였다. 모든 구성개념은 4개 이상의 측정항목으로 구성되었으며, 각 측정항목은 점수가 낮을수록 부정적인 응답으로 시작하는 연속형척도(7점 리커트 척도)를 사용하였다.

<표 4-1> **서비스의 질 설문지 개발 사례**

3. u-Health를 이용한 건강관리 서비스를 통해 느낀 서비스의 질에 관한 질문입니다. (해당사항에 ✓ 표시)

	매우 그렇지 않음		…	…	…		매우 그러함
	①	②	③	④	⑤	⑥	⑦
3-1. u-Health(CADY)는 나의 Life Style에 적절한 건강관리 서비스를 제공해준다.							
3-2. u-Health(CADY)에서 획득한 건강관리 정보로부터 나는 아무런 문제점을 발견할 수 없었다.							
3-3. u-Health(CADY)는 건강관리에 많은 콘텐츠(정보)를 제공하고 있다.							
3-4. u-Health(CADY)에서는 이용자의 서비스 요청을 즉시에 잘 처리해준다.							
3-5. 나는 u-Health(CADY) 기기의 성능과 디자인에 만족한다.							
3-6. 나는 u-Health(CADY) 기기의 측정수치의 정확도를 신뢰한다.							
3-7. 나는 u-Health(CADY) 기기의 간편성과 이동성에 대해 만족한다.							

<표 4-2> **실제사용 설문지 개발 사례**

10-1. 얼마나 자주 u-Health(CADY)를 이용하십니까? (　　　)

매우 가끔 이용	…	…	보통	…	…	매우 많이 이용
①	②	③	④	⑤	⑥	⑦

10-2. 하루에 CADY의 3D 신체활동계를 몇 시간 정도 착용하고 계십니까? (　　)

① 착용하지 않는다.　② 4시간　③ 6시간　④ 8시간
⑤ 10시간　⑥ 12시간　⑦ 14시간 이상

10-3. 1주일에 CADY의 혈압계를 몇 회 정도 측정하십니까? (　　　)

① 측정하지 않는다.　② 1~2회　③ 3~4회　④ 5~6회
⑤ 7~8회　⑥ 9~10회　⑦ 11회 이상

---

1) 구조방정식모형 설문지 개발에 대한 보다 자세한 설명은 '우종필(2012). 구조방정식모델 개념과 이해. p265-267'을 참조하기 바란다.

2 신뢰성 분석(예: 혁신성 요인)

신뢰성(Reliability)은 측정 다변수 사이의 일관된 정도를 의미하며, 동일한 개념에 대해서 반복적으로 측정했을 때, 나타나는 측정값들의 분산을 의미한다. 신뢰도를 측정하는 방법에는 Chronbach's Alpha, Test-Retest Reliability(재측정 신뢰도) 등이 있다. 본 연구에서는 Chronbach's Alpha를 사용하였다. 일반적으로 사회과학에서는 알파값이 0.5 이상이면 신뢰성이 있다고 할 수 있다.

신뢰성 분석의 실행

신뢰도분석을 위해 다음과 같은 순서에 따라 진행하면 [그림 4-1]과 같은 초기화면을 얻는다.

1단계: 데이터 불러오기: IBM SPSS Statistics 실행 → [파일] → [열기] → 데이터 열기(수용도조사.sav)

[그림 4-1] 데이터 불러오기 초기화면

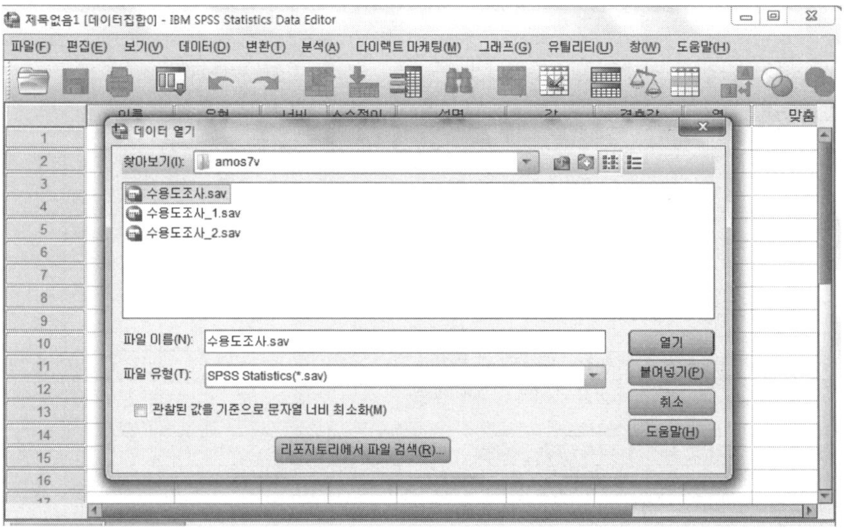

2단계: 신뢰성 분석 실행하기: [분석] → [척도] → [신뢰도분석] → [분석변수 지정] → [통계량 단추] 선택 → ['항목제거시 척도'와 '분산'] 선택 → [계속 단추] → [확인 단추]

[그림 4-2] 신뢰성 분석 초기화면

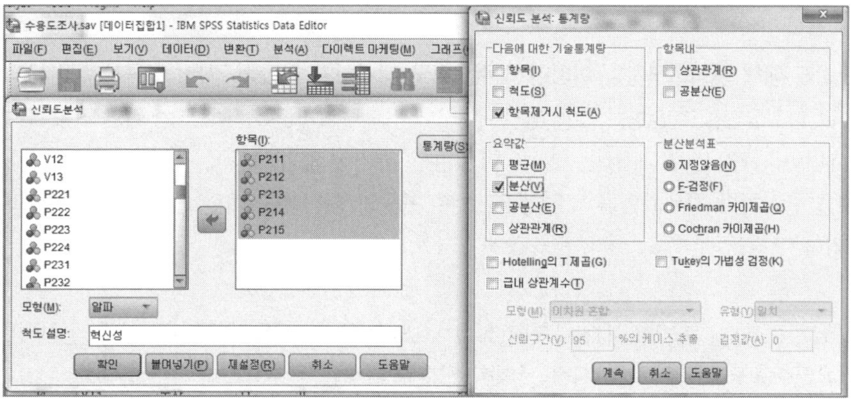

3단계: 결과표 분석

다변량 독립변수인 혁신성 요인의 알파값이 0.940로 일반적으로 사회과학에서 0.5 이상이면 신뢰성이 있다고 할 수 있으므로 이 경우에 있어서 척도의 신뢰성은 매우 높다고 할 수 있다. 항목이 삭제된 경우 알파값이 상승하는 변수가 없어 본 연구에서는 5개 항목 모두를 혁신성 요인의 구성개념 변수로 사용한다.

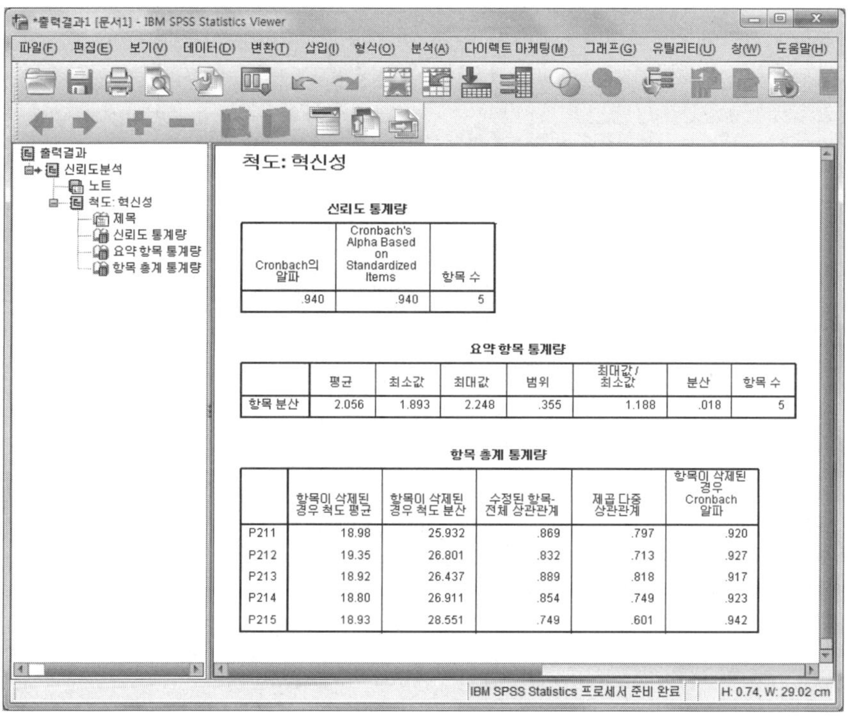

신뢰도 통계량

Cronbach의 알파	Cronbach's Alpha Based on Standardized Items	항목 수
.940	.940	5

요약 항목 통계량

	평균	최소값	최대값	범위	최대값 / 최소값	분산	항목 수
항목 분산	2.056	1.893	2.248	.355	1.188	.018	5

항목 총계 통계량

	항목이 삭제된 경우 척도 평균	항목이 삭제된 경우 척도 분산	수정된 항목-전체 상관관계	제곱 다중 상관관계	항목이 삭제된 경우 Cronbach 알파
P211	18.98	25.932	.869	.797	.920
P212	19.35	26.801	.832	.713	.927
P213	18.92	26.437	.889	.818	.917
P214	18.80	26.911	.854	.749	.923
P215	18.93	28.551	.749	.601	.942

3 탐색적 요인분석

잠재요인(구성개념)에 대해 선행연구자가 어떠한 하위요인도 제시하지 않았을 경우, 연구자가 탐색적 요인분석을 통하여 하위요인을 추출하는 것이다. 본 연구에서는 구성개념에 대해서는 이론적 배경이 있으나, 각 구성개념의 하위요인에 대해서는 가설이나 이론적 배경이 없기 때문에 각 구성개념에 대해 탐색적 요인분석을 실시하여 하위요인을 발견하였다. 본 연구의 혁신성에 대한 탐색적 요인분석의 결과는 다음과 같다.

1단계: (SPSS 실행) [분석] → [요인분석] → [차원감소] → [변수선택] → [요인회전–(베리멕스) 선택)] [계속 단추] → [요인추출–(고유값 (0.4) 지정)–[계속 단추] → [확인 단추]

[그림 4-3] 탐색적 요인분석 초기화면

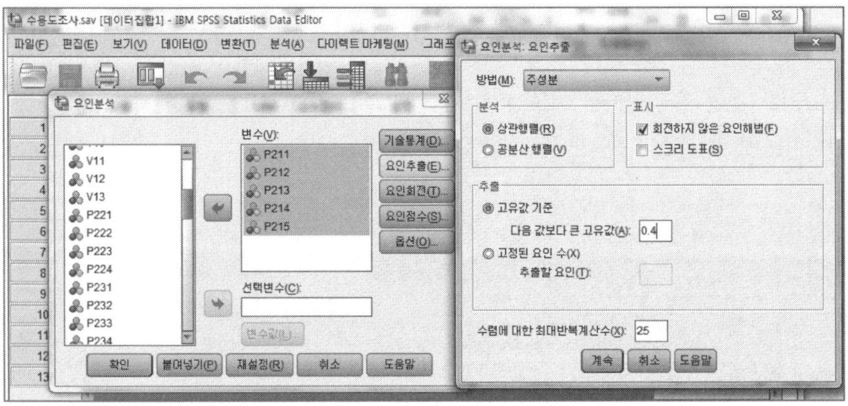

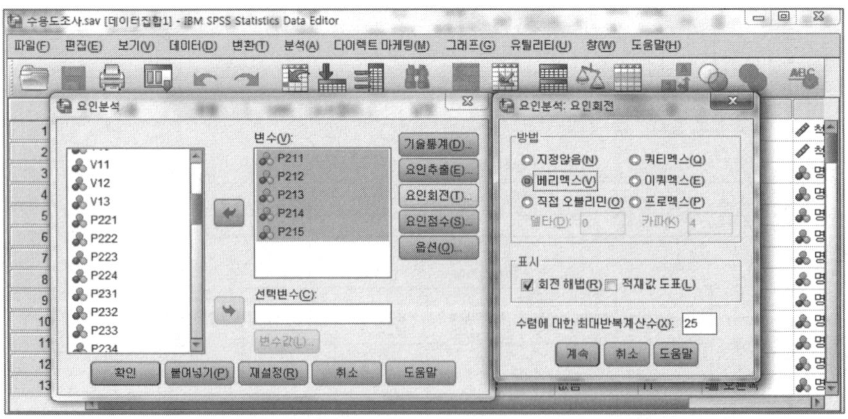

2단계: 결과값 분석

공통성(Communalities)은 추출된 요인이 각 변수를 설명해주는 정도를 말한다. 본 혁신성의 하부요인에 의해 p211 변수의 분산을 설명해주는 부분이 90.3%임을 알 수 있다.

요인이 설명할 수 있는 변수들의 분산의 크기인 고유치(Eigen Value) 0.4 이상인 요인이 2개로 결정되었다.(고유치가 0.4보다 크다는 것은 하나의 요인이 변수 0.4개 이상의 분산을 설명해준다는 것을 의미한다.) → 일반적으로 고유치는 1로 지정을 하나 본 연구모형에서는 단지 요인을 세분화하기 위한 목적으로 0.4로 조정하였다.(즉, 혁신성요인이 5개의 측정변수로 구성되어 고유치 0.4로 세분화하면 1개의 요인에 5개 중 40% 이상의(2개 이상) 측정변수가 추출될 수 있다.)

요인부하량(Factor Loading)은 각 변수와 요인 사이의 상관관계 정도를 나타내므로, 각 변수는 요인부하량이 가장 높은 요인에 속한다. 일반적으로 요인부하량의 절대값이 0.4 이상이면 유의미한 변수로 간주하고, 0.5 이상이면 아주 중요한 변수라고 할 수 있다. 그리고 변수들이 여러 요인에 대하여 비슷한 요인부하량을 나타낼 경우, 변수들이 어느 요인에 속하는지를 분류하기는 어렵다. 따라서 변수들의 요인부하량이 어느 한 요인에 높게 나타나도록 하기 위해 요인축을 회전시킨다. 회전방식은 직각회전, 사각회전이 있고 직각회전 방식 중 베리멕스(Varimax) 방식은 요인행렬에서 요인부하량의 분산의 합을 최대화하는 방법으로 요인들의 구분을 가장 분명히 해주는 방법으로 많이 사용된다.

혁신성의 탐색적 요인분석 결과 '1요인: p211~p213, 2요인: p214, p215'로 나타나 1요인을 도전성, 2요인을 기회성으로 명명하였다.

[그림 4-4] 구성개념(혁신성)의 탐색적 요인분석 결과

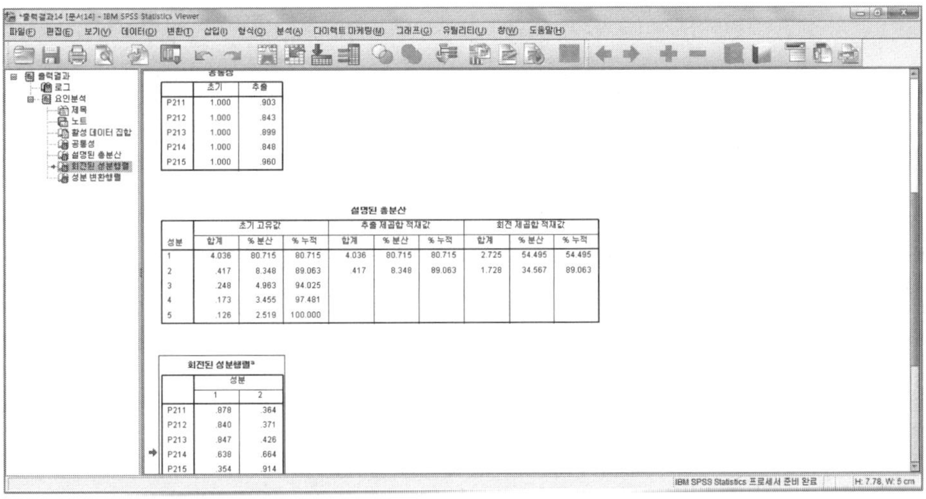

공통성

	초기	추출
P211	1.000	.903
P212	1.000	.843
P213	1.000	.899
P214	1.000	.848
P215	1.000	.960

설명된 총분산

성분	초기 고유값			추출 제곱합 적재값			회전 제곱합 적재값		
	합계	% 분산	% 누적	합계	% 분산	% 누적	합계	% 분산	% 누적
1	4.036	80.715	80.715	4.036	80.715	80.715	2.725	54.495	54.495
2	.417	8.348	89.063	.417	8.348	89.063	1.728	34.567	89.063
3	.248	4.963	94.025						
4	.173	3.455	97.481						
5	.126	2.519	100.000						

회전된 성분행렬[a]

	성분 1	성분 2
P211	.878	.364
P212	.840	.371
P213	.847	.426
P214	.638	.664
P215	.354	.914

4 구성개념의 항목 합산

연구모형에 사용되는 연구변수의 항목 합산을 위하여 SPSS 명령문을 활용하였다.

SPSS 명령문 활용법

SPSS 실행 방법으로 GUI(Graphic User Interface) 방식과 명령문(Syntax) 방식이 있다. GUI는 Pull-Down 메뉴와 대화형 상자를 이용하여 데이터를 처리하고 통계분석을 제공하는 방법이며, 명령문 방식은 프로그램을 작성하여 데이터 입출력 및 분석 등의 모든 절차를 수행하는 방법을 말한다. 본 연구의 항목 합산을 위해 SPSS 명령문을 사용하여 실행하였다.

1단계: [파일] → [새로 만들기] → [명령문(syntax) 선택], 명령문 화면이 나오면 다음과 같은 프로그램을 입력한다. [그림 4-5]와 같이 선택 실행 메뉴바(▶)를 이용하여 명령문을 단계적으로 실행할 수 있다.

[그림 4-5] SPSS 명령문 실행(u-Health명령문.sps)

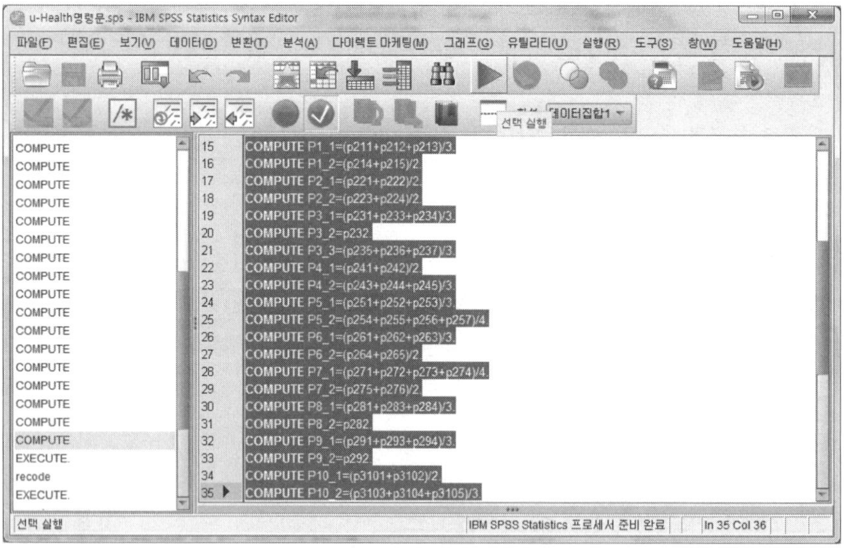

여기서 'compute p1_1 = (p211 + p212 + p213)/3.'은 (p211 ~ p213) 3개의 변수를 합하여 평균을 구하여 p1_1(도전성요인)에 저장하라는 명령문이다.

2단계: [파일] → [다른 이름으로 저장] '수용도조사_1.sav'로 저장한다.

5 응답자의 인구학적 특성 분석

1단계: [SPSS PROGRAM]에서 '수용도조사_1.sav' 파일을 불러온다.

2단계: 아래 명령문을 [선택 실행]하여 '수용도조사.sav' 파일의 인구학적 특성 변수를 그룹핑한 후, [저장] 실행 → '수용도조사_1.sav'에 다시 저장한다.

※ compute age=111-v1.(연령을 산출하기 위해 111에서 응답자의 출생연도(뒤 2자리)를 뺀 수치를 age에 저장하라는 명령문)

[그림 4-6] SPSS 명령문(u-Health명령문.sps)

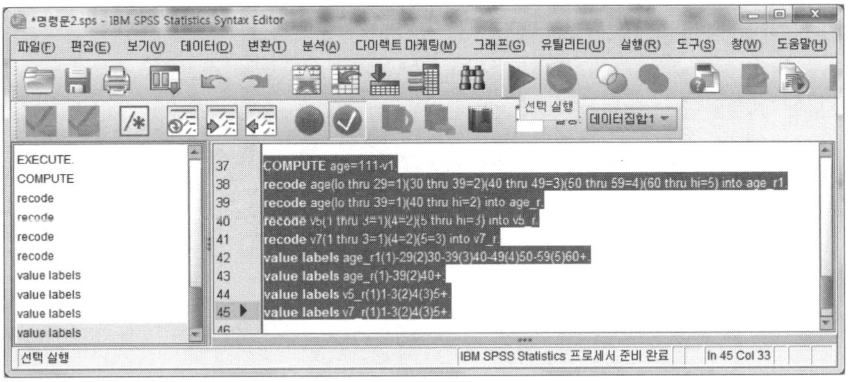

3단계: 결측치를 평균으로 대체하여 다시 '수용도조사_1.sav'에 저장한다.

4단계: [SPSS 편집기] → [분석] → [기술통계량] → [빈도분석-변수 지정] → [확인]

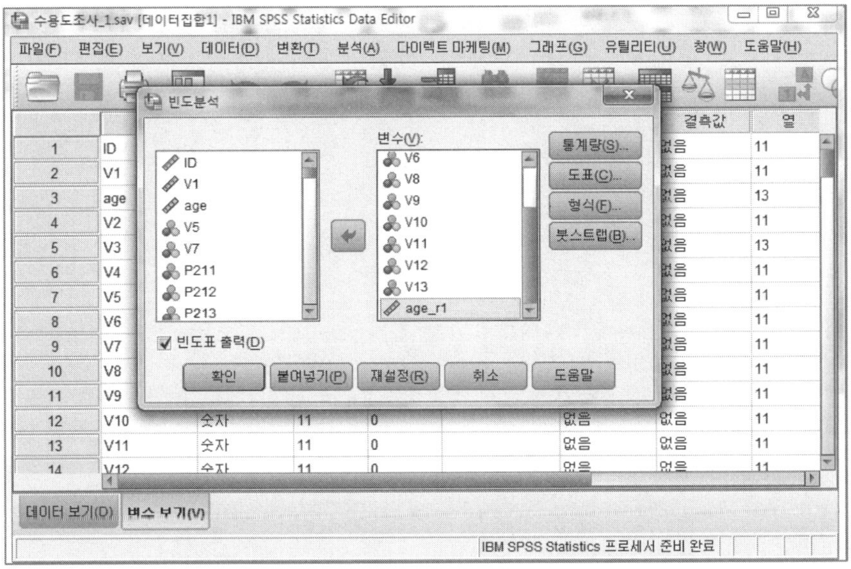

6 연구 대상 자료의 독립변수, 매개변수, 종속변수 기술통계 작성

1) [SPSS 편집기] → [분석] → [기술통계량] → [기술통계–변수 지정] → [옵션(평균, 첨도, 왜도)] → [확인]

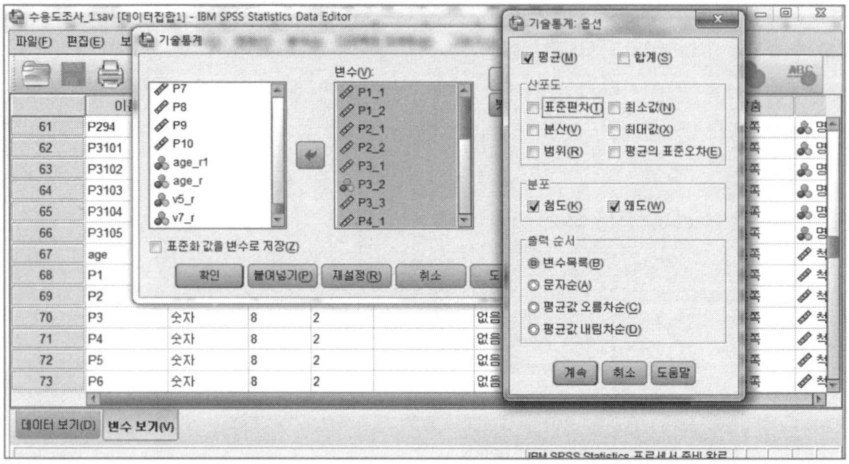

7 제안 연구모형의 적합도 인증 평가

1단계: '연구모형_수용성.amw'를 그린 후, [실행]→(연결 데이터: '수용도조사_1.sav')

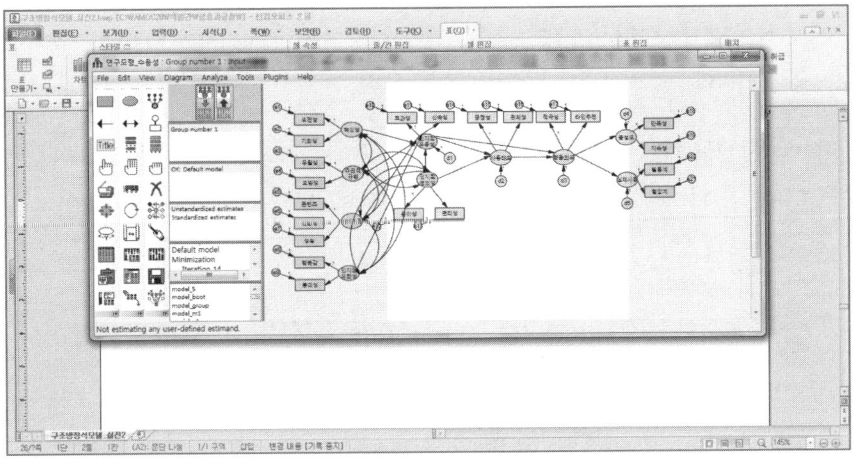

2단계: 결과 확인

[View]−[Text Output]−[Model Fit]

적합도가 낮아 수정 연구모델을 개발한다.

Amos Output

연구모형_수용성.amw
- Analysis Summary
- Notes for Group
- Variable Summary
- Parameter Summary
- Assessment of normality
- Observations farthest fro
- Notes for Model
- Estimates
- Modification Indices
- Minimization History
- Model Fit
- Execution Time

Group number 1

Default model

Model Fit Summary

CMIN

Model	NPAR	CMIN	DF	P	CMIN/DF
Default model	63	337.025	168	.000	2.006
Saturated model	231	.000	0		
Independence model	21	3715.268	210	.000	17.692

RMR, GFI

Model	RMR	GFI	AGFI	PGFI
Default model	.070	.847	.790	.616
Saturated model	.000	1.000		
Independence model	.812	.140	.054	.127

Baseline Comparisons

Model	NFI Delta1	RFI rho1	IFI Delta2	TLI rho2	CFI
Default model	.909	.887	.952	.940	.952
Saturated model	1.000		1.000		1.000
Independence model	.000	.000	.000	.000	.000

3단계: 수정 연구모델 개발

수정지수(MI)나 상관관계 분석을 통하여 수정 연구모형을 개발할 수 있다.

수정지수(MI)를 이용한 수정 연구모형 개발

수정지수(MI)를 이용하기 위해서는 관측변수에 결측치가 포함되면 분석이 불가하기 때문에 결측치를 대체하여 연구모형을 분석한다.

① 수정지수를 지정한 후 연구모형을 분석한다. (사용 파일: '연구모형_수용성.amw', '수용도조사_1.sav')
[View]–[Analysis Properties]–[Output]–[Modification Indices] 선택

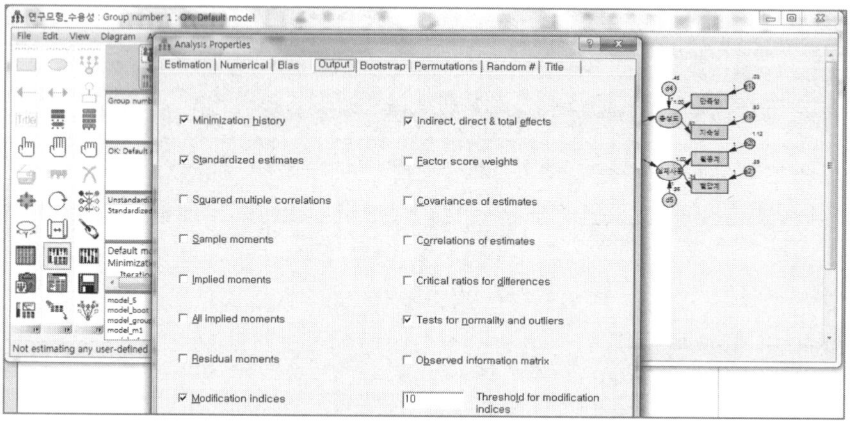

② [View]–[Text Output]–[Modification Indices]에서 수정지수 확인하면 변수 간 관계설정 시 χ^2 값이 줄어드는 양을 보여준다. 본 연구 데이터에서는 e8(행복감의 분산)과 e6(신뢰성의 분산), e3(우월성의 분산) 간에 공분산 인과모형을 설정하여 적합도를 향상할 수 있다.

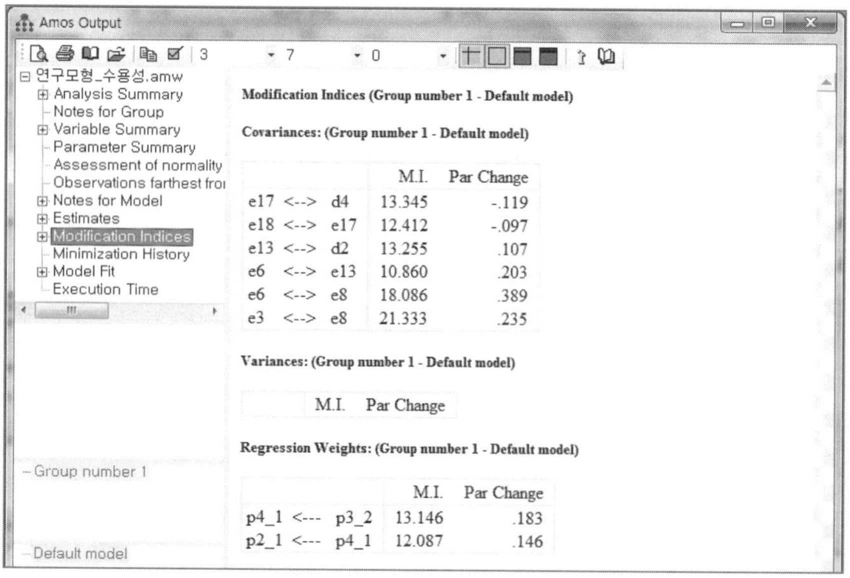

③ 아래 수정 연구모형에서 측정오차(e8 ↔ e3, e8 ↔ e6)의 경로가 추가되었음을 알 수 있다.(파일 저장: '연구모형_수용성_수정.amw')

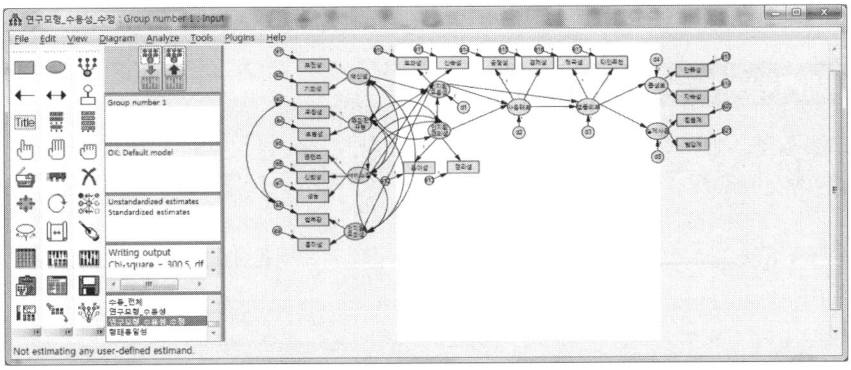

④ 실행 후, 결과를 확인하면 적합도가 향상된 것을 알 수 있다
[View]−[Text Output]−[Model Fit]

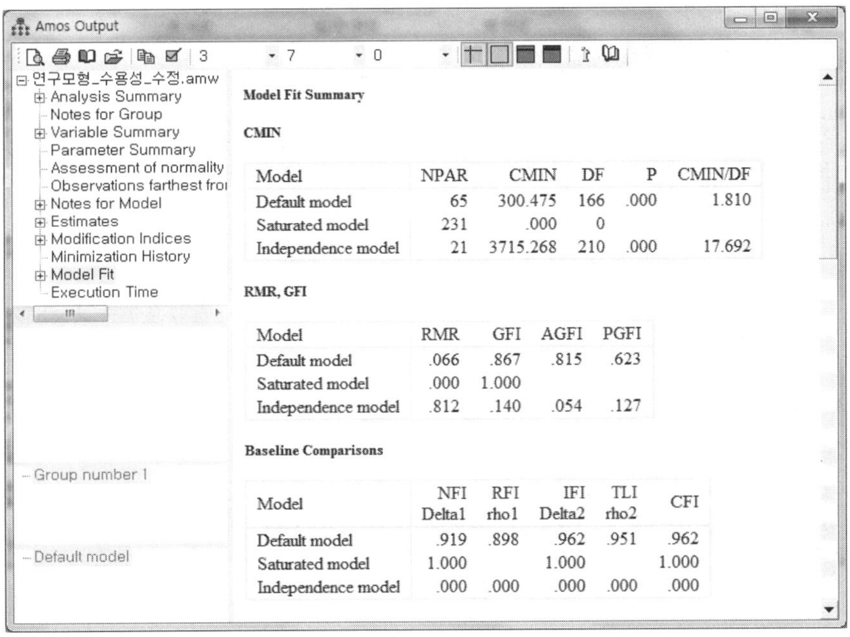

Model Fit Summary

CMIN

Model	NPAR	CMIN	DF	P	CMIN/DF
Default model	65	300.475	166	.000	1.810
Saturated model	231	.000	0		
Independence model	21	3715.268	210	.000	17.692

RMR, GFI

Model	RMR	GFI	AGFI	PGFI
Default model	.066	.867	.815	.623
Saturated model	.000	1.000		
Independence model	.812	.140	.054	.127

Baseline Comparisons

Model	NFI Delta1	RFI rho1	IFI Delta2	TLI rho2	CFI
Default model	.919	.898	.962	.951	.962
Saturated model	1.000		1.000		1.000
Independence model	.000	.000	.000	.000	.000

8 집중타당성 분석(예: 혁신성요인)

집중타당성 분석은 Amos에서 확인적 요인분석에서 검증할 수 있다.

표준적재치(요인부하량)과 유의성(C.R.) 검토

1단계: Amos 모델 작업창에서 확인적 요인분석 모델을 그린다.
('확인적요인분석.amw')

2단계: 데이터('수용도조사_1.sav')를 연결([File–Data Files])시키고 모델을 [실행]한다.

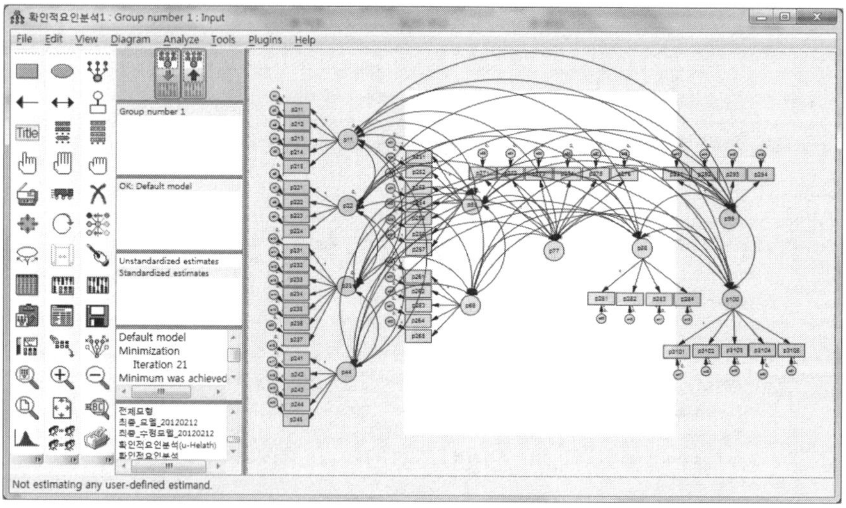

3단계: Amos 결과표 확인

표준적재치(표준화 회귀계수)와 C.R.을 확인하고, AVE와 개념신뢰도를 계산한다(Amos에서 AVE와 개념신뢰도는 표준적재치와 오차분산으로 직접 산출해야 한다).

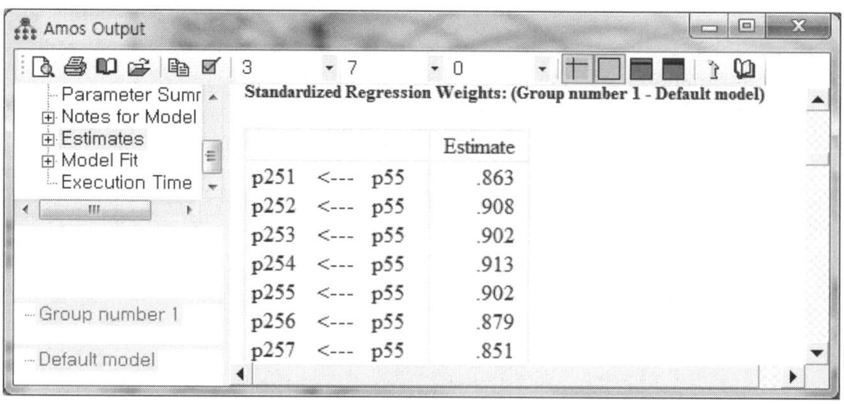

Standardized Regression Weights: (Group number 1 - Default model)

			Estimate
p251	<---	p55	.863
p252	<---	p55	.908
p253	<---	p55	.902
p254	<---	p55	.913
p255	<---	p55	.902
p256	<---	p55	.879
p257	<---	p55	.851

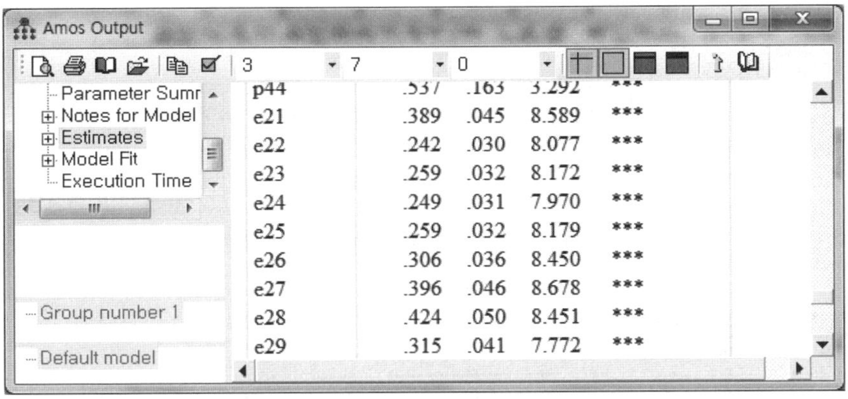

4단계: 부분판별타당도 변수를 제외한다.

부분판별타당도가 있는 변수는 기존 파일(수용도조사_1.sav)에서 변수변환 프로그램 파일을 수정한 후(u-Health명령문.sps → u-Health명령문1.sps) 실행하여 수정된 데이터 파일(수용도조사_2.sav)을 생성하고, 향후 모든 연구모형에서는 수정된 데이터 파일을 적용한다.

SPSS 명령문을 이용한 프로그램 수정

항목 QU2(p232), PP1(p241), AU1(p3101), AU2(p3102)를 제외한다.

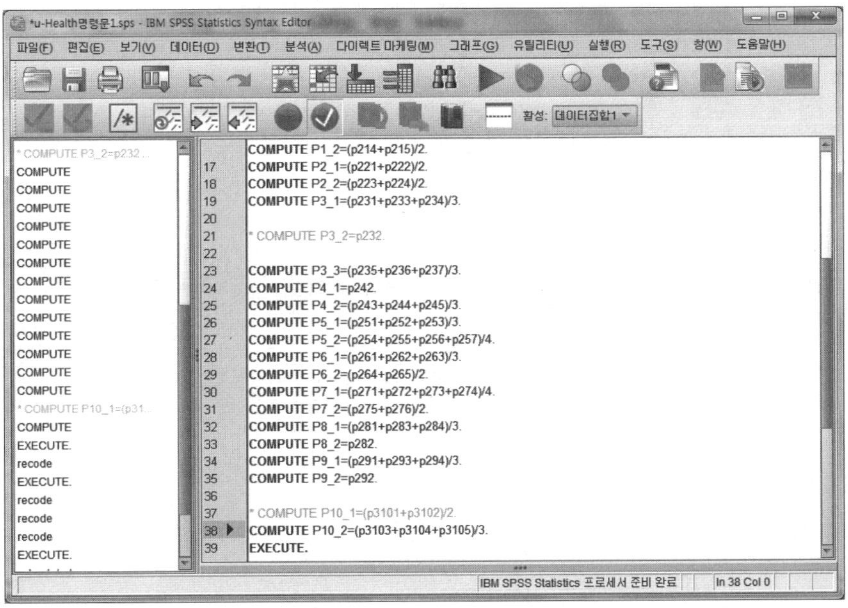

9 확인적 요인분석을 통한 적합성 검증

본 연구의 연구모형에서 사용될 각 구성개념은 상당히 많은 측정항목으로 구성되어 있다. 구조방정식모형에서 많은 관측변수를 모두 사용하면 모형의 복잡성이 증가하여 표본의 크기, 모델의 적합도, 모수의 추정에 대한 유의성에 대한 문제가 발생할 수 있다. 따라서 본 연구에서는 항목 합산을 통하여 측정항목을 조정하였으며, 조정된 측정항목에 대한 확인적 요인분석을 통한 적합성 검증을 실시하였다.

확인적 요인분석 모델 작성

1단계: Amos 모델 작업창에서 확인적 요인분석 모델을 그린다.(확인적요인분석수정.amw)

2단계: 데이터(수용도조사_2.sav)를 연결([File–Data Files])시키고 모델을 [실행]한다.

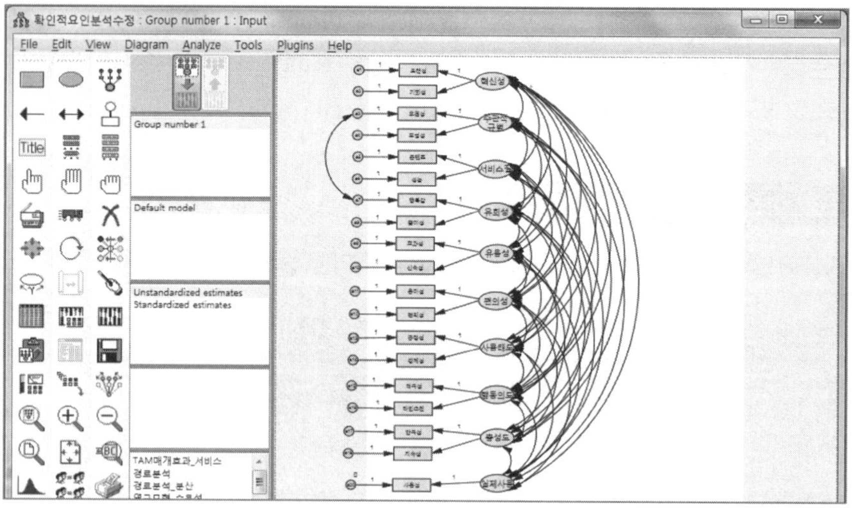

3단계: Amos 결과표 확인

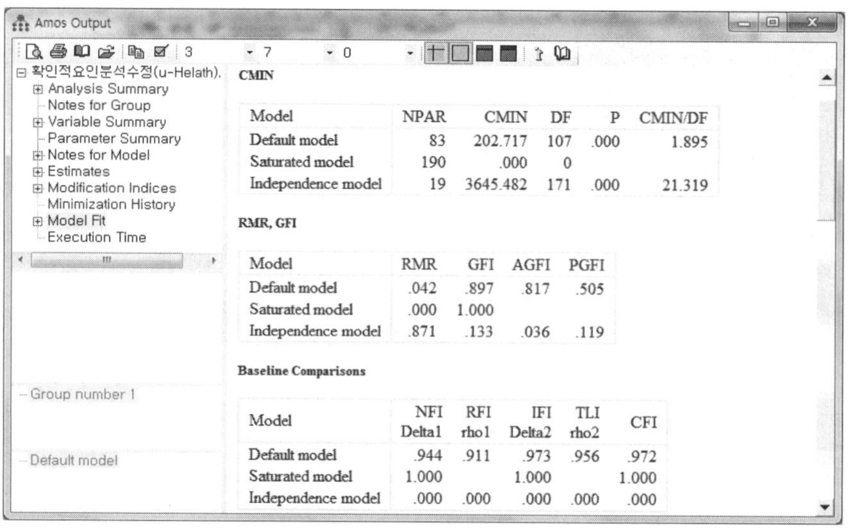

CMIN

Model	NPAR	CMIN	DF	P	CMIN/DF
Default model	83	202.717	107	.000	1.895
Saturated model	190	.000	0		
Independence model	19	3645.482	171	.000	21.319

RMR, GFI

Model	RMR	GFI	AGFI	PGFI
Default model	.042	.897	.817	.505
Saturated model	.000	1.000		
Independence model	.871	.133	.036	.119

Baseline Comparisons

Model	NFI Delta1	RFI rho1	IFI Delta2	TLI rho2	CFI
Default model	.944	.911	.973	.956	.972
Saturated model	1.000		1.000		1.000
Independence model	.000	.000	.000	.000	.000

10 구조모형 분석

구조모형 모델 작성

1단계: Amos 모델 작업창에서 구조모형 모델을 그린다.(최종_수정모델.amw)

2단계: 데이터(수용도조사_2.sav)를 연결([File–Data Files])시키고 모델을 [실행]한다.

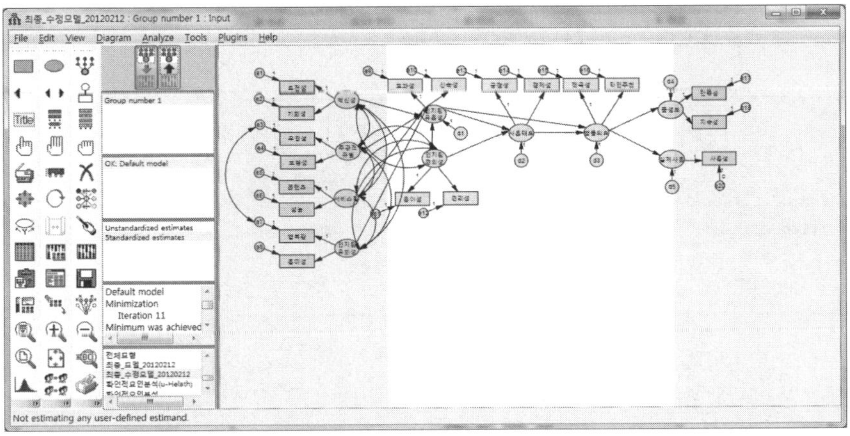

3단계: Amos 결과표 확인

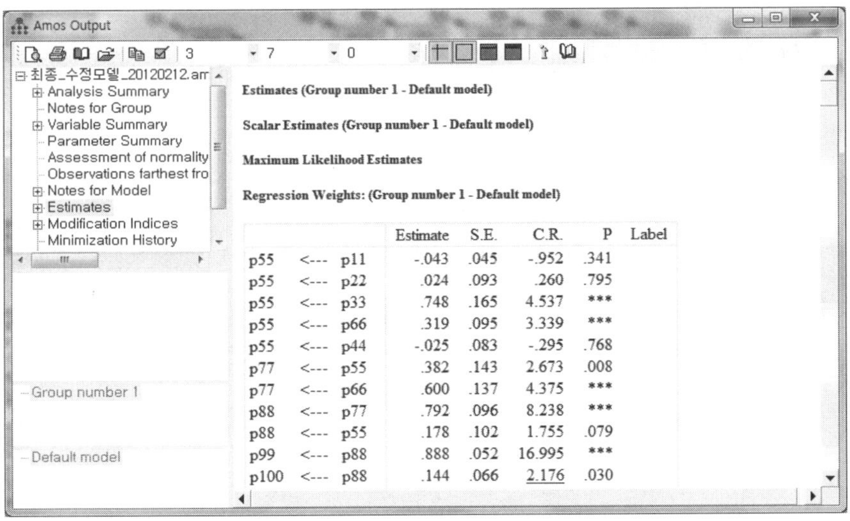

Estimates (Group number 1 - Default model)

Scalar Estimates (Group number 1 - Default model)

Maximum Likelihood Estimates

Regression Weights: (Group number 1 - Default model)

			Estimate	S.E.	C.R.	P	Label
p55	<---	p11	-.043	.045	-.952	.341	
p55	<---	p22	.024	.093	.260	.795	
p55	<---	p33	.748	.165	4.537	***	
p55	<---	p66	.319	.095	3.339	***	
p55	<---	p44	-.025	.083	-.295	.768	
p77	<---	p55	.382	.143	2.673	.008	
p77	<---	p66	.600	.137	4.375	***	
p88	<---	p77	.792	.096	8.238	***	
p88	<---	p55	.178	.102	1.755	.079	
p99	<---	p88	.888	.052	16.995	***	
p100	<---	p88	.144	.066	2.176	.030	

11 매개(간접)효과 분석

매개효과는 독립변수와 종속변수 사이에 제3의 변수인 매개변수가 개입될 때 발생한다. 본 구조모형에서의 매개효과 모형은 다음과 같다.

1단계: [View]–[Text Output]–[Estimate]에서 '사용편의성(p66) → 사용태도(p77)', '인지된유용성(p55) →사용의도(p88)' 간의 [Standardized]–[Total effect, Direct effect, Indirect effect]를 확인한다(실행파일: 최종_수정모델.amw).

	인과적 효과(β)		
	직접효과	간접효과	총효과
사용편의성 → 사용태도	.574	.117	.691
인지된유용성 → 사용의도	.162	.275	.437

2단계: 구조모형에서 '사용편의성 → 사용태도', '인지된유용성 → 사용의도' 요인 간의 직접적인 상관관계(경로계수)를 분석한다(기존 구조모형을 삭제 아이콘을 이용하여 삭제한 후, 실행한다).(파일명: 직접효과_편의_태도.amw)

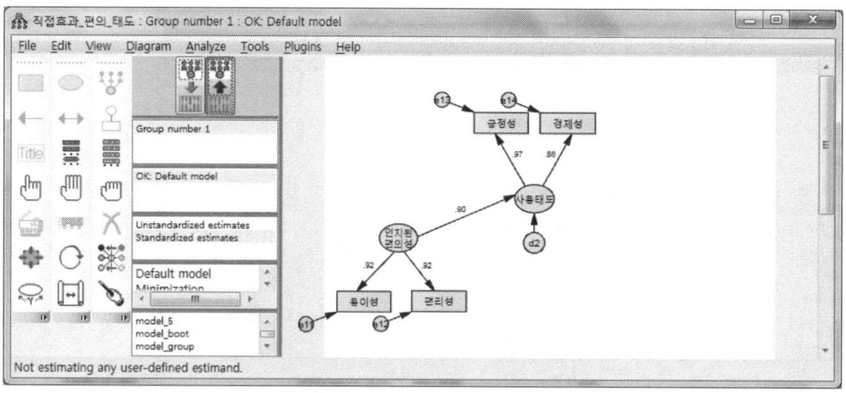

3단계: '사용편의성 → 사용태도', '인지된유용성 → 사용의도' 간의 직접적인 경로계수가 .90과 .83으로 모두 유의한 것으로 나타났다. 따라서 인지된 유용성 요인이 개입되기 전 사용편의성 → 사용태도의 경로계수가 0.90에서 인지된 유용성 요인이 개입된 후, 경로계수가 0.57로 약해졌지만 통계적으로 여전히 유의(C.R.=4.376, p<.001)하기 때문에 부분매개(Partial Mediation)한다고 볼 수 있다. 그러나 '인지된유용성 → 사용의도'의 경로계수가 0.83에서 사용태도 요인이 개입된 후, 경로계수가 0.16으로 약해졌고 통계적으로 유의하지 않기(C.R.=1.850, p<.001) 때문에 완전매개(Full Mediation)한다고 볼 수 있다.

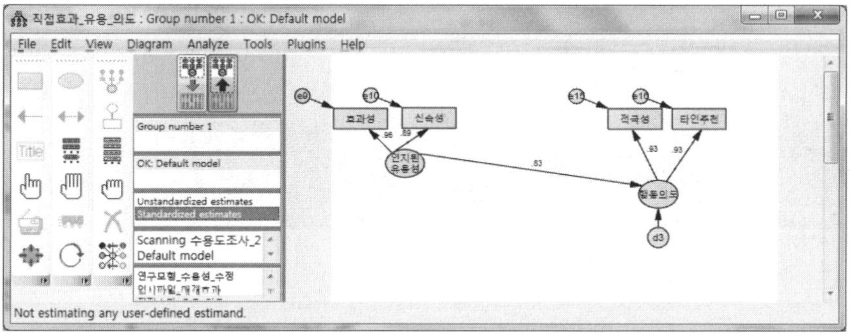

12 매개(간접)효과의 유의성 검증(Soble Test)

- Sobel Test: '사용편의성 → 인지된유용성' 간의 비표준화계수(a = .319)와 표준오차(s_a = .095), '인지된유용성 → 사용의도' 간 비표준화계수(b = .382)와 표준오차(s_b = .143)를 Preacher 교수의 웹사이트(http://quantpsy.org/sobel/sobel.htm)에 접속하여 분석한다([Input]에 해당 수치 입력한 후, [Calculate] 버튼을 누르면 [p-value]가 자동계산된다.)

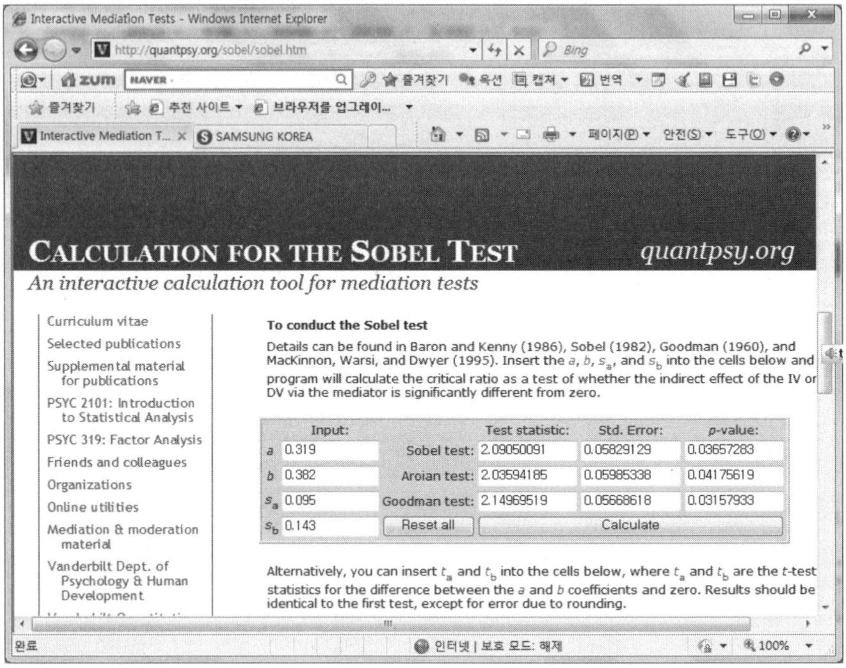

분석 결과 인지된 유용성 요인의 간접효과는 $p < .05$에서 유의한 차이가 있는 것으로 나타났다.

- Sobel 검증은 독립변수와 매개변수의 계수(a), 매개변수와 종속변수의 계수(b) 모두 다변량 정규분포를 보여야 하고, 곱(a × b)도 다변량 정규분포를 나타낸다는 가정을 만족해야 한다.

13 매개(간접)효과의 유의성 검정(Bootstrapping)

• 부트스트래핑은 모분포에 대한 가정이 불확실할 때 사용되는 대안으로 비모수적 추론을 제공한다. 따라서 모든 자료가 정규분포를 따른다는 통계적 가정의 제약으로부터 자유롭다는 특징이 있다.

• 본 연구모형에서는 인지된 유용성과 사용의도 간의 간접효과의 유의성 검정은 Bootstrapping을 사용하였다.

1단계: 구조모형(최종_수정모델.amw)에서 [View]–[Analysis Properties]–[Bootstrap] 선택한 후, 아래와 같이 지정한다.

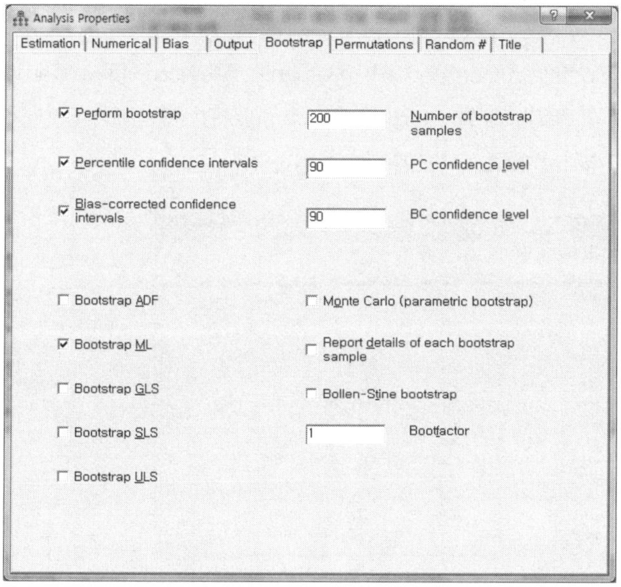

2단계: 구조모형 실행 후, Amos Output에서 [View]−[Text Output]−[Estimate]−[Matrices]−[Standardized Indirect Effect]를 차례로 지정하여 'p55 → p88'의 간접효과의 크기(.275)를 확인하고, 마우스를 누르면 아래 그림과 같은 자세한 설명을 얻을 수 있다.

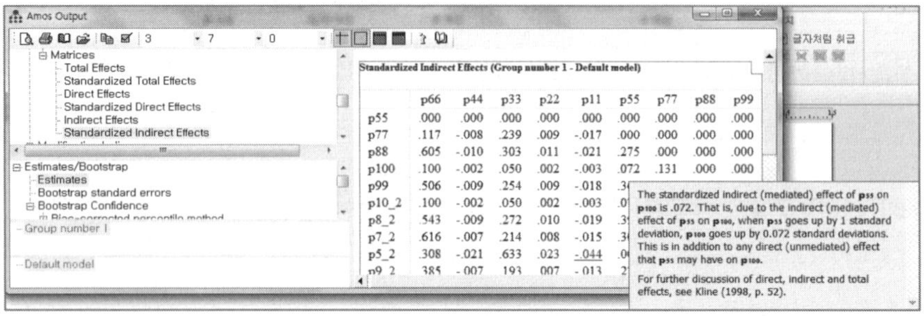

3단계: 하단의 [Estimate/Bootstrap]−[Bootstrap Confidence]−[Percentile Method]−[Two Tailed Significance]를 차례로 지정하여 유의확률(.067)을 얻을 수 있다.(H_0=p55(인지된 유용성)와 p88(사용의도)의 간접효과는 p<.05에서는 유효하지 않지만 p<.1에서는 유의하다.

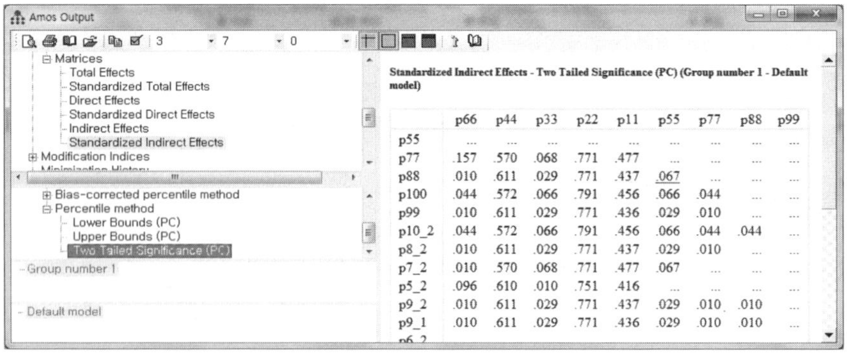

14 TAM 매개효과 검정(서비스 질 → 종속변수 직접경로)

1단계: 구조모형(최종_수정모델.amw)에서 유의한 독립변수(서비스의 질)와 종속변수들 간 직접경로를 연결한다(기존 구조모형에서 경로 삭제).

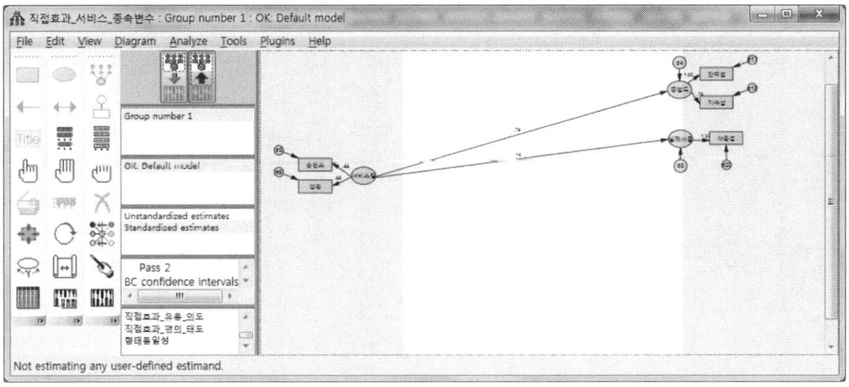

2단계: [Amos Output]에서 경로계수를 확인한다.

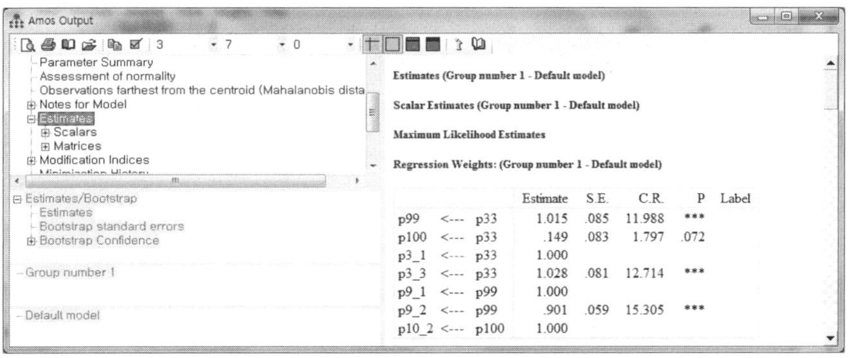

3단계: 구조모형(최종_수정모델.amw)에서 유의하지 않은 독립변수(혁신성, 주관적 규범, 인지된 유희성) 경로는 삭제하고, 서비스 질이 TAM을 매개하여 종속변수에 연결되는 경로를 연결한다.
(파일명: TAM매개효과_서비스.amw)

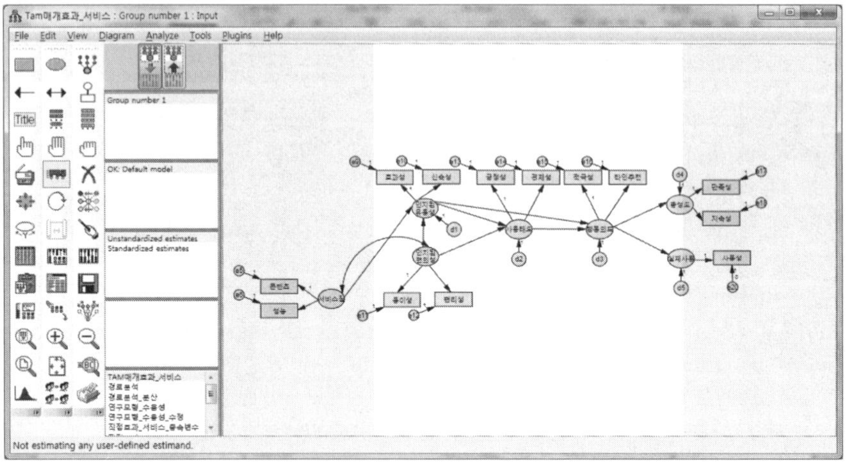

4단계: [Amos Output]에서 경로계수를 확인한다.

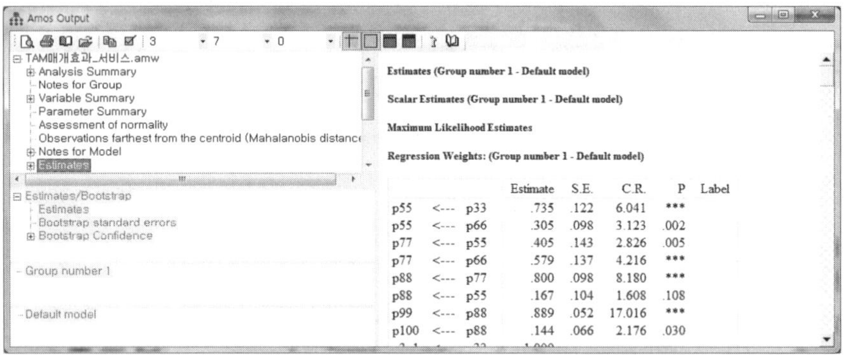

			Estimate	S.E.	C.R.	P	Label
p55	<---	p33	.735	.122	6.041	***	
p55	<---	p66	.305	.098	3.123	.002	
p77	<---	p55	.405	.143	2.826	.005	
p77	<---	p66	.579	.137	4.216	***	
p88	<---	p77	.800	.098	8.180	***	
p88	<---	p55	.167	.104	1.608	.108	
p99	<---	p88	.889	.052	17.016	***	
p100	<---	p88	.144	.066	2.176	.030	

15 경로모형 분석

경로모형 모델 작성

1단계: Amos 모델 작업창에서 경로모형 모델을 그린다.(경로분석.amw)

2단계: 데이터(수용도조사_2.sav)를 연결([File–Data Files])시키고 모델을 [실행]한다.

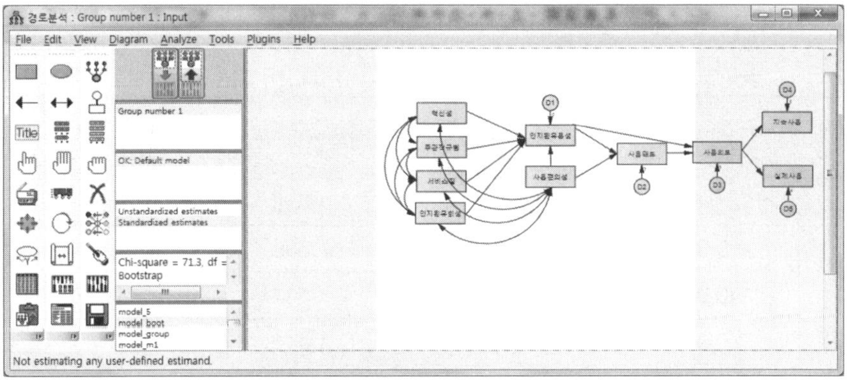

• 이때, 구성개념은 하나의 항목으로 합산(P1～P10)되어 있어야 한다.

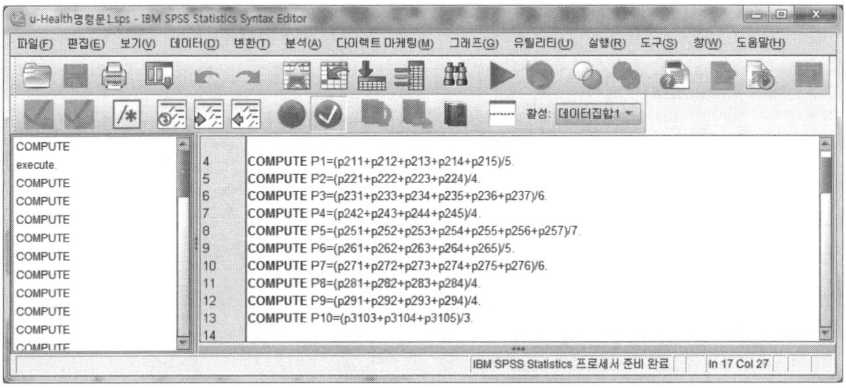

16 측정오차를 고려한 경로모형 분석

1) 측정오차를 고려한 경로모형의 오차분산 만들기

- 구성개념: 신뢰도분석과 확인적 요인분석을 통한 다항목 관측변수의 평균개념
- 신뢰도: 구성개념의 크론바하 알파값
- 관측변수 분산: 구성개념의 분산
- 오차분산: (1−신뢰도)×관측변수 분산

구성개념	신뢰도	(1−신뢰도)	관측변수 분산	(1−신뢰도)× 관측변수 분산
혁신성	0.94	0.06	1.658	0.099
주관적 규범	0.906	0.094	1.533	0.144
서비스질	0.915	0.085	1.143	0.097
인지된 유희성	0.917	0.083	1.441	0.120
인지된 유용성	0.963	0.037	1.166	0.043
사용편리성	0.939	0.061	1.36	0.083
사용태도	0.968	0.032	1.414	0.045
사용의도	0.95	0.05	1.434	0.072
지속사용	0.923	0.077	1.542	0.119
실제사용	0.821	0.179	1.04	0.186

- 신뢰도분석 예(혁신성)

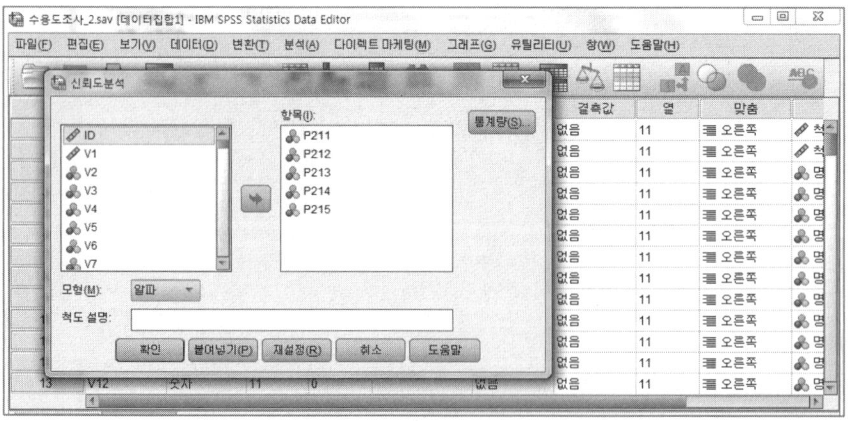

- 관측변수 분산은 SPSS의 기술통계에서 계산할 수 있다.

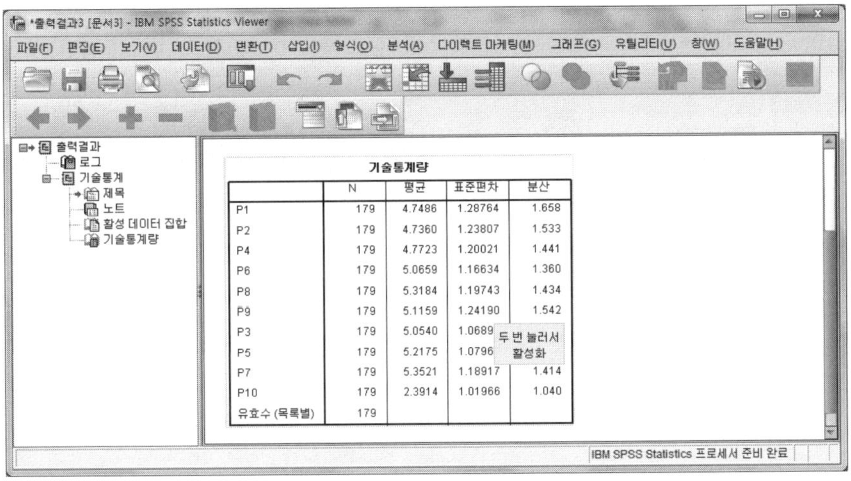

2) 경로모형 모델 작성

1단계: Amos 모델 작업창에서 단일 잠재변수와 단일 관측변수로 구성된 경로모형 모델을 그린다.(경로분석_분산.amw)

2단계: 1)에서 계산된 오차분산을 모든 단일 관측변수의 분산에 지정한다.

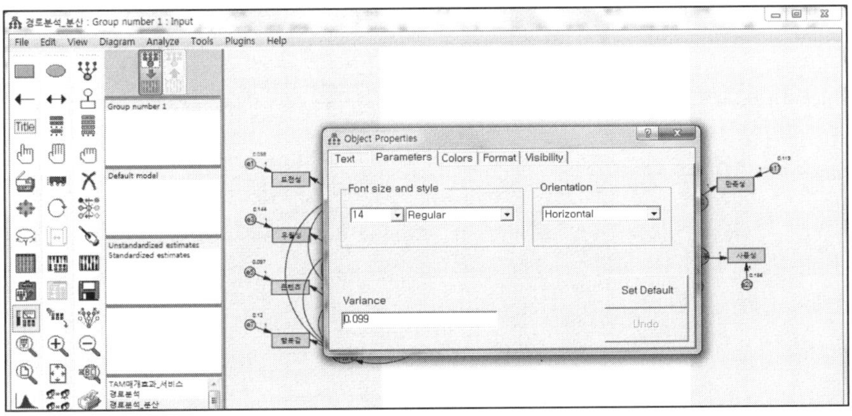

3단계: 데이터(수용성_2.sav)를 연결([File–Data Files])시키고 모델을 [실행]한다.

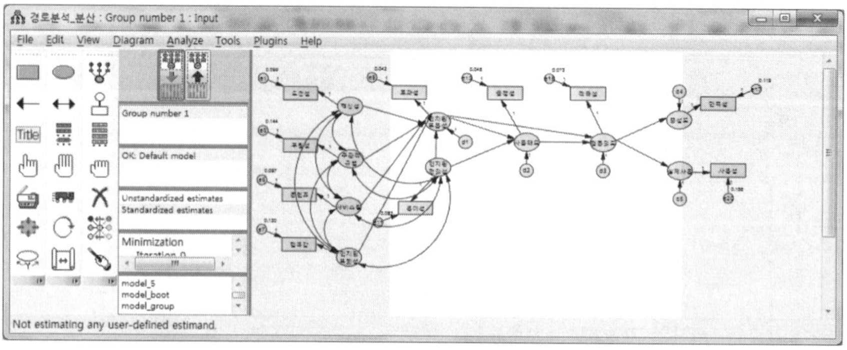

4단계: [Amos Output]에서 경로계수를 확인한다.

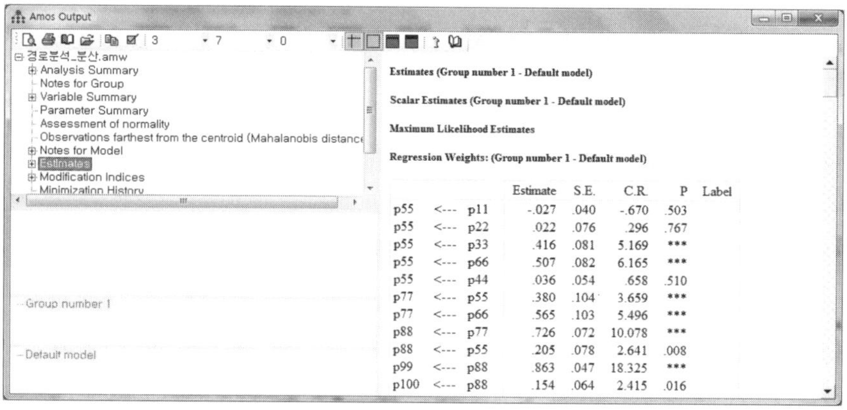

Estimates (Group number 1 - Default model)

Scalar Estimates (Group number 1 - Default model)

Maximum Likelihood Estimates

Regression Weights: (Group number 1 - Default model)

			Estimate	S.E.	C.R.	P	Label
p55	<---	p11	-.027	.040	-.670	.503	
p55	<---	p22	.022	.076	.296	.767	
p55	<---	p33	.416	.081	5.169	***	
p55	<---	p66	.507	.082	6.165	***	
p55	<---	p44	.036	.054	.658	.510	
p77	<---	p55	.380	.104	3.659	***	
p77	<---	p66	.565	.103	5.496	***	
p88	<---	p77	.726	.072	10.078	***	
p88	<---	p55	.205	.078	2.641	.008	
p99	<---	p88	.863	.047	18.325	***	
p100	<---	p88	.154	.064	2.415	.016	

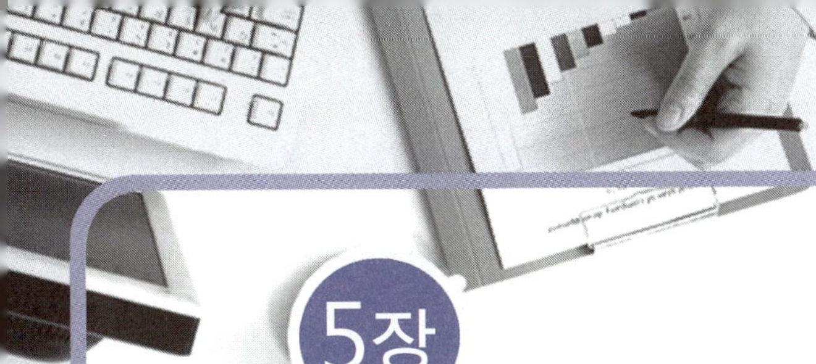

5장

구조방정식 논문 실전 Ⅳ

잠재성장모형을 이용한 한국복지패널 활용방안
- 가구소득 변화요인을 중심으로 -

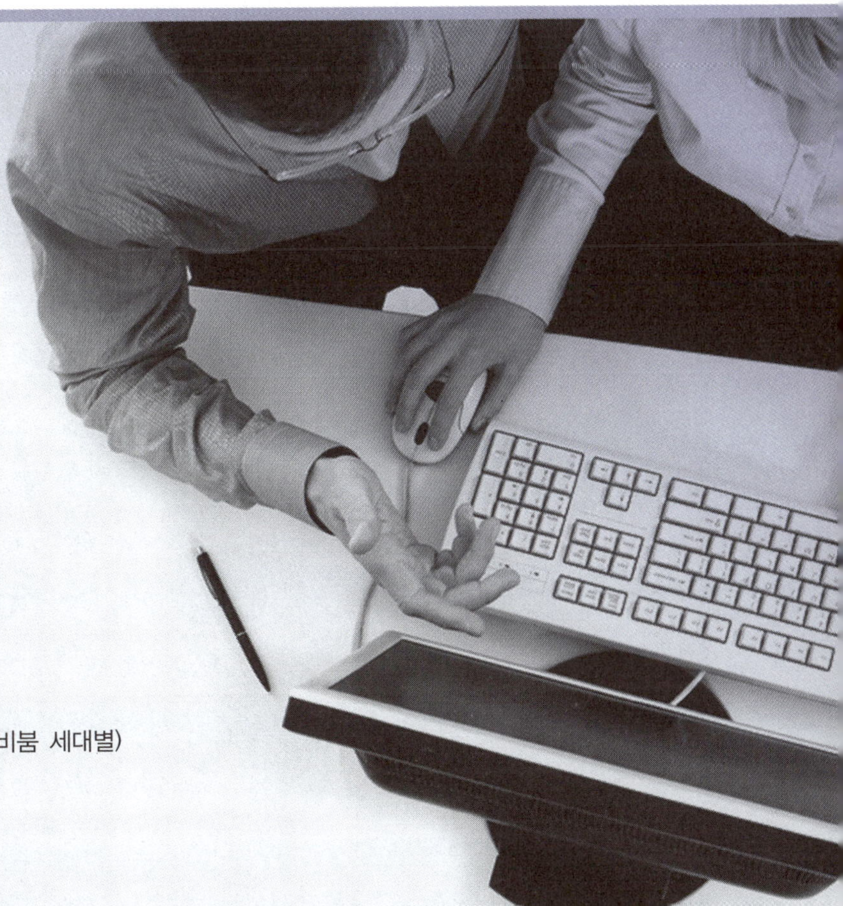

● **주요 내용**

1. 서론
2. 연구 방법
3. 연구 결과
4. 다중집단 잠재성장모형 분석(베이비붐 세대별)
5. 결론 및 시사점

구조방정식 논문 분석 내용

연구 절차		분석 내용
문제 인식(서론)		
연구 방법	연구 자료	– 연구 데이터 가져오기(가구데이터) – 연구 데이터 구조방정식 자료로 변환하기
	측정 도구	
	분석 방법	
연구 결과	변인들의 기술통계 및 상관관계	– 기술통계 산출 – 상관관계 산출 – 변인 간의 평균 검정 – 변인 간의 다중회귀분석
	가구소득의 발달궤적(무조건 모델)	– 무조건 모델 분석 – 오차분산 동질성 검증
	가구소득의 변화에 대한 예측요인분석(조건 모델)	– 조건 모델 분석
	다중집단 잠재성장모형 분석	– 다중집단분석(베이비붐 세대별)

1 서론[1)]

패널조사는 국민의 생애주기별 삶의 역동성과 욕구의 변화 등을 동태적으로 분석할 수 있게 해줌으로 정책의 대응성과 반응성을 높여주는 데 크게 기여할 수 있다. 특히, 사회복지 정책을 비롯한 국가정책은 국민의 경제적 상황, 소비문화, 가치관, 빈곤실태 등의 변화에 유연하게 대처해야 함으로 패널의 필요성은 매우 중요하다고 할 수 있다. 외국의 경우 이러한 점을 인식하여 국가를 대표하는 패널조사가 존재하며 이러한 패널 데이터의 분석 결과는 정책 형성 및 평가에 많은 기여를 하고 있다(한국보건사회연구원, 2008). 우리나라의 국가차원(공공부문)의 패널은 1998년 한국노동패널을 시작으로 2010년 10월 현재 총 19종에 달하고 있으며, 이중 보건복지 분야의 패널은 한국복지패널 등 6종이 작성되고 있다[2)]. 한국보건사회연구원과 서울대 사회복지연구소의 컨소시엄을 통해 조사되고 있는 한국복지패널은 2006년 1차년도 조사를 시점으로 현재 4차년도까지의 종단 데이터가 구축되어 있어 대국민에게 공개되고 있으며, 현재 5차년도 조사가 완료되어 데이터를 구축 중에 있다. 특히, 한국복지패널은 원가구 표본유지율이 세계 주요 패널의 표본유지율을 상회(2차년도: 92.1%, 3차년도:86.7%, 4차년도: 82.34%, 5차년도: 80.25%)하는 성과를 보여주고 있으며, 조사 대상 가구도 서울을 포함한 7개 광역시와 제주도를 포함한 9개도에 거주하는 가구를 대상으로 하여 패널조사로는 드물게 전국적인 대표성을 확보하고 있다. 특히, 5차년도 웨이브는 CAPI(Computer Assisted Personal Interviewing) 시스템을 활용하여 조사의 정확도 및 신속성을 통한 데이터관리 시스템을 개선하였다. 조사 내용은 가구특성, 가구경제상황, 가구원의 경제활동, 각종 사회복지제도의 수급현황과 수급욕구, 여가 및 일상생활, 사회적 자본과 가치관 등 매우 포괄적인 영역의 변수들을 포함하고 있어 연구 분석 자료로 충분히 활용될 수 있다(한국보건사회연구원, 2008). 그동안 한국복지패널은 4차패널이 구축되기 전까지 주로 횡단면 조사에 대한 연구가 이루어져 왔다. 종단

1) 본 논문은 구조방정식모형의 적용 사례를 설명하기 위해 작성된 것으로 분석된 구체적인 내용들은 저자들의 의견임을 밝힌다.

2) 보건복지 분야 패널은 서울시복지패널(2009), 한국의료패널(2007), 여성가족패널(2007), 한국복지패널(2006), 고령화연구패널(2006), 국민노후보장패널(2005)의 6종이다.

면 조사는 변수의 시간의 흐름에 따른 변화를 파악하고 변수의 변화와 관련이 있는 요인을 파악하기 위한 연구의 수행에 적합하여 한국복지패널이 5차년도 데이터 구축을 앞둔 시점에 많은 연구가 수행 될 것으로 본다. 본 연구는 한국복지패널을 종단적 분석의 사례를 제시함으로써 국가차원에서 중요한 한국복지패널 데이터의 활용을 촉진시키는 데 기여하고자 한다. 특히, 잠재성장모델링은 세 번 이상의 패널자료에 대한 집단평균 또는 개인에 대한 변화량을 확인하는 방법으로 많이 활용되고 있다. 본 연구에서 제시한 가구소득의 변화에 대한 연구는 그동안 횡단적 분석의 연구가 대부분이며, 주로 빈곤개념 측정과 개별 가구의 소득의 변화에 대한 연구가 이루어져 왔다. 따라서 본 연구에서는 한국복지패널자료를 활용하여 가구소득이 시간의 변화에 따라 어떤 변화 패턴을 보이는지 발견하고, 연차별 가구소득의 발달궤적은 가구 간 차이가 있는지와 1차년도의 예측요인들이 가구소득의 발달궤적에 미치는 영향을 분석하고자 한다. 이를 위한 연구문제를 다음과 같이 제시하고자 한다.

[연구문제 1] 가구소득은 시간의 흐름에 따라 어떻게 변화하는가?
[연구문제 2] 가구소득의 변화를 예측하는 요인들은 무엇인가?

2 연구 방법

2.1 연구 자료

연구 자료는 한국복지패널(Korea Welfare Panel Study)의 1, 2, 3, 4차년도 데이터를 사용하였다. 한국복지패널은 제주도를 포함한 전국을 대상으로 표본규모 7,072가구의 가구원 14,469명이 참여한 대표성 있는 종단면 조사이다. 본 연구에서는 가구소득의 발달궤적과 발달궤적에 미치는 영향을 분석하기 위하여 1차~4차 가구용 데이터를 사용하였다. 가구소득의 변화를 살펴보기 위하여 차수별 가구데이터에서는 경상소득을 사용하였으며, 가구소득의 변화에 미치는 요인으로는 1차년도 가구데이터에서 가구원수, 경제참여가구원수, 장애인유무, 외래진료횟수, 만성질환유무, 총부채금액을 사용하였다. 최종 분석에 사용된 데이터는 차수별 경상소득 응답가구(1차: 7,072가구, 2차: 6,580가구, 3차: 6,314가구, 4차: 6,207) 중 연간 경상소득이 100만 원~1억 5,000만 원인 5,672가구를 대상[3])으로 하였다.

(➲ 1. 연구 데이터 가져오기, ➲ 2. 연구 데이터 구조방정식 자료로 변환하기)

2.2 측정 도구

1) 종속변수

1차년도 한국복지패널에서는 전체 대상 가구를 소득 집단별 2개의 소득층(중위소득층의 60% 이상인 일반가구와 그 이하인 저소득층 가구)으로 분리하여 조사되었다. 본 연구의 종속변수로 사용된 경상소득은 임금소득, 사업 및 부업소득, 재산소득, 그리고 이전소득으로 구성되어 있다. 본 연구에서는 데이터의 정규성을 고려하여 연간 경상소득 100만 원 미만과 1억 5000만 원 이상의 가구는 대상에서 제외하였다.

2) 예측변수

가구소득의 발달궤적에 미치는 요인을 살펴보는 예측변수로 1차년도 가구데이터에서 가구원수, 외래진료횟수, 경제참여가구원수, 부채금액, 장애가구원유무, 만성질환가구원유무를 사용하였다. 가구원수는 2005년 1년 9개월 이상 생계를 같이한 가구원수로 주거를 달리했더라도 생계를 함께 했다면 가구원에 포함되었다. 외래진료횟수는 각 가구원의 외래진료 횟수를 합한 것으로 외래방문 횟수가 150회 이상인 가구는 무응답으로 처리하였다. 경제참여가구원수는 가구원 중 15세 이상인 자를 대상으로 경제활동 참여 상태가 있는 가구원의 합계를 사용하였다. 부채금액은 금융기관대출, 일반사채, 카드빚, 전세보증금, 외상 등 총 부채금액으로 부채금액이 2억 2천만

3) 복지패널 가구의 경상소득은 평균과 편차(2324.39±2232.79), 왜도(2.492), 첨도(14.097)로 나타나, 연간소득 100만 원 미만(1.4%)과 1억 5천만 원 이상(0.2%)은 분석에서 제외하였다.

원 이상인 가구는 무응답으로 처리하였다. 장애가구원유무와 만성질환유무는 가구원 중 장애유형이 있는 가구원(장애유형 없는 가구 0으로 코딩, 장애유형 있는 가구는 1로 코딩)과 만성질환이 있는 가구원의 합계(만성질환 없는 가구 0으로 코딩, 만성질환 있는 가구 1로 코딩)를 사용하였다. 조절변수인 성별은 남자 1, 여자 2로 사용하였고, 베이비붐 세대 변수는 아닌 세대는 0, 베이비붐 세대는 1로 코딩한 명목변수를 사용하였다.

2.3 분석 방법

본 연구 목적에 대한 분석을 위해 주요변수에 대한 빈도, 상관분석, 평균분석은 SPSS 19.0을 사용하였고, 본 분석의 핵심인 가구소득의 변화궤적과 변화함수 예측요인은 Amos 20.0의 잠재성장모형(Latent Growth Curve Model: LGM)을 사용하였다. 잠재성장모형은 시간에 따른 평균경향의 형태를 통해 발달궤적을 연구하고, 변화율이 초기수준을 예측하는지? 평균경향에서 변화율 또는 곡선의 정도가 핵심성과를 예측하는가? 어떤 변수가 시간에 따른 변화와 연관에 되어 있는가? 궤적의 형태에서 개인간 차이가 있는가 등을 연구하는 분석 방법이다(preacher et al., 2008). 특히, 잠재성장모형은 세 번 또는 그 이상의 종단자료(Longitudinal Data)나 패널자료(Panel Data)에 대하여 집단 평균 또는 개인에 대한 변화량을 확인하는 연구 방법(duncan et al., 1999)으로 어떤 변인의 변화경향에 대해 관심을 가질 때 가장 유용하게 사용할 수 있다. 잠재성장모형에서는 결측자료(Missing Data)와 비정규성(Non-Normality)의 추정의 문제를 야기할 수 있다. 본 연구에서는 일부 예측변수의 결측치가 있음을 고려하여, 완전정보최대우도법(Full Information Maximum Likelihood: FIML)[4]을 사용하였다. 따라서 본 연구에서는 잠재성장모형을 이용하여 시간에 따른 가구소득 간의 변화량과 1차년의 예측변인들이 가구소득 변화궤적에 미치는 영향에 대해 살펴보았다.

---

4) FIML은 무작위결측(Missing at Random: MAR)의 가정이 엄격히 충족되지 않는 경우에도 불편추정치(Unbiased Estimates)를 확인할 수 있다고 보고하고 있다(Muthen, Kaplan, and Hollis, 1987; Arbuckle, 1996).

3 연구 결과

3.1 변인들의 기술통계 및 상관관계

주요 변인들에 대한 기술통계치는 <표 5-1>과 같다. 각 변인들의 왜도는 절대값 3 미만, 첨도는 절대값 10 미만으로 정규성 가정을 충족하는 것으로 나타나 변수의 분포는 구조방정식을 수행하는 데 문제가 없는 것으로 나타났다. 가구소득은 1차년도에서 4차년도로 진행함에 따라 평균값이 증가하는 경향을 나타내었다.

<표 5-1> 연차별 변수의 기술통계

구분(변수명)	사례수	최소값	최대값	왜도	첨도	평균	표준편차
경상소득1차(INC_W1)	5672	100	14315	1.623	3.248	2168.52	1898.76
경상소득2차(INC_W2)	5672	102	15000	1.565	3.003	2539.56	2147.98
경상소득3차(INC_W3)	5672	105	14952	1.480	2.465	2769.80	2322.38
경상소득4차(INC_W4)	5672	101	14938	1.502	2.648	2961.09	2446.37
가구원수1차(HNO_W1)	5672	1	7	.495	-.473	2.63	1.28
경제참여가구원수1차(ECO_W1)	5672	0	4	.616	.617	.96	.76
외래진료횟수1차(HOS_W1)	5616	0	246	2.879	7.999	32.94	40.33
부채금액1차(DE_W1)	5622	0	20000	2.879	9.701	1591.53	3057.27
장애가구원유무1차(HC_W1)	장애 무(0): 4683(82.6%) 장애 유(1): 989(17.4%)						
만성질환가구원유무1차(CR_W1)	만성질환 무(0): 2349(41.4%), 만성질환 유(1): 3323(58.6%)						
가구주 성별(SEX)	남자(1): 4273(75.3%), 여자(2): 1399(24.7%)						
베이비붐세대(baby)	베이비붐세대 아닌 가구(0): 4691(82.7%), 베이비붐세대 가구(1): 981(17.3%)						

(◐ 3. 변인들의 기술통계 산출)

잠재성장모형 분석을 위해 3개년에 걸친 **가구소득과 예측요인들의 상관관계**를 살펴보면 <표 5-2>와 같이 가구원수, 경제참여가구원수, 부채금액은 모두 강한 정적 상관관계가 있으며, 외래진료횟수는 강한 부적 상관관계가 있는 것으로 나타났다. (◎ 4. 변인 간의 상관관계 산출)

<표 5-2> 예측변인과 가구소득 간의 상관관계

	경상소득 1차	경상소득 2차	경상소득 3차	경상소득 4차	가구원수	경제참여 가구원수	외래진료 횟수	부채금액
경상소득 1차	1							
경상소득 2차	.840**	1						
경상소득 3차	.806**	.869**	1					
경상소득 4차	.758**	.806**	.858**	1				
가구원수	.524**	.533**	.535**	.513**	1			
경제참여가구원수	.542**	.536**	.508**	.479**	.517**	1		
외래진료횟수	-.146**	-.151**	-.143**	-.142**	.015	-.111**	1	
부채금액	.291**	.297**	.280**	.281**	.264**	.162**	-.040**	1

** $p<0.01$

1차년도 장애유무 및 만성질환유무와 **연차별 경상소득의 평균의 차이 검정**을 위하여 독립표본 T 검정을 실시한 결과 <표 5-3>과 같이 모든 차수의 경상소득 평균에 유의한 차이를 보이는 것으로 나타나, 장애와 만성질환 가구원이 있는 가구의 가구소득 평균이 낮은 것으로 나타났다. (◎ 5. 변인 간의 평균 검정)

<표 5-3> 예측변인과 가구소득 간의 평균 검정(장애 만성질환)

		장애유무				만성질환유무			
		평균	표준편차	t	유의확률	평균	표준편차	t	유의확률
경상소득 1차	무	2268.38	1956.64	10.2	**	2935.99	2023.99	26.1	**
	유	1695.68	1510.11			1626.60	1596.82		
경상소득 2차	무	2644.58	2202.87	9.2	**	3359.40	2205.65	24.8	**
	유	2042.26	1785.21			1960.01	1904.33		
경상소득 3차	무	2892.65	2389.36	10.2	**	3703.63	2401.93	26.2	**
	유	2188.09	1868.99			2109.68	2019.48		
경상소득 4차	무	3085.54	2516.57	9.7	**	3946.31	2548.81	26.2	**
	유	2371.81	1979.64			3946.31	2264.65		

** $p<0.001$

가구주 성별 경상소득의 평균의 차이 검정을 위하여 독립표본 T 검정을 실시한 결과 모든 차수의 경상소득 평균에 유의한 차이를 보이는 것으로 나타나, 여자 가구주의 가구소득이 남자 가구주의 가구소득 보다 평균이 낮은 것으로 나타났다. 베이비붐세대와 비세대의 경상소득의 평균의 차이 검정을 위하여 독립표본 T 검정을 실시한 결과 모든 차수의 경상소득 평균에 유의한 차이를 보이는 것으로 나타나, 베이비붐 비세대의 가구주의 가구소득이 베이비붐 세대의 가주주의 가구소득 보다 평균이 낮은 것으로 나타났다.

<표 5-4> 예측변인과 가구소득 간의 평균 검정(성별, 베이비붐세대)

		성별				베이비붐세대				
		평균	표준편차	t	유의확률		평균	표준편차	t	유의확률
경상소득 1차	남자	2546.95	1975.47	38.6	**	무	1984.87	1795.04	-14.6	**
	여자	1012.66	961.78			유	3046.68	2123.45		
경상소득 2차	남자	2971.68	2207.53	37.1	**	무	2033.57	2033.77	-14.4	**
	여자	1219.69	1229.04			유	3519.78	2396.07		
경상소득 3차	남자	3227.79	2384.60	35.7	**	무	2531.77	2187.96	-15.5	**
	여자	1370.94	1379.50			유	3908.00	2594.67		
경상소득 4차	남자	3440.39	2507.59	27.4	**	무	2722.52	2348.31	-15.4	**
	여자	1497.17	1488.49			유	4101.92	2581.83		

** $p<0.001$

예측변인이 1차~4차 경상소득에 미치는 영향을 살펴보기 위해 중회귀분석을 실시하였다. 공차한계(Tolerance)는 .68~.93으로 나타나 예측변인 사이의 다중공선성(Multicollinearity)의 위험은 없는 것으로 나타났다. **예측변인이 가구소득에 미치는 영향에 대한 회귀모형**은 모두 유의한 차이가 있는 것으로 나타났다. 가구원수, 경제참여가구원수, 부채액은 가구소득 1차~4차에 걸쳐 모두 정적인 영향을 미치는 것으로 나타났으며 회귀계수 모두 유의한 차이가 있어, 가구원수, 경제참여가구원수, 부채액이 많을수록 가구소득이 높은 것으로 나타났다. 외래진료횟수, 장애유무, 만성질환유무는 가구소득 1차~4차에 걸쳐 모두 부적인 영향을 미치는 것으로 나타났으며 회귀계수 모두 유의한 차이가 있어, 외래진료횟수가 많을수록, 장애나 만성질환 가구원이 있는 가구의 가구소득이 낮은 것으로 나타났다(표 5-5). (➲ 6. 변인 간의 다중회귀 분석)

<표 5-5> 예측변인이 가구소득에 미치는 영향

예측변인	가구소득 1차		가구소득 2차		가구소득 3차		가구소득 4차	
	β_1	t1	β_2	t2	β_3	t3	β_4	t4
가구원수	.294**	24.0	.311**	25.3	.334**	26.7	.322**	25.2
외래진료횟수	-.041**	-3.7	-.058**	-5.3	-.043**	-3.9	-.040**	-3.5
경제참여수	.318**	26.4	.305**	25.2	.259**	21.1	.233**	18.6
부채액	.147**	14.0	.152**	14.5	.134**	12.6	.142**	13.0
장애유무	-.061**	-5.8	-.056**	-5.3	-.064**	-6.0	-.061**	-5.6
만성질환유무	-.160**	-14.1	-.134**	-11.7	-.165**	-14.2	-.176**	-14.8
	R^2=.675, F1=726.2**		R^2=.433, F2=707.4**		R^2=.417, F3=663.3**		R^2=.390, F3=591.3**	

** $p<0.001$

3.2 가구소득의 발달궤적 분석(무조건 모델)

첫 번째 연구문제인 **가구소득의 변화에 대한 발달궤적**을 살펴보기 위하여 무조건 모델(Unconditional Model)을 설정하였다. 즉, 관측 변인(경상소득)에 대해 4년 동안 초기치와 변화율이 잠재요인으로 가는 경로를 각각 설정하였다. 가구소득 변화에 가장 적합한 잠재성장모형을 검증하기 위해 잠재성장모형의 기존 연구(Preacher et al., 2008)에 따라 여섯 가지 유형의 잠재성장모형을 검증하였다(그림 5-1~5-6). 모형의 적합도를 파악하기 위하여 절대적합지수(Absolute Fit Measure)는 RMSEA[5]를 사용하였으며, 증분적합지수(Incremental Fit Measure)는 NFI, CFI, TLI를 사용하였다[6].

제1모형은 무변화모형으로 초기치에서 각 시점의 측정치로 향하는 요인적재량을 모두 1로 고정하고 변화율은 설정하지 않는 것으로 오차분산의 동질성을 가정한 후 초기치의 평균을 살펴본 결과 가구소득의 초기치의 평균은 2609.7, 가구 간 분산은 3960588.1로 유의미하게 나타났으나 모형의 적합도는 RMSEA(.257)에서 적합하지 않는 것으로 나타났다.

---

5) 절대적합지수는 χ^2과 RMSEA를 통하여 모형의 적합도를 검증할 수 있으나, χ^2은 표본의 크기에 비례하여 커지는 속성이 있어 본 연구에서는 RMSEA를 사용하였다.

6) RMSEA는 <.05이면 좋은 적합도, <0.08이면 괜찮은 적합도, <.10이면 보통 적합도를 나타내며, NFI, CFI, TLI는 .9 이상이면 적합도가 좋은 것으로 판단한다.

제2모형은 1요인 자유모수 변화모형으로 2차년도 이후 초기치 요인 계수를 자유롭게 추정하도록 설정하여 다양한 변화를 보다 간명하게 파악하기 위한 모형으로 초기치의 평균은 2164.9, 분산은 2750709.9로 유의미하게 나타났으나 모형의 적합도는 RMSEA(.173)에서 적합하지 않는 것으로 나타났다. **제3모형**은 선형 변화모형으로 잠재성장모형의 가장 기본모형이며 초기치와 변화율의 2개의 잠재요인이 있는 것으로 잠재요인의 초기치(intercept)는 1로 모두 고정하고, 변화율(slope)은 0, 1, 2, 3으로 고정하는 모형이다. 제3모형의 초기치의 평균은 2218.5, 분산은 3222580.4로 유의미하게 나타났고, 변화율의 평균은 260.79, 분산은 136247.3으로 유의미하게 나타났으며, 대부분의 적합도에서 적합한 것으로 나타났다. **모형** 4는 2차년도 변화모형으로 선형 변화모형과 요인구조는 같으나 변화율의 요인계수를 0, 1, 1, 1로 고정하는 모형으로 초기치의 평균은 2168.5, 분산은 2710064.6으로 유의미하게 나타났고, 변화율의 평균은 588.29, 분산은 175720.5로 유의미하게 나타났으나 모형의 적합도는 RMSEA(.193)에서 적합하지 않는 것으로 나타났다. **모형** 5는 3차년도 변화모형으로 선형 변화모형과 요인구조는 같으나 변화율의 요인계수를 0, 0, 1, 1로 고정하는 모형으로 초기치의 평균은 2354.0, 분산은 3368908.9로 유의미하게 나타났고, 변화율의 평균은 511.4, 분산은 429888.5로 유의미하게 나타났으나 모형의 적합도는 RMSEA(.187)에서 적합하지 않는 것으로 나타났다. **모형** 6은 2요인 자유모수 변화모형으로 선형 변화모형과 요인구조는 같으나 3차년도 이후의 요인계수를 자유롭게 추정하는 모형이다. 초기치의 평균은 2180.4, 분산은 3017569.3으로 유의미하게 나타났고, 변화율의 평균은 335.9, 분산은 177630.3으로 유의미하게 나타났으나 모형의 적합도는 RMSEA(.140)에서 적합하지 않는 것으로 나타났다.

(◐ 7. 가구소득의 발달궤적 분석(무조건 모델))

[그림 5-1] 무변화모형

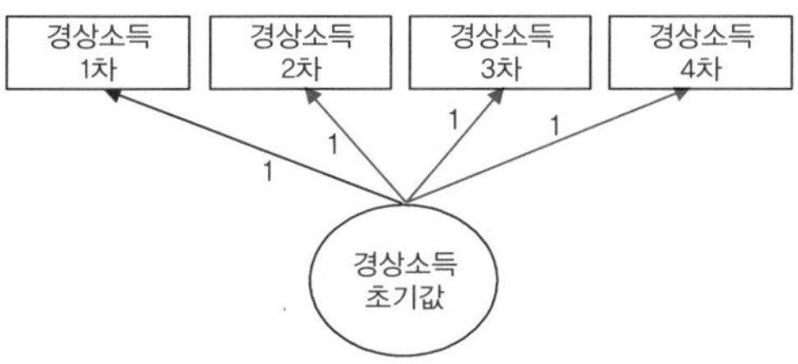

[그림 5-2] 1요인 자유모수 변화모형

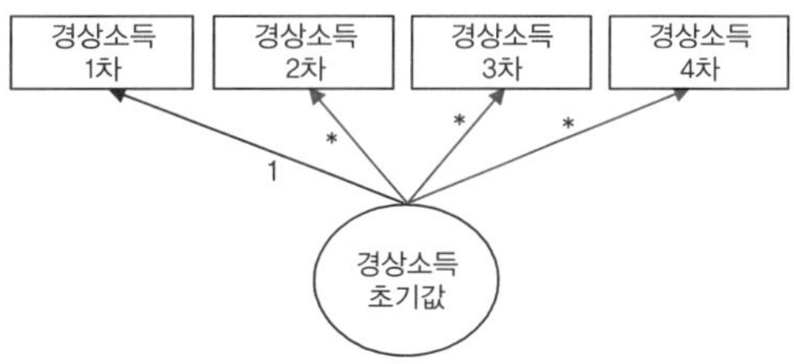

[그림 5-3] 선형 변화모형

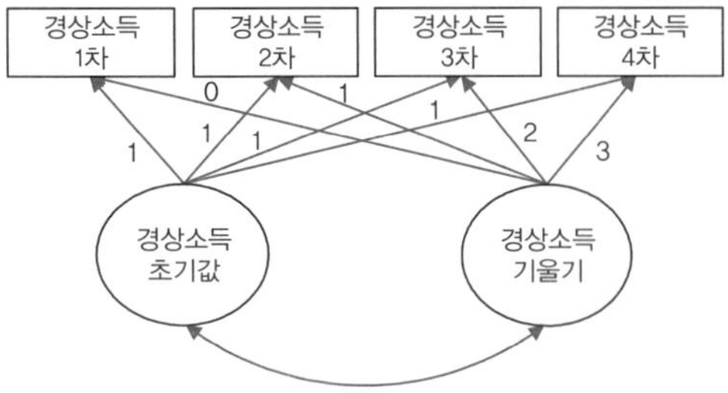

[그림 5-4] 2차년도 변화모형

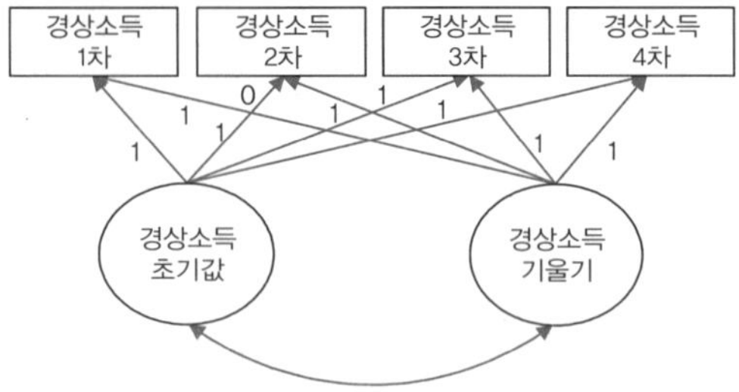

[그림 5-5] 3차년도 변화모형

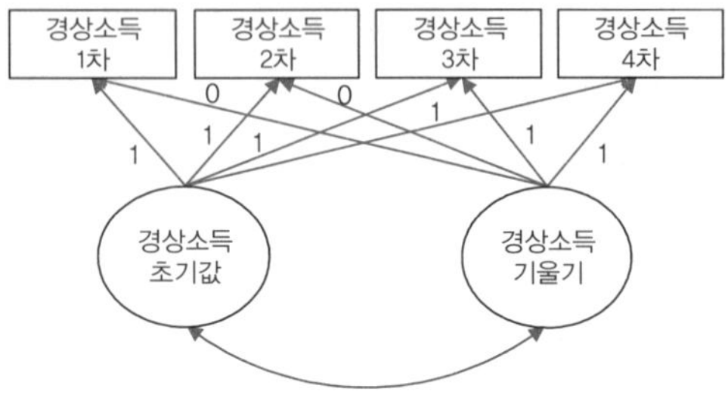

[그림 5-6] 2요인 자유모수 변화모형

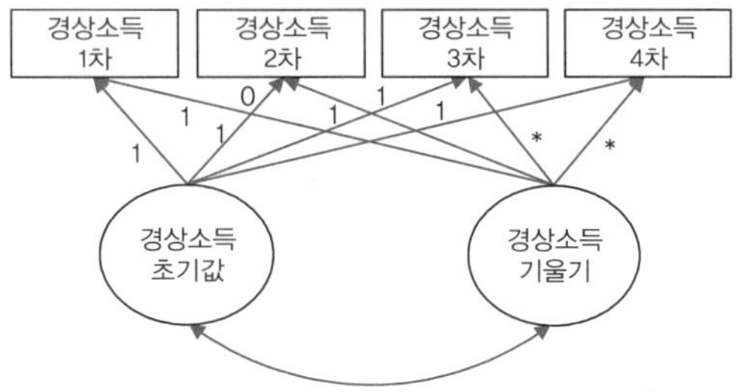

<표 5-5> 가구소득의 6가지 잠재성장모형의 적합도 및 평균/분산

	χ^2(df)	NFI	TLI	CFI	RMSEA	초기치 평균, 분산	변화율 평균, 분산
제1모형	4144.7(11)	.822	.903	.823	.257	2609.7, 3960588.1	
제2모형	1708.0(10)	.927	.956	.927	.173	2164.9, 2750709.9	
제3모형	449.5(8)	.981	.986	.981	.099	2218.5, 3222580.4**	260.7, 136247.3**
제4모형	1705.9(8)	.927	.945	.927	.193	2168.5, 2710064.6**	588.29, 175720.5**
제5모형	1597.4(8)	.932	.949	.932	.187	2354.0, 3368908.9**	511.4, 429888.5**
제6모형	789.3(3)	.966	.971	.967	.140	2180.4, 3017569.3**	335.9, 177630.3**

** $p < 0.001$

<표 5-5>와 같이 가구소득의 발달궤적을 추적할 수 있는 가장 적합한 잠재성장모형은 무조건 모델 중 선형 변화모형(그림 5-3)으로 가구소득의 초기치의 평균과 분산이 모두 유의한 차이가 있어 1차년도의 가구소득은 가구 간 차이가 있는 것으로 나타났다. 4년간의 변화율의 평균과 분산도 모두 유의한 차이가 있어 가구소득의 변화율에 있어서도 가구 간 차이가 있는 것으로 있는 것으로 나타났다. 즉, 가구소득은

4년 동안 증가한 것으로 나타났으며, 초기 평균소득은 2218.5만 원으로 시간이 지남에 따라 해마다 약 260.7만 원씩 증가하였다. 초기치와 변화율의 상관계수는 .26으로 1차년도 가구소득이 높을수록 시간이 경과함에 따라 소득의 증가속도가 빠르고, 가구소득이 낮을수록 증가속도가 느린 것으로 나타났다. 즉, 1차년도의 소득이 높은 가구는 4차년도에 소득이 높아진 반면, 1차년도에 소득이 낮은 가구는 높은 가구에 비해 소득이 조금 증가하였다. 또한, 소득의 초기치와 변화율의 변량이 유의하여 조건부 모형을 통하여 초기치와 변화율을 설명하는 예측변수의 투입이 가능한 것으로 나타났다. 잠재성장모형은 시점에 따라 오차항의 변량(오차분산) 동질성에 자유롭다는 것이 장점이다. 본 연구에서는 선형 변화 조건부 모형을 설정하기 전에 오차분산에 대한 제약을 한 모형과 제약을 하지 않은 모형에 대한 비교를 하였다. <표 5-6>과 같이 오차항을 제약하지 않고 **선형 잠재성장모형 오차분산의 동질성을 검증**하면 χ^2분포표에서 p=.05, df=3일 때 χ^2=7.82로 $\Delta\chi^2$=136.4로서 '$\Delta\chi^2 > \chi^2$'이면 통계적으로 유의하여 관측변수의 오차항 분산의 동질성에는 문제가 있다. 따라서 본 연구에서는 오차분산이 동일하지 않다는 오차분산 비제약 조건부 모형에 기반하여 소득의 성장궤적에 영향을 미치는 예측요인을 살펴보았다.

<표 5-6> **선형 잠재성장모형의 오차분산 동질성 검증**

model	χ^2	df	NFI	CFI	RMSEA	TLI	Δ(df)χ^2	Sig.
오차분산비제약모형	313.03	5	.987	.984	.104	.987		
오차분산 제약모형	449.5	8	.981	.981	.099	.986	136.4(3)	유의함

(◎ 8. 가구소득의 발달궤적 (선형모형 오차항 동질성 검증))

[그림 5-7] 가구소득의 잠재성장모델 유형

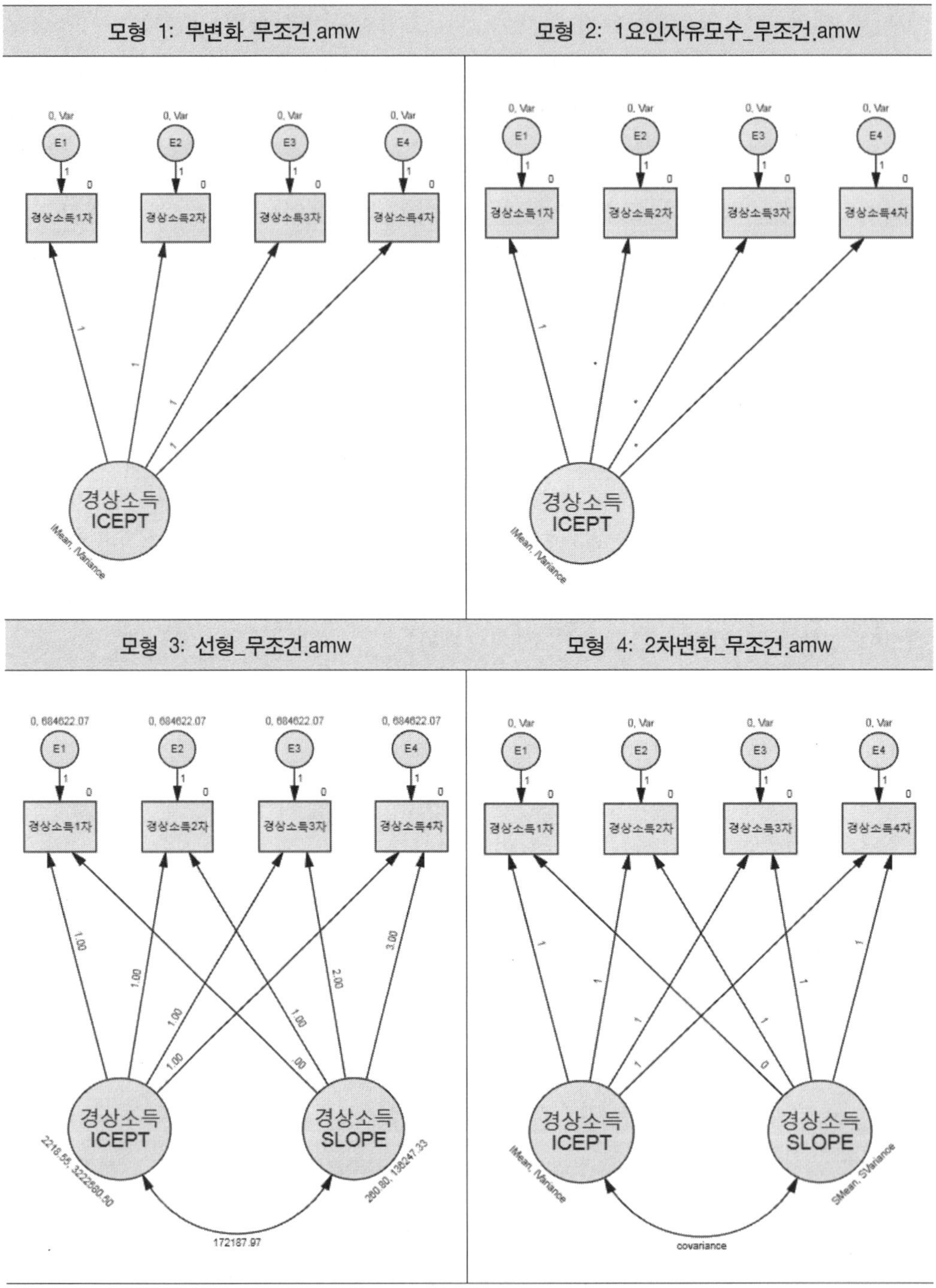

모형 5: 3차변화_무조건.amw	모형 6: 2요인자유모수_무조건.amw
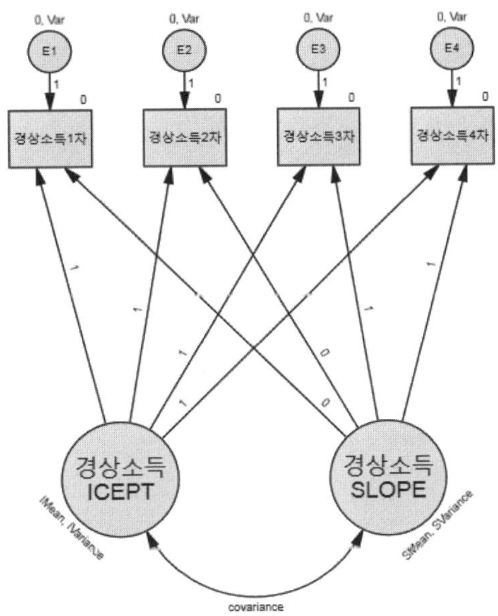	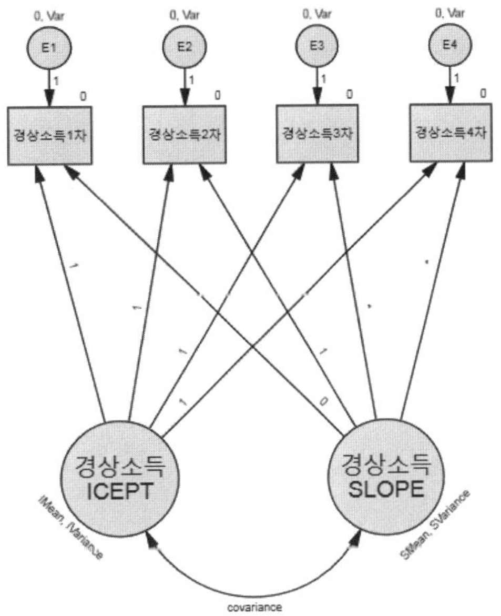

3.3 가구소득의 변화에 대한 예측요인 분석(조건 모델)

본 연구의 예측요인이 가구소득에 영향을 준다는 선행 회귀분석과 t-검증 분석 결과에 따라 [그림 5-8]과 같은 **조건 모델**(Conditional Model)**을 설정**하여 두 번째 연구문제인 예측요인이 가구소득의 초기치와 변화율에 미치는 영향을 살펴보았다. 조건 모형을 검증한 결과 모든 적합도(NFI=.988, TLI=.964, CFI=.988, RMSEA=.06(.054, .065))에서 모두 적합한 것으로 나타났다.

[그림 5-8] 1차년도 예측요인이 가구소득 발달궤적에 미치는 영향(조건 모델)

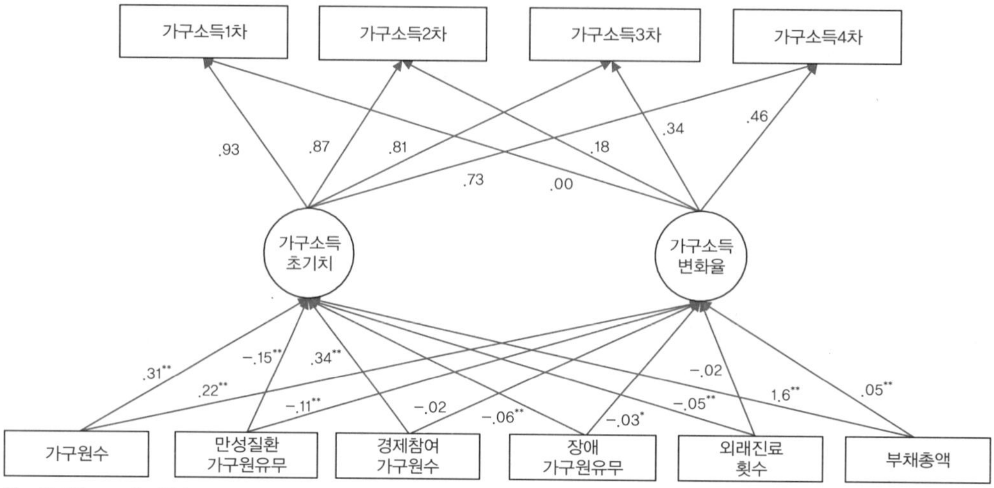

** p<0.001 * p<0.1

(◎ 9. 가구소득의 변화에 대한 예측요인 분석(조건 모델))

<표 5-7>은 1차년도의 예측변인과 가구소득의 초기치와 변화율의 전체 경로에 대한 표준화된 계수를 표시하였다. 가구원수는 가구소득의 초기치와 변화율에 정의 유의한 영향을 나타나(각각, b=.31 p<.001, b=.22 p<.001), 가구원수가 많은 가구는 적은 가구보다 초기에 높은 소득을 보이다가 시간이 지남에 따라 소득이 빨리 증가하는 것으로 나타났다. 만성질환가구원유무는 가구소득의 초기치와 변화율에 부의 유의한 영향을 나타내어(각각, b=-.15 p<.001, b=-.11 p<.05), 만성질환가구원이 있는 경우 만성질환가구원이 없는 가구보다 초기에 낮은 소득을 보이다가 시간이 지남에 따라 소득의 증가속도는 낮은 것으로 나타났다. 경제참여가구원수는 가구소득 초기치에는 유의한 정의 영향을 미치나(b=.34, p<.001) 변화율에는 유의하지 않았다. 장애가구원유무는 가구소득의 초기치와 변화율에 부의 유의한 영향을 나타내어(각각, b=-.06 p<.001, b=-.04 p<.1), 장애가구원이 있는 경우 장애가구원이 없는 가구보다 초기에 낮은 소득을 보이다가 시간이 지남에 따라 소득의 증가속도는 낮은 것으로 나타났다. 외래진료횟수는 가구소득의 초기치에는 부의 유의한 영향을 미치나(b=-.05 p<.001) 변화율에는 유의하지 않았다. 부채총액은 가구소득의 초기치와 변화율에 정의 유의한 영향을 나타나(각각, b=.16 p<.001, b=.05 p<.01), 부채총액이 많은 가구는 적은 가구보다 초기에 높은 소득을 보이다가 시간이 지남에 따라 소득의 증가가 빠른 것으로 나타났다.

<표 5-7> 경상소득 다변량 잠재성장모형 경로계수

경로	B	β	S.E.	C.R.	P
가구원수 → 가구초기치	444.13	.313	18.03	24.63	***
가구원수 → 가구변화율	66.30	.222	6.51	10.18	***
만성질환가구원유무 → 가구초기치	-569.11	-.154	43.58	-13.05	***
만성질환가구원유무 → 가구변화율	-87.10	-.112	15.73	-5.53	***
경제참여가구원수 → 가구초기치	815.74	.343	29.74	27.42	***
경제참여가구원수 → 가구변화율	-12.11	-.024	10.74	-1.12	.259
장애가구원수 → 가구초기치	-290.25	-.061	51.96	-5.58	***
장애가구원수 → 가구변화율	-35.12	-.035	18.76	-1.87	.061
외래진료횟수 → 가구초기치	-2.39	-.053	.513	-4.67	***
외래진료횟수 → 가구변화율	-.164	-.017	.185	-.887	.375
부채총액 → 가구초기치	.095	.160	.006	14.638	***
부채총액 → 가구변화율	.007	.052	.002	2.295	*

*** $p<.001$, * $p<.1$

[그림 5-9] 가구소득에 대한 예측요인별 변화궤적

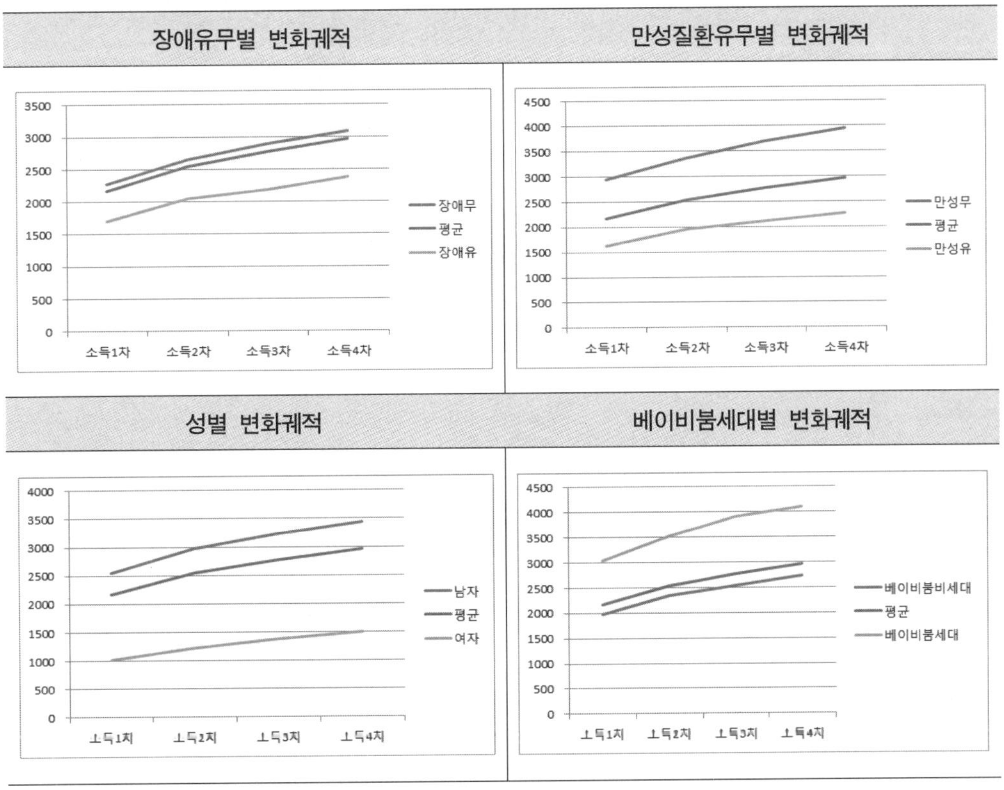

4 다중집단 잠재성장모형 분석(베이비붐 세대별)[7]

다중집단분석은 둘 이상의 집단의 경로계수의 크기를 가지고 서로 통계적으로 유의한 차이가 있는지를 검증하는 분석 방법이다. 본 연구에서는 베이비붐세대와 비세대 집단에 대해 경상소득 잠재성장모형 다중집단분석을 실시하였다(그림 참조). 분석결과 베이비붐비세대가 베이비붐세대보다 만성질환과 장애 가구원이 있을 경우 소득의 변화율에 더 강한 부적(−) 영향을 미치는 것으로 나타났다.

[그림 5-10] 베이비붐세대별 다중집단분석 모형

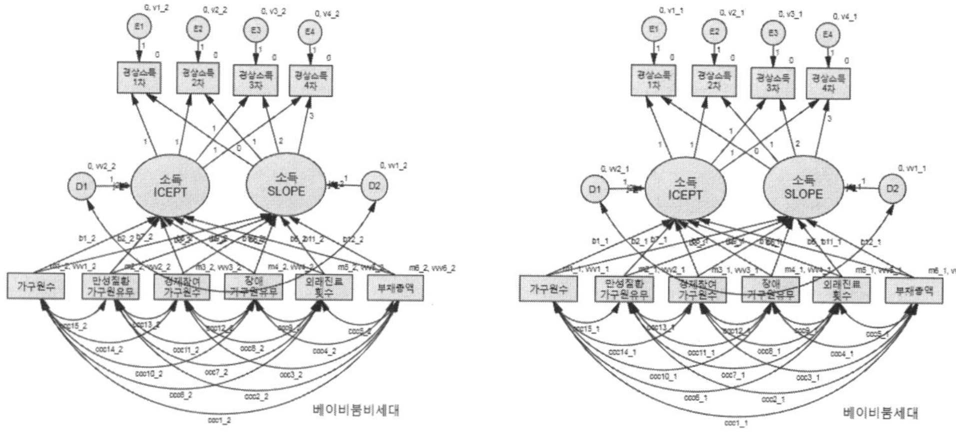

(◐ 10. 다중집단 잠재성장모형 분석(베이비붐 세대별))

---

7) 잠재성장모형에서의 집단 간 비교는 '형태 동일성→절편요인 평균동일성→기울기요인 평균동일성→집단 간 등가성' 순으로 검증(김주환 등, 2009)해야 하나, 동 연구에서는 집단 간 경로계수의 차이만 분석하였다.

<표 5-8> 청소년 비행요인의 베이비붐세대별 다중집단 구조방정식모델

경로	베이비붐세대		베이비붐비세대		경로차이	유의성
	β	C.R.	β	C.R.	C.R.	
가구원수 → 가구초기치(b1_1 → j2_1)	.25	7.75	.32	23.02	.93	유의하지 않음
가구원수 → 가구변화율(b1_7 → j1_1)	.20	3.50	.21	8.69	1.86	유의하지 않음
만성질환가구원유무 → 가구초기치(b1_2 → j2_1)	.12	-3.53	-.17	-13.15	4.27	유의함
만성질환가구원유무 → 가구변화율 (b1_8 → i1_1)	-.01	-.16	-.14	-6.20	2.46	유의함
경제참여가구원수 → 가구초기치(b1_3 → j2_1)	.29	9.06	.36	27.01	-.77	유의하지 않음
경제참여가구원수 → 가구변화율(b1_9 → j1_1)	-.04	-.74	-.03	-1.03	2.85	유의함
장애가구원수 → 가구초기치(b1_4 → j2_1)	-.07	-2.37	-.06	-5.16	3.72	유의함
장애가구원수 → 가구변화율(b1_10 → j1_1)	-.03	-.50	-.04	-1.98	2.52	유의함
외래진료횟수 → 가구초기치(b1_5 → j2_1)	-.02	-.54	-.06	-5.04	3.23	유의함
외래진료횟수 → 가구변화율(b1_11 → j1_1)	-.03	-.50	-.01	-.50	3.14	유의함
부채총액 → 가구초기치(b1_6 → j2_1)	.19	6.45	.16	13.20	3.22	유의함
부채총액 → 가구변화율(b1_12 → j1_1)	.05	.86	.06	2.66	3.13	유의함

5 결론 및 시사점

본 연구는 1차~4차 년도의 한국복지패널 자료를 이용하여 개인 및 집단의 변화량과 어떤 변인의 변화경향에 대한 특성을 연구하고자 할 때 효과적인 방법인 잠재성장모형을 이용하여 가구소득의 발달궤적과 1차년도 예측요인들이 가구소득의 변화에 미치는 영향을 검토하였다. 가구소득의 발달궤적에 미치는 영향을 검토하기 위해 가구원수, 경제참여가구원수, 외래진료횟수, 부채금액 간의 영향 관계를 분석한 결과, 가구원수, 경제참여가구원수, 부채금액은 모두 강한 정적 상관관계를 보였으며, 외래진료횟수는 강한 부적 상관관계가 있는 것으로 나타났다. 장애유무 및 만성질환유무와 가구소득 평균의 분석에서는 장애와 만성질환이 있는 가구의 소득의 평균이 낮은 것으로 나타났다. 잠재성장모형의 조건 모형의 분석을 위해 실시한 중회귀분석에서 예측변수 모두 가구소득에 유의한 차이를 보이고 있어, 가구원수, 경제참여가구원수, 부채액은 많을수록 가구소득이 높은 것으로 나타났다. 그리고 외래진료횟수가 많을수록, 장애나 만성질환 가구원이 있는 가구의 가구소득이 낮은 것으로 나타났다. 한편, 가구소득의 발달궤적을 살펴보기 위하여 초기치와 변화율을 잠재요인으로 설정하고, 관측변인인 3개년까지의 가구소득으로 가는 경로를 각각 설정하여 가장 적합한 잠재성장모형을 검증하기 위해 여섯 가지 유형의 무조건 모형을 검증한 결과, 선형변화모형이 가장 적합한 것으로 나타났다. 분석 결과 가구소득의 변화율은 가구 간 차이가 있고, 가구소득은 4년 동안 증가한 것으로 나타났으며 1차년도 가구소득이 높을수록 시간이 경과함에 따라 소득의 증가속도가 빠르고, 가구소득이 낮을수록 증가속도가 느린 것으로 나타났다. 조건 모형 분석에서는 가구원수가 많은 가구는 적은 가구보다 초기에 높은 소득을 보이다가 시간이 지남에 따라 소득이 빨리 증가하는 것으로 나타났다. 만성질환가구원이 있는 경우 만성질환가구원이 없는 가구보다 초기에 낮은 소득을 보이다가 시간이 지남에 따라 소득의 증가속도는 낮은 것으로 나타났다. 장애가구원이 있는 경우 장애가구원이 없는 가구보다 초기에 낮은 소득을 보이다가 시간이 지남에 따라 소득의 증가속도는 낮은 것으로 나타났다. 부채총액이 많은 가구는 적은 가구보다 초기에 높은 소득을 보이다가 시간이 지남에 따라 소득의 증가가 빠른 것으로 나타났다. 본 연구에서는 한국복지패널의 활용성 측면에서 잠재성장모형의 적용사례를 제시한다는 점에서 선행연구와의 비교를 통한 분석은 실시하지 않았다. 따라서 본 연구의 결과가 검증되기 위해서는 향후 연구에서 보다 상세한 접근이 이루어져야 할 것으로 본다. 끝으로, 한국복지패널에서 향후 연구되어야 할 종단분석 대상 변수로 가구데이터는 보건의료비지출, 한달평균보육비, 사교육비 등이며 개인데이터는 공적연금, 근로참여, 만족도, 가족폭력 등이 적용 가능할 것으로 본다.

참고 문헌

김주환, 김민규, 홍세희 (2009). 구조방정식모형으로 논문쓰기. 커뮤니케이션북스.

한국복지패널 기초분석 보고서 (2008). 한국보건사회연구원, 서울대학교 사회복지연구소.

Arbuckle, J. L .(1996). Full information estimation in the presence of incomplete data. In G. A. Marcoulides & R. E. Schumacker(Eds.), Advanced structural equation modeling: Issues and techniques(pp. 243-277). Mahwa, NJ: Lawrence Erlbaum Associates, Inc.

Duncan, T. E., Duncan, S. C., Strycker, A. L., Li F., & Alpert, A.(1999). An introduction to latent variable growth curve modeling; Concepts, issues, and application. Mahwah, NJ; Lawrence Erlbaum Associates.

Muthén, B. O., Kaplan, D., & Hollis, M (1987). On structural equation modeling with data that are not missing completely at random. Psychometrika, 52, 431-462.

Preacher, K. J., Wichman, A. L., MacCallum, R. C., & Briggs, N. E. (2008). Latent Growth Curve Modeling. SAGE Publication, Inc.

1 연구 데이터 가져오기

[한국복지패널] 자료는 한국보건사회연구원(http://kihasa.re.kr)에서 운영하는 한국복지패널 홈페이지(http://www.koweps.re.kr)에서 웨이브별 원시자료 및 관련 보고서 등을 회원가입 후 다운로드하여 이용할 수 있다. [한국복지패널]의 조사 내용은 가구특성, 가구경제상황, 가구원의 경제활동, 각종 사회복지제도의 수급현황과 수급욕구, 여가 및 일상생활, 사회적 자본과 가치관 등 매우 포괄적인 영역의 변수들을 포함하고 있다.

[그림 5-1] 한국복지패널 데이터 아카이브

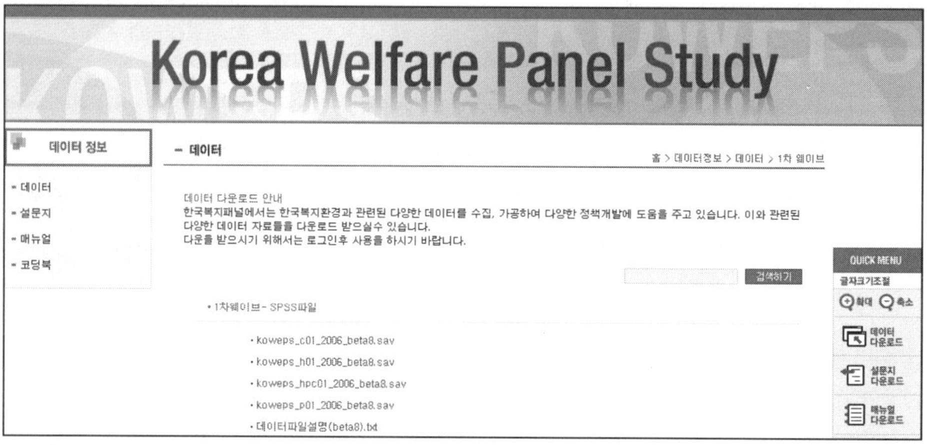

[그림 5-1]에서 '웨이브1의 가구 파일(koweps_h01_2006_beta8.sav)~웨이브4의 가구 파일(koweps_h04_2008_beta2.sav)'과 매뉴얼, 코딩북 파일을 다운로드받는다.

2 연구 데이터 구조방정식 자료로 변환하기(koweps_w1_4.sav)

1) 본 연구의 1차년도~4차년도의 연구 대상 측정항목은 다음과 같다.

차수	대상 항목	변수명	변수값
1차년도	머지키	h01_id, h01_ind, h01_sn, h_merkey	
	총가구원수	h0101_1	
	경상소득	h01_cin	
	가구주관계	h0101_(3,15,27,39,51,63,75,87,99)	10: 가구주
	성별	h0101_(4,16,28,40,52,64,76,88,100)	1: 남, 2: 여
	태어난 연도	h0101_(5,17,29,41,53,65,77,89,101)	
	장애종류	h0101_(8,20,32,44,56,68,80,92,104)	1~16
	만성질환상태	h0101_(10,22,34,46,58,70,82,94,106)	1~3
	외래진료횟수	h0102_(3,12,21,30,39,48,57,66,75)	
	경제활동참여상태	h0103_(4,14,24,34,44,54,64,74,84)	1~6
	총생활비	h0107_9	
	총부채비	h0109_7	
	사교육비	h0115_(66,67,74,75,82,83,90,91,98,99,106,107)	
2차년도	머지키 경상소득	h01_id, h01_ind, h01_sn, h_merkey h02_cin	
3차년도	머지키 경상소득	h01_id, h01_ind, h01_sn, h_merkey h03_cin	
4차년도	머지키 경상소득	h01_id, h01_ind, h01_sn, h_merkey h04_cin	

※ 2차~4차년도 머지키는 1차년도 머지키와 통일시킨다.

2) 변수의 선택

'복지패널 1~4' 코드북에서 위 연구에 필요한 데이터와 관련된 항목을 선택한다.

3) 변수의 통합

• 차수(w1~w4)별 연구에 필요한 데이터를 생성한다.

1단계: SPSS 구동(시작 → 프로그램(P) → IBM SPSS Statistics → IBM SPSS Statistics 19) → 파일 메뉴(데이터 열기: koweps_h01_2006_beta8.sav)

2단계: 1차년도 연구 필요 파일 생성: 변수 보기에서 연구에 필요한 데이터만 남기고 모두 삭제한다(연구에 불필요한 변수의 번호를 선택한 후, Delete).

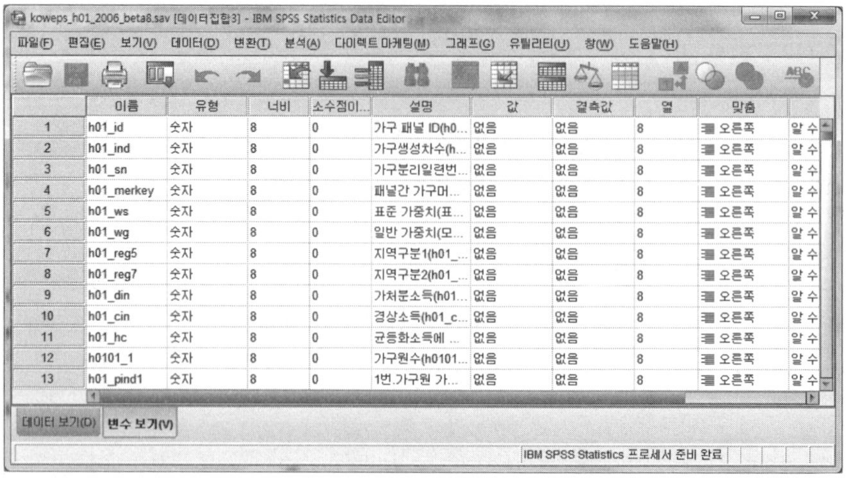

3단계: 1차년도 연구파일을 'koweps_w1.sav'으로 저장한다.

4단계: 2~4차년도 파일을 단계 1과 같이 반복하여 koweps_w1~koweps_w4.sav로 저장한다.

5단계: 연차별 파일의 머지키(h_merkey)를 정렬하여 다시 저장한다.

[데이터]–[케이스 정렬]–[정렬기준에 h_merkey 지정]–[확인]–[저장]

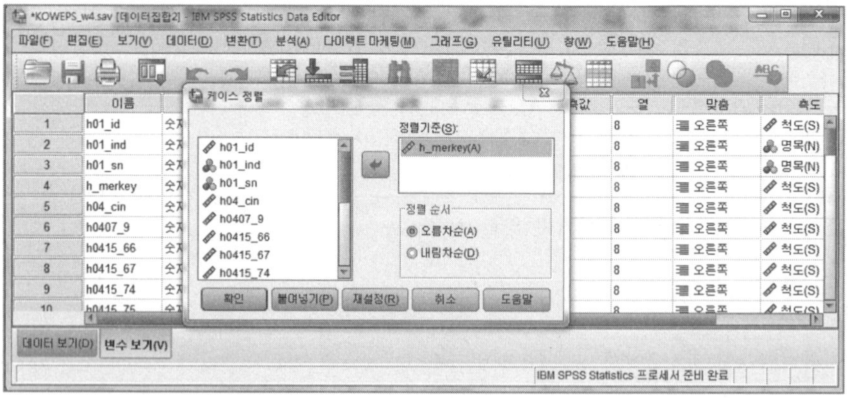

6단계: 연차별 파일(변수) 합치기

[메뉴]–[데이터–파일 합치기–변수 추가]→[외부 데이터 파일(koweps_w1.sav) 연결]–[계속]

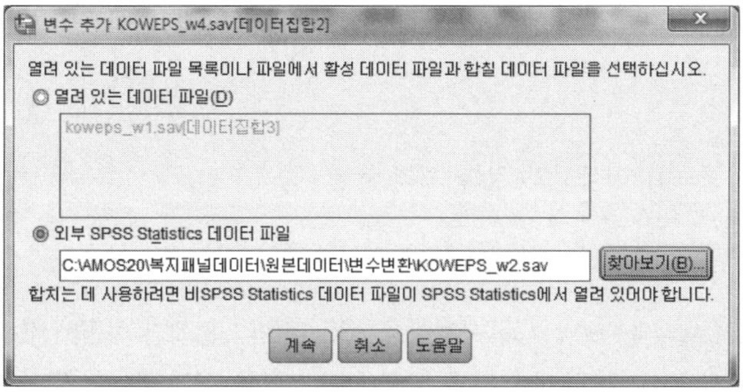

7단계: [변수 추가 위치]–[정렬된 파일에서 기준변수에 맞추어 케이스 연결] 선택–[기준변수를 'h_merkey'로 지정]–[확인]

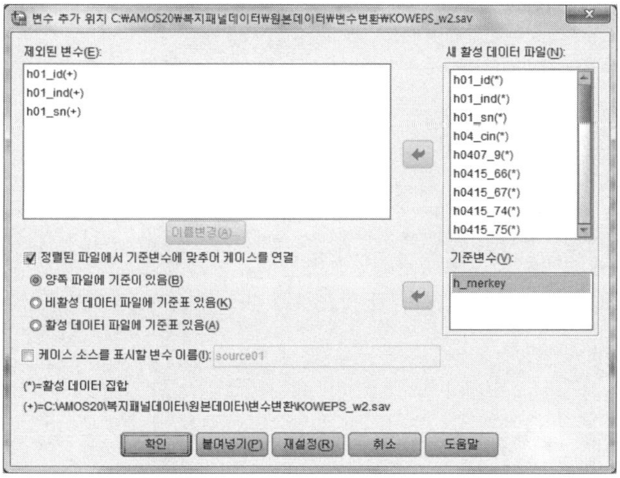

8단계: 최종 통합파일(koweps_w1_4.sav)에 저장한다.

- 머지 시 주의할 점
  - 각 파일별 머지키(h_merkey)는 오름차순으로 정렬한다.
  - 각 파일별 머지키명은 같은 변수명으로 일치시킨다.
  - 정렬한 파일에서 기준변수에 맞추어 케이스 정렬을 선택한 후, 기준변수를 머지키(h_merkey)로 지정한다.
  - 양쪽 파일에 기준이 있음을 지정한다.

- 최종통합파일의 연구변수에 대한 변수변환 작업 실시(복지패널변수변환.sps)
  - 경상소득 변수변환: 변수명 (INC_W1~INC_W4) 지정
  - 부채(DE_W1) 가구원수(HNO_W1) 변수 지정

- 외래진료일수 산출, 장애가구 유무 산출, 만성질환 유무 산출, 경제활동가구원수 산출, 사교육비+교육비 산출
- 가구주의 성별과 연령 가져오기
- 경상소득, 외래진료횟수, 부채액, 교육비 이상치의 결측 처리
- 연령 산출, 베이비붐 세대 select

• 사용된 Syntax는 recode, compute, if, 'do if~end if'를 사용함.(SPSS 데이터 편집기 화면에서는 변수변환이 어려우나, SPSS Syntax에서는 몇 개의 명령문을 알면 변수변환을 쉽게 할 수 있다.)

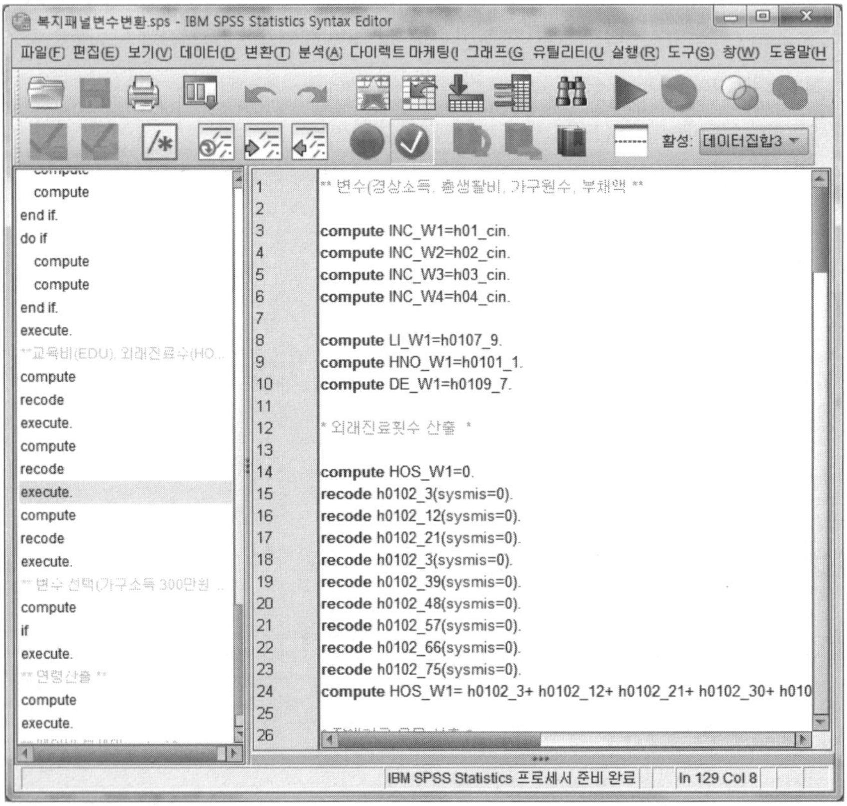

9단계: 최종 변환파일(koweps_w1_4-la.sav)에 저장한다.

3 변인들의 기술통계 산출

기술통계 실행을 위해 다음과 같은 순서에 따라 진행하면 다음과 같은 화면을 얻는다.

1단계: 데이터 불러오기: IBM SPSS Statistics 실행→[파일]→[열기]→[데이터 열기(koweps_w1_4_la.sav)]
2단계: [분석]→[기술통계량]→[기술통계]→[분석변수 지정]→[옵션 단추]→['최소값', '최대값' 등 선택]→[확인 단추]→[확인 단추]

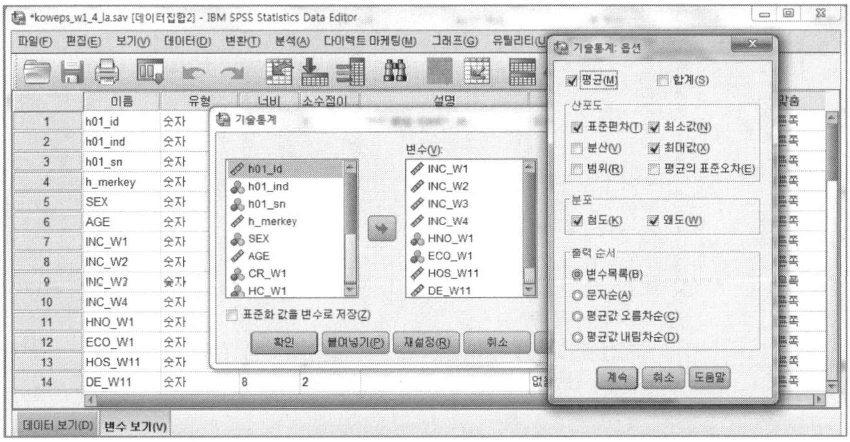

3단계: 결과표 분석

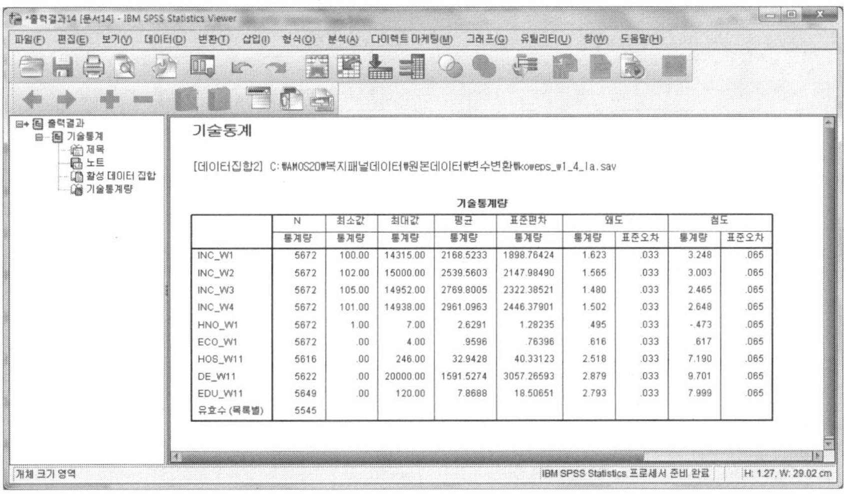

기술통계

[데이터집합2] C:₩AMOS20₩복지패널데이터₩원본데이터₩변수변환₩koweps_w1_4_la.sav

기술통계량

	N	최소값	최대값	평균	표준편차	왜도		첨도	
	통계량	통계량	통계량	통계량	통계량	통계량	표준오차	통계량	표준오차
INC_W1	5672	100.00	14315.00	2168.5233	1898.76424	1.623	.033	3.248	.065
INC_W2	5672	102.00	15000.00	2539.5603	2147.98490	1.565	.033	3.003	.065
INC_W3	5672	105.00	14952.00	2769.8005	2322.38521	1.480	.033	2.465	.065
INC_W4	5672	101.00	14938.00	2961.0963	2446.37901	1.502	.033	2.648	.065
HNO_W1	5672	1.00	7.00	2.6291	1.28235	.495	.033	-.473	.065
ECO_W1	5672	.00	4.00	.9596	.76396	.616	.033	.617	.065
HOS_W11	5616	.00	246.00	32.9428	40.33123	2.518	.033	7.190	.065
DE_W11	5622	.00	20000.00	1591.5274	3057.26593	2.879	.033	9.701	.065
EDU_W11	5649	.00	120.00	7.8688	18.50651	2.793	.033	7.999	.065
유효수 (목록별)	5545								

4단계: 장애(HC_W1)와 만성질환(CR_W1) 가구의 기술통계는 빈도분석을 실시한다. (0: 장애(만성질환) 없음, 1: 장애(만성질환) 있음)

4 변인 간의 상관관계 산출

상관관계 실행을 위해 다음과 같은 순서에 따라 진행하면 다음과 같은 화면을 얻는다.

1단계: 데이터 불러오기: IBM SPSS Statistics 실행 → [파일] → [열기] → [데이터 열기(koweps_w1_4_la.sav)]
2단계: [분석] → [상관분석] → [이변량 상관계수] → [분석변수 지정] → [확인 단추]

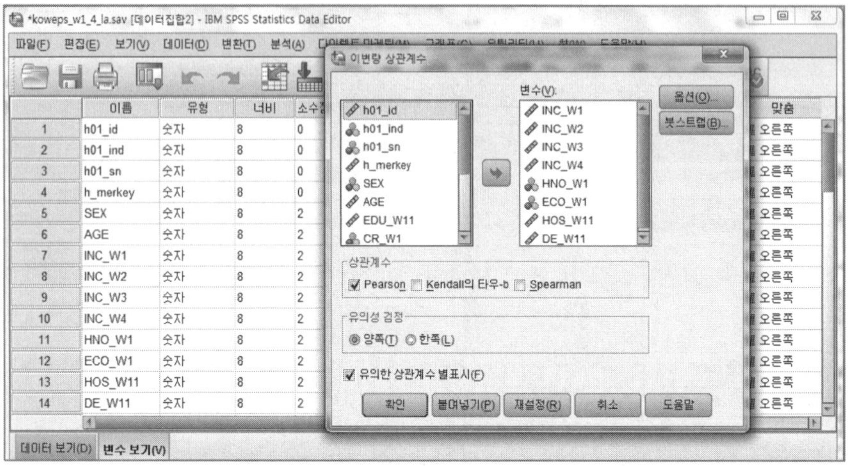

3단계: 결과표 분석

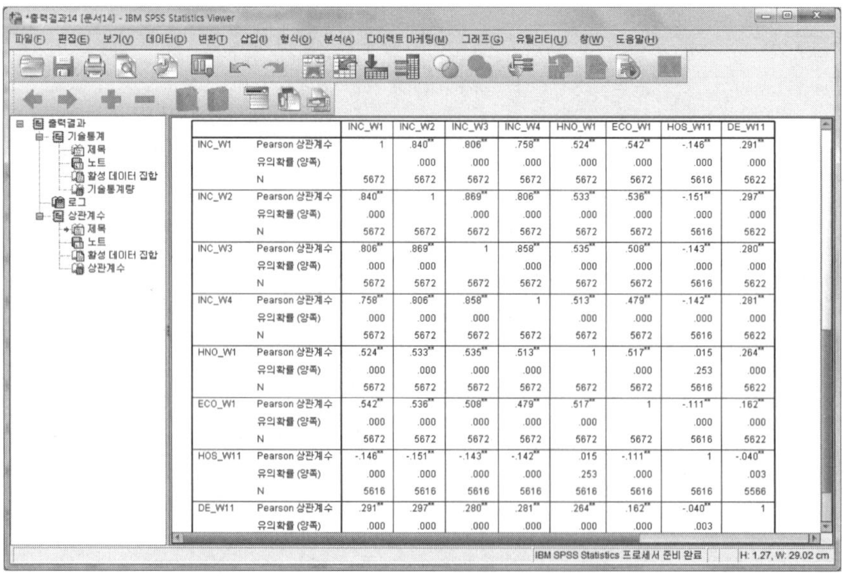

		INC_W1	INC_W2	INC_W3	INC_W4	HNO_W1	ECO_W1	HOS_W11	DE_W11
INC_W1	Pearson 상관계수	1	.840**	.806**	.758**	.524**	.542**	-.146**	.291**
	유의확률 (양쪽)		.000	.000	.000	.000	.000	.000	.000
	N	5672	5672	5672	5672	5672	5672	5616	5622
INC_W2	Pearson 상관계수	.840**	1	.869**	.806**	.533**	.536**	-.151**	.297**
	유의확률 (양쪽)	.000		.000	.000	.000	.000	.000	.000
	N	5672	5672	5672	5672	5672	5672	5616	5622
INC_W3	Pearson 상관계수	.806**	.869**	1	.858**	.535**	.508**	-.143**	.280**
	유의확률 (양쪽)	.000	.000		.000	.000	.000	.000	.000
	N	5672	5672	5672	5672	5672	5672	5616	5622
INC_W4	Pearson 상관계수	.758**	.806**	.858**	1	.513**	.479**	-.142**	.281**
	유의확률 (양쪽)	.000	.000	.000		.000	.000	.000	.000
	N	5672	5672	5672	5672	5672	5672	5616	5622
HNO_W1	Pearson 상관계수	.524**	.533**	.535**	.513**	1	.517**	.015	.264**
	유의확률 (양쪽)	.000	.000	.000	.000		.000	.253	.000
	N	5672	5672	5672	5672	5672	5672	5616	5622
ECO_W1	Pearson 상관계수	.542**	.536**	.508**	.479**	.517**	1	-.111**	.162**
	유의확률 (양쪽)	.000	.000	.000	.000	.000		.000	.000
	N	5672	5672	5672	5672	5672	5672	5616	5622
HOS_W11	Pearson 상관계수	-.146**	-.151**	-.143**	-.142**	.015	-.111**	1	-.040**
	유의확률 (양쪽)	.000	.000	.000	.000	.253	.000		.003
	N	5616	5616	5616	5616	5616	5616	5616	5566
DE_W11	Pearson 상관계수	.291**	.297**	.280**	.281**	.264**	.162**	-.040**	1
	유의확률 (양쪽)	.000	.000	.000	.000	.000	.000	.003	

– 유의수준 0.01에서 유의한 상관관계를 보여준다.

5 변인 간의 평균 검정

- '독립표본 T 검정' 실행을 위해 다음과 같은 순서에 따라 진행한다.

1단계: 데이터 불러오기: IBM SPSS Statistics 실행 → [파일] → [열기] → [데이터 열기(koweps_w1_4_la.sav)]

2단계: [분석] → [평균 비교] → [독립표본 T 검정] → [분석변수 지정] → [집단정의] → [확인 단추]

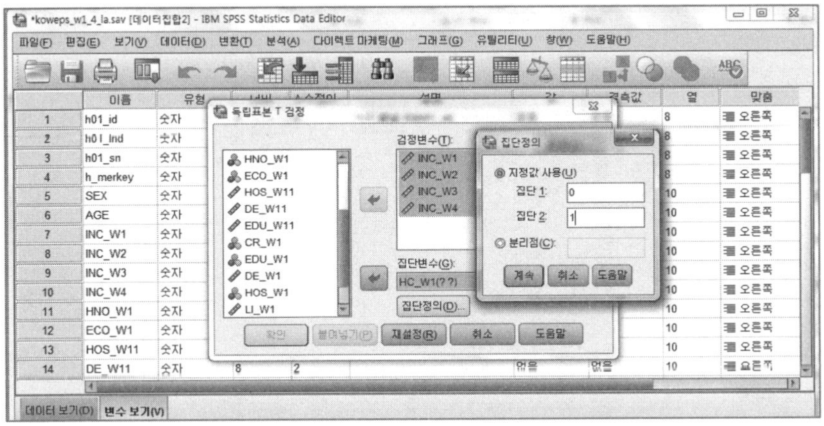

3단계: 결과표 분석

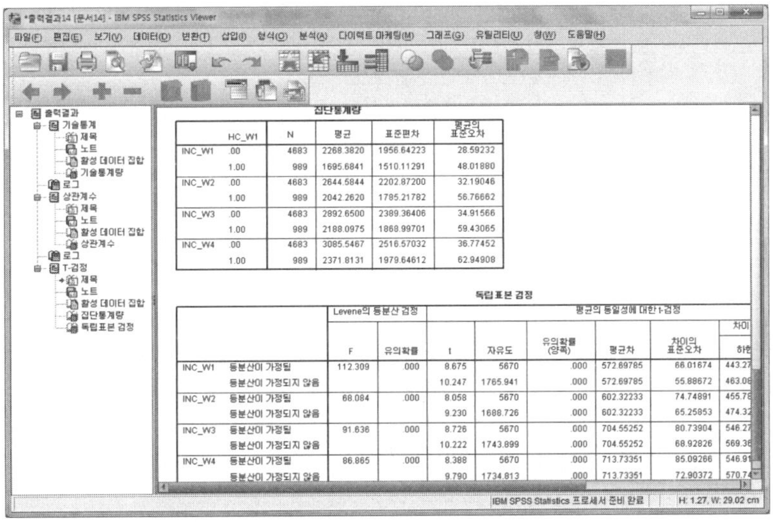

- 집단통계량에서 평균과 표준편차를 확인한다.
- 독립표본 T 검정 결과 장애그룹별 경상소득의 평균은 등분산을 하지 않아(유의확률 p(0.000) < α (0.01)) t-검증값은 '등분산이 가정되지 않음' 값을 선택한다.
- 즉, '경상소득1차~4차의 장애집단 간 평균은 등분산을 하지 않으나, 집단 간 평균에 유의한 차이(p(0.000) < α(0.001))가 있다'로 해석한다.

6 변인 간의 다중회귀분석

'다중회귀분석' 실행을 위해 다음과 같은 순서에 따라 진행하면 아래 그림과 같은 화면을 얻는다.

1단계: 데이터 불러오기: IBM SPSS Statistics 실행→[파일]→[열기]→[데이터 열기(koweps_w1_4_la.sav)]

2단계: [분석]→[회귀분석]→[선형]→[분석변수 지정]→[통계량 선택]→[계속 단추]→[확인 단추]

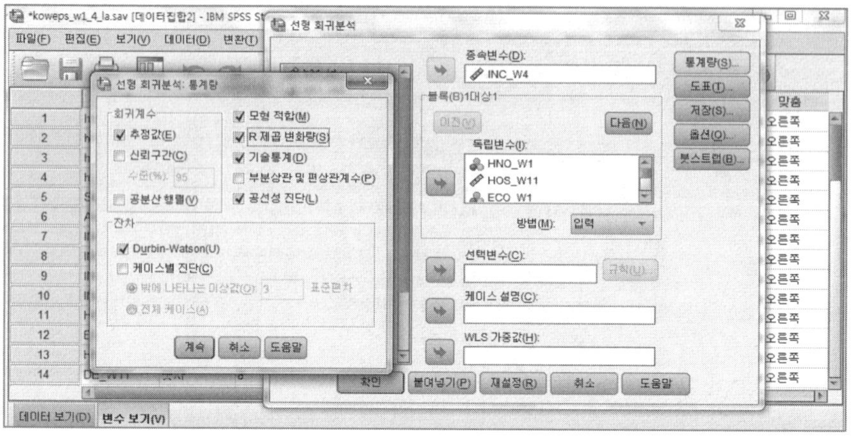

3단계: 결과표 분석

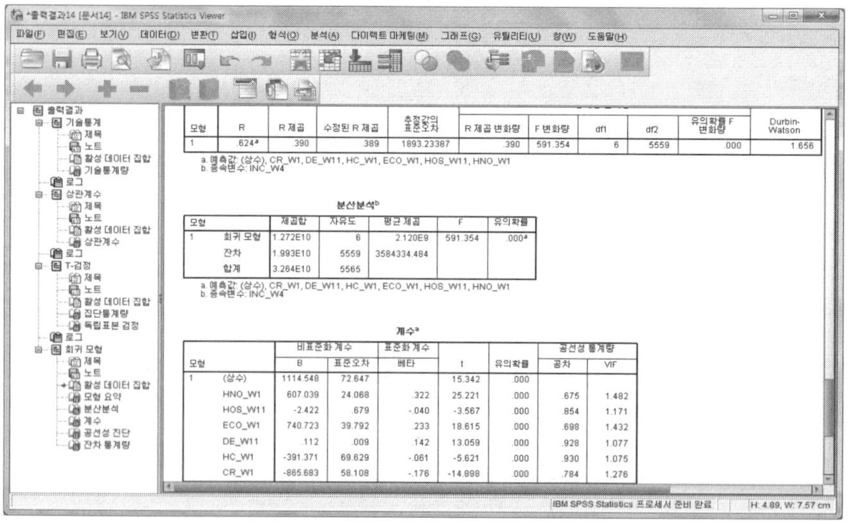

- 중회귀모형은 39.0%(R^2)의 설명력을 가지고 있고, 회귀모형의 적합성은 분산분석표에서 유의확률(p) $=0.000<\alpha(0.001)$에서 유의한 것을 알 수 있다.
- 모든 독립변수는 유의확률(p)$=0.000<\alpha(0.001)$에서 유의한 것을 알 수 있다.
- 공차(tolerance)가 높게 나타났고, VIF(분산확대지수)가 10보다 현저히 작으므로 독립변수 간 다중공선성의 문제는 없는 것으로 나타났다.

7 가구소득의 발달궤적 분석(무조건 모델)

1단계: Amos의 메뉴에서 [Plugins]−[Growth Curve Model]을 선택, [Number Of Time Points]에 측정 시점을 입력한다(본 연구는 4차년도의 가구소득을 측정하였기 때문에 '4'로 입력하고 [OK]를 누르면 잠재성장모형이 자동 생성된다).

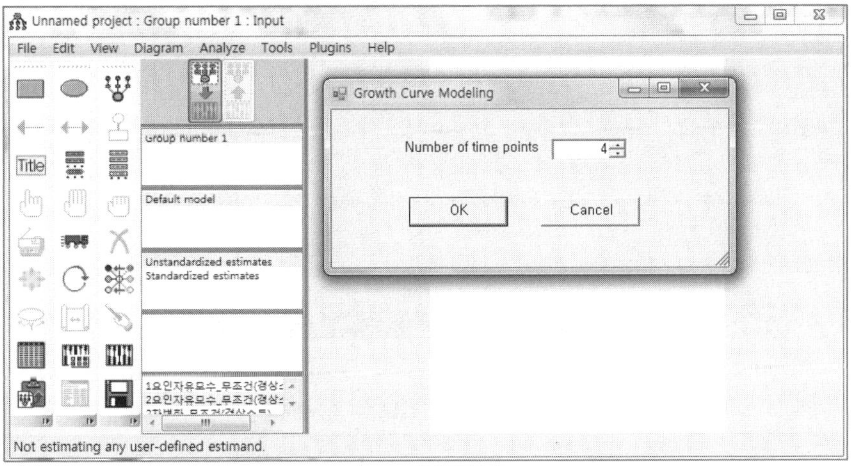

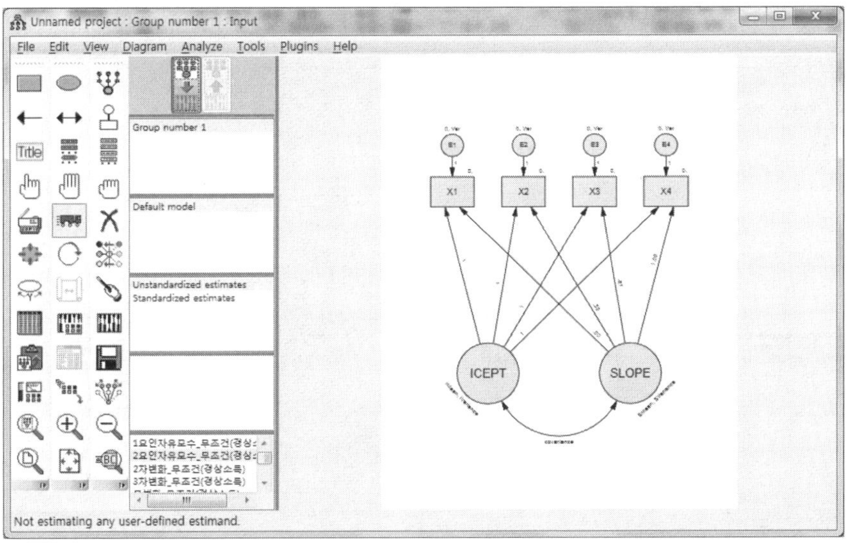

2단계: 데이터(koweps_w1_4_la.sav)를 연결시킨다.

- [file]–[data files]에서 지정

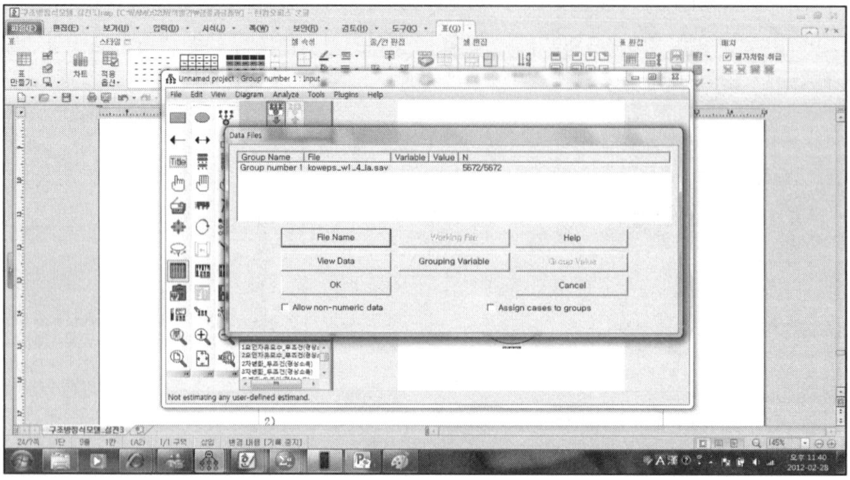

3단계: 데이터 변수목록 아이콘을 선택하여 X1～X4에 관측변수(경상소득변수들)를 입력한다.

- 목록창에서 변수(INC_W1～INC_W4)를 드래그(Drag)하여 'X1～X4'에 차례로 드롭(Drop)한다.
- 관측변수의 변수명을 더블클릭하여 Variable label(경상소득1차～4차)를 입력한다.

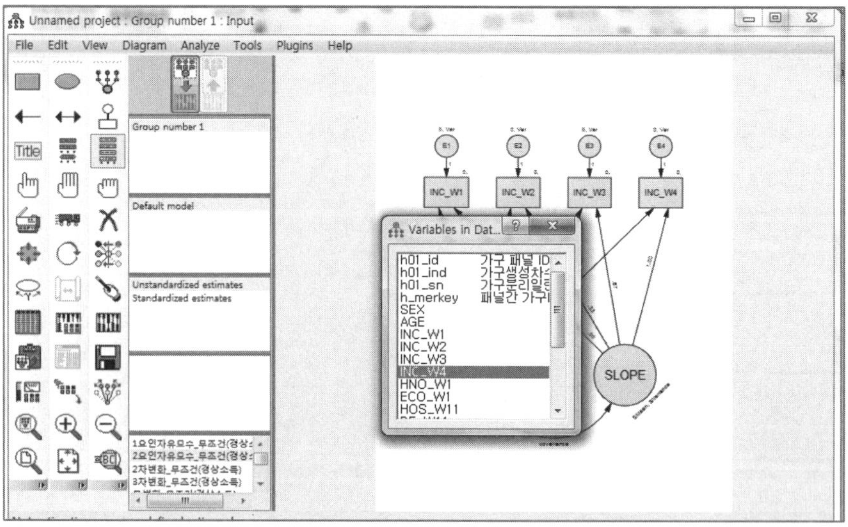

• 잠재변수명을 지정한다(잠재변수를 더블클릭하여 변수명을 수정한다).

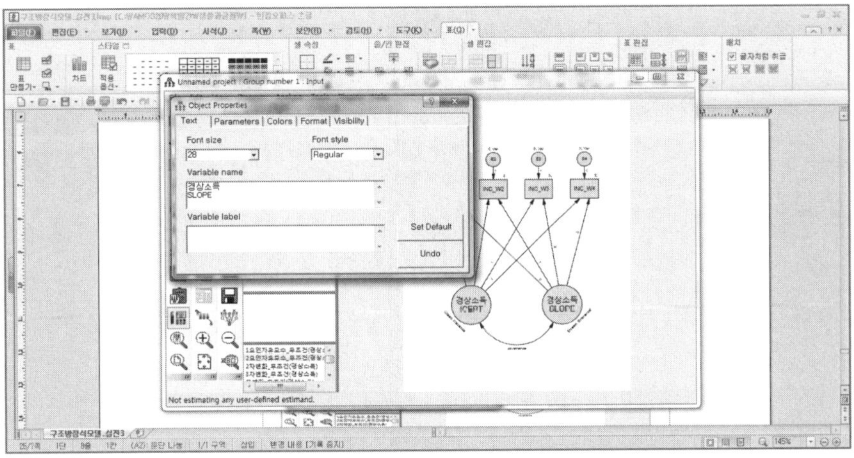

4단계: 변화량에 해당하는 SLOPE(기울기)는 관측변수로 가는 경로를 [0, 1, 2, 3]로 고정한다.

• 관측변수에서 잠재변수로 가는 경로선을 더블클릭하여 수정한다.

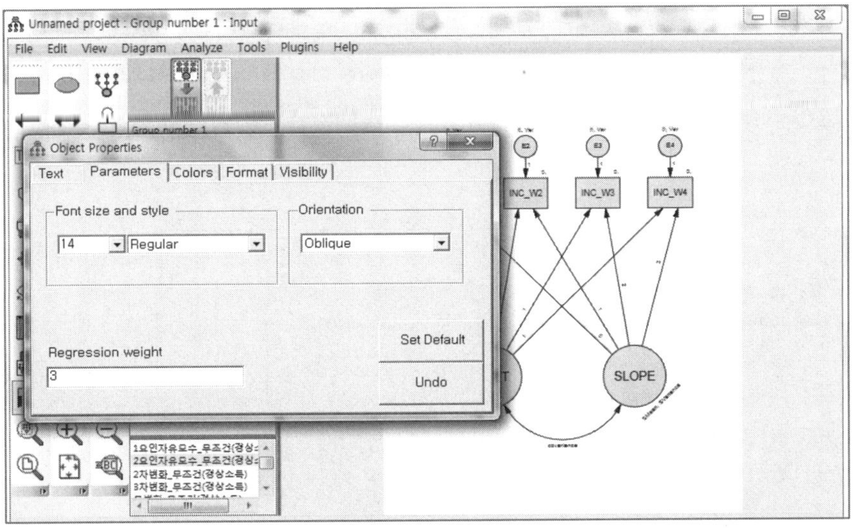

5단계: [View]–[Analysis Properties]–[Output]를 지정한다.

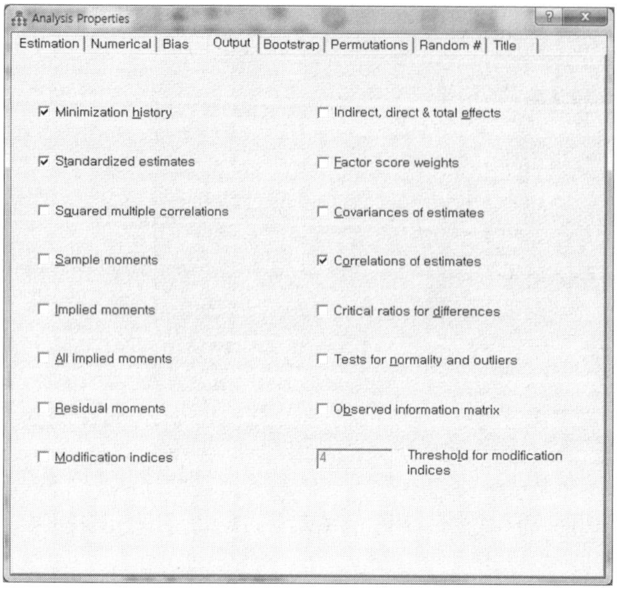

6단계: 오차항을 제약하고 실행 아이콘을 실행한다. [Amos 잠재성장곡선 모델링은 자동으로 제약모델(오차항이 동일(E1~E4의 평균과 분산이 (0, var)로 자동 지정)한 것으로 가정)이 실행된다.]

- 실행되기 전 파일 저장창에 파일명(선형_무조건(경상소득).amw)을 입력한 후, [저장]을 누르면 분석이 시작된다.

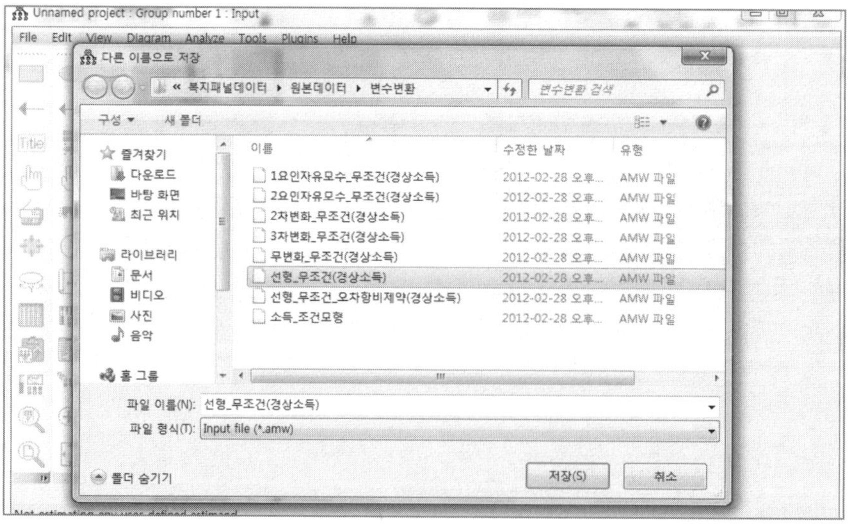

7단계: [View]–[Text Output]에서 Amos Output를 확인한다.

- [model fit]에서 적합도를 확인하고, [Estimates]에서 초기치와 기울기의 평균, 분산 등을 확인한다.

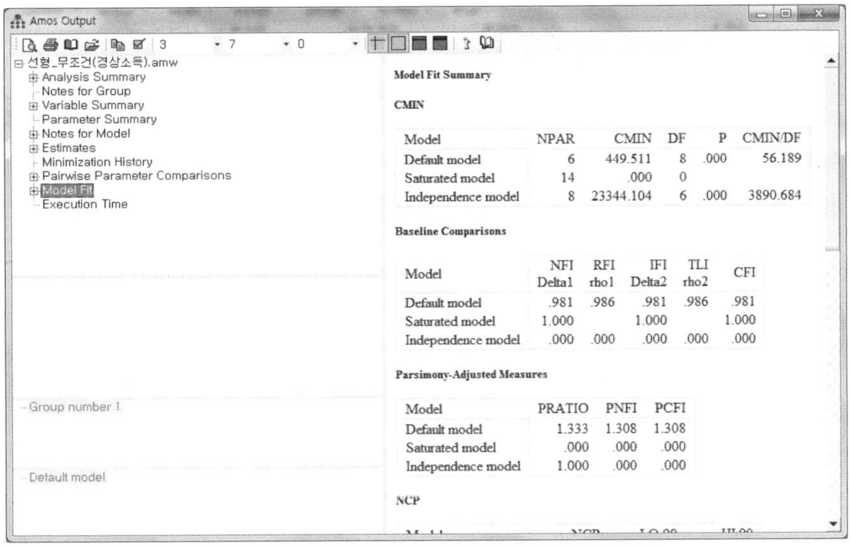

Model Fit Summary

CMIN

Model	NPAR	CMIN	DF	P	CMIN/DF
Default model	6	449.511	8	.000	56.189
Saturated model	14	.000	0		
Independence model	8	23344.104	6	.000	3890.684

Baseline Comparisons

Model	NFI Delta1	RFI rho1	IFI Delta2	TLI rho2	CFI
Default model	.981	.986	.981	.986	.981
Saturated model	1.000		1.000		1.000
Independence model	.000	.000	.000	.000	.000

Parsimony-Adjusted Measures

Model	PRATIO	PNFI	PCFI
Default model	1.333	1.308	1.308
Saturated model	.000	.000	.000
Independence model	1.000	.000	.000

NCP

8 가구소득의 발달궤적(선형모형 오차항 동질성 검증)

1단계: Amos 잠재성장곡선 모델링은 자동으로 제약모델(오차항이 동일(E1~E4의 평균과 분산이 (0, var)로 자동 지정)한 것으로 가정)이 실행된다. 따라서 오차분산의 동질성 검증은 비제약모델을 실행하여 제약모델과 비교한다.

2단계: 제약 선형모형의 오차항의 분산을 삭제하여 자유모수로 변경한다.

- 오차항(E1~E4)을 더블클릭하여 [Parameter의 Variance]의 'Var'을 삭제한다.

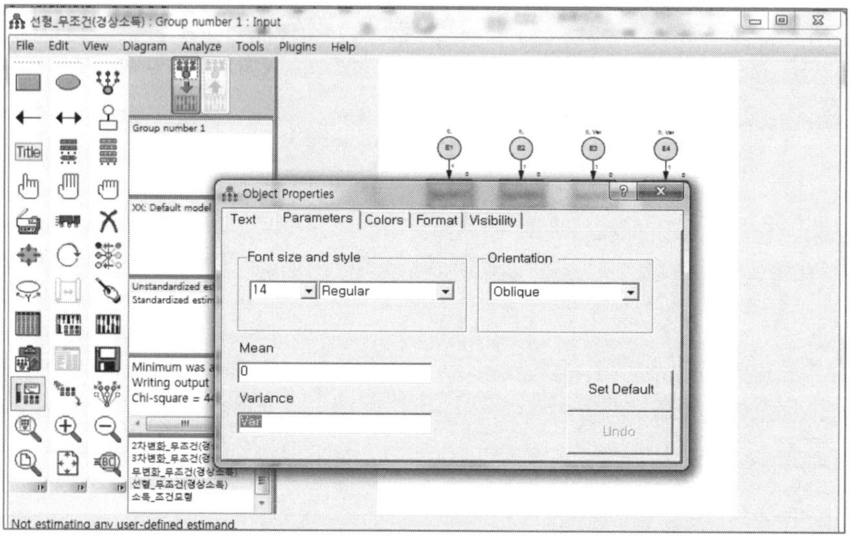

3단계: 오차항을 제약하지 않고 실행 아이콘을 실행한 후, [Amos Output]를 확인한다.

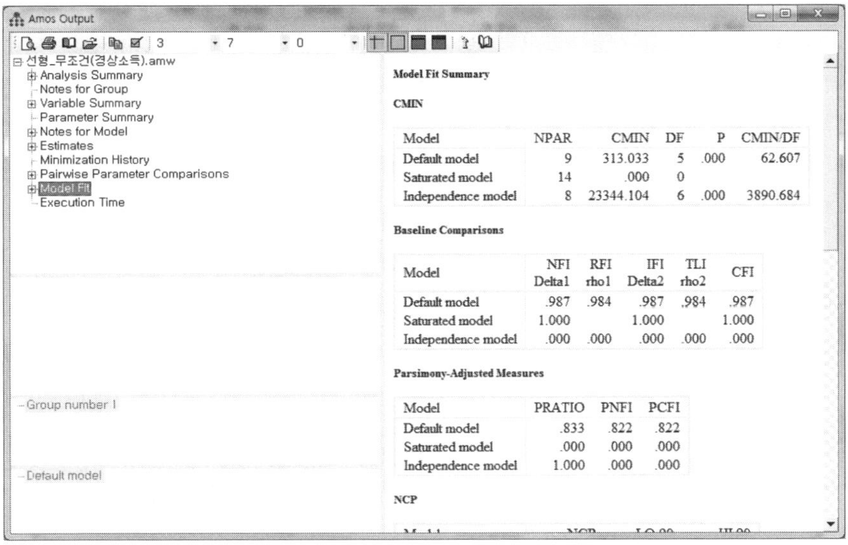

Model Fit Summary

CMIN

Model	NPAR	CMIN	DF	P	CMIN/DF
Default model	9	313.033	5	.000	62.607
Saturated model	14	.000	0		
Independence model	8	23344.104	6	.000	3890.684

Baseline Comparisons

Model	NFI Delta1	RFI rho1	IFI Delta2	TLI rho2	CFI
Default model	.987	.984	.987	.984	.987
Saturated model	1.000		1.000		1.000
Independence model	.000	.000	.000	.000	.000

Parsimony-Adjusted Measures

Model	PRATIO	PNFI	PCFI
Default model	.833	.822	.822
Saturated model	.000	.000	.000
Independence model	1.000	.000	.000

NCP

4단계: 오차항을 제약하지 않고 선형모형 오차분산의 동질성을 검증하면 χ^2분포표에서 p=.05, df=3일 때 $\chi^2=7.82$로 $\Delta\chi^2=136.4$로서 '$\Delta\chi^2 > \chi^2$'이면 통계적으로 유의하여 관측변수의 오차항 분산의 동질성에는 문제가 있다. 따라서 본 연구에서의 조건 모형은 오차분산이 동일하지 않다는 비제약모델을 적용하였다.

model	x^2	df	NFI	CFI	RMSEA	TLI	Δ(df)x^2	Sig.
오차분산 비제약모형	313.03	5	.987	.984	.104	.987		
오차분산 제약모형	449.5	8	.981	.981	.099	.986	136.4(3)	유의함

9 가구소득의 변화에 대한 예측요인 분석(조건 모델)

1단계: Amos의 메뉴에서 [Plugins]-[Growth Curve Model]을 선택, [Number of time points]에 측정 시점을 입력한다(본 연구는 4차년도의 가구소득을 측정하였기 때문에 '4'로 입력하고 [OK]를 누르면 잠재성장모형이 자동 생성된다).

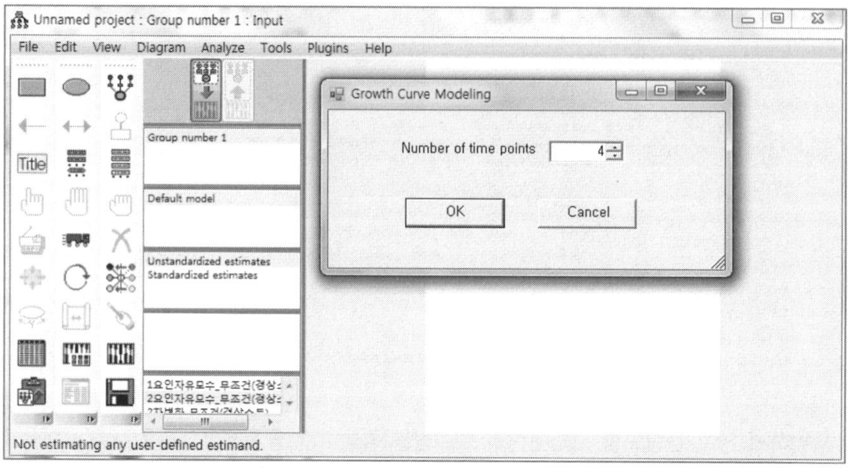

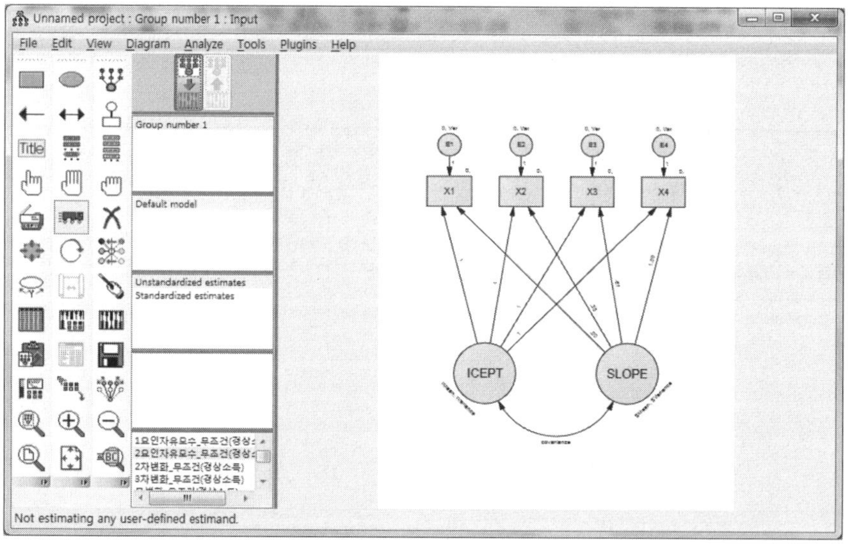

2단계: 제약 선형모형의 오차항의 분산을 삭제하여 자유모수로 변경한다.

• 오차항(E1～E4)를 더블클릭하여 [Parameter의 Variance]의 'Var'을 삭제한다.

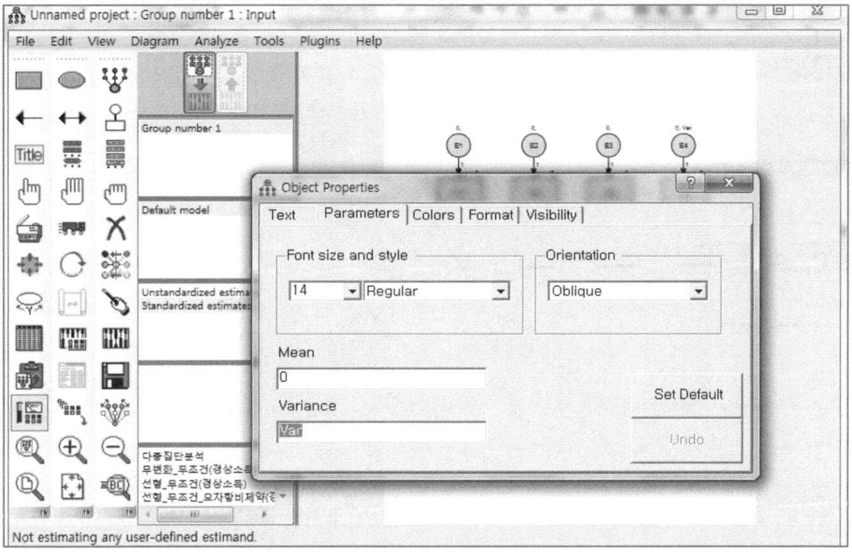

3단계: 초기치(ICEPT)와 기울기(SLOPE)의 평균과 분산을 삭제한다.

• ICEPT와 SLOPE를 더블클릭하여 [Parameter의 Variance]의 'Mean'과 'Variance'를 삭제한다.

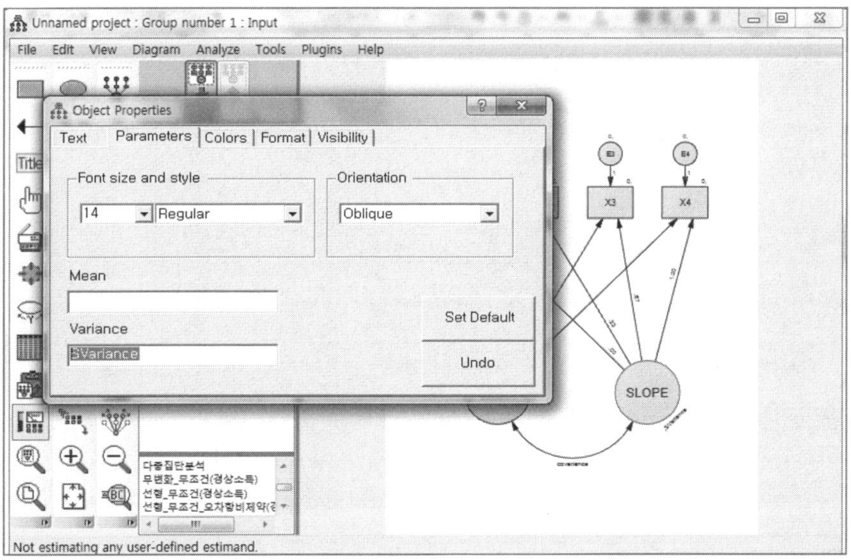

4단계: [erase object] 아이콘으로 ICEPT와 SLOPE의 공분산(Covariance) 연결선을 삭제한다.

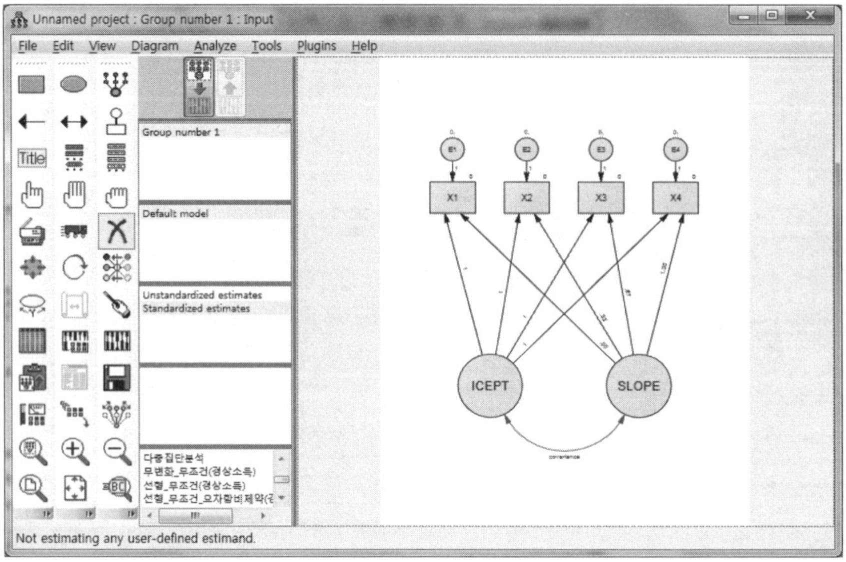

5단계: 데이터(koweps_w1_4_la.sav)를 모형에 연결시킨다.

- [File]–[Data Files]에서 지정

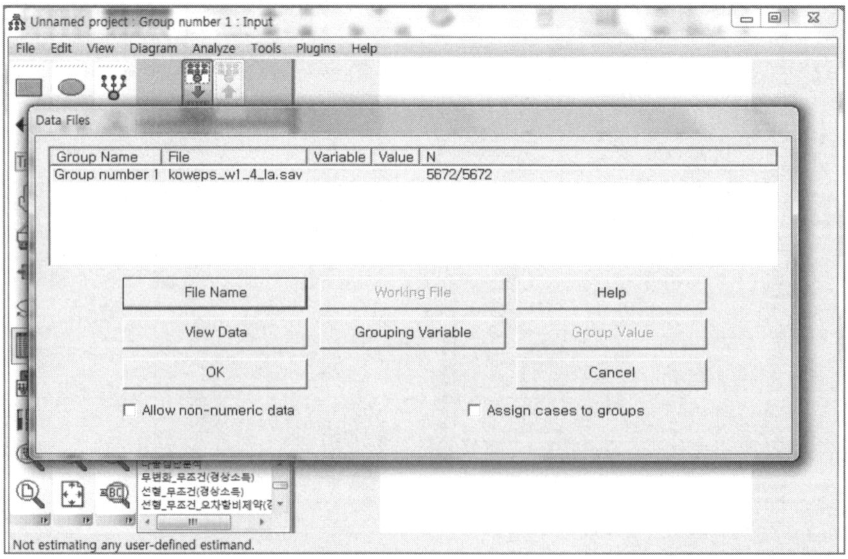

6단계: [데이터 변수목록] 아이콘을 선택하여 X1~X4에 관측변수(경상소득변수들)를 입력한다.

- 목록창에서 변수(INC_W1~INC_W4)를 드래그(Drag)하여 'X1~X4'에 차례로 드롭(Drop)한다.

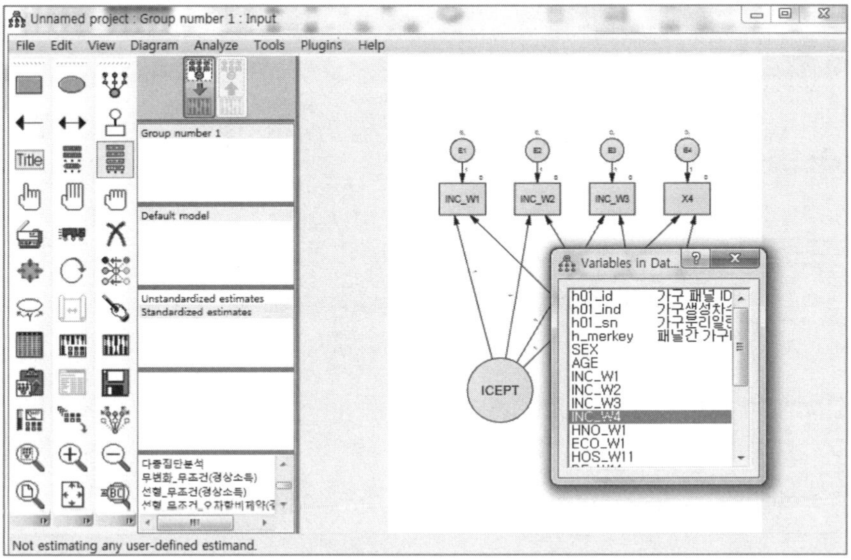

7단계: 관측변수의 변수명을 더블클릭하여 Variable label(경상소득1차~4차)를 입력한다.

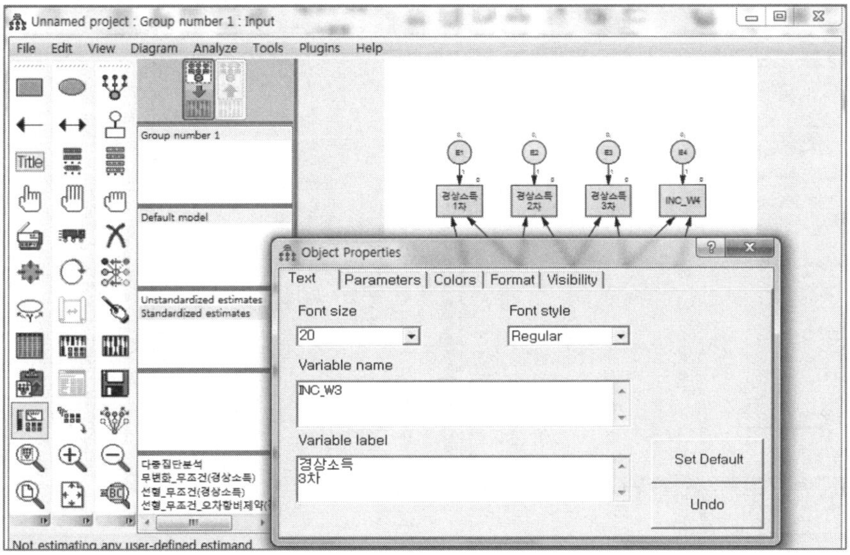

8단계: 잠재변수를 더블클릭하여 변수명을 수정(ICEPT경상소득, SLOPE경상소득)한다.

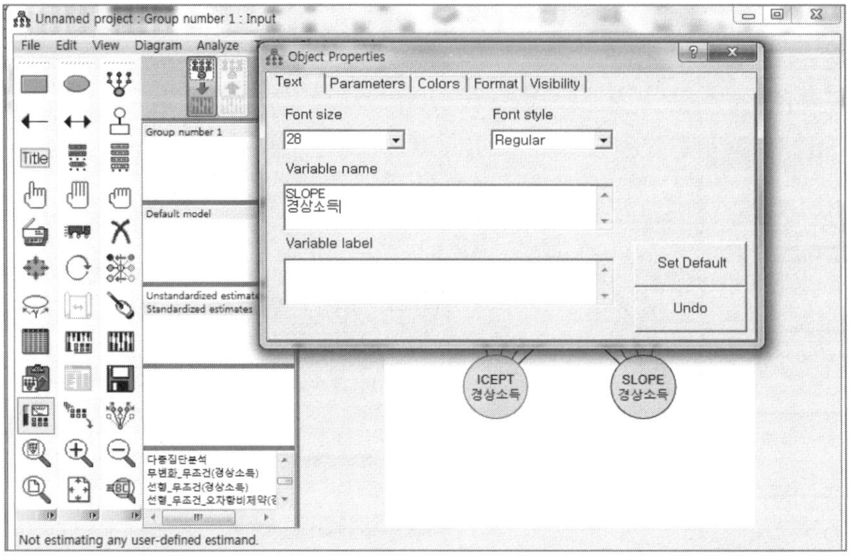

9단계: 변화량에 해당하는 SLOPE(기울기)는 관측변수로 가는 경로를 선형모형 모수 [0, 1, 2, 3]로 고정한다.

- 관측변수에서 잠재변수(SLOPE경상소득)경로선을 더블클릭하여 수정한다.

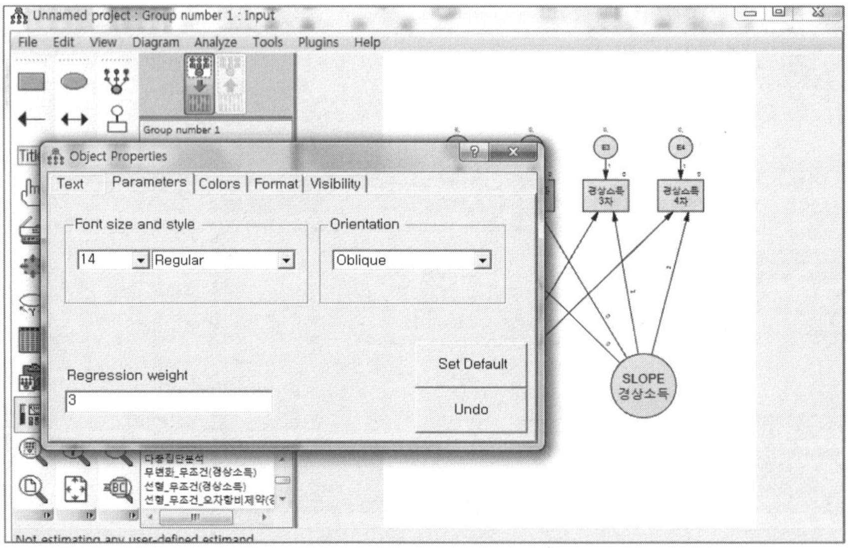

10단계: 모델 작업창의 잠재성장모형 하단에 예측요인을 그리기 위해 모형 전체를 상단으로 이동한다.

- [Select All Objects] 아이콘을 선택한 후, [Move Objects] 아이콘으로 상단으로 드래그(Drag)한다.(모형이 파란색으로 변했음을 알 수 있다.)
- [Dselect All Objects] 아이콘을 선택하여 [모형 선택]을 해제한다.

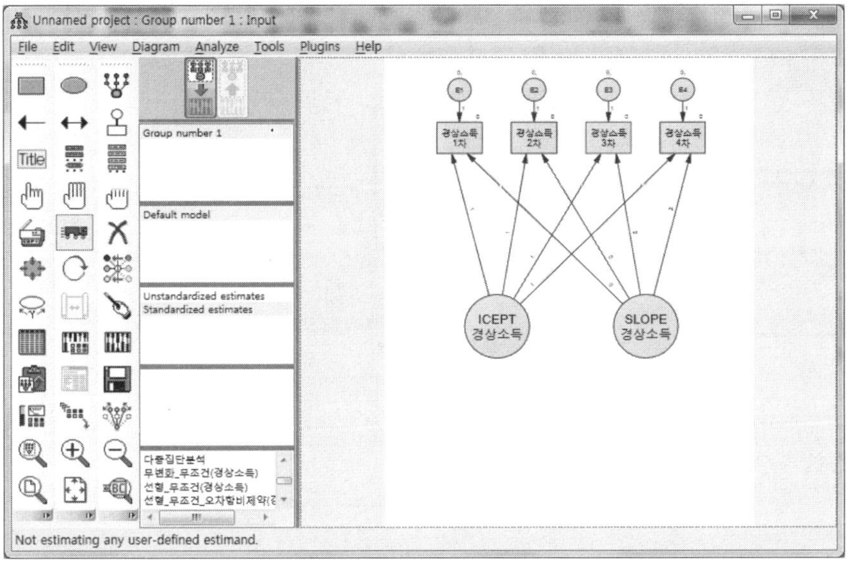

11단계: [Draw Observed Variable] 아이콘을 선택하여 예측변수를 그린다.

- 관찰변수를 그릴 때는 조건 모형의 예측변수의 수(본 연구모형은 예측변수가 6개임)를 고려하여 [사각형] 아이콘을 적당한 크기로 끌어놓기를 하고, [복사, 이동] 등의 아이콘을 사용하여 연구모형을 그린다.

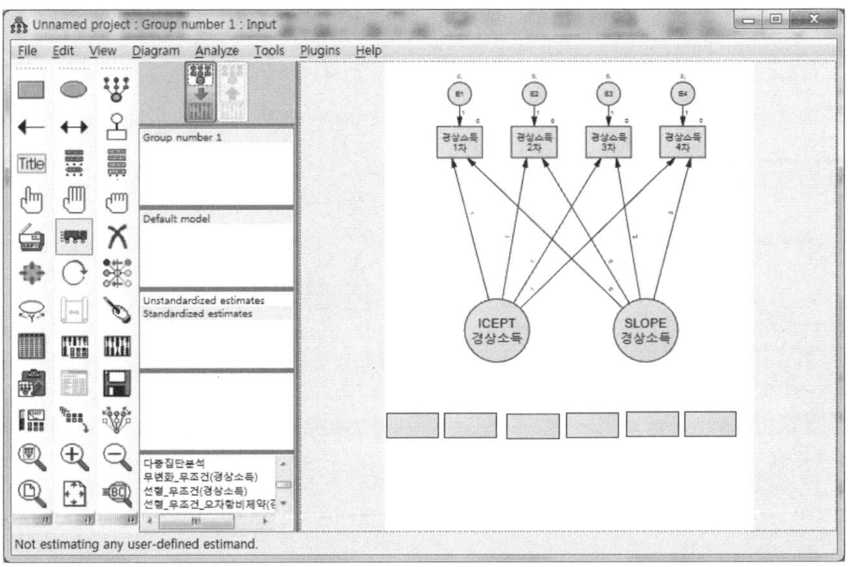

12단계: [데이터 변수목록] 아이콘을 선택하여 관측변수에 해당 예측변수를 입력한다.

• 목록창에서 변수(HNO_W1, CR_W1, ECO_W1, HC_W1, HOS_W11, DE_W11)를 차례로 관측변수에 끌어놓기를 한다.

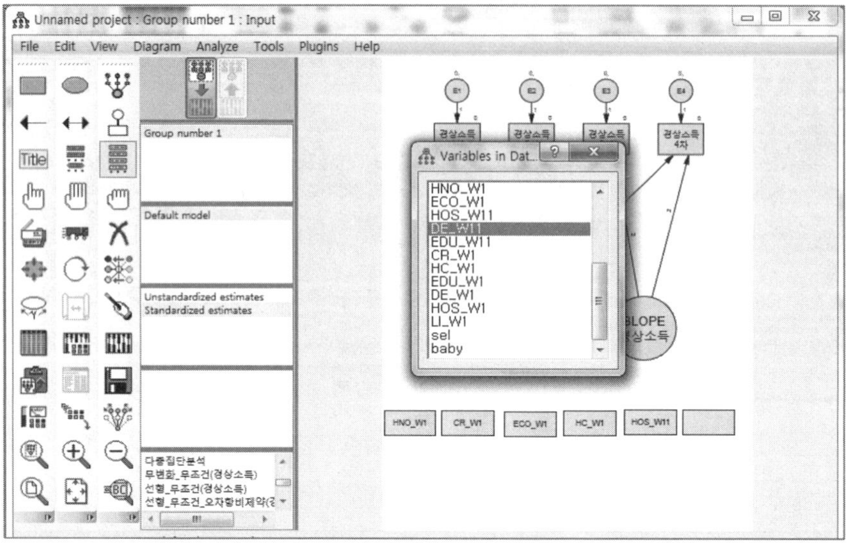

13단계: [경로화살표]를 이용하여 예측변수와 잠재변수(ICEPT, SLOPE)에 경로선을 연결한다.

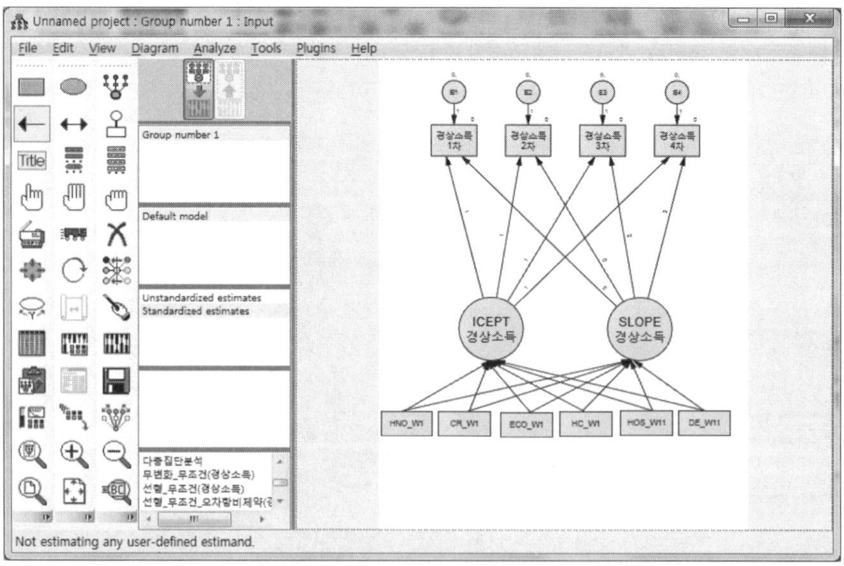

14단계: [공분산화살표]를 이용하여 예측변수 간의 공분산 관계를 연결한다.

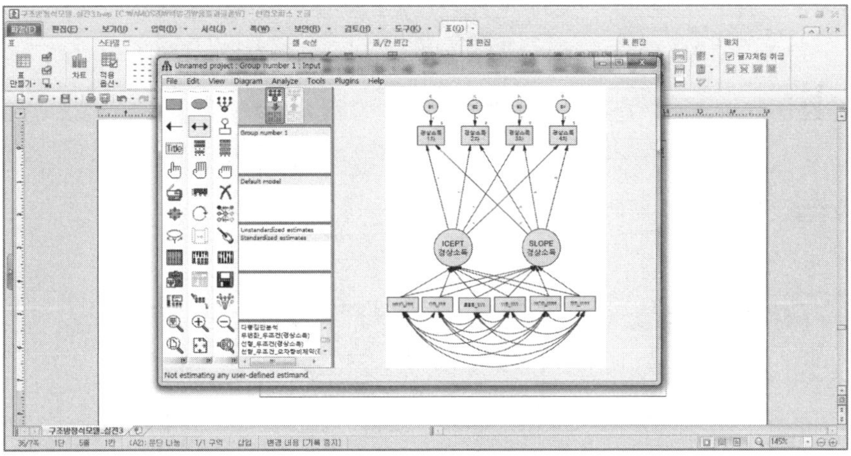

15단계: [Draw Unique Variable] 아이콘을 이용하여 잠재변수(ICEPT, SLOPE)에 구조오차를 생성한다. 잠재변수에 구조오차 아이콘을 더블클릭하여 적당한 위치에서 멈춘다.(구조오차의 타원이 너무 크면 [Shape of Object] 아이콘을 이용하여 크기를 조정할 수 있다.)

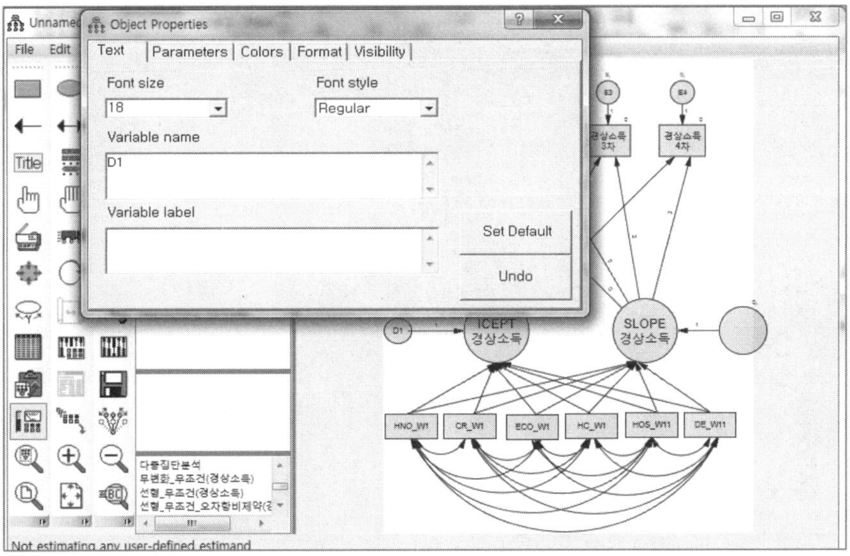

16단계: 구조오차에 변수명(D1, D2)을 입력한다.

17단계: 예측변수에 Variable label(가구원수~부채총액)을 차례로 입력한다.

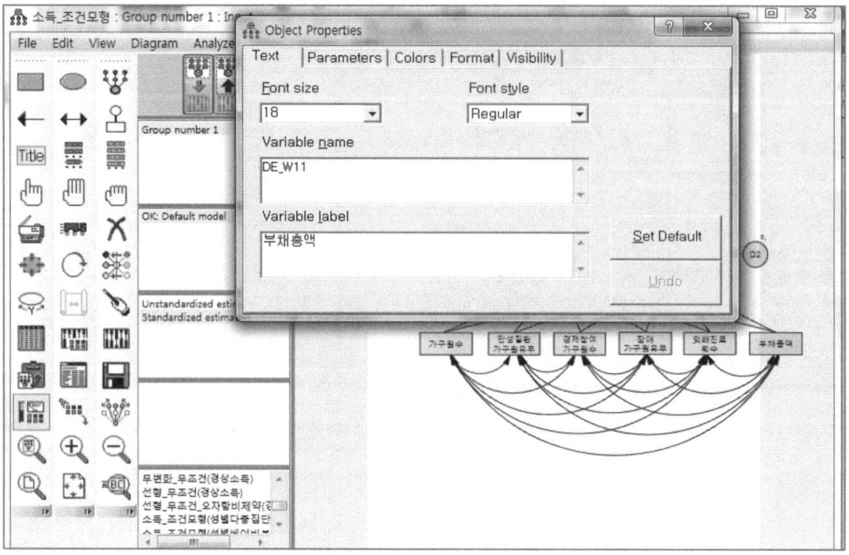

18단계: 연구모형을 저장한다.(소득_조건모형.amw)

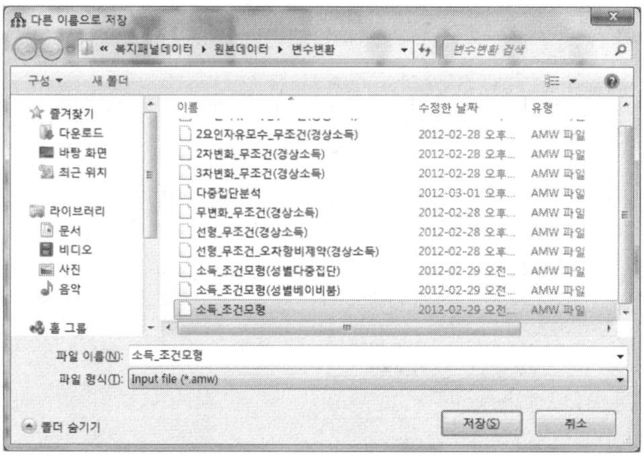

19단계: 연구모형(소득_조건모형.amw)을 실행하기 전에 모델 추정 방법과 결과물의 옵션을 지정한다.

- Amos에서는 결측치 해결을 위한 모델 추정 방법으로 완전정보최대우도법(FIML)을 사용한다. 본 연구 데이터에는 결측치가 있으므로 [View]–[Analysis Properties]–[Estimation]–[Estimate means and intercepts]를 선택해야 한다.

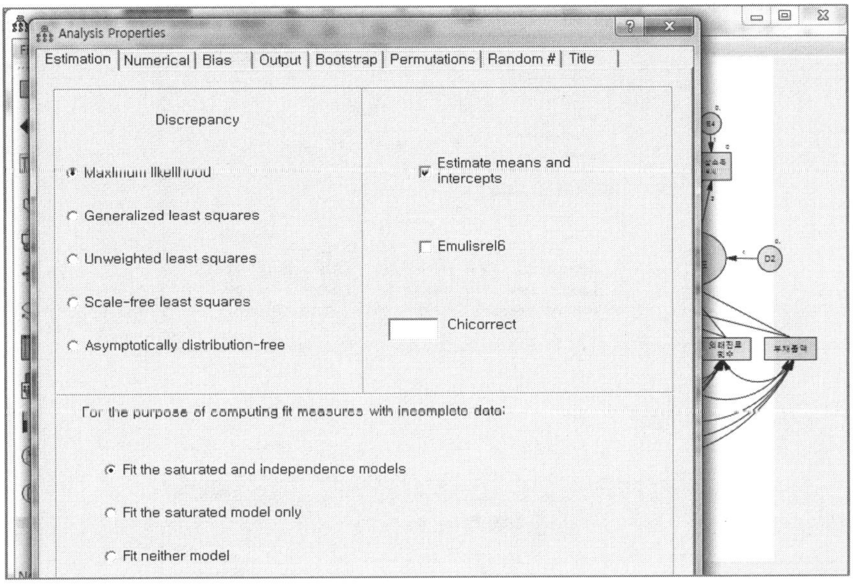

- 결과물 옵션을 지정한다.
  - 표준화 추정치와 직접(간접, 총)효과를 선택한다.
  - 완전정보최대우도법(FIML)을 사용한 경우 반드시 수정지수(Modification indices)의 지정을 풀어주어야 한다.

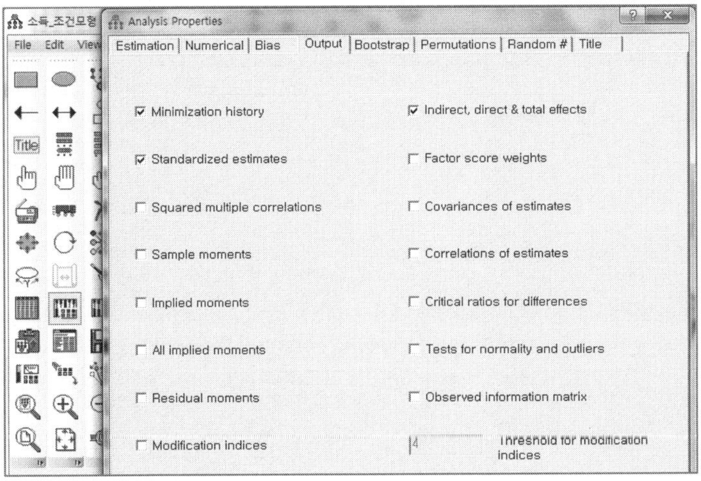

20단계: [실행 아이콘(Calculate Estimate)]으로 연구모형을 실행한다.

21단계: 결과를 확인한다([View]−[Text Output]).

- 모형 적합도([Model Fit])를 확인한다.

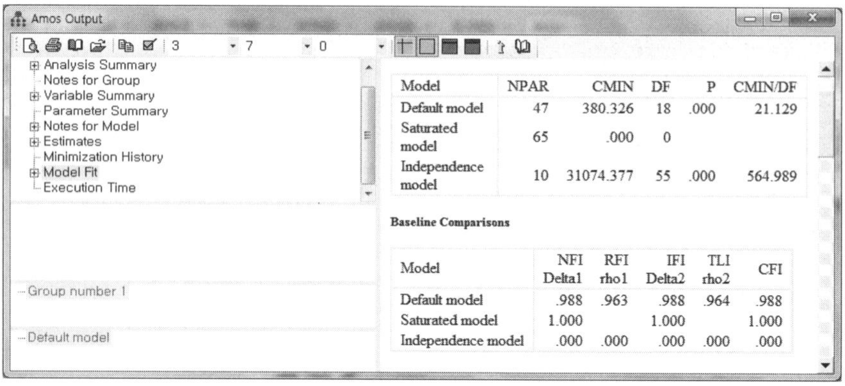

Model	NPAR	CMIN	DF	P	CMIN/DF
Default model	47	380.326	18	.000	21.129
Saturated model	65	.000	0		
Independence model	10	31074.377	55	.000	564.989

Baseline Comparisons

Model	NFI Delta1	RFI rho1	IFI Delta2	TLI rho2	CFI
Default model	.988	.963	.988	.964	.988
Saturated model	1.000		1.000		1.000
Independence model	.000	.000	.000	.000	.000

- 경로추정치(Estimates)를 확인한다.

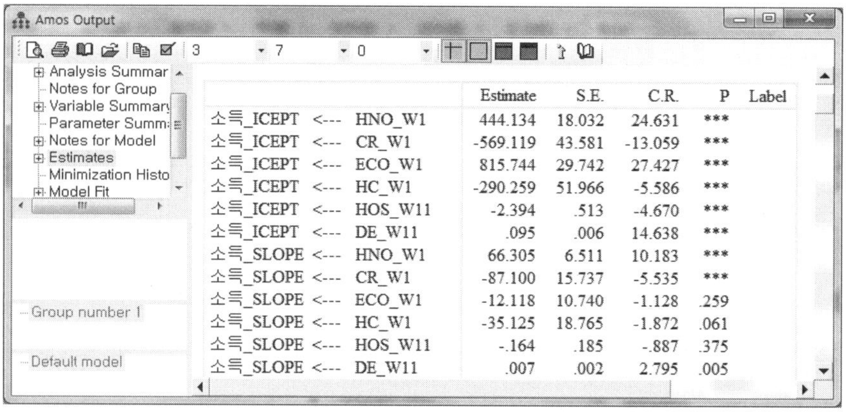

			Estimate	S.E.	C.R.	P	Label
소득_ICEPT	<---	HNO_W1	444.134	18.032	24.631	***	
소득_ICEPT	<---	CR_W1	-569.119	43.581	-13.059	***	
소득_ICEPT	<---	ECO_W1	815.744	29.742	27.427	***	
소득_ICEPT	<---	HC_W1	-290.259	51.966	-5.586	***	
소득_ICEPT	<---	HOS_W11	-2.394	.513	-4.670	***	
소득_ICEPT	<---	DE_W11	.095	.006	14.638	***	
소득_SLOPE	<---	HNO_W1	66.305	6.511	10.183	***	
소득_SLOPE	<---	CR_W1	-87.100	15.737	-5.535	***	
소득_SLOPE	<---	ECO_W1	-12.118	10.740	-1.128	.259	
소득_SLOPE	<---	HC_W1	-35.125	18.765	-1.872	.061	
소득_SLOPE	<---	HOS_W11	-.164	.185	-.887	.375	
소득_SLOPE	<---	DE_W11	.007	.002	2.795	.005	

10 다중집단 잠재성장모형 분석(베이비붐 세대별)

베이비붐 세대별 가구소득의 다중집단 잠재성장모형 분석을 위해 아이콘을 이용하여 경로를 제약하였다.

1단계: 연구모델(소득_조건모형.amw)을 구현한 후, 베이비붐세대와 비세대 간의 데이터를 연결시킨다. 연구모형을 다음과 같이 완성한 후, 집단 관리창 있는 그룹을 베이비붐세대와 베이비붐비세대로 지정한다.

- 집단 관리창에 있는 'group number 1'을 더블클릭한다.

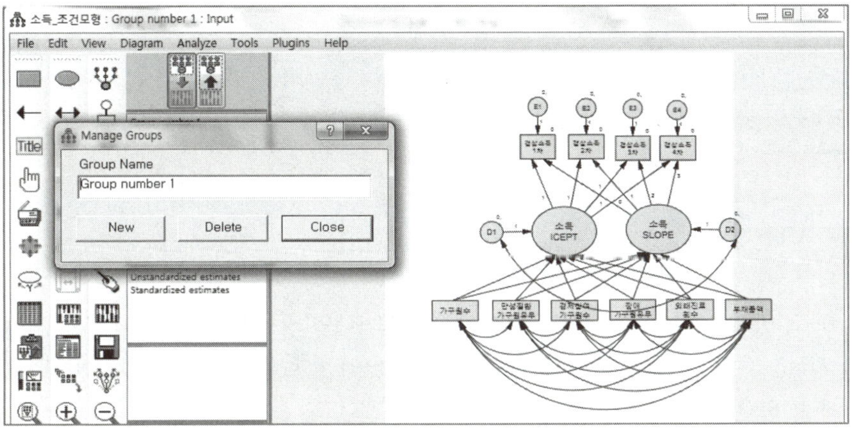

- 생성된 [Manage Groups] 창에서 [New] 버튼을 누르면 'group number 2'가 생성된다.

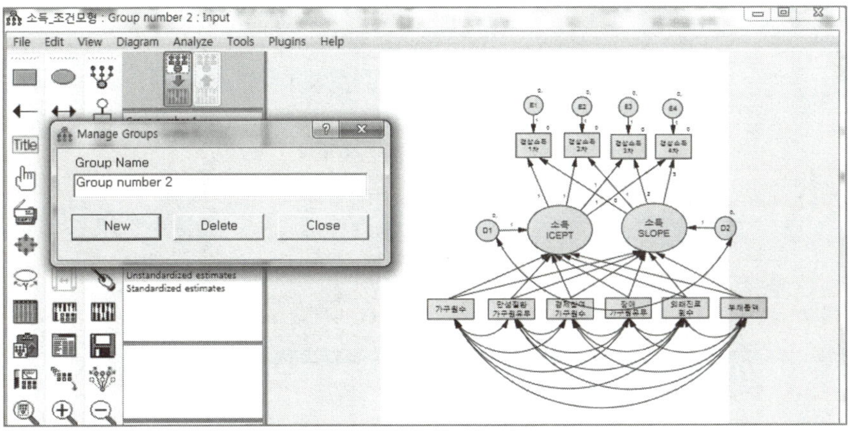

• 이 상태는 두 개의 집단을 연결할 수 있는 모델 두 개가 생성된 것으로서 group number 1에는 '베이비붐세대'로 입력하고, group number 2에는 '베이비붐비세대'라고 입력한다.(입력 후, 그룹창을 [Close]한다.)

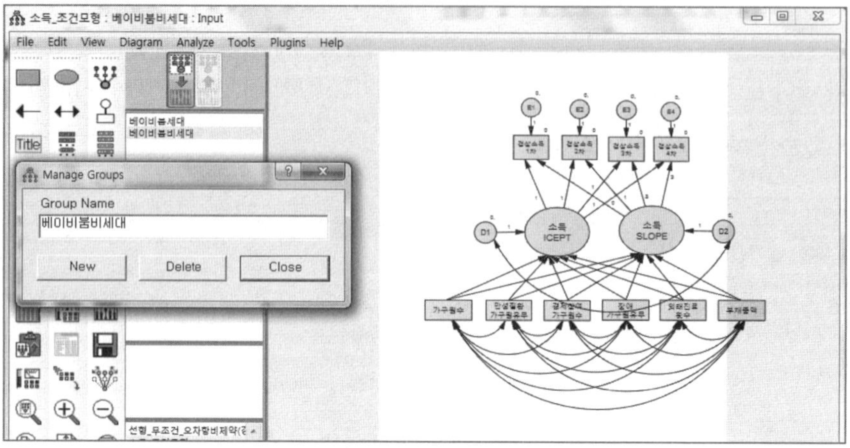

2단계: 베이비붐세대와 비세대에 데이터를 연결시킨다. 베이비붐세대와 비세대 집단에 각각 Grouping Variable(baby)를 지정한 후, 각각에 파일명은 동일하게(koweps_w1_4_la.sav)하고 Group Value(베이비붐세대: 1, 비세대: 0)를 지정한다.

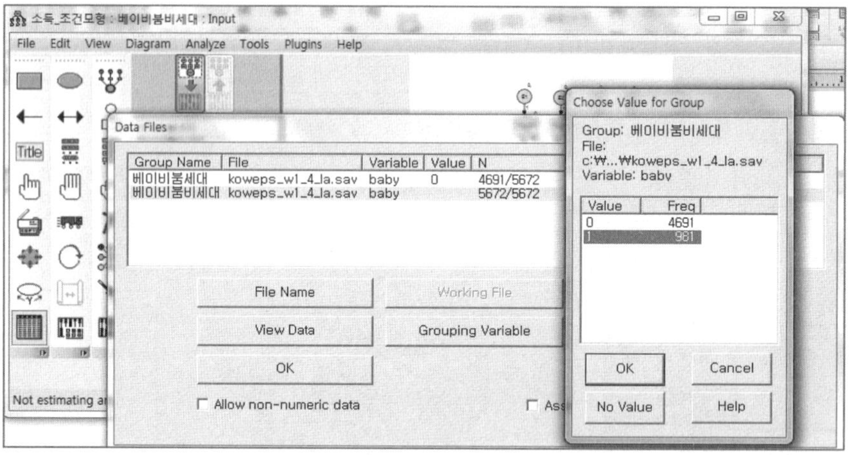

3단계: 하나의 모델을 두 개의 집단으로 나누었기 때문에 분석 결과에 혼돈이 올 수 있으므로 모델 작업창에 각 집단의 이름을 입력해줘야 한다. 모델 관리창의 [베이비붐세대] 그룹을 지정하여 → [title 아이콘] 클릭 → [모델 작업창] 클릭 → [figure caption] 창이 생성되면 [caption]란에 '<베이비붐세대>'라고 모델명을 입력한다. 같은 방법으로 '<베이비붐비세대>' 집단의 이름을 입력한다. 이름의 위치를 수정할 때는 이동 아이콘을 이용한다.

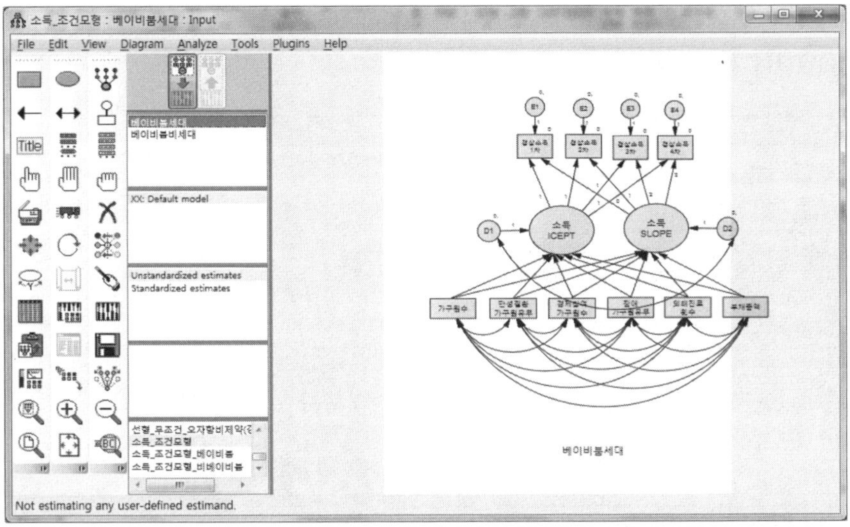

※ 구조모형을 저장한다.(다중집단분석.amw)

4단계: 아이콘을 이용한 다중집단분석 방법을 사용한다.

• 아이콘 모음창에서 [다중집단분석 아이콘]을 선택하면 다음과 같은 창이 나타난다.

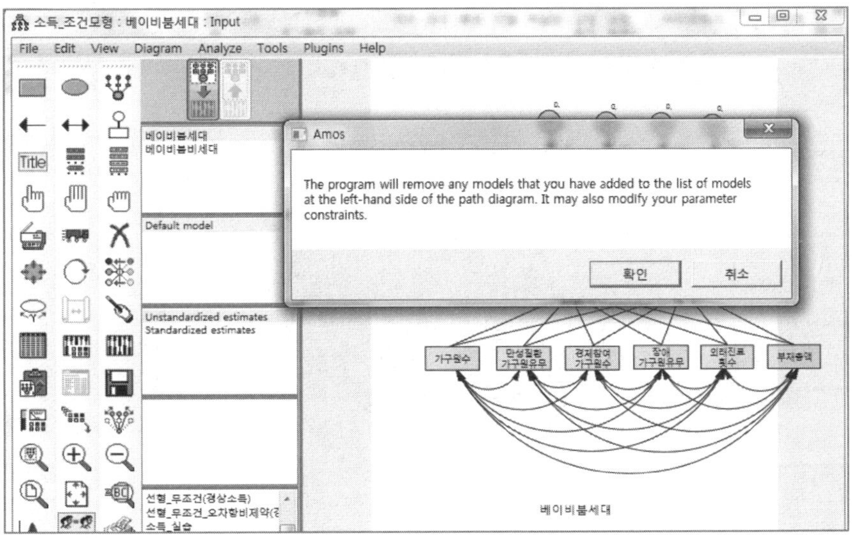

5단계: 생성된 창에서 [확인]을 누르면 다음과 같은 창이 다시 나타나며, 자동으로 필요한 모델이 지정된다(아래와 같이 선택하여 지정한다).

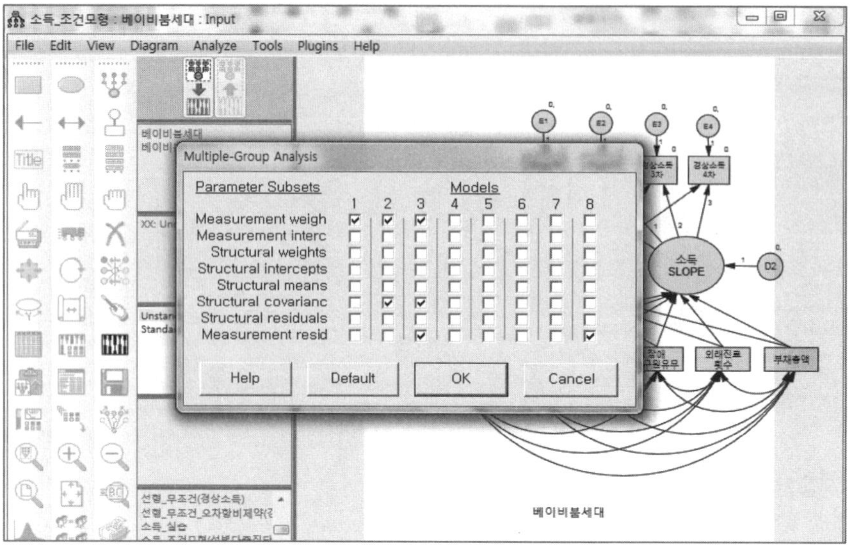

6단계: [OK]를 누르고 실행 아이콘을 선택하면 복잡한 문자와 숫자들의 조합이 나타나면서 분석이 진행된다.

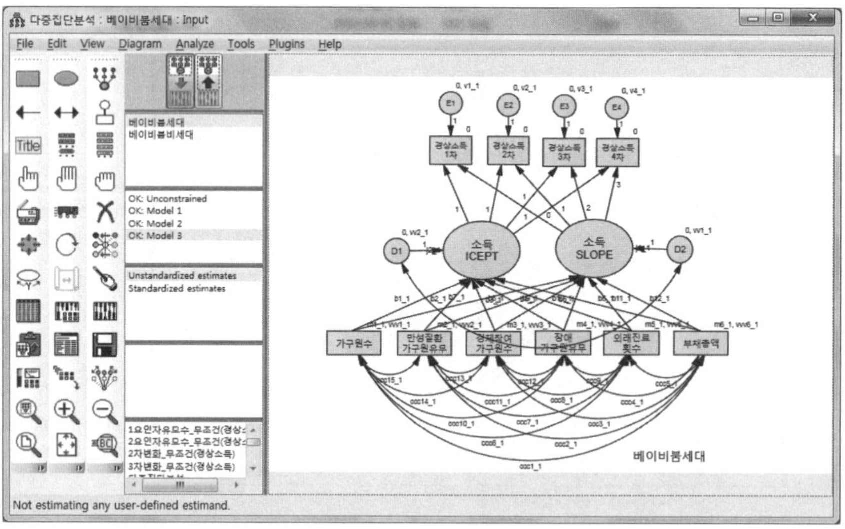

7단계: [OK]를 누르고 실행 아이콘을 선택하여 분석을 진행한다.

- [View]–[Text Output]에서 베이비붐세대와 비세대 집단의 경로를 확인한다.

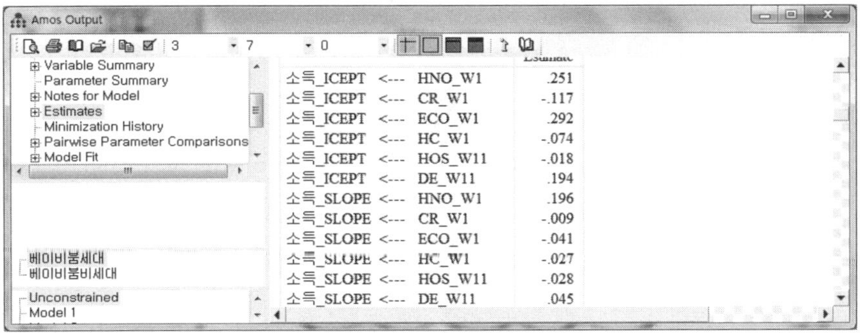

- 집단 간 유의한 경로의 차이는 결과표의 [Pairwise Parameter Comparison]에서 C.R.값을 확인한다 (±1.965 이상이면, 유의한 차이 $\alpha = .05$).

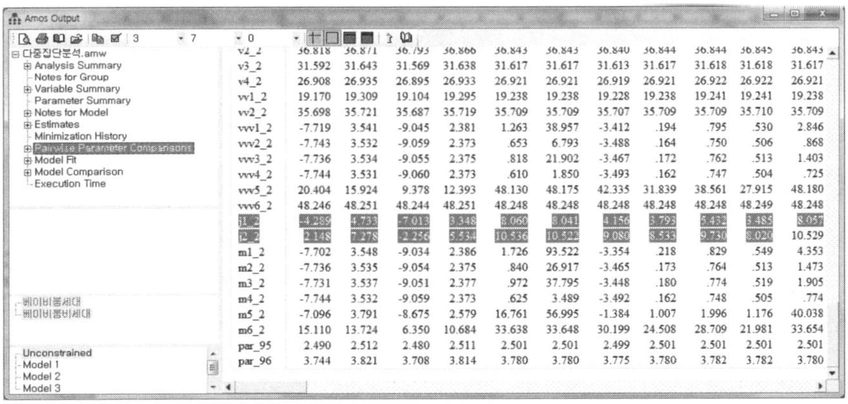

- 가구원수 → 가구초기치(b1_1 → j2_1)~부채총액 → 가구변화율(b1_12 → j1_1)의 집단 간 경로차이를 C.R.값으로 확인한다.

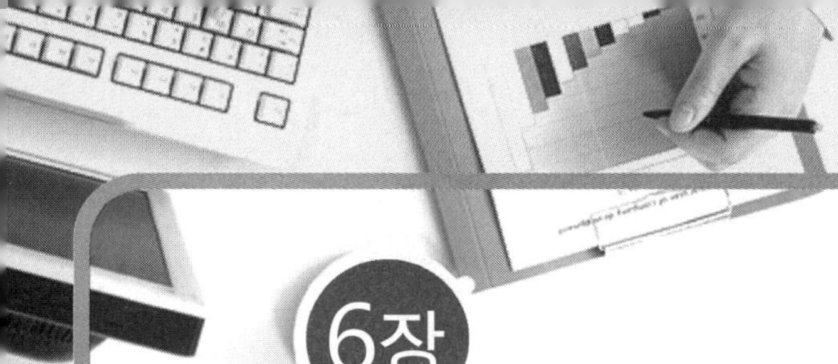

6장

구조방정식 논문 실전 V

구조방정식을 이용한 한국복지패널 활용방안

- 알콜의존 변화요인을 중심으로 -

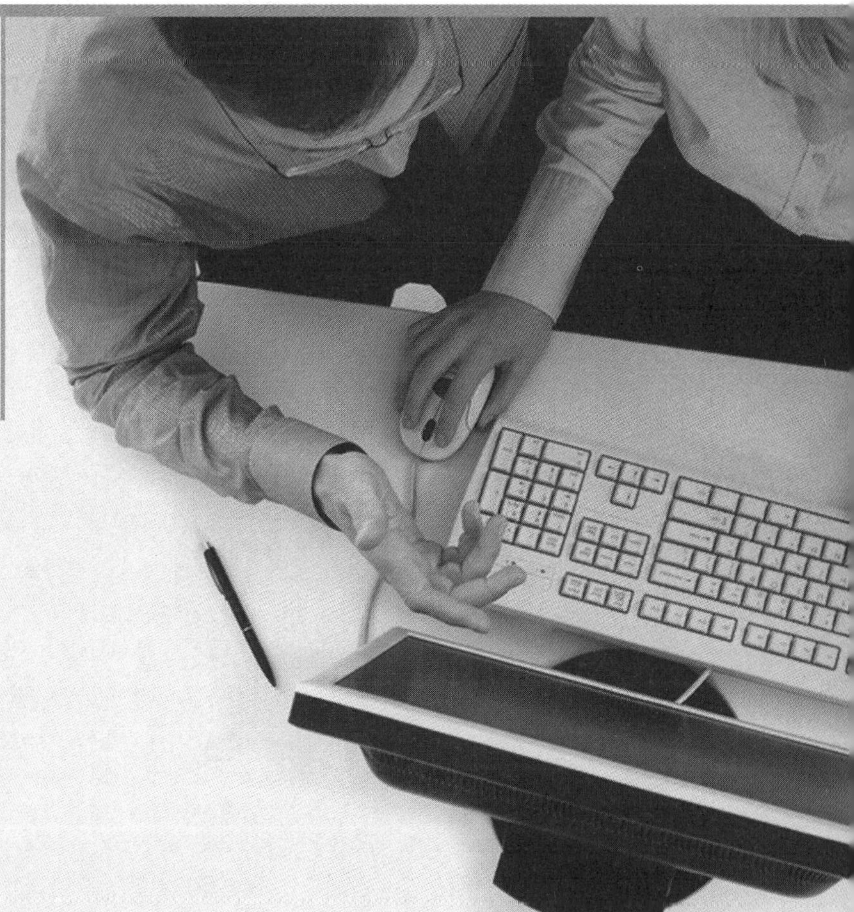

● **주요 내용**

1. 서론
2. 측정 도구
3. 분석 결과
4. 복지패널 자기회귀교차지연 모형
5. 복지패널 교차타당성 검증
6. 알콜의존 잠재성장모형 분석

구조방정식 논문 분석 내용

<table>
<tr><th colspan="2">연구 절차</th><th>분석 내용</th></tr>
<tr><td rowspan="3">서론</td><td>개요</td><td>– 연구 데이터 가져오기(가구원 데이터)
– 연구 데이터 구조방정식 자료로 변환하기</td></tr>
<tr><td>연구 자료</td><td></td></tr>
<tr><td>연구모형 및 연구문제</td><td></td></tr>
<tr><td colspan="2">측정 도구</td><td>– 구성개념의 항목 합산(탐색적 요인분석)
– 신뢰성 분석</td></tr>
<tr><td rowspan="7">분석 결과</td><td>주요 변인의 기초 통계 및 상관관계</td><td>– 다변량 정규성 검증(기술통계 산출)</td></tr>
<tr><td>연구모형의 적합성 검증</td><td>– 연구모형 설정
– 연구모형 적합도 검증
– 집단별 잠재변인 간 상관관계 분석</td></tr>
<tr><td>집단 간 측정 동일성 검증</td><td>– 측정모형의 형태 동일성 검증
– 측정 동일성 검증
– 절편 동일성 검증
– 요인분산 동일성 검증</td></tr>
<tr><td>집단 간 잠재평균분석</td><td>– 집단 간 잠재평균분석
– 코헨의 효과크기 산출</td></tr>
<tr><td>집단 간 경로계수 비교</td><td>– 집단 간 경로계수 비교</td></tr>
<tr><td>경로 간 계수 비교</td><td>– 경로 간 계수 비교</td></tr>
<tr><td>집단 간 매개효과 분석</td><td>– 집단 간 매개효과 분석
– 집단 간 매개효과의 유의성 검증(Sobel Test)
– 매개효과 분석(완전매개, 부분매개)</td></tr>
<tr><td rowspan="2">고급 분석</td><td>자기회기교차지연 모형</td><td>– 자기회기교차지연 모형 구성</td></tr>
<tr><td>교차타당성 검증</td><td>– 교차타당성(측정 동일성) 검증</td></tr>
<tr><td rowspan="3">잠재성장 모형 분석</td><td>무조건 모델</td><td>– 무조건 모델 설정
– 알콜의존 추정회귀식 산출</td></tr>
<tr><td>조건 모델</td><td>– 공변량 잠재성장곡선모델
– 조건 모델(1차년도 예측요인)
– 잠재성장곡선 간 공분산모델
– 잠재성장곡선 간 인과모델</td></tr>
<tr><td>잠재성장곡선 집단 간 비교</td><td>– 잠재성장 연구모형 적합도 검증
– 잠재성장 집단 간 동일성 검증
– 잠재성장 집단 간 경로계수 비교</td></tr>
</table>

1 서론

1.1 개요

복지패널의 활용은 5장의 복지 분야(가구소득의 변화요인 분석)뿐만 아니라 보건 분야(알콜의존의 변화요인 분석)에서도 적용이 가능하다. 복지패널의 보건 분야 주요 변인을 살펴보면 가구 파일에서 장애종류, 만성질환, 건강상태, 외래진료횟수, 입원횟수, 병원에 입원한 이유, 주로 이용하는 의료기관형태, 건강검진횟수, 주요병명 등이 있다. 가구원 파일에서의 주요 변인은 알콜의존, 흡연량, 삶의 만족도, 우울감, 자아존중감 등이 있다. 그리고 외생변수(통제변인)로 사용할 수 있는 주요 변인은 성별, 균등화소득구분, 경제활동여부, 연령 등이 있다. 본 연구의 주제인 알콜의존 변화요인 분석을 위해서는 **가구 파일과 가구원 파일의 일부 변수를 머지하여 새로운 파일을 생성**해야 한다.

(◎ 1. 연구 데이터 가져오기(가구원 데이터))
(◎ 2. 연구 데이터 구조방정식 자료로 변환하기(통합파일 생성))

1.2 연구 자료

본 연구에 사용된 연구 자료는 복지패널의 2006년부터 2009년까지 총 4년간의 가구와 가구원용 패널을 머지하여 사용하였다. 그리고 2006년을 기준으로 응답자 14,463명 중 4년간 알콜의존 설문에 응답한 3,487명을 최종 분석 대상으로 선정하였다.

1.3 연구모형 및 연구문제

1) 연구모형

본 연구에 사용된 연구모형 중 횡단적 모형은 권현수(2009)[1]의 논문의 연구모형과 연구 방법을 참고하였다. 횡단모형에는 4차년도 자료를 사용하였으며, 잠재성장모형은 1차~4차 년도 자료를 사용하였다. 그리고 제시된 연구모형은 알콜의존과 우울감, 자아존중감, 삶의 만족도의 구조적 관계와 이러한 구조적 관계가 일반가구와 저소득층 가구에 따라 차이가 있는지를 검증하고, 잠재성장모형을 통해 알콜의존의 변화궤적을 탐색하고자 한다.

[그림 6-1] 알콜의존 횡단적 모형

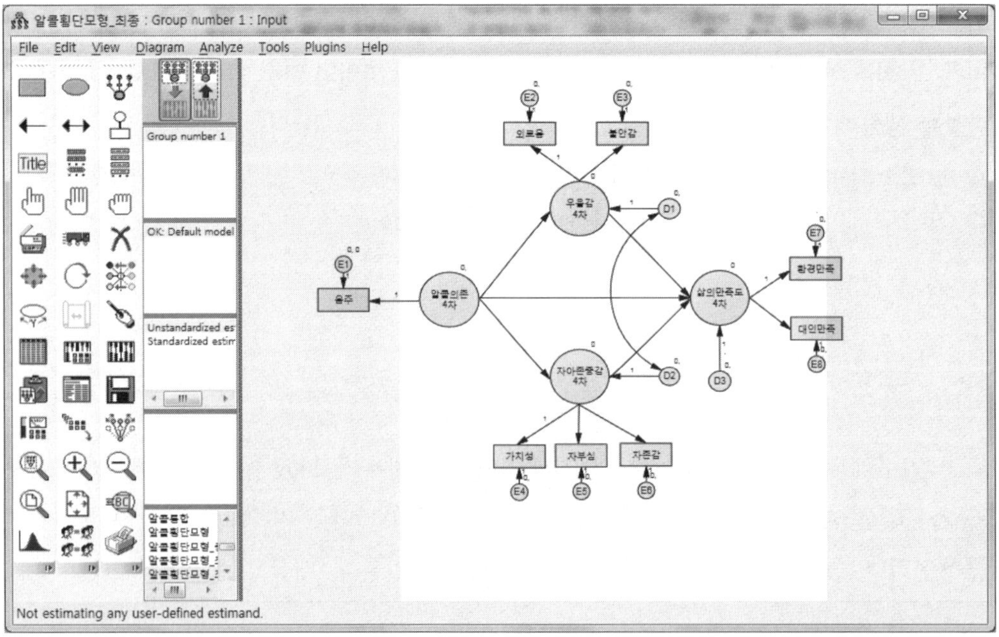

1) 권현수(2009). 노인 문제음주가 우울, 자아존중감을 매개로 삶의 만족도에 미치는 영향: 빈곤노인 및 비빈곤노인 집단에 대한 잠재평균분석 적용. 한국노년학회지 29(4), 1521-1538.

[그림 6-2] 알콜의존 잠재성장모형(인과모형)

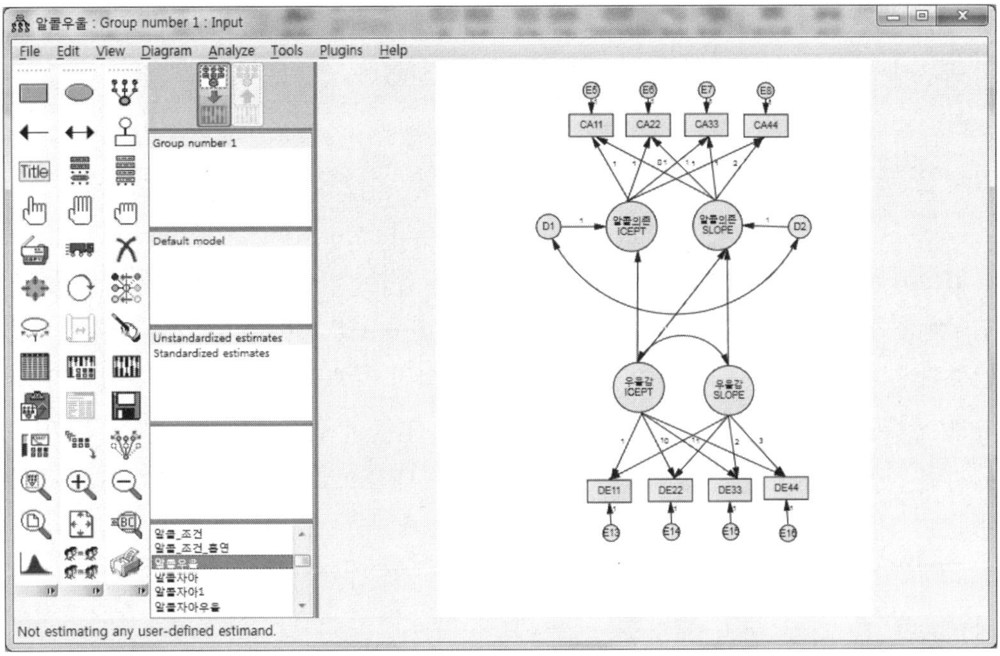

[그림 6-3] 알콜의존 잠재성장모형(조건 모형)

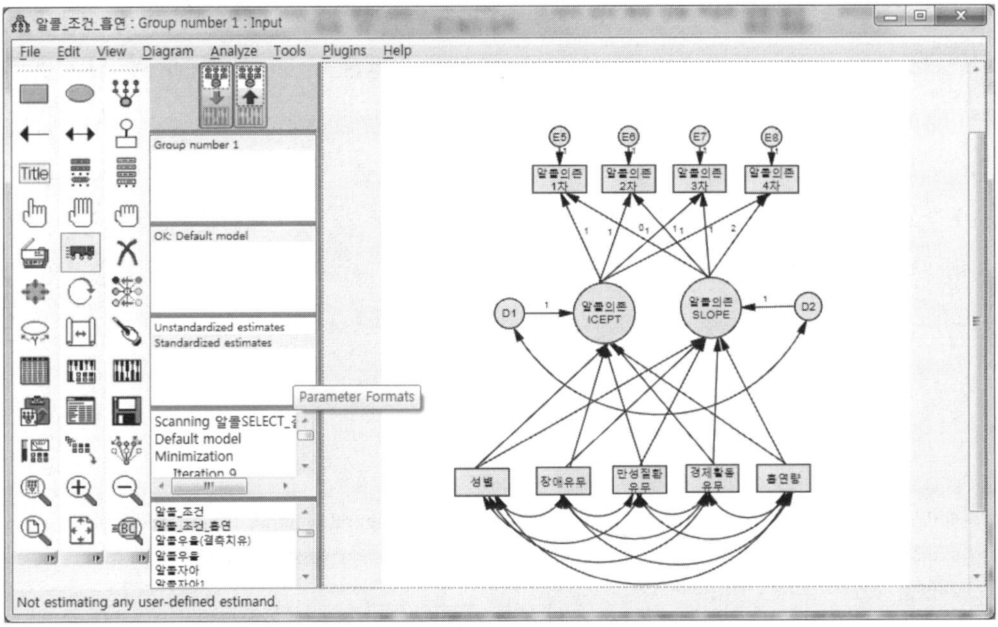

2) 연구문제

연구에 사용된 연구모형을 다음과 같이 분석하였다.

가) 연구모형의 적합성 검증

연구모형의 적합도는 연구모형을 채택하느냐, 기각하느냐를 결정하는 기준이 된다. 연구자는 Amos에서 연구모형을 실행한 후, 잠재변수 간의 구조적 관계를 가지는지를 검증해야 한다. 연구 구조모형의 적합성이 인증되면 잠재변수들 간의 상관관계를 살펴보아 기존 연구와의 차이점을 분석한 후, 후속 연구의 필요성을 검증한다. 본 연구에서는 알콜의존 설문에 응답한 전체 패널자료를 대상으로 구조방정식모형을 검증하였다.

나) 집단 간 측정 동일성 검증

측정 동일성은 다른 모집단으로부터 얻어진 측정모델의 결과가 같은지를 판단하는 것으로 다중집단 확인적 요인분석을 통하여 검증하게 된다(우종필, 2012). 지금까지 많은 학자들이 측정 동일성의 단계를 제시해 왔다. Myers et al.(2000)과 Mullen(1995)는 '형태 동일성→요인부하량 동일성→공분산 동일성→요인부하량, 공분산 동일성→요인부하량, 공분산, 오차분산 동일성'의 5단계를 제시하였다. Hong et al.(2003)[2]은 '형태 동일성→요인부하량 동일성[3]→절편 동일성→요인분산 동일성'을 제시하였다. 본 연구의 측정 동일성은 Hong et al.(2003)이 제시한 4단계로 검증하였다.

---

2) Hong, S., Malik, M. L., & Lee, M. K.(2003). Testing configural, metric, scalar, and Latent mean invariance across genders in sociotropy and autonomy using non-western sample. Educational and Psychology Measurement, 63, 636-654.

3) Hong et al.(2003)은 다집단에 대한 잠재평균분석을 위해서는 '형태 동일성→측정 동일성→절편 동일성'의 순서를 제시하고 있다. 본 연구에서는 측정 동일성은 요인부하량 동일성으로 수정하고 그리고 요인분산 동일성을 추가하여 측정 동일성을 검증하였다.

(1) 형태 동일성 검증

형태 동일성 검증은 비교 대상 집단의 측정모형이 같은지를 평가하는 것으로 각 집단별로 경쟁모형을 가지고 모형들 간의 적합성을 평가한다(Hong et al., 2003). 경쟁모형은 연구모형에 경로를 추가하거나 삭제하여 구성하고 한 모형이 다른 모형에 내재된(nested)된 경우에는 두 모형의 χ^2값이나 적합도를 이용해서 어느 한 모형이 나은지 통계검증을 하고, 내재되지 않은 경우에는 적합도 지수를 이용하여 더 좋은 적합도를 보이는 모형을 선택한다. 또한, 경쟁모형의 자유도가 다를 경우 모형의 적합도와 간명성을 동시에 고려하는 적합도 지수(예를 들면 RMSEA, TLI)를 사용하는 것이 바람직하다(김진호 등, 2007)[4]. 그러나 표본의 크기가 클수록 χ^2가 높아지는 경향이 있어 본 연구에서는 χ^2 차이보다 다른 적합도 지수의 차이로 경쟁모형을 비교하였다. 본 연구에서 경쟁모형은 연구모형에서 우울감 구성개념의 하위요인인 사회성 부족 요인을 관측변수로 추가하여 경쟁모형으로 구성하였다.

[그림 6-4] 알콜의존 횡단적 모형(경쟁모형)

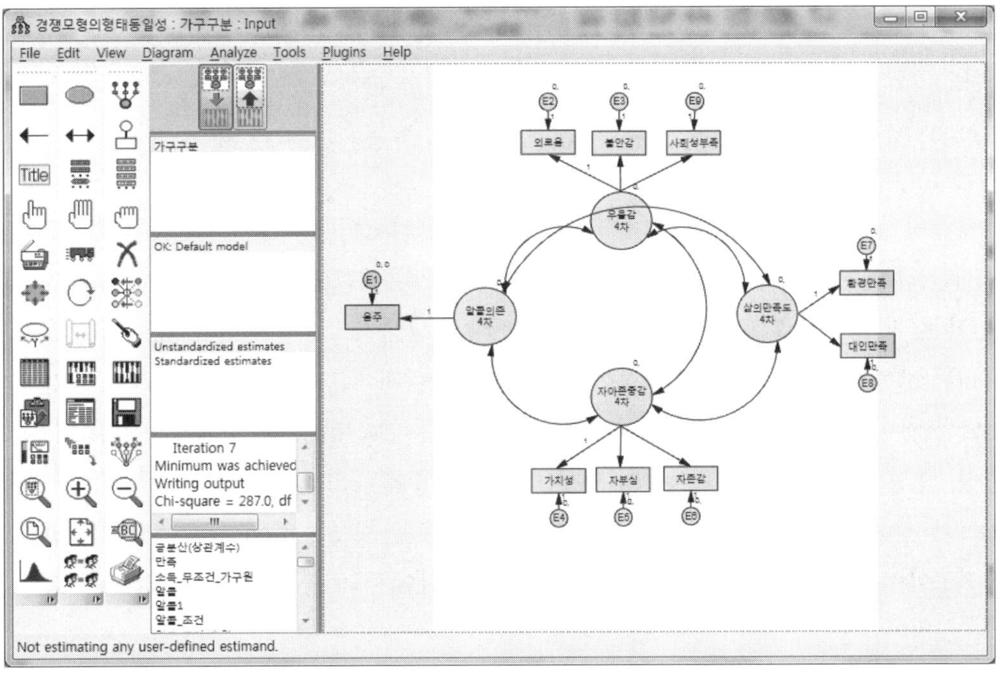

---

4) 김진호, 홍세희, 추병대. 경영학 연구에서의 구조방정식모형의 적용: 문헌 연구와 비판. 경영학연구 2007; 36(4): 897-923.

(2) 요인부하량 동일성 검증

요인부하량 동일성은 측정변수들이 동일한 집단에서 동일한 수준에 있는지를 검증하는 것으로 요인적재치가 동일한지를 검증하는 것이다. 본 연구의 요인부하량 동일성의 검증은 형태 동일성을 만족시킨 기저모형(Unconstrained Model)과 요인제약모형(Measurement Weights Model)과의 χ^2, NFI, CFI, TLI, RMSEA의 차이를 비교하였다.

(3) 절편 동일성 검증

절편 동일성 검증은 각 측정변수의 절편이 집단 간에 동일한지를 검증하는 것으로 절편 동일성 검증을 통하여 관찰된 값의 차이가 잠재변수의 집단 간 차이를 반영한다. 본 연구의 절편 동일성 검정은 측정 동일성 검증을 만족시킨 요인부하량 제약모형과 χ^2, NFI, CFI, TLI, RMSEA의 차이를 비교하였다.

(4) 요인분산 동일성 검증

요인분산 동일성 검증은 잠재변수의 분산이 집단 간에 동일한지를 검증하는 것으로 절편제약모형과 χ^2, NFI, CFI, TLI, RMSEA의 차이를 비교하여 검증할 수 있다.

다) 집단 간 잠재평균분석

구조방정식에는 측정오차가 제거된 잠재변수 간의 평균의 차이를 검증할 수 있다.

집단 간 잠재평균의 분석을 위해서는 Sörbom(1974)[5)]은 2단계 전략을 제시하고 있다. 1단계는 한 집단(참조 집단)에 대한 모든 요인의 평균을 0으로 고정시켜 다른 집단과의 차이를 보는 것이다. 2단계는 측정변수의 요인부하량과 절편에 대해 집단 간에 동일성 제약을 가하는 것이다. Hong 등(2003)은 잠재평균분석을 위해서는 측정모형의 형태 동일성, 측정 동일성, 절편 동일성이 모두 성립되어야 한다고 제시하고 있다(김주환 등, 2009에서 재인용)[6)]. 잠재평균의 차이를 해석하기 위해서는 Cohen의 효과크기(d)를 살펴보아야 한다. 효과크기를 산출할 때는 두 집단에서 산출된 잠재변인의 공통분산

---

5) Sörbom, D. (1974). A general method for studying difference in factor means and factor structure between groups. *British Journal of mathematical and statistical psychology*, 27, pp 229-239.

6) 잠재평균분석의 보다 자세한 설명은 '김주환, 김민규, 홍세희(2009). 구조방정식모형으로 논문쓰기. p203-266'을 참조하기 바란다.

이 동일한 상태에서 공통의 표준편차를 적용하여 계산할 수 있다. 본 연구에서 효과크기의 값은 요인분산 동일성 검증의 분산추정치로 공통표준편차를 산출하여 계산하였다.

라) 집단 간 경로계수 비교

구조방정식에서 집단 간 모수의 차이를 검증하기 위해서는 집단 간 동일성 제약(Cross-Group Equality Constraints)을 설정하여 제약을 가한 모형의 적합도와 제약을 가하지 않은 모형의 적합도를 카이제곱차이($\Delta\chi^2$) 통계치를 통하여 비교한다(Kline, 2005)[7]. 잠재평균분석이 집단 간 잠재변수의 평균값의 차이를 알아보는 데 반해, 다중집단 구조모형 분석은 집단 간 경로계수의 크기를 가지고 서로 통계적으로 유의한 차이가 있는지를 검증하는 분석 방법이다.

마) 잠재성장모형(무조건 모형) 분석

알콜의존, 우울, 자아존중의 변화에 대한 발달궤적을 살펴보기 위하여 무조건 모델을 설정하였다.

바) 잠재성장모형(조건부 모형) 분석

알콜의존 요인의 발달 과정에 영향을 미치는 예측변수들(predictors)을 투입하여 초기치 요인과 변화율 요인에 영향을 미치는 요인을 찾아내는 조건적 잠재성장모델을 설정하였다.

7) Kline, R. B. (2005). *Principles and practice of structural equation modeling*(2nd ed.). NY: Guilford Press.

2 측정 도구

횡단적 연구 구조모형은 복지패널 가구원 자료 중 4차년도 알콜의존, 우울감, 자아존중감, 삶의 만족도 변인이 사용되었으며 잠재성장 연구 구조모형에는 복지패널의 1차~4차 가구원 자료의 알콜의존, 우울감, 자아존중감 변인과 가구 자료 중 경상소득 자료와 1차년도 만성질환, 장애유무 등의 자료를 사용하였다.

(1) 알콜의존

알콜의존이나 알콜과 관련된 문제를 발견하는 데는 보편적으로 CAGE가 사용되고 있다. CAGE 검사도구는 4가지 문항을 (예: 1, 아니오: 0)로 간결하게 측정할 수 있으며, 이 중 2가지 문항 이상에 해당이 되면 알콜 고위험군으로 정의한다.

복지패널에 사용된 CAGE 문항은 <표 6-1>과 같다. 본 연구에서는 아니오가 '2'로 측정이 되어 있어 '0'으로 변환한 후, 측정변수로 구성하여 구조모형에 투입하였다.

(2) 우울감

복지패널에서는 우울감을 측정하기 위해 <표 6-1>과 같이 CES-D(Center for Epidemiological Studies-Depression Scales)를 활용하였다. 본 척도는 우울과 관련된 11개의 문항을 각 측정 시점에서 지난 1주일간의 심리 상태를 리커트 척도(1: 극히 드물다, 2: 가끔 있다, 3: 종종 있다. 4: 대부분 그렇다)로 자기 보고식으로 측정되며 긍정문은 역코딩하여 사용하였다. 총점이 높을수록 우울감은 증가한다고 보았다. 본 연구의 잠재변수(구성개념)에 포함되는 관측변수가 많아 **탐색적 요인분석을 통한 항목 합산**을 실시하여 '외로움', '불안감', '사회성 부족'의 3개의 하위요인을 구성하였다.

(➲ 3. 구성개념의 항목 합산(탐색적 요인분석))

(3) 자아존중감

복지패널에서는 자아존중감 태도를 측정하기 위해 Rosenberg Self Esteem Scales의 측정문항을 사용하였다. 본 척도는 4점 리커트 척도(1: 대체로 그렇지 않다, 2: 보통이다, 3: 대체로 그렇다, 4: 항상 그렇다)로 측정되었고 부정문항은 역코딩하여 사용하였다. 총점이 높을수록 자아존중감이 높다고 보았다. 본 연구의 자아존중감 잠재변수에는 10개의 문항 중 9개의 문항[8])이 사용되었으며 탐색적 요인분석을 통한 항목 합산으로 '가치성', '자부심', '자존심' 3개의 하위요인을 구성하였다.

(4) 삶의 만족도

주관적 지표로 5점 리커트 척도(1: 매우 불만족, 2: 대체로 불만족, 3: 그저 그렇다, 4: 대체로 만족, 5: 매우 만족)로 측정되었다. 본 연구의 삶의 만족도 잠재변수에는 7개 문항이 사용되었으며 탐색적 요인분석을 통한 '환경만족', '대인만족' 2개의 하위요인을 구성하였다.

(5) 예측변수

알콜의존의 발달궤적에 미치는 요인을 살펴보는 예측변수로 1차년도 가구데이터에서 성별, 경제참여유무, 장애유무, 만성질환유무 변수를 사용하였으며, 4년간의 소득 변화가 발달궤적에 미치는 영향을 살펴보기 위하여 경상소득을 사용하였다. 경상소득은 임금소득, 사업 및 부업소득, 재산소득, 그리고 이전소득으로 구성되어 있다. 본 연구에서는 데이터의 정규성을 고려하여 연간 경상소득 100만 원 미만과 1억 5000만 원 이상의 가구는 대상에서 제외하였다.

(◐ 4. 신뢰성 분석)

---

8) '나는 내 자신이 좀 더 존경할 수 있었으면 좋겠다' 질문은 타당도가 낮아 제외하였다.

<표 6-1> 잠재변인의 문항 구성표

우울감 측정문항(총 11문항): CES-D(Center for Epidemiological Studies-Depression Scales)	역코딩	자아존중감 측정문항(총 9문항): Rosenberg Self Esteem Scales	역코딩
먹고 싶지 않고 식욕이 없다.	×	나는 내가 다른 사람들처럼 가치 있는 사람이라고 생각한다.	×
비교적 잘 지냈다.	○	나는 좋은 성품을 가졌다고 생각한다.	×
상당히 우울했다.	×	나는 대체적으로 실패한 사람이라는 느낌이 든다.	○
모든 일들이 힘들게 느껴졌다.	×	나는 대부분의 다른 사람들과 같이 일을 잘 할 수가 있다.	×
잠을 설쳤다(잠을 잘 이루지 못했다).	×	나는 자랑할 것이 별로 없다.	○
세상에 홀로 있는 듯한 외로움을 느꼈다.	×	나는 내 자신에 대하여 긍정적인 태도를 가지고 있다.	×
큰 불만 없이 생활했다.	○	나는 내 자신에 대하여 대체로 만족한다.	×
사람들이 나에게 차갑게 대하는 것 같았다	×	나는 가끔 내 자신이 쓸모없는 사람이라는 느낌이 든다.	○
마음이 슬펐다.	×	나는 때때로 내가 좋지 않은 사람이라고 생각한다.	○
사람들이 나를 싫어하는 것 같았다.	×		
도무지 뭘 해 나갈 엄두가 나지 않았다.	×		
CAGE 측정문항(총 4문항)		**삶의만족도 측정문항(총 7문항)**	
술을 줄여야 한다고 느낀 경험		건강만족도	
술로 인해 비난받는 것을 귀찮아하는 느낌		가족의 수입만족도	
술 마시는 것에 대한 죄책감		주거환경만족도	
숙취제거를 위해 아침에 술을 마신 경험		가족관계만족도	
		직업만족도	
		사회적친분관계만족도	
		여가생활만족도	

연구에 사용된 우울감, 자아존중감, 삶의 만족도의 구성개념에 포함되는 관측변수가 너무 많아 탐색적 요인분석을 통한 항목 합산을 실시하였다. 본 연구의 다중집단 확인적 요인분석에 사용된 문항과 요인부하량, **내적 신뢰도**는 <표 6-2>와 같다.

<표 6-2> 요인별 문항명, 요인부하량, 내적 신뢰도 계수

요인1	요인2(요인명)	항목	1차년도 내적 신뢰도	2차년도 내적 신뢰도	3차년도 내적 신뢰도	4차년도 내적 신뢰도
알콜의존		1)	.674	.644	.668	.661
우울감	외로움(DE1)	2)	.868	.839	.831	.842
	불안감(DE2)	3)	.716	.693	.693	.685
	사회성(DE3)	4)	.770	.745	.709	.783
자아존중감	가치성(SE1)	5)	.840	.757	.782	.786
	자부심(SE2)	6)	.525	.495	.463	.488
	자존심(SE3)	7)	.652	.583	.620	.587
삶의만족도	환경만족(LI1)	8)	.739	.685	.678	.690
	대인만족(LI2)	9)	.582	.491	.505	.485

1) p0105_5, p0105_6, p0105_7, p0105_8
2) p0105_9, p0105_11, p0105_12, p0105_13, p0105_14, p0105_17, p0105_19
3) p0105_10, p0105_15
4) p0105_16, p0105_18
5) p0105_20, p0105_21, p0105_23, p0105_25, p0105_26
6) p0105_22, p0105_24
7) p0105_28, p0105_29
8) p0103_5, p0103_6, p0103_7, p0103_9, p0103_11
9) p0103_8, p0103_10

3 분석 결과

3.1 주요 변인의 기술통계 및 상관관계

신뢰성 및 타당성 검증을 통하여 본 연구의 연구모형에 사용되는 주요 변인들에 대한 다변량 정규성을 확인하였다. **다변량 정규성을 검토하기 위해 왜도와 첨도를 확인**한 결과 <표 6-3>과 같이 우울감요인의 하위요인인 사회성부족요인에서 정규성 기준[9]을

9) 다변량 정규성 검토에서 왜도는 절대값 3, 첨도는 10을 초과하면 정규성에 문제가 있는 것으로 본다(Kline, 2005).

만족하지 못하여 우울감요인에는 사회성부족요인을 제외하고 2개의 요인을 구조모형에 사용하였다. 또한, 알콜의존은 항목 합산을 통하여 단일 관측변수화하여 단일 잠재변수와 단일 관측변수 모델로 포함하였다. 단일 잠재변수와 단일 관측변수 모델 구성 시 주의할 점은 측정오차의 분산은 '0'으로 고정해야 하고 잠재변수에서 관측변수로 가는 경로는 '1'로 고정해야 한다(배병렬, 2011; 우종필, 2012).

(➲ 5. 주요변수의 기술통계량 산출)

<표 6-3> **주요변수의 기술통계량(4차년도 자료)**

요인		결측치	최소	최대	평균	표준편차	왜도	첨도
알콜의존		0	0	4	.77	1.04	1.18	.35
우울감	외로움	12	7	28	9.72	3.43	1.89	4.12
	불안감	11	2	8	3.19	1.48	1.53	.52
	사회성	9	2	8	2.14	.57	5.10	32.21
자아존중감	가치성	6	5	20	14.17	2.92	-.18	-.16
	자부심	5	2	8	6.52	1.20	-.75	.31
	자존심	3	2	8	7.45	.96	-1.86	3.32
삶의만족도	환경만족	14	5	25	15.76	3.06	-.34	.35
	대인만족	5	2	10	7.61	1.20	-.78	.15

3.2 연구모형의 적합성 검증

복지패널에서 실제 수집한 표본 데이터가 제시한 **연구모형**에 적합한지를 검증하였다. **연구모형의 적합성 검증**은 모형을 설정(경로도형 구축)한 후, 구조모형을 통하여 변인 간의 인과관계를 살펴보기 전에 모형을 인정(Model Identification)하는 단계로 전체 데이터를 대상으로 모형의 인정을 평가한다. 연구모형의 적합도는 χ^2(273.84), df(15), NFI(.959), TLI(.906), CFI(.961), RMSEA(.070) 나타나 χ^2을 제외하고는 본 연구의 연구모형에 적합한 것으로 나타났다. 연구모형의 적합도 검증시 χ^2값은 표본이 클수록 높은 값을 나타내어 복지패널과 같은 대표본일 경우 모형이 간단한 모형도 χ^2값이 높게 나타나므로 본 연구에서는 χ^2은 모형비교에만 사용하고 모형의 평가를 위해서는 NFI, TLI, CFI, RMSEA 값을 사용하였다.

변인 간 인과관계에 대한 구조모형의 적합성이 검증된 후, 횡단적 구조모형과 잠재성장모형의 분석을 위해 **구조모형에 사용된 주요 변인 간의 상관관계**를 살펴보았다. 일반가구와 저소득층가구의 알콜의존과 우울감은 강한 정(+)적인 상관관계를 보이고 있으며, 자아존중감과 삶의 만족도에는 강한 부(−)적 상관관계를 보이고 있는 것으로 나타났다.

(◎ 6. 연구모형 설정, ◎ 7. 연구모형의 적합도 검정, ◎ 8. 집단별 잠재변인 간 상관관계 분석)

<표 6-4> **잠재변인 간의 상관관계**

	일콜의존	우울감	자아존중감	삶의만족도
일콜의존	1	.159**	-.216**	-.085*
우울감	.153**	1	-.677**	-.674**
자아존중감	-.193**	-.726**	1	.774
삶의만족도	-.119**	-.584**	.683**	1

** p<0.01, * 0.05

※ 변인 간 상관관계는 1을 기준으로 일반가구는 대각선의 하단, 저소득층가구는 대각선 상단에 표시

3.3 집단 간 측정 동일성 검증

잠재요인 간의 구조적 관계가 일반가구와 저소득층가구에 따라 차이가 있는지를 검증하기 위해 다중집단 확인적 요인분석을 실시하였다.

1) 형태 동일성 검증

형태 동일성 검증은 비교하고자 하는 집단의 요인구조가 같은지를 평가하는 것으로 각 집단별로 경쟁모형을 가지고 모형들 간의 적합성을 평가한다. 연구모형에 대한 경쟁모형으로 우울감의 하위요인인 사회성부족요인을 관측변수로 추가하여 경쟁모형을 설정하였다. <표 6-5>와 같이 두 집단 모두 **연구모델의 적합도**가 높게 나타나 형태 동일성이 성립되었음을 알 수 있었다.

<표 6-5> 경쟁모형 비교를 통한 형태 동일성 검증

	χ^2	df	NFI	TLI	CFI	RMSEA
일반가구						
연구모형	171.87	15	.953	.897	.957	.066
경쟁모형	286.95	22	.933	.872	.937	.071
저소득층가구						
연구모형	135.69	15	.940	.870	.946	.086
경쟁모형	190.59	22	.924	.860	.931	.084

(◐ 9. 측정모형의 형태 동일성 검증)

2) 요인부하량 동일성 검증

형태 동일성이 검증되고 나면 2집단의 응답자가 측정 도구에 대해 동등하게 인식을 하고 있는지 **요인부하량 동일성**을 검증해야 한다. 요인부하량 동일성의 검증은 형태동일성을 만족시키는 기저모형에서 각각의 잠재변인에 대한 측정변수와의 관계, 즉 집단 간 요인계수가 동일하다는 제약을 하여 기저모형의 적합도와 비교를 하여 검증한다. <표 6-6>과 같이 기저모형과 측정 동일성의 적합도의 차이는 ($\Delta\chi^2$=30.05, Δdf=4)에서 유의미한 차이가 있어 χ^2에 의한 요인부하량 동일성은 기각되었으나, 앞에서 논의된 바와 같이 χ^2는 표본의 크기에 영향을 받는다는 문제로 인하여 본 연구에서의 요인부하량 동일성 검증은 다른 적합도 지수를 고려하였다. 따라서 NFI, TLI, CFI, RMSEA의 측정 동일성 모형의 적합도 지수가 형태 동일성 모형의 지수에 비해 나빠지지 않았으므로(ΔNFI=-.005, ΔTLI=.004, ΔCFI=-.004, ΔRMSEA=-.001) 요인부하량 동일성은 성립되었다. 이는 두 집단에서 동일한 측정 도구들이 사용되었음을 확인할 수 있다.

(◐ 10. 연구모형의 측정 동일성 검증)

3) 절편 동일성 검증

절편 동일성은 절편이 집단 간에 동일한지를 검증하는 것으로 측정 동일성 모형과 비교한 결과 크게 나빠지지 않았으므로 (ΔNFI=-.062, ΔTLI=-.084, ΔCFI=-.061,

ΔRMSEA=-.061) 절편 동일성이 성립되었음을 알 수 있었다. 따라서 잠재평균분석을 통한 집단 간 차이를 살펴볼 수 있다.
(◐ 11. 연구모형의 절편 동일성 검증)

4) 요인분산 동일성 검증

요인분산 동일성 검증은 잠재요인의 분산을 동일하게 제약하여 절편 동일성 모형과 비교하여 검증하는 것으로 모형이 크게 나빠지지 않았으므로(ΔNFI=-.027, ΔTLI=-.024, ΔCFI=-.027, ΔRMSEA=-.004) 요인분산 동일성은 검증되었다. 따라서 공분산 구조분석을 통하여 개인 간 차이를 살펴보는 것이 가능한 것으로 판단되었다.
(◐ 12. 연구모형의 요인분산 동일성 검증)

<표 6-6> **동일성 검증에 대한 합치도 지수**

모형	χ^2	자유도	NFI	TLI	CFI	RMSEA
모형 1: 형태 동일성(기저모형)	307.59	30	.948	.886	.953	.052
모형 2: 측정 동일성	337.64	34	.943	.890	.948	.051
모형 3: 측정 및 절편 동일성	703.71	42	.881	.806	.887	.067
모형 4: 측정, 절편 및 요인분산 동일성	864.12	46	.854	.782	.860	.071

3.4 집단 간 잠재평균분석

본 연구에서는 **집단 간 잠재평균 분석**을 위해 Hong 등(2003)이 제시한 형태 동일성, 측정 동일성, 절편 동일성을 순서대로 검증을 하였다. 그리고 집단 간 평균차이를 보기 위해 참조집단을 일반가구 집단으로 하여 잠재평균을 0으로 고정하고 저소득가구 집단의 잠재평균을 추정하였다. 또한 **잠재평균의 차이의 해석은** Cohen **효과크기**(d)를 사용하였다. Cohen의 효과크기[10]를 산출할 때는 두 집단에서 산출된 분산이 동일한 상

10) Cohen(Cohen, J.(1988). *Statistical power analysis for the behavioral science*. Hillsdale. NJ: Lawrence Erlbaum.)의 기준에 따르면 d값이 0.2 이하면 작은 값, 0.5 이하면 중간값, 0.8 이상이면 큰 값으로 해석한다.

태에서 공통의 표준편차를 적용하기 때문에 요인분산의 동일성에 대한 검증이 실시되어야 한다(Cohen, 1988; 김주환 등, 2009에서 재인용)[11]. 따라서 앞 장의 <표 6-6>과 같이 요인분산 동일성이 적합하다고 판정되어 효과크기의 값은 요인분산 동일성 검증의 분산추정치로 공통표준편차를 확인하여 계산하였다. <표 6-7>의 결과와 같이 **관측변수의 항목 합산을 통한 요인의 t 검증 결과**와 잠재평균 결과가 비슷하게 나타났다. 즉, 알콜의존을 제외하고는 일반가구와 저소득가구의 잠재평균의 차이는 통계적으로 유의미한 차이가 발견되었으며, 코헨의 효과를 보았을 때 우울감, 자아존중감, 삶의 만족도의 효과크기가 .6 이상으로 일반가구와 저소득가구는 평균에 대한 차이가 있는 것으로 나타났다.

<표 6-7> t 검증과 잠재평균차이

	t 검증				잠재평균차이			
	평균	표준편차	t	유의확률	일반가구	저소득층가구	공통표준편차	효과크기1)
알콜의존								
일반가구	.77	1.03	-.18	.855	0	.007	1.05	0.01
저소득층가구	.78	1.09						
우울감								
일반가구	12.21	1.03	-12.68	***	0	1.609***	2.53	0.64
저소득층가구	14.46	1.09						
자아존중감								
일반가구	28.83	3.81	15.17	***	0	-1.341***	1.99	-.68
저소득층가구	26.59	4.42						
삶의만족도								
일반가구	24.13	3.52	17.96	***	0	-1.773***	2.34	-.76
저소득층가구	21.70	4.00						

*** p<.001

1) 저소득층가구 잠재평균차이/공통표준편차[12]

(➲ 13. 집단 간 잠재평균분석, ➲ 14. 코헨의 효과크기 산출)

11) 김주환, 김인규, 홍세희(2009). 구조방정식으로 논문쓰기. 커뮤니케이션북스.

12) Amos에서 코헨의 효과는 요인분산 동일성 모형에서 분산추정치로 산출이 된다. 본 연구의 요인분산 동일성 모형에서의 분산추정치는(알콜: 1.097, 우울: 6.378, 자아존중감: 3.943, 삶의 만족도: 5,427)로 나타나 표준편차로 변환하여 사용하였다.

3.5 집단 간 경로계수 비교(다중집단 구조모형 분석)

다중집단 구조모형 분석은 집단 간 경로계수의 크기를 가지고 서로 통계적으로 유의한 차이가 있는지를 검증하는 분석 방법이다. 다중집단 구조모형 분석은 측정 동일성 제약이 끝난 후, 집단 간 등가제약 과정을 거쳐 경로계수 간의 유의미한 차이를 알아보아야 한다. 본 연구에서는 알콜의존과 우울, 자아존중감, 생활만족도 변인의 측정모형 동등성이 두 집단에서 검증되었으므로, 각 변인 간 구조적 관계를 살펴보는 경로도형을 검증하여 두 집단 긴의 차이를 비교하였다. 짐재변인에 대한 모든 요인의 적재치를 동일하게 고정한 경로모형(기저모형: default model)의 적합도는 (χ^2 =337.63, NFI=.943, TLI=.890, CFI=.948, RMSEA=.051)로 좋은 적합도를 보였다. 연구모형에 대한 일반가구와 저소득층가구에 대한 경로계수는 <표 6-8>과 같다. 일반가구와 저소득가구 집단 모두 알콜의존은 우울을 높이는 것으로 나타나 알콜의존은 빈곤에 상관없이 우울과 매우 정적인 관계를 가지는 것으로 나타났다. 알콜의존과 자아존중감 두 집단 모두 부적상관을 보이는 것으로 나타났다. 반면, 일반가구에는 알콜의존이 삶의 만족도에 유의한 영향을 미치지 않았으나, 저소득가구에는 정적인 유의한 영향을 미치는 것으로 나타나, 저소득가구의 알콜의존은 어느 정도 삶의 만족도를 향상시켜주는 것으로 나타났다.

(◎ 15. 집단 간 경로계수 비교)

<표 6-8> 일반가구와 저소득층가구 집단별 모수 추정치1)

경로	일반가구		저소득가구	
	B(β)	C.R.	B(β)	C.R.
알콜의존 → 우울감	.330(.150)	6.17***	.443(.156)	4.34***
알콜의존 → 자아존중감	-.330(-.194)	-7.62***	-.424(-.211)	-5.82***
알콜의존 → 삶의만족도	.035(.018)	.764	.195(.085)	2.82***
자아존중감 → 삶의만족도	.650(.568)	9.53***	.670(.591)	9.12***
우울감 → 삶의만족도	-.150(-.167)	-3.037**	-.238(-.295)	-4.87***

***: $p<.001$, **: $p<.01$, B: 비표준화계수, β: 표준화계수

1) 요인의 적재치에 동일성 제약을 가한 모형

한편, 연구모형 내 잠재변수 간의 인과관계가 두 집단 사이에 유의미한 차이가 존재할 수 있어 모형 내 존재하는 모든 경로계수에 각각 동일성 제약을 가한 모형을 기저모형과 비교하여 보았다(표 6-9). 모든 경로를 동일하게 제약을 가해도 모델의 적합도(χ^2 =

347.44, NFI=.941, TLI=.903, CFI=.947, RMSEA=.048)는 거의 변하지 않았다(모든 집단 간 $\Delta\chi^2$는 자유도 1일 때 χ^2값 3.84(유의수준:0.05) 보다 작기 때문에 통계적으로 유의미한 차이를 보이지 않았다). 이와 같은 결과는 Amos의 결과표의 [critical ratios for differences]에서 **집단별 경로 간 C.R.값을 확인**하면 동일한 결과로 모든 경로에서 집단 간 유의미한 차이를 발견하지 못했다(C.R.: 1.965(유의수준: 0.05)). 이는 본 연구에서 제시한 알콜의존과 우울, 자아존중감, 삶의 만족도 간의 구조적 관계가 두 집단 모두에게 동등하게 적용될 수 있음을 알 수 있었다.

<표 6-9> **기저모형과 경로계수에 동일성 제약을 가한 모형들 간의 집단 간 차이 비교**

모형	χ^2	df	C.R.	TLI	$\Delta\chi^2$	Δdf	ΔTLI
기저모형							
알콜의존 → 우울감	337.63	34	.988	.890	.98	1	.003
알콜의존 → 삶의만족도	338.61	35	1.924	.893	3.71	1	.002
알콜의존 → 자아존중감	341.34	35	-1.118	.892	1.25	1	.003
우울감 → 삶의만족도	338.88	35	-1.266	.893	1.60	1	.003
자아존중감 → 삶의만족도	339.68	35	.203	.894	0.05	1	.004
모든 경로에 동일성 제약	347.44	39		.903	9.81	5	.013

모든 경로계수까지 동일화 제약을 가한 모형은 [그림 6-5, 6-6]과 같다.

[그림 6-5] **요인적재치와 경로계수에 동일성 제약을 가한 모델(일반가구)**

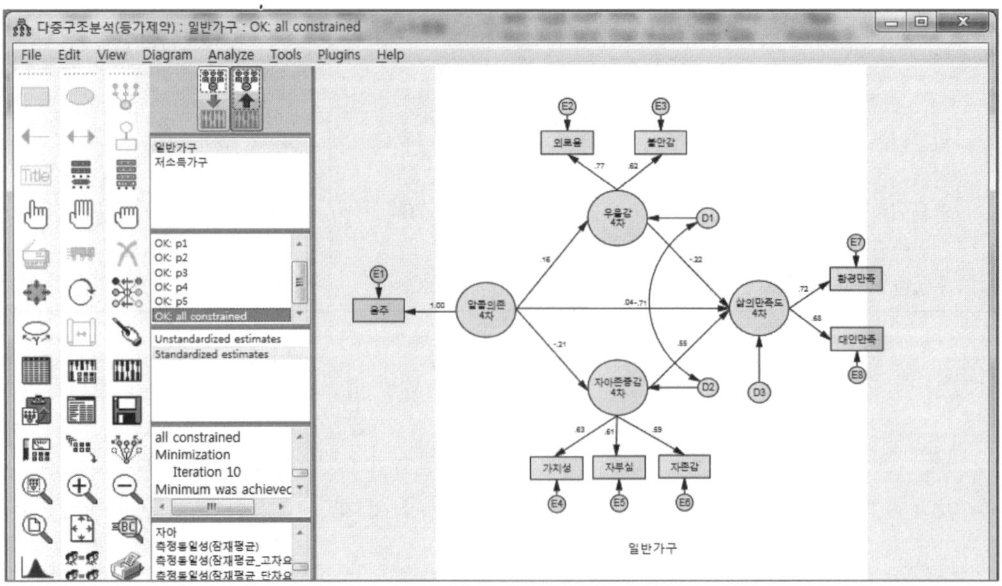

[그림 6-6] 요인적재치와 경로계수에 동일성 제약을 가한 모델(저소득가구)

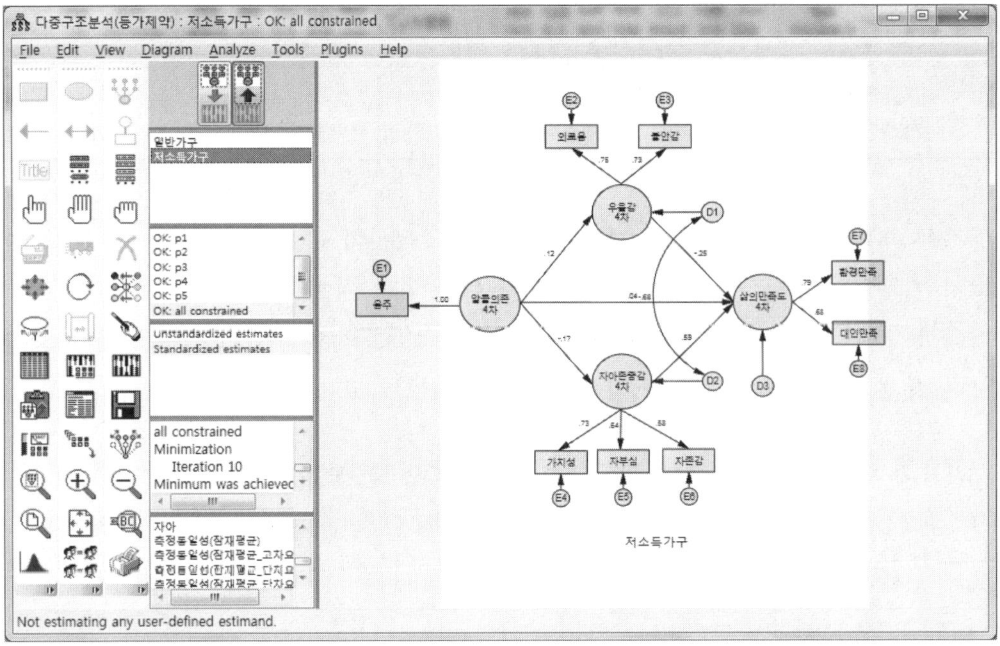

3.6 경로 간 계수 비교

지금까지 다중집단 구조분석을 통하여 집단 간 동일한 경로에 대한 계수의 크기를 비교하였다. 그러나 **한 모델 내에서의 경로 간 계수의 크기에 대한 비교**는 비제약모델(Unconstrained Model)과 비교 대상 경로에 동일성 제약을 가한 등가제약모델(Equal Constrained Model) 간 χ^2 차이를 비교함으로써 가능하다(우종필, 2012)[13]. 본 연구의 알콜의존 횡단모형에서 '알콜의존→삶의만족도'의 비표준화 경로계수가 .107(C.R.=2.713)이고 '자아존중감→삶의 만족도'의 비표준화 경로계수가 .699(C.R.=13.539)로 두 경로계수가 모두 통계적으로 유의미하게 나타났으나 '자아존중감→삶의만족도' 경로계수가 '알콜의존→삶의만족도' 경로계수보다 더 강하게 영향을 미친다는 결론은 내릴 수 없다. 따라서 두 경로계수 간 비교를 통하여 경로 간 유의한 차이가 있는지를 검증해야 한다.

(◎ 16. 경로 간 계수 비교)

13) 우종필(2012). 구조방정식모델 개념과 이해. 한나래아카데미.

<표 6-10> **비제약모델과 제약모델의 경로계수 차이 비교**

모형	χ^2	df	$\Delta\chi^2$	Δdf
비제약모델	273.849	15		
제약모델	376.144	16	102.295	1

<표 6-10>과 같이 $\Delta\chi^2=102.295$로 자유도 1에서의 $\chi^2=3.85$(유의수준: .05)보다 크기 때문에 두 경로계수 간에는 통계적으로 유의한 차이가 있는 것으로 나타났다. 따라서 '자아존중감→삶의 만족도' 경로계수가 '알콜의존→삶의 만족도' 경로계수보다 통계적으로 유의하고 더 강하게 영향을 미친다고 볼 수 있다.

[그림 6-7] **두 경로계수에 동일성 제약을 가한 모델(알콜의존 횡단모형)**

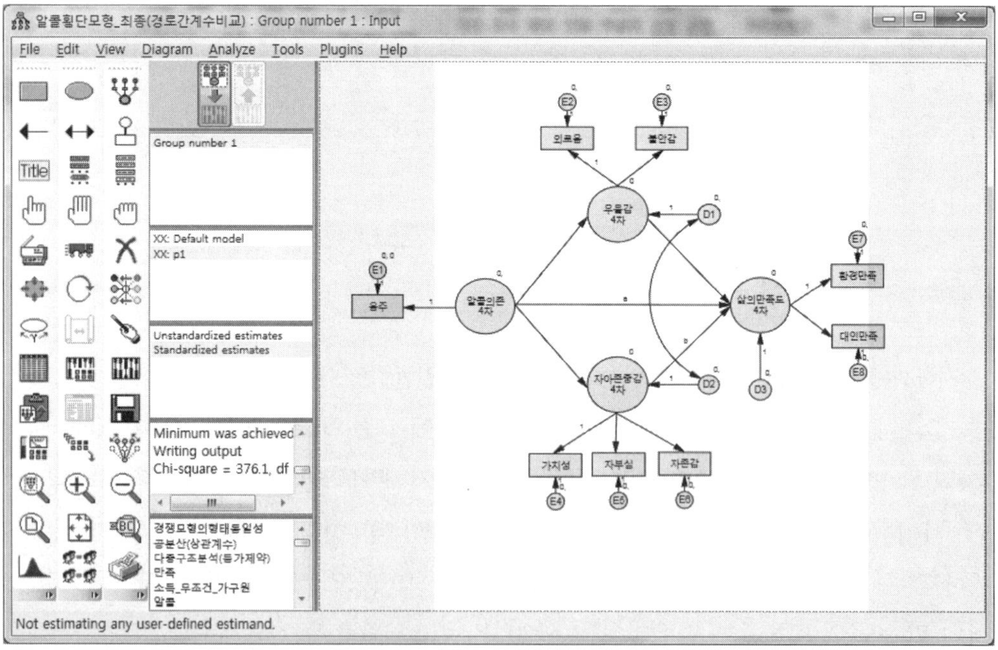

3.7 집단 간 매개효과 분석

매개효과는 독립변수(알콜의존)와 종속변수(삶의만족도) 사이에 제3의 변수인 매개변수가 개입될 때 발생한다. 본 연구모형의 매개효과 모형은 그림과 같다.

[그림 6-8] 우울 매개효과(일반가구)

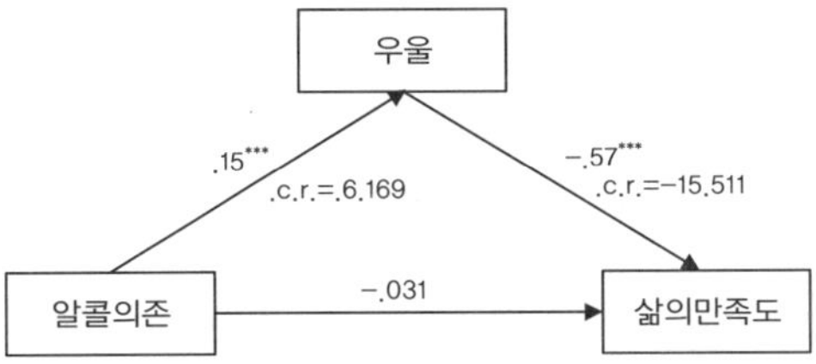

[그림 6-9] 우울 매개효과(저소득층가구)

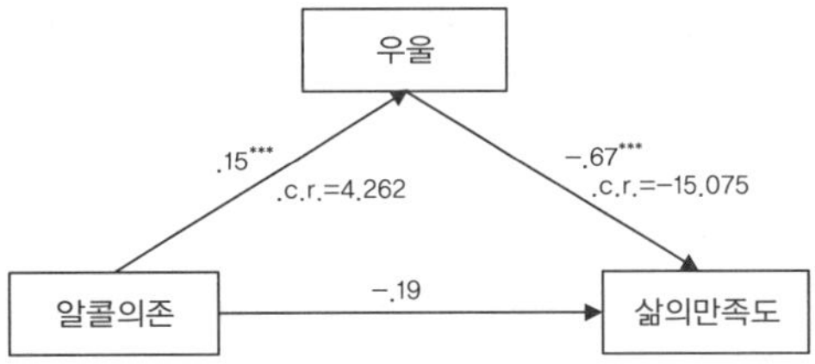

[그림 6-10] 자아존중감 매개효과(일반가구)

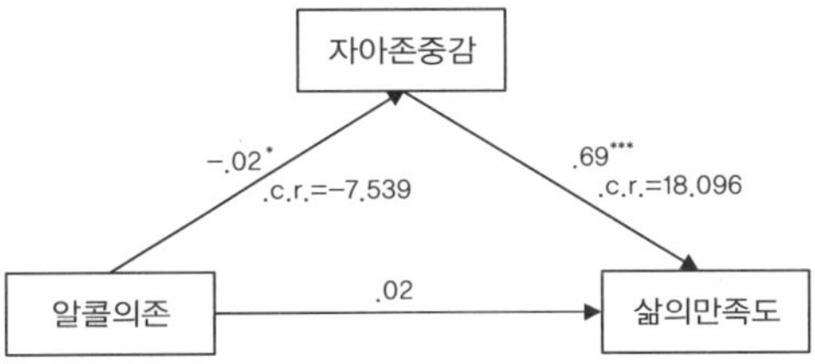

[그림 6-11] 자아존중감 매개효과(저소득층가구)

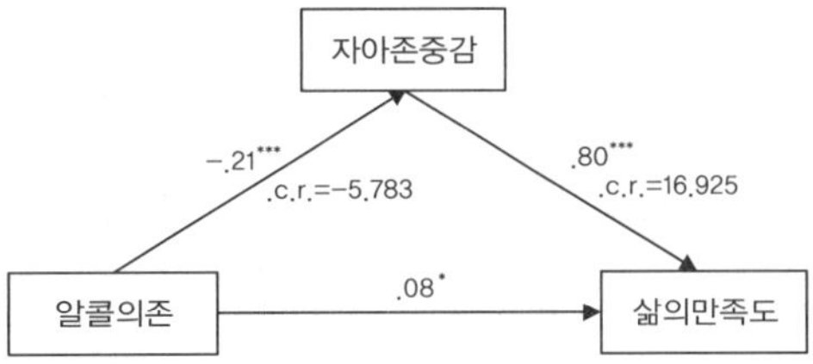

알콜의존과 삶의 만족도 간의 매개변수에 대한 인과관계를 보기 위해 직접효과, 간접효과, 총효과를 살펴 본 결과는 <표 6-11>과 같다.

(◐ 17. 집단 간 매개(간접)효과 분석, ◐ 18. 매개(간접)효과의 유의성 검증(Soble Test),
◐ 19. 매개효과 분석)

<표 6-11> 우울 자아존중감 매개변수의 매개효과

	일반가구			저소득층가구		
	총효과	직접효과	간접효과[1]	총효과	직접효과	간접효과[1]
<u>우울 매개효과</u> 알코의존 → 삶의만족도	-.119	-.031	-.087	-.084	.019	-.102***
<u>자아존중감 매개효과</u> 알코의존 → 삶의만족도	-.116	.017	-.133***	-.085	.083	-.168

1) Sobel Test: *** p<.01, ** p<.05, * p<.1

매개효과 분석 결과 우울에 대한 매개효과는 일반가구는 **완전매개(Full Mediation)**하여(-.12* →-.03) 알콜의존이 우울을 매개하여 삶의 만족도에 영향을 주지 않는 것으로 나타났으나, 저소득층가구는 매개하지 않는 것(-.08* →.02)으로 나타났다. 자아존중감에 대한 매개효과는 일반가구는 **완전매개**하여(-.12* →.02) 알콜의존이 자아존중감을 매개하여 삶의 만족도에 영향을 주지 않는 것으로 나타났으며, **저소득층가구는 부분매개하여(-.08* → .08*) 알콜의존이 자아존중감을 매개하여 삶의 만족도가 증가한 것으로 나타났다**[14]. 매개효과의 인과관계에서 살펴본 간접효과의 유의성 검정을 위한 Sobel Test**결과** 유의한 것으로 나타났다.

4 복지패널 자기회귀교차지연 모형[15]

자기회귀교차지연 모형(Autoregressive Cross-Lagged Model)은 종단자료를 이용하여 같은 변수들과 다른 변수들 간의 관계를 추정하는 방법이다. 자기회귀교차지연 모형의 분석을 위해서는 측정 동일성(요인부하량), 경로 동일성, 오차공분산 동일성의 순서대로 검증되어야 한다(김주환 등, 2009)[16]. 측정 동일성은 종단연구의 각 시점에서 측정한 개념이 동일한 개념에 대해 측정한 것인지를 검증하기 위해 요인부하량을 제약하여 검증한다. 경로 동일성은 같은 잠재변수 간의 회귀계수가 동일한가를 검증하는 것으로 같은 잠재변수 간과 다른 잠재변수 간의 경로계수를 제약하여 검증한다. 오차분산 동일성은 내생잠재변수 간의 공분산을 제약하여 검증한다. 본 연구에서는 [그림 6-12]와 같이 우울감과 자아존중감의 잠재변수 사이의 자기회귀교차지연 모형을 설정하였다.

(◎ 20. 복지패널 자기회귀교차지연 모형 구성)

---

14) 알콜의존에서 삶의 만족도의 직접경로가 일반가구(-.12), 저소득층가구(-.08)로 경로계수에 유의한 차이가 있는 것으로 나타났다.

15) 본 내용은 '김계수, 송태민(2012). 구조방정식모형을 이용한 한국복지패널 활용방안: 교차타당성과 자기회귀교차지연 모형을 중심으로. 보건복지포럼. 2012. 5, 한국보건사회연구원.'에 게재된 내용을 기초로 하였음.

16) 자기회귀교차지연 모형의 보다 자세한 설명은 '김주환, 김민규, 홍세희(2009). 구조방정식모형으로 논문쓰기. p310-362'를 참조하기 바란다.

[그림 6-12] 우울증과 자아존중감의 자기회귀교차지연 모형

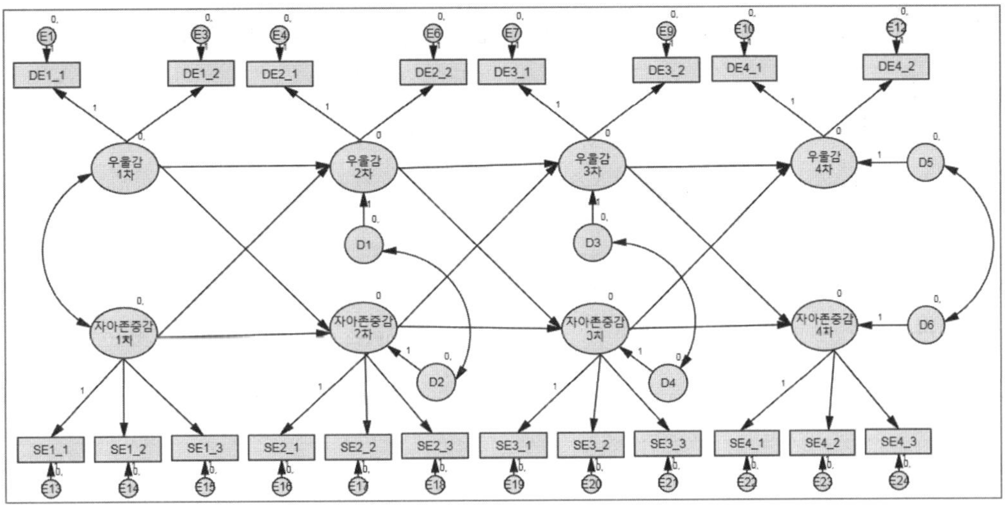

[그림 6-12]의 자기회귀교차지연 모형을 분석하기 위해 다음과 같이 8개의 경쟁모형을 설정하였다.

모형 1: 기본모형(비제약모델)
모형 2: 우울감 요인부하량 동일성 제약모델
모형 3: 자아존중감 요인부하량 동일성 제약모델
모형 4: 우울감 자기회귀계수 동일성 제약모델
모형 5: 자아존중감 자기회귀계수 동일성 제약모델
모형 6: 우울감에서 자아존중감의 교차회귀계수 동일성 제약모델
모형 7: 자아존중감에서 우울감 교차회귀계수 동일성 제약모델
모형 8: 우울감과 자아존중감 잠재오차분산 동일성 제약모델

위의 8개의 모형 중 최적의 모형을 찾기 위해 모형 1에서 모형 8까지를 순차적으로 비교를 하였다. 자기회귀교차지연 모형을 검증을 위해 χ^2, Q, TLI, RMSEA 적합도 지수를 사용하여 8개의 모형을 순차적으로 비교를 하였다. 본 연구의 자기회귀교차지연 모형 검증의 분석 결과는 <표 6-12>와 같다.

<표 6-12> 복지패널 자기회귀교차지연 모형의 적합도 비교

모형	χ^2	df	TLI	Q[1)]	RMSEA	$\Delta\chi^2$	Δdf	ΔTLI	ΔRMSEA
모형 1	2171.5	154	.877	14.1	.061				
모형 2	2175.4	157	.879	13.9	.061	-.01	3	.002	0
모형 3	2193.2	163	.883	13.5	.060	21.8	4	.004	-.001
모형 4	2204.9	165	.884	13.4	.060	11.7	2	.001	0
모형 5	2222.1	167	.884	13.3	.059	17.2	2	0	-.001
모형 6	2222.9	169	.886	13.2	.059	0.8	2	.002	0
모형 7	2229.0	171	.887	13.1	.059	7	2	.001	0
모형 8	2263.3	173	.887	13.0	.059	33.4	2	0	0

1) χ^2/df

본 연구의 자기회귀교차지연 모형 검증은 모형별 비교에서 χ^2을 제외하고 적합도에 큰 차이를 보이지 않았다. 예를 들면, 모형 5의 자아존중감에 대한 자기회귀계수는 모형 4와 마찬가지로 시간에 따른 측정이 동일한 것으로 나타났다. χ^2 값을 고려한 Q(Normed χ^2)를 비교한 결과 모형 8이 최종모형으로 선정되었다. 최종모형으로 선정된 모형 8의 경로계수는 <표 6-13>과 같다. 시간변화에 따른 우울감의 잠재변수와의 관계는 강한 정적인 관계를 가지고 있으며, 시간변화에 따른 자아존중감 잠재변수와의 관계도 강한 정적인 관계를 가지고 있다. 시간변화에 따른 자아존중감 잠재변수와 우울감 잠재변수 간의 교차관계는 강한 음의 관계를 가지고 있으나, 우울감 잠재변수에서 자아존중감 잠재변수의 교차관계는 약한 정적인 관계를 가지고 있다.

따라서 우울감과 자아존중감의 잠재성장모형을 통한 통계적 인과관계의 확인이 가능할 수 있는 것으로 볼 수 있다.

[그림 6-13] 우울감과 자아존중감의 자기교차 회귀계수 추정 결과

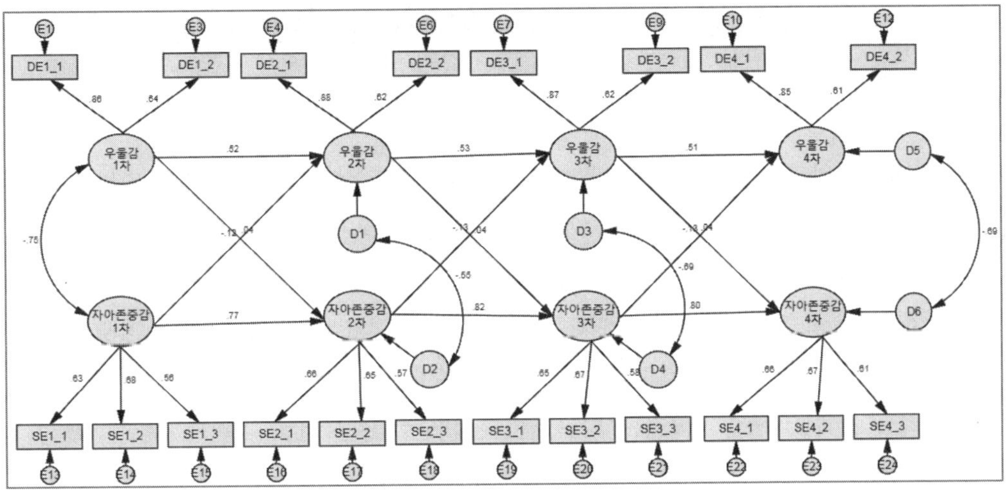

<표 6-13> 우울감과 자기회귀교차지연 모형의 모수 추정치

경로	B	β	S.E.	C.R.	P
우울감1차 → 우울감2차	.496	.520	.018	26.94	***
우울감2차 → 우울감3차	.496	.530	.018	26.94	***
우울감3차 → 우울감4차	.496	.514	.018	26.94	***
자아존중감1차 → 자아존중감2차	.790	.766	.018	42.74	***
자아존중감2차 → 자아존중감3차	.790	.820	.018	42.74	***
자아존중감3차 → 자아존중감4차	.790	.802	.018	42.74	***
우울감1차 → 자아존중감2차	.024	.040	.011	2.218	*
우울감2차 → 자아존중감3차	.024	.040	.011	2.218	*
우울감4차 → 자아존중감4차	.024	.038	.011	2.218	*
자아존중감1차 → 우울감2차	-.197	-.118	.029	-6.731	***
자아존중감2차 → 우울감3차	-.197	-.130	.029	-6.731	***
자아존중감3차 → 우울감4차	-.197	-.130	.029	-6.731	***

*** p<.001, ** p<.01, * p<.05

5 복지패널 교차타당성 검증[17)]

교차타당성은 동일한 모집단이나 이질 모집단에서 얻은 두 개 이상의 표본들이 서로 동일한 결과를 보이는지를 검증하는 것이다. **교차타당성을 검증**하기 위해서는 우선적으로 측정 동일성에 대한 분석이 필요하다. 측정 동일성은 다른 모집단에서 얻어진 측정모형이 같은 결과를 보이는지를 판단하는 것으로 다수의 응답자가 측정 도구에 대해 동등하게 인식하고 있다는 것을 검증하는 것이다. 현재까지 논의[18)]된 측정 동일성은 5단계로 구분된다. 1단계는 집단 간 어떠한 제약도 하지 않은 비제약모델이다. 2단계는 집단 간 요인부하량을 동일하게 제약한 모델이다. 3단계는 집단 간 공분산 및 잠재변수의 분산을 동일하게 제약한 모델이다. 4단계는 집단 간 요인부하량, 공분산을 동일하게 제약한 모델이다. 5단계는 요인부하량, 공분산, 측정오차분산을 동일하게 제약한 모델이다. 본 연구의 복지패널 교차타당성의 검증은 1차년도~4차년도 패널표본을 4개의 집단으로 보고 연차별로 동일한 패널이 동일한 측정 도구에 대해 동등하게 인식하고 있는 지를 검증함으로써 복지패널에서 사용하고 있는 측정 도구의 동일성에 문제가 있는지를 알아보는 것이다.

측정 동일성에 대한 검증은 다중집단 확인적 요인분석을 통하여 실시된다. 본 연구의 측정 동일성에 검증은 복지패널의 2006년부터 2009년까지 총 4년간의 가구원용 패널을 대상으로 하였다. 측정 동일성에 사용된 측정 도구는 알콜의존 잠재요인을 측정하기 위한 4개 문항, 우울감 잠재요인을 측정하기 위한 11개 문항, 자아존중감 잠재요인을 측정하기 위한 9개 문항, 삶의만족도 잠재요인을 측정하기 위한 8개 문항을 사용하여 다중집단 확인적 요인분석을 실시하였다. 본 연구에서 교차타당성은 연구모형과 수정모형 모두 분석하였다,

(➲ 21. 복지패널 교차타당성(측정 동일성) 검증)

---

17) 본 내용은 '김계수, 송태민(2012). 구조방정식모형을 이용한 한국복지패널 활용방안: 교차타당성과 자기회귀교차지연 모형을 중심으로. 보건복지포럼. 2012. 5, 한국보건사회연구원.'에 게재된 내용을 기초로 하였음.

18) Myers et al(2000), Mullen(1995).

[그림 6-14] 다중집단 확인적 요인분석(연구모형)

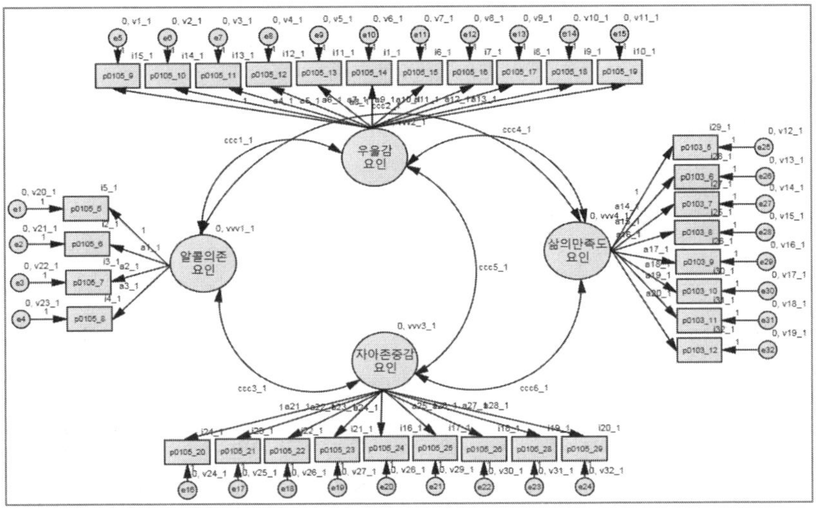

[그림 6-15] 다중집단 확인적 요인분석(수정모형)[19]

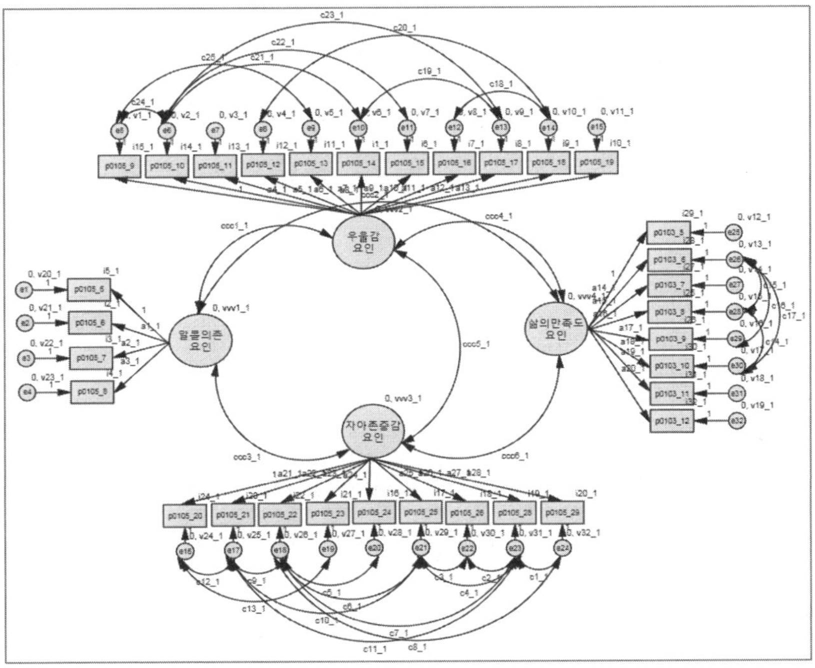

19) 측정오차의 분산은 서로 독립적인 것으로 가정한다. 측정오차의 공분산을 허용하는 것은 이론적·방법론적으로 명확한 근거가 없으면 하지 않는 것이 바람직하다. 이론적으로 상관된 측정오차의 설정은 종단적 연구와 같은 각각의 지표가 서로 다른 시점에서 측정되었다면 가능하다(배병렬, 2011). 본 연구는 4개년도에 걸쳐 각각 측정된 지표의 교차타당성을 검증하는 것으로 수정지수가 높은 내생잠재변수의 측정오차 간 공분산을 연결하여 수정모형을 설정하였다.

본 연구의 측정 동일성을 검증하기 위하여 다음과 같이 4개의 경쟁모형을 설정하였다.

모형 1: 비제약모델
모형 2: 요인부하량 동질성
모형 3: 요인부하량, 공분산 동질성
모형 4: 요인부하량, 공분산, 오차분산 동질성

모형비교에서 대표적으로 사용되는 적합도 지수는 χ^2(CMIN), NFI, CFI, TLI, RMSEA이다. χ^2은 가장 대표적으로 사용되는 절대적합지수로 많은 모델 적합도 중에서 유일하게 통계적 유의성인 p값을 제공한다. 그러나 χ^2는 표본의 크기에 영향을 받아 표본의 크기가 큰 경우에는 두 공분산행렬 간 차이가 작아 통계적으로 유의하지 않더라도 표본의 크기 때문에 차이가 있는 것으로 나타날 수 있다. 본 연구에 사용된 가구원 패널의 표본크기는 3,487명으로 대표본이라고 볼 수 있다. 따라서 본 연구의 측정 동일성 검증에서는 χ^2 적합도 지수는 사용하지 않았다. 경쟁모형의 비교는 기저모형(모형 1)과의 적합도 차이를 통하여 검증한다. 측정 동일성 모형에 대한 분석 결과는 <표 6-14>, <표 6-15>와 같다.

<표 6-14> **복지패널 측정 동일성 모형 분석 결과(연구모형)**

model	Q	NFI	CFI	TLI	RMSEA	ΔQ	ΔNFI	ΔCFI	ΔTLI	ΔRMSEA
모형 1	13.28	.827	.838	.813	.030**					
모형 2	12.84	.825	.836	.820	.029**	.044	.002	.002	-.007	.001
모형 3	12.73	.818	.830	.822	.029**	.055	.009	.008	-.009	.001
모형 4	12.64	.817	.829	.823	.029**	.064	.01	.009	-.01	.001

** 매우 양호

<표 6-15> 복지패널 측정 동일성 모형 분석 결과(수정모형)

model	Q	NFI	CFI	TLI	RMSEA	ΔQ	ΔNFI	ΔCFI	ΔTLI	ΔRMSEA
모형 1	6.464	.921*	.932*	.917*	.020**					
모형 2	6.313	.919*	.930*	.919*	.020**	.151	-.002	-.002	.002	0
모형 3	6.311	.917*	.929*	.919*	.020**	.153	-.004	-.003	.002	0
모형 4	6.935	.901*	.914*	.920*	.021**	-.471	-.020	-.018	.003	.001

* 양호, ** 매우양호

<표 6-14>, <표 6-15>와 같이 연구모형과 수정모형 모두 기저모형(모형 1)의 적합도와 비교하여 단계별 동일화 제약을 추가해도 모형의 적합도가 나빠지지 않으므로 본 연구의 측정 동일성은 모든 모형에서 차이가 없는 것으로 알 수 있다. 따라서 복지패널의 연차별 설문지가 동일한 측정 도구를 사용하여 측정 동일성에 문제가 없는 것으로 이는, 매년 설문지 조사에 측정 도구에 대해 패널이 동일하게 인식을 하고 있다고 볼 수 있다.

6 알콜의존 잠재성장모형 분석[20)]

알콜의존의 변화에 영향을 미치는 변인들과 인과관계를 분석하기 위해 주요 변인들에 대한 발달궤적을 살펴보았다. 즉, 알콜의존, 우울감, 자아존중감의 4년 동안 초기치와 변화율의 잠재요인을 검증하기 위해 무조건 모형을 설정하였다.

6.1 알콜의존 발달궤적 분석(무조건 모델)

알콜의존, 우울, 자아존중의 변화에 대한 발달궤적을 살펴보기 위하여 무조건 모델

20) 본 논문의 잠재성장모형은 '송태민, 이주열, 김계수(2012). 성인남성의 문제음주 변화에 관한 연구. 알콜과학회지 13(1): 59-71.'에 게재된 내용을 기초로 하였음.

을 설정하였다. **알콜의존의 무조건 모델**은 2차년도와 3차년도가 초기치에 비해 비슷하게 증가하다가 4차년도에 더 크게 증가하는 모형으로 변화율의 요인계수를 0, 1, 1, 2로 고정하였다. 우울은 연차별로 지속적으로 증가하는 선형 변화모형으로 변화율의 요인계수를 0, 1, 2, 3으로 고정하였다. 자아존중감은 3차년도까지 증가하다가 4차년도에 자유롭게 변하는 모형으로 변화율의 요인계수를 0, 1, 2, *로 지정하였다.

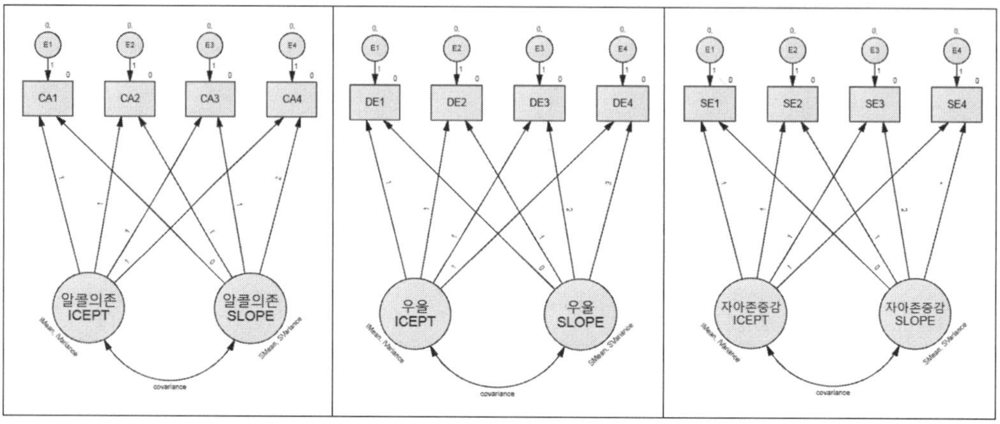

(◎ 22. 알콜의존 발달궤적 분석(무조건 모델 설정)

<표 6-16> 알콜의존, 우울, 자아존중감 잠재성장모형의 적합도 및 평균/분산

	변화율 요인계수	χ^2	NFI	TLI	CFI	RMSEA	초기치 평균, 분산	변화율 평균, 분산	공분산
알콜의존	0,1,1,2	23.5	.990	.991	.992	.033	.59**, .39**	.09**, .07**	-.035*
우울	0,1,2,3	16.4	.994	.992	.996	.026	13.71**, 11.45**	-.27**, .47**	-1.055**
자아존중감	0,1,2,*	21.9	.993	.986	.994	.036	27.78**, 8,59**	.17**, .76**	-.593**

** p<0.001, * p<.05

<표 6-16>과 같이 알콜의존, 우울, 자아존중감의 초기치의 평균과 분산이 모두 유의한 차이가 있어 1차년도의 알콜의존, 우울, 자아존중감은 개인 간 차이가 있는 것으로 나타났다. 즉, 알콜의존은 꾸준히 증가하였으며, 초기치의 평균은 .59로 시간이 지남에 따라 해마다 .09씩 증가하였다. 그리고 초기치와 변화율의 변량(분산)이 모두 통계적으로 유의미하여 초기의 알콜의존은 개인 간 유의미한 차이가 있으며, 그

변화율 또한 유의미한 개인 간 차이가 있음을 보여준다. 우울은 꾸준히 감소하였으며, 초기치의 평균은 13.71로 시간이 지남에 따라 해마다 -.27씩 감소하였다. 그리고 초기치와 변화율의 변량(분산)이 모두 통계적으로 유의미하여 초기의 우울은 개인 간 유의미한 차이가 있으며, 그 변화율 또한 유의미한 개인 간 차이가 있음을 보여준다. 자아존중감은 꾸준히 증가하였으며, 초기치의 평균은 27.78로 시간이 지남에 따라 해마다 .17씩 증가하였다. 그리고 초기치와 변화율의 변량(분산)이 모두 통계적으로 유의미하여 초기의 자아존중감은 개인 간 유의미한 차이가 있으며, 그 변화율 또한 유의미한 개인 간 차이가 있음을 보여준다.

알콜의존 초기치와 변화율의 상관계수가 -.20으로 1차년도 알콜의존이 높은 사람은 시간이 갈수록 증가율이 덜하다. 즉, 1차년도 알콜의존이 높은 사람은 4차년도까지 알콜의존이 조금 증가한 반면, 1차년도 알콜의존이 낮은 사람은 4차년도까지 알콜의존이 크게 증가했다. 우울 초기치와 변화율의 상관계수가 -.45로 1차년도 우울이 높았던 사람은 해가 갈수록 우울의 변화율이 낮아지고, 1차년도 우울이 낮았던 사람은 해가 갈수록 변화율이 높게 나타난다. 즉, 초기 우울이 높으면 우울의 감소속도가 낮고, 초기 우울이 낮으면 우울의 감소속도가 높다. 자아존중감 초기치와 변화율의 상관계수가 -.23으로 초기 자아존중감 수준이 높을수록 연도별 선형 증가율이 낮게 예측되고, 초기 비행수준이 낮을수록 연도별 선형 증가율이 높게 예측된다는 것을 알 수 있다. **알콜의존을 예측하는 추정회귀식**[21]은 다음과 같다.

1차년도 알콜의존=0.597+0.091×0=0.597+오차항
2차년도 알콜의존=0.597+0.091×1=0.688+오차항
3차년도 알콜의존=0.597+0.091×1=0.688+오차항
4차년도 알콜의존=0.597+0.091×2=0.779+오차항

알콜의존의 초기치와 변화율의 변량이 유의하여 초기치와 변화율을 설명하는 예측변수의 투입이 가능한 것으로 나타났다.

21) 추정회귀식은 Amos-[Analysis Properties]-[Output]에서 [Implied Moment]를 선택하여 값을 얻을 수 있다.

6.2 알콜의존 변화에 대한 예측요인 분석(조건적 모델)

연구자는 다양한 비조건적 잠재성장모델링 과정을 거쳐 최적모델을 도출한다. 다음 단계에서는 발달 과정에 영향을 미치는 예측변수들(Predictors)을 투입하여 초기치 요인과 변화율 요인에 영향을 미치는 요인을 찾아내는 조건적 잠재성장모델링 과정을 거친다.

1) 공변량 변수를 이용한 알콜의존요인 잠재성장곡선모델

'가구구분(균등화 소득에 따른 가구구분)'이라는 **공변량(Covariate) 변수가 알콜의존요인의 잠재성장에 미치는 영향을 분석**하였다. [그림 6-16]과 같이 저소득층가구의 초기 알콜의존은 일반가구보다 높았으나, 시간이 지날수록 일반가구보다 알콜의존의 변화가 낮게 예측됨을 알 수 있다. 가구구분 공변량 변수를 이용한 알콜의존 성장곡선 모델은 [그림 6-17]과 같다. 결과에서 regression weight를 보면 '가구구분→알콜의존 ICEPT'와 '가구구분→알콜의존 SLOPE' 모두 유의한(C.R. >±1.965, 유의수준: 0.05) 것으로 나타났다. '가구구분'과 '알콜의존 ICEPT'의 표준화계수가 0.097(C.R.=3.982)로 저소득층가구의 초기 알콜의존이 더 높은 것을 알 수 있으며, '가구구분'과 '알콜의존 SLOPE'의 표준화계수가 -.089(C.R.=-2.483)으로 저소득층 가구의 알콜의존 증가가 일반가구의 알콜의존 증가에 비해 더디게 증가하고 있음을 알 수 있다. 이는 가구구분(일반가구, 저소득층가구)에 따라 알콜의존의 변화량이 차이가 있다는 것을 의미하며 가구구분과 알콜의존 연차별 비교 그래프와 일치함을 알 수 있다.

(➲ 23. 공변량 변수를 이용한 알콜의존요인 잠재성장곡선모델)

[그림 6-16] 가구구분 공변량 변수를 이용한 알콜의존의 연차별 변화

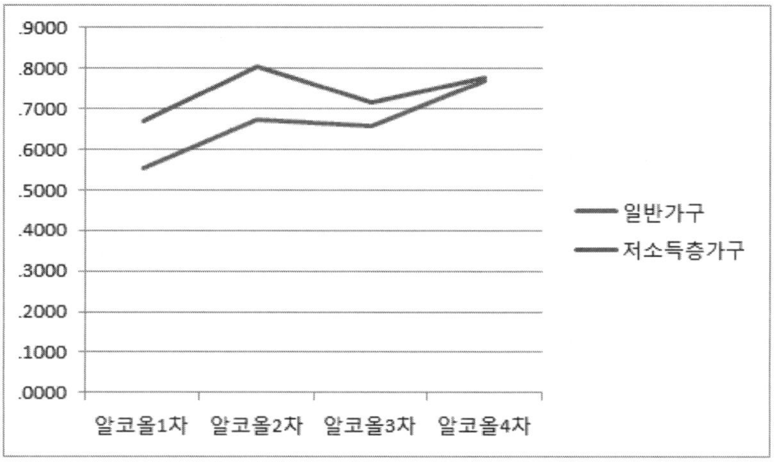

[그림 6-17] 가구구분별 알콜의존요인의 잠재성장모형

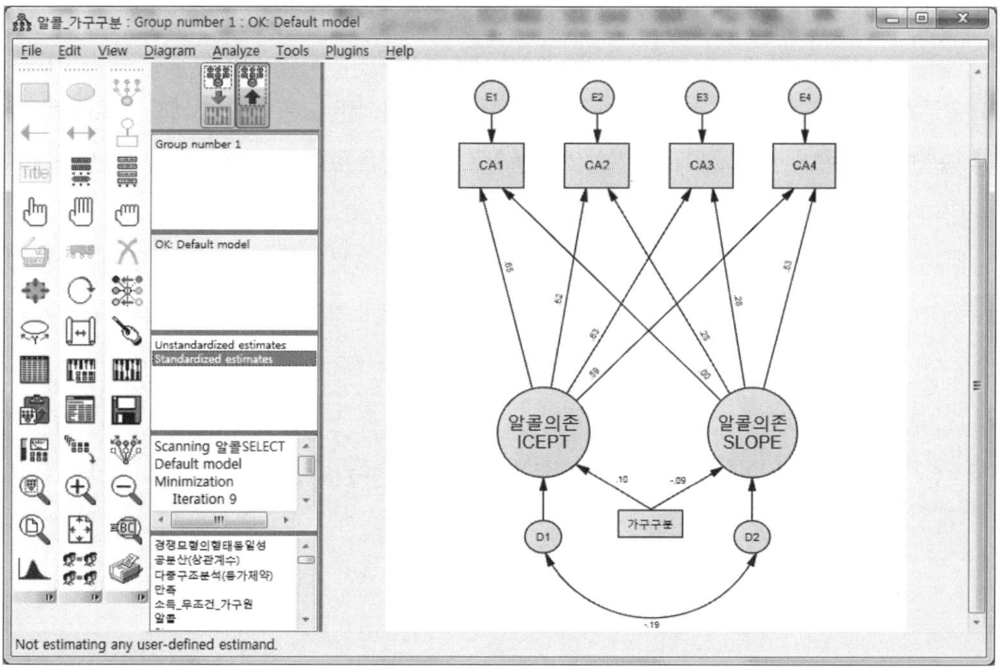

[그림 6-18] 가구구분별 알콜의존요인 잠재성장모형 결과표

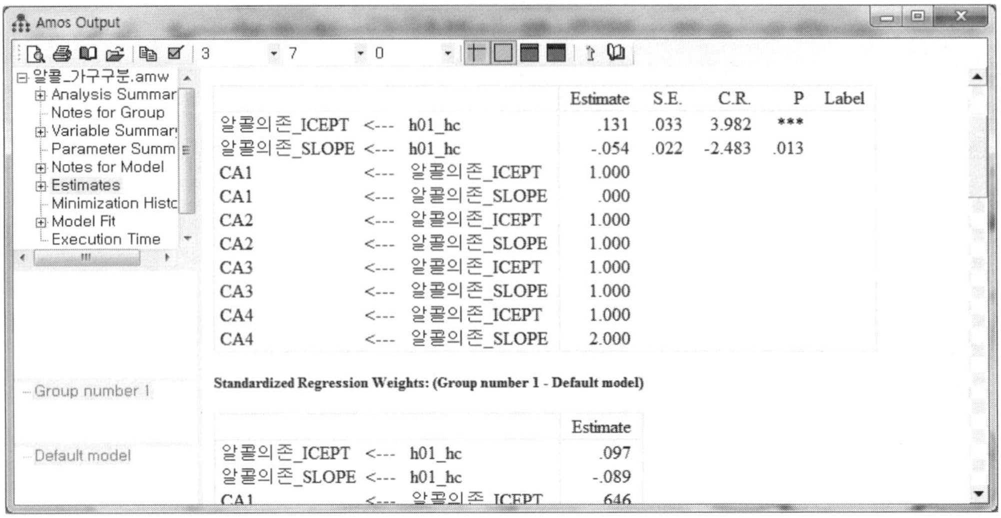

			Estimate	S.E.	C.R.	P	Label
알콜의존_ICEPT	<---	h01_hc	.131	.033	3.982	***	
알콜의존_SLOPE	<---	h01_hc	-.054	.022	-2.483	.013	
CA1	<---	알콜의존_ICEPT	1.000				
CA1	<---	알콜의존_SLOPE	.000				
CA2	<---	알콜의존_ICEPT	1.000				
CA2	<---	알콜의존_SLOPE	1.000				
CA3	<---	알콜의존_ICEPT	1.000				
CA3	<---	알콜의존_SLOPE	1.000				
CA4	<---	알콜의존_ICEPT	1.000				
CA4	<---	알콜의존_SLOPE	2.000				

Standardized Regression Weights: (Group number 1 - Default model)

			Estimate
알콜의존_ICEPT	<---	h01_hc	.097
알콜의존_SLOPE	<---	h01_hc	-.089

다양한 잠재성장모델링 과정을 거쳐 최적모델을 도출하면 다음 단계에서는 발달과정에 영향을 미치는 예측변수들(Predictors)을 투입하여 예측요인을 규명하는 2수준 모델분석 방법을 사용해야 한다. 본 연구에서는 **알콜의존 요인의 초기치와 변화율을 각각 종속변수로하고, 성별, 장애유무, 만성질환유무, 경제활동유무, 흡연량 요인을 독립변수(설명변수)로 투입하여 2수준 분석**(공변량분석 또는 조건 모델)을 실시하였다.

[그림 6-18]은 1차년도의 예측변인과 알콜의존의 초기치와 변화율의 전체 경로에 대한 표준화된 계수를 표시하였다. 조건 모형을 검증한 결과 모든 적합도(χ^2=37.444, df=13, GFI=.998, NFI=.993, TLI=.987, RMSEA=.024)에서 모두 적합한 것으로 나타났다.

(➲ 24. 1차년도 예측요인이 알콜의존 발달궤적에 미치는 영향(조건 모델))

[그림 6-19] 1차년도 예측요인이 알콜의존 발달궤적에 미치는 영향(조건 모델)

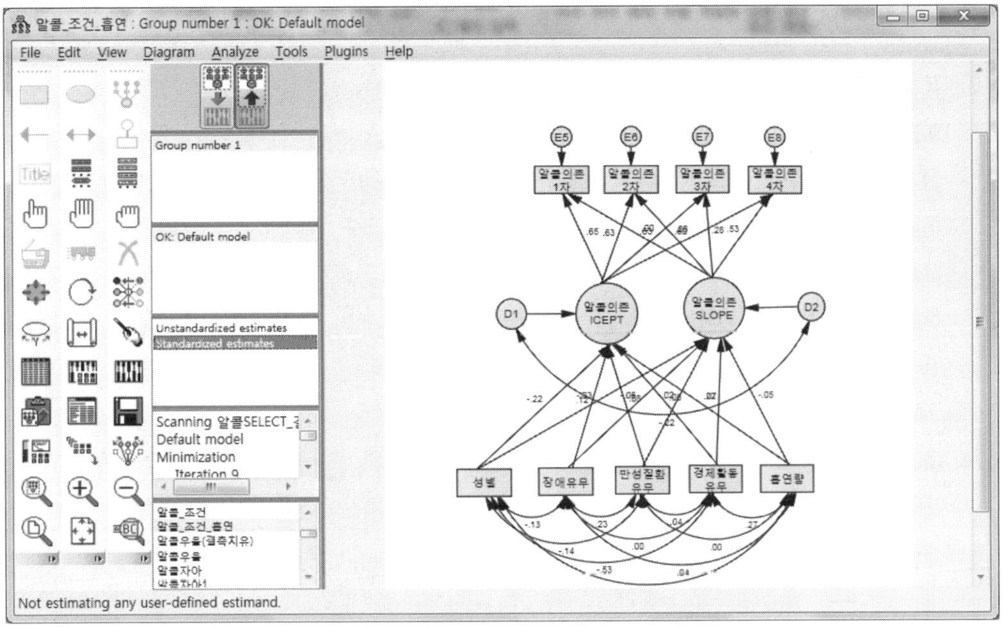

성별은 알콜의존의 초기치에 부적(−)의 유의한 영향을 나타내(b=-.309 p<.001), 여성이 초기에 낮은 알콜의존을 보이는 것으로 나타났다. 장애유무는 알콜의존의 초기치에는 정(+)의 유의한 영향을 나타내었고(b=.339 p<.001), 변화율에는 부(−)의 유의한 영향을 나타내어(b=-.080 p<.1) 장애가 있는 경우 초기에 높은 알콜의존이 보이다가 시간이 지남에 따라 장애가 없는 사람보다 알콜의존이 약하게 줄어들고 있음을 알 수 있었다. 만성질환유무는 알콜의존의 초기치에는 정(+)의 유의한 영향을 나타내어(b=.125 p<.01), 만성질환이 있는 경우 만성질환이 없는 사람보다 초기에 높은 알콜의존이 있는 것으로 나타났다. 경제참여유무는 알콜의존 초기치에는 유의한 정(+)의 영향을 미치나(b=.080, p<.05) 변화율에는 유의하지 않아 경제활동이 있는 사람이 없는 사람보다 초기에 높은 알콜의존이 있는 것으로 나타났다. 흡연량은 알콜의존 초기치에는 유의한 정(+)의 영향을 미치나(b=.149, p<.001) 변화율에는 유의하지 않아 흡연량이 많은 경우 초기에 높은 알콜의존이 나타났다(표 6-17).

<표 6-17> 알콜의존 다변량 잠재성장모형 경로계수

경로	B	β	S.E.	C.R.	P
성별 → 알콜의존 초기치	-.309	-.218	.043	-7.238	***
성별 → 알콜의존 변화율	-.018	-.028	.030	-.595	.552
장애유무 → 알콜의존 초기치	.339	.121	.068	4.948	***
장애유무 → 알콜의존 변화율	-.080	-.064	.047	-1.696	.090
만성질환 → 알콜의존 초기치	.125	.077	.040	3.162	.002
만성질환 → 알콜의존 변화율	-.013	-.017	.027	-.459	.646
경제참여유무 → 알콜의존 초기치	.080	.063	.035	2.262	.024
경제참여유무 → 알콜의존 변화율	.037	.066	.024	1.525	.127
흡연량 → 알콜의존 초기치	.149	.225	.017	8.625	***
흡연량 → 알콜의존 변화율	-.015	-.053	.012	-1.298	.194

*** p<.001, * p<.1

[그림 6-20] 장애유무별, 만성질환유무별 변화궤적

장애유무별 변화궤적

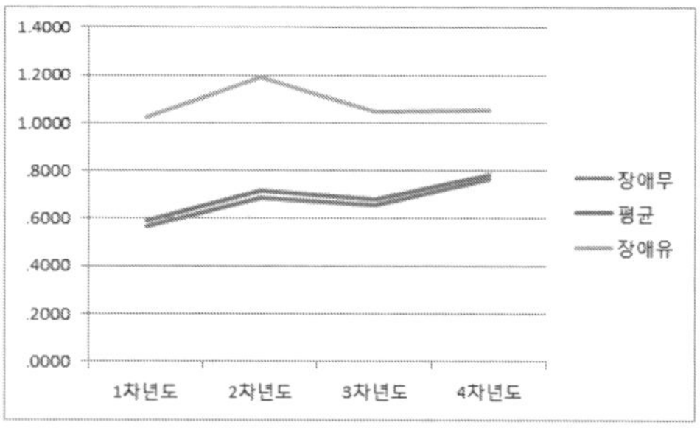

만성질환유무별 변화궤적

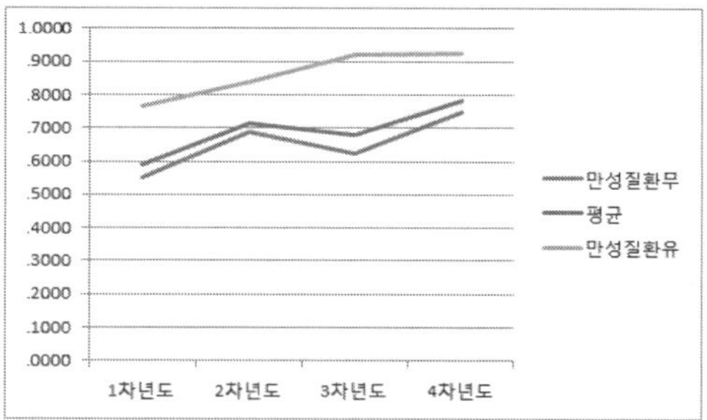

2) 알콜의존요인과 우울요인, 자아존중요인 간의 잠재성장곡선 간 인과모델

앞서 확인한 알콜의존요인과 우울요인, 자아존중감요인에 대한 잠재성장곡선모형에 기반하여 두 모형 간 구조경로에 대한 인과모형[22]을 알아보았다. [그림 6-20]과

22) 본 연구의 두 요인의 인과모델 설정에는 결측치로 인한 모델의 적합도가 매우 낮아, 결측치를 평균으로 대체한 데이터 파일을 사용하였다.

같이 알콜의존요인과 자아존중감요인은 선형으로 꾸준히 증가하지만 우울요인은 선형으로 완만하게 감소하고 있는 것을 알 수 있다.

[그림 6-21] 알콜의존요인과 우울요인, 자아존중요인의 연차별 변화

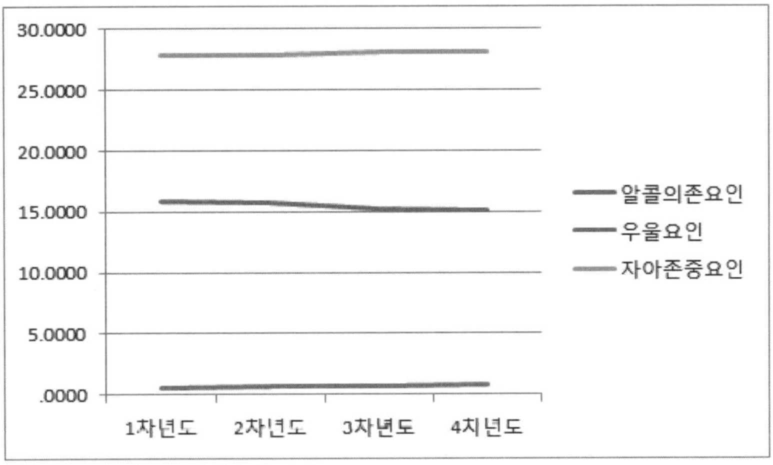

알콜의존과 우울요인, 자아존중감의 잠재성장곡선 간 인과모델을 설정하기 전에 두 요인의 잠재성장곡선 간 공분산모델을 확인하였다. [그림 6-22]와 같이 알콜의존요인과 우울요인과의 공분산모델의 적합도는 매우 높아(χ^2=85.757, df=18, GFI[23]=.994, NFI=.984, TLI=.980, CFI=.987, RMSEA=.033) 두 요인의 잠재성장곡선 간 인과모델을 설정할 수 있다. 또한, [그림 6-23]과 같이 알콜의존요인과 자아존중감요인과의 공분산모델의 적합도는 매우 높아(χ^2=94.64, df=18, GFI=.993, NFI=.983, TLI=.979, CFI=.986, RMSEA=.036) 두 요인의 잠재성장곡선 간 인과모델을 설정할 수 있다.

(◯ 25. 알콜의존요인과 우울요인의 잠재성장곡선 간 공분산모델)

23) 데이터에 결측치가 있을 경우, Amos에서 완전정보최대우도법(FIML)을 사용하기 위해 'Estimate means and intercepts' 선택하면 절대부합지수인 GFI, AGFI 값을 얻을 수 없으나, 결측치를 대체하면 절대부합지수를 얻을 수 있다.

[그림 6-22] 알콜의존요인과 우울요인의 잠재성장곡선 간 공분산모델

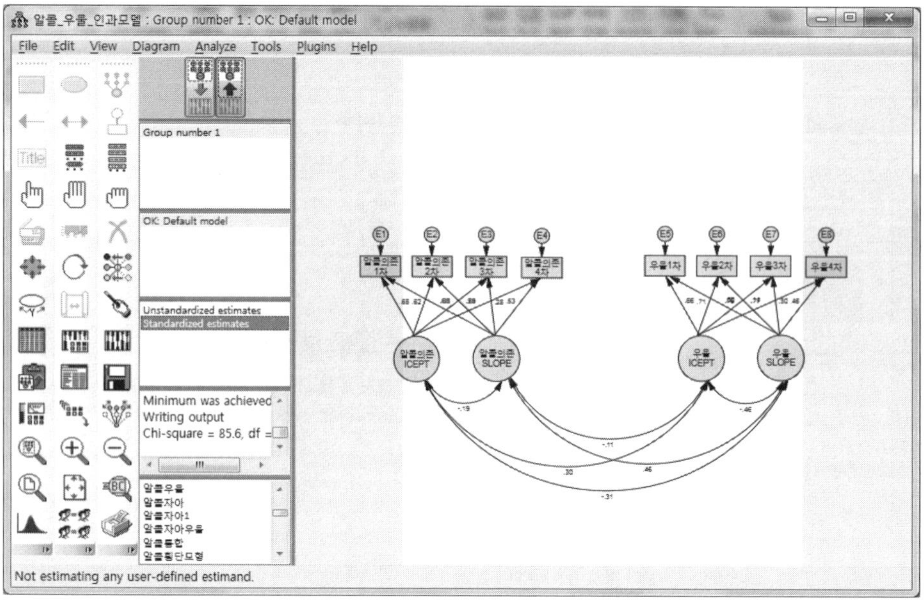

[그림 6-23] 알콜의존요인과 자아존중감요인의 잠재성장곡선 간 공분산모델[24)]

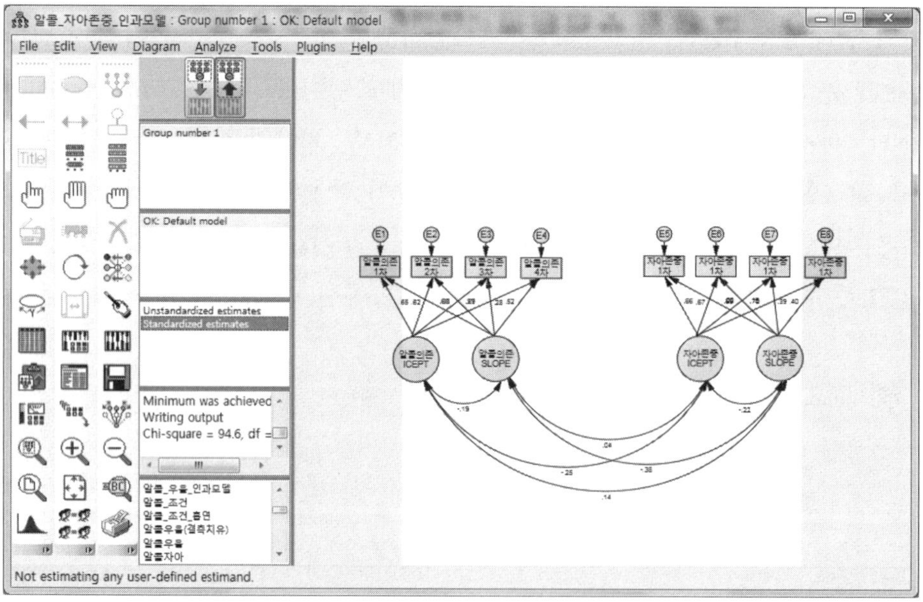

24) 본 연구에서 요인 간 잠재성장 공분산모델 설정 시 변화율 요인의 경로계수를 자유모수로 지정할 경우, 모형을 식별하지 못한다. 따라서 본 연구의 자아존중감요인의 변화율 요인의 경로계수 '0, 1, 2, *'를 '0, 1, 2, 2'로 지정하여 설정하였다.

알콜의존요인과 우울요인, 자아존중감요인의 잠재성장곡선 간 공분산모델의 적합도가 검증되어 두 요인 간의 **잠재성장곡선 간 인과모델**을 설정하였다.

(◘ 26. 알콜의존요인과 우울요인의 잠재성장곡선 간 인과모델)

[그림 6-24] 알콜의존요인과 우울요인 잠재성장곡선 간 인과모형

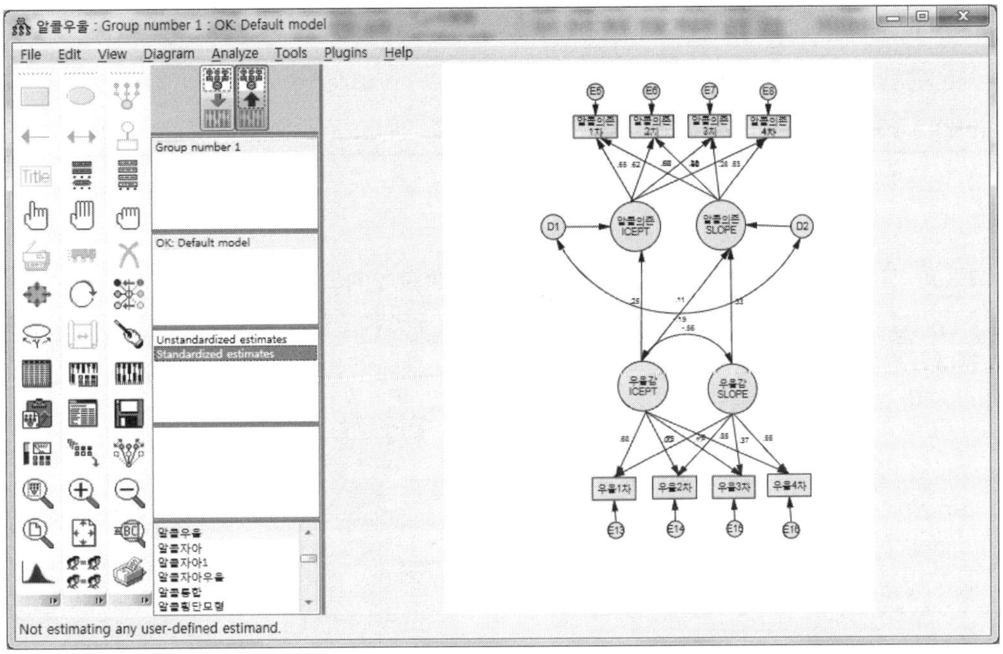

<표 6-18>과 같이 '우울요인 SLOPE → 알콜의존요인 SLOPE'의 경로가 유의한 정(+)적 상관관계를 보이고 있어 우울이 증가함에 따라 알콜의존은 유의하게 증가함을 알 수 있다. 또한 '우울요인 ICEPT → 알콜의존요인 ICEPT'의 경로가 유의한 정(+)적 상관관계를 보이고 있어 우울요인이 많은 사람의 초기 알콜의존이 더 높은 것을 알 수 있으며 초기 우울이 많은 사람이 적은 사람보다 알콜의존이 증가하고 있음을 알 수 있다.

<표 6-18> 우울요인과 자아존중감요인 잠재성장곡선 간 경로계수

	B	β	S.E.	C.R.	P
우울요인 ICEPT → 알콜요인 ICEPT	.043	.247	.005	8.273	***
우울요인 SLOPE → 알콜요인 SLOPE	.116	.318	.032	3.578	***
우울요인 ICEPT → 알콜요인 SLOPE	.006	.007	.004	1.572	
자아존중감요인 ICEPT → 알콜요인 ICEPT	-.049	-.220	.007	-7.05	***
자아존중감요인 SLOPE → 알콜요인 SLOPE	-.120	-.054	.031	-3.912	***
자아존중감요인 ICEPT → 알콜요인 SLOPE	-.005	.007	-7.505	-1.138	

*** p<0.001

[그림 6-25] 알콜의존요인과 자아존중감요인 잠재성장곡선 간 인과모형

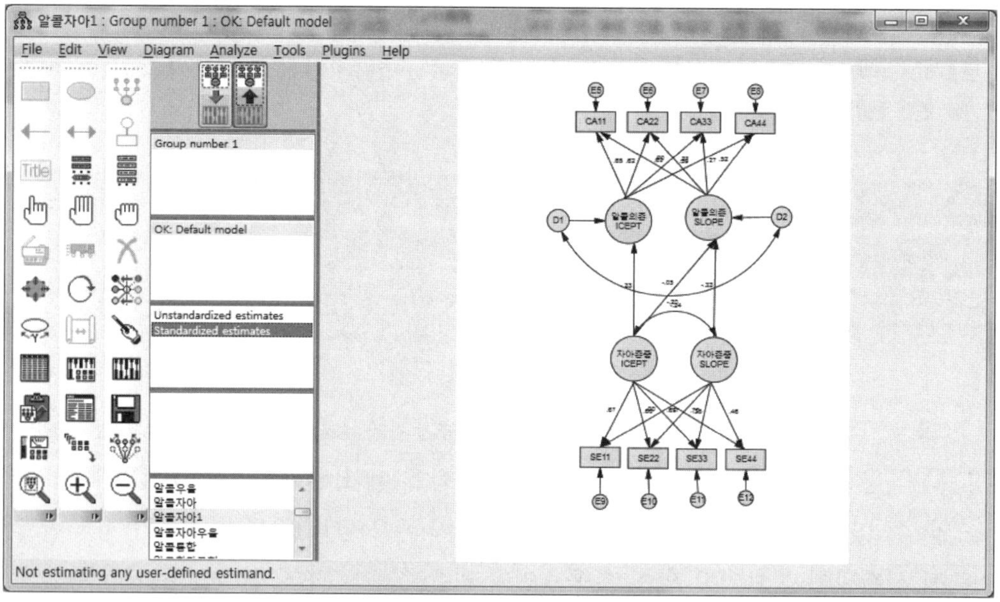

<표 6-18>과 같이 '자아존중감요인 SLOPE → 알콜의존요인 SLOPE'의 경로가 유의한 부(-)적 상관관계를 보이고 있어 자아존중감이 증가함에 따라 알콜의존은 유의하게 감소함을 알 수 있다. 또한 '자아존중감요인 ICEPT → 알콜의존요인 ICEPT'의 경로가 유의한 부(-)적 상관관계를 보이고 있어 자아존중감이 많은 사람의 초기 알콜의존이 더 낮고, 초기 자아존중감이 많은 사람이 적은 사람보다 알콜의존이 감소하고 있음을 알 수 있다.

6.3 잠재성장모형에서의 집단 간 비교

잠재성장모형에서의 집단 간 비교는 횡단연구에서의 집단 간 경로계수의 차이를 검증하는 것과 마찬가지로 집단 간 측정모형 간의 경로계수의 차이를 검증하는 것이다. 잠재성장모형에서의 집단 간 비교는 '형태 동일성'→'절편요인 평균동일성'→'기울기요인의 평균동일성'→'집단 간 등가성' 순으로 검증되어야 한다(김주환 등, 2009)[25]. 형태 동일성은 비교하고자 하는 집단의 특성이 같은지 평가한다. 절편요인의 평균동일성은 각 변수의 초기값이 집단 간에 동일한지 검증한다. 기울기요인의 평균동일성은 각 변수의 변화율 평균이 집단 간에 동일한지를 검증한다. 집단 간 등가제약은 집단 간 사이의 경로계수 간에 유의미한 차이를 검증한다. 본 연구에서는 알콜요인과 우울요인 잠재성장곡선 간 인과모형에 대해 일반가구와 저소득층가구의 집단 간 경로계수의 차이를 검증하였다.

집단 간 형태 동일성을 검정하기 전에 두 집단 간 연구모형의 적합성 검증을 실시해야 한다. **연구모형의 적합성 검증**은 기저모형과 각각의 집단에 대해 적합도를 비교하여 검증한다. (◐ 27. 잠재성장 연구모형의 적합도 검증)

[그림 6-26] 연구모형(알콜의존요인과 우울요인 잠재성장곡선 간 인과모형)

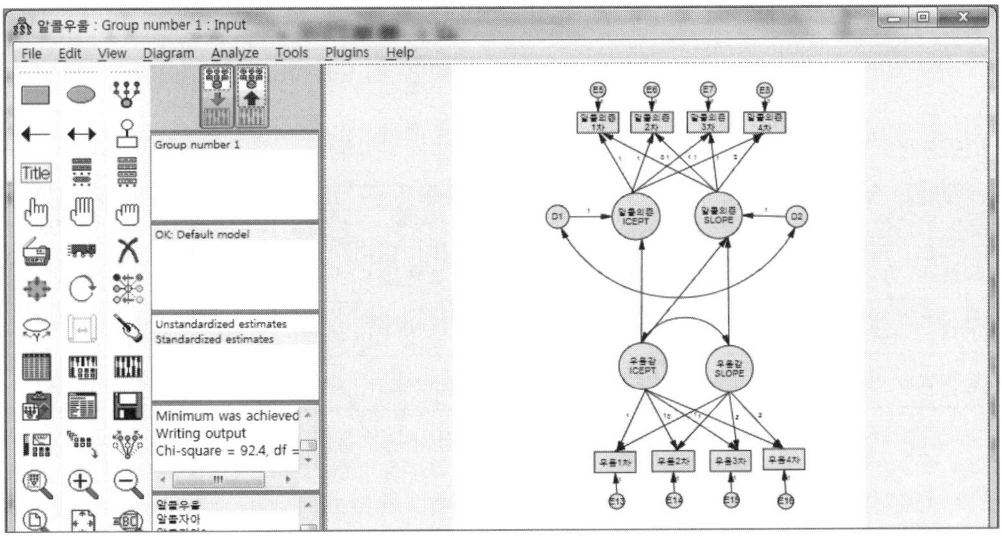

25) 잠재성장모형에서의 집단간 비교의 보다 자세한 설명은 '김주환, 김민규, 홍세희(2009). 구조방정식모형으로 논문쓰기. p372-447'을 참조하기 바란다.

<표 6-19> 연구모형의 적합도 검증

모형	χ^2	자유도	GFI	NFI	TLI	CFI	RMSEA
모형 1: 기저모형	95.618	19	.993	.982	.979	.985	.035
모형 2: 일반가구집단	94.020	19	.990	.967	.961	.973	.041
모형 3: 저소득층가구 집단	42.470	19	.990	.977	.981	.987	.035

<표 6-19>와 같이 연구모형의 적합성이 모든 모형에서 만족할 만한 수준[26])을 보였으므로 형태 동일성 검증을 실시할 수 있다. **형태 동일성 검증**은 기저모형에 집단을 지정하여 분석한다. <표 6-20>과 같이 모든 적합도에서 만족한 수준으로 나타났다. 형태 동일성이 성립되면 다음 단계로 **절편요인의 평균동일성**을 검증하였다. 본 연구모형에서는 결측치를 평균대체한 값으로 사용하여 완전정보최대우도법(FIML)을 사용하지 않아 평균(Mean)의 제약이 불가하여 평균대신 분산(Variance) 제약을 사용하였다. 절편요인의 분산 동일성 검증 결과 형태 동일성 적합도 지수와 비슷하게 만족한 수준으로 나타났다. **기울기요인의 평균동일성 검증**도 분산 동일성 검증으로 실시하였다. 기울기요인의 분산 동일성 검증 결과 절편요인 분산 동일성 모형의 적합도 지수보다 나빠지지 않았으므로 기울기요인 분산 동일성은 성립되었다. 따라서 측정모형의 동일성이 검증되어 우울요인이 알콜의존에 어떠한 영향을 미치는지 집단 간 비교를 실시하였다.
(◎ 28. 잠재성장 집단 간 동일성 검증)

<표 6-20> 집단 간 동일성 검증에 대한 적합도 지수

모형	χ^2	자유도	GFI	NFI	TLI	CFI	RMSEA
모형 1: 형태 동일성	136.490	38	.990	.971	.969	.979	.028
모형 2: 절편요인 분산 동일성	214.981	40	.984	.954	.947	.962	.036
모형 3: 기울기요인 분산 동일성	222.768	42	.983	.952	.948	.961	.036

26) 연구모형의 적합성 검증은 연구모형이 실제 표본 데이터에 적합한지를 검증하는 것으로 본 연구의 기저모형은 전체 데이터를 사용하고, 집단 간 모형은 집단 데이터를 사용해야 한다. 따라서 모형마다 표본의 크기가 차이가 나므로 χ^2 차이로 모형 간 비교는 어렵고 다른 적합도 지수로 비교해야 한다.

한편, **연구모형 내 잠재변수 간의 인과관계가 두 집단 사이에 유의미한 차이**가 존재할 수 있어 모형 내 존재하는 모든 경로계수에 각각 동일성 제약을 가한 모형을 기저모형과 비교하여 보았다(표 6-21). 모든 경로를 동일하게 제약을 가해도 모델의 적합도(χ^2 =222.768, NFI=.951, TLI=., CFI=.948, RMSEA=.036)로 적합도는 거의 변하지 않았다. 우울 초기치→알콜의존 초기치, 우울 초기치→알콜의존 기울기, 우울 기울기→알콜의존 기울기에 영향을 주는 경로에 대한 동일성 제약에는 통계적으로 유의미한 차이[27]를 보이지 않았다. 이는 본 연구에서 제시한 알콜의존요인과 우울요인 인과모형이 일반가구와 저소득가구에 동일하게 적용될 수 있음을 알 수 있다.

(◎ 29. 잠재성장모형 집단 간 경로계수 비교)

<표 6-21> **기저모형과 경로추정계수에 동일성 제약을 가한 모형들 간의 집단 간 차이 비교**

모형	χ^2	df	C.R.	TLI	$\Delta\chi^2$	Δdf	ΔTLI
기저모형	222.768	42		.948			
우울ICEPT→알콜의존ICEPT	226.321	43	1.821	.948	3.553	1	0
우울ICEPT→알콜의존SLOPE	224.735	43	-1.278	.949	-1.586	0	.001
우울SLOPE→알콜의존SLOPE	224.194	43	-1.116	.949	-.541	0	0
모든 경로에 동일성 제약	229.553	45		.950	5.359	2	.001

* $p<0.05$

모든 경로계수에 동일화 제약을 가한 모형은 [그림 6-27]과 같다. 일반가구와 저소득가구 집단 모두 '우울ICEPT→'알콜의존ICEPT'의 경로가 유의한 정(+)적 상관관계를 보이고 있어 우울요인이 많은 사람의 초기 알콜의존이 더 높은 것을 알 수 있다. 또한 일반가구는 '우울요인 SLOPE→알콜의존요인 SLOPE'의 경로가 유의한 정(+)적 상관관계를 보이고 있어 우울요인이 많은 사람의 초기 알콜의존이 더 높은 것을 알 수 있으며 초기우울이 많은 사람이 적은 사람보다 알콜의존이 증가하고 있음을 알 수 있다. 그러나 저소득층가구에서는 '우울요인 SLOPE→알콜의존요인 SLOPE' 간에 유의미한 차이를 보이지 않았다.

---

27) 유의수준 0.05에서 C.R.=1.96으로 우울 초기치와 알콜의존 초기치의 C.R.=1.821이므로 유의한 차이가 없다 또한 자유도 1에서 χ^2=3.84로 우울 초기치와 알콜의존 초기치의 $\Delta\chi^2$=3.553로 $\Delta\chi^2<\chi^2$이기 때문에 유의한 차이가 없다. 즉, 경로 간 차이를 직접 비교한 C.R.값의 결과와 $\Delta\chi^2$값의 결과가 동일하게 나타난 것을 알 수 있다.

<표 6-22> 일반가구와 저소득층가구 집단별 모수 추정치1)

경로	일반가구		저소득가구	
	B(β)	CR	B(β)	CR
우울ICEPT → 알콜의존ICEPT	.039(.192)	5.128***	.065(.311)	5.259***
우울ICEPT → 알콜의존SLOPE	.014(.161)	2.318**	-.003(-.035)	-.246
우울SLOPE → 알콜의존SLOPE	.140(.397)	3.749***	.060(.178)	.957

*** p<.001, ** p<.01, B: 비표준화계수, β: 표준화계수
1) 모든 경로계수에 동일성 제약

[그림 6-27] 모든 경로에 동일성 제약을 가한 모형

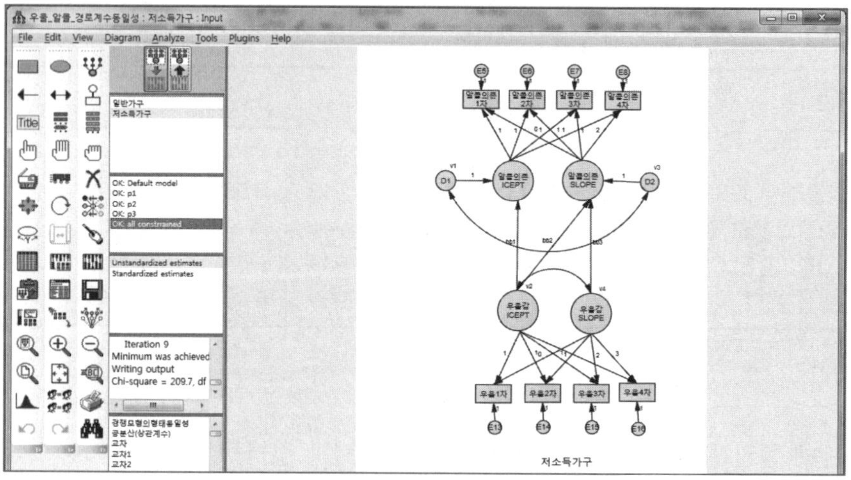

1 연구 데이터 가져오기(가구원 데이터)

한국복지패널 홈페이지(http://www.koweps.re.kr)에서 가구원 데이터 파일을 다운로드한다.

[그림 6-1] 한국복지패널 데이터 아카이브

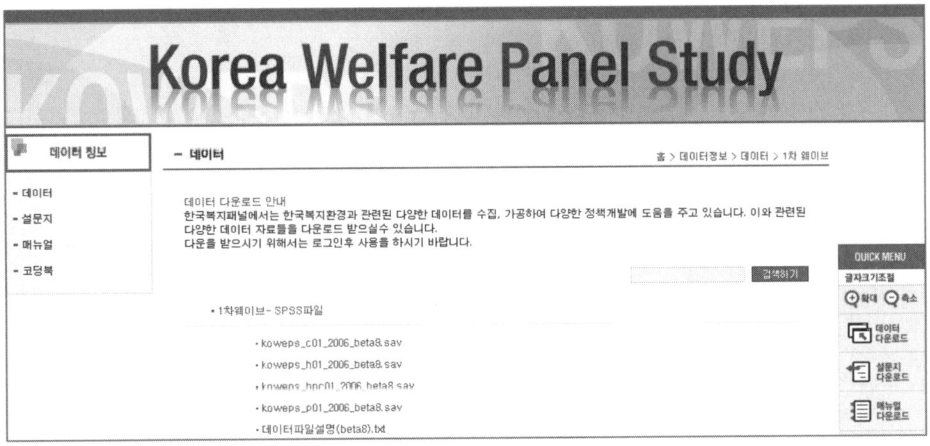

- [그림 6-1]에서 웨이브1의 가구원 파일(koweps_p01_2006_beta8.sav)~웨이브4의 가구원 파일(koweps_p04_2008_beta2.sav)과 매뉴얼, 코딩북 파일을 다운로드받는다.

- 가구 파일과 가구원 파일을 머지해야 함으로 가구 파일도 다운로드받는다.
  – 웨이브1의 가구 파일(koweps_h01_2006_beta8.sav)~웨이브4의 가구 파일(koweps_h04_2008_beta2.sav)과 매뉴얼, 코딩북 파일을 다운로드받는다.

2 연구 데이터 구조방정식 자료로 변환하기(통합파일 생성)

1) 본 연구의 1차년도~4차년도의 가구원 파일에서 연구 대상 측정항목은 다음과 같다.

차수	대상 항목	변수명	변수값
1차년도	패널간가구머지키변수 개인패널ID 삶의만족도(8항목) 알콜의존(4항목) 우울감(11항목) 자아존중감(10항목)	h01_merkey h01_pid p0103_5~p0103_12 p0105_5~p0105_8 p0105_9~p0105_19 p0105_20~p0105_29	1~4 (1, 2)
2차년도	패널간가구머지키변수 개인패널ID 삶의만족도(8항목) 알콜의존(4항목) 우울감변수(11항목) 자아존중감항목(10항목)	h02_merkey h02_pid p0203_5~p0203_12 p0205_5~p0205_8 p0205_9~p0205_19 p0205_20~p0205_29	1~4 (1,2)
3차년도	패널간가구머지키변수 개인패널ID 삶의만족도(8항목) 알콜의존(4항목) 우울감변수(11항목) 자아존중감항목(10항목)	h03_merkey h03_pid p0303_5~p0303_12 p0305_5~p0305_8 p0305_9~p0305_19 p0305_20~p0305_29	1~4 (1,2)
4차년도	패널간가구머지키변수 개인패널ID 삶의만족도(8항목) 알콜의존(4항목) 우울감변수(11항목) 자아존중감항목(10항목)	h04_merkey h04_pid p0403_5~p0403_12 p0405_5~p0405_8 p0405_9~p0405_19 p0405_20~p0405_29	1~4 (1,2)

2) 본 연구의 1차년도~4차년도의 가구 파일에서 연구(머지) 대상 측정항목은 다음과 같다.

차수	대상 항목	변수명	변수값
1차년도	패널간가구머지키변수, 개인패널ID, 가구원수, 가구주와의관계, 성별, 태어난 연도, 교육수준, 장애종류, 만성질환, 혼인상태, 건강상태, 외래진료횟수, 입원일수, 이용의료기관형태, 건강검진횟수, 주요병명, 경제활동참여	h01_merkey, h01_pid, h0101_1, h01_cin, h0101_3, h0101_4, h0101_5, h0101_6, h0101_8, h0101_10, h0101_11, h0102_2, h0102_3, h0102_4, h0102_5, h0102_7, h0102_8, h0102_9, h0103_4	가구 코딩북 참고
2차년도	상동	상동(h01 → h02 변경)	가구 코딩북 참고
3차년도	상동	상동(h01 → h03 변경)	가구 코딩북 참고
4차년도	상동	상동(h01 → h04 변경)	가구 코딩북 참고

3) 가구원 변수의 통합

- 차수(w1~w4)별 연구에 필요한 데이터를 생성한다.

1단계: SPSS 구동(시작 → 프로그램(P) → IBM SPSS Statistics → IBM SPSS Statistics 19) → 파일 메뉴(데이터 열기:koweps_p01_2006_beta8.sav)

2단계: 1차년도 연구 필요 파일 생성: 변수 보기에서 연구에 필요한 데이터만 남기고 모두 삭제한다(연구에 불필요한 변수의 번호를 선택한 후, Delete).

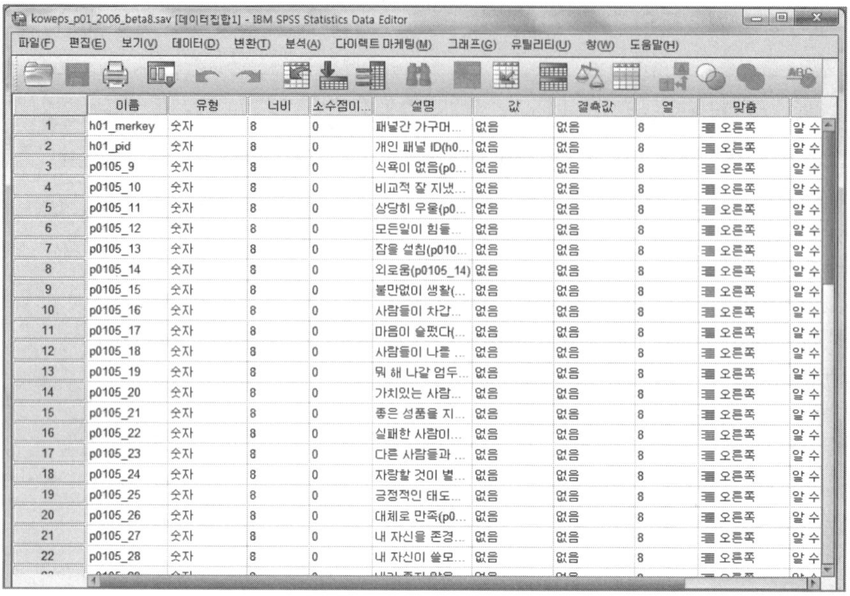

	이름	유형	너비	소수점이...	설명	값	결측값	열	맞춤	
1	h01_merkey	숫자	8	0	패널간 가구머...	없음	없음	8	오른쪽	알 수
2	h01_pid	숫자	8	0	개인 패널 ID(h0...	없음	없음	8	오른쪽	알 수
3	p0105_9	숫자	8	0	식욕이 없음(p0...	없음	없음	8	오른쪽	알 수
4	p0105_10	숫자	8	0	비교적 잘 지냈...	없음	없음	8	오른쪽	알 수
5	p0105_11	숫자	8	0	상당히 우울(p0...	없음	없음	8	오른쪽	알 수
6	p0105_12	숫자	8	0	모든일이 힘들...	없음	없음	8	오른쪽	알 수
7	p0105_13	숫자	8	0	잠을 설침(p010...	없음	없음	8	오른쪽	알 수
8	p0105_14	숫자	8	0	외로움(p0105_14)	없음	없음	8	오른쪽	알 수
9	p0105_15	숫자	8	0	불만없이 생활(...	없음	없음	8	오른쪽	알 수
10	p0105_16	숫자	8	0	사람들이 차갑...	없음	없음	8	오른쪽	알 수
11	p0105_17	숫자	8	0	마음이 슬펐다(...	없음	없음	8	오른쪽	알 수
12	p0105_18	숫자	8	0	사람들이 나를 ...	없음	없음	8	오른쪽	알 수
13	p0105_19	숫자	8	0	뭐 해 나갈 엄두...	없음	없음	8	오른쪽	알 수
14	p0105_20	숫자	8	0	가치있는 사람...	없음	없음	8	오른쪽	알 수
15	p0105_21	숫자	8	0	좋은 성품을 지...	없음	없음	8	오른쪽	알 수
16	p0105_22	숫자	8	0	실패한 사람이...	없음	없음	8	오른쪽	알 수
17	p0105_23	숫자	8	0	다른 사람들과 ...	없음	없음	8	오른쪽	알 수
18	p0105_24	숫자	8	0	자랑할 것이 별...	없음	없음	8	오른쪽	알 수
19	p0105_25	숫자	8	0	긍정적인 태도...	없음	없음	8	오른쪽	알 수
20	p0105_26	숫자	8	0	대체로 만족(p0...	없음	없음	8	오른쪽	알 수
21	p0105_27	숫자	8	0	내 자신을 존경...	없음	없음	8	오른쪽	알 수
22	p0105_28	숫자	8	0	내 자신이 쓸모...	없음	없음	8	오른쪽	알 수

3단계: 1차년도 연구파일을 'p_1차_master.sav'로 저장

4단계: 2~4차년도 파일을 단계 1과 같이 반복하여 p_2차_master.sav, p_3차_master.sav, p_4차_master.sav로 저장

5단계: 각 파일에서 가구머지키와 개인패널키를 합쳐서 PKEY로 저장한다.

- 1차년도 데이터 파일을 불러온다.
- spss syntax를 이용하여 실행시킨다.

```
compute PKEY=h01_merkey*1000000+h01_pid.
execute.
```

- 'p_1차_master.sav'에 PKEY 변수가 생성되었음을 알 수 있다.

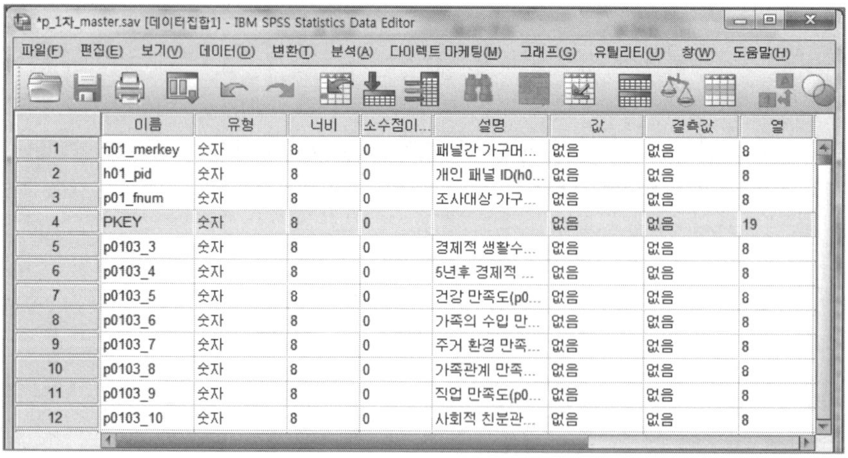

	이름	유형	너비	소수점이...	설명	값	결측값	열
1	h01_merkey	숫자	8	0	패널간 가구머...	없음	없음	8
2	h01_pid	숫자	8	0	개인 패널 ID(h0...	없음	없음	8
3	p01_fnum	숫자	8	0	조사대상 가구...	없음	없음	8
4	PKEY	숫자	8	0		없음	없음	19
5	p0103_3	숫자	8	0	경제적 생활수...	없음	없음	8
6	p0103_4	숫자	8	0	5년후 경제적 ...	없음	없음	8
7	p0103_5	숫자	8	0	건강 만족도(p0...	없음	없음	8
8	p0103_6	숫자	8	0	가족의 수입 만...	없음	없음	8
9	p0103_7	숫자	8	0	주거 환경 만족...	없음	없음	8
10	p0103_8	숫자	8	0	가족관계 만족...	없음	없음	8
11	p0103_9	숫자	8	0	직업 만족도(p0...	없음	없음	8
12	p0103_10	숫자	8	0	사회적 친분관...	없음	없음	8

- [데이터]–[케이스 정렬]을 이용하여 PKEY를 오름차순으로 정렬한다.

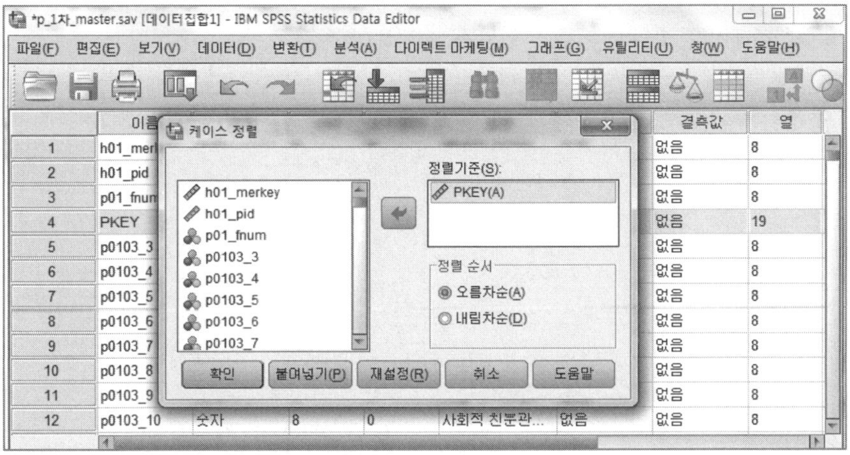

- 1차년도 데이터 파일을 저장(p_1차_master.sav)한다.
- 2차년도~4차년도 데이터 파일을 차례로 불러온다.
- spss syntax를 다음과 같이 수정하여 차례로 실행시킨다.
  compute PKEY=h02_merkey*1000000+h02_pid.
  execute.
- [데이터]–[케이스정렬]을 이용하여 PKEY를 오름차순으로 정렬한 후, 저장한다.

6단계: PKEY를 이용하여 1차년도~4차년도 파일을 머지한다.

- 1차년도 데이터 파일을 불러온다(p_1차_master.sav).
- [메뉴]–[데이터–파일 합치기–변수 추가] → [외부 데이터 파일](p_2차_master.sav)을 연결–[계속]

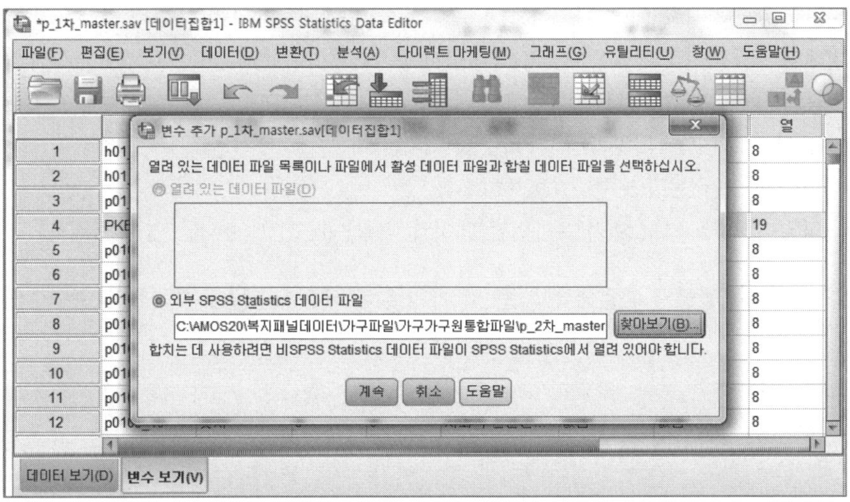

7단계: [변수 추가 위치]-[정렬된 파일에서 기준변수에 맞추어 케이스 연결] 선택-[기준변수를 'PKEY'로 지정]-[확인]

※ 기준변수는 '비활성화데이터 파일에 기준표 있음'을 지정해야 한다.

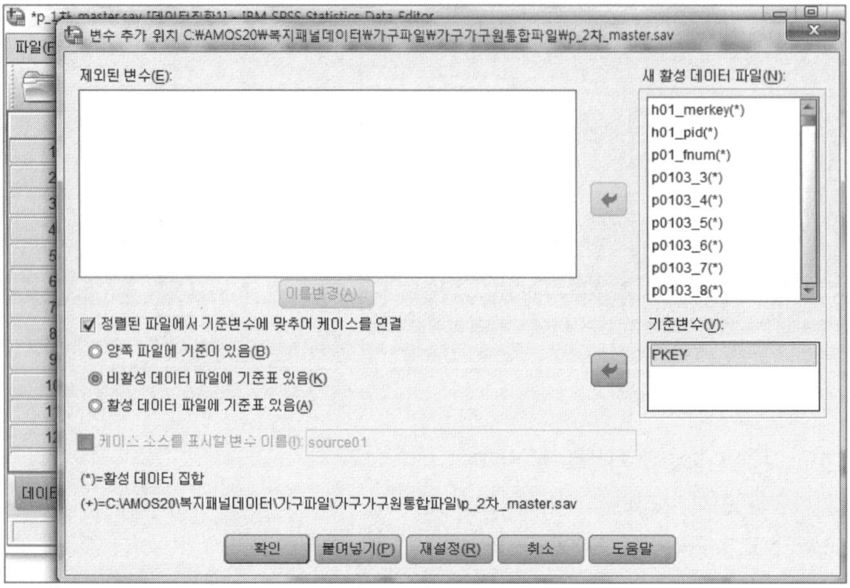

- 4차년도 데이터를 머지할 때까지 5단계부터 반복하여 수행한다.

8단계: 최종 통합파일(p_1차_4차_master.sav)에 저장한다.

4) 가구원 파일과 가구 파일의 머지

1단계: 가구원 파일과 마찬가지로 가구 파일에서 차수별 필요한 데이터만 생성한다.
2단계: 가구 파일에서 가구머지키와 개인패널키를 합쳐서 PKEY로 저장한다.
3단계: 가구 파일과 가구원 파일을 머지한다.
4단계: PKEY를 이용하여 가구원 파일과 가구 파일을 머지한다.

- 1차년도 데이터 파일을 불러온다(p_1차_master.sav).
- [메뉴][데이터-파일 합치기-변수 추가] → [외부 데이터 파일] (h_1_01.sav)을 연결 -[계속]

5단계: [변수 추가 위치]-[정렬된 파일에서 기준변수에 맞추어 케이스 연결] 선택- [기준변수를 'PKEY'로 지정]-[확인]

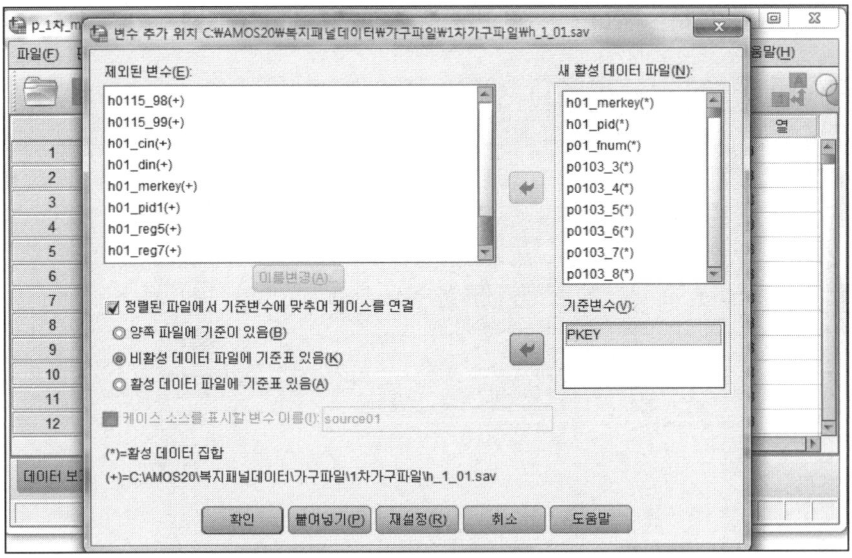

• 1~4차년도 가구 데이터를 모두 머지할 때까지 4단계부터 반복하여 수행한다.

5) 가구, 가구원 머지파일 자료 변환

• 최종 통합파일(p_1차_4차_master.sav)은 역코딩, Missing 처리, 최종 분석 대상(알콜의존 설문에 응답한 사람), 예측변수의 변환 등에 대한 처리가 진행되어야 한다.

• 변수변환은 Syntax를 사용하면 쉽게 가능하다. 예를 들면, 알콜의존 설문에 응답한 사람만 대상으로 선택할 경우 다음의 Syntax로 변수를 생성한 후 처리한다.

```
compute SEL=0.
if(CA1 ge 0 and CA2 ge 0 and CA3 ge 0 and CA4 ge 0) SEL=1.
execute.
```

• SEL 변수를 가지고 최종 분석 대상 파일을 만드는 과정은 다음과 같다.

1단계: 최종 통합파일(p_1차_4차_master.sav)을 불러온다.

2단계: 위 Syntax를 실행하여 SEL변수를 생성한다.

3단계: [SPSS 편집기창]–[데이터]–[케이스 선택]–[조건을 만족하는 케이스–조건]–[sel=1]–[계속]

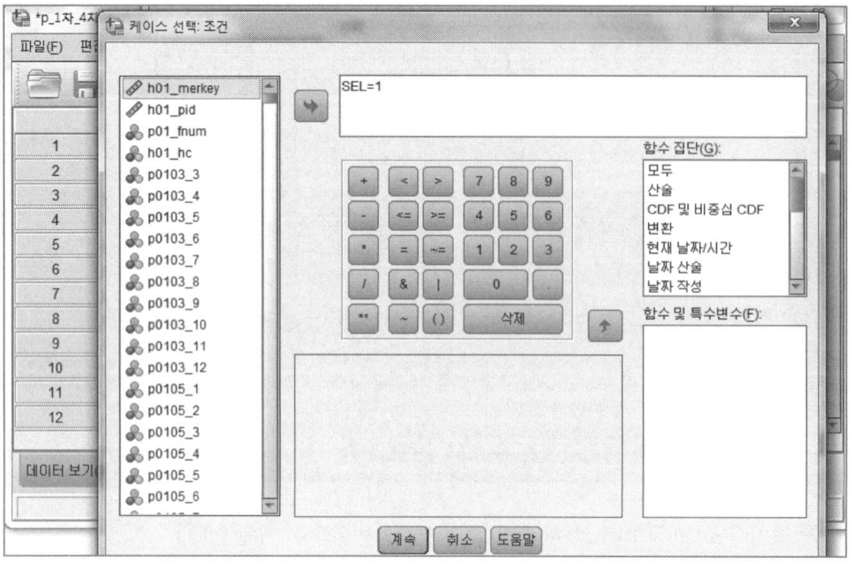

4단계: [선택하지 않은 케이스 삭제]–[확인]

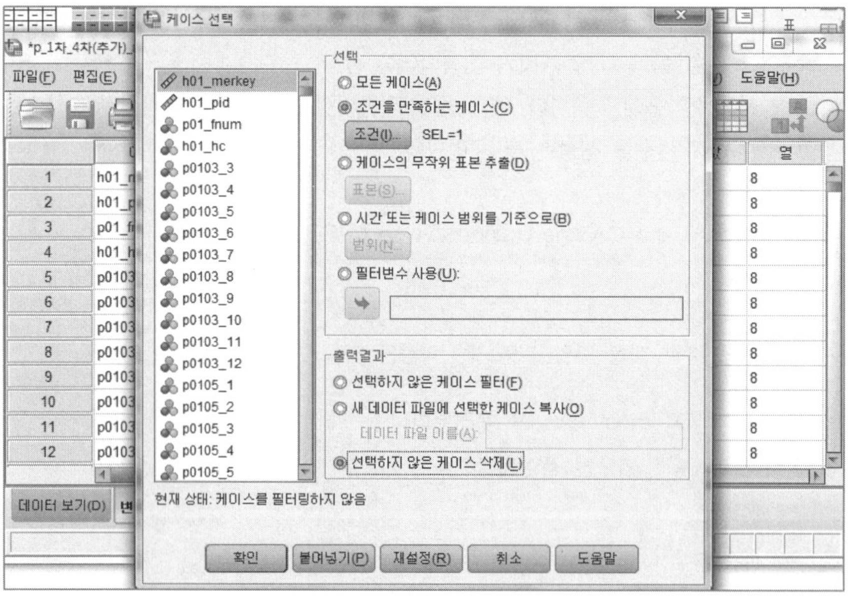

5단계: 최종 분석 대상 파일을 '알콜SELECT.sav' 파일로 저장한다.

3 구성개념의 항목 합산(탐색적 요인분석)

본 연구의 우울감, 자아존중감, 삶의만족도 구성개념에 포함되는 관측변수가 많아 탐색적 요인분석을 실시하였다.

1단계: 데이터 파일(알콜SELECT.sav)를 불러온다.

2단계: [분석] → [차원감소] → [요인분석] → [변수선택] → [요인회전-(베리멕스) 선택)] → [계속 단추] → [확인 단추]

- 변수선택은 우울증요인 관련 변수(h0105_9~h0105_19)를 지정한다.
- 우울감 구성개념을 3개의 요인으로 추출하기 위해 요인추출 고유값 기준을 0.8로 지정하였다.

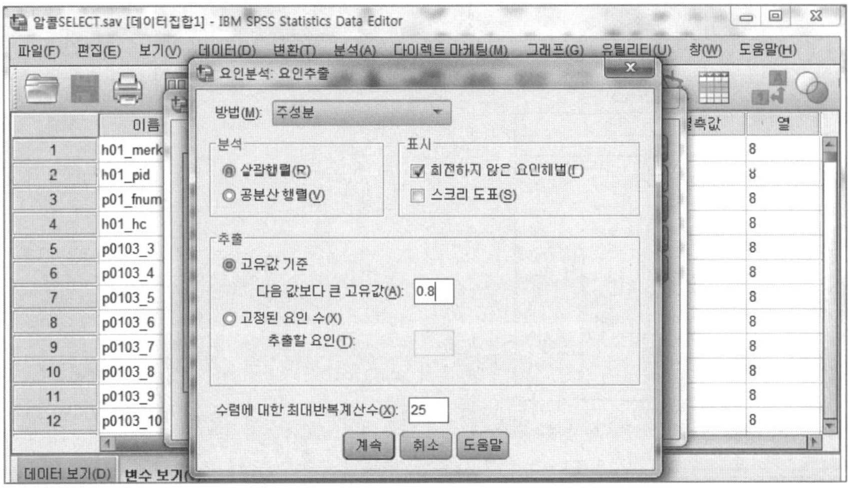

3단계: 결과값 분석

- 요인이 설명할 수 있는 변수들의 분산의 크기인 고유치(eigen value) 0.8 이상인 요인이 3개로 결정되었다.

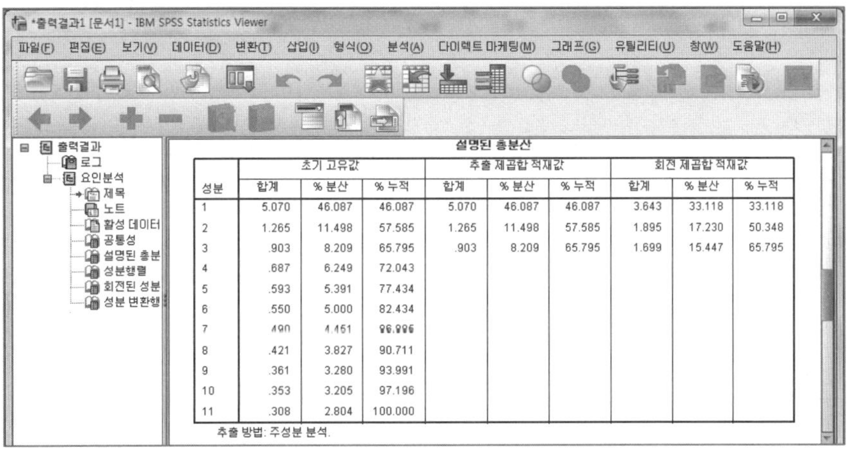

설명된 총분산

성분	초기 고유값			추출 제곱합 적재값			회전 제곱합 적재값		
	합계	% 분산	% 누적	합계	% 분산	% 누적	합계	% 분산	% 누적
1	5.070	46.087	46.087	5.070	46.087	46.087	3.643	33.118	33.118
2	1.265	11.498	57.585	1.265	11.498	57.585	1.895	17.230	50.348
3	.903	8.209	65.795	.903	8.209	65.795	1.699	15.447	65.795
4	.687	6.249	72.043						
5	.593	5.391	77.434						
6	.550	5.000	82.434						
7	.490	4.451	86.885						
8	.421	3.827	90.711						
9	.361	3.280	93.991						
10	.353	3.205	97.196						
11	.308	2.804	100.000						

추출 방법: 주성분 분석.

4단계: 요인을 추출한다.

• 요인부하량(Factor Loading)은 각 변수와 요인 사이의 상관관계 정도를 나타내므로, 각 변수는 요인부하량이 가장 높은 요인에 속한다. 일반적으로 요인부하량의 절대값이 0.4 이상이면 유의미한 변수로 간주하고, 0.5 이상이면 아주 중요한 변수라고 할 수 있다. 그리고 변수들이 여러 요인에 대하여 비슷한 요인부하량을 나타낼 경우, 변수들이 어느 요인에 속하는지를 분류하기는 어렵다. 따라서 변수들의 요인부하량이 어느 한 요인에 높게 나타나도록 하기 위해 요인축을 회전시킨다. 회전 방식은 직각회전, 사각회전이 있고 직각회전 방식 중 베리멕스(Varimax) 방식은 요인행렬에서 요인부하량의 분산의 합을 최대화하는 방법으로 요인들의 구분을 가장 분명히 해주는 방법으로 많이 사용된다.

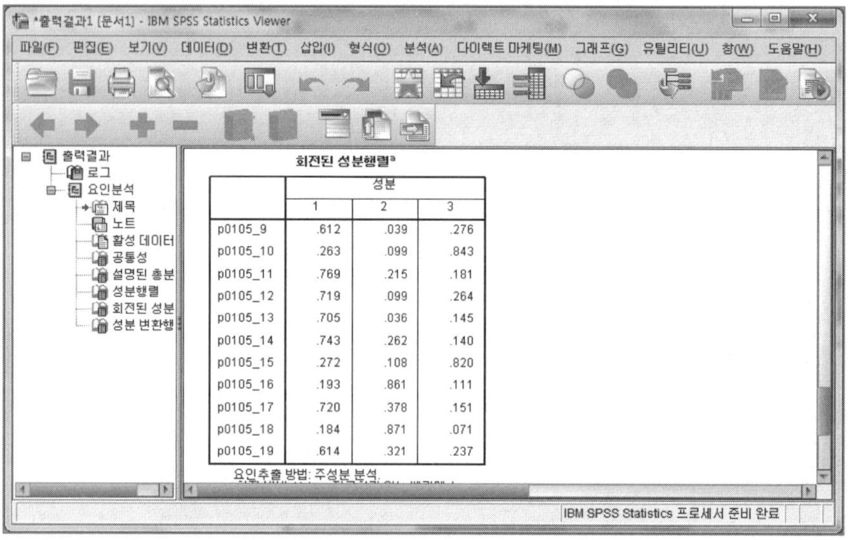
회전된 성분행렬a

	성분		
	1	2	3
p0105_9	.612	.039	.276
p0105_10	.263	.099	.843
p0105_11	.769	.215	.181
p0105_12	.719	.099	.264
p0105_13	.705	.036	.145
p0105_14	.743	.262	.140
p0105_15	.272	.108	.820
p0105_16	.193	.861	.111
p0105_17	.720	.378	.151
p0105_18	.184	.871	.071
p0105_19	.614	.321	.237

요인추출 방법: 주성분 분석.

• 위 회전된 요인부하량을 분석하면, 요인1(p0105_9, p0105_11, p0105_12, p0105_13, p0105_14, p0105_17, p0105_19), 요인2(p0105_16, p0105_18), 요인3(p0105_10, p0105_15)이 해당됨을 알 수 있다.

※ 자아존중감 구성개념의 요인추출 결과는 아래와 같이 요인1(p0105_20, p0105_21, p0105_23, p0105_25, p0105_26) 요인2(p0105_22, p0105_24), 요인3(p0105_28, p0105_29)으로 추출되었다.

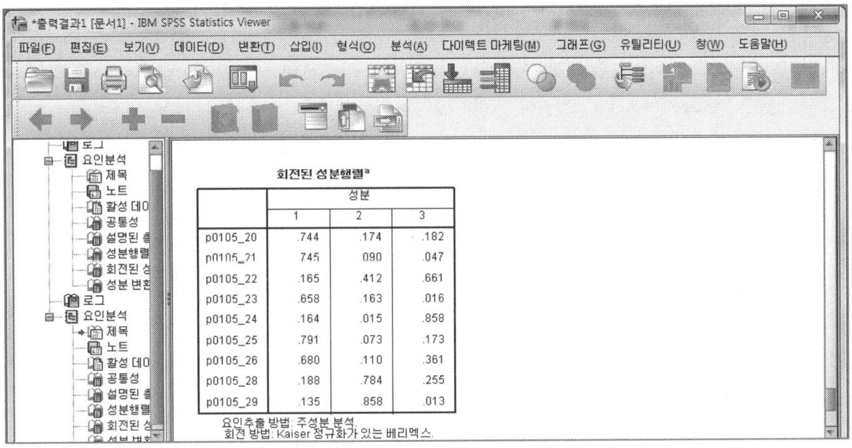

회전된 성분행렬[a]

	성분		
	1	2	3
p0105_20	.744	.174	.182
p0105_21	.745	.090	.047
p0105_22	.165	.412	.661
p0105_23	.658	.163	.016
p0105_24	.164	.015	.858
p0105_25	.791	.073	.173
p0105_26	.680	.110	.361
p0105_28	.188	.784	.255
p0105_29	.135	.858	.013

요인추출 방법: 주성분 분석.
회전 방법: Kaiser 정규화가 있는 베리멕스.

※ 삶의만족도 구성개념의 요인추출 결과는 아래와 같이 요인1(p0103_5, p0103_6, p0103_7, p0103_9, p0103_11) 요인2(p0103_8, p0103_10)이다.

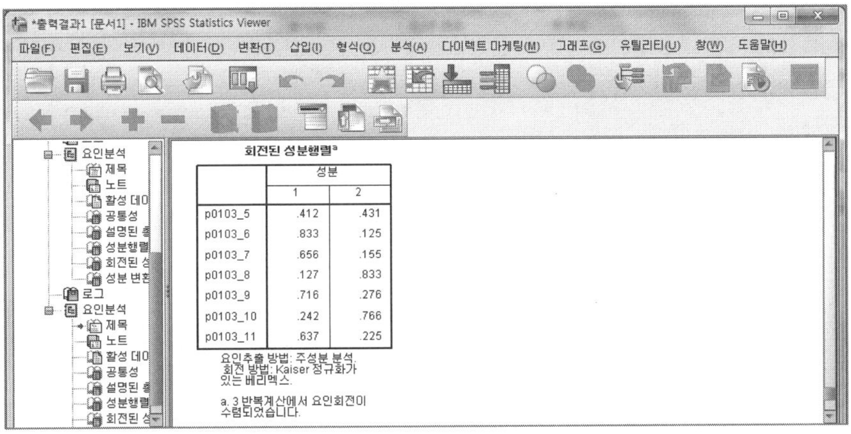

회전된 성분행렬[a]

	성분	
	1	2
p0103_5	.412	.431
p0103_6	.833	.125
p0103_7	.656	.155
p0103_8	.127	.833
p0103_9	.716	.276
p0103_10	.242	.766
p0103_11	.637	.225

요인추출 방법: 주성분 분석.
회전 방법: Kaiser 정규화가 있는 베리멕스.

a. 3 반복계산에서 요인회전이 수렴되었습니다.

- 따라서 본 연구에 사용되는 요인은 다음과 같이 하부요인으로 분류하였다.
  - 우울감요인: 외로움, 불안감, 사회성부족
  - 자아존중감요인: 가치성, 자부심, 자존심
  - 삶의만족도요인: 환경만족, 대인만족
- 전체요인과 하부요인의 항목 합산을 (Syntax)실행하여 요인 변수를 생성한다.
  - 알콜의존(CA1), 우울감(DE1_1, DE1_2, DE1_3), 자아존중감(SE1_1, SE1_2, SE1_3, 삶의만족도(LI1_1, LI1_2)

※ 위 과정은 2~4차년도 요인 변수 생성도 진행되어야 한다.

■ 본 연구에서 고유치를 1 미만으로 사용한 이유

탐색적 요인분석에서 요인추출모형에는 주성분분석(PCA), 공통요인분석(CFA), 최대우도법(ML) 등이 있다. PCA 방식은 정보의 손실을 최소화하면서 보다 적은 수의 요인을 구하고자 할 때 이용된다. CFA 방식은 변수 간에 내재하는 차원을 찾아냄으로써 변수들 간의 구조를 파악하는 데 있다. 요인회전 방식은 변수들이 어느 요인에 속하는지를 명확히 분류하기 위한 방법이다. 직각회전은 요인들이 서로 독립적이라는 전제조건을 가지고 있어 요인 간 상관관계를 0으로 가정한다. 반면 사각회전은 추출된 요인 간에 상관이 있다고 가정하는 회전방식이다. 따라서 연구의 목적에 요인들 간에 상호관계가 포함되었을 경우 또는 요인들 간에 서로 독립적이 아니어야 할 경우에 사용된다. 요인의 고유치(Eigen Value)는 요인이 설명할 수 있는 변수들의 분산의 크기를 말한다. 고유치가 1보다 크다는 것은 1개의 요인이 1개 이상의 변수의 분산을 설명해준다는 것을 의미한다.

본 연구에서는 우울감요인에 포함되는 측정항목이 많아 몇 개의 하위요인으로 세분화하는 것이 목적으로 요인 추정 방법은 PCA를 사용하였고, 회전 방법은 직각(Verimax)을, 고유치는 0.8을 사용하여 3개의 요인으로 분류하였다. 최대우도법과 사각회전의 구조행렬의 결과도 직각회전과 동일한 요인분류를 하고 있음을 알 수 있다.

[그림 6-2] 사각회전의 구조행렬 결과

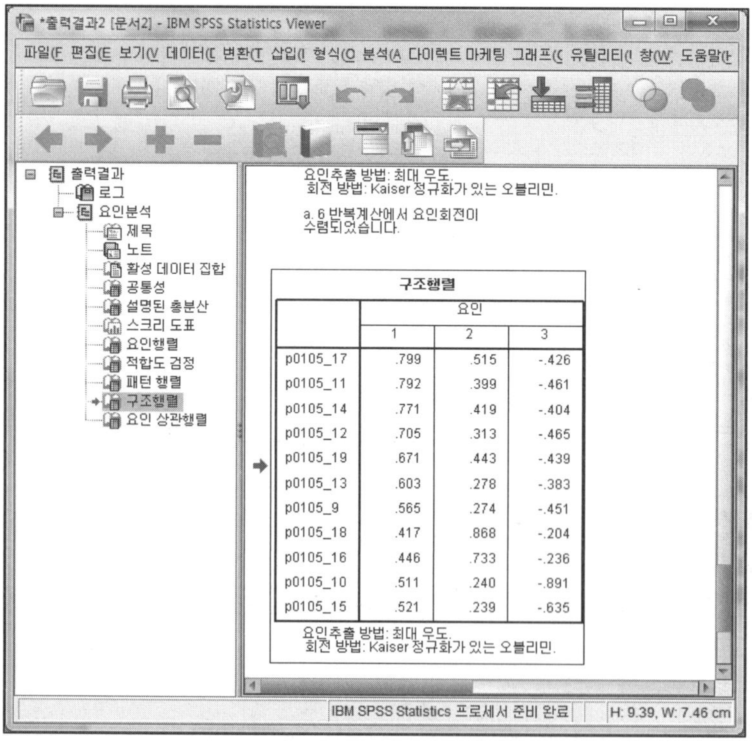

구조행렬

	요인		
	1	2	3
p0105_17	.799	.515	-.426
p0105_11	.792	.399	-.461
p0105_14	.771	.419	-.404
p0105_12	.705	.313	-.465
p0105_19	.671	.443	-.439
p0105_13	.603	.278	-.383
p0105_9	.565	.274	-.451
p0105_18	.417	.868	-.204
p0105_16	.446	.733	-.236
p0105_10	.511	.240	-.891
p0105_15	.521	.239	-.635

요인추출 방법: 최대 우도.
회전 방법: Kaiser 정규화가 있는 오블리민.

※ 구조행렬의 요인1, 요인2, 요인3의 분류도 직각행렬과 동일함을 알 수 있다.

4 신뢰성 분석(예: 우울감요인)

신뢰성(Reliability)은 측정 다변수 사이의 일관된 정도를 의미하며, 동일한 개념에 대해서 반복적으로 측정했을 때, 나타나는 측정값들의 분산을 의미한다.

본 연구에서는 Chronbach's Alpha를 사용하였다. 일반적으로 사회과학에서는 알파값이 0.5 이상이면 신뢰성이 있다고 할 수 있다.

우울감요인의 신뢰성 분석의 실행

1단계: 데이터 불러오기: IBM SPSS Statistics 실행 → [파일] → [열기] → 데이터 열기(알콜SELECT.sav)

2단계: 신뢰성 분석 실행하기: [분석] → [척도] → [신뢰도분석] → [분석변수 지정] → [통계량 단추] 선택 → ['항목제거시 척도'와 '분산'] 선택 → [계속 단추] → [확인 단추]

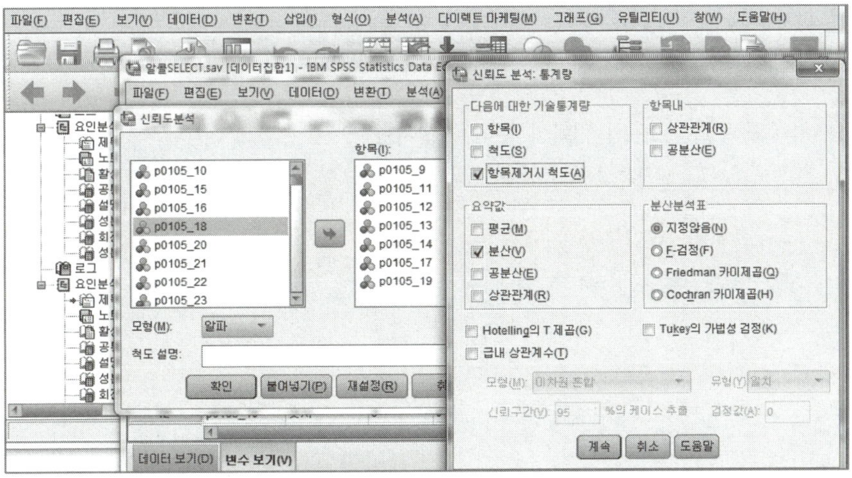

- 분석변수 지정은 우울감요인1(p0105_9, p0105_11, p0105_12, p0105_13, p0105_14, p0105_17, p0105_19), 요인2(p0105_10, p0105_15), 요인3(p0105_16, p0105_18)을 차례로 지정한다.

3단계: 결과표 분석

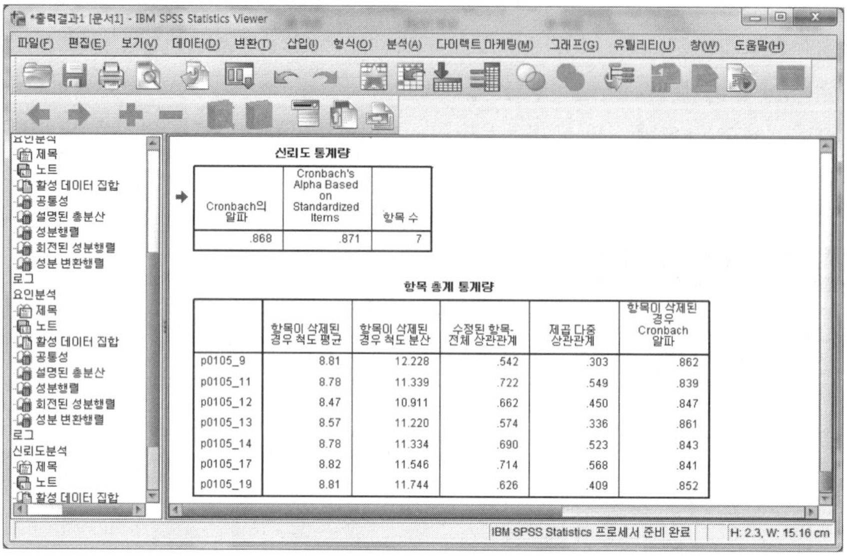

신뢰도 통계량

Cronbach의 알파	Cronbach's Alpha Based on Standardized Items	항목 수
.868	.871	7

항목 총계 통계량

	항목이 삭제된 경우 척도 평균	항목이 삭제된 경우 척도 분산	수정된 항목-전체 상관관계	제곱 다중 상관관계	항목이 삭제된 경우 Cronbach 알파
p0105_9	8.81	12.228	.542	.303	.862
p0105_11	8.78	11.339	.722	.549	.839
p0105_12	8.47	10.911	.662	.450	.847
p0105_13	8.57	11.220	.574	.336	.861
p0105_14	8.78	11.334	.690	.523	.843
p0105_17	8.82	11.546	.714	.568	.841
p0105_19	8.81	11.744	.626	.409	.852

4단계: 2차년도~4차년도 우울감요인의 신뢰성 분석을 실시한다.

5 주요변수의 기술통계량 산출(4차년도 가구원 대상)

기술통계 실행을 위해 다음과 같은 순서에 따라 진행하면 결과표와 같은 화면을 얻는다.

1단계: 데이터 불러오기: IBM SPSS Statistics 실행 → [파일] → [열기] → [데이터 열기(알콜SELECT.sav)]

2단계: [분석] → [기술통계량] → [기술통계] → [분석변수 지정] → [옵션 단추] → ['최소값', '최대값' 등 선택] → [확인 단추] → [확인 단추]

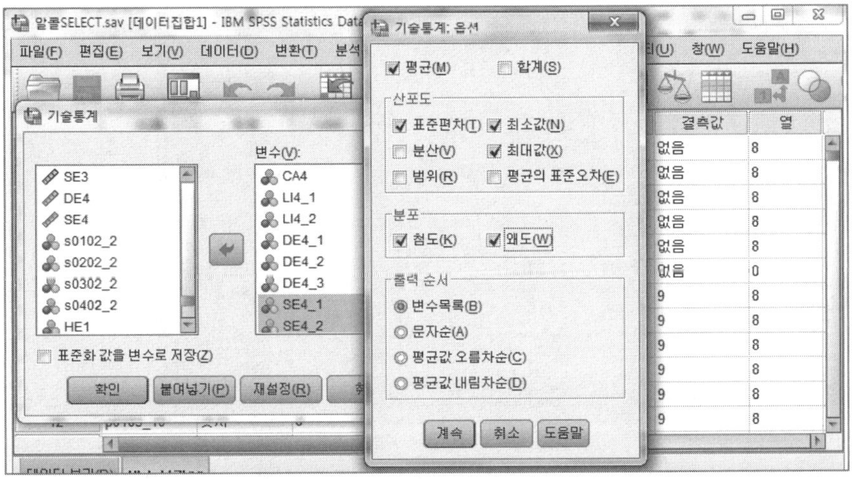

3단계: 결과표 분석

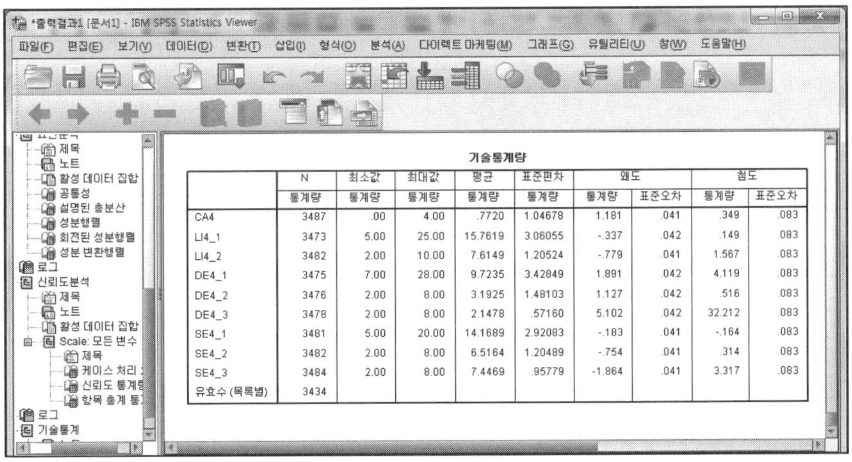

기술통계량

	N	최소값	최대값	평균	표준편차	왜도		첨도	
	통계량	통계량	통계량	통계량	통계량	통계량	표준오차	통계량	표준오차
CA4	3487	.00	4.00	.7720	1.04678	1.181	.041	.349	.083
LI4_1	3473	5.00	25.00	15.7619	3.06055	-.337	.042	.149	.083
LI4_2	3482	2.00	10.00	7.6149	1.20524	-.779	.041	1.567	.083
DE4_1	3475	7.00	28.00	9.7235	3.42849	1.891	.042	4.119	.083
DE4_2	3476	2.00	8.00	3.1925	1.48103	1.127	.042	.516	.083
DE4_3	3478	2.00	8.00	2.1478	.57160	5.102	.042	32.212	.083
SE4_1	3481	5.00	20.00	14.1689	2.92083	-.183	.041	-.164	.083
SE4_2	3482	2.00	8.00	6.5164	1.20489	-.754	.041	.314	.083
SE4_3	3484	2.00	8.00	7.4469	.95779	-1.864	.041	3.317	.083
유효수 (목록별)	3434								

- 위 표에서 우울감요인의 사회성부족(DE4_3)이 왜도(5.10), 첨도(32.21)로 정규성 기준을 만족 못한다. 따라서 정규성 가정을 기본으로 하는 구조방정식모형에는 제외해야 한다.

6 연구모형 설정(알콜횡단모형_최종.amw)

알콜의존 잠재요인이 우울감과 자아존중감 잠재요인을 매개하여 삶의만족도 잠재요인으로 가는 경로를 구축한다.

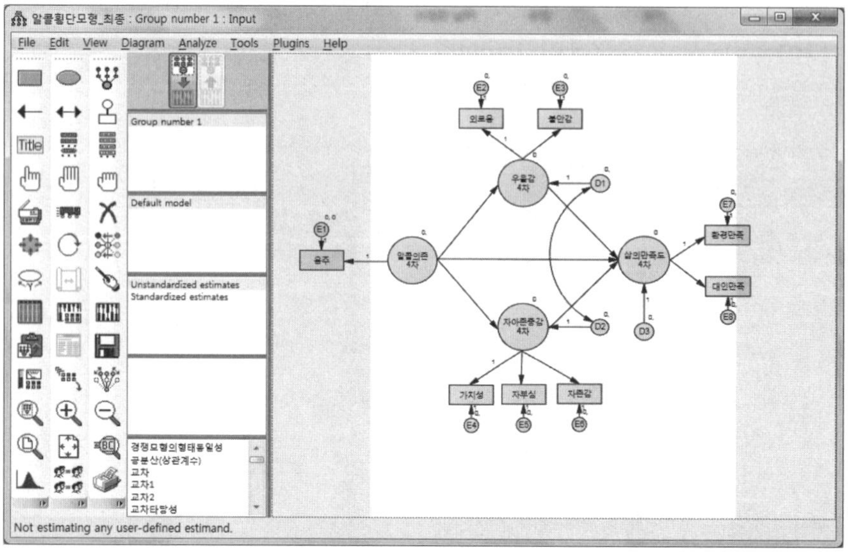

※ 알콜의존 잠재요인은 단일 잠재변수와 단일 관측변수로 모델이 구성되어 반드시 측정오차(E1)의 분산은 ‘0’으로 고정해야 하고 잠재변수에서 관측변수로 가는 경로는 ‘1’로 고정해야 한다(제2장 Amos 사용법 참고할 것).

7 연구모형의 적합도 검정(알콜횡단모형_최종.amw)

1단계: 연구모형을 불러온다.

2단계: [File–Data Files]에서 '알콜SELECT.sav' 파일을 연결한다.

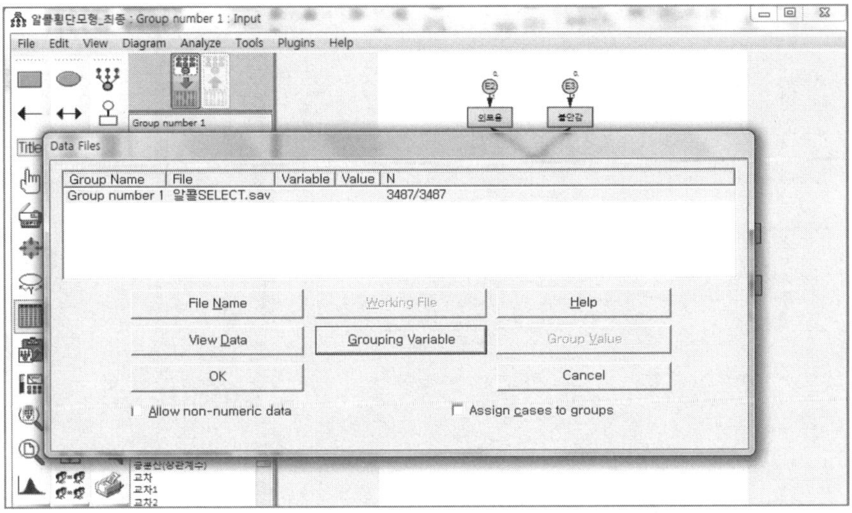

3단계: 연구모형을 실행하기 전에 모델 추정 방법과 결과물의 옵션을 지정한다.

• Amos에서는 결측치 해결을 위한 모델 추정 방법으로 완전정보최대우도법(FIML)을 사용한다. 본 연구 데이터에는 결측치가 있으므로 [View]–[Analysis Properties]–[Estimation]–[Estimate means and intercepts]를 선택해야 한다.

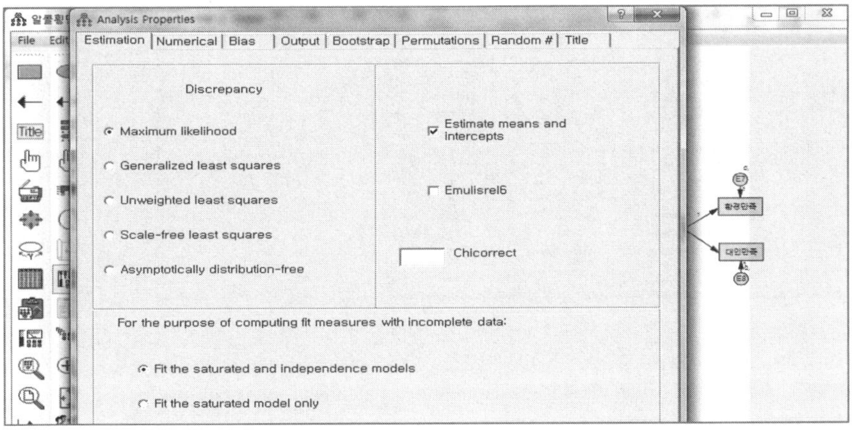

4단계: 결과물 옵션을 지정한다.

- 표준화 추정치와 직접(간접, 총)효과를 선택한다.
- 완전정보최대우도법을 사용한 경우 반드시 수정지수(Modification indices)의 지정을 풀어주어야 한다.

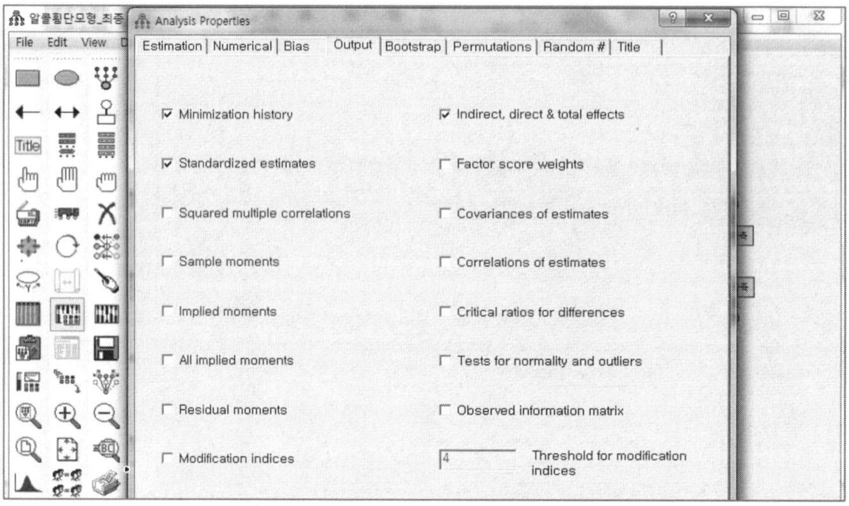

5단계: 실행 아이콘(Calculate Estimate)으로 연구모형을 실행한다.

6단계: 결과를 확인한다([View]-[Text Output]).

- 모형 적합도([Model Fit])를 확인한다.

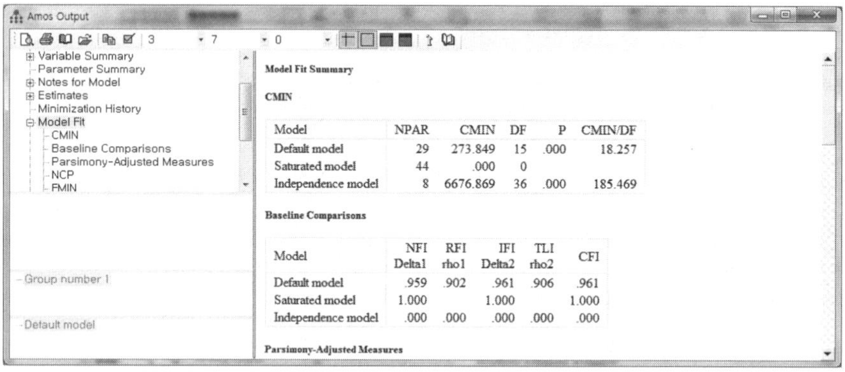

8 집단별 잠재변인 간 상관관계 분석(집단상관분석.amw)

집단별(일반가구, 저소득층가구) 잠재변인 간 상관관계 분석을 위해서는 다중집단 확인적 요인분석 모형이 필요하다.

1단계: 연구모델(집단상관분석.amw)을 구현한 후, 집단 관리창 있는 그룹을 일반가구와 저소득층가구로 지정한다.

2단계: 일반가구와 저소득층가구 데이터를 연결시킨다. 일반가구와 저소득층가구에 각각 [Grouping Variable(h01_hc)]을 지정한 후, 각각에 파일명은 동일하게(알콜SELECT.sav) 하고 Group Value(일반가구: 1, 저소득층가구: 2)를 지정한다.

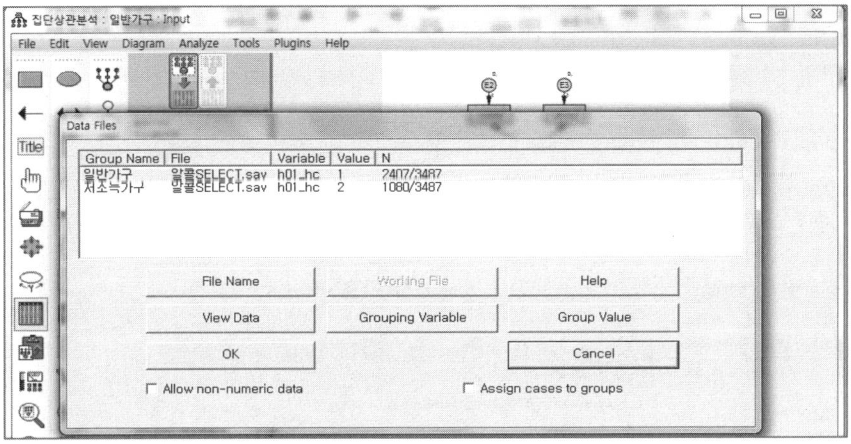

3단계: 결과물 옵션을 지정한다.

– [correations of estimate]를 선택한다.

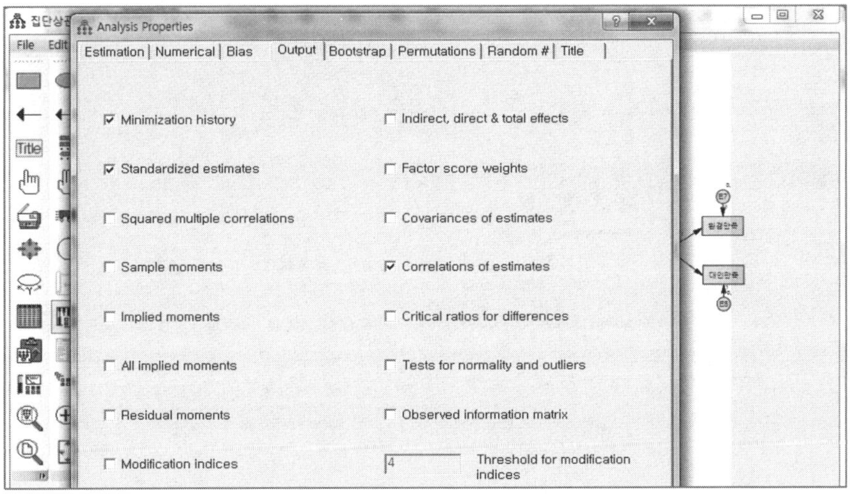

4단계: 실행 아이콘(Calculate Estimate)으로 다중집단 확인적 요인분석 모형을 실행한다.

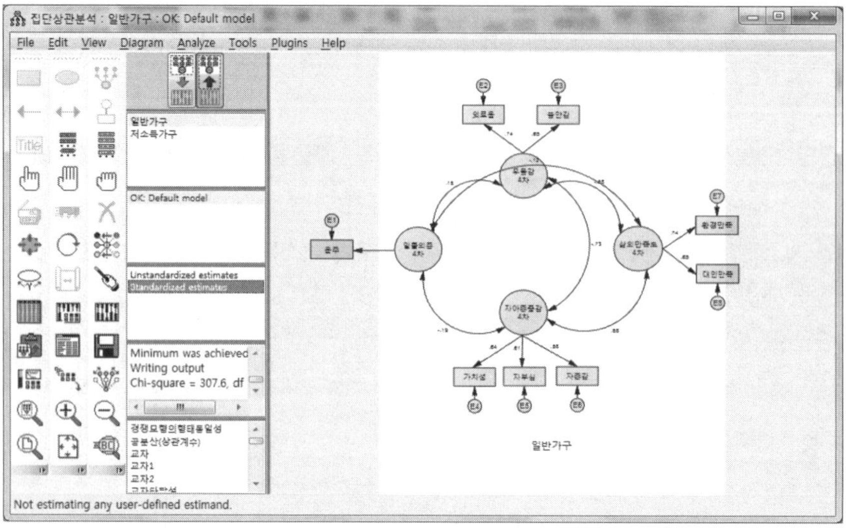

5단계: 결과를 확인한다([View]–[Text Output]).

• [Estimate–Scalars–Correlation]에서 일반가구의 상관계수를 확인한다.

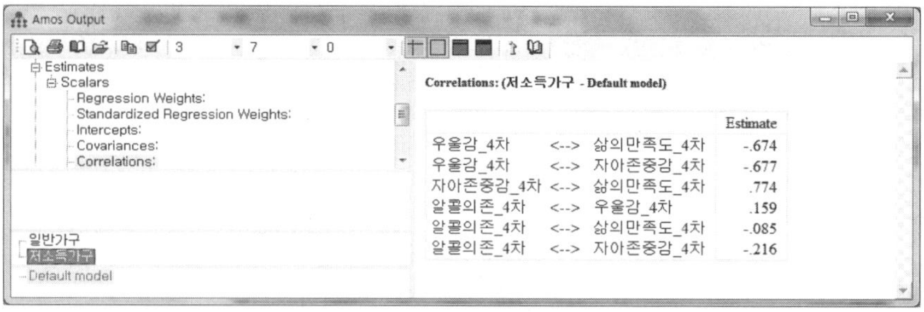

Correlations: (저소득가구 - Default model)

			Estimate
우울감_4차	<-->	삶의만족도_4차	-.674
우울감_4차	<-->	자아존중감_4차	-.677
자아존중감_4차	<-->	삶의만족도_4차	.774
알콜의존_4차	<-->	우울감_4차	.159
알콜의존_4차	<-->	삶의만족도_4차	-.085
알콜의존_4차	<-->	자아존중감_4차	-.216

• [Estimate–Scalars–Covariance]에서 일반가구의 상관계수 유의수준을 확인한다.

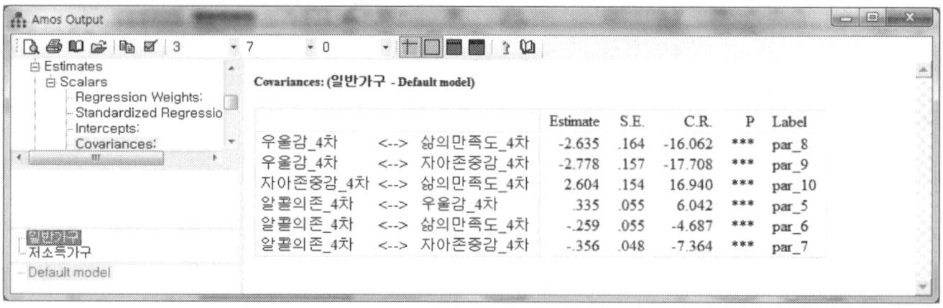

Covariances: (일반가구 - Default model)

			Estimate	S.E.	C.R.	P	Label
우울감_4차	<-->	삶의만족도_4차	-2.635	.164	-16.062	***	par_8
우울감_4차	<-->	자아존중감_4차	-2.778	.157	-17.708	***	par_9
자아존중감_4차	<-->	삶의만족도_4차	2.604	.154	16.940	***	par_10
알콜의존_4차	<-->	우울감_4차	.335	.055	6.042	***	par_5
알콜의존_4차	<-->	삶의만족도_4차	-.259	.055	-4.687	***	par_6
알콜의존_4차	<-->	자아존중감_4차	-.356	.048	-7.364	***	par_7

• [Estimate–Scalars–Correlation]에서 저소득가구(그림의 저소득가구를 선택)의 상관계수를 확인한다.

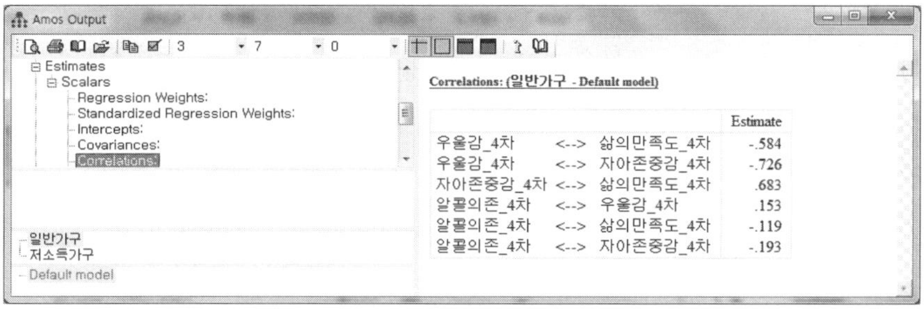

Correlations: (일반가구 - Default model)

			Estimate
우울감_4차	<-->	삶의만족도_4차	-.584
우울감_4차	<-->	자아존중감_4차	-.726
자아존중감_4차	<-->	삶의만족도_4차	.683
알콜의존_4차	<-->	우울감_4차	.153
알콜의존_4차	<-->	삶의만족도_4차	-.119
알콜의존_4차	<-->	자아존중감_4차	-.193

• [Estimate–Scalars–Covariance]에서 저소득가구의 상관계수 유의수준을 확인한다.

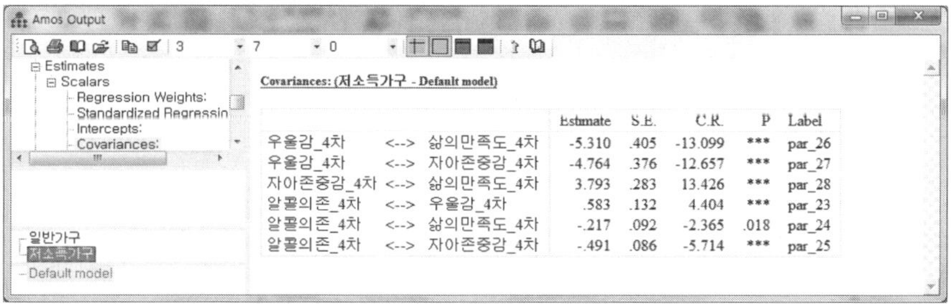

Covariances: (저소득가구 - Default model)

			Estimate	S.E.	C.R.	P	Label
우울감_4차	<-->	삶의만족도_4차	-5.310	.405	-13.099	***	par_26
우울감_4차	<-->	자아존중감_4차	-4.764	.376	-12.657	***	par_27
자아존중감_4차	<-->	삶의만족도_4차	3.793	.283	13.426	***	par_28
알콜의존_4차	<-->	우울감_4차	.583	.132	4.404	***	par_23
알콜의존_4차	<-->	삶의만족도_4차	-.217	.092	-2.365	.018	par_24
알콜의존_4차	<-->	자아존중감_4차	-.491	.086	-5.714	***	par_25

9 측정모형의 형태 동일성 검증

• 측정모형의 형태 동일성은 검증은 각 집단별로 경쟁모형을 가지고 모형들 간의 적합성을 평가한다. 본 연구의 연구모형에 대한 경쟁모형은 우울감 하위요인에 정규성 기준에 벗어나 연구모형에서 제외했던 사회성부족요인을 포함하여 경쟁모형으로 하였다.

[그림 6-3] **연구모형(측정모형의형태동일성.amw)**

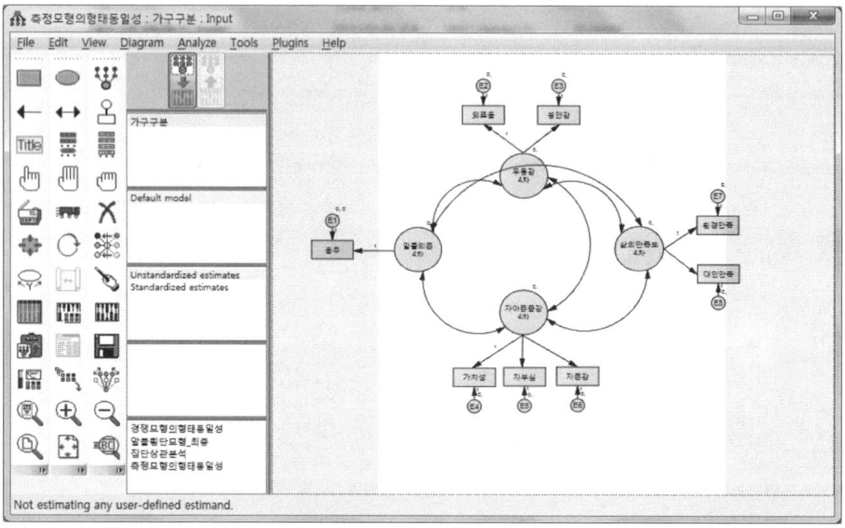

[그림 6-4] **경쟁모형(경쟁모형의형태동일성.amw)**

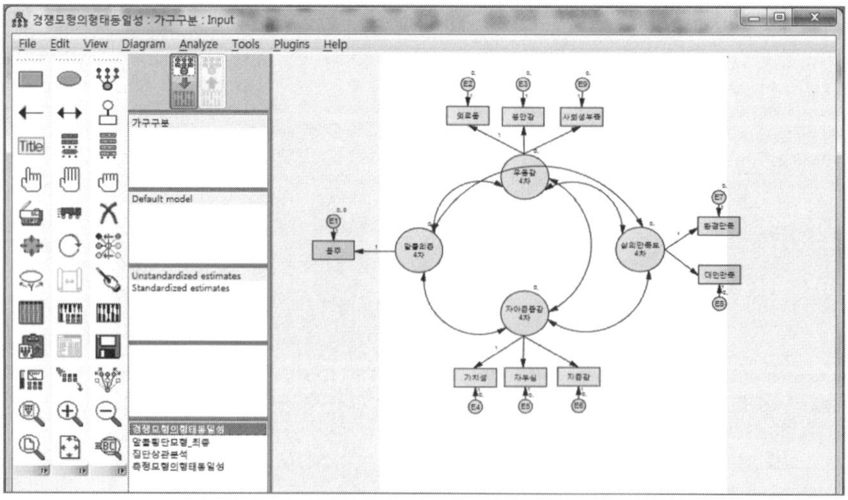

• 집단별 측정모형의 형태 동일성을 검증하기 위해서는 집단별로 연구모형과 경쟁모형을 각각 실행해야 적합도를 산출할 수 있다.

1) 연구모형의 집단별 적합도 검증

1단계: 연구모델(측정모형의형태동일성.amw)을 구현한 후, 일반가구 데이터를 우선 연결시킨다.

2단계: 파일명(알콜SELECT.sav)을 지정하고 [grouping variable(h01_hc)]를 지정한 후, group value (일반가구: 1)을 지정한다.

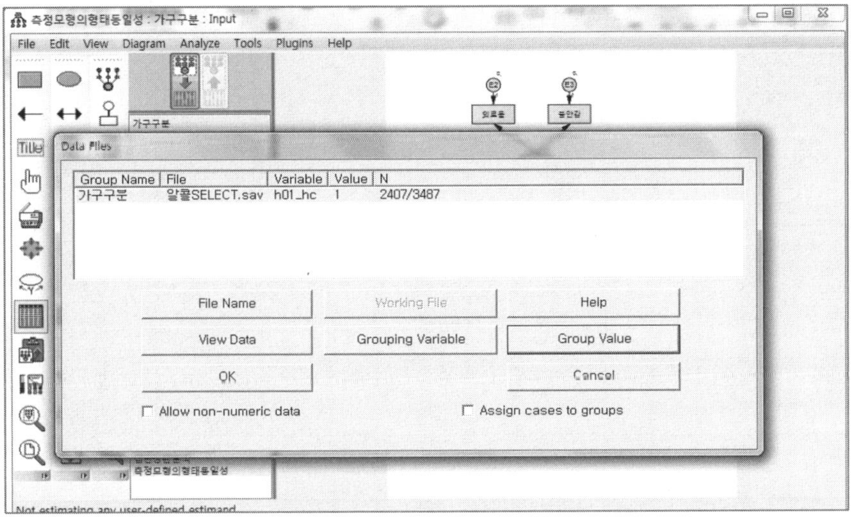

3단계: 실행 후, 결과를 확인한다([View]−[Text Output]).

- 일반가구의 연구모형의 모형 적합도([Model Fit])를 확인한다.

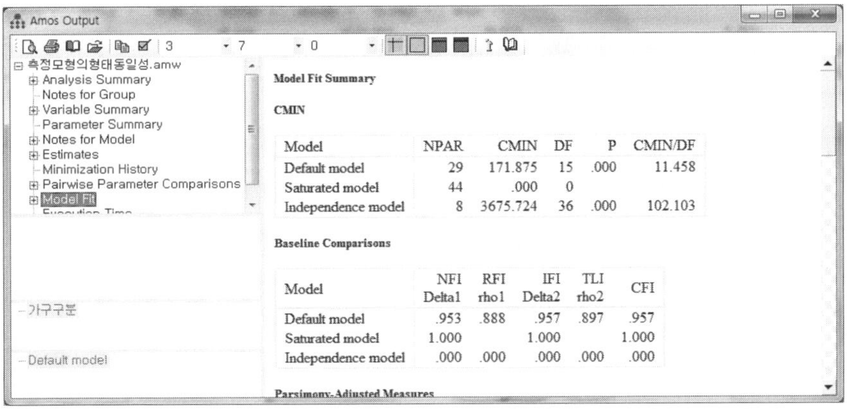

− χ^2(CMIN), DF, NFI, TLI, CFI, RMSEA를 확인한다.

4단계: 연구모델(측정모형의형태동일성.amw)에 저소득가구 데이터를 연결시킨다.

5단계: 파일명(알콜SELECT.sav)을 지정하고 [Grouping Variable(h01_hc)]를 지정한 후, [Group Value(저소득가구: 2)]를 지정한다.

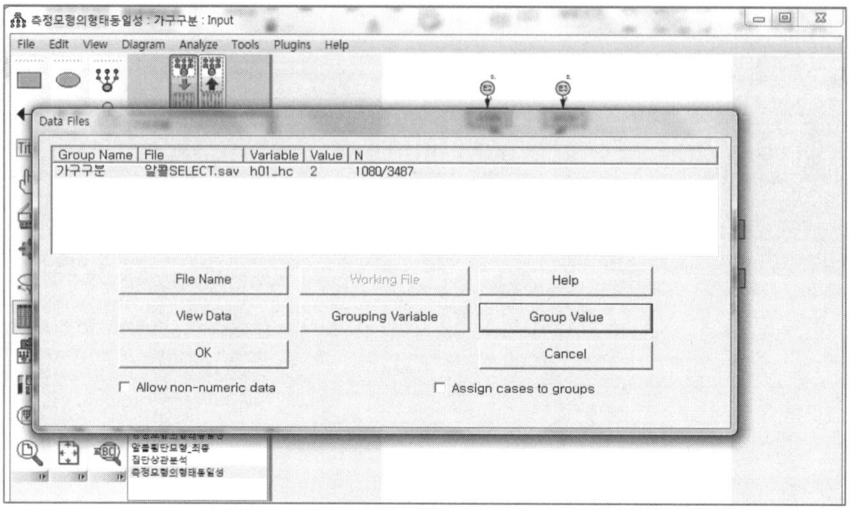

6단계: 실행 후, 결과를 확인한다([View]–[Text Output]).

- 저소득가구의 연구모형의 모형 적합도([Model Fit])를 확인한다.

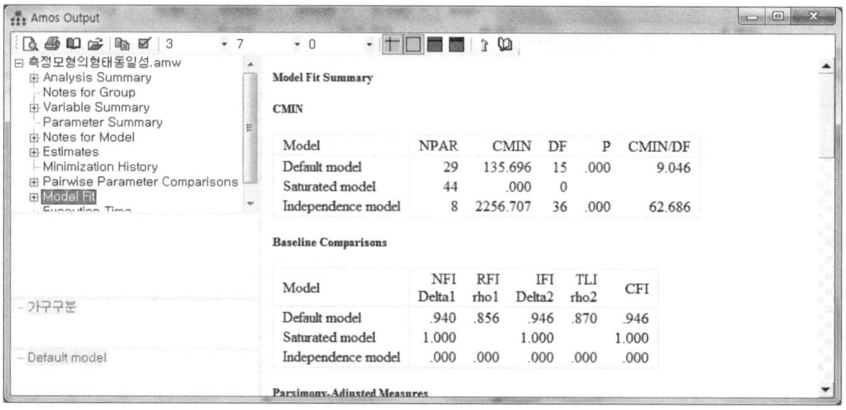

– χ^2(CMIN), DF, NFI, TLI, CFI, RMSEA를 확인한다.

2) 경쟁모형의 집단별 적합도 검증

1단계: 경쟁모델(경쟁모형의형태동일성.amw)을 구현한 후, 일반가구 데이터를 우선 연결시킨다.

2단계: 파일명(알콜SELECT.sav)을 지정하고 [Grouping Variable(h01_hc)]를 지정한 후, [Group Value(일반가구: 1)]을 지정한다.

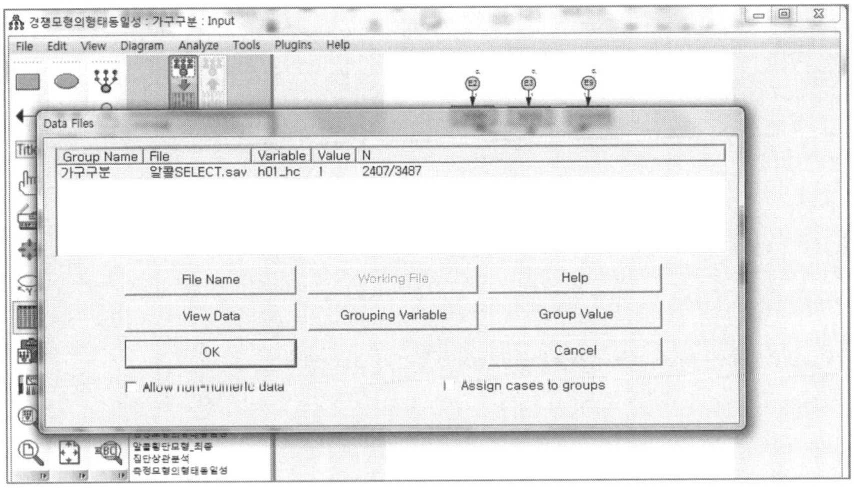

3단계: 실행 후, 결과를 확인한다([View]-[Text Output]).

- 일반가구의 경쟁모형의 모형 적합도([Model Fit])를 확인한다.

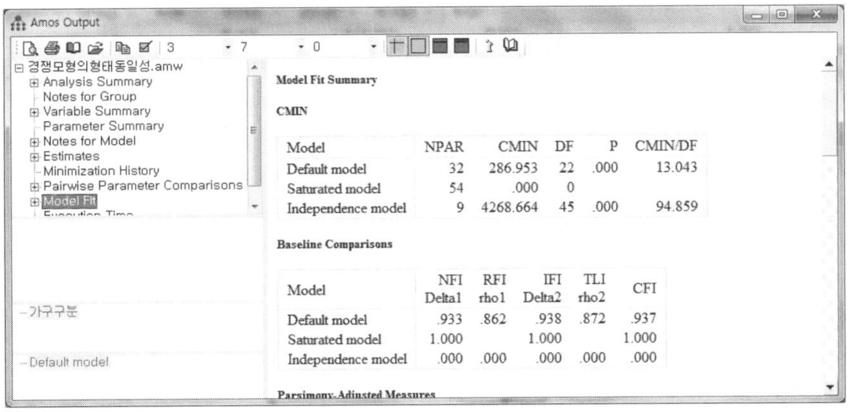

Model	NPAR	CMIN	DF	P	CMIN/DF
Default model	32	286.953	22	.000	13.043
Saturated model	54	.000	0		
Independence model	9	4268.664	45	.000	94.859

Baseline Comparisons

Model	NFI Delta1	RFI rho1	IFI Delta2	TLI rho2	CFI
Default model	.933	.862	.938	.872	.937
Saturated model	1.000		1.000		1.000
Independence model	.000	.000	.000	.000	.000

- χ^2(CMIN), DF, NFI, TLI, CFI, RMSEA를 확인한다.

4단계: 경쟁모델(경쟁모형의형태동일성.amw)에 저소득가구 데이터를 연결시킨다.

5단계: 파일명(알콜SELECT.sav)을 지정하고 [Grouping Variable(h01_hc)]를 지정한 후, [Group Value(저소득가구: 2)]를 지정한다.

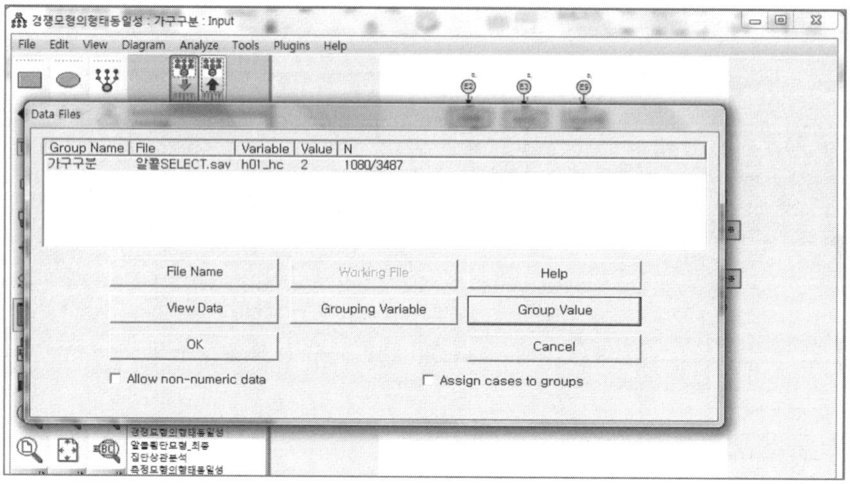

6단계: 실행 후, 결과를 확인한다([View]–[Text Output]).

• 저소득가구의 경쟁모형의 모형 적합도([Model Fit])를 확인한다.

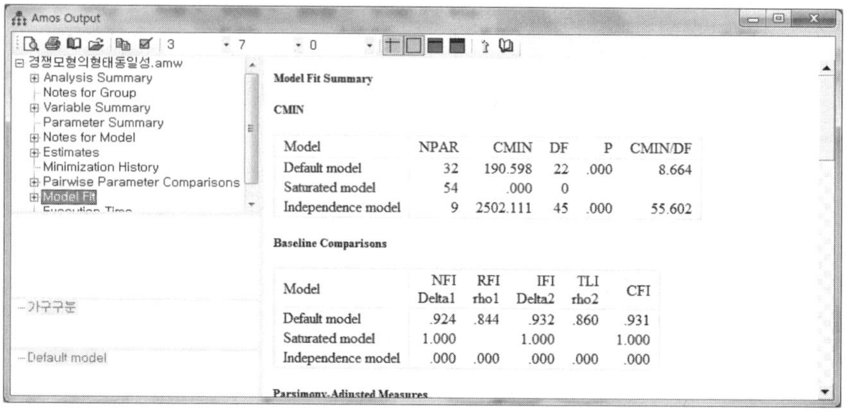

– χ^2(CMIN), DF, NFI, TLI, CFI, RMSEA를 확인한다.

10 연구모형의 측정 동일성(요인부하량) 검증

• 형태 동일성이 검증되고 나면 측정 동일성을 검증해야 한다. 측정 동일성은 집단 간 요인부하량(요인계수)를 동일하게 제약하여 기저모형과의 적합도 비교로 검증한다. 따라서 우선적으로 기저모형의 적합도를 검증해야 한다.

1단계: 기저모형(제약을 하지 않은 연구모형)의 적합도를 산출하기 위해서는 다중집단 확인적 요인분석 모형을 구성한다.

• '측정모형의형태동일성.amw' 피일을 불러와서 집단 관리창에서 다중집단(일반가구, 저소득가구)을 생성한다.

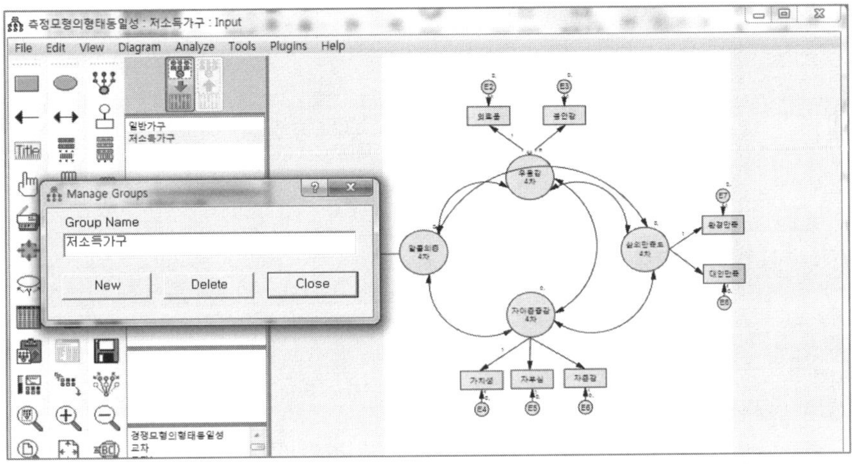

2단계: '측정모형의측정동일성_기저모형.amw' 파일로 저장한 후, 집단별 데이터를 우선 연결시킨다.

- 일반가구: 파일명(알콜SELECT.sav)을 지정하고 [Grouping Variable(h01_hc)]를 지정 한 후, [Group Value(일반가구: 1)]을 지정한다.
- 저소득가구: 파일명을 지정하고 [Grouping Variable(h01_hc)]를 지정 한 후, [Group Value(저소득가구: 2)]을 지정한다.

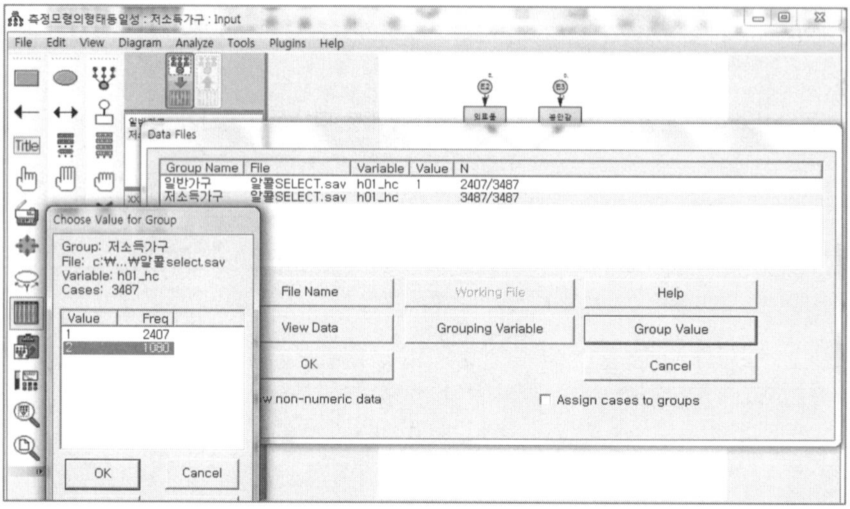

3단계: 실행 후, 결과를 확인한다([View]-[Text Output]).

- 기저모형의 적합도([Model Fit])를 확인한다.

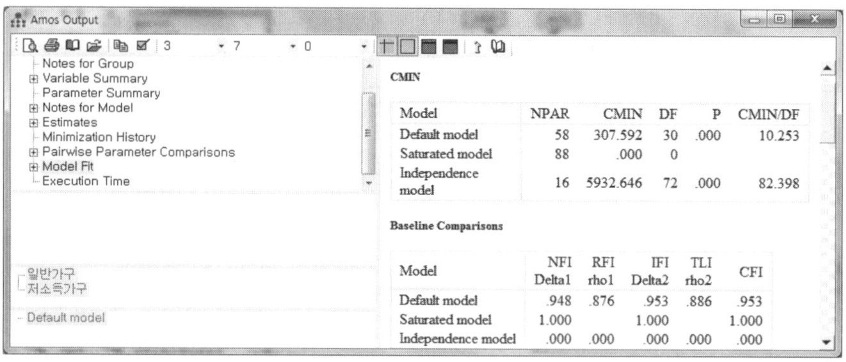

4단계: 기저모형의 적합도 검증 후, 측정모형의 측정 동일성(요인부하량)을 검증한다. 측정 동일성 검증은 기저모형에서 관측변수와 잠재변수사이의 경로선을 집단별로 동일하게 제약한다.

※ '측정모형의측정동일성_기저모형.amw'에서 지정된 '1'은 그대로 두고, 지정되지 않은 경로선을 문자(a1~a4)로 제약한다. 이때 모든 집단에 동일하게 제약하기 위해서는 [All group]를 선택해야 한다.

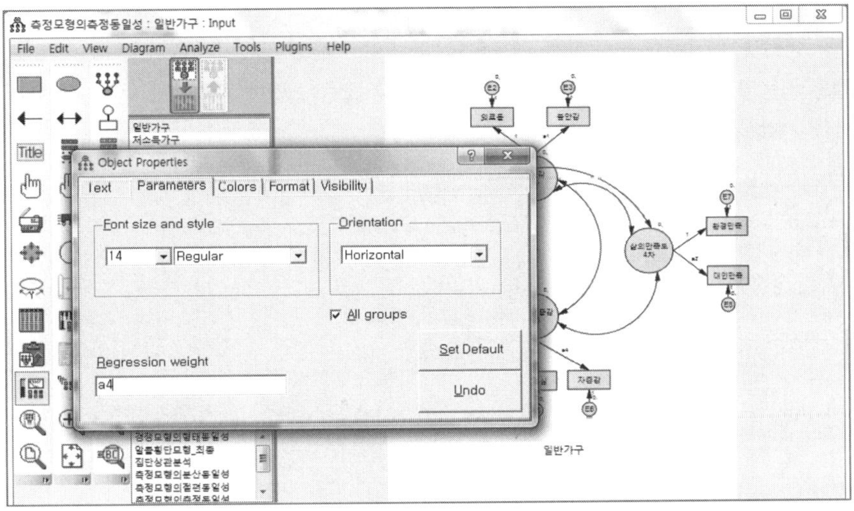

5단계: 실행 후, 결과를 확인한다([View]–[Text Output]).

• 저소득가구의 경쟁모형의 모형 적합도([Model Fit])를 확인한다.

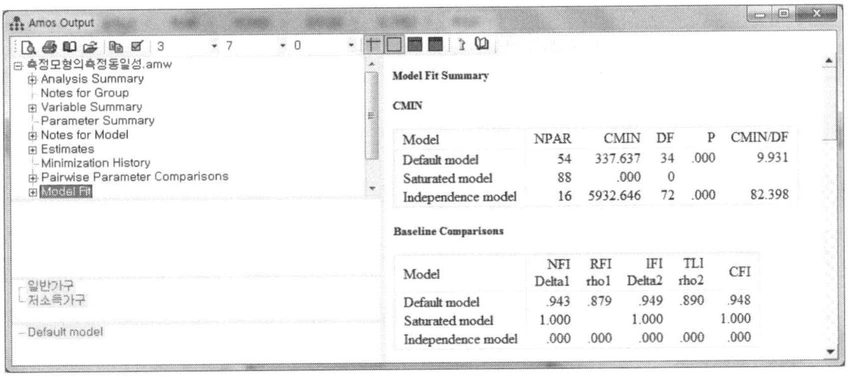

Model Fit Summary

CMIN

Model	NPAR	CMIN	DF	P	CMIN/DF
Default model	54	337.637	34	.000	9.931
Saturated model	88	.000	0		
Independence model	16	5932.646	72	.000	82.398

Baseline Comparisons

Model	NFI Delta1	RFI rho1	IFI Delta2	TLI rho2	CFI
Default model	.943	.879	.949	.890	.948
Saturated model	1.000		1.000		1.000
Independence model	.000	.000	.000	.000	.000

11 연구모형의 절편 동일성 검증

• 측정 동일성을 검증되고 나면 절편 동일성을 검정해야 한다, 절편 동일성은 집단 간 관측변수의 절편을 제약하여 기저모형과의 적합도 비교로 검증한다.

1단계: 관측변수의 절편을 집단별로 동일하게 제약한다.(파일명: 측정모형의절편동일성.amw)
※ 관측변수의 절편을 동일하게 문자(m1~m8)로 제약한다. 이때 모든 집단에 동일하게 제약하기 위해서는 All groups를 선택해야 한다.

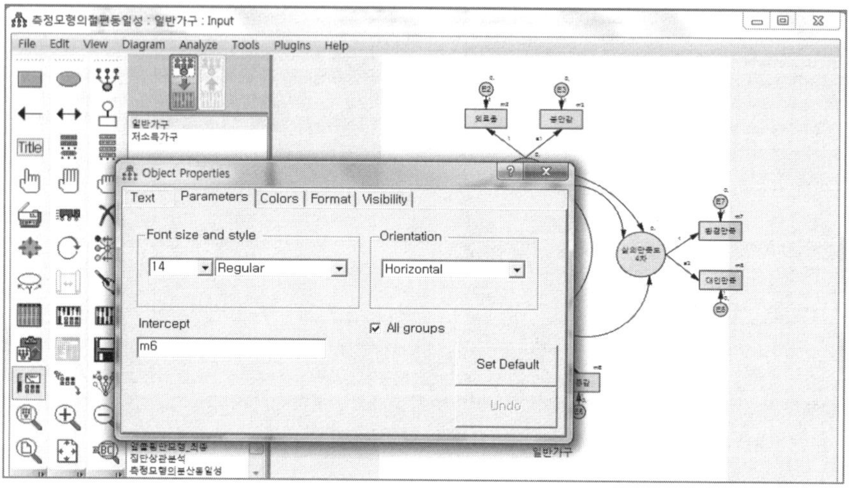

– 측정 동일성 → 절편 동일성 → 요인분산 동일성 차례대로 검증되어야 한다.

2단계: 실행 후, 결과를 확인한다([View]–[Text Output]).
• 절편 동일성 모형의 모형 적합도([Model Fit])를 확인한다.

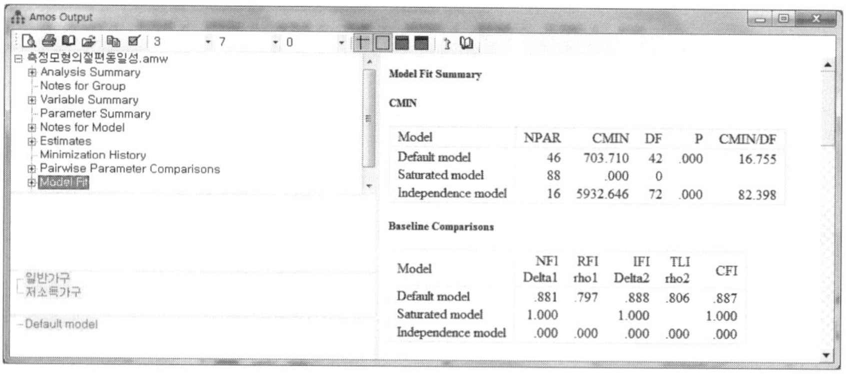

Model	NPAR	CMIN	DF	P	CMIN/DF
Default model	46	703.710	42	.000	16.755
Saturated model	88	.000	0		
Independence model	16	5932.646	72	.000	82.398

Model	NFI Delta1	RFI rho1	IFI Delta2	TLI rho2	CFI
Default model	.881	.797	.888	.806	.887
Saturated model	1.000		1.000		1.000
Independence model	.000	.000	.000	.000	.000

12 연구모형의 요인분산 동일성 검증

- 요인분산 동일성은 집단 간 요인분산을 제약하여 기저모형과의 적합도 비교로 검증한다.

1단계: 관측변수의 요인분산을 집단별로 동일하게 제약한다.(파일명: 측정모형의분산동일성.amw)

※ 요인분산을 동일하게 문자(v1~v4)로 제약한다. 이때 모든 집단에 동일하게 제약하기 위해서는 All groups를 선택해야 한다.

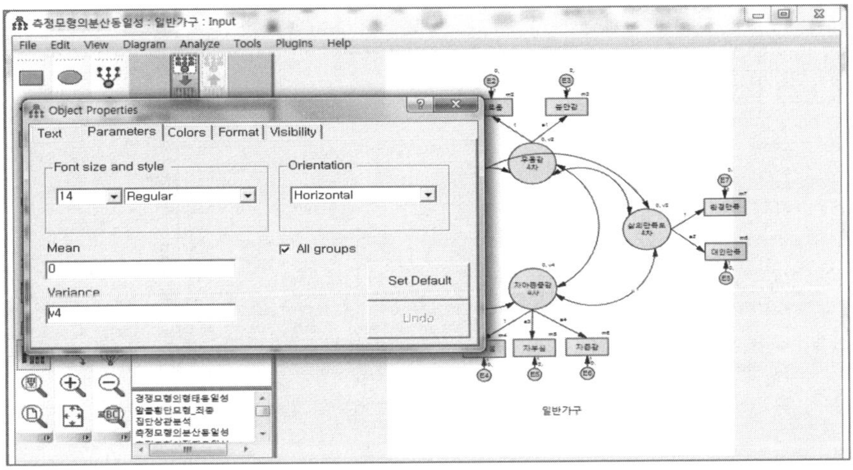

– 측정 동일성 → 절편 동일성 → 요인분산 동일성 차례대로 검증되어야 한다.

2단계: 실행 후, 결과를 확인한다.[View]–[Text Output]

- 요인분산 동일성 모형의 모형 적합도([Model Fit])를 확인한다.

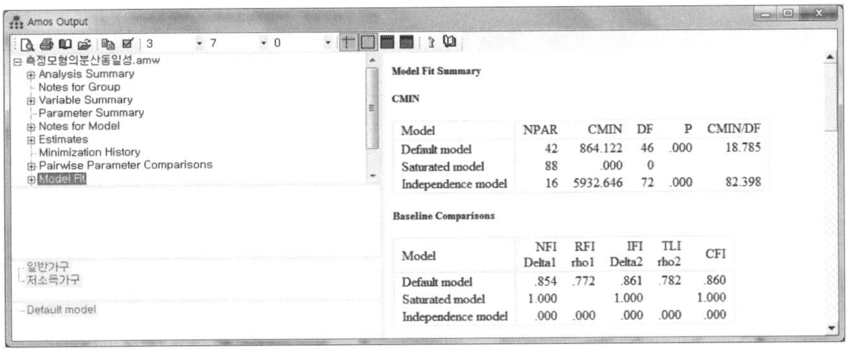

13 집단 간 잠재평균분석

1) 독립표본 t-검정(알콜의존, 우울감, 자아존중감, 삶의만족도) 실시

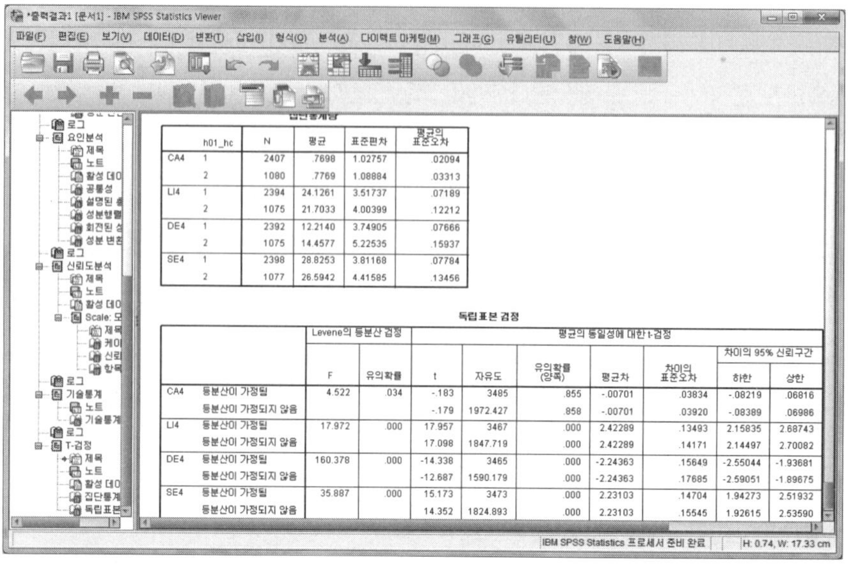

집단통계량

	h01_hc	N	평균	표준편차	평균의 표준오차
CA4	1	2407	.7698	1.02757	.02094
	2	1080	.7769	1.08884	.03313
LI4	1	2394	24.1261	3.51737	.07189
	2	1075	21.7033	4.00399	.12212
DE4	1	2392	12.2140	3.74905	.07666
	2	1075	14.4577	5.22535	.15937
SE4	1	2398	28.8253	3.81168	.07784
	2	1077	26.5942	4.41585	.13456

독립표본 검정

		Levene의 등분산 검정		평균의 동일성에 대한 t-검정						
									차이의 95% 신뢰구간	
		F	유의확률	t	자유도	유의확률 (양쪽)	평균차	차이의 표준오차	하한	상한
CA4	등분산이 가정됨	4.522	.034	-.183	3485	.855	-.00701	.03834	-.08219	.06816
	등분산이 가정되지 않음			-.179	1972.427	.858	-.00701	.03920	-.08389	.06986
LI4	등분산이 가정됨	17.972	.000	17.957	3467	.000	2.42289	.13493	2.15835	2.68743
	등분산이 가정되지 않음			17.098	1847.719	.000	2.42289	.14171	2.14497	2.70082
DE4	등분산이 가정됨	160.378	.000	-14.338	3465	.000	-2.24363	.15649	-2.55044	-1.93681
	등분산이 가정되지 않음			-12.687	1590.179	.000	-2.24363	.17685	-2.59051	-1.89675
SE4	등분산이 가정됨	35.887	.000	15.173	3473	.000	2.23103	.14704	1.94273	2.51932
	등분산이 가정되지 않음			14.352	1824.893	.000	2.23103	.15545	1.92615	2.53590

2) 잠재평균차이 분석

• 잠재평균분석을 위해서는 측정모형의 형태 동일성, 측정 동일성, 절편 동일성이 모두 성립되어야 한다. 그리고 비교집단의 평균을 0으로 가정하고 측정집단의 잠재평균을 추정해야 한다.

[그림 6-5] 잠재평균분석(측정모형잠재평균분석.amw)

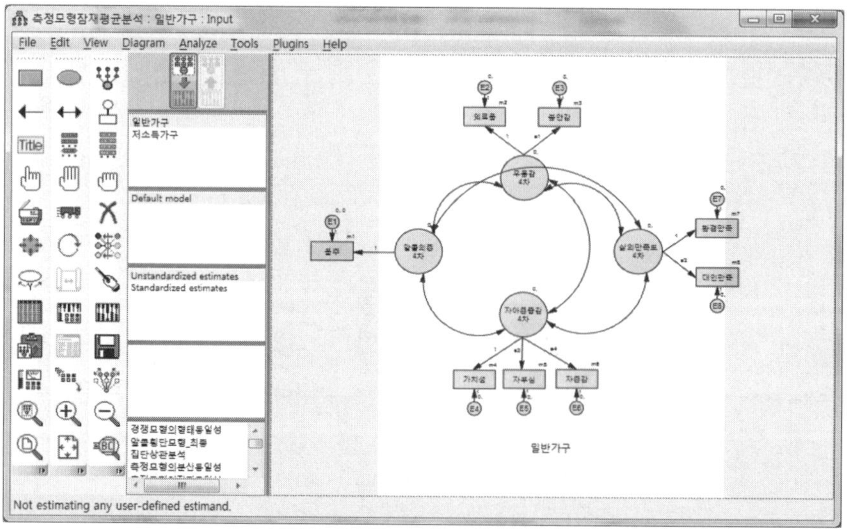

1단계: 측정모형의 형태 동일성은 검증되었기 때문에 측정 동일성과 절편 동일성이 검증된 모형을 사용한다. 이미 구인동등성 검증에서 절편 동일성이 검증되었다.(파일명: 측정모형의절편동일성.amw) 따라서 절편 동일성모델을 이용하여 비교집단의 잠재평균을 '0'으로 지정하여 비교한다.

- 비교집단(일반가구)의 잠재요인의 평균을 모두 '0'으로 지정한다.

※ 이때 모든 [All group]은 선택을 해제해야 측정집단의 평균을 제약할 수 있다.

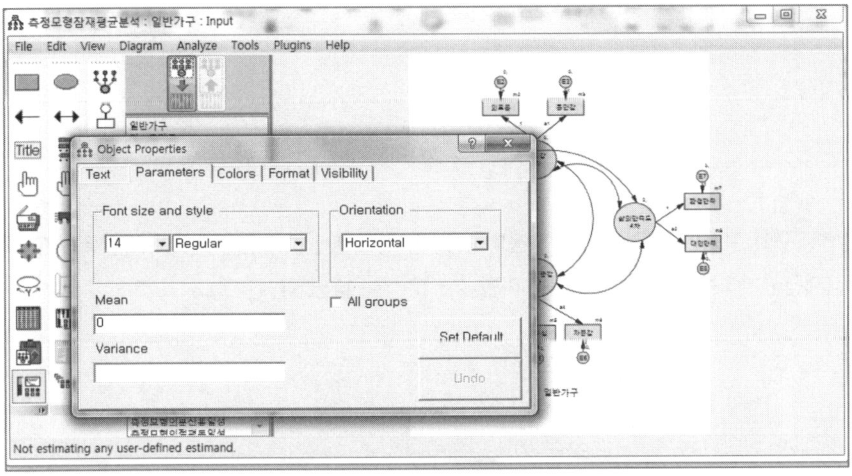

- 측정집단(저소득가구)의 잠재요인의 평균을 모두 없앤다.
  - 그룹창의 저소득가구를 선택하여 이동한다.

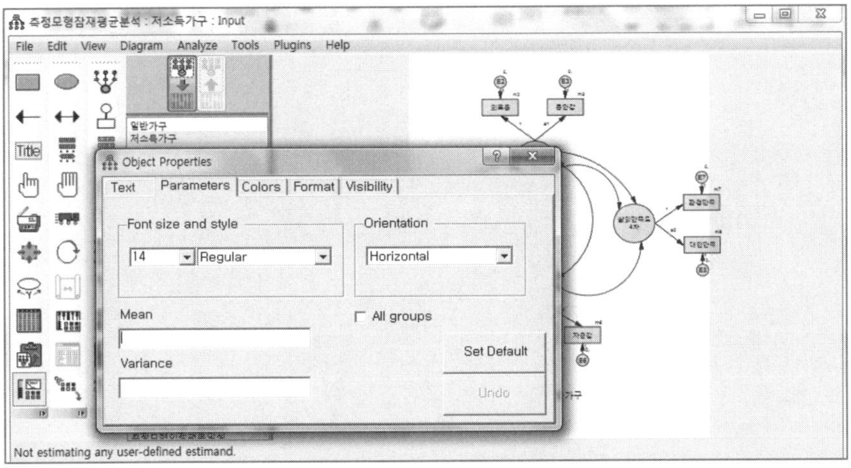

- 잠재평균분석 최종모형을 확인하면 일반가구의 잠재요인의 평균은 '0'으로 지정되어 있고, 저소득가구의 잠재요인의 평균은 아무 값도 지정되지 않은 것을 알 수 있다.

2단계: 실행 후, 결과를 확인한다([View]-[Text Output]).

- [Estimate-Scalars-Mean]에서 저소득가구(그림의 저소득가구를 선택)의 평균을 확인한다.

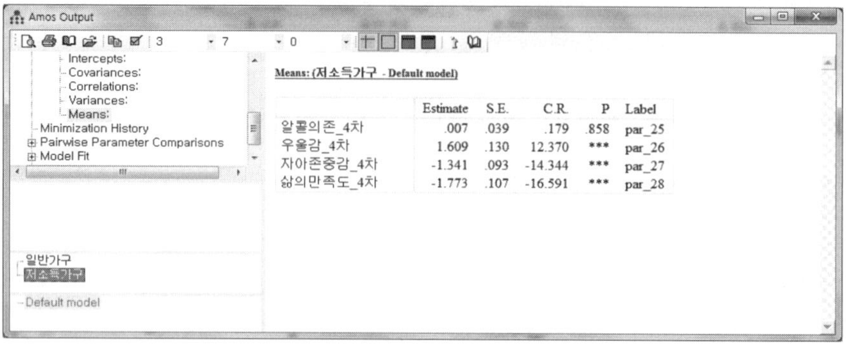

- 비교집단인 일반가구의 평균은 모두 '0'으로 지정되어 있다. 따라서 알콜의존을 제외하고는 일반가구와 저소득가구의 잠재평균차이는 통계적으로 유의미한 차이가 발견되었다.

14 코헨의 효과크기 산출

• 잠재평균의 차이에 대한 크기에 대한 해석은 Cohen의 효과크기를 사용하였다. Amos에서 Cohan의 효과는 요인분산 동일성 모형에서 분산추정치로 산출될 수 있다.

1단계: 요인분산 동일성 모델(측정모형의분산동일성.amw)을 불러온다.

2단계: [View]−[Analysis Properties]−[Output]−[Correlations of estimates]를 선택한다.

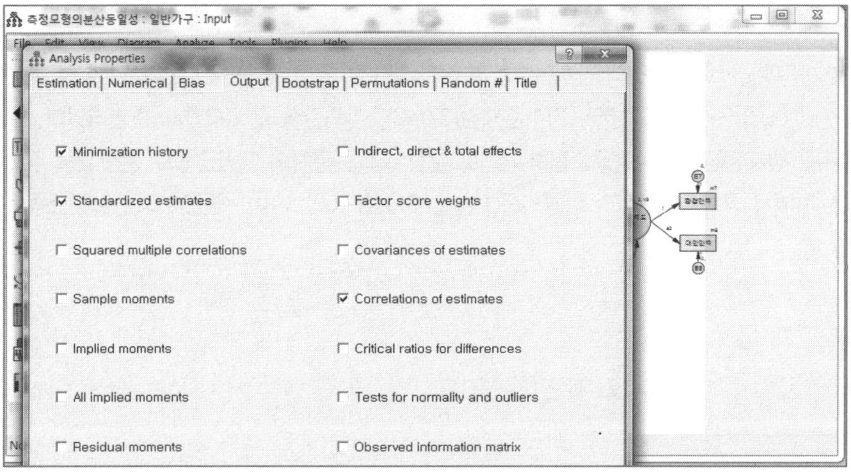

3단계: 실행 후, 결과를 확인한다([View]−[Text Output]).

• [Estimate−Scalars−Variance]에서 집단 간 요인의 공통분산 추정치를 확인한다.

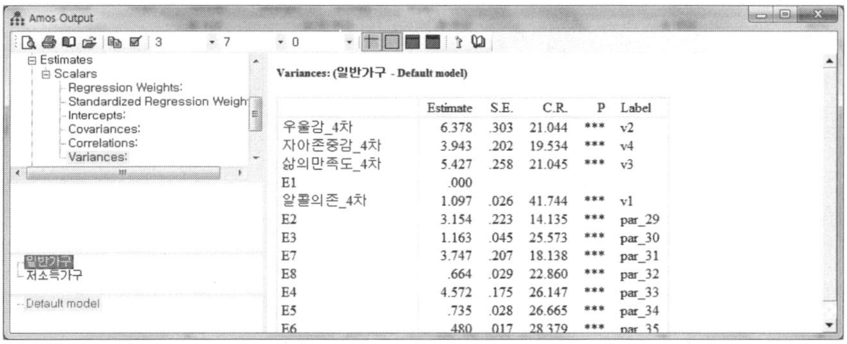

Variances: (일반가구 - Default model)

	Estimate	S.E.	C.R.	P	Label
우울감_4차	6.378	.303	21.044	***	v2
자아존중감_4차	3.943	.202	19.534	***	v4
삶의만족도_4차	5.427	.258	21.045	***	v3
E1	.000				
알콜의존_4차	1.097	.026	41.744	***	v1
E2	3.154	.223	14.135	***	par_29
E3	1.163	.045	25.573	***	par_30
E7	3.747	.207	18.138	***	par_31
E8	.664	.029	22.860	***	par_32
E4	4.572	.175	26.147	***	par_33
E5	.735	.028	26.665	***	par_34
E6	.480	.017	28.379	***	par_35

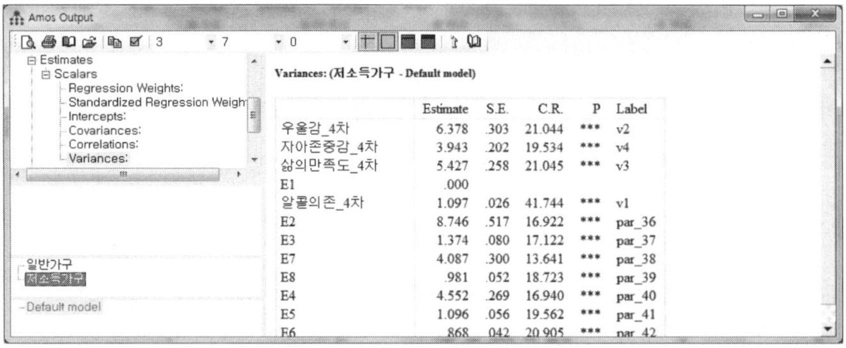

Variances: (저소득가구 - Default model)

	Estimate	S.E.	C.R.	P	Label
우울감_4차	6.378	.303	21.044	***	v2
자아존중감_4차	3.943	.202	19.534	***	v4
삶의만족도_4차	5.427	.258	21.045	***	v3
E1	.000				
알콜의존_4차	1.097	.026	41.744	***	v1
E2	8.746	.517	16.922	***	par_36
E3	1.374	.080	17.122	***	par_37
E7	4.087	.300	13.641	***	par_38
E8	.981	.052	18.723	***	par_39
E4	4.552	.269	16.940	***	par_40
E5	1.096	.056	19.562	***	par_41
E6	.868	.042	20.905	***	par_42

- 결과표에서 일반가구와 저소득층가구의 잠재변수의 분산이 동일한 것을 알 수 있다. 잠재변수의 분산 추정치는 알콜의존(1.097), 우울감(6.378), 자아존중감(3.943), 삶의만족도(5.427)가 확인되었다.
- 코헨의 효과크기는 '잠재평균차이/공통표준편차'이므로 분산이 표준편차의 제곱근으로 분산값을 루트로 처리해야 한다. 따라서 공통표준편차는 알콜의존(1.05), 우울감(2.53), 자아존중감(1.99), 삶의만족도(2.34)가 된다.

15 집단 간 경로계수 비교

집단 간 경로계수의 크기의 비교는 다중집단 구조모형 분석에서 가능하다. 다중집단 구조모형 분석은 측정 동일성 제약이 끝난 후, 집단 간 등가제약 과정을 거쳐 경로계수 간 유의미한 차이가 있는지 보아야 한다.

1단계: 집단 간 등가제약을 수행한다.

- '알콜횡단모형_최종.amw'를 다중집단모형(일반가구, 저소득가구)으로 변환한 후, 측정 동일성 제약 (a1, a2, a3, a4)을 실시한다.
- 측정 동일성 제약이 완료된 다중집단모형을 '다중구조분석(등가제약).amw'으로 저장한다.
- 일반가구의 경로를 (b1~b5)로 지정한다. 이때 [All group]은 해제되어야 한다.

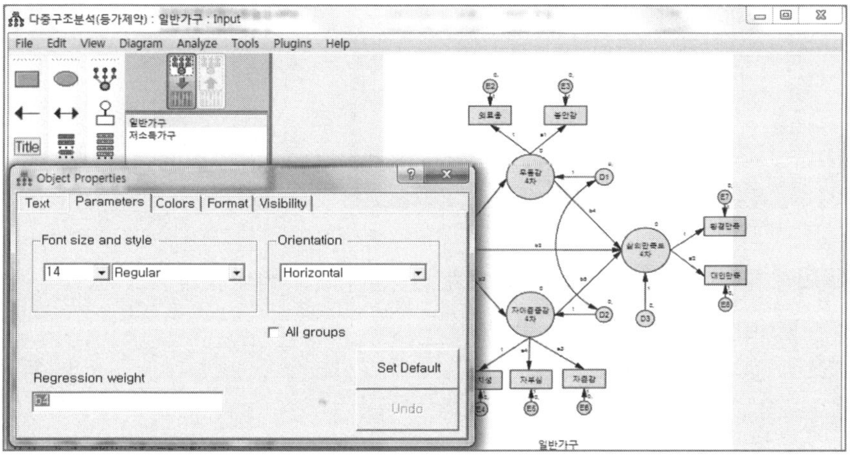

- 저소득가구의 경로를 (bb1~bb5)로 지정한다.

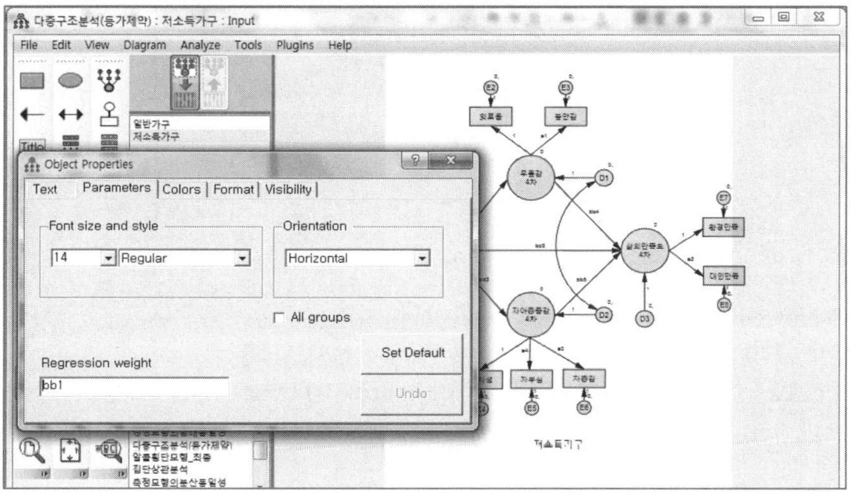

2단계: 집단 간 등가제약을 실행한다.

– model 창에서 [XX: Default model]을 더블클릭한다.

– [Manage Models] 창에서 [New]를 클릭한다.

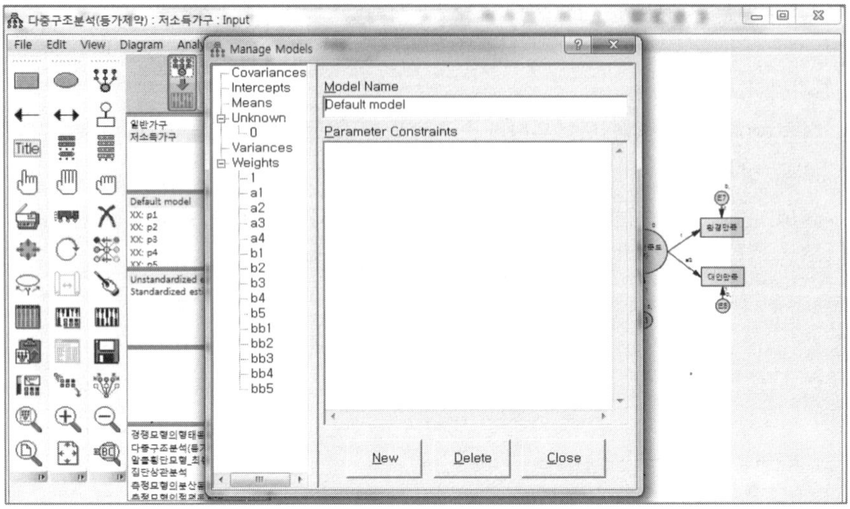

– [Manage Models] 창에서 [Model Name]을 p1로 입력한다.

– [Parameter Constraints] 창에 'b1=bb1'을 입력한다.

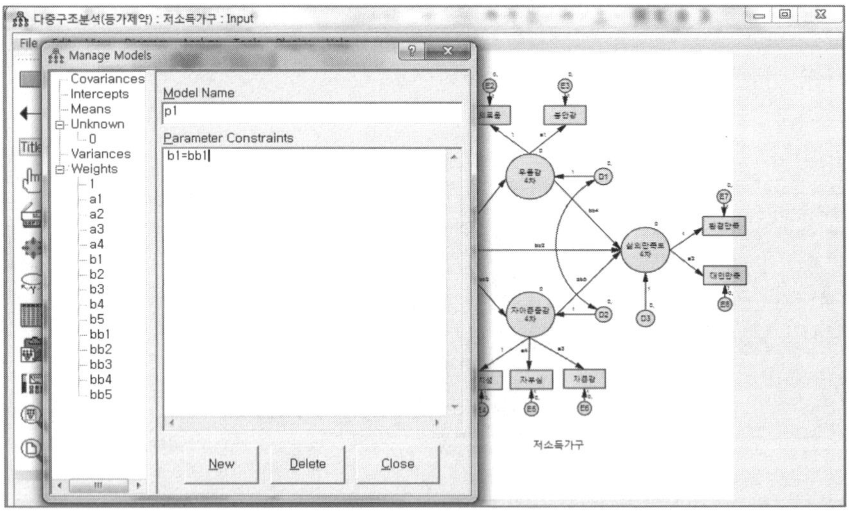

– 같은 방식으로 p2(b2=bb2), p3(b3=bb3), p4(b4=bb4), p5(b5=bb5)로 집단별 비교경로에 대한 제약모형을 만든다.

- 개별경로에 대한 제약이 끝나면 모든 경로에 대한 제약모형을 만들어준다.
- [Model Name]을 [all constrained], [Parameter Constraints]에 모든 경로를 입력한 후, [Close]를 클릭한다.

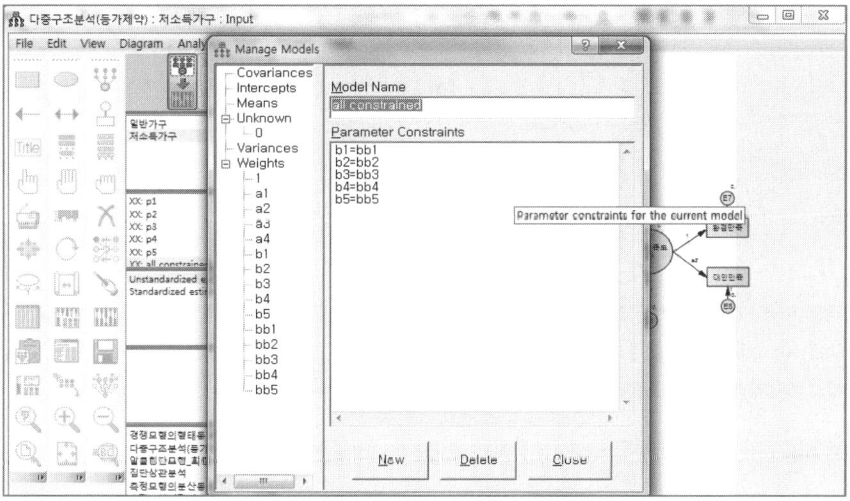

3단계: 집단 간 등가제약모형(다중구조분석(등가제약).amw)을 실행한다.

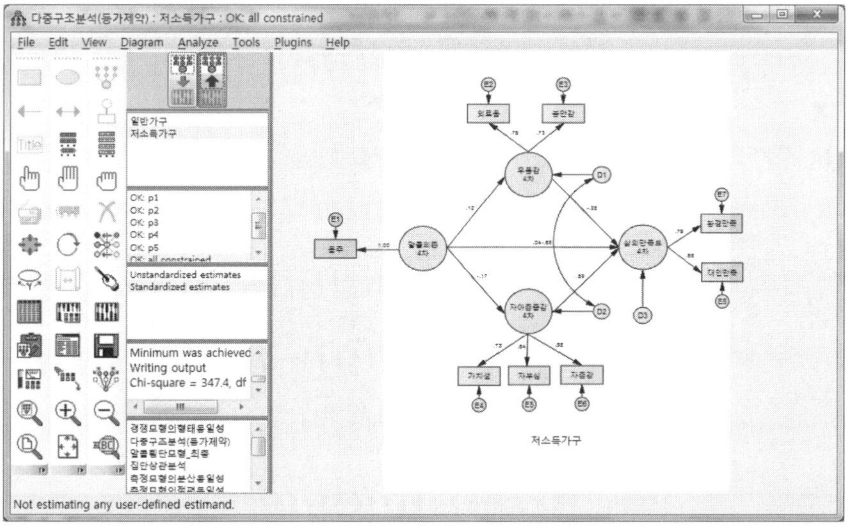

4단계: 결과를 확인한다.

– [View]–[Text Output]–[Model Fit]에서 모든 경로의 적합도를 확인한다.

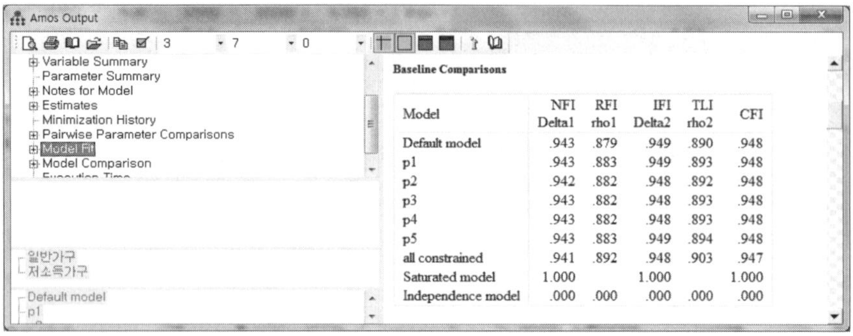

Baseline Comparisons

Model	NFI Delta1	RFI rho1	IFI Delta2	TLI rho2	CFI
Default model	.943	.879	.949	.890	.948
p1	.943	.883	.949	.893	.948
p2	.942	.882	.948	.892	.948
p3	.943	.882	.948	.893	.948
p4	.943	.882	.948	.893	.948
p5	.943	.883	.949	.894	.948
all constrained	.941	.892	.948	.903	.947
Saturated model	1.000		1.000		1.000
Independence model	.000	.000	.000	.000	.000

– [View]–[Text Output]–[Estimates]에서 집단 간 잠재변수 간의 경로계수를 확인한다.

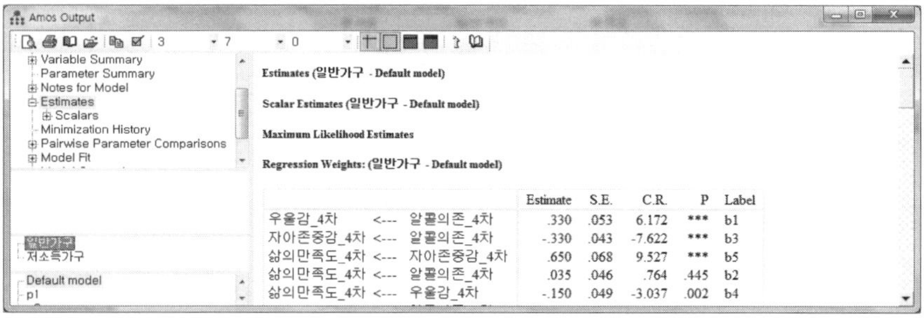

Regression Weights: (일반가구 - Default model)

			Estimate	S.E.	C.R.	P	Label
우울감_4차	<---	알콜의존_4차	.330	.053	6.172	***	b1
자아존중감_4차	<---	알콜의존_4차	-.330	.043	-7.622	***	b3
삶의만족도_4차	<---	자아존중감_4차	.650	.068	9.527	***	b5
삶의만족도_4차	<---	알콜의존_4차	.035	.046	.764	.445	b2
삶의만족도_4차	<---	우울감_4차	-.150	.049	-3.037	.002	b4

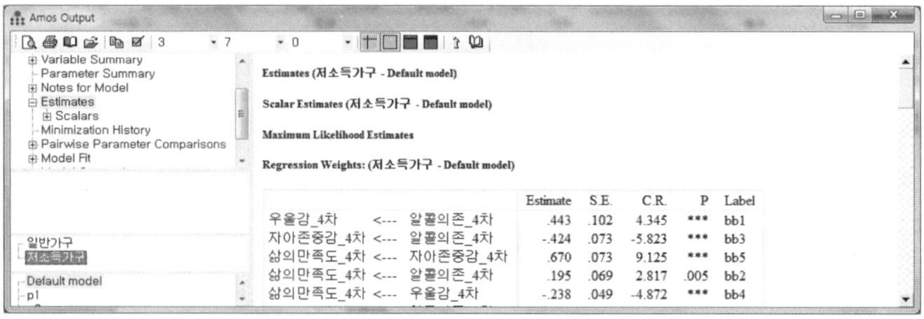

Regression Weights: (저소득가구 - Default model)

			Estimate	S.E.	C.R.	P	Label
우울감_4차	<---	알콜의존_4차	.443	.102	4.345	***	bb1
자아존중감_4차	<---	알콜의존_4차	-.424	.073	-5.823	***	bb3
삶의만족도_4차	<---	자아존중감_4차	.670	.073	9.125	***	bb5
삶의만족도_4차	<---	알콜의존_4차	.195	.069	2.817	.005	bb2
삶의만족도_4차	<---	우울감_4차	-.238	.049	-4.872	***	bb4

• 집단 간 경로계수의 유의미한 차이는 Amos에서 [Critical ratios for differences]에서 집단 간 C.R.값을 확인하여 검증할 수 있다.

– [View]–[Analysis Properties]–[Output]–[Critical ratios for differences]를 선택한다.

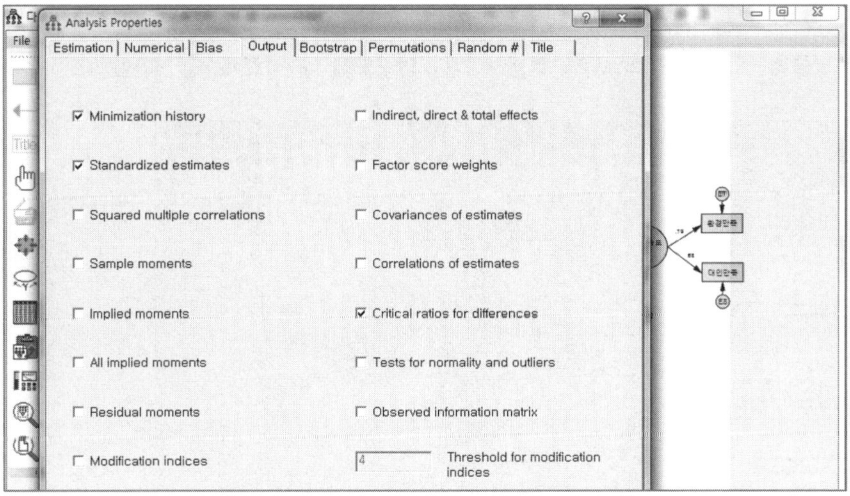

– [Critical ratios for differences]에서 [b1–bb1]의 차이를 나타내는 C.R.값(.988)을 확인한다.
– 계속 'b2-bb2, b3-bb3, b4-bb4, b5-bb5' 계수를 확인한다.

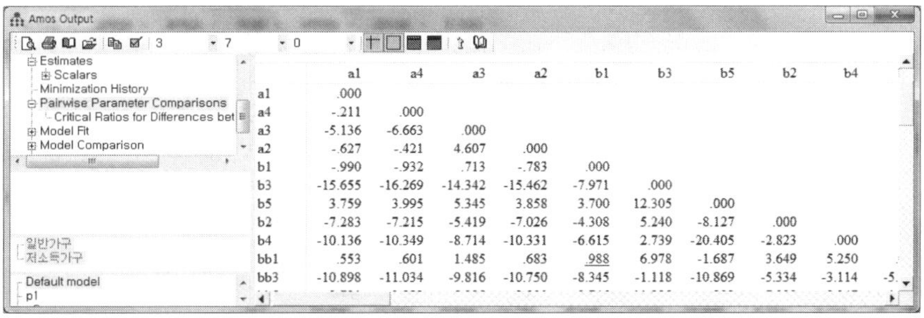

– 유의수준 0.05에서 C.R.의 기각력이 1.965이므로 모든 경로에서 집단 간 차이가 없는 것으로 나타나 집단 간 경로계수의 등가제약을 한 결과와 동일하게 나타났다.

16 경로 간 계수 비교

한 모델 내에서 경로 간 계수의 크기에 대한 비교는 비제약모델과 비교 대상 경로에 동일성 제약을 가한 등가제약모델 간에 χ^2차이를 비교한다.

1단계: 연구모형(알콜횡단모형_최종.amw)을 실행하여 한 연구모델 내 경로계수를 확인한다.

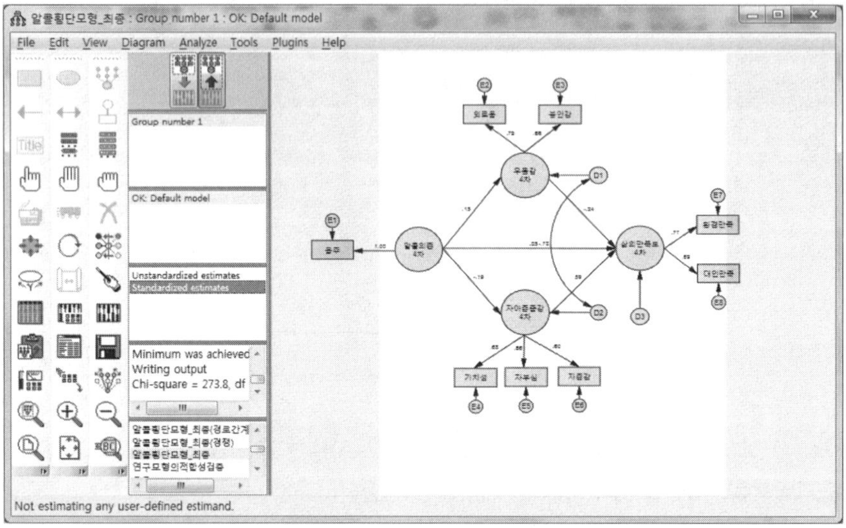

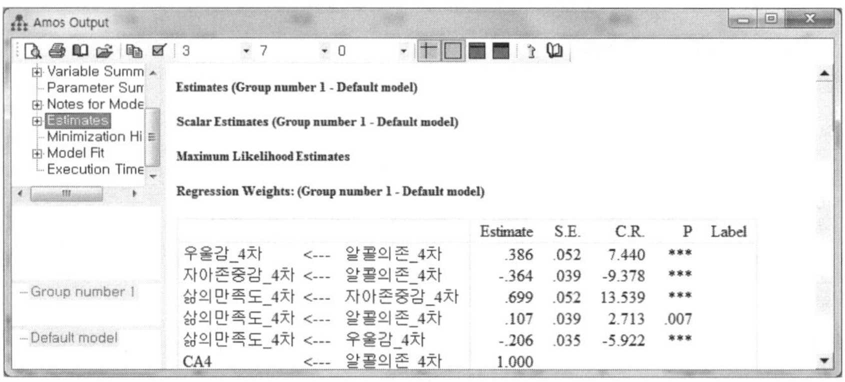

Estimates (Group number 1 - Default model)

Scalar Estimates (Group number 1 - Default model)

Maximum Likelihood Estimates

Regression Weights: (Group number 1 - Default model)

			Estimate	S.E.	C.R.	P	Label
우울감_4차	<---	알콜의존_4차	.386	.052	7.440	***	
자아존중감_4차	<---	알콜의존_4차	-.364	.039	-9.378	***	
삶의만족도_4차	<---	자아존중감_4차	.699	.052	13.539	***	
삶의만족도_4차	<---	알콜의존_4차	.107	.039	2.713	.007	
삶의만족도_4차	<---	우울감_4차	-.206	.035	-5.922	***	
CA4	<---	알콜의존_4차	1.000				

• '알콜의존 → 삶의만족도'의 비표준화 경로계수가 .107(C.R.=2.713)이고 '자아존중감 → 삶의만족도'의 비표준화 경로계수가 .699(C.R.=13.539)로 두 경로계수가 모두 통계적으로 유의미하게 나타났으나 '자아존중감 → 삶의만족도' 경로계수가 '알콜의존 → 삶의만족도' 경로계수보다 더 강하게 영향을 미친다는 결론은 내릴 수 없다. 따라서 두 경로계수 간 비교를 통하여 경로 간 유의한 차이가 있는지를 검증해야 한다.

2단계: 비교 대상 경로에 제약을 가한다.

– '알콜의존 → 삶의만족도' 경로는 'a'로 '자아존중감 → 삶의만족도' 경로는 'b'로 제약한다.

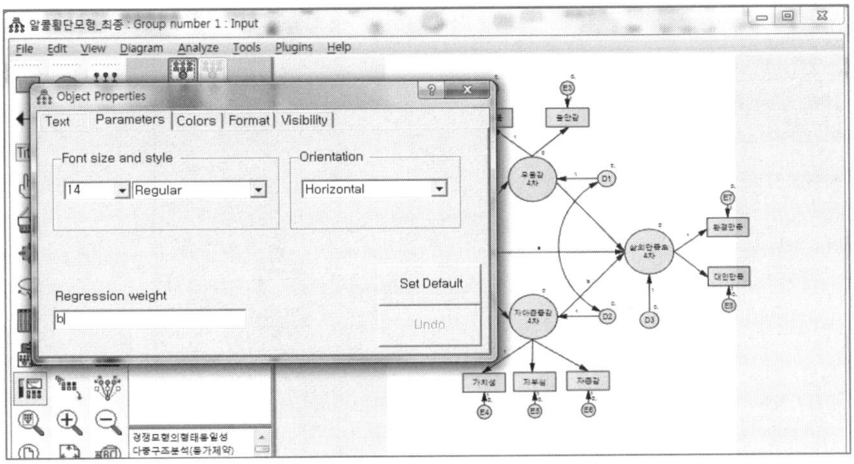

3단계: 집단 간 등가제약을 실행한다.

– Model 창에서 [Default model]을 더블클릭한다.

– [Manage Models] 창에서 [New]를 클릭한다.

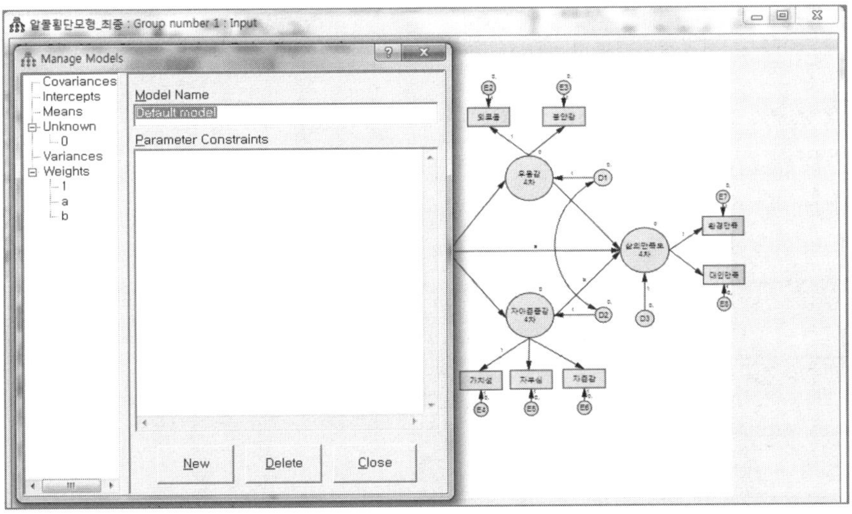

- [Manage Models] 창에서 [Model Name]을 p1로 입력한다.
- [Parameter Constraints] 창에 'a=b'를 입력한다.
- [Close] 클릭 후, 모델창에 p1이 생성됨을 확인한다.

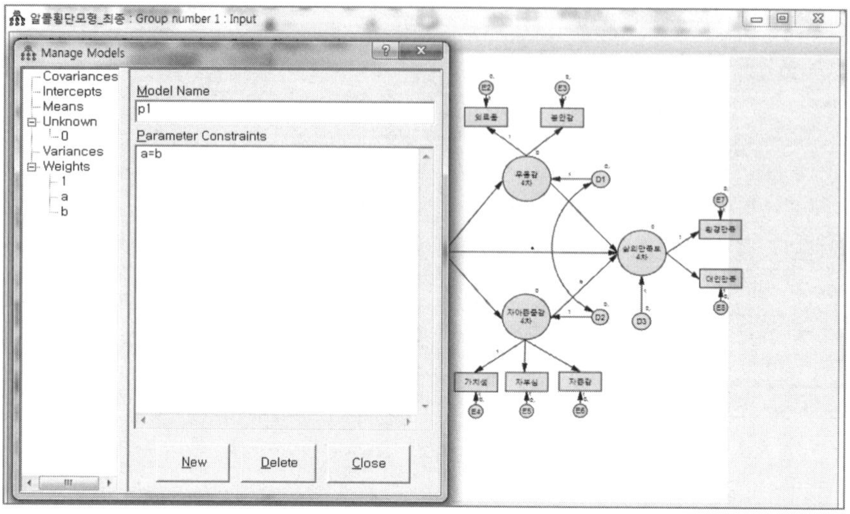

- 경로 간 등가제약모형을 '알콜횡단모형_최종(경로간계수비교).amw'으로 저장한다.

4단계: 경로 간 등가제약모형(알콜횡단모형_최종(경로간계수비교).amw)을 실행한다.

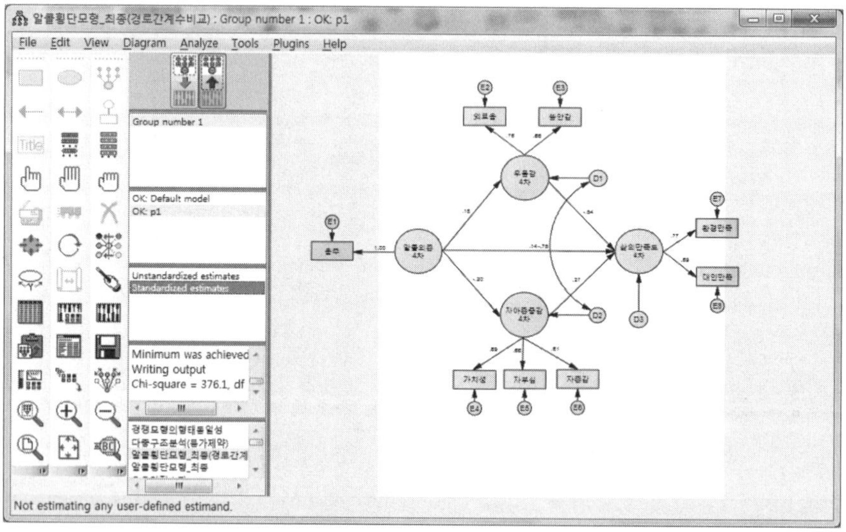

5단계: 결과를 확인한다.

– [View]–[Text Output]–[Model Fit]에서 모든 경로의 적합도를 확인한다.

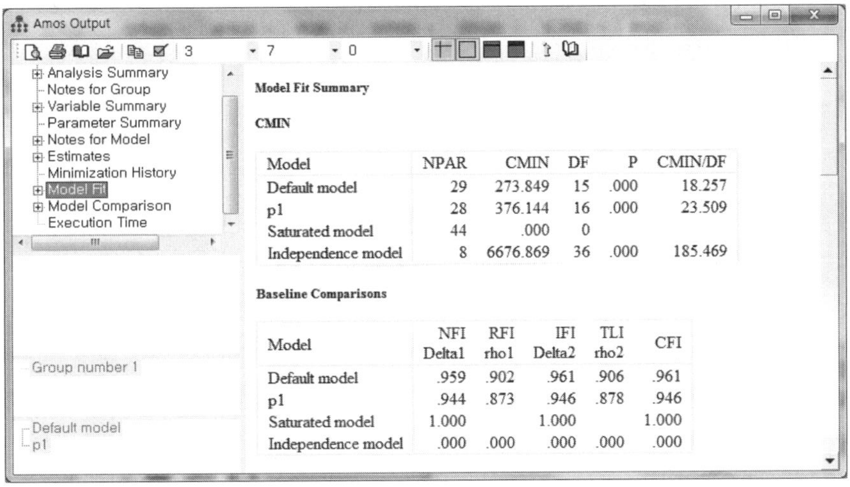

Model Fit Summary

CMIN

Model	NPAR	CMIN	DF	P	CMIN/DF
Default model	29	273.849	15	.000	18.257
p1	28	376.144	16	.000	23.509
Saturated model	44	.000	0		
Independence model	8	6676.869	36	.000	185.469

Baseline Comparisons

Model	NFI Delta1	RFI rho1	IFI Delta2	TLI rho2	CFI
Default model	.959	.902	.961	.906	.961
p1	.944	.873	.946	.878	.946
Saturated model	1.000		1.000		1.000
Independence model	.000	.000	.000	.000	.000

• 위 결과표에서 p1 모델과 Default 모델의 χ^2차이는 102.295로 자유도 1에서의 $\chi^2=3.85$(유의수준: .05)보다 크기 때문에 두 경로계수 간에는 통계적으로 유의한 차이가 있는 것으로 나타났다. 따라서 '자아존중감 → 삶의만족도' 경로계수가 '알콜의존 → 삶의만족도' 경로계수보다 통계적으로 유의하고 더 강하게 영향을 미친다고 볼 수 있다.

17 집단 간 매개(간접)효과 분석

매개효과는 독립변수(알콜의존)와 종속변수(삶의만족도) 사이에 제3의 변수인 매개변수가 개입될 때 발생한다. 본 연구모형의 매개효과 모형은 그림과 같다.

[그림 6-6] 우울 매개효과(일반가구)

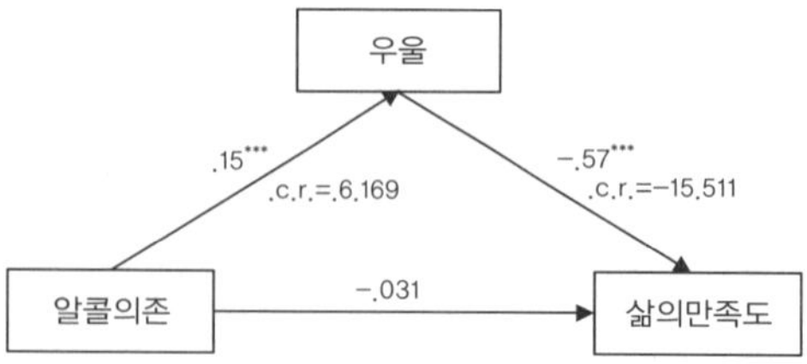

[그림 6-7] 우울 매개효과(저소득층가구)

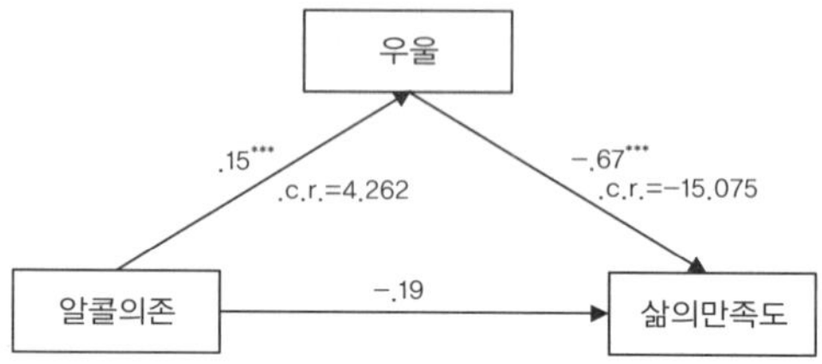

[그림 6-8] 자아존중감 매개효과(일반가구)

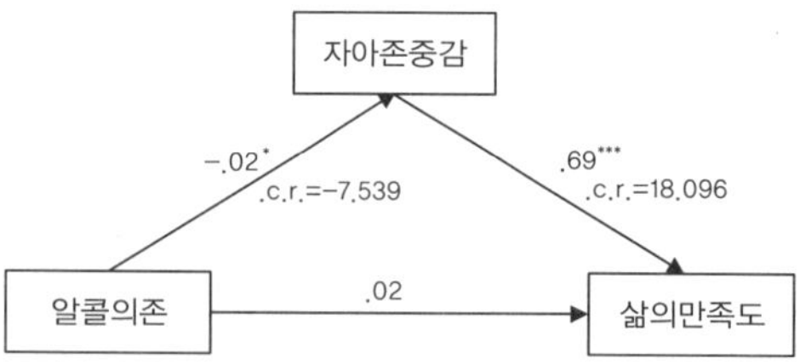

[그림 6-9] 자아존중감 매개효과(저소득층가구)

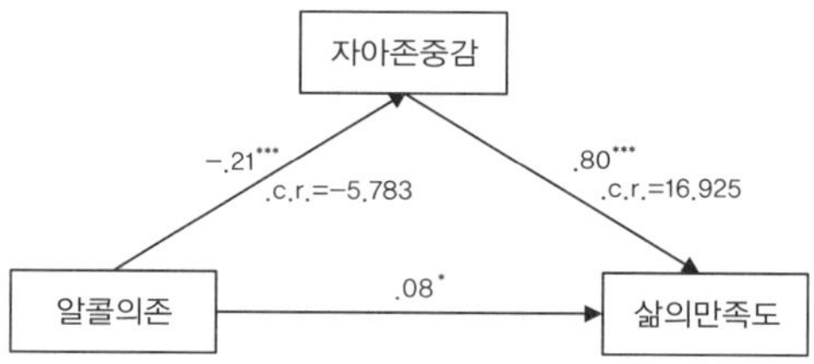

위 결과를 확인하기 위해서는 다음과 같이 우울요인과 자아존중감요인의 간접효과를 각각 확인해야 한다.

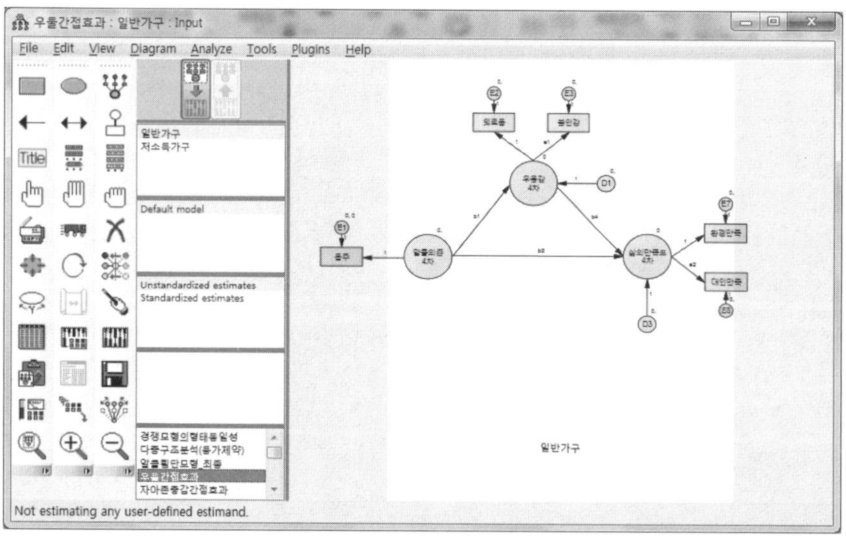

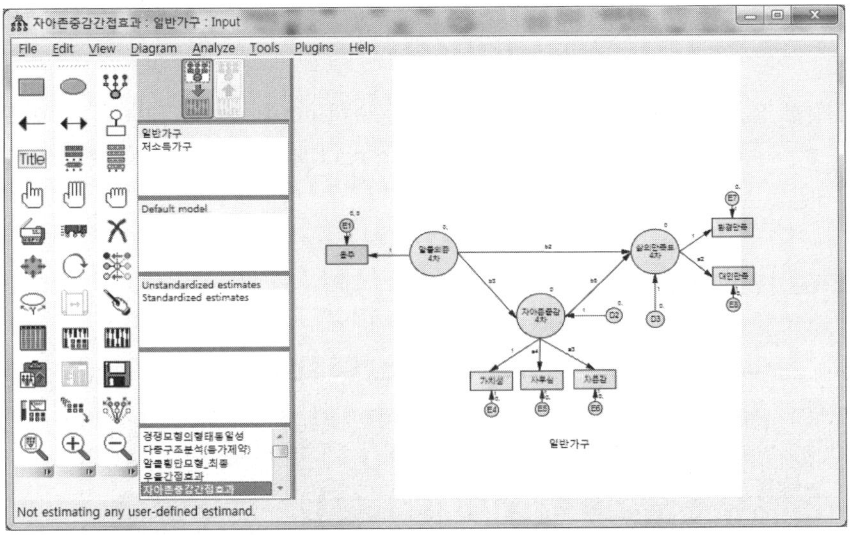

• 위 모형(우울간접효과.amw, 자아존중감간접효과.amw)을 각각 실행한 후, [View]–[Text Output]–[Estimate]에서 '알콜의존-삶의만족도' 간의 경로계수와 [Standardized]–[Total Effect, Direct Effect, Indirect Effect]를 확인한다.

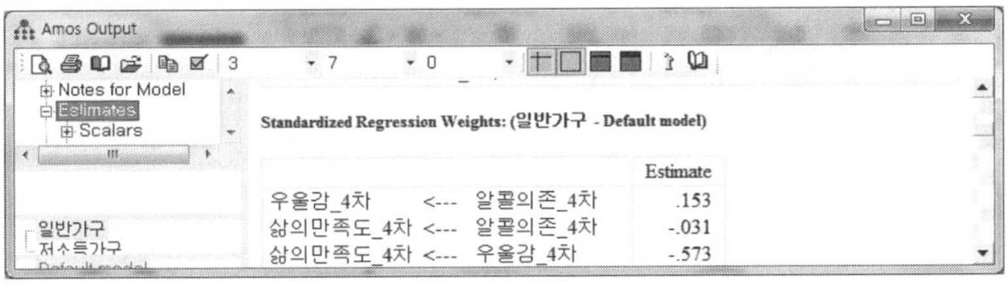

Standardized Regression Weights: (일반가구 - Default model)

			Estimate
우울감_4차	<---	알콜의존_4차	.153
삶의만족도_4차	<---	알콜의존_4차	-.031
삶의만족도_4차	<---	우울감_4차	-.573

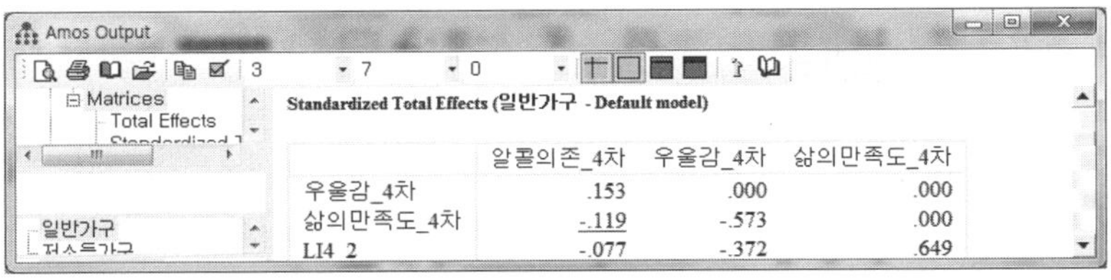

Standardized Total Effects (일반가구 - Default model)

	알콜의존_4차	우울감_4차	삶의만족도_4차
우울감_4차	.153	.000	.000
삶의만족도_4차	-.119	-.573	.000
LI4_2	-.077	-.372	.649

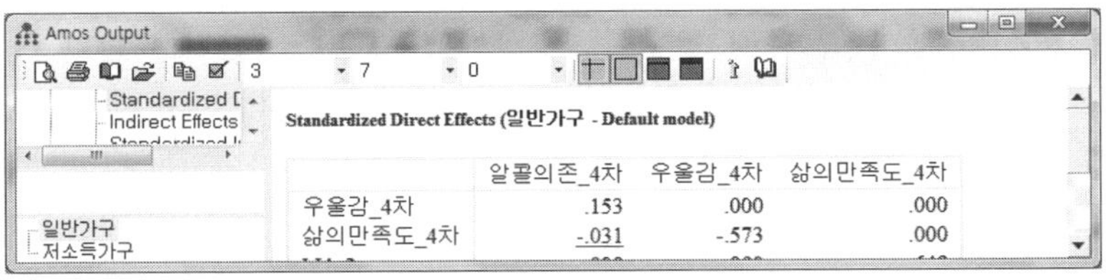

Standardized Direct Effects (일반가구 - Default model)

	알콜의존_4차	우울감_4차	삶의만족도_4차
우울감_4차	.153	.000	.000
삶의만족도_4차	-.031	-.573	.000

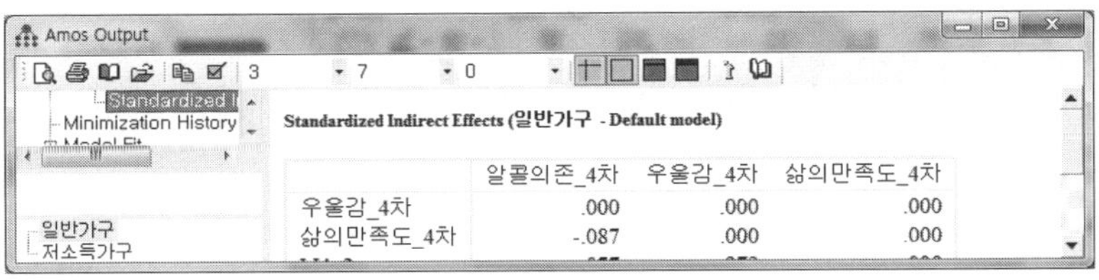

Standardized Indirect Effects (일반가구 - Default model)

	알콜의존_4차	우울감_4차	삶의만족도_4차
우울감_4차	.000	.000	.000
삶의만족도_4차	-.087	.000	.000

18 매개(간접)효과의 유의성 검증(Soble Test)

- Sobel Test: 집단별 '알콜의존 → 삶의만족도' 간의 C.R.값을 이용하여 Preacher 교수의 웹사이트(http://quantpsy.org/sobel/sobel.htm)에 접속하여 분석한다.([Input]에 해당 수치(C.R.값)를 입력한 후, [Calculate] 버튼을 누르면 [p-value]가 자동계산된다.)

[그림 6-10] 저소득층가구 '알콜의존 → 삶의만족도' 간 간접효과 검증

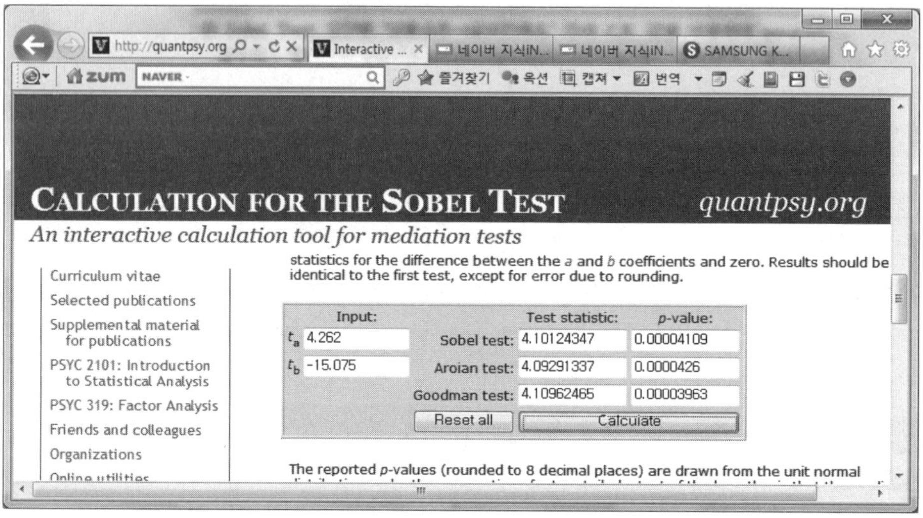

- 분석 결과 저소득층가구 '알콜의존 → 삶의만족도'간 우울의 간접효과는 $p<.01$에서 유의한 차이가 있는 것으로 나타났다.

19 매개효과 분석

• 매개효과를 분석하기 위해서는 집단별 '알콜의존 → 삶의만족도' 간의 직접경로를 확인해야 한다.

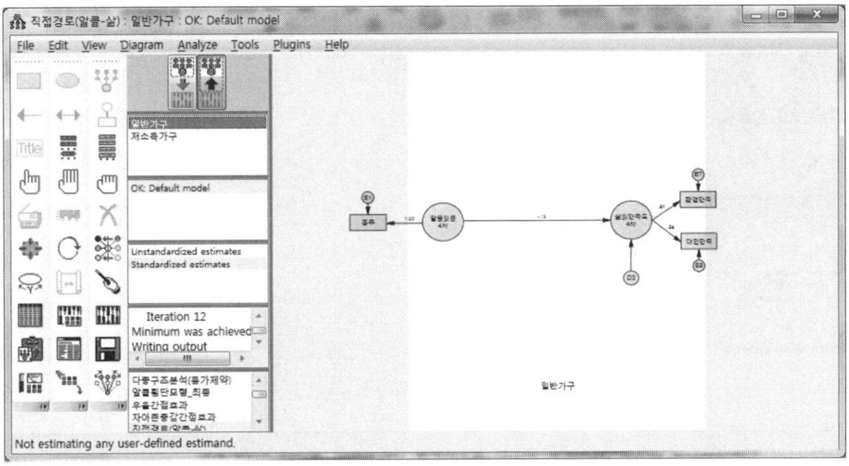

– '알콜의존 → 삶의만족도'의 직접 경로계수는 일반가구 (–.12), 저소득가구 (–.08)로 유의한 차이가 있는 것으로 나타났다.

일반가구의 경우 우울요인이 개입되기 전 '알콜의존 → 삶의만족도'의 경로계수가 –.12에서 우울요인이 개입된 후, 경로계수가 –.03로 통계적으로 유의하지 않게 변하였기 때문에 완전매개(Full Mediation) 한다고 볼 수 있다.
또한, 저소득층 가구의 경우 자아존중감 요인이 개입되기 전 '알콜의존 → 삶의만족도'의 경로계수가 –.08에서 자아존중감 요인이 개입된 후, 경로계수가 .08로 유의하게 증가한 것으로 나타났기 때문에 부분매개(Partial Mediation)한다고 볼 수 있다.

20 복지패널 자기회귀교차지연 모형 구성

1단계: [시작]–[프로그램]–[Amos 20]–[Amos Graphics]를 실행한다.

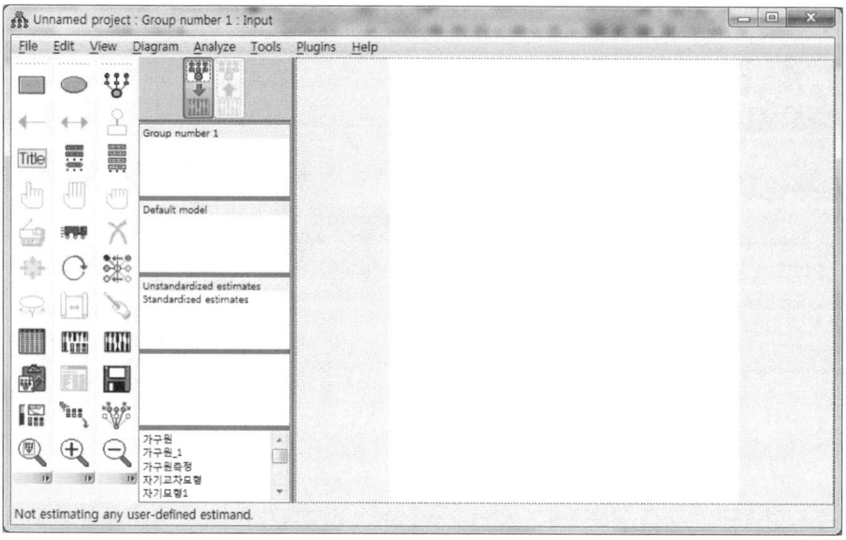

2단계: 아이콘 모음창에서 [관측변수] 아이콘을 선택한 후, 모델 작업창의 적당한 위치(관측변수가 많은 경우 최상단 좌측에 위치해야 모형을 모두 그릴 수 있음)에 마우스 포인터를 위치시키고 왼쪽 버튼을 누른 상태에서 대각선 우측 밑으로 끌어당기면 관측변수가 생성된다(이때 [형태변경] 아이콘을 이용하여 크기를 조절할 수 있다).

3단계: 아이콘 모음창에서 [복사] 아이콘을 선택한 후, 몇 개의 관측변수(본 연구모델은 관측변수가 상단 12개, 하단 12개이므로 3개를 우선적으로 그린다)를 [집단선택]하여 전체 관측변수를 그린다. [집단선택]을 잘 이용하면 모델을 신속히 완성할 수 있다. 즉, 관측변수를 3개 그린 다음 [집단선택]하여 [복사]하여 상단 12개를 완성하고, 상단 12개를 다시 [집단선택]하여 [복사]한다.

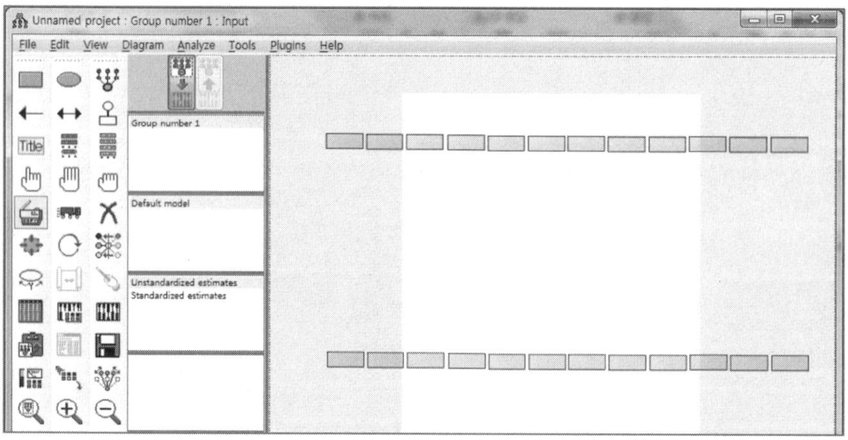

4단계: [잠재요인] 아이콘을 선택하여 우울감(1차~4차), 자아존중감(1차~4차) 잠재요인을 그린다(이때, 1개의 잠재요인만 그리고 나머지 7개는 [복사]-[이동]하여 사용한다).

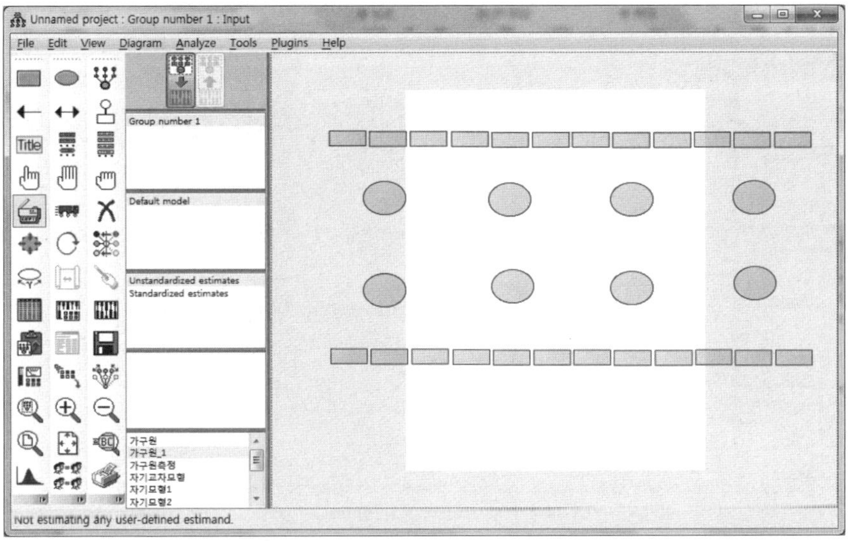

5단계: [잠재변수]에서 관측변수로 경로화살표를 연결한다.

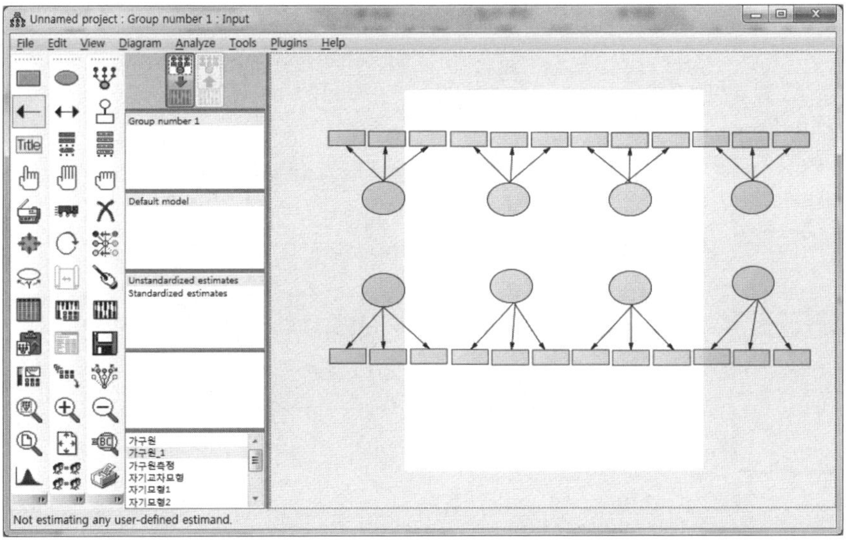

6단계: 자기회귀 교차경로를 화살표로 연결한다.

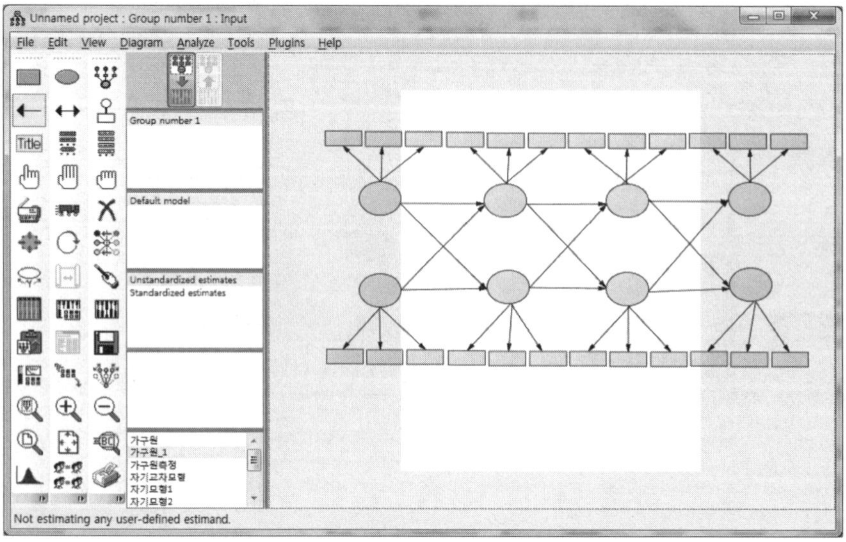

7단계: 측정오차와 구조오차를 생성한다.
아이콘 모음창에서 [측정오차] 아이콘을 선택하여 [관측변수]와 [내생잠재변수]를 더블클릭하면 측정오차가 발생하고, 계속 클릭하면 시계방향으로 회전한다.

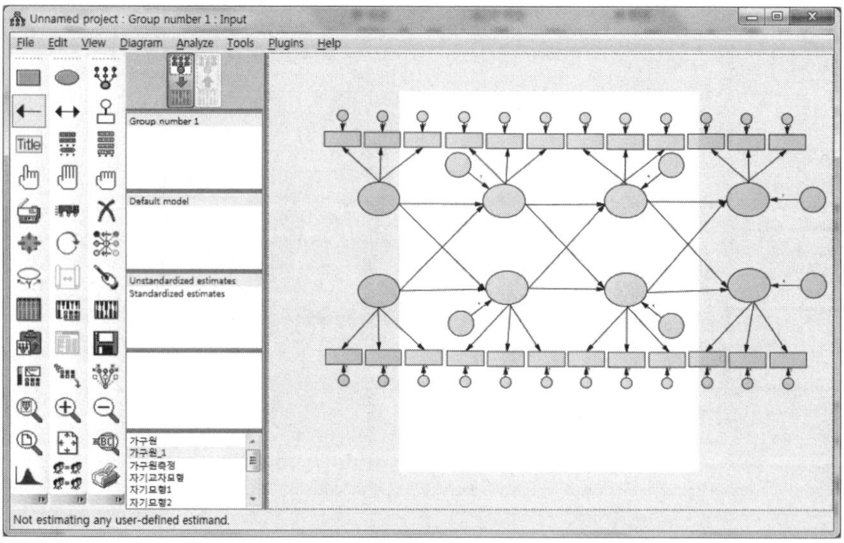

8단계: [잠재변수]에서 [관측변수]로 가는 경로계수 중 하나를 '1'로 고정한다.

• 지정하는 경로에 마우스 포인터를 위치시키고 더블클릭하면 [Object Properties]-[Parameters]-[Regression weights]에 '1'을 지정해준다.

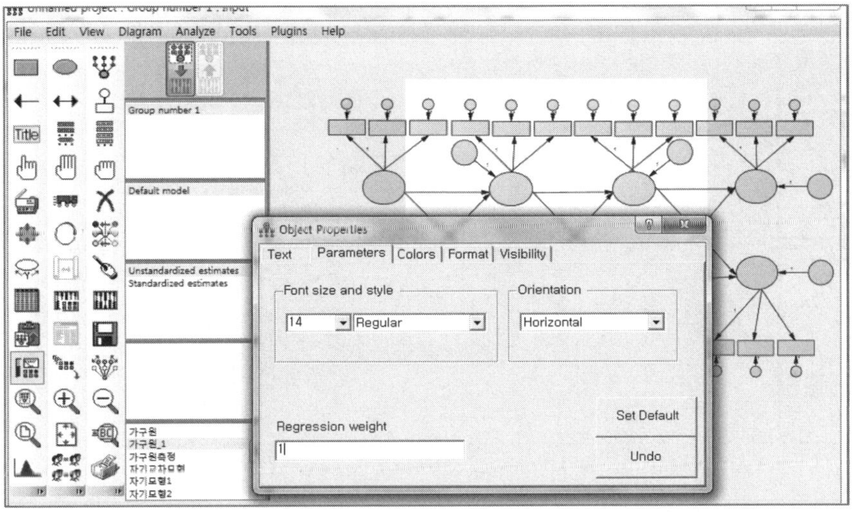

9단계: 데이터(알콜SELECT.sav)를 모형에 연결시킨다.

• [file]-[data files]에서 지정

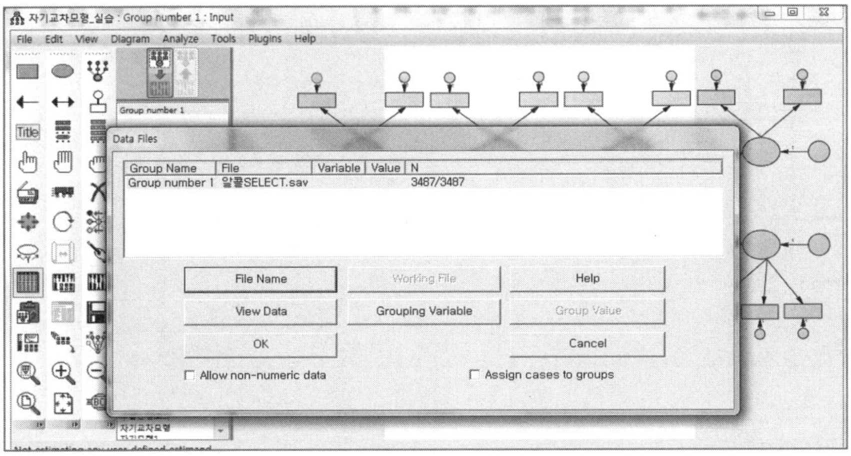

10단계: [데이터 변수목록] 아이콘을 선택하여 관측변수를 입력한다.

• 목록창에서 변수(DE1_1~DE4_3, SE1_1, SE4_3)를 드래그하여 관측변수의 위치에 맞게 차례로 끌어놓기를 한다.

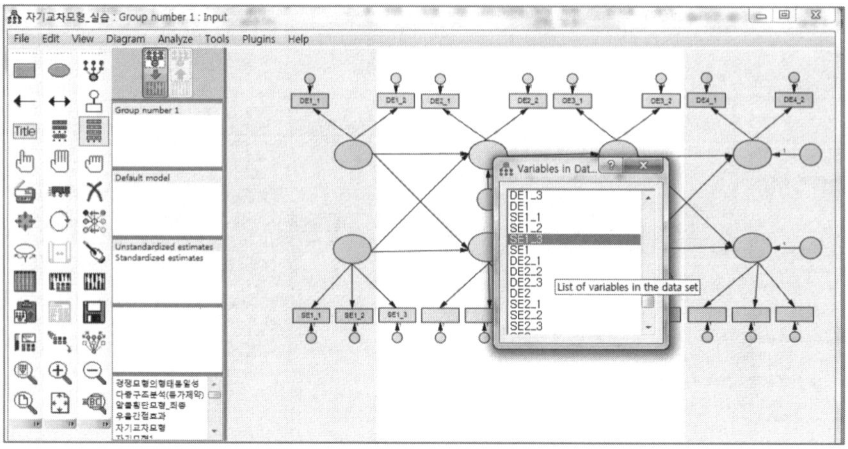

11단계: [잠재변수]와 [오차변수]를 두 번 클릭하여 [Variable Name]를 입력한다.

(우울감1차~4차), (자아존중감 1차~4차), 측정오차(E1~E24), 구조오차(D1~D6)의 변수명을 입력한다.

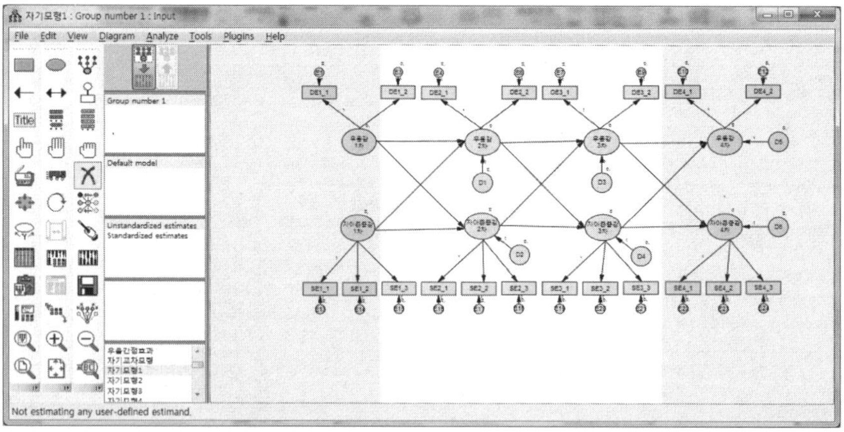

12단계: 외생잠재변수 간 공분산 연결과 구조오차 간의 공분산을 연결한다.

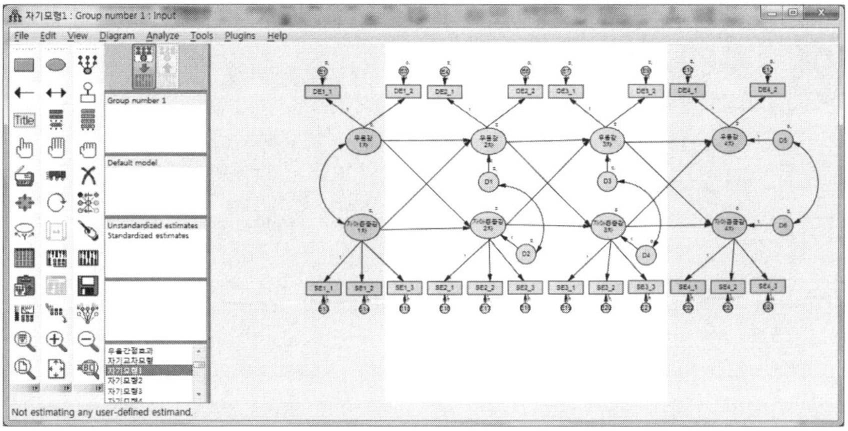

13단계: 데이터 내에 결측치가 있으면 아래와 같은 메시지가 나타난다.
[View]-[Analysis Properties]-[Estimation]-[Estimate means and intercepts]를 선택한 후, 다시 실행한다.

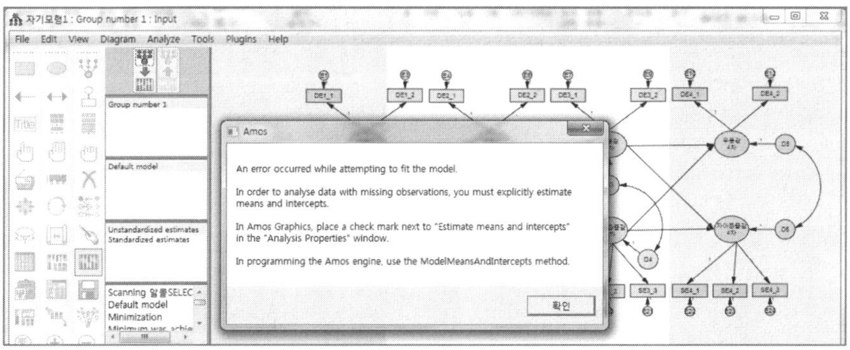

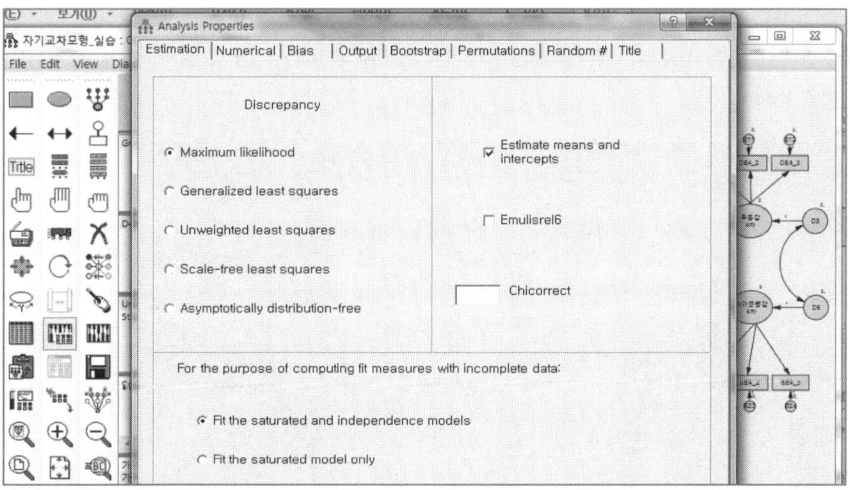

14단계: 결과를 확인하고 모형을 저장한다.(자기모형1.amw)

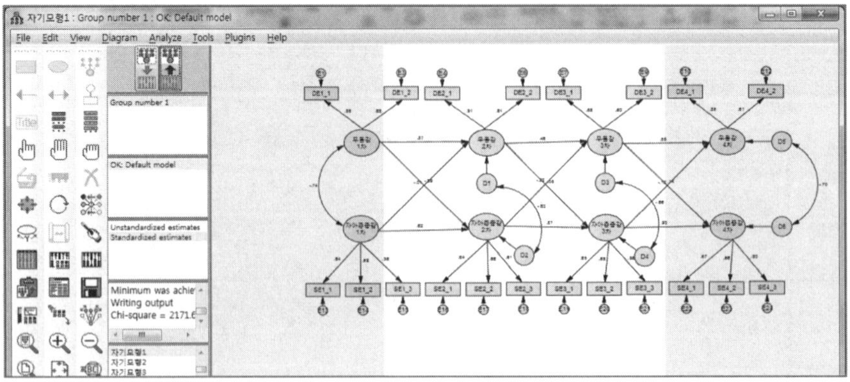

15단계: 자기회귀교차지연 모형은 종단자료를 이용하여 다음과 같이 8개의 모형의 적합도를 비교하여 관계를 검증한다.

• 모형 1: 비제약모델의 적합도 검증은 어떠한 제약도 없이 구성된 '자기모형1.amw' 모형의 적합도를 검증한다. 자기모형1.amw 실행 결과는 다음과 같다.

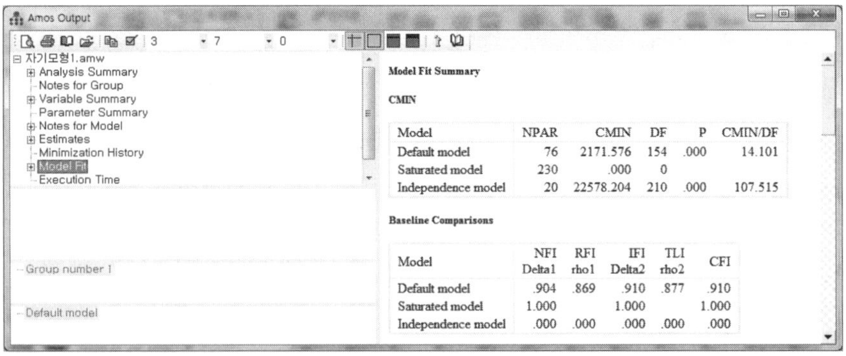

Model Fit Summary

CMIN

Model	NPAR	CMIN	DF	P	CMIN/DF
Default model	76	2171.576	154	.000	14.101
Saturated model	230	.000	0		
Independence model	20	22578.204	210	.000	107.515

Baseline Comparisons

Model	NFI Delta1	RFI rho1	IFI Delta2	TLI rho2	CFI
Default model	.904	.869	.910	.877	.910
Saturated model	1.000		1.000		1.000
Independence model	.000	.000	.000	.000	.000

• 모형 2: 우울감 요인부하량 동일성 제약모델은 우울감 요인부하량을 다음 그림과 같이 제약하여 실행한다(자기모형2.amw).

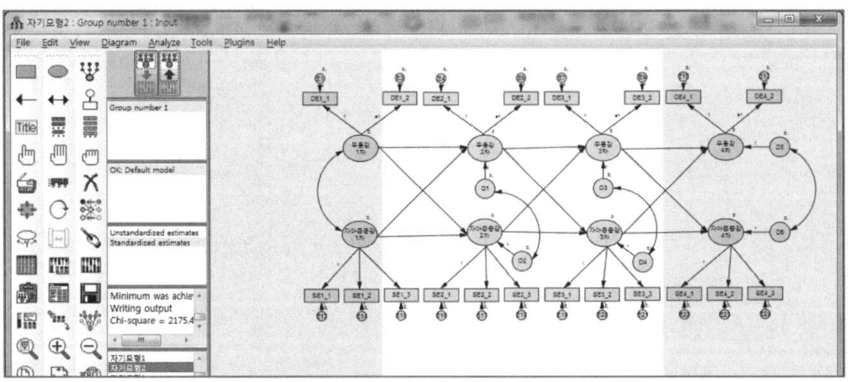

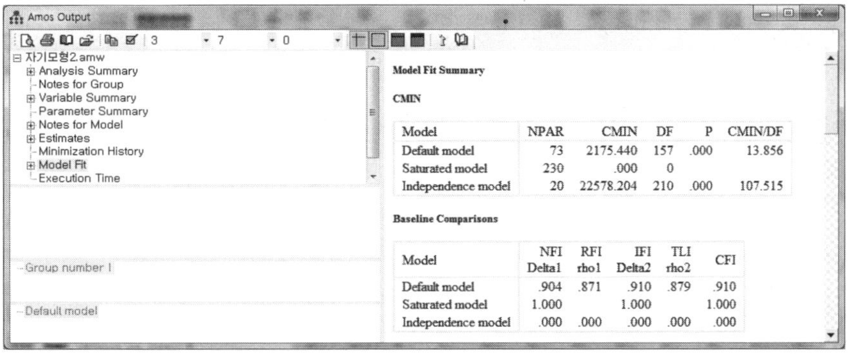

• 모형 3: 자아존중감 요인부하량 동일성 제약모델은 자아존중감의 요인부하량을 다음 그림과 같이 제약하여 실행한다(자기모형3.amw).

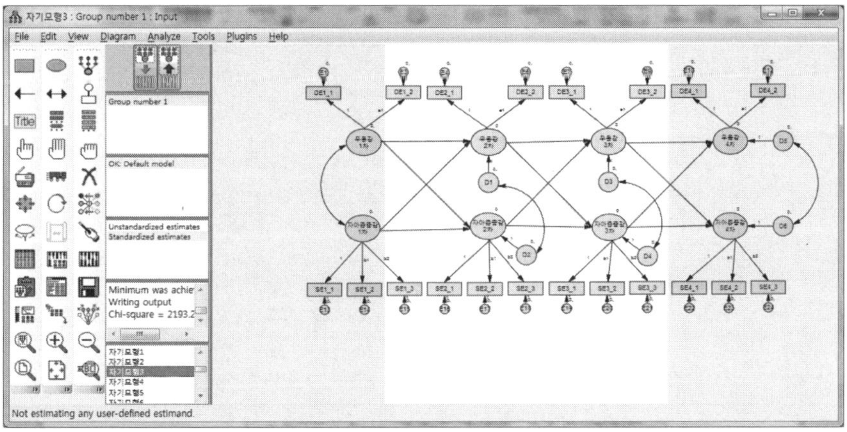

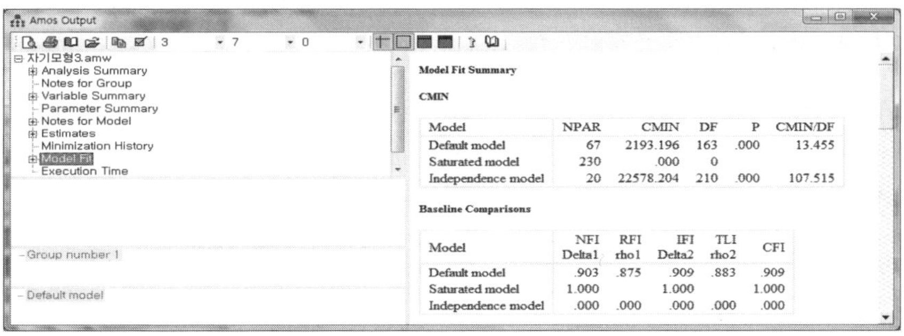

- 모형 4: 우울감 자기회귀계수 동일성 제약모델은 다음과 같이 우울감 자기회귀계수를 제약하여 실행한다(자기모형4.amw).

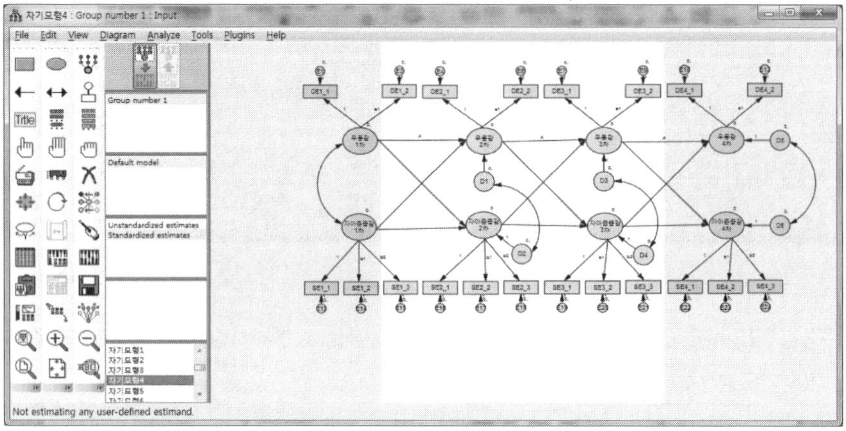

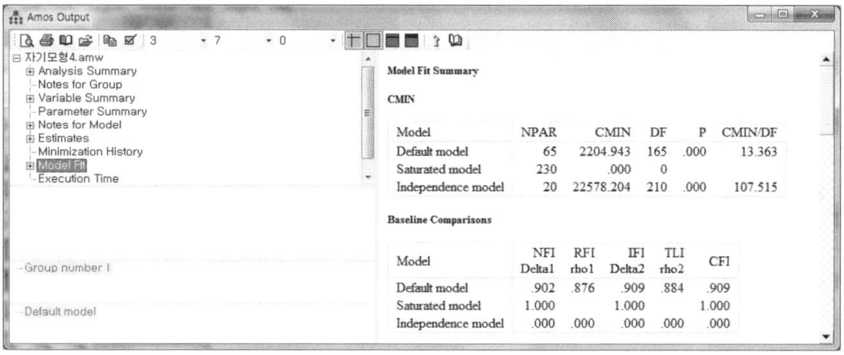

Model Fit Summary

CMIN

Model	NPAR	CMIN	DF	P	CMIN/DF
Default model	65	2204.943	165	.000	13.363
Saturated model	230	.000	0		
Independence model	20	22578.204	210	.000	107.515

Baseline Comparisons

Model	NFI Delta1	RFI rho1	IFI Delta2	TLI rho2	CFI
Default model	.902	.876	.909	.884	.909
Saturated model	1.000		1.000		1.000
Independence model	.000	.000	.000	.000	.000

- 모형 5: 자아존중감 자기회귀계수 동일성 제약모델은 다음과 같이 자아존중감 자기회귀계수를 제약하여 실행한다(자기모형5.amw).

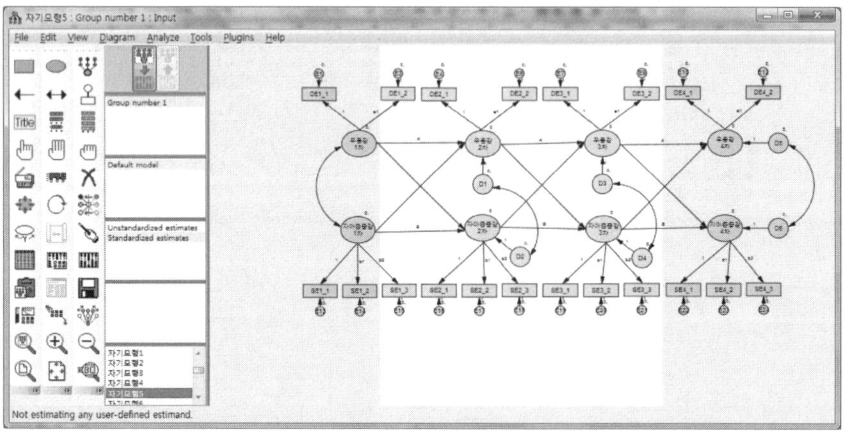

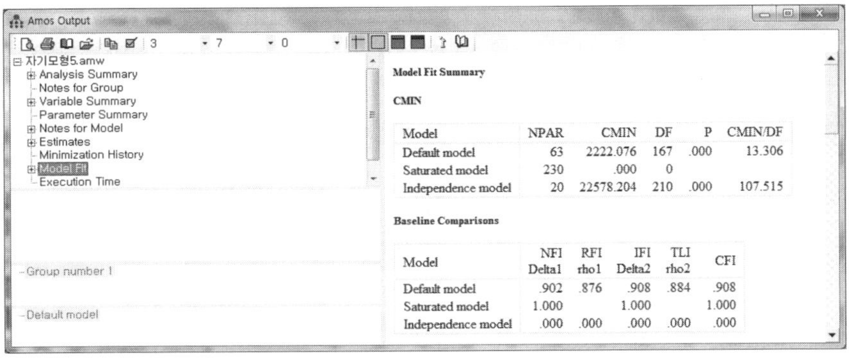

Model Fit Summary

CMIN

Model	NPAR	CMIN	DF	P	CMIN/DF
Default model	63	2222.076	167	.000	13.306
Saturated model	230	.000	0		
Independence model	20	22578.204	210	.000	107.515

Baseline Comparisons

Model	NFI Delta1	RFI rho1	IFI Delta2	TLI rho2	CFI
Default model	.902	.876	.908	.884	.908
Saturated model	1.000		1.000		1.000
Independence model	.000	.000	.000	.000	.000

- 모형 6: 우울감 → 자아존중감 교차회귀계수 동일성 제약모델은 다음과 같이 제약하여 실행한다(자기모형6.amw).

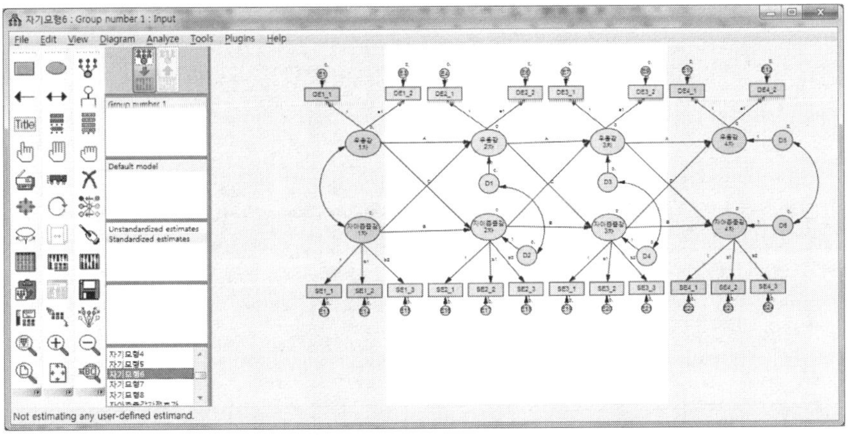

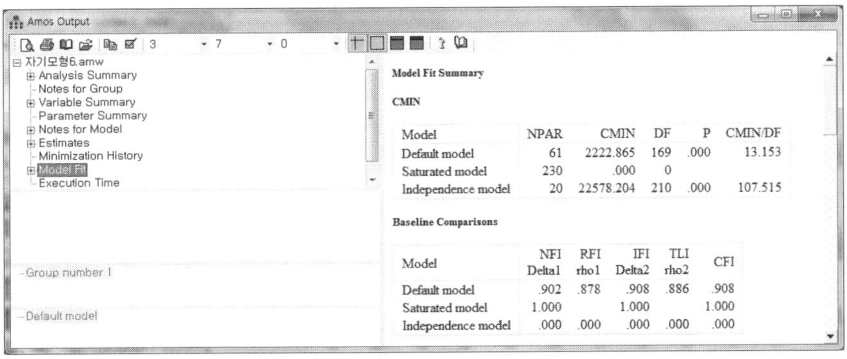

Model Fit Summary

CMIN

Model	NPAR	CMIN	DF	P	CMIN/DF
Default model	61	2222.865	169	.000	13.153
Saturated model	230	.000	0		
Independence model	20	22578.204	210	.000	107.515

Baseline Comparisons

Model	NFI Delta1	RFI rho1	IFI Delta2	TLI rho2	CFI
Default model	.902	.878	.908	.886	.908
Saturated model	1.000		1.000		1.000
Independence model	.000	.000	.000	.000	.000

• 모형 7: 자아존중감 → 우울감 교차회귀계수 동일성 제약모델은 다음과 같이 제약하여 실행한다(자기모형7.amw).

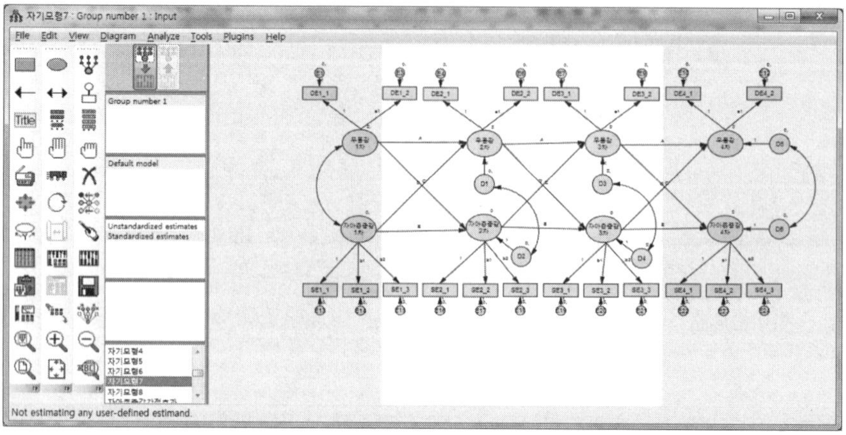

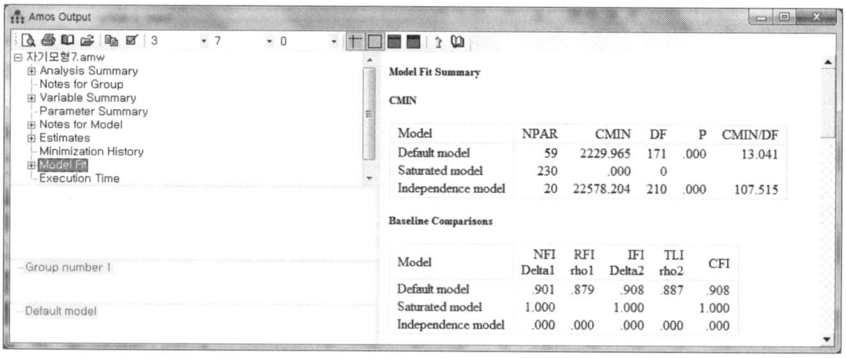

Model Fit Summary

CMIN

Model	NPAR	CMIN	DF	P	CMIN/DF
Default model	59	2229.965	171	.000	13.041
Saturated model	230	.000	0		
Independence model	20	22578.204	210	.000	107.515

Baseline Comparisons

Model	NFI Delta1	RFI rho1	IFI Delta2	TLI rho2	CFI
Default model	.901	.879	.908	.887	.908
Saturated model	1.000		1.000		1.000
Independence model	.000	.000	.000	.000	.000

• 모형 8: 우울감과 자아존중감 잠재오차분산 동일성 제약모델은 다음과 같이 제약하여 실행한다(자기모형8.amw).

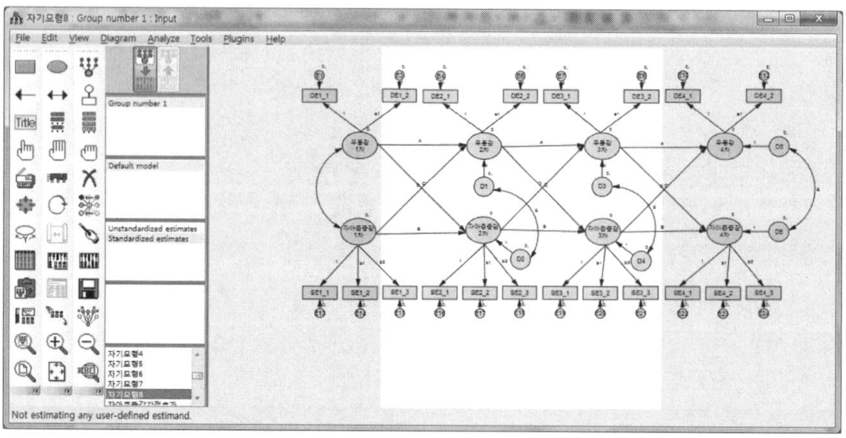

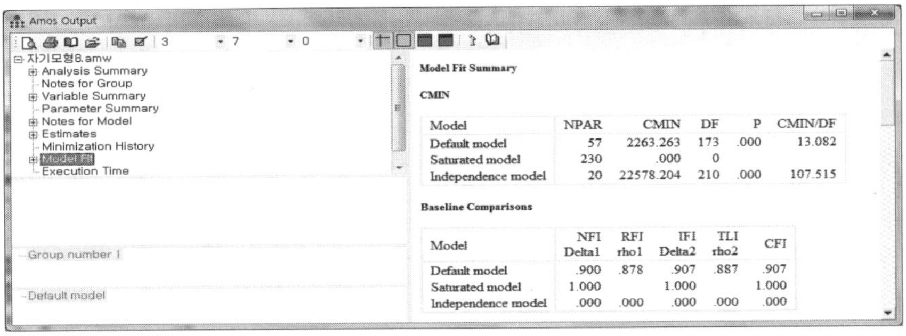

Model Fit Summary

CMIN

Model	NPAR	CMIN	DF	P	CMIN/DF
Default model	57	2263.263	173	.000	13.082
Saturated model	230	.000	0		
Independence model	20	22578.204	210	.000	107.515

Baseline Comparisons

Model	NFI Delta1	RFI rho1	IFI Delta2	TLI rho2	CFI
Default model	.900	.878	.907	.887	.907
Saturated model	1.000		1.000		1.000
Independence model	.000	.000	.000	.000	.000

- 최종모형으로 신정된 모형 8을 실행한 후, 경로계수를 살펴보면 나음 그림과 같다.

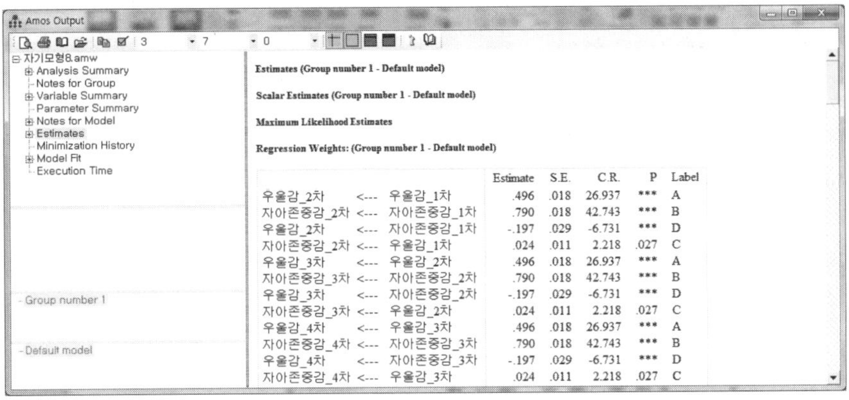

Estimates (Group number 1 - Default model)

Scalar Estimates (Group number 1 - Default model)

Maximum Likelihood Estimates

Regression Weights: (Group number 1 - Default model)

			Estimate	S.E.	C.R.	P	Label
우울감_2차	<---	우울감_1차	.496	.018	26.937	***	A
자아존중감_2차	<---	자아존중감_1차	.790	.018	42.743	***	B
우울감_2차	<---	자아존중감_1차	-.197	.029	-6.731	***	D
자아존중감_2차	<---	우울감_1차	.024	.011	2.218	.027	C
우울감_3차	<---	우울감_2차	.496	.018	26.937	***	A
자아존중감_3차	<---	자아존중감_2차	.790	.018	42.743	***	B
우울감_3차	<---	자아존중감_2차	-.197	.029	-6.731	***	D
자아존중감_3차	<---	우울감_2차	.024	.011	2.218	.027	C
우울감_4차	<---	우울감_3차	.496	.018	26.937	***	A
자아존중감_4차	<---	자아존중감_3차	.790	.018	42.743	***	B
우울감_4차	<---	자아존중감_3차	-.197	.029	-6.731	***	D
자아존중감_4차	<---	우울감_3차	.024	.011	2.218	.027	C

21 복지패널 교차타당성(측정 동일성) 검증

Amos에서 교차타당성 검증은 두 집단 이상의 측정 동일성(Measurement Equivalence)을 분석하는 것이다. Amos에서 측정 동일성 검증은 다중집단 확인적 요인분석을 실시한다. 본 연구의 복지패널 교차타당성의 검증은 1차년도~4차년도 패널표본을 4개의 집단으로 보고 연차별로 동일한 패널이 동일한 측정도구에 대해 동등하게 인식하고 있는지를 검증함으로써 복지패널에서 사용하고 있는 측정 도구의 동일성에 문제가 있는지를 알아보는 것이다. 본 연구 자료의 교차타당성 검증 절차는 다음과 같다.

※ 다중집단 확인적 요인분석 모델을 다음과 같이 완성한다.

• 알콜의존(4개 항목), 우울감(11 항목), 자아존중감(9개 항목), 삶의만족도(8개 항목) 구성개념에 대한 다중집단 확인적 요인분석 모델을 구성한다.

1단계: [시작]–[프로그램]–[Amos 20]–[Amos Graphics]를 실행한다.

2단계: 아이콘 모음창에서 [관측변수] 아이콘을 선택한 후, 모델 작업창의 적당한 위치(관측변수가 많은 경우 최상단 좌측에 위치해야 모형을 모두 그릴 수 있음)에 마우스 포인터를 위치시키고 왼쪽 버튼을 누른 상태에서 대각선 우측 밑으로 끌어당기면 관측변수가 생성된다(이때 [형태변경] 아이콘을 이용하여 크기를 조절할 수 있다).

3단계: 데이터(교차1.sav)를 모형에 연결시킨다.

4단계: 아이콘 모음창에서 [복사] 아이콘 등을 사용하여 그림과 같은 모형을 그린 후, 해당 관측변수에 변수를 끌어놓기 한다.

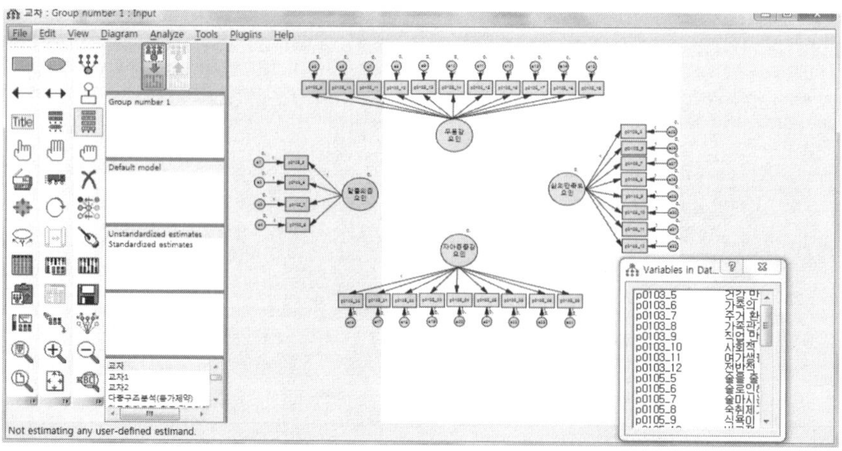

• 잠재변수와 오차변수는 SPSS 데이터 파일 내에 존재하지 않는 변수이기 때문에 대상 변수에 마우스를

더블클릭하여 [Object Properties]–[Variable Name]에 직접 입력한다.

- 잠재변수: 알콜의존요인, 우울감요인, 자아존중감요인, 삶의만족도요인
- 오차변수: e1～e32

- 아이콘 모음창에서 [경로그리기] 아이콘(←)을 선택한 후, 잠재변수에서 관측변수 방향으로 연결시킨다.
- 잠재변수에서 관측변수로 가는 경로 중 하나는 '1'로 고정한다.
  - 잠재변수를 구성하는 관측변수 중 어느 하나가 고정되지 않으면 식별에 문제가 생겨 분석되지 않는다. 통상 '1'로 고정한다.
  - 지정하는 경로에 마우스 포인터를 위치시키고 더블클릭하여 [Object Properties]–[Parameters]–[Regression weights]에 '1'을 지정해준다.

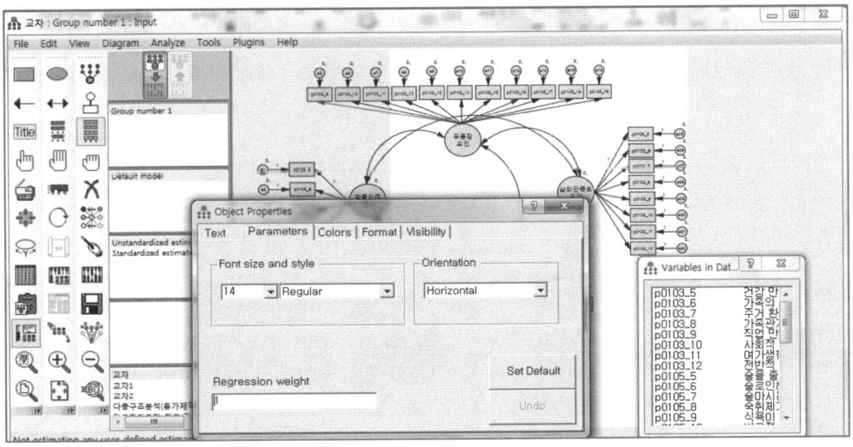

5단계: 확인적 요인분석 연구모형을 저장한다.(교차.amw)

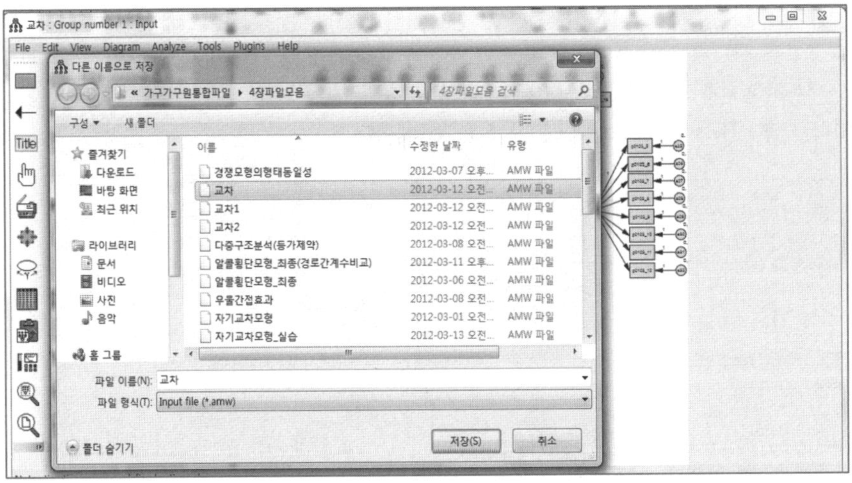

6단계: 집단 관리창에 있는 'group number 1'을 더블클릭한다.

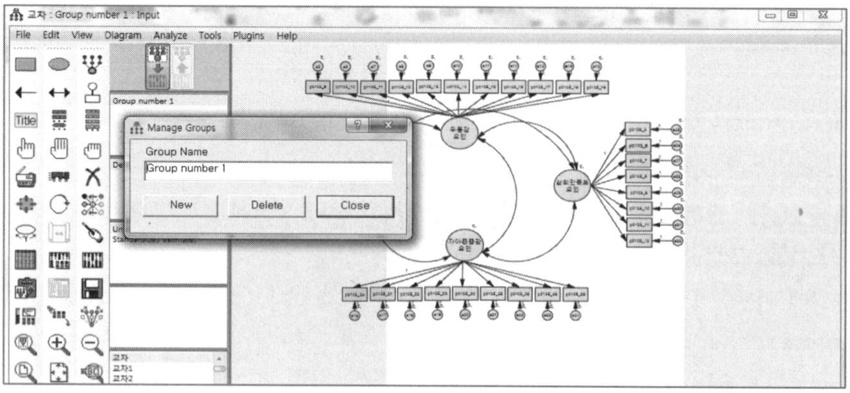

7단계: 생성된 [Manage Groups] 창에서 [New] 버튼을 누르면 'group number 2'~'group number 4'를 생성한다.

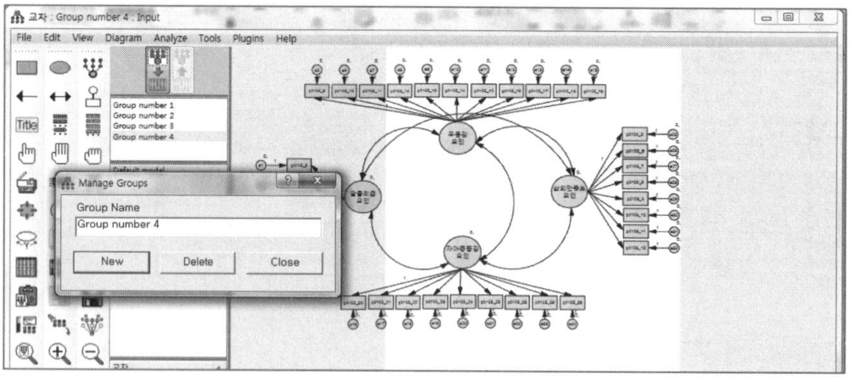

8단계: 이 상태는 4개의 집단을 연결할 수 있는 모델 4개가 생성된 것으로서 group number 1에는 '1차년도', group number 2에는 '2차년도', group number 3에는 '3차년도', group number 4에는 '4차년도'라고 입력한 후, [Manage Groups] 창을 [Close]한다.

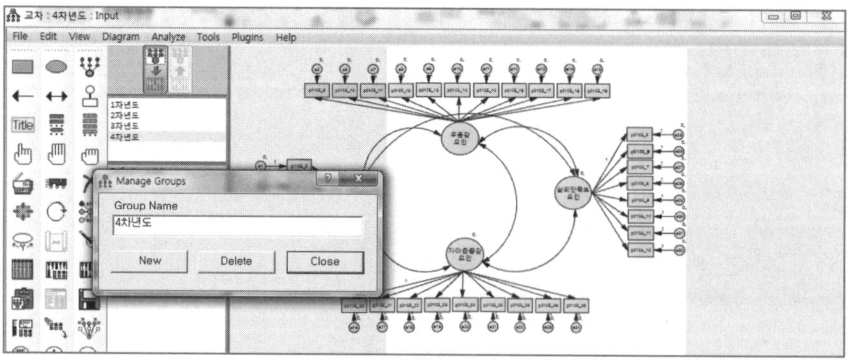

9단계: 4개의 그룹에 각각의 데이터를 연결한다.
(1차년도 → 교차1.sav, 2차년도 → 교차2.sav, 3차년도 → 교차3.sav, 4차년도 → 교차4.sav)

• [Fiel]–[Data Files]를 선택한다.

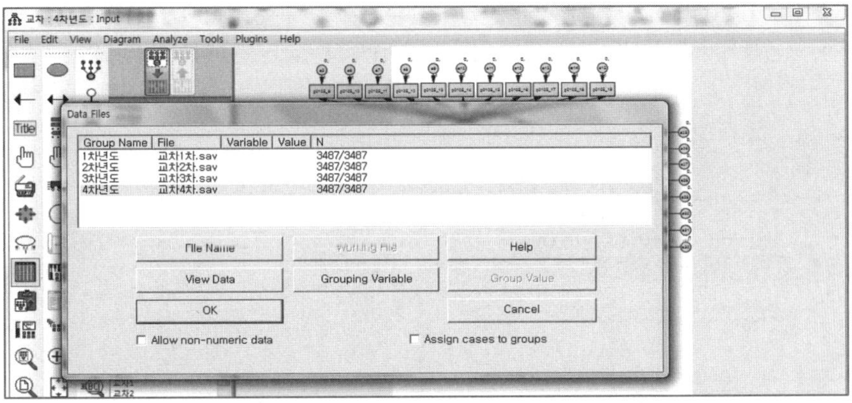

※ 4개의 파일 이름은 다르게 지정하나, 변수명은 모두 동일하게 변경되어야 다중집단 확인적 요인분석이 가능하다(4개의 파일을 확인하면, 변수명이 모두 동일함을 알 수 있다).

10단계: 하나의 모델에 4개의 집단으로 나누었기 때문에 분석 결과에 혼돈이 올 수 있으므로 모델 작업창에 각 집단의 이름을 입력해줘야 한다.

• [Manage Groups] 창의 [1차년도]를 지정하여 → [Title 아이콘] 클릭 → [모델 작업창] 클릭 → [Figure Caption] 창이 생성되면 [Caption]란에 '<1차년도>'라고 모델명을 입력한다. 같은 방법으로 '<2~4차년도>' 집단의 이름을 입력한다. 이름의 위치를 수정할 때는 이동 아이콘을 이용하면 된다.

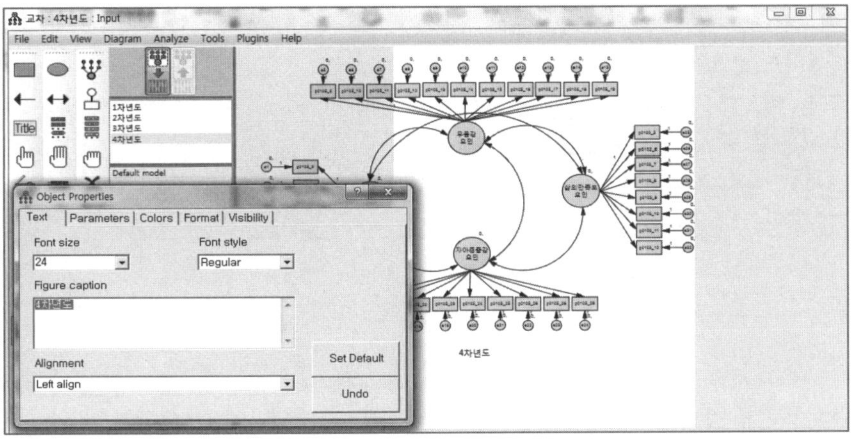

11단계: 네 집단을 동시에 분석한 모델이기 때문에 경로계수는 네 집단 모두 제공되지만 모델 적합도는 하나만 제공된다. 다중집단 확인적 요인분석 모델의 분석 방법은 ①조사자 제약에 의한 방법 ②아이콘을 이용한 방법 두 가지가 있다. 본 연구 자료의 측정 동일성 분석은 아이콘을 이용한 분석 방법을 사용하였다. 아이콘을 이용한 방법은 다중집단분석에서 매우 편리한 방법으로 다중집단 확인적 요인분석 모델을 완성한 후, 아이콘 모음창에서 다중집단분석 아이콘을 선택하면 다음과 같은 창이 나타난다.

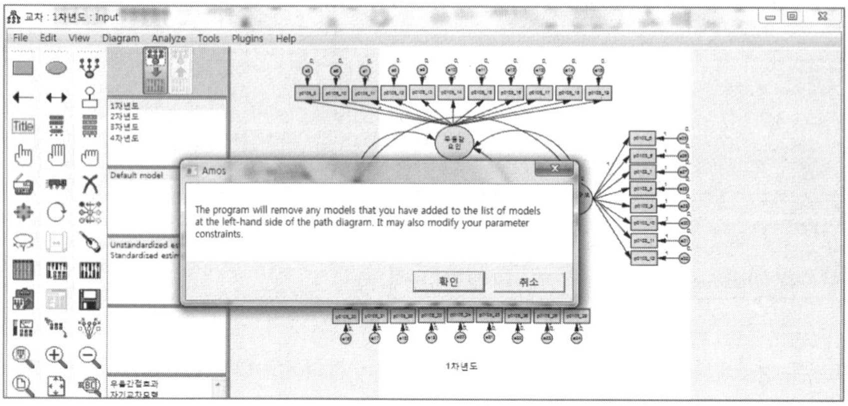

12단계: 생성된 창에서 [확인]을 누르면 다음과 같은 창이 나타나면서 자동으로 측정 동일성 검증에 필요한 모델들이 지정된다.

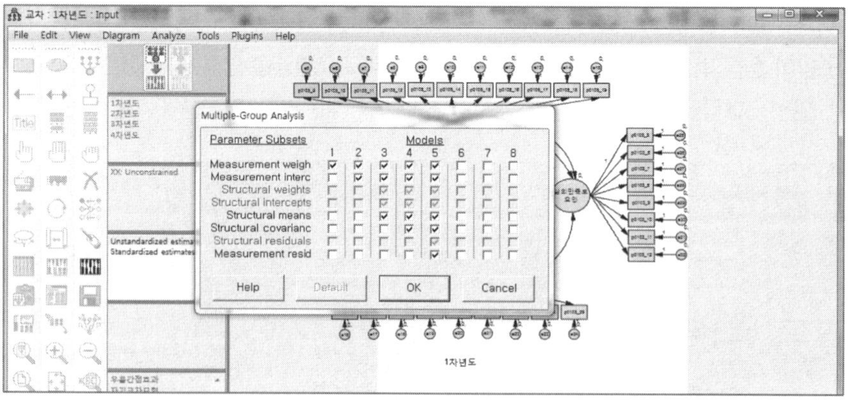

13단계: [OK]를 누르고 실행 아이콘을 선택하면 다음과 같은 메시지가 나타난다.

• 데이터 내에 결측치가 있을 경우 발생하는 메시지로 [View]-[Analysis Properties]-[Estimation]-[Estimate mean and intercept]를 선택한 후, 다시 실행한다.

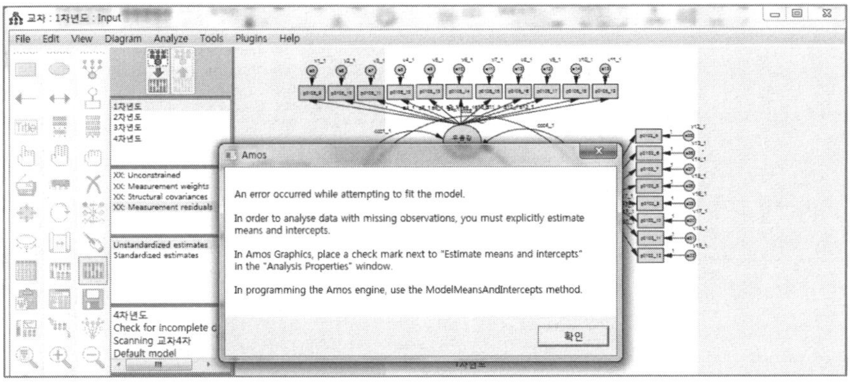

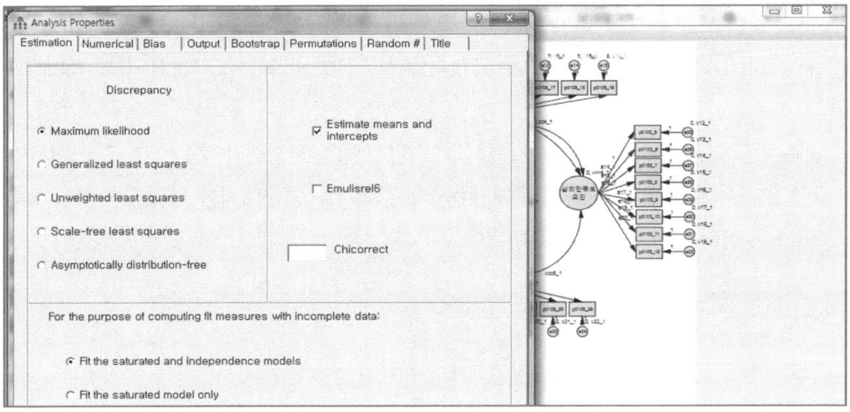

• 복잡한 문자와 숫자들의 조합이 나타나면서 분석이 진행된다.

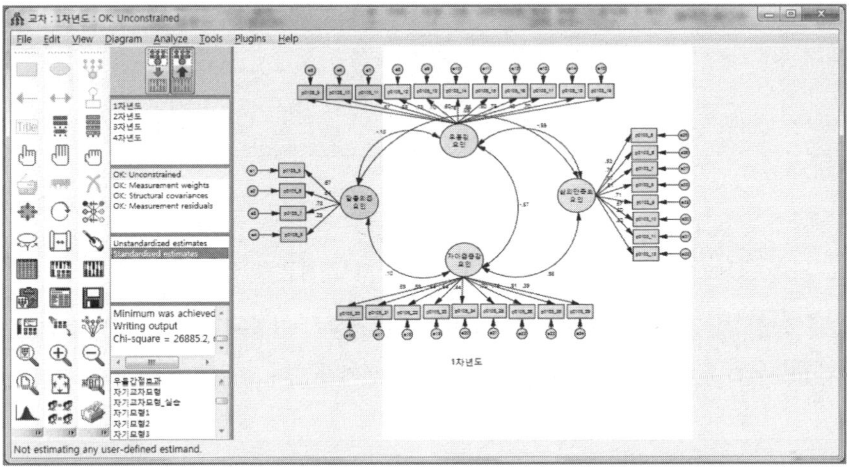

14단계: [View] → [Text Output] → [Model Fit]에서 결과표를 확인한다.

※ 모든 모형의 적합도가 낮아 수정지수를 사용하여 모형 수정을 진행한다.

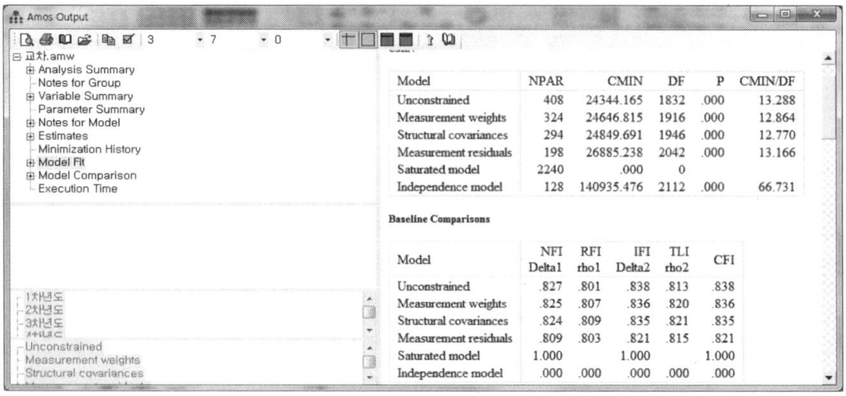

Model	NPAR	CMIN	DF	P	CMIN/DF
Unconstrained	408	24344.165	1832	.000	13.288
Measurement weights	324	24646.815	1916	.000	12.864
Structural covariances	294	24849.691	1946	.000	12.770
Measurement residuals	198	26885.238	2042	.000	13.166
Saturated model	2240	.000	0		
Independence model	128	140935.476	2112	.000	66.731

Baseline Comparisons

Model	NFI Delta1	RFI rho1	IFI Delta2	TLI rho2	CFI
Unconstrained	.827	.801	.838	.813	.838
Measurement weights	.825	.807	.836	.820	.836
Structural covariances	.824	.809	.835	.821	.835
Measurement residuals	.809	.803	.821	.815	.821
Saturated model	1.000		1.000		1.000
Independence model	.000	.000	.000	.000	.000

15단계: 수정지수를 사용하여 모형 수정을 하기 위해서는 [View]−[Analysis Properties]−[Estimation]−[Estimate mean and intercept]를 해제하고, [View]−[Analysis Roperties]−[Output]−[Modification indices]를 선택한다.

그리고 데이터는 결측치를 평균대체한 파일을 사용하여 수정지수를 확인해야 한다. 본 연구에서는 다중집단 확인적 요인 모형을 실시하기 전 모형(교차.amw)과 결측치를 평균대체한 파일(교차11차.sav)을 사용하였다. 그리고 수정지수는 '60'을 사용하였다.

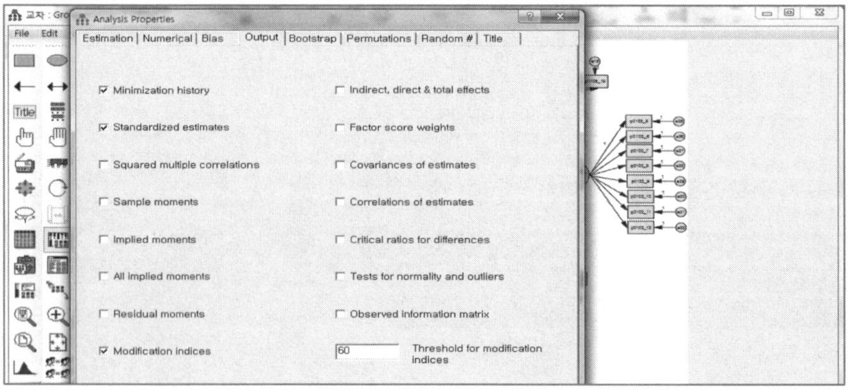

16단계: [View] → [Text Output] → [Modification indices]에서 결과표를 확인한다.

※ 수정지수가 높은 측정오차 간 공분산 관계를 연결하면 된다. 공분산 연결은 동일한 요인 내에서는 연결이 가능하나 다른 요인의 측정오차 간의 공분산 연결은 문제가 있다.

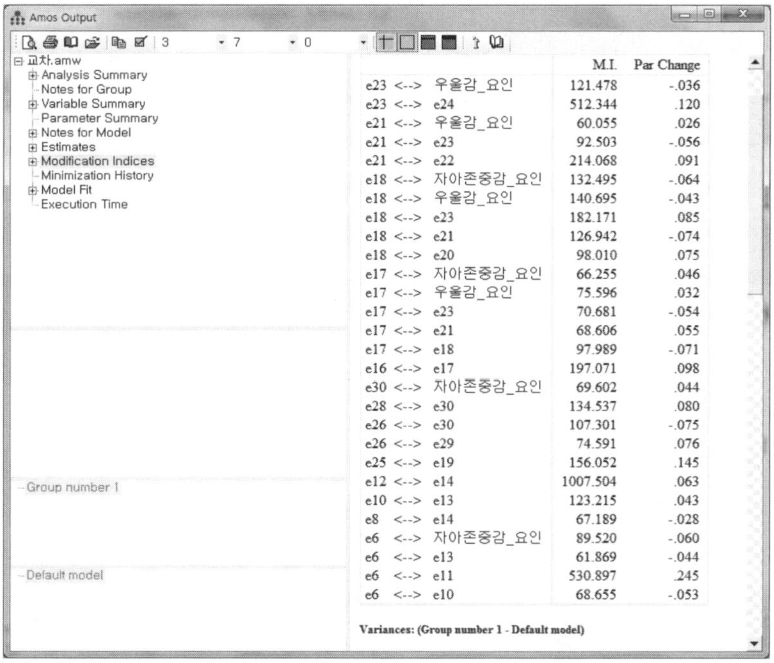

17단계: 다중집단 확인적 요인분석 모델(교차.amw)을 수정지수를 이용하여 모형을 수정한다.

※ 수정모형은 동일 잠재변수 내의 측정오차 간의 공분산 연결이 되어야 한다.

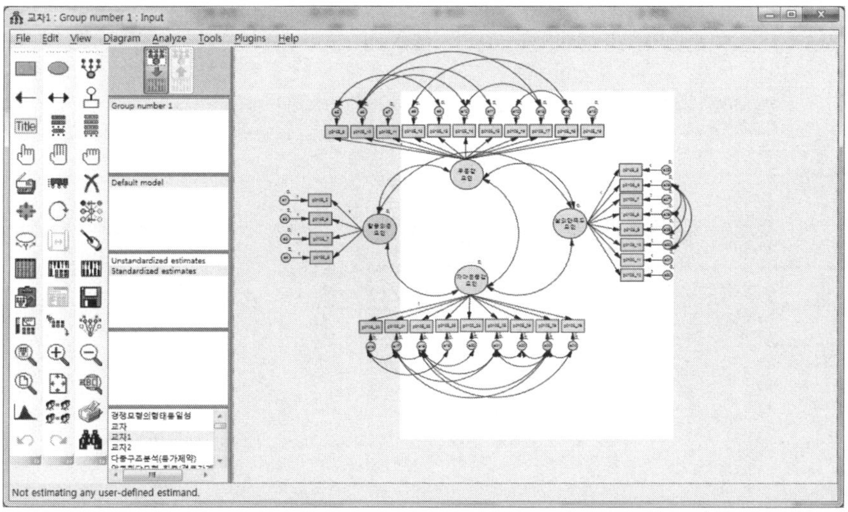

※ 수정된 확인적 요인분석 파일을 저장한다.(교차1.amw)

18단계: 수정한 다중집단 확인적 요인분석 모델(교차1.amw)을 6단계부터 시작하여 수행한다.

19단계: 본 연구의 결과 분석은 요인부하량 동질성, 요인부하량 공분산 동질성, 요인부하량, 공분산, 오차분산 동질성 모델의 적합도를 검증하는 것이다. 따라서 아이콘을 사용한 모델 분석 방법에는 많은 제약을 포함한 모델이 생성될 수 있다. 따라서 본 연구 분석에 필요한 모델만 생성하려면 모형의 등가를 수정해주면 된다.

- 즉, 모형 수정창에서 [Measurement Weights]는 'model1'로 수정한다. [Measurement intercepts]는 삭제한다. [Structural covariances] 모형에는 절편동질성 제약이 포함되어 있으므로, 절편 등가제약을 모두 삭제한 후, 'model2'로 수정하면 된다. [Measurement residuals] 모형에도 절편동질성 제약이 포함되어 있으므로, 절편 등가제약을 모두 삭제한 후, 'model3'으로 수정하면 된다.

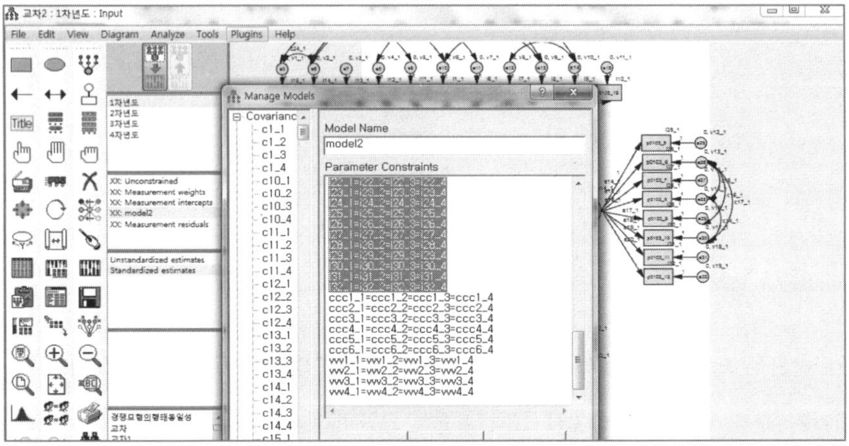

20단계: 수정모형의 교차타당성을 분석(교차2.amw를 실행)한다.

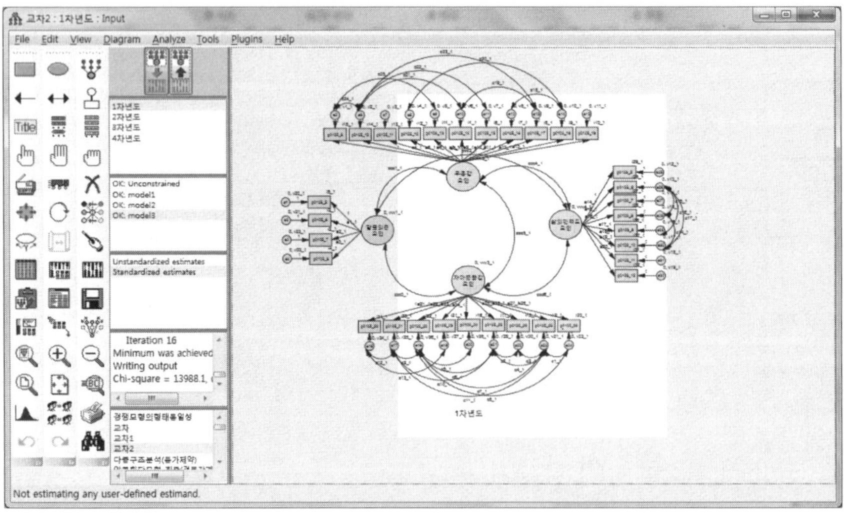

21단계: [View]→[Text Output]→[Model Fit]에서 CMIN(χ^2), Baseline Comparisons, Model Comparisons를 확인하여 결과표(표 6-1)를 산출한다.

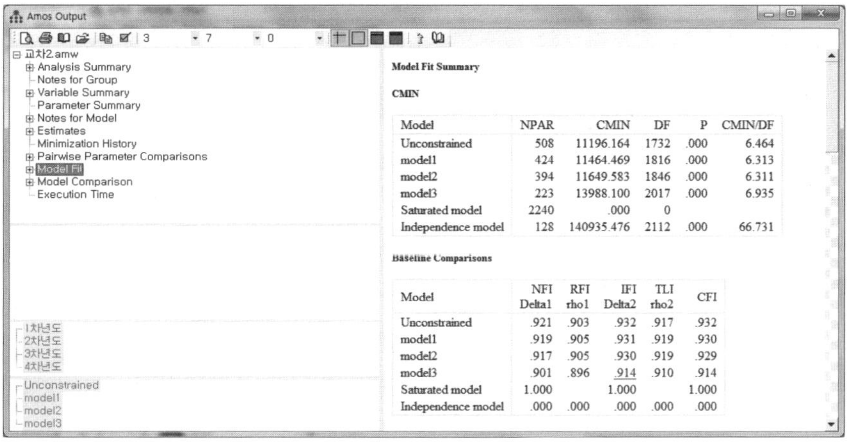

Model Fit Summary

CMIN

Model	NPAR	CMIN	DF	P	CMIN/DF
Unconstrained	508	11196.164	1732	.000	6.464
model1	424	11464.469	1816	.000	6.313
model2	394	11649.583	1846	.000	6.311
model3	223	13988.100	2017	.000	6.935
Saturated model	2240	.000	0		
Independence model	128	140935.476	2112	.000	66.731

Baseline Comparisons

Model	NFI Delta1	RFI rho1	IFI Delta2	TLI rho2	CFI
Unconstrained	.921	.903	.932	.917	.932
model1	.919	.905	.931	.919	.930
model2	.917	.905	.930	.919	.929
model3	.901	.896	.914	.910	.914
Saturated model	1.000		1.000		1.000
Independence model	.000	.000	.000	.000	.000

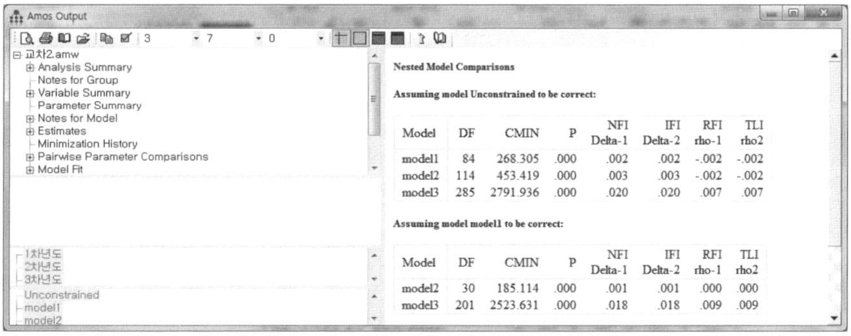

Nested Model Comparisons

Assuming model Unconstrained to be correct:

Model	DF	CMIN	P	NFI Delta-1	IFI Delta-2	RFI rho-1	TLI rho2
model1	84	268.305	.000	.002	.002	-.002	-.002
model2	114	453.419	.000	.003	.003	-.002	-.002
model3	285	2791.936	.000	.020	.020	.007	.007

Assuming model model1 to be correct:

Model	DF	CMIN	P	NFI Delta-1	IFI Delta-2	RFI rho-1	TLI rho2
model2	30	185.114	.000	.001	.001	.000	.000
model3	201	2523.631	.000	.018	.018	.009	.009

<표 6-1> 복지패널 측정 동일성 모형 분석 결과(수정모형)

model	Q	NFI	CFI	TLI	RMSEA	ΔQ	ΔNFI	ΔCFI	ΔTLI	ΔRMSEA
모형 1	6.464	.921*	.932*	.917*	.020**					
모형 2	6.313	.919*	.930*	.919*	.020**	.151	.002	.002	-.002	0
모형 3	6.311	.917*	.929*	.919*	.020**	.153	.004	-.007	-.002	0
모형 4	6.935	.901*	.914*	.920*	.021**	-.471	.020	.018	.007	-.001

* 양호 ** 매우양호

(해석) 본 연구의 측정 동일성은 모든 모형에서 차이가 없는 것을 알 수 있다. 즉 복지패널의 연차별 설문지 조사에서 동일한 측정 도구를 사용하여 측정 동일성에 문제기 없는 것이다. 이는 매년 설문지 조사에서 측정 도구에 대해 패널이 동일하게 인식하고 있다고 볼 수 있다.

22단계: 연구모형의 교차타당성을 분석한다.

- 교차.amw 파일을 이용하여 6단계부터 13단계를 수행한다. (교차1_연구모형.amw로 저장한다.)

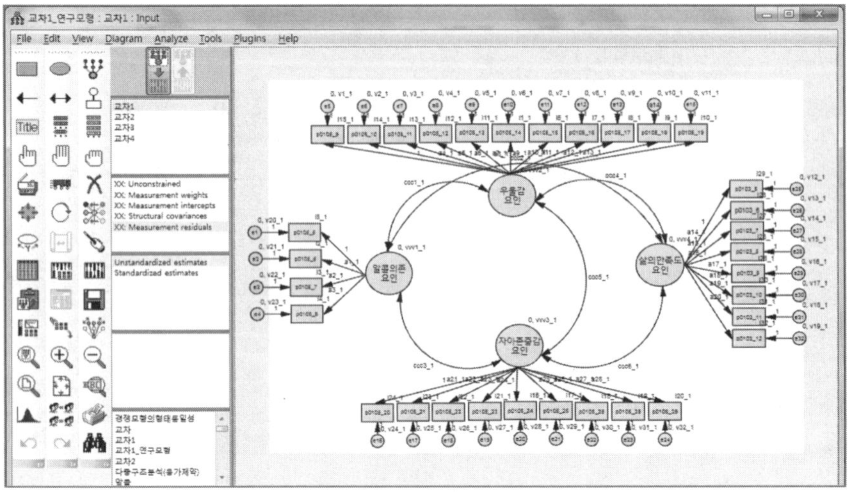

23단계: [view] → [text Output] → [model fit]에서 CMIN(χ^2), baseline comparisons, model comparisons를 확인하여 결과표(표 6-2)를 산출한다.

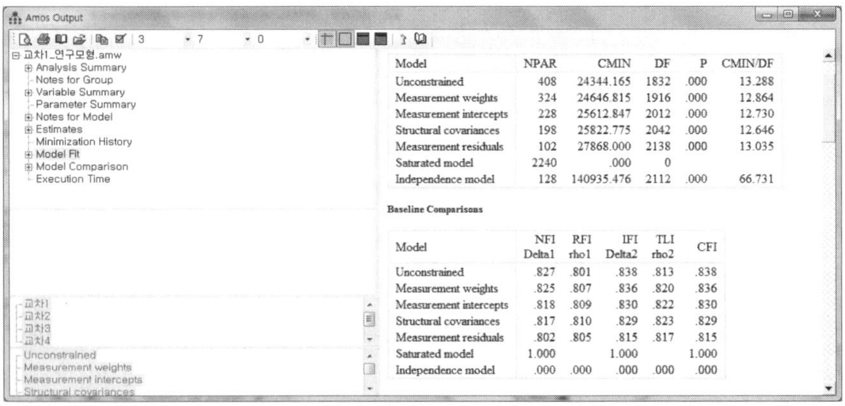

Model	NPAR	CMIN	DF	P	CMIN/DF
Unconstrained	408	24344.165	1832	.000	13.288
Measurement weights	324	24646.815	1916	.000	12.864
Measurement intercepts	228	25612.847	2012	.000	12.730
Structural covariances	198	25822.775	2042	.000	12.646
Measurement residuals	102	27868.000	2138	.000	13.035
Saturated model	2240	.000	0		
Independence model	128	140935.476	2112	.000	66.731

Baseline Comparisons

Model	NFI Delta1	RFI rho1	IFI Delta2	TLI rho2	CFI
Unconstrained	.827	.801	.838	.813	.838
Measurement weights	.825	.807	.836	.820	.836
Measurement intercepts	.818	.809	.830	.822	.830
Structural covariances	.817	.810	.829	.823	.829
Measurement residuals	.802	.805	.815	.817	.815
Saturated model	1.000		1.000		1.000
Independence model	.000	.000	.000	.000	.000

<표 6-2> 복지패널 측정 동일성 모형 분석 결과(연구모형)

model	Q	NFI	CFI	TLI	RMSEA	⊿Q	⊿NFI	⊿CFI	⊿TLI	⊿RMSEA
모형 1	13.28	.827	.838	.813	.030					
모형 2	12.84	.825	.836	.820	.029	.044	.002	.002	-.007	.001
모형 3	12.73	.818	.830	.822	.029	.055	.009	.008	-.009	.001
모형 4	12.64	.817	.829	.823	.029	.064	.01	.009	-.01	.001

(해석) 수정모형을 사용하지 않은 연구모형의 측정 동일성은 각 모형의 적합도는 낮으나, 모형 비교에서는 차이가 나지 않아 측정 동일성에 문제가 없는 것으로 나타났다.

22 알콜의존 발달궤적 분석(무조건 모델 설정)

1단계: 잠재성장모델 사용 자료 준비

- 무조건 모델 사용 변수: 알콜의존, 우울, 자아존중 3개의 요인에 포함되는 관측변수의 항목 합산으로 새로운 변수를 생성하였다.(음주건강우울.sps)
  - 알콜의존요인 1~4차: CA1, CA2, CA3, CA4
  - 우울요인 1~4차: DE1, DE2, DE3, DE4
  - 자아존중감요인: SE1, SE2, SE3, SE4

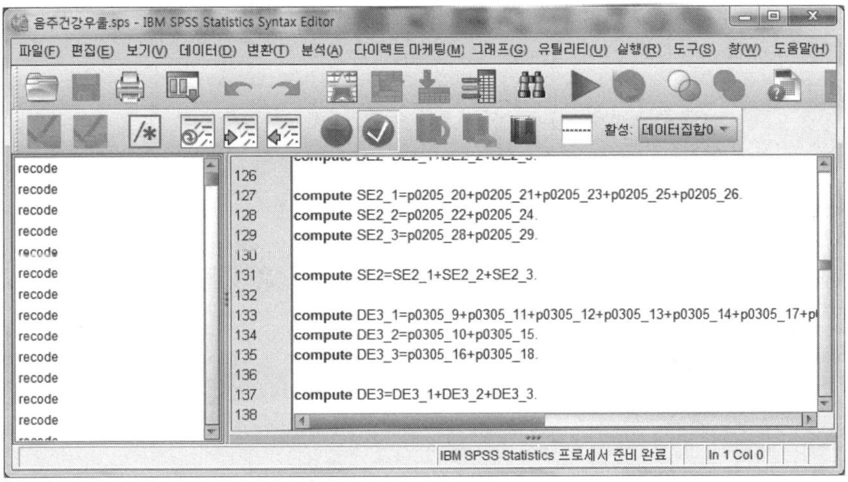

2단계: Amos의 메뉴에서 [Plugins]-[Growth Curve Model]을 선택, [Number of time points]에 측정 시점을 입력한다(본 연구는 4차년도의 변화궤적을 측정하였기 때문에 '4'로 입력하고 [OK]를 누르면 잠재성장모형이 자동 생성된다).

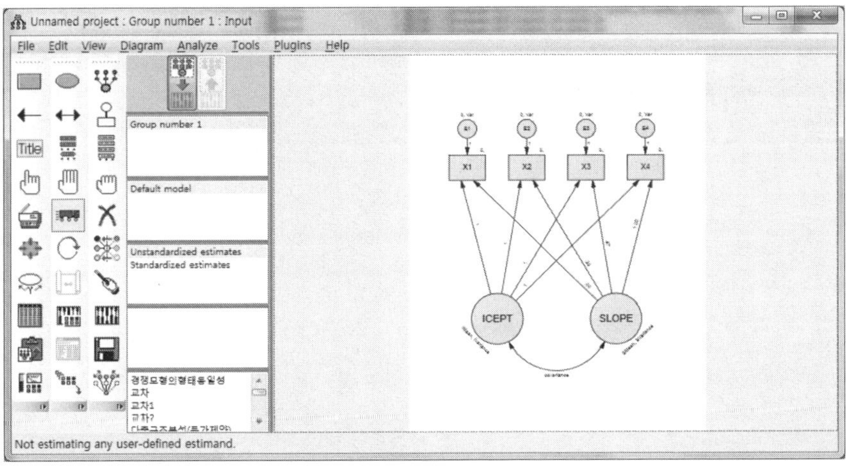

3단계: 데이터(알콜SELECT.sav)를 연결시킨다.

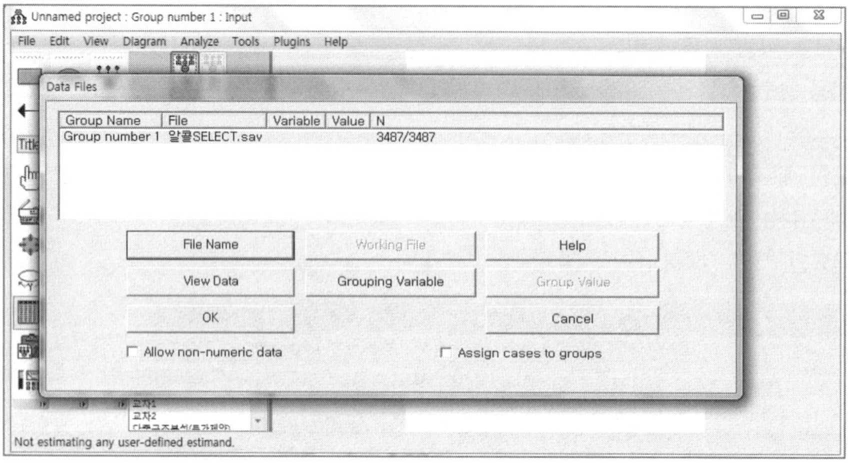

4단계: 데이터를 연결하여 관측변수와 잠재변수의 변수명을 수정한다.

• 관측변수는 [Variable List] 창에서 끌어놓기를 하고, 잠재변수는 더블클릭하여 Variable name을 수정한다.

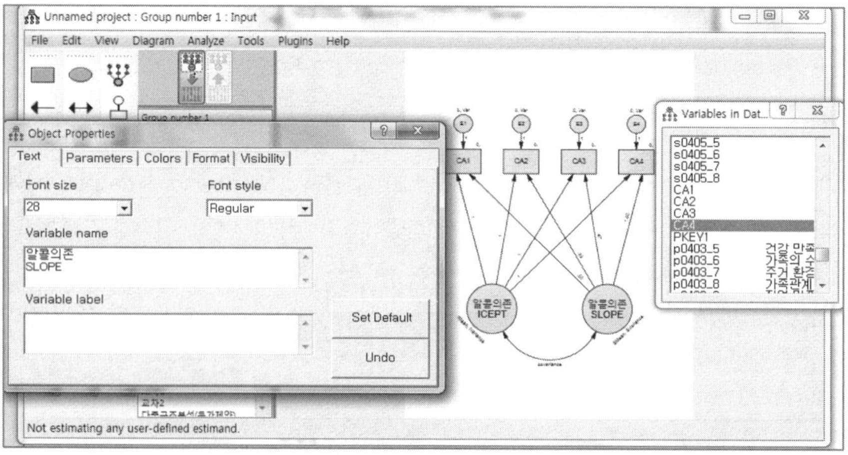

5단계: 변화량에 해당하는 SLOPE(기울기)는 관측변수로 가는 경로를 [0, 1, 2, 3]으로 고정한다.

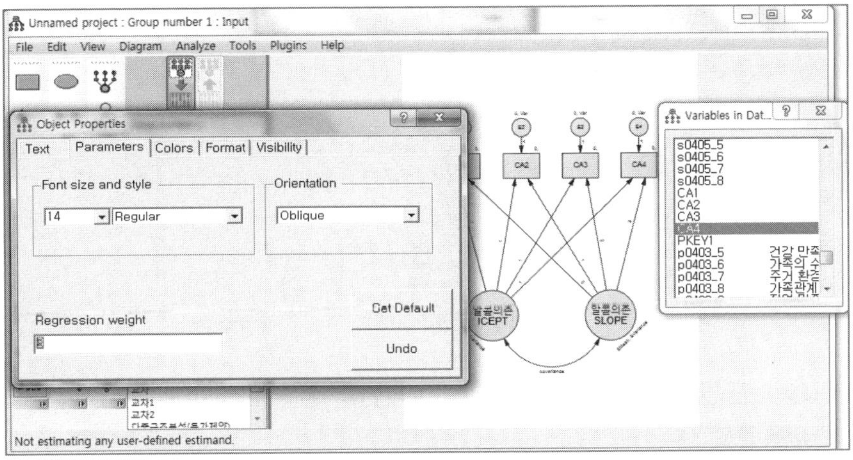

6단계: Amos 잠재성장곡선 모델링은 자동으로 제약모델(오차항이 동일(e1~e5의 평균과 분산이 (0, var)로 자동 지정)한 것으로 가정)이 실행된다.

※ 본 연구에서는 오차항이 동일하지 않다는 가정하에 비제약모델로 수정하여 사용한다. 오차항 비제약모델은 오차항을 더블클릭한 후, [Variance]의 'Var'을 삭제하면 된다.

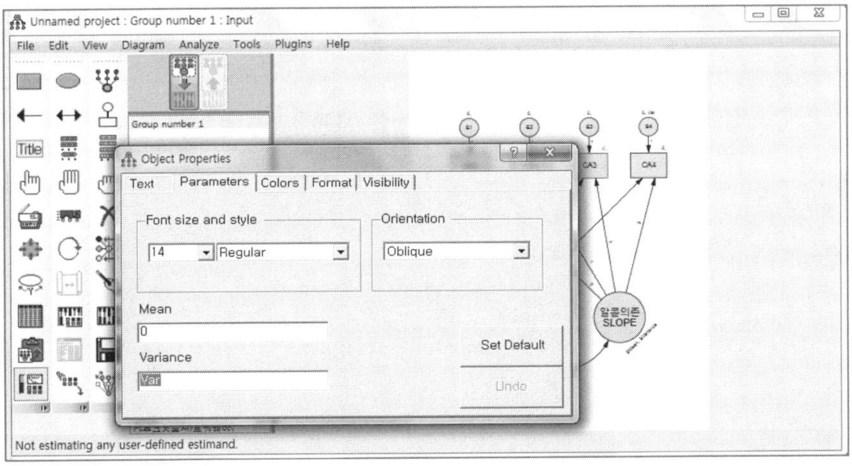

7단계: 실행 후 [Amos Output]를 확인한다. (변화율 경로: 0, 1, 2, 3)

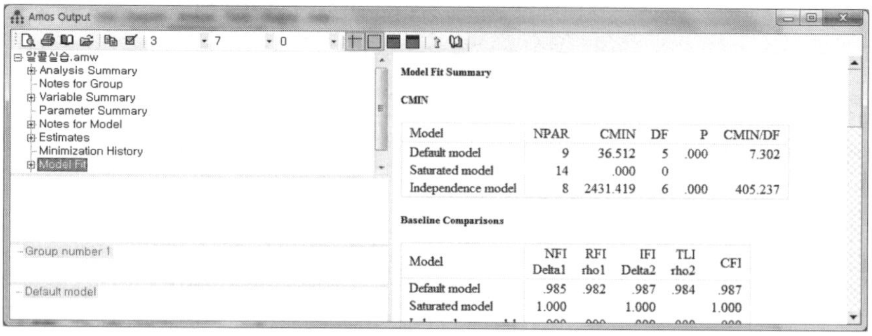

Model Fit Summary

CMIN

Model	NPAR	CMIN	DF	P	CMIN/DF
Default model	9	36.512	5	.000	7.302
Saturated model	14	.000	0		
Independence model	8	2431.419	6	.000	405.237

Baseline Comparisons

Model	NFI Delta1	RFI rho1	IFI Delta2	TLI rho2	CFI
Default model	.985	.982	.987	.984	.987
Saturated model	1.000		1.000		1.000

8단계: 최적의 적합도를 가진 변화율 경로계수를 찾기 위해 여러 변화모형을 반복하여 실행한 후, 최적의 모형을 찾는다. (변화율 경로: 0, 1, 1, 2)

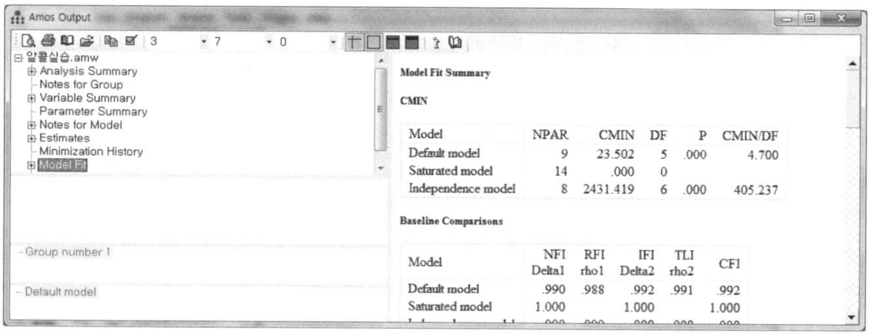

Model Fit Summary

CMIN

Model	NPAR	CMIN	DF	P	CMIN/DF
Default model	9	23.502	5	.000	4.700
Saturated model	14	.000	0		
Independence model	8	2431.419	6	.000	405.237

Baseline Comparisons

Model	NFI Delta1	RFI rho1	IFI Delta2	TLI rho2	CFI
Default model	.990	.988	.992	.991	.992
Saturated model	1.000		1.000		1.000

※ 따라서 알콜의존 변화율의 경로계수는 '0, 1, 1, 2'로 최종 사용한다.

9단계: 우울감, 자아존중감의 무조건 모형을 차례로 설정하여 저장한다.
(무조건 모형: 알콜.amw, 우울.amw, 자아.amw)

10단계: 모형을 차례로 실행시킨 후, 결과를 확인한다.

※ 모형 실행 전 추정회귀식을 산출하기 위해서는 [Analysis Properties]–[Output]에서 [Implied moment]를 선택한다.

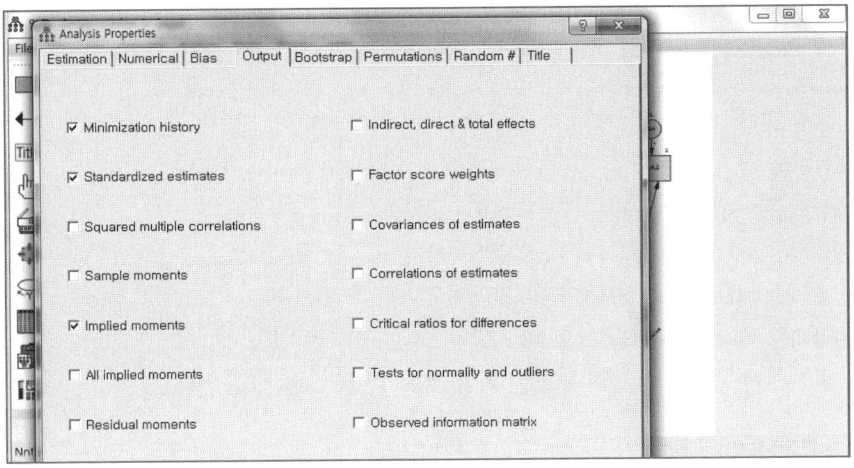

11단계: [Amos Output]를 확인한다(알콜의존 무조건 모형 결과).

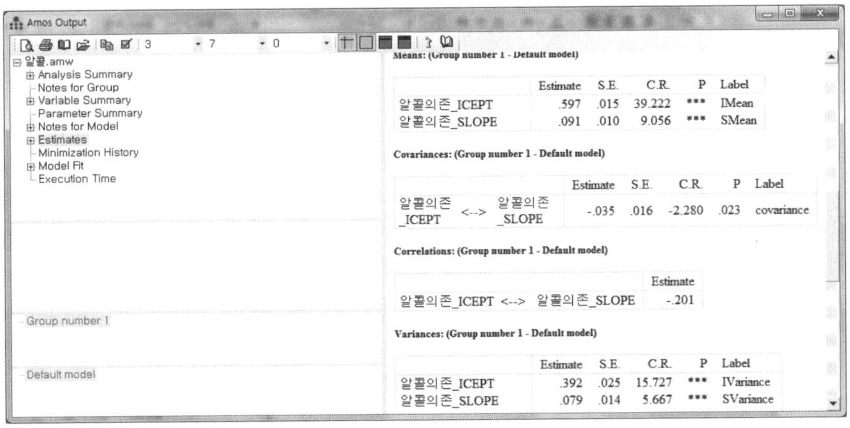
Amos Output
알콜.amw
Analysis Summary
Notes for Group
Variable Summary
Parameter Summary
Notes for Model
Estimates
Minimization History
Model Fit
Execution Time
Group number 1
Default model
Means: (Group number 1 - Default model)
Estimate S.E. C.R. P Label
알콜의존_ICEPT .597 .015 39.222 *** IMean
알콜의존_SLOPE .091 .010 9.056 *** SMean
Covariances: (Group number 1 - Default model)
Estimate S.E. C.R. P Label
알콜의존_ICEPT <--> 알콜의존_SLOPE -.035 .016 -2.280 .023 covariance
Correlations: (Group number 1 - Default model)
Estimate
알콜의존_ICEPT <--> 알콜의존_SLOPE -.201
Variances: (Group number 1 - Default model)
Estimate S.E. C.R. P Label
알콜의존_ICEPT .392 .025 15.727 *** IVariance
알콜의존_SLOPE .079 .014 5.667 *** SVariance

• 위 결과표에서 알콜의존 초기치의 평균과 분산은 (.579, .392), 알콜의존 변화율의 평균과 분산은 (.091, .079)로 잠재변수의 평균과 분산이 모두 유의한 것을 알 수 있다. 그리고 공분산은 –.035(상관계수: –.201)로 유의수준 0.05에서 유의한 차이가 있음을 알 수 있다. 따라서 1차년도에 알콜의존이 높은 사람은 낮은 사람보다 시간이 갈수록 증가율이 낮다는 것을 보여준다.

- Implied Means를 확인하여 알콜의존의 회귀식을 추정한다.

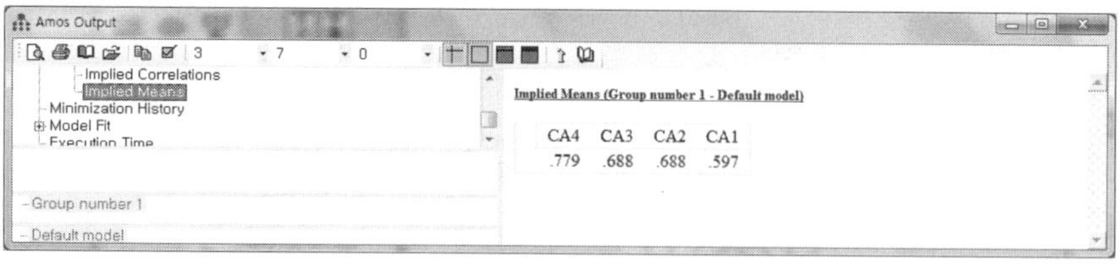

- 알콜의존 추정회귀식
  - 1차년도 알콜의존 = 0.597 + 0.091 × 0 = 0.597 + 오차항
  - 2차년도 알콜의존 = 0.597 + 0.091 × 1 = 0.688 + 오차항
  - 3차년도 알콜의존 = 0.597 + 0.091 × 1 = 0.688 + 오차항
  - 4차년도 알콜의존 = 0.597 + 0.091 × 2 = 0.779 + 오차항

23 공변량 변수를 이용한 알콜의존요인 잠재성장곡선모델

- 가구구분 공변량 변수가 알콜의존요인의 잠재성장에 미치는 영향을 살펴보았다.

1단계: 알콜의존 무조건 모형(알콜.amw)에 조건 모형을 설정한다.

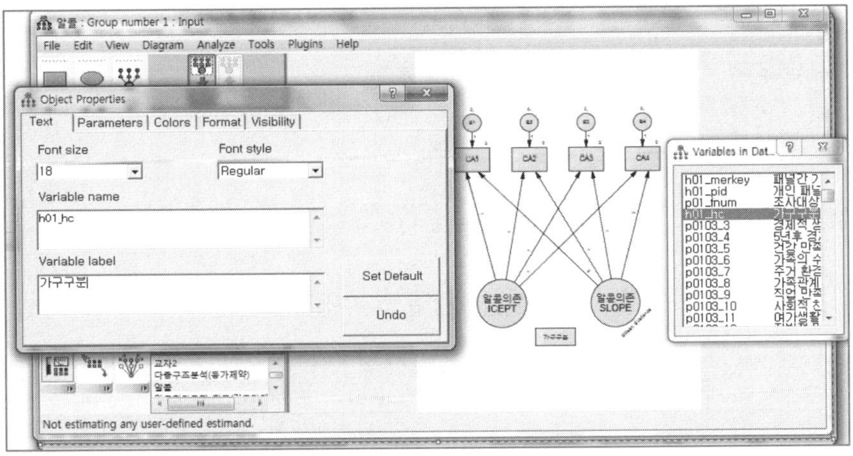

2단계: 알콜의존 초기치와 변화율 잠재변수의 평균과 분산을 삭제하고 구조오차를 작성한 후, 구조오차 간 공분산을 설정한다.

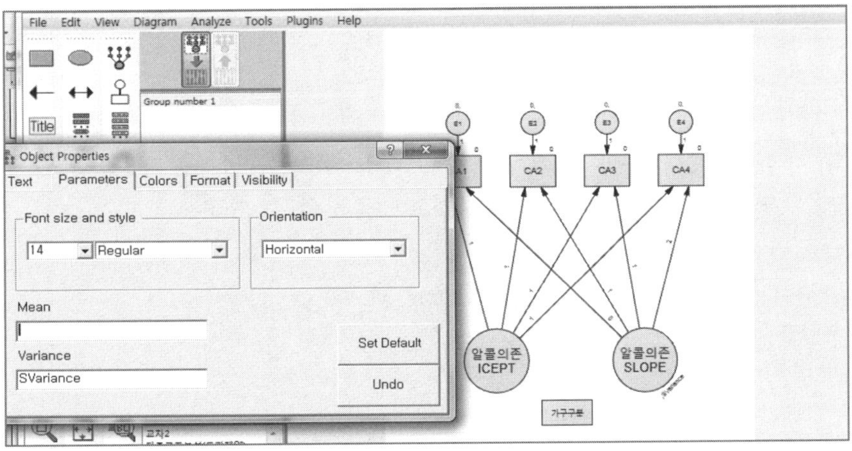

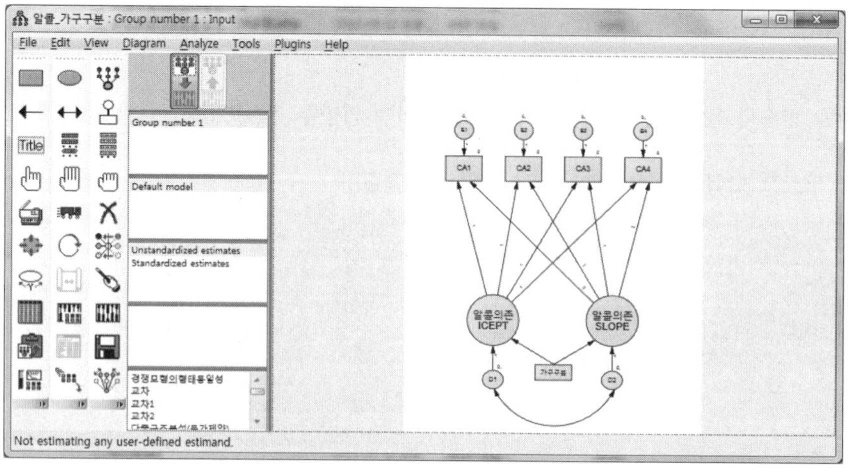

3단계: 알콜의존 조건 모형 실행 후, 결과를 확인한다.(알콜_가구구분.amw)

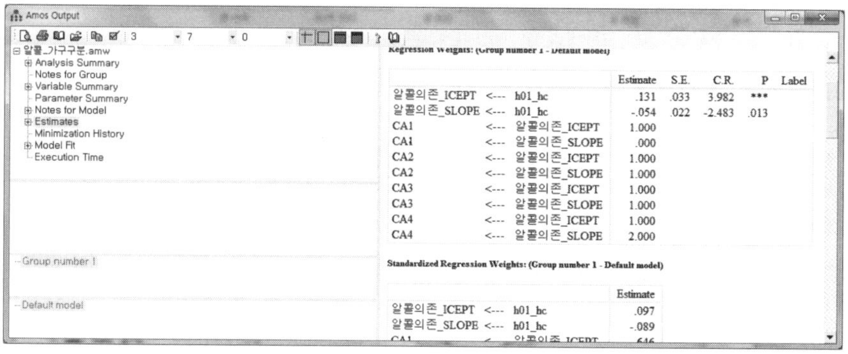
Regression Weights: (Group number 1 - Default model)

			Estimate	S.E.	C.R.	P	Label
알콜의존_ICEPT	<---	h01_hc	.131	.033	3.982	***	
알콜의존_SLOPE	<---	h01_hc	-.054	.022	-2.483	.013	
CA1	<---	알콜의존_ICEPT	1.000				
CA1	<---	알콜의존_SLOPE	.000				
CA2	<---	알콜의존_ICEPT	1.000				
CA2	<---	알콜의존_SLOPE	1.000				
CA3	<---	알콜의존_ICEPT	1.000				
CA3	<---	알콜의존_SLOPE	1.000				
CA4	<---	알콜의존_ICEPT	1.000				
CA4	<---	알콜의존_SLOPE	2.000				

Standardized Regression Weights: (Group number 1 - Default model)

			Estimate
알콜의존_ICEPT	<---	h01_hc	.097
알콜의존_SLOPE	<---	h01_hc	-.089

• 가구구분과 변화량에 대한 표준화계수가 -.089(유의수준 0.05에서 유의)로 저소득층 가구의 알콜의존 증가가 일반가구의 알콜의존 증가에 비해 더디게 증가하고 있음을 알 수 있다.

24 1차년도 예측요인이 알콜의존 발달궤적에 미치는 영향(조건 모델)

1단계: 알콜의존 무조건 모형(알콜.amw)에 예측변수들이 포함된 조건 모형을 설정한다.

- 예측변수 간에는 공분산 관계로 연결해야 한다.

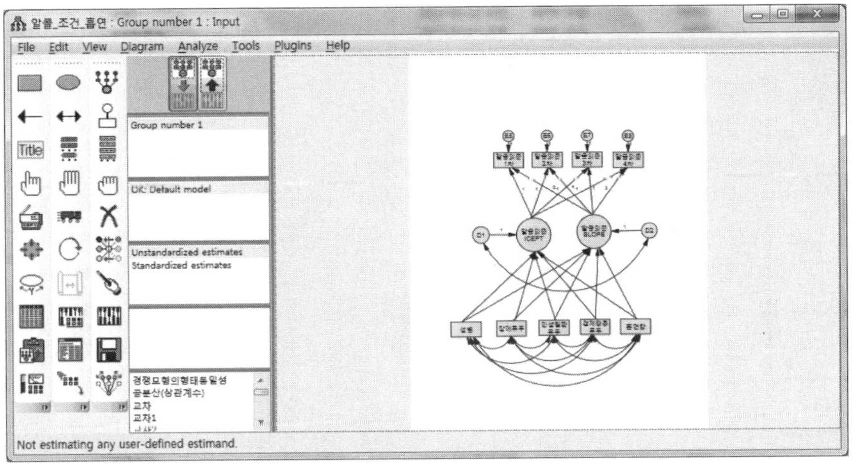

2단계: 조건부 잠재성장모형을 저장(알콜_조건_흡연.amw)하고 실행한 후, 결과를 확인한다.

– 데이터 내에 결측치가 있으므로 사용 데이터는 '알콜SELECT_결측(평균대체).sav'를 연결하고, 관측(지표)변수를 평균대체변수(CA11, CA22, CA33, CA44)로 수정한 후, [Analysis Properties]-[Estimation]에서 [Estimate mean and intercepts]의 선택을 해지한다.

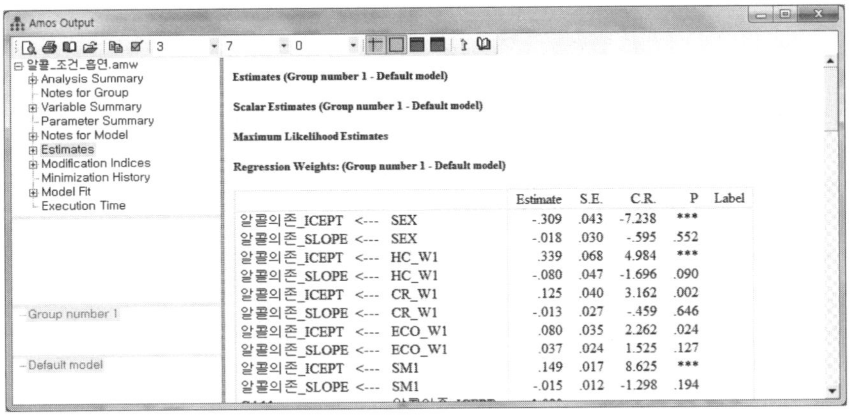

			Estimate	S.E.	C.R.	P	Label
알콜의존_ICEPT	<---	SEX	-.309	.043	-7.238	***	
알콜의존_SLOPE	<---	SEX	-.018	.030	-.595	.552	
알콜의존_ICEPT	<---	HC_W1	.339	.068	4.984	***	
알콜의존_SLOPE	<---	HC_W1	-.080	.047	-1.696	.090	
알콜의존_ICEPT	<---	CR_W1	.125	.040	3.162	.002	
알콜의존_SLOPE	<---	CR_W1	-.013	.027	-.459	.646	
알콜의존_ICEPT	<---	ECO_W1	.080	.035	2.262	.024	
알콜의존_SLOPE	<---	ECO_W1	.037	.024	1.525	.127	
알콜의존_ICEPT	<---	SM1	.149	.017	8.625	***	
알콜의존_SLOPE	<---	SM1	-.015	.012	-1.298	.194	

(해석) 만성질환유무는 알콜의존의 초기치에는 정(+)의 유의한 영향을 나타내어(b=.125 p<.01), 만성질환이 있는 경우 만성질환이 없는 사람보다 초기에 높은 알콜의존이 있는 것으로 나타났다.

25 알콜의존요인과 우울요인의 잠재성장곡선 간 공분산모델

1단계: 알콜의존 무조건 모형(알콜.amw)으로 우울요인과 공분산모형을 설정한다.

2단계: 아이콘 창의 [Select all objects] 아이콘으로 모형 전체를 선택한다.

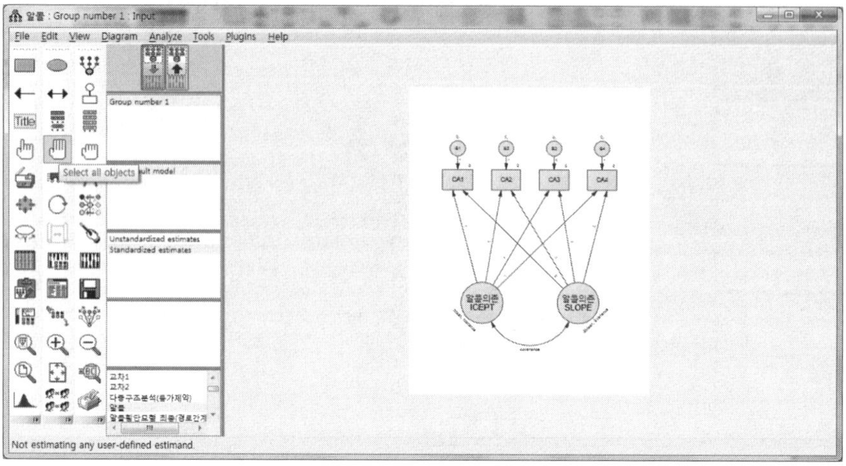

3단계: [Duplicate objects] 아이콘으로 모형을 우측으로 복사한다.

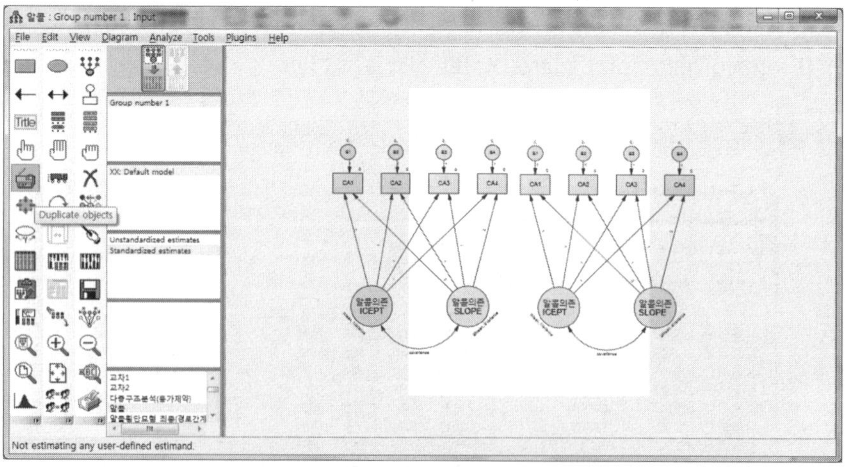

4단계: [Deselect all objects] 아이콘으로 모형 전체 선택을 해제한다.

5단계: [Variable List] 창에서 변수를 끌어놓기 하여 관측변수명을 지정하고, 잠재변수명을 수정한다. 그리고 우울 변화율의 경로계수를 '0, 1, 2, 3'으로 수정한다(자아존중 변화율의 경로계수: '0, 1, 2, 2'). 또한 우울 관측변수의 측정오차명을 수정(E5~E8)한다.

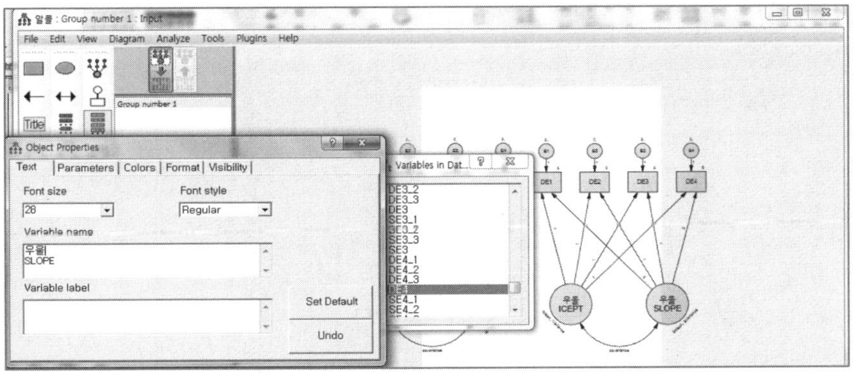

• 최종 공분산모형: 알콜_우울_인과모델.amw, 알콜_자아존중_인과모델.amw

6단계: 최종모형(알콜_우울_인과모델.amw)을 실행하면 다음과 같이 모델의 적합도의 산출이 불가능한 값으로 계산된다. 공분산모형과 같은 결과는 연결 데이터에 결측치가 있는 경우로 완전정보최대우도법(FIML)에서 인과모형의 적합도의 산출이 불가능한 결과라고 본다. 따라서 본 연구에서는 우울요인의 연차별 결측치가(1차: 14개, 2차: 13개, 3차 13개, 4차 20개)에 불과하여 평균대체를 통하여 결측치를 처리하였다.

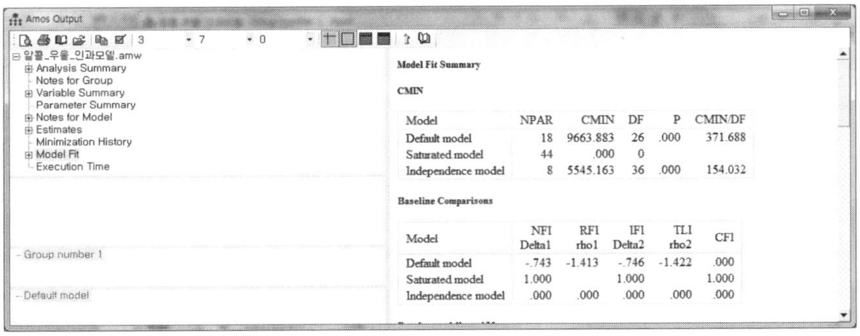

Model Fit Summary

CMIN

Model	NPAR	CMIN	DF	P	CMIN/DF
Default model	18	9663.883	26	.000	371.688
Saturated model	44	.000	0		
Independence model	8	5545.163	36	.000	154.032

Baseline Comparisons

Model	NFI Delta1	RFI rho1	IFI Delta2	TLI rho2	CFI
Default model	-.743	-1.413	-.746	-1.422	.000
Saturated model	1.000		1.000		1.000
Independence model	.000	.000	.000	.000	.000

7단계: 최종모형에 결측치를 평균으로 대체한 파일을 연결한다.
(데이터 파일명: 알콜SELECT_결측(평균대체).sav)

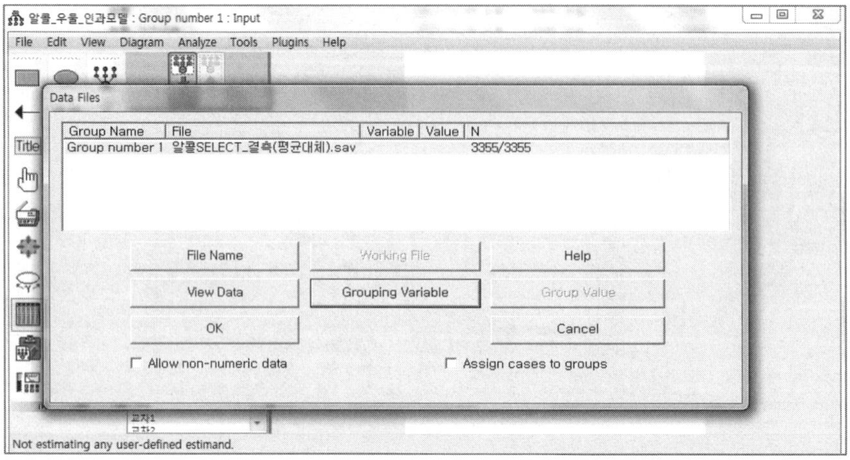

• 최종 인과모델의 관측변수에 결측치 평균대체 데이터의 변수명과 동일하게 지정한다(CA11～CA44, DE11～DE44).

8단계: 최종 공분산모형을 실행한다.
이때 [View]–[Analysis Properties]–[Estimation]–[Estimate mean and intercept]를 해제한 후, 실행해야 한다.

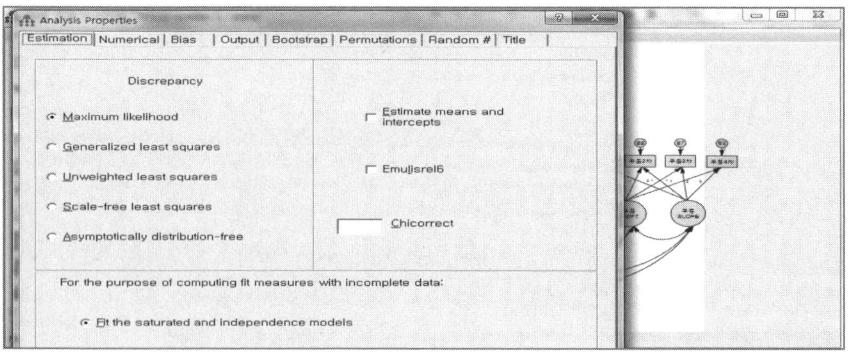

9단계: [Amos Output]를 확인한다.

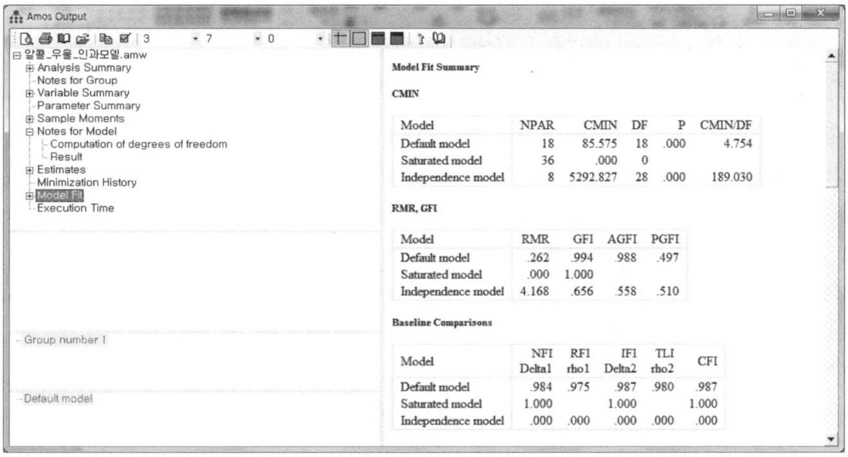

Model Fit Summary

CMIN

Model	NPAR	CMIN	DF	P	CMIN/DF
Default model	18	85.575	18	.000	4.754
Saturated model	36	.000	0		
Independence model	8	5292.827	28	.000	189.030

RMR, GFI

Model	RMR	GFI	AGFI	PGFI
Default model	.262	.994	.988	.497
Saturated model	.000	1.000		
Independence model	4.168	.656	.558	.510

Baseline Comparisons

Model	NFI Delta1	RFI rho1	IFI Delta2	TLI rho2	CFI
Default model	.984	.975	.987	.980	.987
Saturated model	1.000		1.000		1.000
Independence model	.000	.000	.000	.000	.000

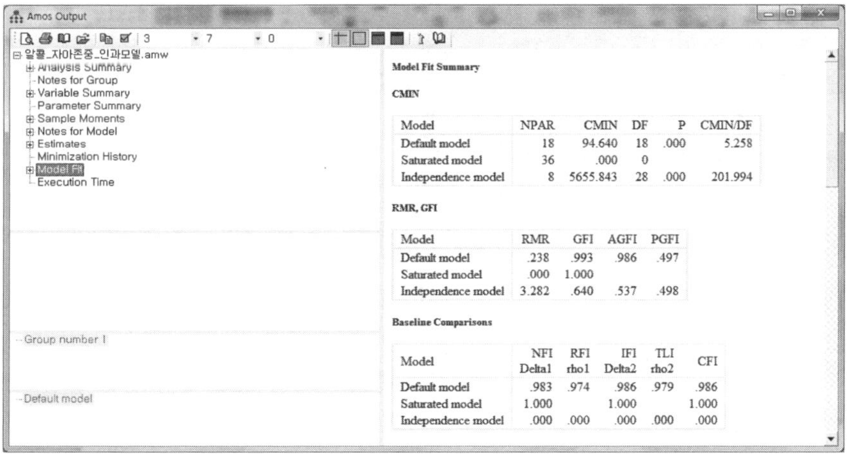

Model Fit Summary

CMIN

Model	NPAR	CMIN	DF	P	CMIN/DF
Default model	18	94.640	18	.000	5.258
Saturated model	36	.000	0		
Independence model	8	5655.843	28	.000	201.994

RMR, GFI

Model	RMR	GFI	AGFI	PGFI
Default model	.238	.993	.986	.497
Saturated model	.000	1.000		
Independence model	3.282	.640	.537	.498

Baseline Comparisons

Model	NFI Delta1	RFI rho1	IFI Delta2	TLI rho2	CFI
Default model	.983	.974	.986	.979	.986
Saturated model	1.000		1.000		1.000
Independence model	.000	.000	.000	.000	.000

26 알콜의존요인과 우울요인의 잠재성장곡선 간 인과모델

1단계: 알콜의존 무조건 모형(알콜.amw)으로 우울요인과 인과모형을 설정한다.
2단계: 아이콘 창의 [select all objects] 아이콘으로 모형 전체를 선택한다.
3단계: [move object] 아이콘을 이용하여 모형 전체를 위로 이동한다.
4단계: [deselect all objects] 아이콘으로 모형 지정을 해제한다.
5단계: 알콜의존 잠재변수 간 공분산 연결을 삭제하고, 평균과 분산을 삭제한다.

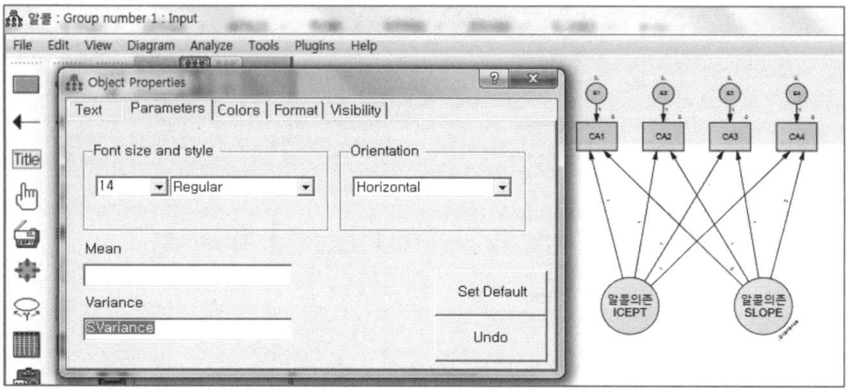

6단계: [Duplicate objects] 아이콘으로 관측변수와 잠재변수 그림을 복사하여 이동한다.

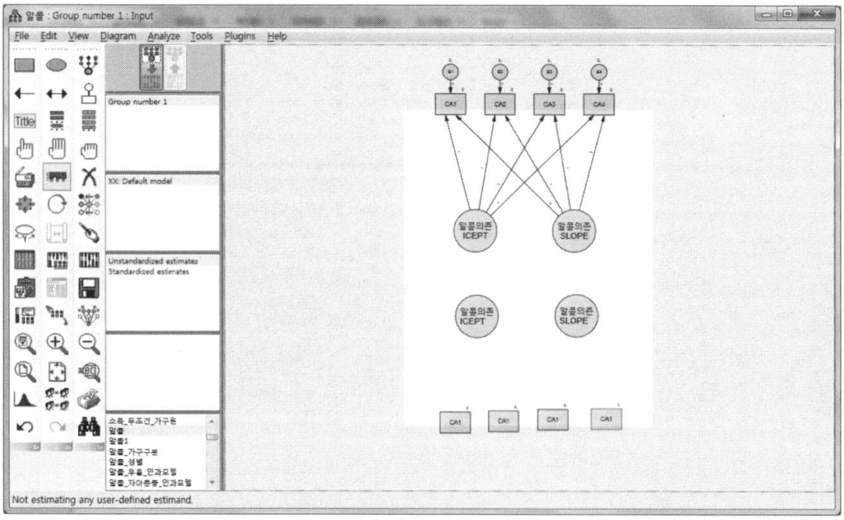

7단계: 결측치를 평균으로 대체한 파일을 연결한다.

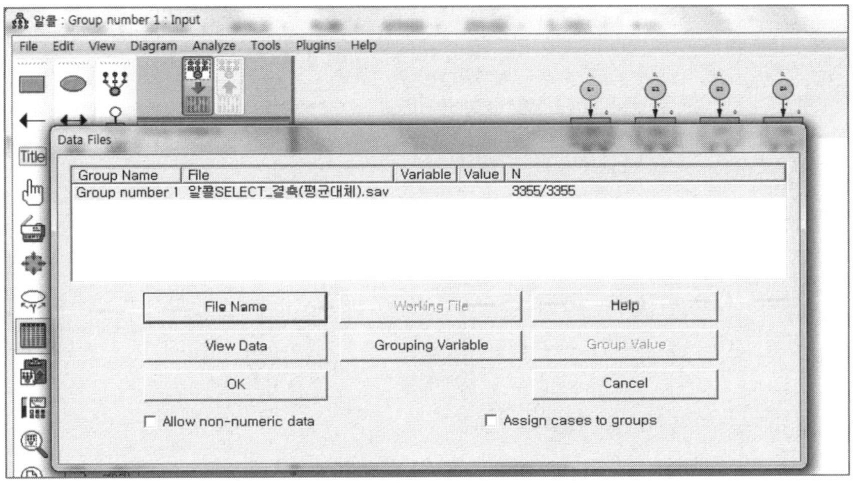

8단계: [Variable list] 아이콘으로 관측변수를 지정하고, 잠재변수명을 수정한다.

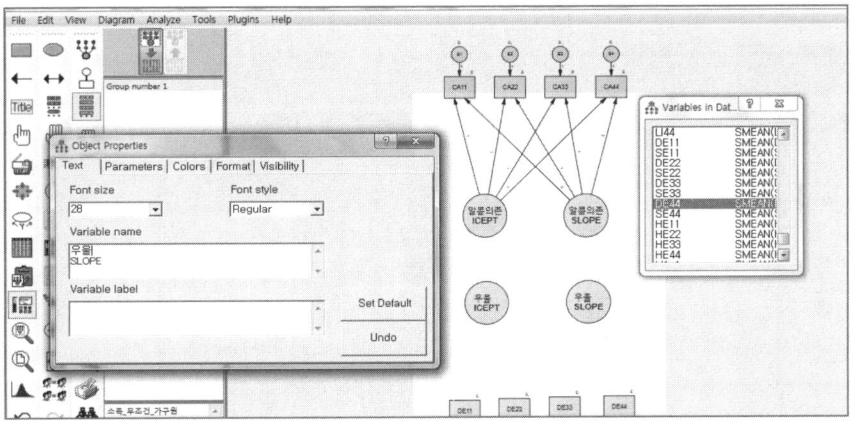

9단계: 우울 초기치(1, 1, 1, 1)와 변화율(0, 1, 2, 3)에 가는 경로를 그리고 지정한다.

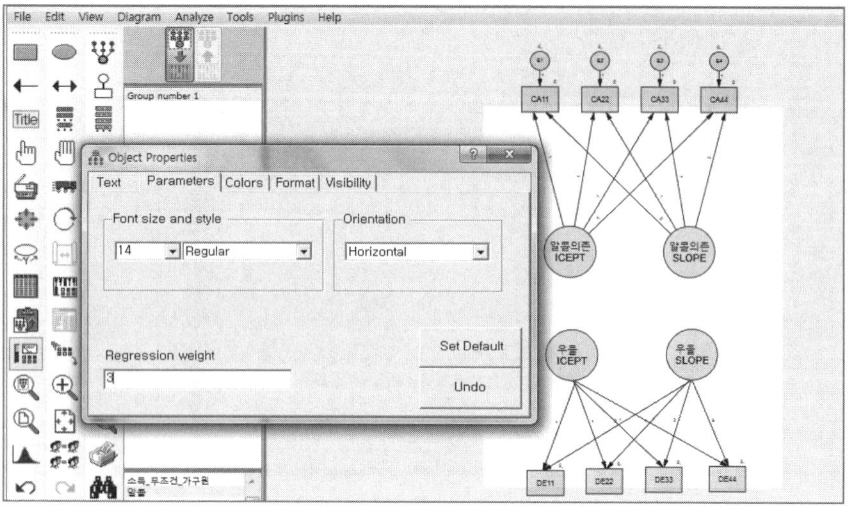

10단계: 알콜잠재요인에 구조오차를 지정한다.

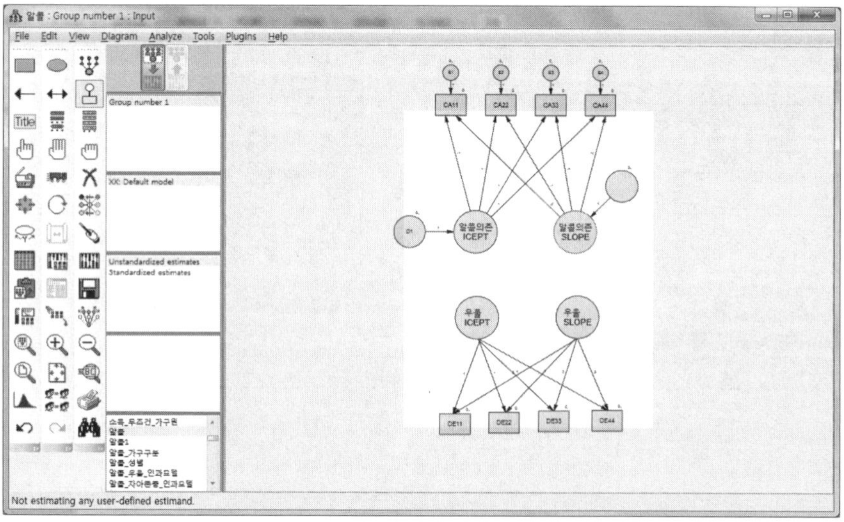

11단계: 최종 잠재성장곡선 간 인과모델은 구조오차 간 인과관계로 연결하고, 외생변수(우울)의 절편(ICEPT)이 내생변수(알콜의존)의 기울기(SLOPE)에 영향을 미치고, 외생변수의 기울기는 내생변수의 기울기에만 영향을 미치는 방향으로 화살표가 그려져야 한다.

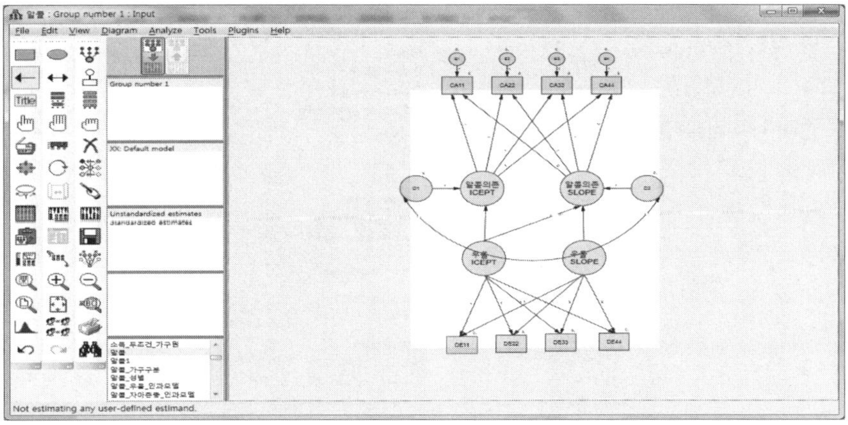

- 최종 인과모형: 알콜우울.amw, 알콜자아1.amw

12단계: [Amos Output]에서 잠재요인 간 경로계수를 확인한다.

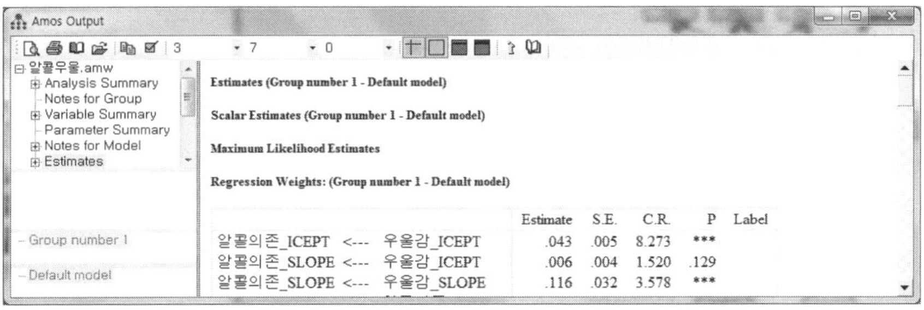

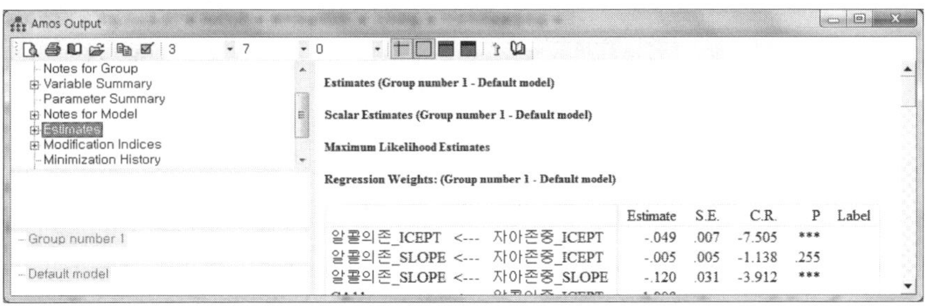

27 잠재성장 연구모형의 적합도 검증

1단계:

연구모형 적합도 검증은 실제 표본 데이터에 연구모형이 적합한지를 검증하는 것으로 모형 1(기저모형)은 '알콜우울.amw'로 전체 데이터를 실행한다.

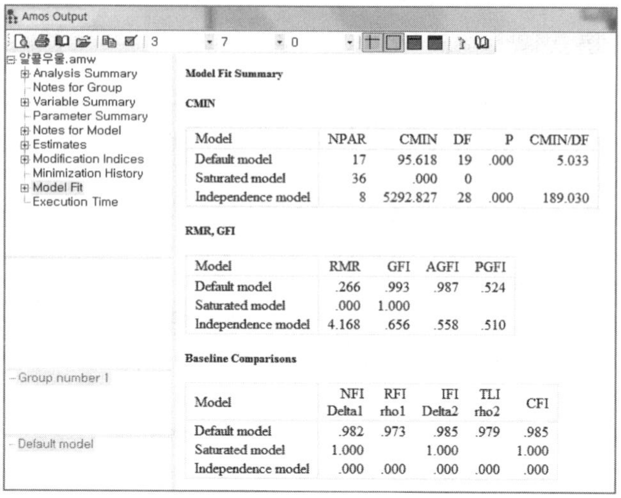

Model Fit Summary

CMIN

Model	NPAR	CMIN	DF	P	CMIN/DF
Default model	17	95.618	19	.000	5.033
Saturated model	36	.000	0		
Independence model	8	5292.827	28	.000	189.030

RMR, GFI

Model	RMR	GFI	AGFI	PGFI
Default model	.266	.993	.987	.524
Saturated model	.000	1.000		
Independence model	4.168	.656	.558	.510

Baseline Comparisons

Model	NFI Delta1	RFI rho1	IFI Delta2	TLI rho2	CFI
Default model	.982	.973	.985	.979	.985
Saturated model	1.000		1.000		1.000
Independence model	.000	.000	.000	.000	.000

2단계:

일반가구집단(알콜우울_집단간연구모형적합성검증_일반가구.amw)와 저소득가구집단(알콜우울_집단간연구모형적합성검증_저소득가구.amw)로 집단 간 데이터를 이용하여 적합도를 검증한다.

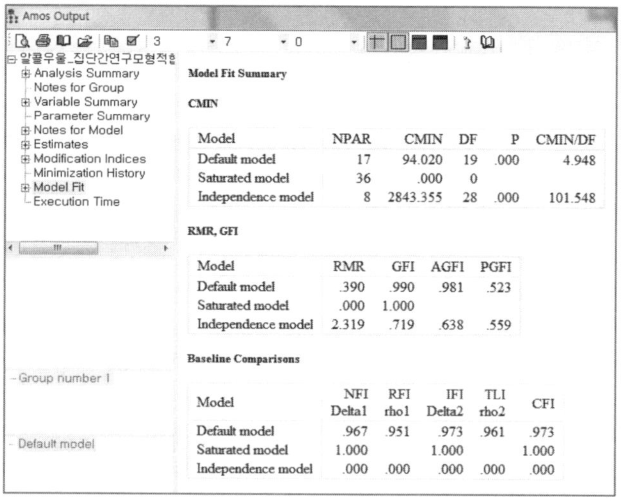

Model Fit Summary

CMIN

Model	NPAR	CMIN	DF	P	CMIN/DF
Default model	17	94.020	19	.000	4.948
Saturated model	36	.000	0		
Independence model	8	2843.355	28	.000	101.548

RMR, GFI

Model	RMR	GFI	AGFI	PGFI
Default model	.390	.990	.981	.523
Saturated model	.000	1.000		
Independence model	2.319	.719	.638	.559

Baseline Comparisons

Model	NFI Delta1	RFI rho1	IFI Delta2	TLI rho2	CFI
Default model	.967	.951	.973	.961	.973
Saturated model	1.000		1.000		1.000
Independence model	.000	.000	.000	.000	.000

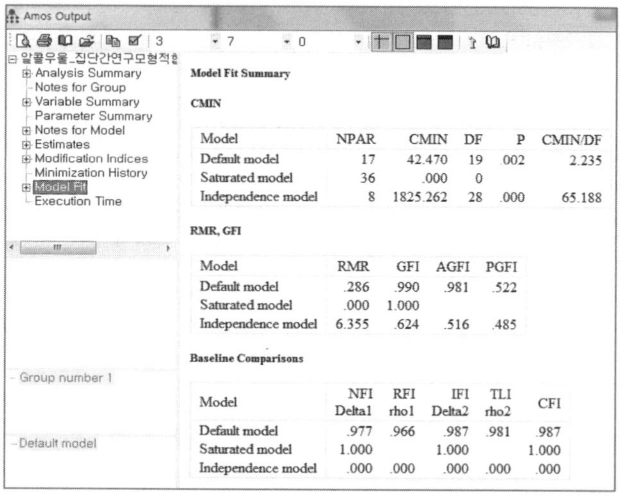

Model Fit Summary

CMIN

Model	NPAR	CMIN	DF	P	CMIN/DF
Default model	17	42.470	19	.002	2.235
Saturated model	36	.000	0		
Independence model	8	1825.262	28	.000	65.188

RMR, GFI

Model	RMR	GFI	AGFI	PGFI
Default model	.286	.990	.981	.522
Saturated model	.000	1.000		
Independence model	6.355	.624	.516	.485

Baseline Comparisons

Model	NFI Delta1	RFI rho1	IFI Delta2	TLI rho2	CFI
Default model	.977	.966	.987	.981	.987
Saturated model	1.000		1.000		1.000
Independence model	.000	.000	.000	.000	.000

28 잠재성장 집단 간 동일성 검증

1단계: 형태 동일성 검증 (알콜우울_형태 동일성.amw)

- 알콜의존과 우울 잠재성장 인과모형에 다중집단(일반가구, 저소득가구)을 지정하고 각 집단에 데이터를 연결한다.

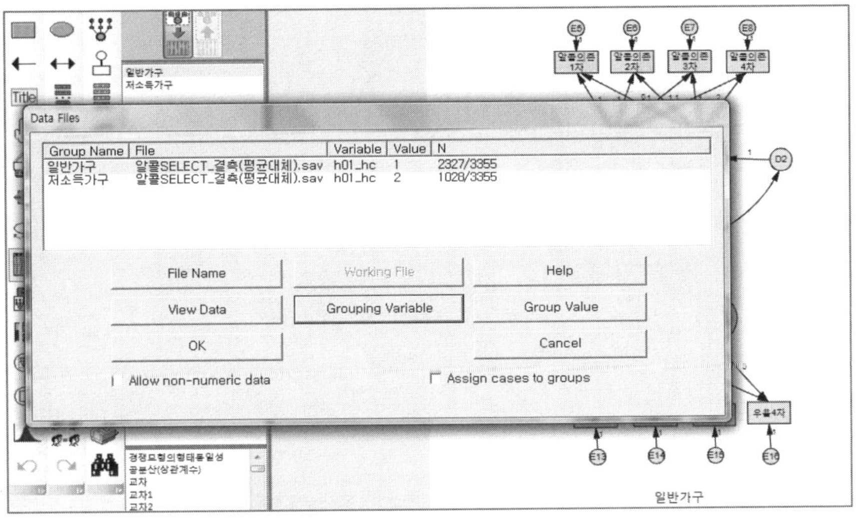

2단계: 실행 후, [Amos Output]를 확인한다.

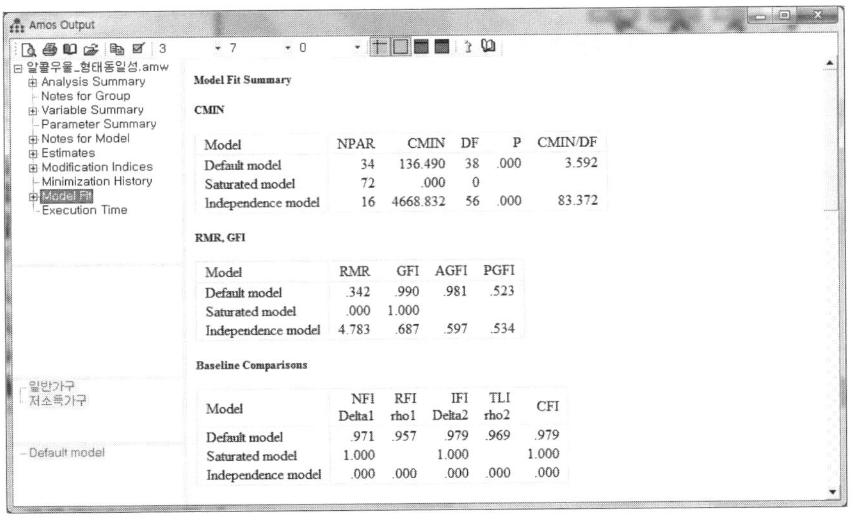

Model Fit Summary

CMIN

Model	NPAR	CMIN	DF	P	CMIN/DF
Default model	34	136.490	38	.000	3.592
Saturated model	72	.000	0		
Independence model	16	4668.832	56	.000	83.372

RMR, GFI

Model	RMR	GFI	AGFI	PGFI
Default model	.342	.990	.981	.523
Saturated model	.000	1.000		
Independence model	4.783	.687	.597	.534

Baseline Comparisons

Model	NFI Delta1	RFI rho1	IFI Delta2	TLI rho2	CFI
Default model	.971	.957	.979	.969	.979
Saturated model	1.000		1.000		1.000
Independence model	.000	.000	.000	.000	.000

3단계: 절편요인 분산 동일성 검증

- 절편요인의 평균제약이 불가하여 집단별 잠재변수의 절편에 대한 분산만 제약한 모델이다. (우울_알콜_절편(분산)동일성.amw)

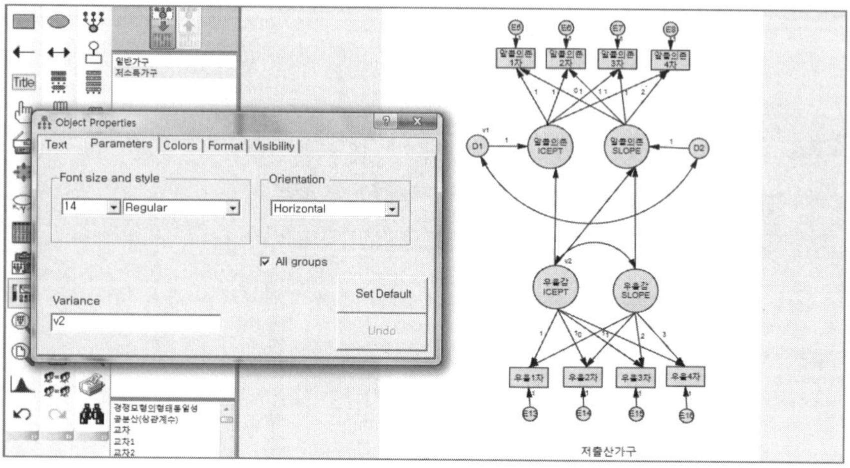

4단계: 실행 후, [Amos Output]를 확인한다.

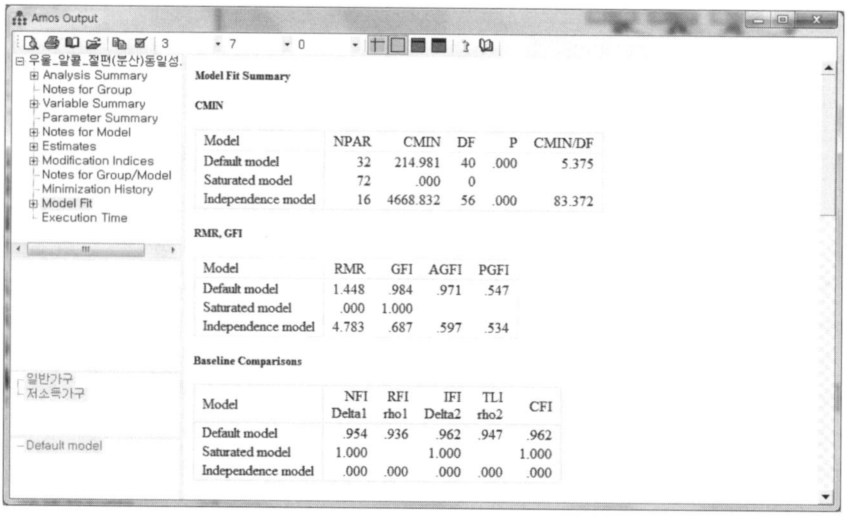

Model Fit Summary

CMIN

Model	NPAR	CMIN	DF	P	CMIN/DF
Default model	32	214.981	40	.000	5.375
Saturated model	72	.000	0		
Independence model	16	4668.832	56	.000	83.372

RMR, GFI

Model	RMR	GFI	AGFI	PGFI
Default model	1.448	.984	.971	.547
Saturated model	.000	1.000		
Independence model	4.783	.687	.597	.534

Baseline Comparisons

Model	NFI Delta1	RFI rho1	IFI Delta2	TLI rho2	CFI
Default model	.954	.936	.962	.947	.962
Saturated model	1.000		1.000		1.000
Independence model	.000	.000	.000	.000	.000

5단계: 기울기요인 분산 동일성 검증

• 기울기요인의 평균제약이 불가하여 집단별 잠재변수의 절편에 대한 분산만 제약한 모델이다.

(우울_알콜_기울기(분산)동일성.amw)

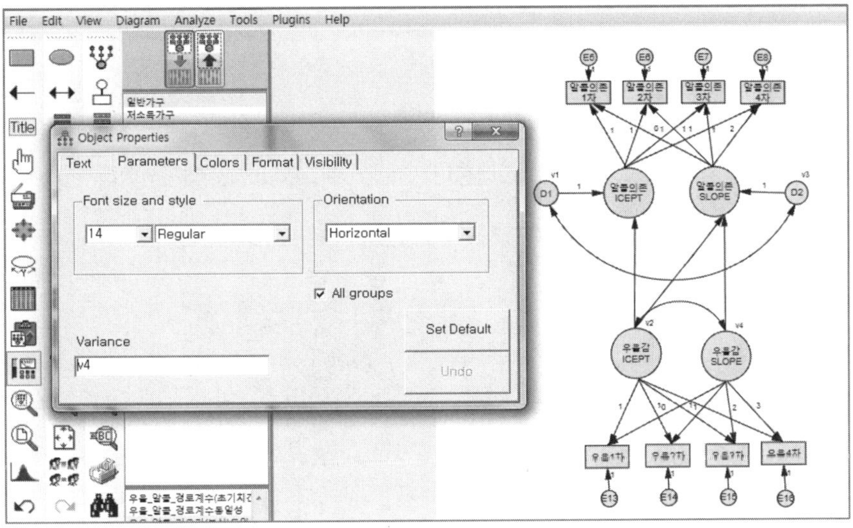

6단계: 실행 후, [Amos Output]를 확인한다.

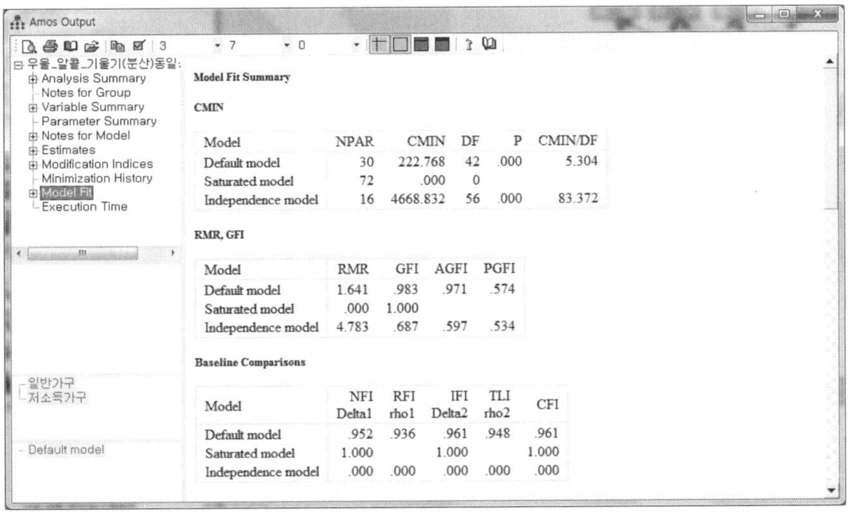

Model Fit Summary

CMIN

Model	NPAR	CMIN	DF	P	CMIN/DF
Default model	30	222.768	42	.000	5.304
Saturated model	72	.000	0		
Independence model	16	4668.832	56	.000	83.372

RMR, GFI

Model	RMR	GFI	AGFI	PGFI
Default model	1.641	.983	.971	.574
Saturated model	.000	1.000		
Independence model	4.783	.687	.597	.534

Baseline Comparisons

Model	NFI Delta1	RFI rho1	IFI Delta2	TLI rho2	CFI
Default model	.952	.936	.961	.948	.961
Saturated model	1.000		1.000		1.000
Independence model	.000	.000	.000	.000	.000

29 잠재성장모형 집단 간 경로계수 비교

잠재성장모형에서의 집단 간 비교는 횡단연구에서의 집단 간 경로계수의 차이를 검증하는 것과 마찬가지로 집단 간 측정모형 간의 경로계수의 차이를 검증하는 것이다.

1단계: 외생변수와 내생변수 경로를 제약한다.
- 우울_알콜_기울기(분산)동일성.amw 모형을 사용한다.
- 일반가구의 잠재변수 간 경로를 (b1~b3)로 지정한다. 이때 [All group]는 해제되어야 한다.

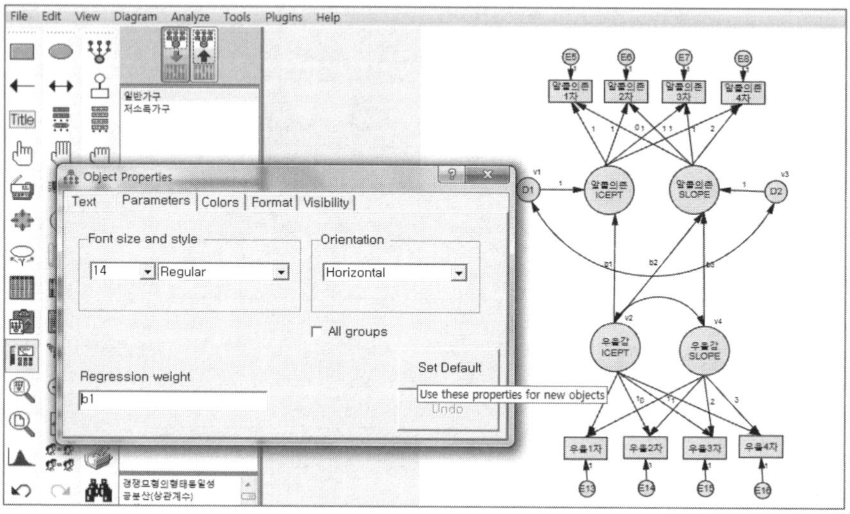

- 저소득가구의 경로를 (bb1~bb3)으로 지정한다.

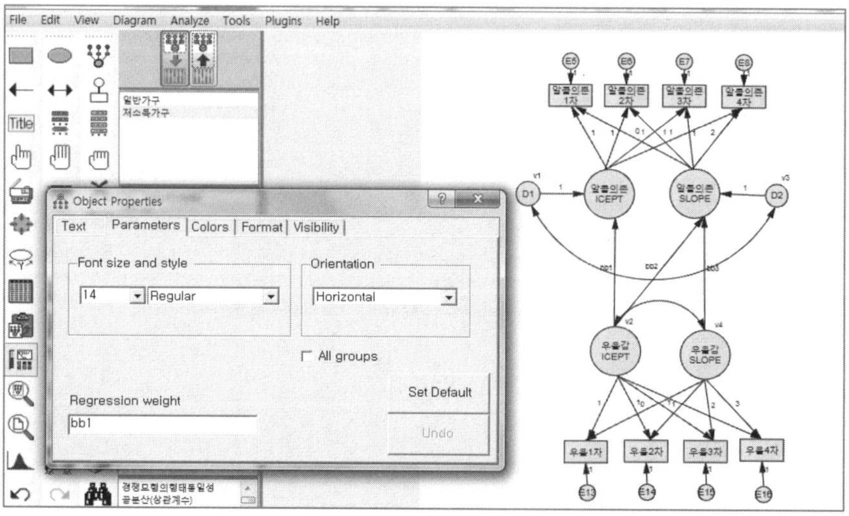

2단계: 집단 간 등가 제약을 실행한다.

– Model 창에서 [XX: Default model]을 더블클릭한다.

– [Manage Models] 창에서 [New]를 클릭한다.

– [Manage Models] 창에서 [Model Name]을 p1로 입력한다.

– [Parameter Constraints] 창에 'b1=bb1'을 입력한다.

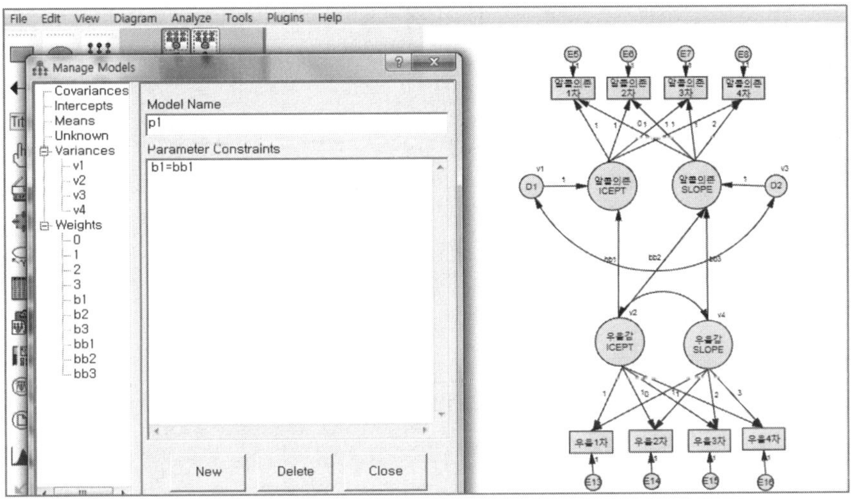

– 같은 방식으로 p2(b2=bb2), p3(b3=bb3)으로 집단별 비교경로에 대한 제약모형을 만든다.

– 개별경로에 대한 제약이 끝나면 모든 경로에 대한 제약모형을 만들어준다.

– [Model Name]을 [all constrained], Parameter constraints에 모든 경로를 입력한 후, [Close]를 클릭한다.

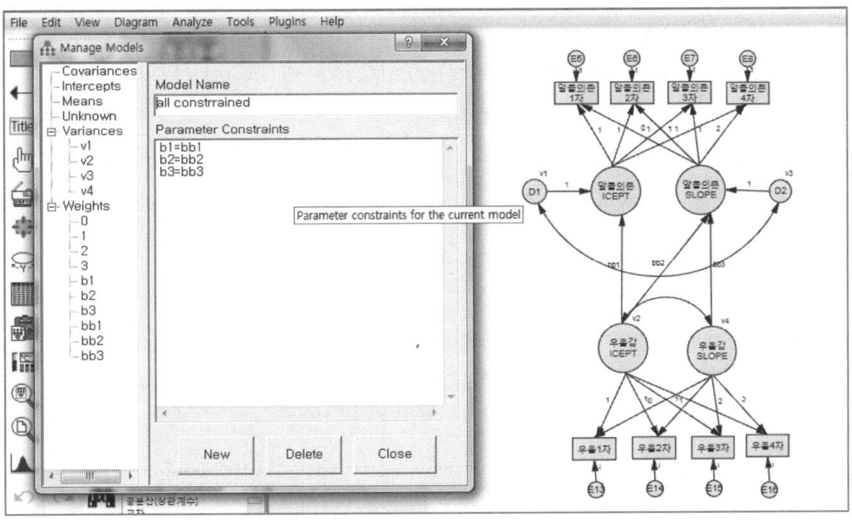

3단계: 잠재성장 집단 간 등가제약모형(우울_알콜_경로계수동일성.amw)을 실행한다.

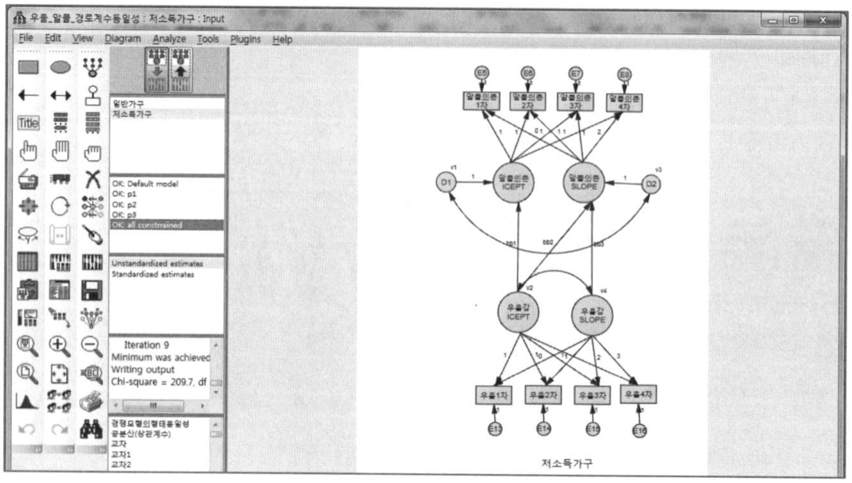

4단계: 결과를 확인한다.

– [View]–[Text Output]–[Model Fit]에서 모든 경로의 적합도를 확인한다.

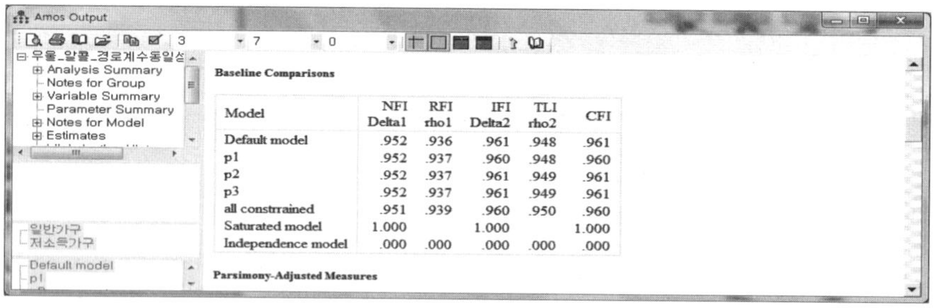

Baseline Comparisons

Model	NFI Delta1	RFI rho1	IFI Delta2	TLI rho2	CFI
Default model	.952	.936	.961	.948	.961
p1	.952	.937	.960	.948	.960
p2	.952	.937	.961	.949	.961
p3	.952	.937	.961	.949	.961
all constrrained	.951	.939	.960	.950	.960
Saturated model	1.000		1.000		1.000
Independence model	.000	.000	.000	.000	.000

Parsimony-Adjusted Measures

– [View]–[Text Output]–[Pairwise Parameter Comparisions]에서 경로 간 C.R.값을 확인한다.

– b1–bb1(C.R.=1.821), b2–bb2(C.R.=–1.278), b3–bb3(C.R.=–1.116)로 확인되어 모든 경로에서의 집단 간 경로가 유의한 차이가 없는 것으로 나타났다.

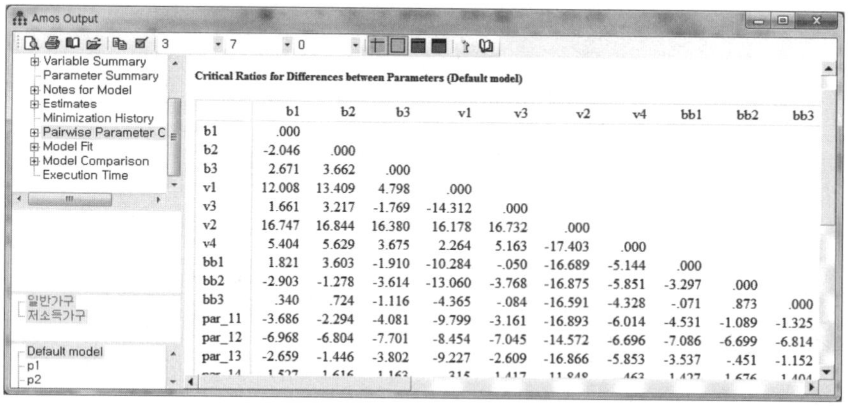

Critical Ratios for Differences between Parameters (Default model)

	b1	b2	b3	v1	v3	v2	v4	bb1	bb2	bb3
b1	.000									
b2	-2.046	.000								
b3	2.671	3.662	.000							
v1	12.008	13.409	4.798	.000						
v3	1.661	3.217	-1.769	-14.312	.000					
v2	16.747	16.844	16.380	16.178	16.732	.000				
v4	5.404	5.629	3.675	2.264	5.163	-17.403	.000			
bb1	1.821	3.603	-1.910	-10.284	-.050	-16.689	-5.144	.000		
bb2	-2.903	-1.278	-3.614	-13.060	-3.768	-16.875	-5.851	-3.297	.000	
bb3	.340	.724	-1.116	-4.365	-.084	-16.591	-4.328	-.071	.873	.000
par_11	-3.686	-2.294	-4.081	-9.799	-3.161	-16.893	-6.014	-4.531	-1.089	-1.325
par_12	-6.968	-6.804	-7.701	-8.454	-7.045	-14.572	-6.696	-7.086	-6.699	-6.814
par_13	-2.659	-1.446	-3.802	-9.227	-2.609	-16.866	-5.853	-3.537	-.451	-1.152

5단계: 모든 경로계수에 동일성을 제약 모델 실행

– 실행 후, [View]–[Text Output]–[Estimates]에서 집단 간 잠재변수 간의 경로계수를 확인한다.

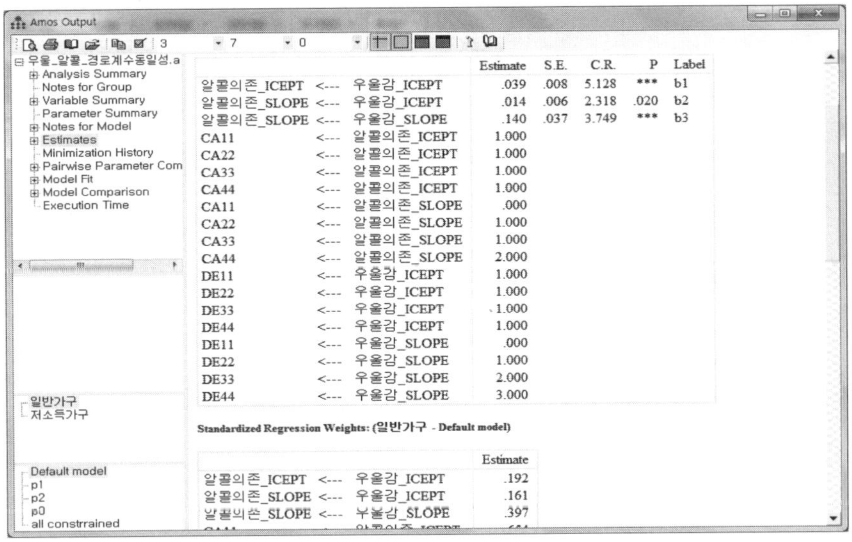

			Estimate	S.E.	C.R.	P	Label
알콜의존_ICEPT	<---	우울감_ICEPT	.039	.008	5.128	***	b1
알콜의존_SLOPE	<---	우울감_ICEPT	.014	.006	2.318	.020	b2
알콜의존_SLOPE	<---	우울감_SLOPE	.140	.037	3.749	***	b3
CA11	<---	알콜의존_ICEPT	1.000				
CA22	<---	알콜의존_ICEPT	1.000				
CA33	<---	알콜의존_ICEPT	1.000				
CA44	<---	알콜의존_ICEPT	1.000				
CA11	<---	알콜의존_SLOPE	.000				
CA22	<---	알콜의존_SLOPE	1.000				
CA33	<---	알콜의존_SLOPE	1.000				
CA44	<---	알콜의존_SLOPE	2.000				
DE11	<---	우울감_ICEPT	1.000				
DE22	<---	우울감_ICEPT	1.000				
DE33	<---	우울감_ICEPT	1.000				
DE44	<---	우울감_ICEPT	1.000				
DE11	<---	우울감_SLOPE	.000				
DE22	<---	우울감_SLOPE	1.000				
DE33	<---	우울감_SLOPE	2.000				
DE44	<---	우울감_SLOPE	3.000				

Standardized Regression Weights: (일반가구 - Default model)

			Estimate
알콜의존_ICEPT	<---	우울감_ICEPT	.192
알콜의존_SLOPE	<---	우울감_ICEPT	.161
알콜의존_SLOPE	<---	우울감_SLOPE	.397

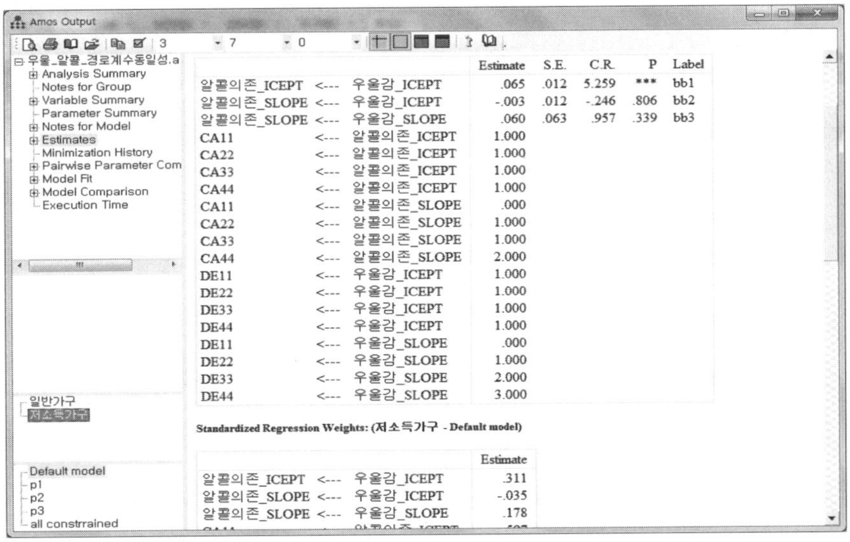

			Estimate	S.E.	C.R.	P	Label
알콜의존_ICEPT	<---	우울감_ICEPT	.065	.012	5.259	***	bb1
알콜의존_SLOPE	<---	우울감_ICEPT	-.003	.012	-.246	.806	bb2
알콜의존_SLOPE	<---	우울감_SLOPE	.060	.063	.957	.339	bb3
CA11	<---	알콜의존_ICEPT	1.000				
CA22	<---	알콜의존_ICEPT	1.000				
CA33	<---	알콜의존_ICEPT	1.000				
CA44	<---	알콜의존_ICEPT	1.000				
CA11	<---	알콜의존_SLOPE	.000				
CA22	<---	알콜의존_SLOPE	1.000				
CA33	<---	알콜의존_SLOPE	1.000				
CA44	<---	알콜의존_SLOPE	2.000				
DE11	<---	우울감_ICEPT	1.000				
DE22	<---	우울감_ICEPT	1.000				
DE33	<---	우울감_ICEPT	1.000				
DE44	<---	우울감_ICEPT	1.000				
DE11	<---	우울감_SLOPE	.000				
DE22	<---	우울감_SLOPE	1.000				
DE33	<---	우울감_SLOPE	2.000				
DE44	<---	우울감_SLOPE	3.000				

Standardized Regression Weights: (저소득가구 - Default model)

			Estimate
알콜의존_ICEPT	<---	우울감_ICEPT	.311
알콜의존_SLOPE	<---	우울감_ICEPT	-.035
알콜의존_SLOPE	<---	우울감_SLOPE	.178

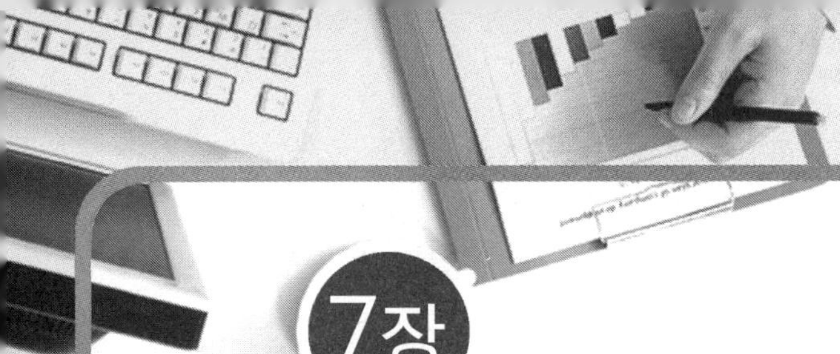

7장

구조방정식 논문 실전 Ⅵ

니코틴의존도와 평균흡연량의 자기회귀교차지연 효과 검증

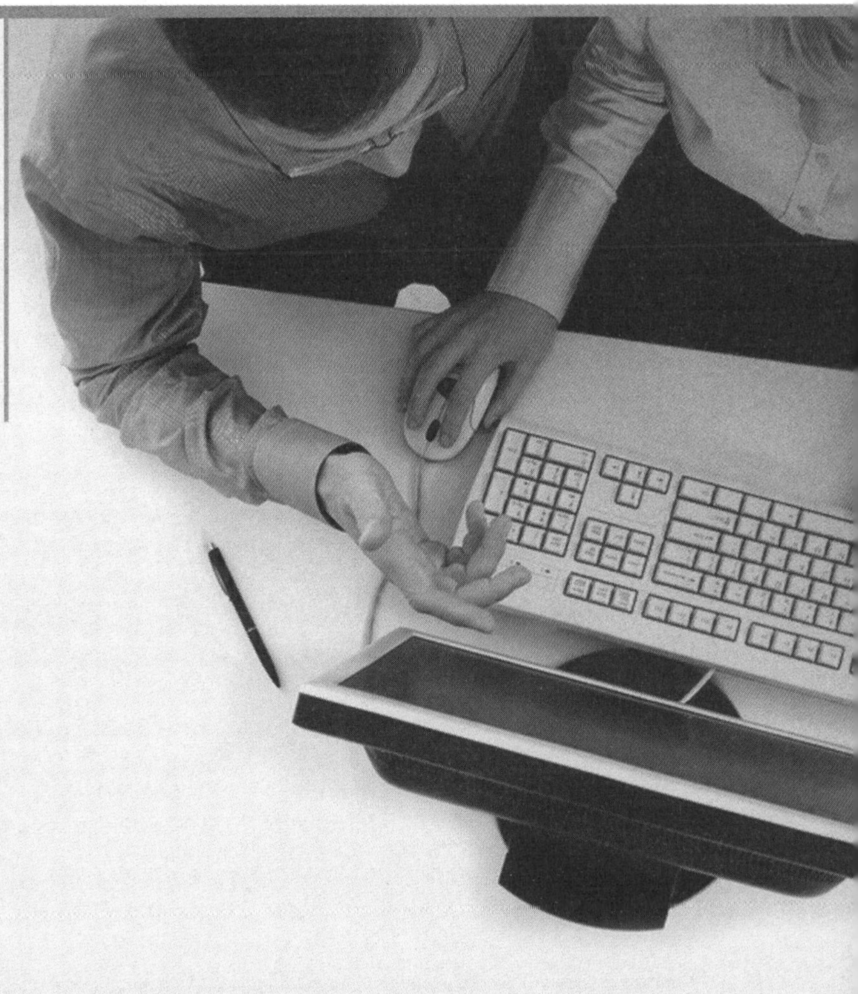

● **주요 내용**

1. 서론
2. 연구 대상 및 방법
3. 결과
4. 고찰

구조방정식 논문 분석 내용

<table>
<tr><th colspan="2">연구 절차</th><th>분석 내용</th></tr>
<tr><td colspan="2">문제 인식(서론)</td><td></td></tr>
<tr><td rowspan="3">연구 대상 및 방법</td><td>연구문제 및 연구모형</td><td>– 연구모형(자기회귀교차지연 모형) 구성</td></tr>
<tr><td>연구 대상</td><td></td></tr>
<tr><td>통계적 분석 방법</td><td></td></tr>
<tr><td rowspan="3">결과</td><td>변인들의 기술통계 및 상관관계</td><td>– 기술통계 산출
– 상관관계 산출</td></tr>
<tr><td>연구모형 검증</td><td>– 자기회귀교차지연 모형 검증
– 기본모형과 자기회귀교차지연 모형 모수 추정치</td></tr>
<tr><td>니코틴의존도와 평균흡연량 변화궤적</td><td>– 무조건 모델 설정
– 조건 모형 설정
– 경로 간 계수 비교</td></tr>
</table>

1 서론1)

1980년 최고점에 달하던 우리나라의 성인 흡연율(남자: 79.3%, 여자: 12.6%)은 1995년 국민건강증진법 제정과 2004년 12월 담배가격 인상과 더불어 금연구역 확대, 금연클리닉, 금연 상담전화, 금연 홍보 및 교육 등 다양하고 강력한 금연정책의 결과로 2011년 6월 현재 성인남자 흡연율은 39.0%, 성인여성 흡연율은 1.8%로 낮아진 것으로 나타났다. 그러나 보건복지부는 OECD 국가들에 비해 매우 높은 흡연율을 획기적으로 감소시키기 위해 가격·비가격 정책을 포함한 포괄적인 정책의 추진을 계획하고 있다. 흡연이 건강에 해롭다는 것을 알면서도 금연이 어려운 이유는 담배에 포함된 니코틴의 중독성 때문이다 [1]. 니코틴의존도는 흡연에 대한 중독 정도를 나타내며 WHO는 흡연을 질병으로 보고 니코틴 중독을 치료한 개념으로 접근하고 있다. 이런 이유로 그동안 니코틴의존도와 관련한 연구는 니코틴의존도와 흡연량의 관계에 대한 연구가 많이 있어 왔다. Benowitz 등 [2]과 Grunberg 등 [3]은 니코틴의존 여성의 경우 니코틴의존 남성의 경우보다 흡연량이 적은 것으로 설명하고 있다. Rosenbaum 등 [4]은 흡연량이 많아지면 니코틴의존도가 높아지고 니코틴의존도가 높은 사람은 금연을 시도할 때 금단증상이 심해 실패할 가능성이 높기 때문에 니코틴의존도가 금연성공에 영향을 미치는 중요한 요인이라고 설명하였다. Rigotti [5]는 흡연의 원인이 니코틴의존성과 관련이 있고, Carlson 등 [6]은 금연성공의 예측인자로 흡연량과 니코틴의존도를 밝힌 바 있다. Balfour 등 [7]은 니코틴대체요법이 금연을 도와줄 뿐만 아니라, 흡연량을 줄이는 것으로 설명하였다. Levshin 등 [8]은 과거금연시도 횟수, 하루흡연량, 니코틴의존도, 금연동기 정도가 금연성공과 관련이 된다고 보고하였다. Lee ES 등 [9]의 연구에서는 하루 담배 개비수와 니코틴의존도는 금연 성공자에게 낮게 나왔고, 서경현 등 [10]은 금연에 성공한 사람들이 실패한 사람들보다 하루 흡연량이 적고 니코틴의존도가 낮다는 것을 설명하였으며, 흡연량이나 니코틴의존도는 단기간의 금연성공과는 관련이 있었지만 장기간의 금연유지와는 관계가 없는 것으로 설명하였다.

---

1) 본 논문은 'Tae Min Song, Ji-Young An, Laura L. Hayman, Gye Soo Kim, Ju Yul Lee, Hae Lan Jang. A Three Year Autoregressive Cross-Lagged Panel Analysis on Nicotine Dependence and Average Smoking. Healthc Inform Res. 2012 June;18(2):115-124.'에 게재된 내용을 기초로 하였다.

송태민 등 [11]은 보건소 금연클리닉 신규등록자와 재등록자에게 니코틴의존도가 낮을수록 6개월 금연성공률이 높게 나타났다. Christina 등 [12]은 청소년 니코틴의존 및 흡연궤적 연구를 통하여 청소년 흡연은 니코틴의존도와 관련이 있다는 기존의 연구([13][14][15][16])를 지지하였다. 송태민 등 [1]은 니코틴의존도 변화에 개인 간 차이를 발견하였고, 금연성공 경험이 니코틴의존도를 더욱 감소시키는 것을 밝혔다. S. Park 등 [17]은 니코틴의존도와 하루흡연량은 최초흡연연령, 흡연기간, 음주문제, BMI, 그리고 거주지와 관련이 있다고 밝혔다. 한편, 니코틴의존도를 측정하는 방법으로 Heatherton 등 [22]이 수정한 FIND(Fagerstrom Test for Nicotine Dependence [23])를 오늘날 가장 많이 사용되고 있다. 수정한 FIND 설문지는 총 6개의 질문으로 구성되며, 우리나라의 보건소 금연클리닉에서도 수정한 FIND 설문지를 이용하여 흡연자의 니코틴의존도를 파악하고 있다.

앞에서 살펴본 바와 같이 기존의 대부분의 연구가 횡단면 자료를 이용하여 니코틴의존도와 흡연량의 관련성을 밝히는 연구라는 한계점이 있다. 따라서 한 시점에서 자료를 수집하여 니코틴의존도와 흡연량 간의 관련성을 볼 수 있을 뿐, 구체적으로 두 변인 간의 인과적 방향성을 검정하는 데는 한계가 있다. 본 연구는 3년간 금연을 시도한 패널자료를 이용하여 니코틴 중독와 흡연량 중 어떤 변인이 다른 변인에 더 영향을 미치는지에 대하여 검정하고, 두 변인의 인과관계를 통해 효과적인 금연 방법을 모색하는 데 있다.

2 연구 대상 및 방법

2.1 연구문제 및 연구모형

본 연구의 구체적인 연구문제는 다음과 같다.

[연구문제 1] 니코틴의존도는 시간의 경과에 따라 안정적인가?

[연구문제 2] 평균흡연량은 시간의 경과에 따라 안정적인가?

[연구문제 3] 니코틴의존도가 평균흡연량에 미치는 영향은 어떠한가?

[연구문제 4] 평균흡연량이 니코틴의존도에 미치는 영향은 어떠한가?

연구문제 1~연구문제 4는 **자기회귀교차지연 모형**을 통하여 검정할 수 있다.

[그림 7-1] 연구모형(니코틴의존도와 평균흡연량의 자기회귀교차지연 모형)

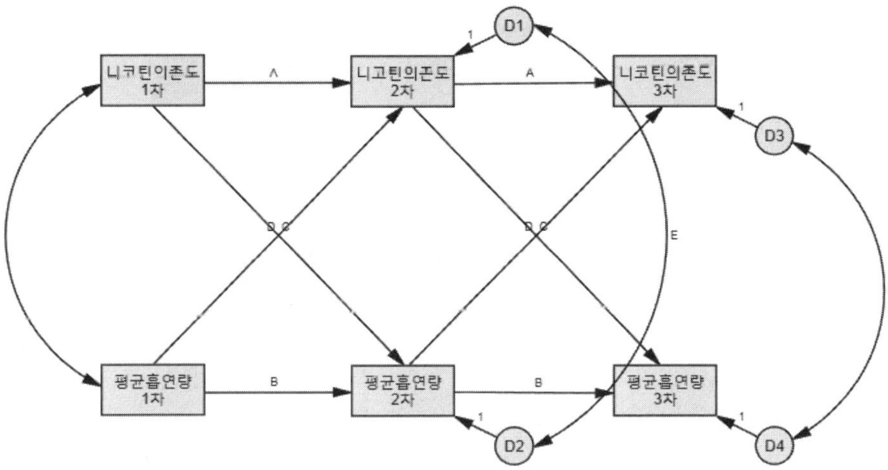

(◐ 1. 연구모형(니코틴의존도와 평균흡연량 사이의 자기회귀교차지연 모형) 구성)

2.2 연구 대상

연구 자료는 전국 보건소 금연클리닉에서 2005년 7월 16일부터 2008년 7월 15일까지 중앙 전산관리시스템에 입력한 자료를 활용하였다. 3년 동안 711,862명이 신규 및 재등록 하였으며, 그 중에서 3년 동안 지속 등록 관리된 흡연자 860명을 패널로 구축하여 분석하였다. 본 연구모형의 측정 도구로는 니코틴의존도는 수정된 FIND 설문지[2])를 사용하였으며 평균흡연량은 금연클리닉을 방문하기 전까지 지속적으로 흡연을 한 기간에 대한 하루 평균흡연량(개비)을 사용하였다.

---

2) 10점 만점의 6개 항목(하루 흡연량, 아침 첫 담배 흡연유무, 금연구역 흡연욕구, 하루 중 흡연욕구 시기, 오전과 오후 중 흡연욕구, 질병중인 경우 흡연욕구)으로 구성되어 있다.

2.3 통계적 분석 방법

니코틴의존도와 평균흡연량 간의 종단관계를 알아보기 위하여 자기회귀교차지연 모형(Autoregressive Cross-Lagged Modeling: ARCL)을 실시하였다. 자기회귀교차지연 모형의 핵심은 [t]시점의 값이 이전 시점인 [t−1] 시점의 값에 의해 설명되어진다는 것이다 [18]. 자기회귀교차지연 모형의 분석을 위해서는 '측정 동일성→경로 동일성→ 오차분산 동일성'의 순으로 검정되어야 한다 [19][3]. 측정 동일성은 종단연구에서 각 시점에서 측정한 개념에 대해 측정한 것인지 시간에 따라 변화된 개념을 측정하였는지를 검정하기 위해 실시하는 것으로 각 동일 문항(측정변수)의 요인적재치를 동일하게 제약하는 것이다. 본 연구에서는 하나의 관측변수를 사용하였기 때문에 측정 동일성 검정은 실시하지 않았다. 경로 동일성 검정은 각 관측변수의 회귀계수가 시간에 따라 동일한 것이지 검정하는 것으로 시점 [t−1]의 변수가 시점 [t]의 변수에 영향을 주는 효과(회귀계수)와 시점 [t]의 변수가 시점 [t+1]의 변수에 주는 효과(회귀계수)가 동일한지를 통해 경로 동일성을 검증하며, 이 회귀계수를 안정도계수(Stability Coefficient)로 해석 할 수 있다 [18][19]. 오차공분산 동일성 검정은 각 시점에서 설정된 오차 간의 공분산을 동일하게 제약하는 것이다. 검정모형의 적합도를 평가하기 위하여 χ^2검정과 적합도 지수를 고려하였다. 여러 적합도 지수 중에서 본 연구는 증분적합지수(Incremental Fit Index)인 CFI(Comparative Fit Index), NFI(Normed Fit Index), TLI(Tucker-Lewis Index)와 절대적합지수(Absolute Fit Index)인 GFI(Goodness Fit Index)와 RMSEA(Root Mean Squared Error of Approximation)를 사용하였다. 일반적으로 CFI를 비롯한 증분적합지수들은 0.9보다 크면 모형 적합도가 양호하다고 해석한다 [20]. GFI는 0~1 사이의 값을 가지며 보통 0.9 이상이면 양호한 수준이라고 할 수 있다. RMSEA는 대표본이나 다수의 관측변수들로 인해 발생하는 χ^2통계량의 문제점을 보완하기 위해 개발된 적합지수이다. 일반적으로 RMSEA가 .05 이하면 매우 좋고, 0.8 이하면 양호하고, 1.0 이하면 보통인 것으로 판단한다 [21]. 본 연구의 분석을 위해 기술통계와 평균분석은 SPSS 19.0을 사용하였고, 본 분석의 핵심인 자기회귀교차지연 모형의 분석은 구조방정식모형 분석용 프로그램인 Amos 20.0을 사용하였다.

3) 자기회귀교차지연 모형의 보다 자세한 설명은 '김주환, 김민규, 홍세희(2009). 구조방정식모형으로 논문쓰기. p310-362'를 참조하기 바란다.

3 결과

3.1 변인들의 기술통계 및 상관관계

연차별 **니코틴의존도와 평균흡연량의 기술통계치**는 <표 7-1>과 같다. 니코틴의존도와 평균흡연량의 연차별 변인들의 왜도는 절대값 3 미만, 첨도는 절대값 10 미만으로 정규성 가정[4]을 충족하는 것으로 나타나 변수의 분포는 구조방정식의 자기회귀교차지연 모형을 수행하는 데 문제가 없는 것으로 나타났다.
(◐ 2. 니코틴의존도와 평균흡연량 기술통계 실행)

<표 7-1> 연차별 니코틴의존도와 평균흡연량의 기술통계

(N=860)

구분	최소값	최대값	왜도	첨도	평균	표준편차
니코틴의존도1차	0	10	-.260	-.704	5.45	2.47
니코틴의존도2차	0	10	.986	2.33	5.22	2.46
니코틴의존도3차	0	10	-.214	-.708	4.95	2.54
평균흡연량1차	0	80	1.216	3.067	22.00	10.39
평균흡연량2차	0	70	.986	2.327	20.45	9.58
평균흡연량3차	0	80	1.197	3.945	20.37	9.79

자기회귀교차지연 모형을 분석하기 위해 3개년에 걸친 **니코틴의존도와 평균흡연량의 상관관계**를 살펴보면 <표 7-2>와 같이 모든 변인들이 강한 정(+)적인 상관관계가 있는 것으로 나타났다. (◐ 3. 니코틴의존도와 평균흡연량의 상관관계)

4) 구조방정식모델은 다변량 정규성을 가정하고 있기 때문에 관측변수들이 정규분포를 따른다는 가정 하에 분석이 진행된다. 정규성 분포에서 중요한 것은 왜도(Skewness)와 첨도(Kurtosis)로 다변량 정규성을 검토하였을 때 모든 변수의 왜도는 절대값 3을, 첨도는 8 또는 10을 초과하면 극단적이 문제가 있는 것으로 본다 [24].

<표 7-2> 연차별 니코틴의존도와 평균흡연량의 상관관계

	니코틴의존도 1차	니코틴의존도 2차	니코틴의존도 3차	평균흡연량 1차	평균흡연량 2차	평균흡연량 3차
니코틴의존도1차	1					
니코틴의존도2차	.540***	1				
니코틴의존도3차	.477***	.652***	1			
평균흡연량1차	.579***	.391***	.388***	1		
평균흡연량2차	.351***	.559***	.402***	.595***	1	
평균흡연량3차	.354***	.445***	.597***	.488***	.544***	1

*** $p<.001$

3.2 니코틴의존도와 평균흡연량 사이의 자기회귀교차지연 모델 검증

경로 동일성과 오차공분산 동일성을 검증하기 위해 다음과 같이 6개의 경쟁모형을 설정하였다.

모형 1: [그림 7-1]에 제시된 어떠한 제약도 가하지 않은 기본모형
모형 2: 니코틴의존도의 자기회귀 계수(A)에 대해 동일성 제약을 가한 모형
모형 3: 평균흡연량의 자기회귀 계수(B)에 대해 동일성 제약을 가한 모형
모형 4: 니코틴의존도에 대한 평균흡연량의 교차회귀 계수(C)에 동일성 제약을 가한 모형
모형 5: 평균흡연량에 대한 니코틴의존도의 교차회귀 계수(D)에 동일성 제약을 가한 모형
모형 6: 니코틴의존도와 평균흡연량의 오차공분산 사이(E)에 동일성 제약을 가한 모형

위의 6개의 모형 중에서 최적의 모형을 찾기 위해 모형 1에서 모형 6까지 순차적으로 비교를 하였다. 각 모형은 서로 내재된(nested)된 관계이므로 모형비교에 χ^2 검정을 적용할 수 있지만 χ^2가 표본크기에 민감하기 때문에 [18], 본 연구에서의 모형비

교는 다른 적합도 지수(GFI, NFI, CFI, TLI, RMSEA)를 사용하였다. 동일화 제약을 가하여서 적합도 지수(GFI, NFI, CFI, TLI, RMSEA)가 나빠지지 않으면 동일성이 성립된 것으로 해석하였다. <표 7-3>과 같이 경로 'A~E'에 동일화 제약을 계속 추가해도 모형의 적합도가 나빠지지 않아 모든 경로의 이전 시점 [t−1]이 이후 시점 [t]에 주는 영향력의 정도가 시점 [t]가 시점 [t+1]에 주는 영향력의 정도는 같은 것으로 나타났다. 오차공분산을 동일하게 제약한 모형 6도 모형 5와 비교하여 큰 차이를 보이지 않았다. 따라서 모형의 간명성을 고려한 모형 6을 최종모형으로 선정하였다.

<표 7-3> **자기회귀교차지연 모형의 적합도 비교**

모형	χ^2	df	GFI	NFI	CFI	TLI	RMSEA
모형 1	66.948	4	.975	.972	.973	.899	.135
모형 2	75.757	5	.973	.968	.970	.909	.128
모형 3	89.645	6	.968	.962	.964	.911	.127
모형 4	95.431	7	.966	.959	.962	.919	.121
모형 5	97.078	8	.965	.959	.962	.929	.114
모형 6	97.262	9	.965	.959	.962	.937	.107

최종으로 선정된 모형 6과 동일성 제약을 가하지 않은 기본모형의 경로계수는 <표 7-4>와 같다. <표 7-4>의 동일성 제약모형(모형 6)의 경로계수를 살펴보면 시간변화에 따른 니코틴의존도와의 관계는 강한 정적인 관계를 가지고 있으며, 시간변화에 따른 평균흡연량과의 관계도 강한 정적인 관계를 가지고 있다. 시간변화에 따른 니코틴의존도와 평균흡연량 간의 교차관계는 강한 정적인 관계를 가지고 있으며, 시간변화에 따른 평균흡연량과 니코틴의존도 간의 교차관계도 강한 정적인 관계를 가지고 있는 것으로 나타났다. 그리고 평균흡연량이 니코틴의존도에 미치는 영향(β=.109, .101)이 니코틴의존도가 평균흡연량에 미치는 영향(β=.085, .089)보다 높게 나타났다. 따라서 니코틴의존도와 평균흡연량의 자기회귀교차지연 모형을 통한 통계적 인과관계의 확인이 가능한 것으로 볼 수 있다.

(➲ 4. 니코틴의존도와 평균흡연량 사이의 자기회귀교차지연 모형 검증)

<표 7-4> 기본모형과 자기회귀교차지연 모형 6의 모수 추정치

경로	기본모형		동일성 제약모형	
	B(β)	CR	B(β)	CR
니코틴의존도1차 → 니코틴의존도2차	.588(.589)	17.531**	.521(.523)	21.198**
니코틴의존도2차 → 니코틴의존도3차	.444(.429)	12.689**	.521(.500)	21.198**
평균흡연량1차 → 평균흡연량2차	.435(.472)	13.495**	.532(.550)	23.688**
평균흡연량2차 → 평균흡연량3차	.635(.621)	19.957**	.532(.562)	23.688**
니코틴의존도1차 → 평균흡연량2차	.459(.118)	3.382**	.345(.085)	3.700**
니코틴의존도2차 → 평균흡연량3차	.219(.055)	1.770*	.345(.089)	3.700**
평균흡연량1차 → 니코틴의존도2차	.002(.010)	.297	.026(.109)	4.372**
평균흡연량2차 → 니코틴의존도3차	.055(.206)	6.092**	.026(.101)	4.372**

** $p<.001$, * $p<.1$, B: 비표준화계수, β: 표준화계수

(◐ 5. 기본모형과 동일성 제약모형의 모수 추정치 확인)

3.3 니코틴의존도와 평균흡연량의 변화궤적

니코틴의존도와 평균흡연량의 변화궤적을 살펴보기 위하여 잠재성장모형을 구축하였다. **니코틴의존도는 선형 변화모형**이며 **평균흡연량도 선형 변화모형**으로 분석되었다(표 7-5). 니코틴의존도의 적합도는 χ^2를 제외하고 모든 적합도에서 적합한 것으로 나타났으며, 평균흡연량은 χ^2와 RMSEA를 제외하고 모든 적합도에서 높게 나타났다.

(◐ 6. 니코틴의존도 잠재성장모형 구축(무조건 모델 설정)

(◐ 7. 평균흡연량 잠재성장모형 구축(무조건 모델 설정)

<표 7-5> 니코틴의존도와 평균흡연량의 잠재성장모형 분석 결과

	변화율 요인계수	χ^2	NFI	TLI	CFI	RMSEA	초기치 평균, 분산	변화율 평균, 분산	공분산
니코틴의존도	0, 1, 2	6.23	.991**	.996**	.996**	.035**	5.45, 3.79**	-.25, .37**	-.34**
평균흡연량	0, 1, 2	37.27	.954**	.957**	.957**	.115	21.76, 68.06**	-.82, 9.12**	-9.90**

**: $p<0.01$, *: $p<.05$

[그림 7-2] 니코틴의존도와 평균흡연량 변화궤적

니코틴의존도: 선형모형	평균흡연량: 선형모형

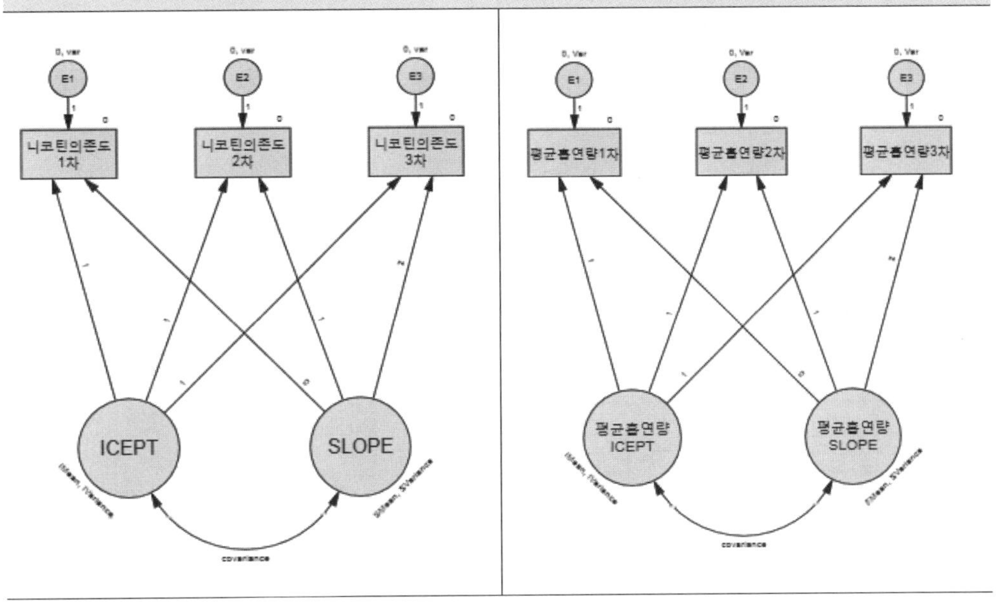

<표 7-5>와 같이 니코틴의존도의 변화궤적은 선형모형으로 3차년도까지 꾸준히 감소하였으며, 니코틴의존도의 초기치의 평균값은 5.454로 시간이 지남에 따라 해마다 평균 -.247씩 감소하였다. 그리고 초기치와 변화율의 변량(분산)이 모두 통계적으로 유의미하여 니코틴의존도의 초기치의 평균은 개인 간 유의미한 차이를 가지고 있으며, 그 변화율 또한 유의미한 개인 간 차이가 있음을 보여준다. 또한 초기값과 변화율 간의 상관계수가 -.288로 니코틴의존도의 초기값이 높을수록 감소속도가 낮고, 초기치가 낮을수록 감소폭이 크게 나타났다. 평균흡연량의 변화궤적은 선형모형으로 3차년도까지 꾸준히 감소하였으며, 평균흡연량의 초기치의 평균값은 21.758로 시간이 지남에 따라 해마다 평균 -.817씩 감소하였다. 그리고 초기치와 변화율의 변량(분산)이 모두 통계적으로 유의미하여 평균흡연량의 초기치의 평균은 개인 간 유의미한 차이를 가지고 있으며, 그 변화율 또한 유의미한 개인 간 차이가 있음을 보여준다. 또한 초기값과 변화율 간의 상관계수가 -.398로 평균흡연량의 초기값이 높을수록 감소속도가 낮고, 초기치가 낮을수록 감소폭이 크게 나타났다.

3.4 니코틴의존도의 변화에 대한 예측요인 분석

송태민 등의 연구 [1] 결과와 니코틴의존도와 평균흡연량 간의 상관관계 분석을 근거로 [그림 7-3]과 같은 **조건 모형을 설정**하여 금연성공여부와 평균흡연량이 니코틴의존도의 시간별 변화 형태에 미치는 영향을 분석하였다.

[그림 7-3] 금연성공여부와 평균흡연량이 니코틴의존도의 변화 형태에 미치는 영향

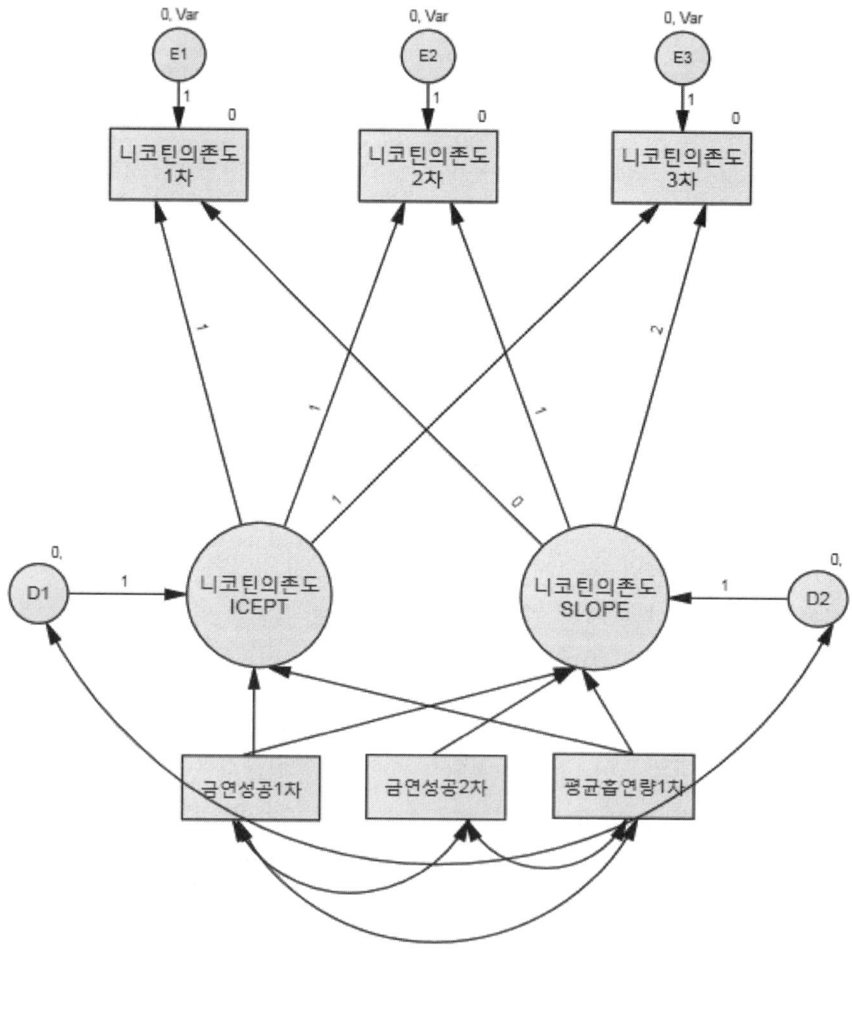

조건 모형을 검증한 결과 χ^2(55.410, df =3)를 제외한 모든 적합도에서 적합한 것으로 나타났다(NFI=.952, CFI=.957, TLI=.909, RMSEA=.090). 금연성공여부와 평균흡

연량이 니코틴의존도의 초기치와 변화율에 미치는 회귀계수는 <표 7-6>과 같다.
(◎ 8. 니코틴의존도 변화에 대한 예측요인 분석)

<표 7-6> 금연성공여부와 평균흡연량이 니코틴의존도의 초기치와 변화율의 경로계수

경로	B	β	S.E.	C.R.	P
1차금연성공 → 니코틴의존도 초기치	-.347	-.085	.145	-2.402	*
1차금연성공 → 니코틴의존도 변화율	-.234	-.183	.089	-2.635	**
2차금연성공 → 니코틴의존도 변화율	-.239	.194	.074	-3.228	**
1차평균흡연량 → 니코틴의존도 초기치	.128	.684	.007	19.345	**
1차평균흡연량 → 니코틴의존도 변화율	-.025	-.425	-.004	-6.185	**

** $p<.01$, * $p<.05$

1차 금연성공은 니코틴의존도의 초기치에는 부(−)의 유의한 영향을 나타내었고(β=−.085, $p<.05$), 변화율에는 부(−)의 유의한 영향을 나타내어(β=−.183, $p<.01$) 1차 금연성공자의 경우 니코틴의존의 초기값이 낮고, 시간이 지남에 따라 니코틴의존은 감소하였다. 2차 금연성공은 니코틴의존도의 변화율에 부(−)의 유의한 영향(β=−.194, $p<.05$)을 주었으며 2차년도 금연성공자는 시간이 지남에 따라 니코틴의존도가 감소하였다. 1차 평균흡연량은 니코틴의존도의 초기치에는 정(−)의 유의한 영향을 나타내었고(β=.684, $p<.01$), 변화율에는 부(−)의 유의한 영향을 나타내어(β=−.425, $p<.01$) 평균흡연량이 많은 사람이 초기에 니코틴의존도가 높고, 시간이 지남에 따라 니코틴의존은 감소하였다.

3.5 니코틴의존도의 변화에 대한 예측요인의 경로 간 계수 비교

한 모델 내에서의 경로 간 계수의 크기에 대한 비교는 비제약모델(Unconstrained Model)과 비교 대상 경로에 동일성 제약을 가한 등가제약모델(Equal Constrained Model) 간 χ^2 차이를 비교함으로써 가능하다 [21]. 본 연구의 니코틴의존도 잠재성장 조건부모형에서 '1차금연성공 → 니코틴의존도변화율'의 표준화 경로계수가 −.183(C.R.=−2.635)이고 '2차금연성공 → 니코틴의존도변화율'의 표준화 경로계수가 −.194(C.R.=−3.228)로 두 경로계수가 모두 통계적으로 유의미하게 나타났으나 '2차금연성공→니코틴의존도변화율' 경로계수가 '1차금연성공→니코틴의존도변화율' 경로계수보다 더 강하게 영향을 미친다는 결론은 내릴 수 없다. 따라서 두 경로계수 간 비교를 통하여 경로 간 유의한 차이가 있는지를 검증해야 한다.

(➲ 9. 경로 간 계수 비교)

<표 7-7> **비제약모델과 제약모델의 경로계수 차이 비교**

모형	χ^2	df	$\Delta\chi^2$	Δdf
비제약모델	55.410	7		
제약모델	55.412	8	.002	1

<표 7-7>과 같이 $\Delta\chi^2$=.002로 자유도 1에서의 χ^2=3.85(유의수준: .05)보다 작기 때문에 두 경로계수 간에는 통계적으로 유의한 차이가 없는 것으로 나타났다. 따라서 '1차금연성공→니코틴의존도변화율' 경로계수가 '2차금연성공→니코틴의존도변화율' 경로계수는 통계적으로 유의한 차이가 없다.

4 고찰

본 연구는 자기회귀교차지연 모형을 종단자료에 적용하여 시간에 따른 니코틴의존도와 평균흡연량의 인과관계를 정확히 밝히는 데 있다. 앞에서 제시된 연구문제에 대한 구체적인 결과는 다음과 같다.

첫 번째 연구문제는 니코틴의존도는 시간의 경과에 따라 안정적인 것으로 나타났다. 세 시점의 니코틴의존도를 측정한 결과, 이전 시점의 니코틴의존도가 이후 시점의 니코틴의존도에 미치는 영향이 유의한 것으로 나타났다. 즉, 흡연자들에게 니코틴의존도는 일시적인 현상이 아니라 지속적으로 나타나는 현상이라는 사실을 확인할 수 있다. 두 번째 연구문제는 평균흡연량은 시간의 경과에 따라 안정적인 것으로 나타났다. 따라서 평균흡연량도 니코틴의존도와 마찬가지로 흡연자들에게 일시적인 현상이 아니라 지속적으로 나타나는 것으로 볼 수 있다. 세 번째 연구문제는 니코틴의존도가 평균흡연량에 미치는 영향은 유의한 것으로 나타나, 니코틴의존도가 높으면 평균흡연량이 높은 것으로 나타났다. 또한, 니코틴의존도가 평균흡연량에 미치는 영향은 시간에 따라 변하지 않았다. 네 번째 연구문제는 평균흡연량이 니코틴의존도에 미치는 영향은 유의한 것으로 나타나 평균흡연량이 높으면 니코틴의존도가 높은 것으로 나타났으며, 시간에 따라 변하지 않는 것으로 나타났다. 또한, 평균흡연량이 니코틴의존도에 미치는 영향이 니코틴의존도가 평균흡연량에 미치는 영향보다 높게 나타나 평균흡연량이 니코틴의존도를 높이는 주된 원인임을 알 수 있었다. 본 연구의 주요 결과를 정리하면 니코틴의존도가 평균흡연량에 미치는 영향과 평균흡연량이 니코틴의존도에 미치는 영향이 유의한 것으로 나타났다. 이는 니코틴의존도와 평균흡연량의 관계를 증명한 기존의 연구 결과([2][3][4][9][10][17])를 지지하는 결과이다. 그리고 평균흡연량→니코틴의존도에 미치는 영향이 니코틴의존도→평균흡연량에 미치는 영향보다 크다는 것은 니코틴의존도를 낮추기 위해서는 평균흡연량을 줄이는 방법이 요구됨을 시사하고 있다. 따라서 보건소 금연클리닉에서는 니코틴의존도를 감소시키 위한 방안과 더불어 평균흡연량을 줄이기 위한 금연 프로그램의 도입이 필요할 것으로 본다.

연구의 제한점과 추후 연구를 위한 제언은 다음과 같다.

첫째, 이 연구의 니코틴의존도 측정은 FIND 설문 항목의 합을 사용하여 연차별 측정항목에 대한 타당성은 검증되지 않았다.

둘째, 이 연구에서 설정된 모델이 자료에 적합하였지만, 이 결과만으로 이 모델이 니코틴의존도에 미치는 영향을 타당하게 설명하는 유일한 모델이라는 것을 의미하지 않는다. 따라서 추후 연구에서는 니코틴의존도에 미치는 영향에 대한 설명력을 높이기 위하여 이론적으로 관계가 있을 것으로 기대되는 다른 변인들을 포함시켜 모형을 확장할 필요가 있을 것으로 본다.

참고 문헌

[1] Song TM, Lee JY, & An JY. (2010). Changes in smoking practices and the process of nicotine dependence. *Korean journal of health education and promotion*, 27(4):123-129.

[2] Benowitz, NL., & Jacob (1984). Daily intake of nicotine during cigarette smoking. Clin. Pharmacol. Ther. 35:499-504.

[3] Grunberg, N. E., Winders, S. E., & Webers, M. E. (1991). Gender differences in tobacco use. Health Psychol, 10(2):143-153.

[4] Rosenbaum P., & O'Shea R. (1992). Large-scale Study of Freedom from smoking clinics-factors in quitting. PHR, 107;150-155.

[5] Rigotti N. A. (2000). Clinical practice, treatment of tobacco use and dependence. *N Engl Med*, 346;506-512.

[6] Carlson, L. E., Taenzer, P., Koopmans, J., & Bultz, B. D., Eight-year follow-up of a community-based large group behavioral smoking cseeation intervention. *Addict Behav*, 25(5);725-741.

[7] D. Balfour, N. Benowitz, K. Fagerstrom, et al. (2000). Diagnosis and treatment of nicotine dependence with emphasis on nicotine replacement therapy. EHJ, 21;438-445.

[8] Levshin V., Radkevich N., Slepchenko N., & Droggachih V. (2006). Implementation and Evaluation of a smoking cessation group session program. Prev Cont, 2;39-47.

[9] Lee ES, & Seo HG. (2007). The factors associated with successful smoking cessation in Korea. JKAFM, 28;39-44.

[10] Suh KH, Kim KH, & Jun ID. (2008). The effect of cognitive behavioral therapy and nicotine replacement therapy centered smoking intervention and abstention factors. *Korean journal of health psychology*, 13(3): 705-726.

[11] Song TM, Lee JY, & Cho KS. (2008). The factors influencing on success of quitting smoking in new enrollees and re-enrollees in smoking cessation clinics. *Korean journal of health education and promotion*, 25(2):19-30.

[12] Christina N., Lessov-Schlaggar, Hyman Hops, & Janet Brignam, et al. (2008). Adolescent Smoking trajectories and nicotine dependence, Nicotine and Tobacco Research 2008:10(2);341-351.

[13] Everett, S. A., Warren, C. W., Sharp, D., Kann, L., & Husten, et al. (1999). Initiation of cigarette smoking and subsequent smoking behavior among US high school students.

PM, 29;327-333.

[14] Khuder, S. A., Dayal, H. H., & Mutgi, A. B.(1999). Age at smoking onset and its effect on smoking cessation. Addictive Behaviors, 24;673-677.

[15] Lando, H. A., Thai, D. T., Murray, D. M., & Robinson, L. A. et al. (1999). Age of Initiation, smoking patterns, and risk in a population of working adults. Preventive Medicine, 29;590-598.

[16] Robinson, M. L., Berlin, I., & Moolchan, E. T. (2004). Tobacco smoking trajectory and associated ethnic differences among adolescent smokers seeking cessation treatment. JAH, 35;217-224.

[17] S. Park, J.-Y. Lee, T.-M. Song, S.-I. Cho (2012). Age-associated changes in nicotine dependence. Public Health, doi:10.1016/j.puhe.2012.02.007.

[18] Hong SH, Park MS, & Kim WJ. (2007). Testing the autoregressive cross-lagged effects between adolescents' internet addiction and communication with parents: Multigroup analysis across gender. Korean journal of educational psychology, 21(1):129-143.

[19] Kim JH, Kim MK, & Hong SH. (2009). Write the paper as structural equation modeling. *CommunicationBooks*.

[20] Hu, L. -T., & Bentler, P. M. (1999). Cutoff criteria for fit indices in covariance structure analysis: Coventional criteria versus new alternatives. *Structural Equation Modeling*, 6, 1-55.

[21] Woo JP. (2012). The concept and understanding of structural equation modeling. *Hannarae academy*.

[22] Heatherton TF, Kozlowski LT, Frecker RC, & Fagerstrom KO. (1991). The Fagerstrom Test for Nicotine Dependence a revision of the Fagerstrom Tolerence Questionnaire. Br J Addict, Sep;86(9):1119-1127.

[23] Fagerstrom, K. O., & Schneider, N. G. (1989). Measuring nicotine dependence: A riview the Fagerstrom Tolerance questionaire. J Behav Med, 12(2);159-182.

[24] Kline, R. B. (2005). *Principles and Practice of Structural Equation Modeling*(2nd ed.). NY: Guilford Press.

1 니코틴의존도와 평균흡연량 사이의 자기회귀교차지연 모형 구성

1단계: [시작]-[프로그램]-[Amos 20]-[Amos Graphics]를 실행한다.

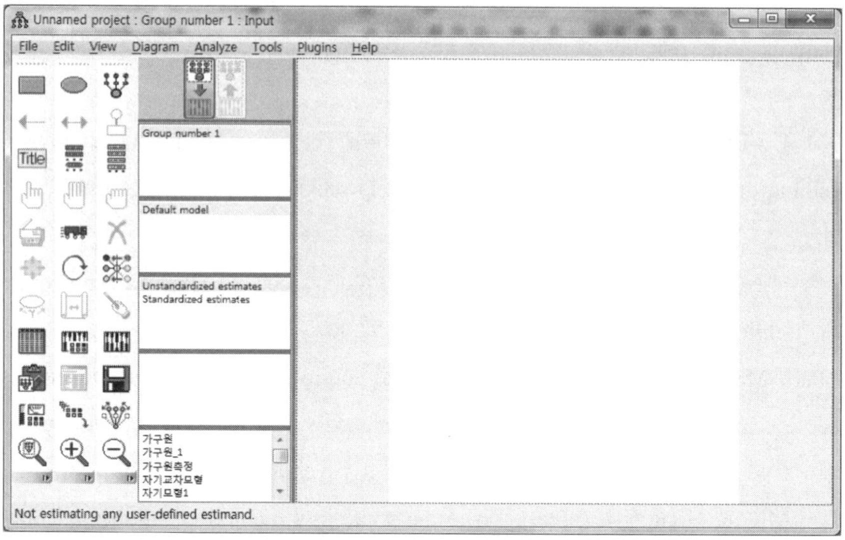

2단계: 아이콘 모음창에서 [관측변수] 아이콘을 클릭한 후, 모델 작업창의 적당한 위치에 마우스 포인터를 위치시키고 왼쪽 버튼을 누른 상태에서 대각선 우측 밑으로 끌어당기면 관측변수가 1개 생성된다.

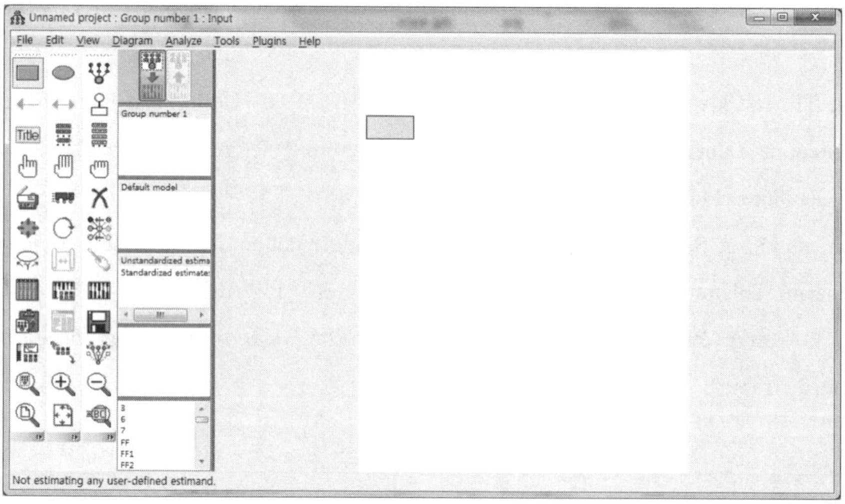

3단계: 아이콘 모음창에서 [복사] 아이콘을 클릭한 후, 몇 개의 관측변수를 복사한다(본 연구모델은 관측변수가 상단 3개, 하단 3개이므로 3개를 우선적으로 복사한다).

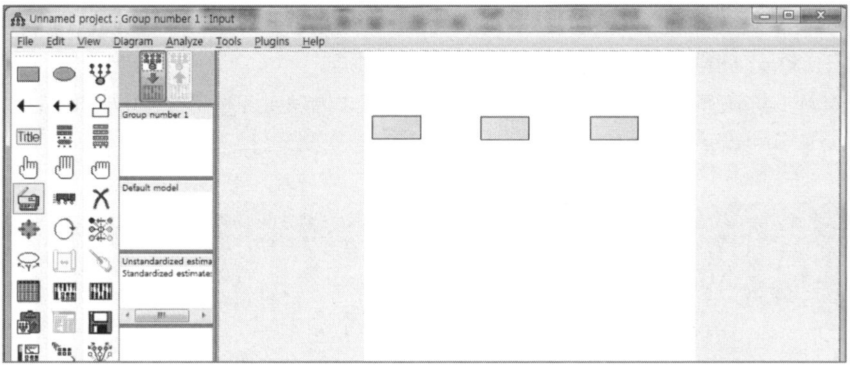

4단계: [집단선택] 아이콘을 클릭한 후, [복사] 아이콘을 이용하여 집단선택 된 관측변수 3개를 모델 작업창 하단으로 복사한 후, [집단선택해지] 아이콘을 클릭한다.

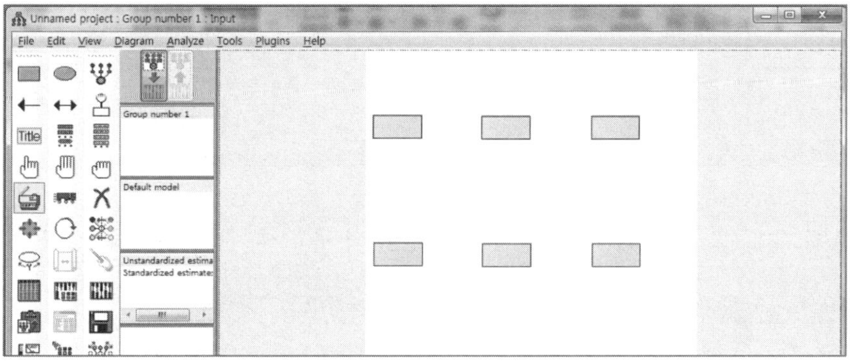

5단계: 자기회귀 교차경로를 [화살표] 아이콘으로 연결한다.

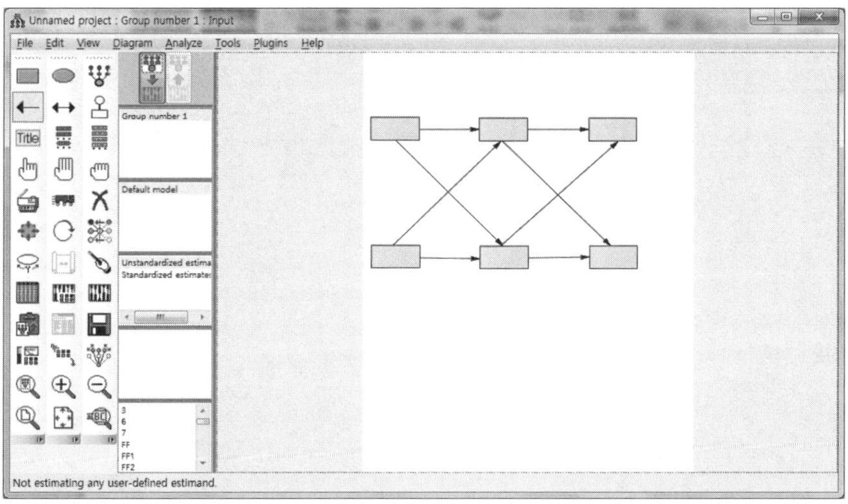

6단계: 구조오차를 생성한다.(본 연구의 니코틴과 흡연량 요인은 1개의 관측변수로 구성되어 관측변수의 오차인 측정오차는 없고, 내생변수에 대한 구조오차만 그리면 된다).

• 아이콘 모음창에서 [측정오차] 아이콘을 선택하여 [내생변수]를 더블클릭하면 구조오차가 발생하고, 계속 클릭하면 시계 방향으로 회전한다.

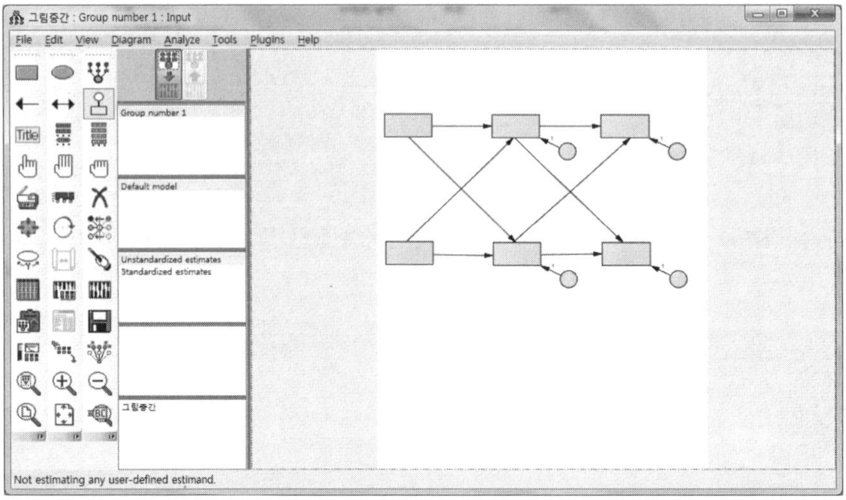

7단계: [공분산연결] 아이콘을 클릭하여 외생변수 간 공분산 연결과 구조오차 간의 공분산을 연결한다.

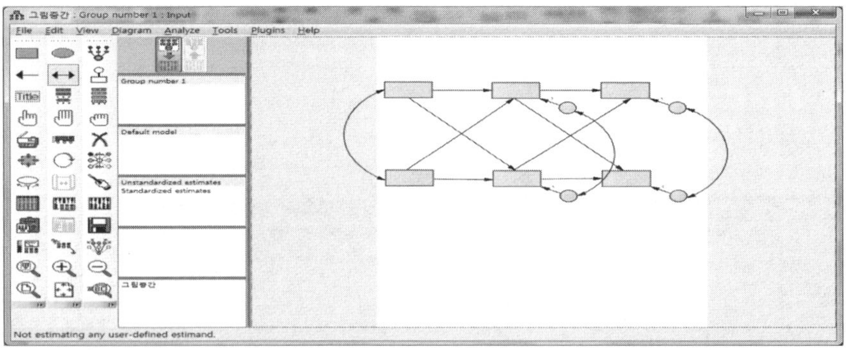

8단계: 데이터(니코틴의존도_최종.sav)를 모형에 연결시킨다,

• [File]−[Data Files]에서 지정

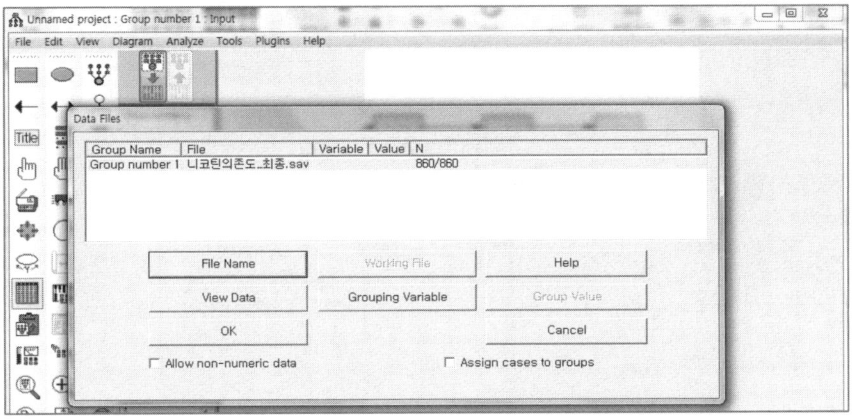

9단계: [데이터 변수목록] 아이콘을 선택하여 관측변수를 입력한다.

• 목록창에서 변수(v21w1∼v21w3, v9w1∼v9w3)를 드래그하여 관측변수의 위치에 맞게 차례로 끌어 놓기 한다. 구조오차의 변수명(D1∼D4)은 별도로 입력한다.

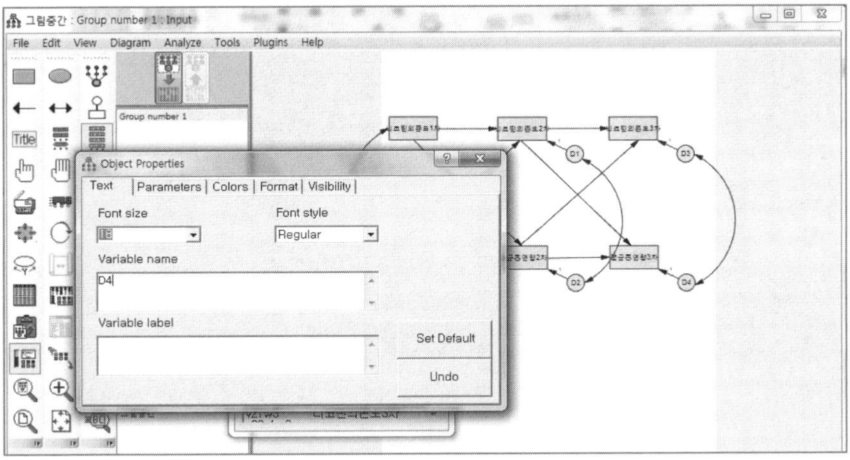

10단계: 관측변수를 더블클릭하여 [Object Properties]-[Text]-[Variable label]에서 변수명을 관측변수의 크기에 맞게 조정한다.

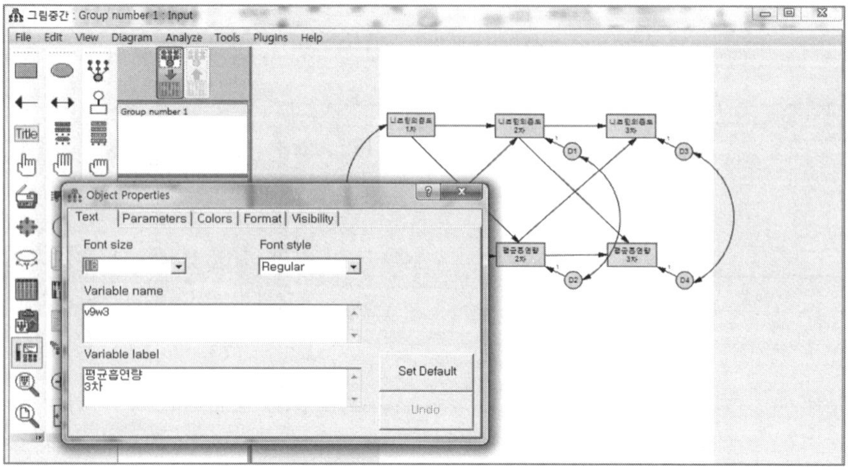

11단계: 자기회귀교차지연 모형을 저장한다.(자기모형1.amw)

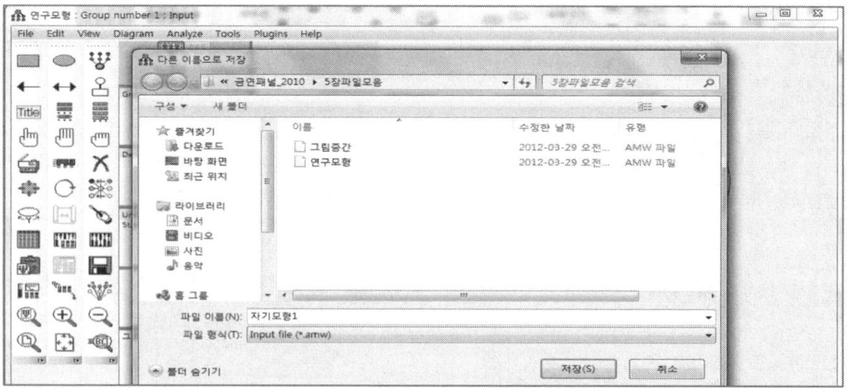

2 니코틴의존도와 평균흡연량 기술통계 실행

점수범위 산출을 위한 기술통계 실행을 위해 다음과 같은 순서에 따라 진행하면 [그림 7-1]과 같은 화면을 얻는다.

1단계: 데이터 불러오기: IBM SPSS Statistics 실행 → [파일] → [열기] → [데이터 열기(니코틴의존도_최종.sav)]
2단계: 기술통계 실행하기: [분석] → [기술통계량] → [기술통계] → [분석변수 지정] → [옵션 단추] → ['최소값', '최대값', '첨도', '왜도' 선택] → [계속 단추] → [확인 단추]

[그림 7-1] 기술통계 실행 초기화면

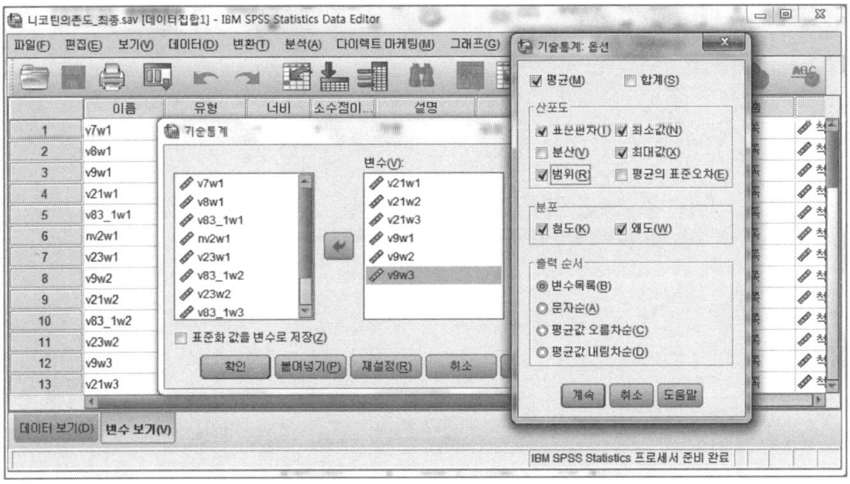

3단계: 결과표 분석
최소값, 최대값, 표준편차, 첨도, 왜도를 확인한다.

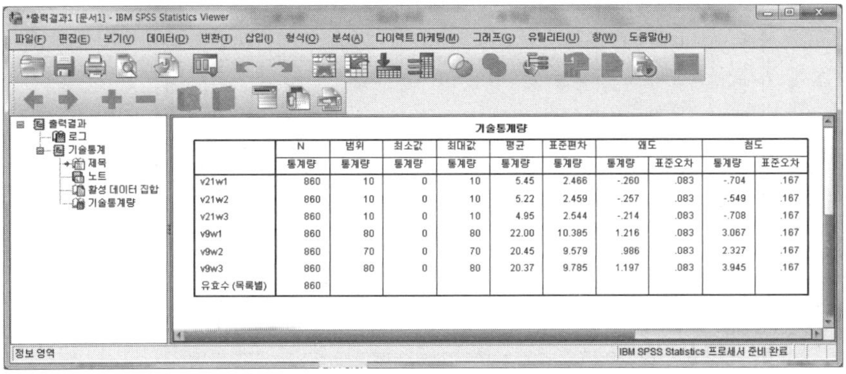

기술통계량

	N	범위	최소값	최대값	평균	표준편차	왜도		첨도	
	통계량	통계량	통계량	통계량	통계량	통계량	통계량	표준오차	통계량	표준오차
v21w1	860	10	0	10	5.45	2.466	-.260	.083	-.704	.167
v21w2	860	10	0	10	5.22	2.459	-.257	.083	-.549	.167
v21w3	860	10	0	10	4.95	2.544	-.214	.083	-.708	.167
v9w1	860	80	0	80	22.00	10.385	1.216	.083	3.067	.167
v9w2	860	70	0	70	20.45	9.579	.986	.083	2.327	.167
v9w3	860	80	0	80	20.37	9.785	1.197	.083	3.945	.167
유효수 (목록별)	860									

3 니코틴의존도와 평균흡연량의 상관관계

1단계: 데이터 불러오기: IBM SPSS Statistics 실행 → [파일] → [열기] → [데이터 열기(니코틴의존도_최종.sav)]

2단계: 상관관계 실행하기: [분석] → [상관분석] → [이변량 상관계수] → [분석 변수 지정] → [확인 단추]

[그림 7-2] 이변량 상관계수 실행 초기화면

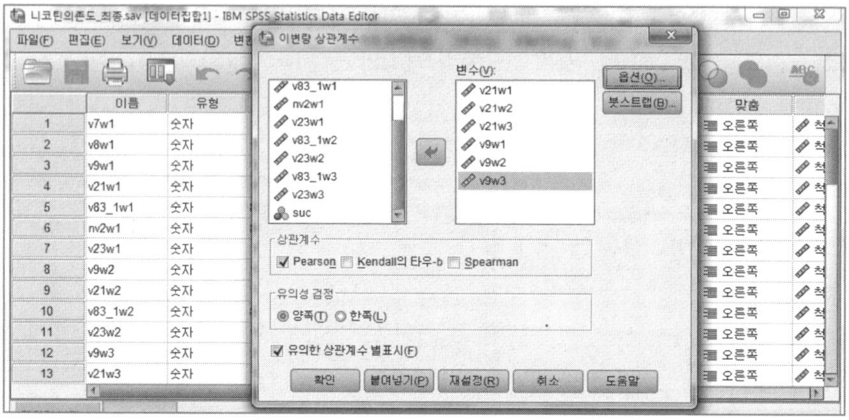

3단계: 결과표 분석

상관계수를 확인한다.

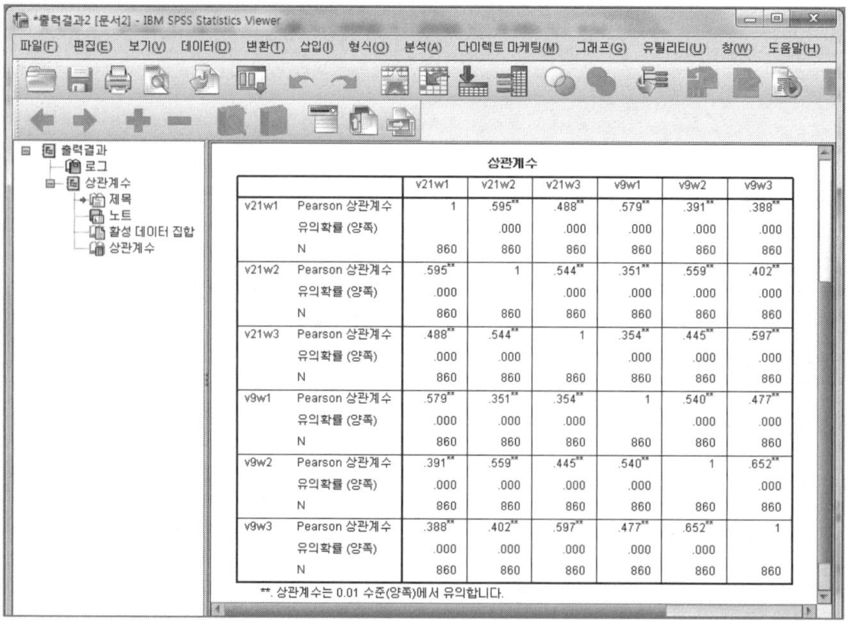

상관계수

		v21w1	v21w2	v21w3	v9w1	v9w2	v9w3
v21w1	Pearson 상관계수	1	.595**	.488**	.579**	.391**	.388**
	유의확률 (양쪽)		.000	.000	.000	.000	.000
	N	860	860	860	860	860	860
v21w2	Pearson 상관계수	.595**	1	.544**	.351**	.559**	.402**
	유의확률 (양쪽)	.000		.000	.000	.000	.000
	N	860	860	860	860	860	860
v21w3	Pearson 상관계수	.488**	.544**	1	.354**	.445**	.597**
	유의확률 (양쪽)	.000	.000		.000	.000	.000
	N	860	860	860	860	860	860
v9w1	Pearson 상관계수	.579**	.351**	.354**	1	.540**	.477**
	유의확률 (양쪽)	.000	.000	.000		.000	.000
	N	860	860	860	860	860	860
v9w2	Pearson 상관계수	.391**	.559**	.445**	.540**	1	.652**
	유의확률 (양쪽)	.000	.000	.000	.000		.000
	N	860	860	860	860	860	860
v9w3	Pearson 상관계수	.388**	.402**	.597**	.477**	.652**	1
	유의확률 (양쪽)	.000	.000	.000	.000	.000	
	N	860	860	860	860	860	860

**. 상관계수는 0.01 수준(양쪽)에서 유의합니다.

4 니코틴의존도와 평균흡연량 사이의 자기회귀교차지연 모형 검증

■ 자기회귀교차지연 모형은 종단자료를 이용하여 다음과 같이 6개의 모형의 적합도를 비교하여 관계를 검증한다.

1. 모형 1 검증: 비제약모델의 적합도 검증은 어떠한 제약도 없이 구성된 '자기모형1.amw' 모형의 적합도를 검증한다.

• [실행(calculate estimates)] 아이콘을 클릭하여 '자기모형1.amw'를 [실행]한 후, [결과 보기(View text)] 아이콘을 클릭하여 결과([Model Fit])를 확인한다.

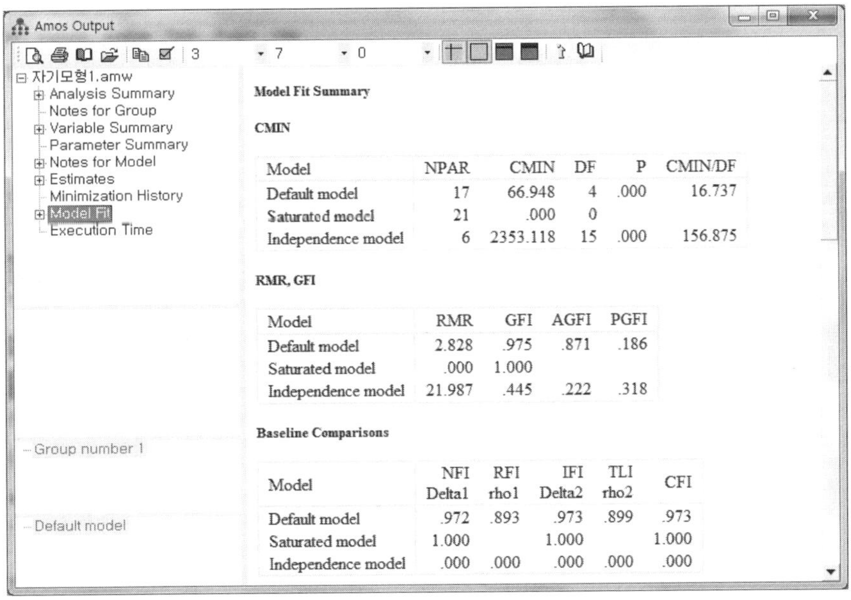

Model Fit Summary

CMIN

Model	NPAR	CMIN	DF	P	CMIN/DF
Default model	17	66.948	4	.000	16.737
Saturated model	21	.000	0		
Independence model	6	2353.118	15	.000	156.875

RMR, GFI

Model	RMR	GFI	AGFI	PGFI
Default model	2.828	.975	.871	.186
Saturated model	.000	1.000		
Independence model	21.987	.445	.222	.318

Baseline Comparisons

Model	NFI Delta1	RFI rho1	IFI Delta2	TLI rho2	CFI
Default model	.972	.893	.973	.899	.973
Saturated model	1.000		1.000		1.000
Independence model	.000	.000	.000	.000	.000

2. 모형 2 검증: 니코틴의존도 자기회귀계수 동일성 제약모델은 다음과 같이 니코틴의존도 자기회귀계수를 제약(A)하여 실행한다.(자기모형2.amw)

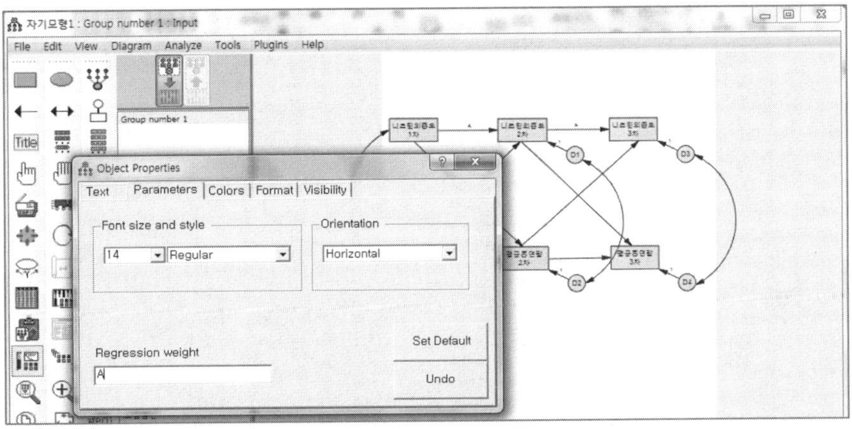

- [결과 보기(View text)] 아이콘을 클릭하여 결과([Model Fit])를 확인한다.

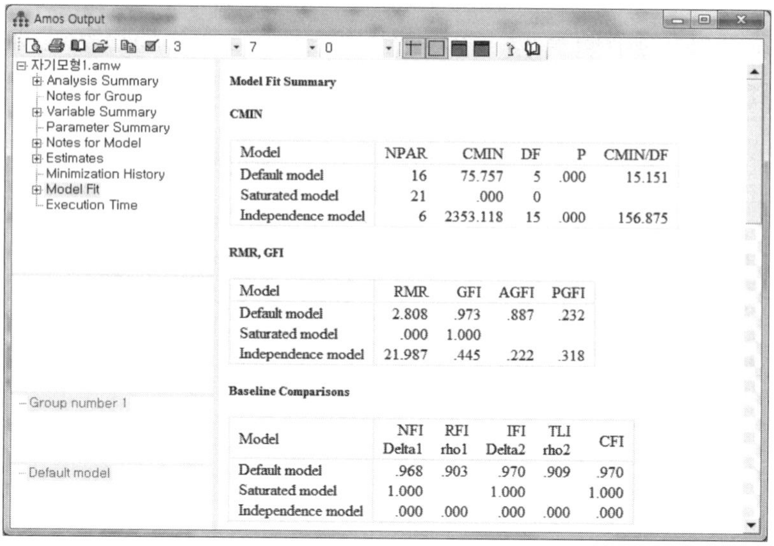

Model	NPAR	CMIN	DF	P	CMIN/DF
Default model	16	75.757	5	.000	15.151
Saturated model	21	.000	0		
Independence model	6	2353.118	15	.000	156.875

Model	RMR	GFI	AGFI	PGFI
Default model	2.808	.973	.887	.232
Saturated model	.000	1.000		
Independence model	21.987	.445	.222	.318

Model	NFI Delta1	RFI rho1	IFI Delta2	TLI rho2	CFI
Default model	.968	.903	.970	.909	.970
Saturated model	1.000		1.000		1.000
Independence model	.000	.000	.000	.000	.000

3. 모형 3 검증: 평균흡연량 자기회귀계수 동일성 제약모델은 다음과 같이 평균흡연량 자기회귀계수를 제약(B)하여 실행한다.(자기모형3.amw)

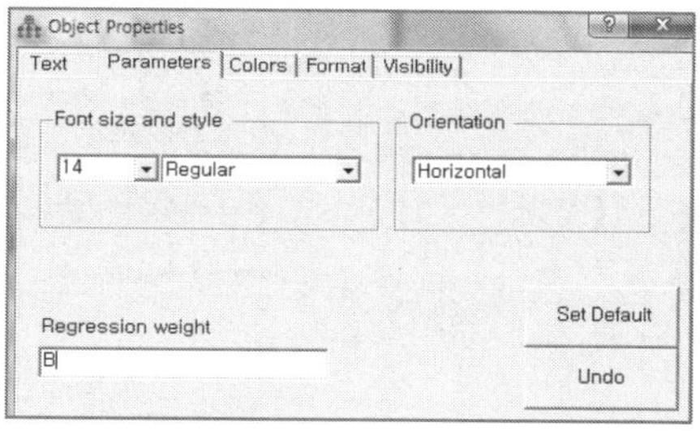

- [결과 보기(View text)] 아이콘을 클릭하여 결과([Model Fit])를 확인한다.

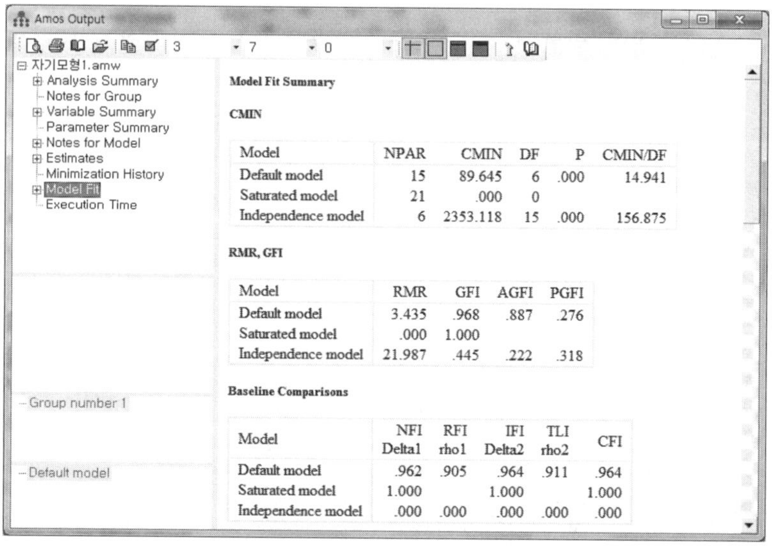

Model	NPAR	CMIN	DF	P	CMIN/DF
Default model	15	89.645	6	.000	14.941
Saturated model	21	.000	0		
Independence model	6	2353.118	15	.000	156.875

Model	RMR	GFI	AGFI	PGFI
Default model	3.435	.968	.887	.276
Saturated model	.000	1.000		
Independence model	21.987	.445	.222	.318

Model	NFI Delta1	RFI rho1	IFI Delta2	TLI rho2	CFI
Default model	.962	.905	.964	.911	.964
Saturated model	1.000		1.000		1.000
Independence model	.000	.000	.000	.000	.000

4. 모형 4 검증: 니코틴의존도에서 평균흡연량 사이의 교차회귀계수 동일성 제약모델은 다음과 같이 니코틴의존도와 평균흡연량 사이의 교차회귀계수를 제약(C)하여 실행한다.(자기모형4.amw)

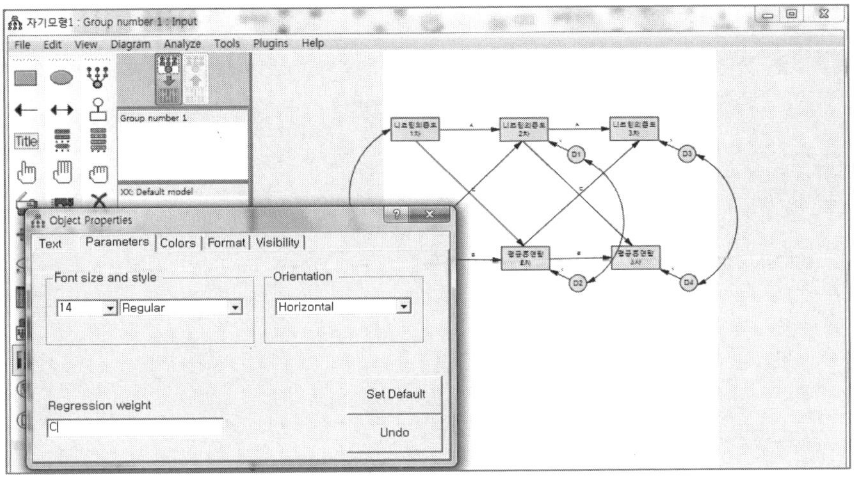

• [결과 보기(View text)] 아이콘을 클릭하여 결과([Model Fit])를 확인한다.

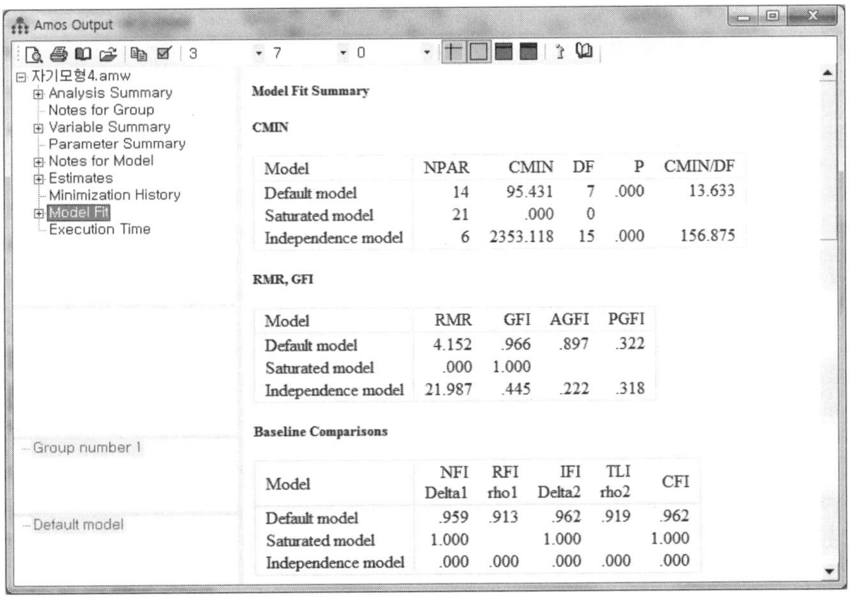

Model Fit Summary

CMIN

Model	NPAR	CMIN	DF	P	CMIN/DF
Default model	14	95.431	7	.000	13.633
Saturated model	21	.000	0		
Independence model	6	2353.118	15	.000	156.875

RMR, GFI

Model	RMR	GFI	AGFI	PGFI
Default model	4.152	.966	.897	.322
Saturated model	.000	1.000		
Independence model	21.987	.445	.222	.318

Baseline Comparisons

Model	NFI Delta1	RFI rho1	IFI Delta2	TLI rho2	CFI
Default model	.959	.913	.962	.919	.962
Saturated model	1.000		1.000		1.000
Independence model	.000	.000	.000	.000	.000

5. 모형 5 검증: 평균흡연량에서 니코틴의존도 사이의 교차회귀계수 동일성 제약모델은 다음과 같이 평균흡연량과 니코틴의존도 사이의 교차회귀계수를 제약(D)하여 실행한다.(자기모형5.amw)

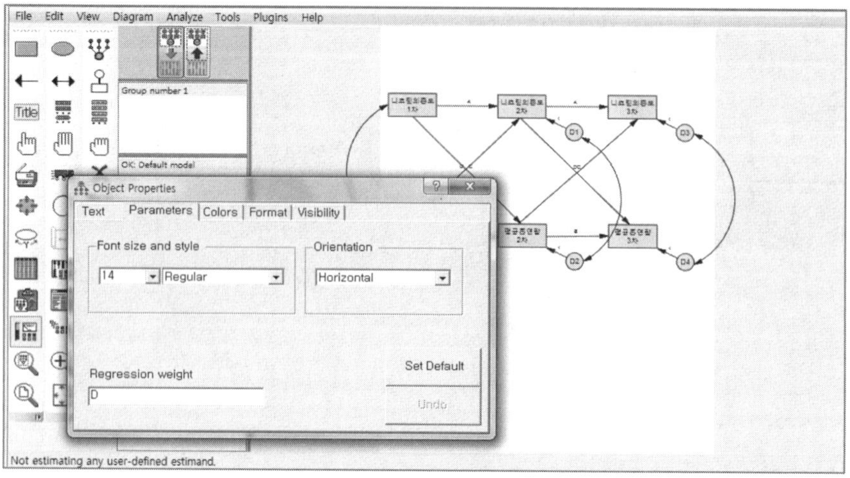

• [결과 보기(View text)] 아이콘을 클릭하여 결과([Model Fit])를 확인한다.

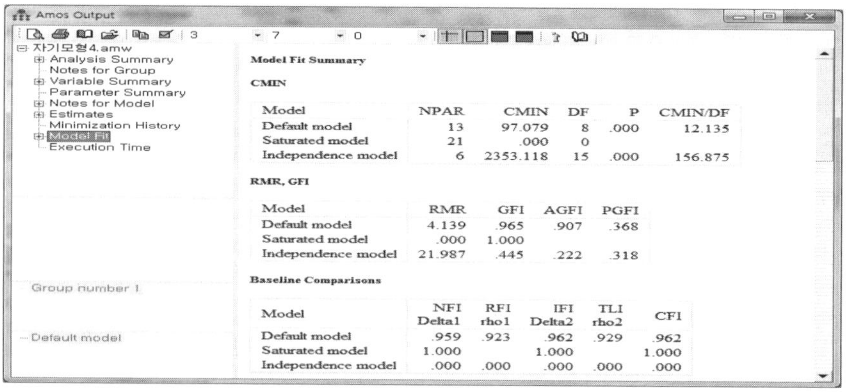

Model Fit Summary

CMIN

Model	NPAR	CMIN	DF	P	CMIN/DF
Default model	13	97.079	8	.000	12.135
Saturated model	21	.000	0		
Independence model	6	2353.118	15	.000	156.875

RMR, GFI

Model	RMR	GFI	AGFI	PGFI
Default model	4.139	.965	.907	.368
Saturated model	.000	1.000		
Independence model	21.987	.445	.222	.318

Baseline Comparisons

Model	NFI Delta1	RFI rho1	IFI Delta2	TLI rho2	CFI
Default model	.959	.923	.962	.929	.962
Saturated model	1.000		1.000		1.000
Independence model	.000	.000	.000	.000	.000

6. 모형 6 검증: 내생변수 사이의 동일성 제약모델은 다음과 같이 내생변수 사이의 공분산을 제약(E)하여 실행한다.(자기모형6.amw)

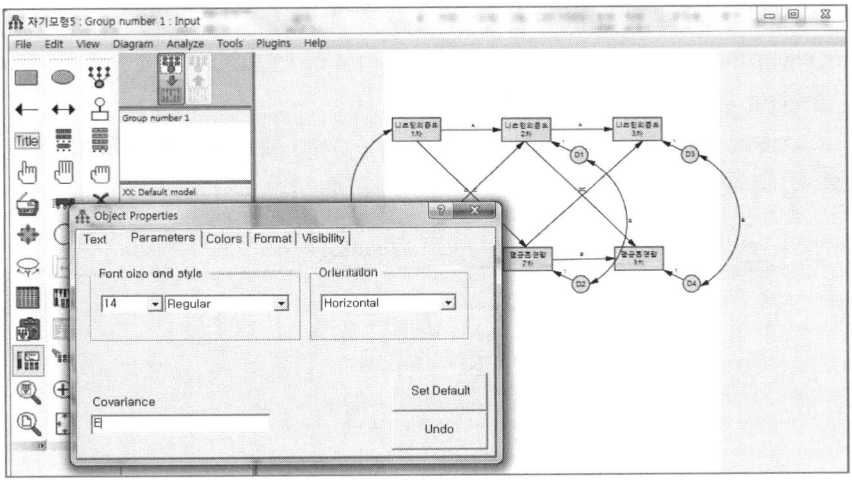

• [결과 보기(View text)] 아이콘을 클릭하여 결과([Model Fit])를 확인한다.

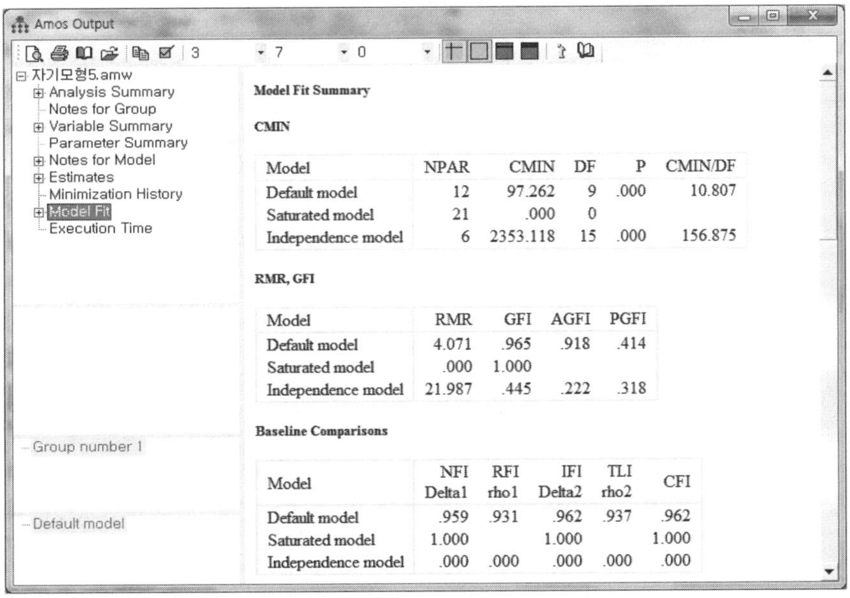

Model Fit Summary

CMIN

Model	NPAR	CMIN	DF	P	CMIN/DF
Default model	12	97.262	9	.000	10.807
Saturated model	21	.000	0		
Independence model	6	2353.118	15	.000	156.875

RMR, GFI

Model	RMR	GFI	AGFI	PGFI
Default model	4.071	.965	.918	.414
Saturated model	.000	1.000		
Independence model	21.987	.445	.222	.318

Baseline Comparisons

Model	NFI Delta1	RFI rho1	IFI Delta2	TLI rho2	CFI
Default model	.959	.931	.962	.937	.962
Saturated model	1.000		1.000		1.000
Independence model	.000	.000	.000	.000	.000

5 기본모형과 동일성 제약모형의 모수 추정치 확인

1) 기본모형의 모수 추정치 확인

- [실행(Calculate estimates)] 아이콘을 클릭하여 '자기모형1.amw'를 [실행]한 후, [결과 보기(View text)] 아이콘을 클릭하여 결과([Estimates])를 확인한다.

※ 이때, [View]–[Analysis Properties]–[Output]에서 [Standardized estimates]를 선택해야 표준화 회귀계수를 확인할 수 있다.

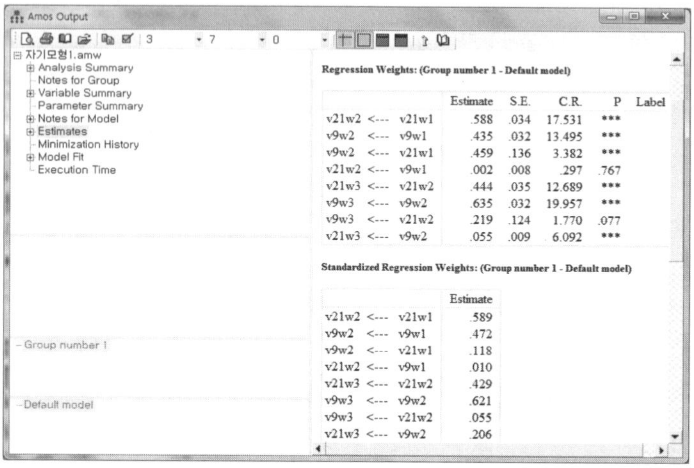

Regression Weights: (Group number 1 - Default model)

			Estimate	S.E.	C.R.	P	Label
v21w2	<---	v21w1	.588	.034	17.531	***	
v9w2	<---	v9w1	.435	.032	13.495	***	
v9w2	<---	v21w1	.459	.136	3.382	***	
v21w2	<---	v9w1	.002	.008	.297	.767	
v21w3	<---	v21w2	.444	.035	12.689	***	
v9w3	<---	v9w2	.635	.032	19.957	***	
v9w3	<---	v21w2	.219	.124	1.770	.077	
v21w3	<---	v9w2	.055	.009	6.092	***	

Standardized Regression Weights: (Group number 1 - Default model)

			Estimate
v21w2	<---	v21w1	.589
v9w2	<---	v9w1	.472
v9w2	<---	v21w1	.118
v21w2	<---	v9w1	.010
v21w3	<---	v21w2	.429
v9w3	<---	v9w2	.621
v9w3	<---	v21w2	.055
v21w3	<---	v9w2	.206

2) 동일성 제약 모형의 모수 추정치 확인

- [실행(Calculate estimates)] 아이콘을 클릭하여 '자기모형6.amw'를 [실행]한 후, [결과 보기(View text)] 아이콘을 클릭하여 결과([Estimates])를 확인한다.

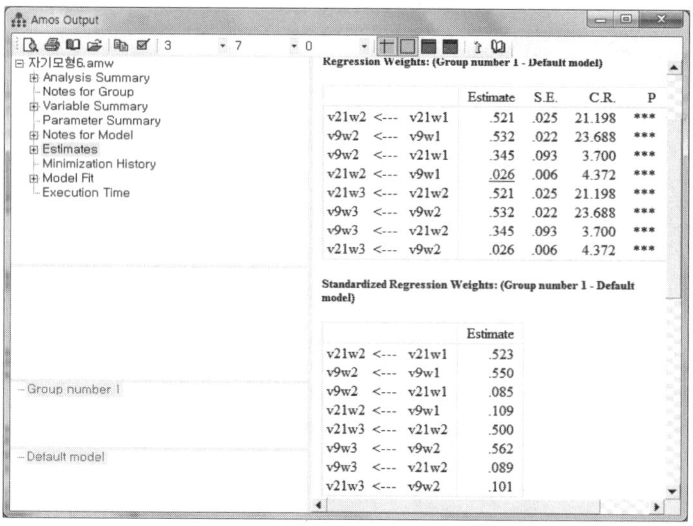

Regression Weights: (Group number 1 - Default model)

			Estimate	S.E.	C.R.	P
v21w2	<---	v21w1	.521	.025	21.198	***
v9w2	<---	v9w1	.532	.022	23.688	***
v9w2	<---	v21w1	.345	.093	3.700	***
v21w2	<---	v9w1	.026	.006	4.372	***
v21w3	<---	v21w2	.521	.025	21.198	***
v9w3	<---	v9w2	.532	.022	23.688	***
v9w3	<---	v21w2	.345	.093	3.700	***
v21w3	<---	v9w2	.026	.006	4.372	***

Standardized Regression Weights: (Group number 1 - Default model)

			Estimate
v21w2	<---	v21w1	.523
v9w2	<---	v9w1	.550
v9w2	<---	v21w1	.085
v21w2	<---	v9w1	.109
v21w3	<---	v21w2	.500
v9w3	<---	v9w2	.562
v9w3	<---	v21w2	.089
v21w3	<---	v9w2	.101

6 니코틴의존도 잠재성장모형 구축(무조건 모델 설정)

1단계: Amos의 메뉴에서 [Plugins]−[Growth Curve Model]을 선택 [Number of time points]에 측정 시점을 입력한다(본 연구는 3차년도의 변화궤적을 측정하였기 때문에 '3'으로 입력하고 [OK]를 누르면 잠재성장모형이 자동 생성된다).

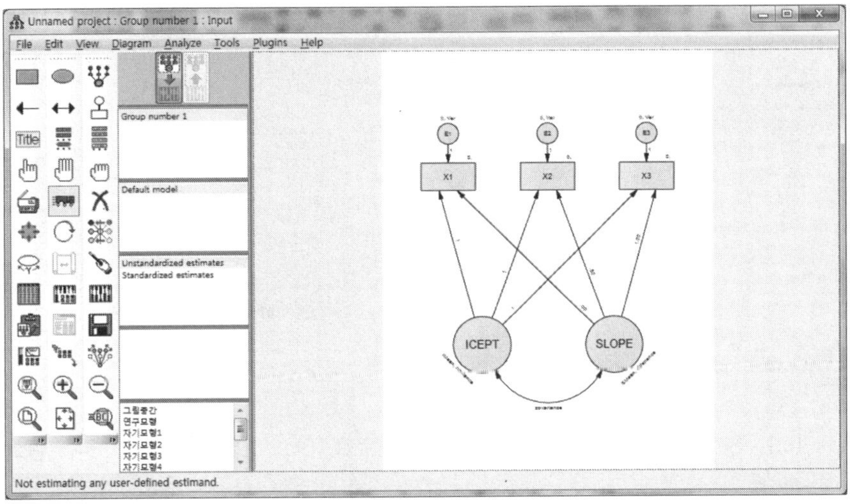

2단계: 데이터(니코틴의존도_최종.sav)를 연결시킨다.

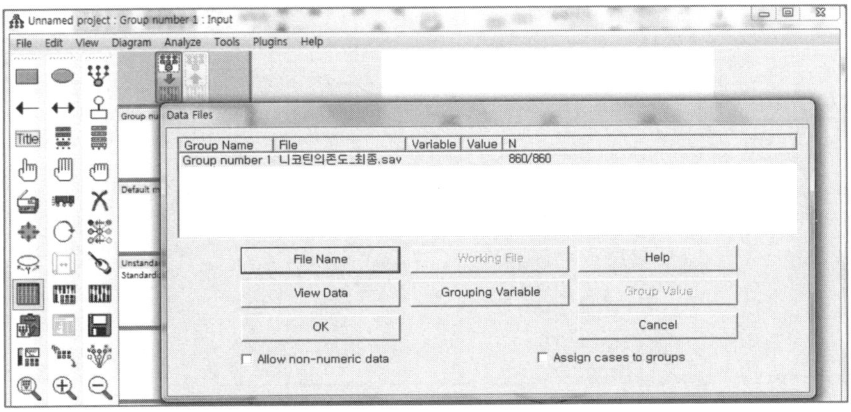

3단계: 데이터를 연결하여 관측변수와 잠재변수의 변수명을 수정한다.

• 관측변수는 [Variable list] 창에서 끌어놓기를 하고, 잠재변수는 더블클릭하여 Variable name을 수정한다.

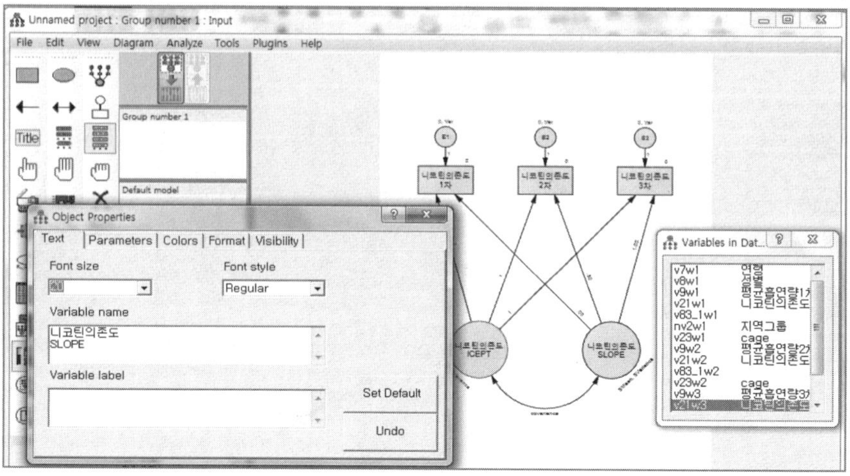

4단계: 변화량에 해당하는 SLOPE(기울기)는 관측변수로 가는 경로를 [0, 1, 2]로 고정한 후, '니코틴의존도1.amw'로 저장한다.

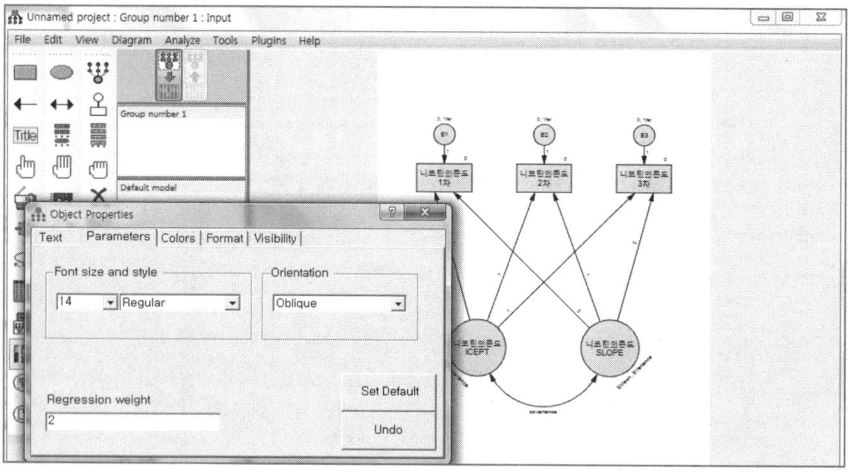

5단계: [실행(Calculate estimates)] 아이콘을 클릭한 후, [Amos Output]의 결과를 확인한다. [Model Fit]과 [Estimates]를 확인한다.

- Amos 잠재성장곡선 모델링은 자동으로 제약모델(오차항이 동일(e1~e3의 평균과 분산이 (0, var)로 자동 지정)한 것으로 가정)이 실행된다.

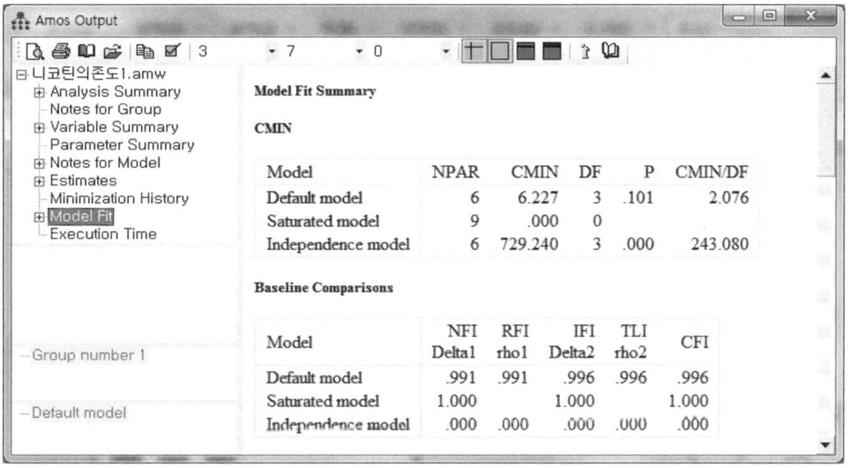

Model Fit Summary

CMIN

Model	NPAR	CMIN	DF	P	CMIN/DF
Default model	6	6.227	3	.101	2.076
Saturated model	9	.000	0		
Independence model	6	729.240	3	.000	243.080

Baseline Comparisons

Model	NFI Delta1	RFI rho1	IFI Delta2	TLI rho2	CFI
Default model	.991	.991	.996	.996	.996
Saturated model	1.000		1.000		1.000
Independence model	.000	.000	.000	.000	.000

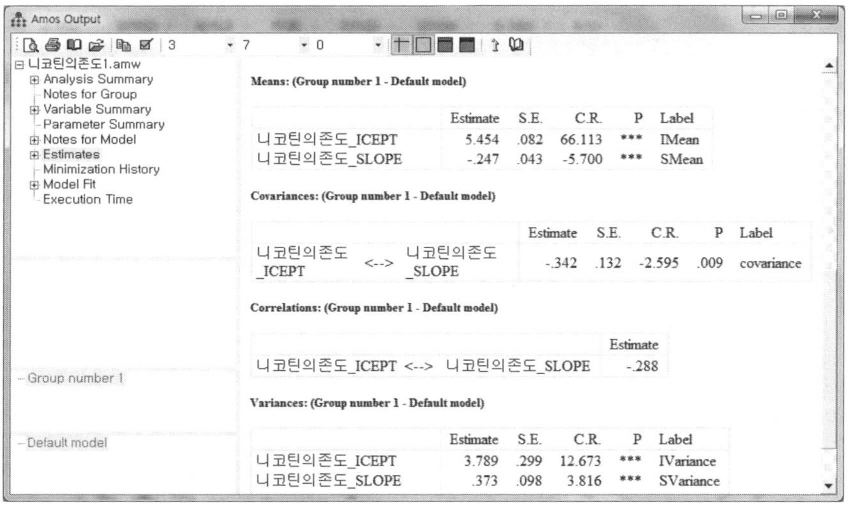

Means: (Group number 1 - Default model)

	Estimate	S.E.	C.R.	P	Label
니코틴의존도_ICEPT	5.454	.082	66.113	***	IMean
니코틴의존도_SLOPE	-.247	.043	-5.700	***	SMean

Covariances: (Group number 1 - Default model)

			Estimate	S.E.	C.R.	P	Label
니코틴의존도_ICEPT	<-->	니코틴의존도_SLOPE	-.342	.132	-2.595	.009	covariance

Correlations: (Group number 1 - Default model)

			Estimate
니코틴의존도_ICEPT	<-->	니코틴의존도_SLOPE	-.288

Variances: (Group number 1 - Default model)

	Estimate	S.E.	C.R.	P	Label
니코틴의존도_ICEPT	3.789	.299	12.673	***	IVariance
니코틴의존도_SLOPE	.373	.098	3.816	***	SVariance

7 평균흡연량 잠재성장모형 구축(무조건 모델 설정)

1단계: Amos의 메뉴에서 [Plugins]-[Growth Curve Model]을 선택, [Number of time points]에 측정 시점을 입력한다(본 연구는 3차년도의 변화궤적을 측정하였기 때문에 '3'으로 입력하고 [OK]를 누르면 잠재성장모형이 자동 생성된다).

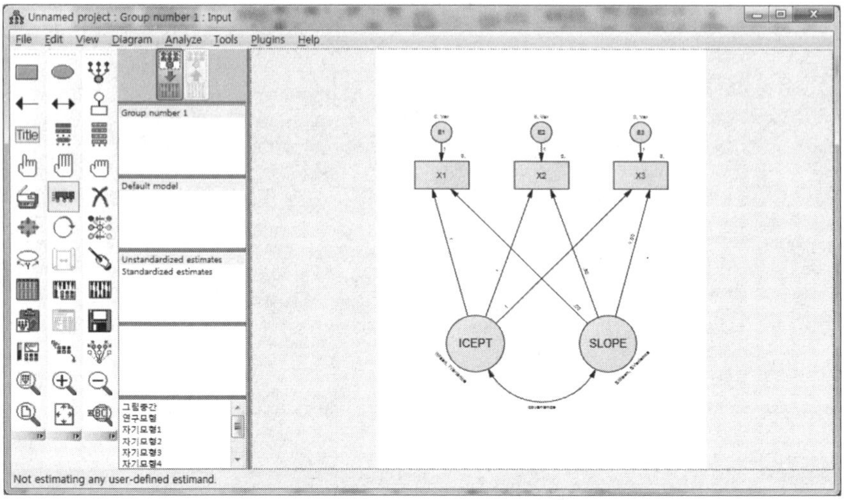

2단계: 데이터(니코틴의존도_최종.sav)를 연결시킨다.

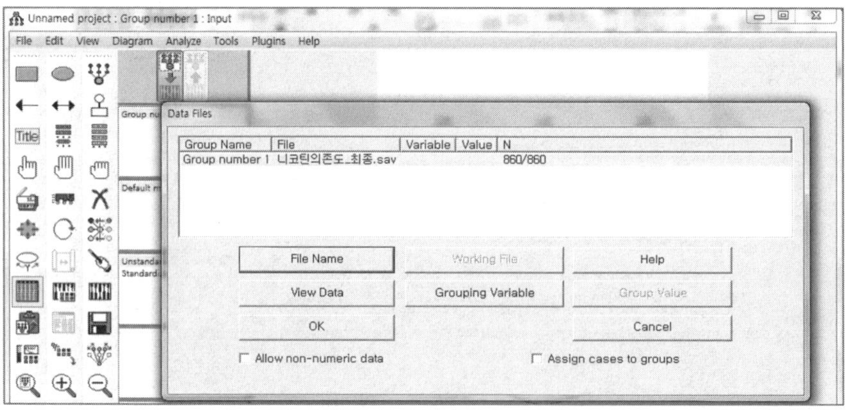

3단계: 데이터를 연결하여 관측변수와 잠재변수의 변수명을 수정한다.

• 관측변수는 [Variable List] 창에서 끌어놓기를 하고, 잠재변수는 더블클릭하여 Variable name을 수정한다.

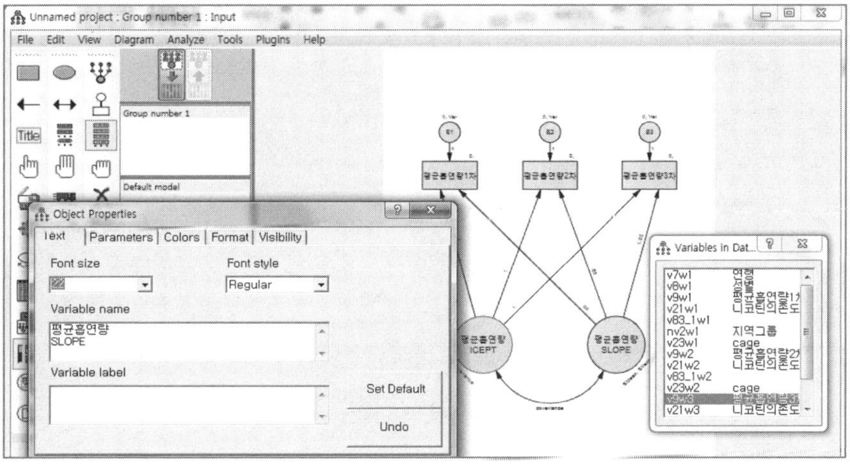

4단계: 변화량에 해당하는 SLOPE(기울기)는 관측변수로 가는 경로를 [0, 1, 2]로 고정한 후, '평균흡연량1.amw'로 저장한다.

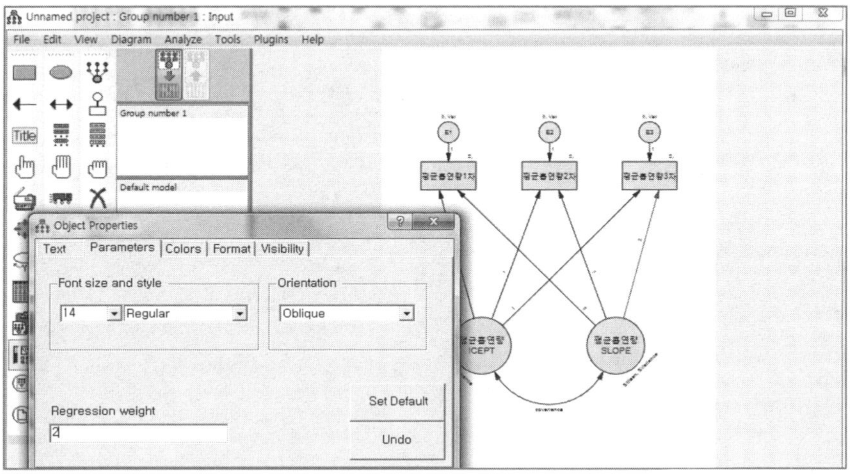

5단계: [실행(Calculate estimates)] 아이콘을 클릭한 후, [Amos Output]의 결과를 확인한다. [Model Fit]과 [Estimates]를 확인한다.

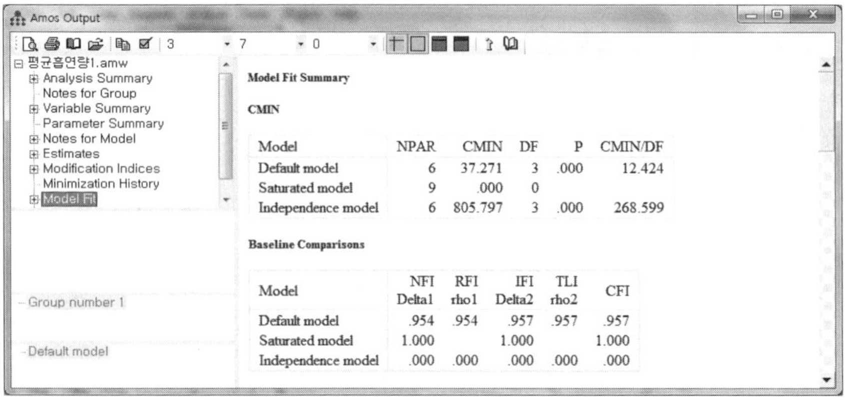

Model Fit Summary

CMIN

Model	NPAR	CMIN	DF	P	CMIN/DF
Default model	6	37.271	3	.000	12.424
Saturated model	9	.000	0		
Independence model	6	805.797	3	.000	268.599

Baseline Comparisons

Model	NFI Delta1	RFI rho1	IFI Delta2	TLI rho2	CFI
Default model	.954	.954	.957	.957	.957
Saturated model	1.000		1.000		1.000
Independence model	.000	.000	.000	.000	.000

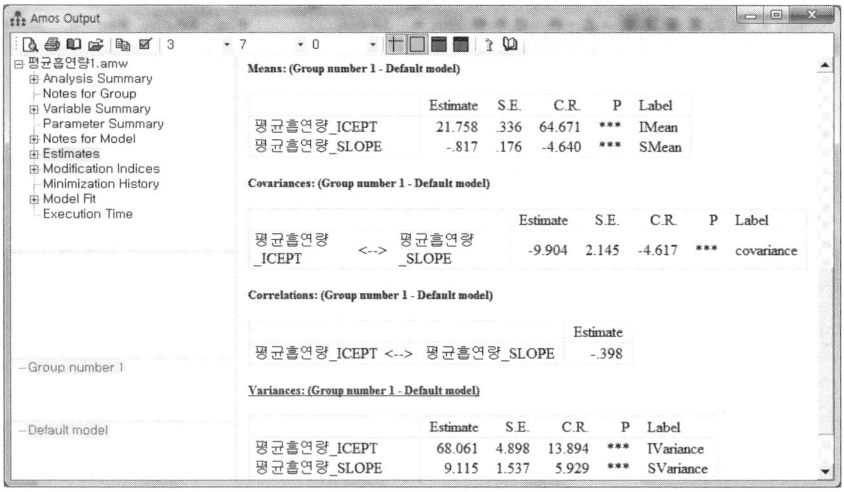

Means: (Group number 1 - Default model)

	Estimate	S.E.	C.R.	P	Label
평균흡연량_ICEPT	21.758	.336	64.671	***	IMean
평균흡연량_SLOPE	-.817	.176	-4.640	***	SMean

Covariances: (Group number 1 - Default model)

			Estimate	S.E.	C.R.	P	Label
평균흡연량_ICEPT	<-->	평균흡연량_SLOPE	-9.904	2.145	-4.617	***	covariance

Correlations: (Group number 1 - Default model)

			Estimate
평균흡연량_ICEPT	<-->	평균흡연량_SLOPE	-.398

Variances: (Group number 1 - Default model)

	Estimate	S.E.	C.R.	P	Label
평균흡연량_ICEPT	68.061	4.898	13.894	***	IVariance
평균흡연량_SLOPE	9.115	1.537	5.929	***	SVariance

8 니코틴의존도 변화에 대한 예측요인 분석

1단계: [Amos 메뉴]–[File]–[Open]: '니코틴의존도1.amw' 파일을 불러온다.

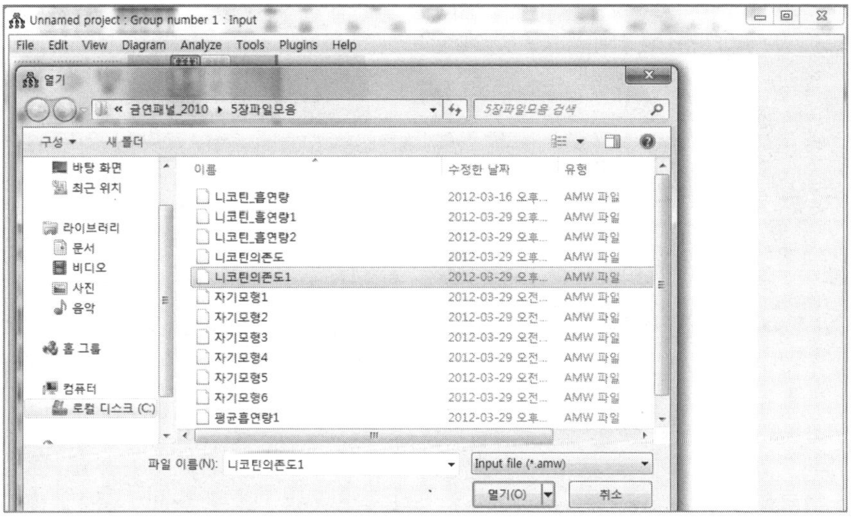

2단계: [삭제(Erase objects)]아이콘을 클릭하여 니코틴의존도 초기치와 변화량의 공분산 연결화살표를 삭제한다.

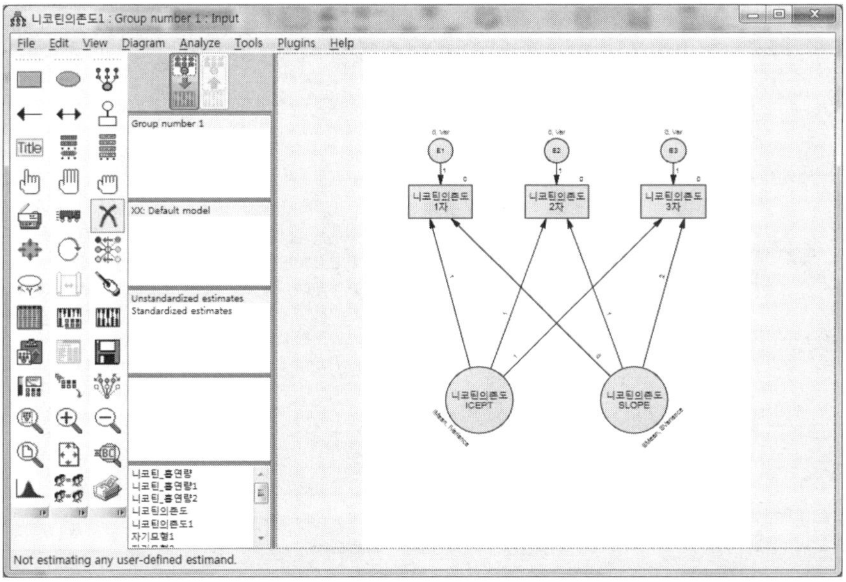

3단계: [연결화살표(Draw path)] 아이콘을 클릭한 후, 니코틴의존도 초기치와 변화량을 더블클릭하여 평균과 분산을 삭제한다.

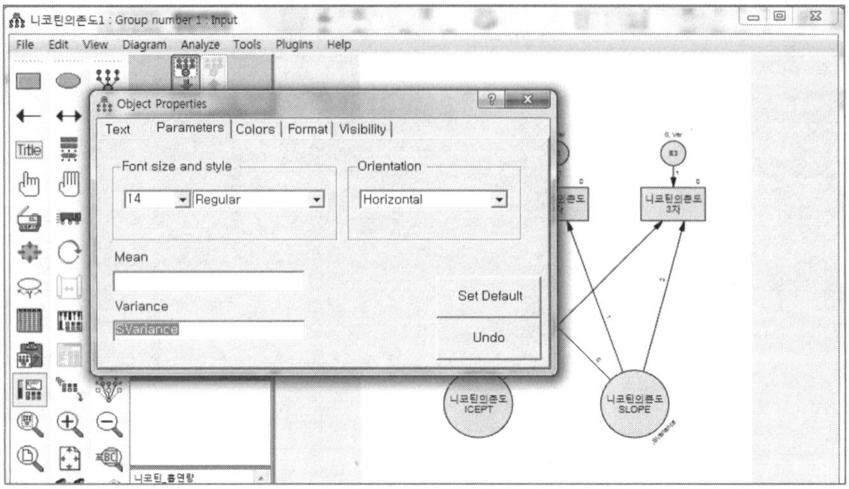

4단계: [관측변수 그리기(Draw observed variables)] 아이콘을 클릭한 후, 니코틴의존도 궤적에 대한 예측요인을 그린다.

- 본 연구에서는 1차년도 금연성공여부, 2차년도 금연성공여부, 1차년도 평균흡연량 3개의 예측요인이 결정되었다. 따라서 관측변수 1개를 그리고 [복사(Duplicate objects)] 아이콘으로 복사하여 3개의 사각형을 그린다.

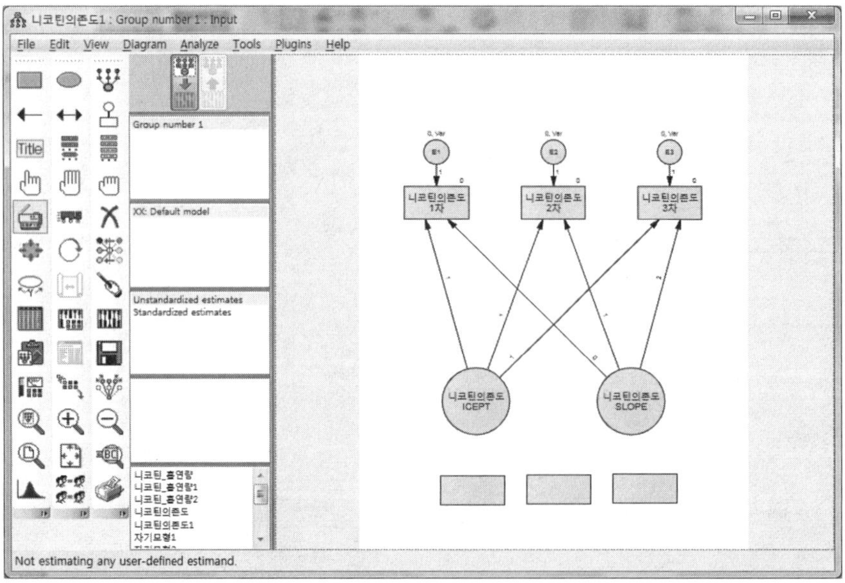

5단계: [데이터셋 불러오기(List variables in data set)] 아이콘을 선택한 후, 관측변수 사각형에 변수를 차례로 끌어놓기를 한다(v83_1w1, v83_1w2, v9w1).

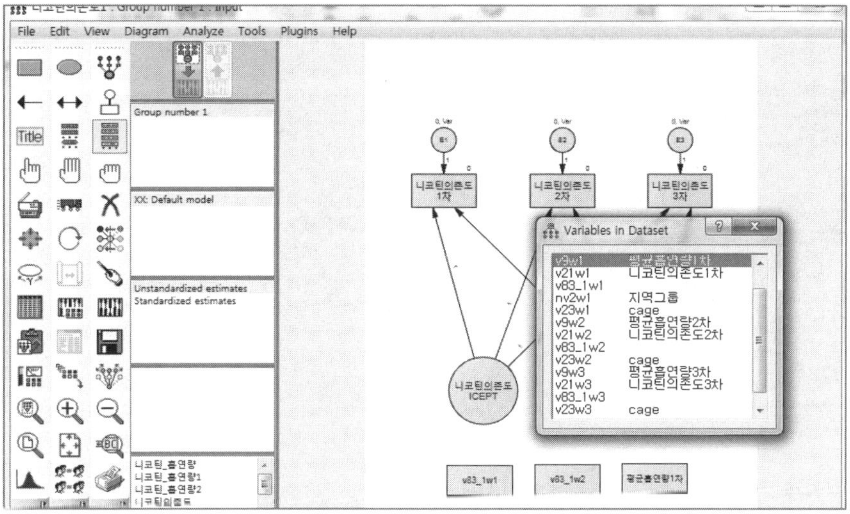

6단계: 관측변수사각형을 더블클릭하여 변수이름(Variable label)을 입력한다.

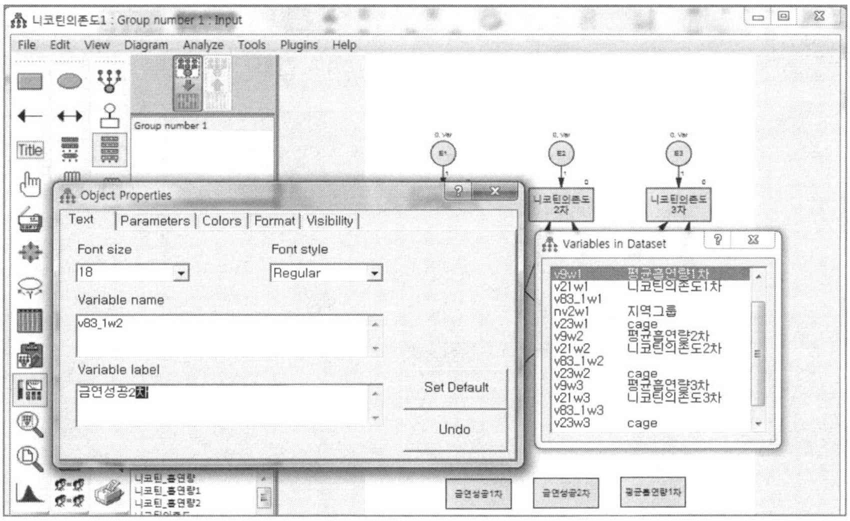

7단계: 예측변수에서 니코틴의존도의 초기치와 변화율로 가는 경로 화살표를 연결 [Draw path] 한다.

• 금연성공여부1차와 평균흡연량1차는 니코틴의존도의 초기치와 변화율에 경로를 연결하고, 금연성공여부2차는 변화율에만 경로를 연결한다.

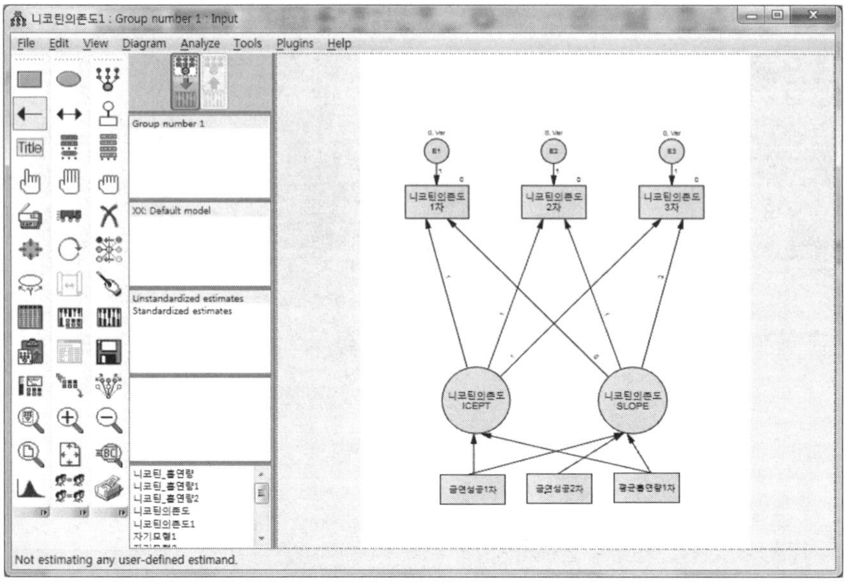

8단계: [공분산화살표(Draw covariance)]를 클릭하여 예측변수 간에 공분산화살표를 연결한다.

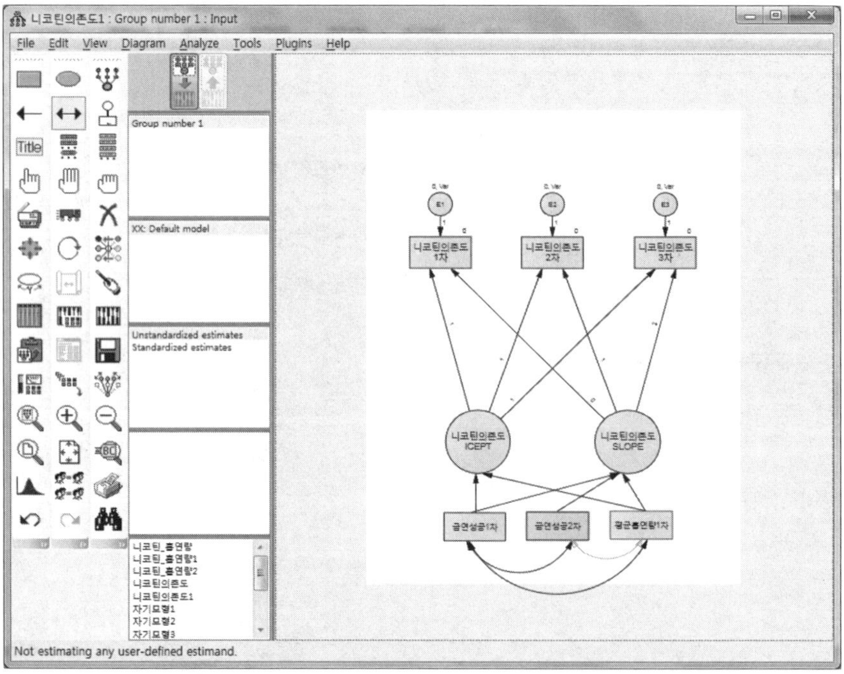

9단계: [측정오차] 아이콘을 클릭하여 내생잠재변수에 구조오차를 그린다.

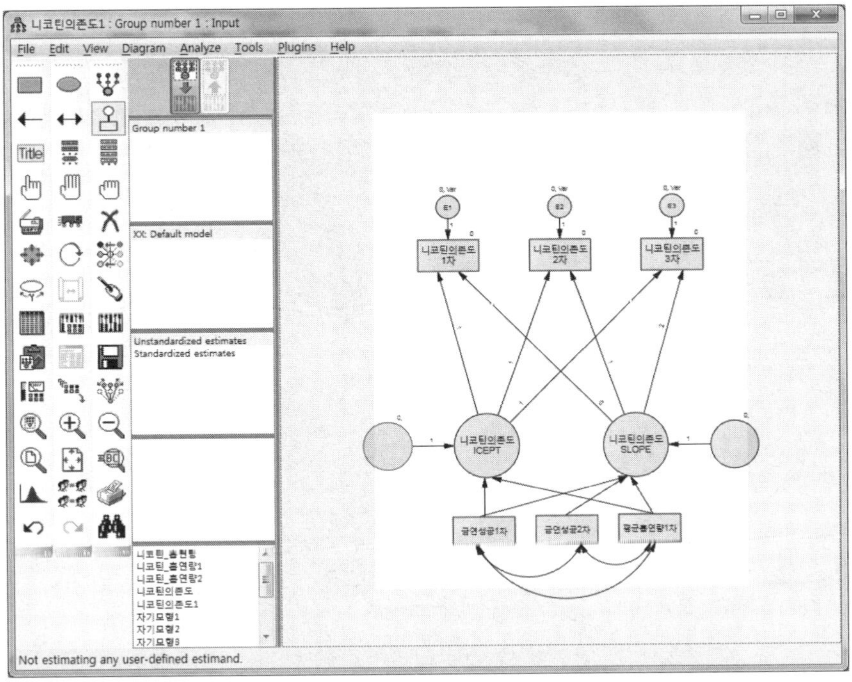

10단계: 구조오차 변수명(D1, D2)를 입력한다.

• 이때, 구조오차의 크기를 조절하기 위해 [크기조절(Change the shape of objects)] 아이콘을 클릭하여 크기를 조절한다.

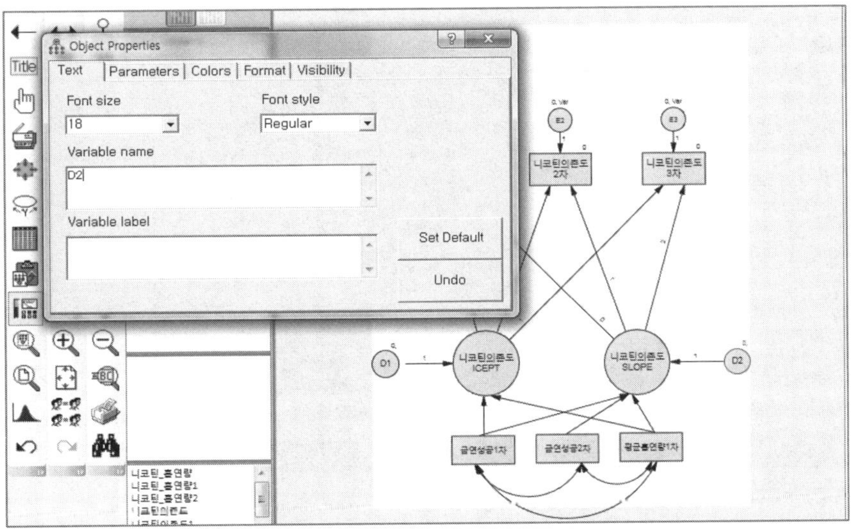

11단계: [공분산화살표(Draw covariance)]를 클릭하여 잠재변수의 구조오차 간에 공분산화살표를 연결한다.

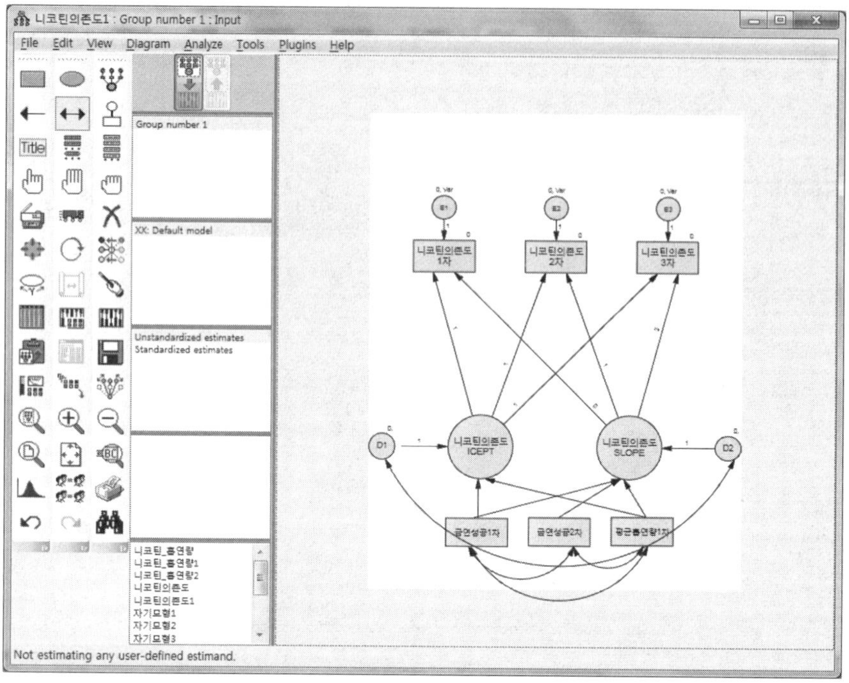

12단계: [File]–[Save as]를 선택하여 '니코틴_조건모형.amw'로 저장한다.

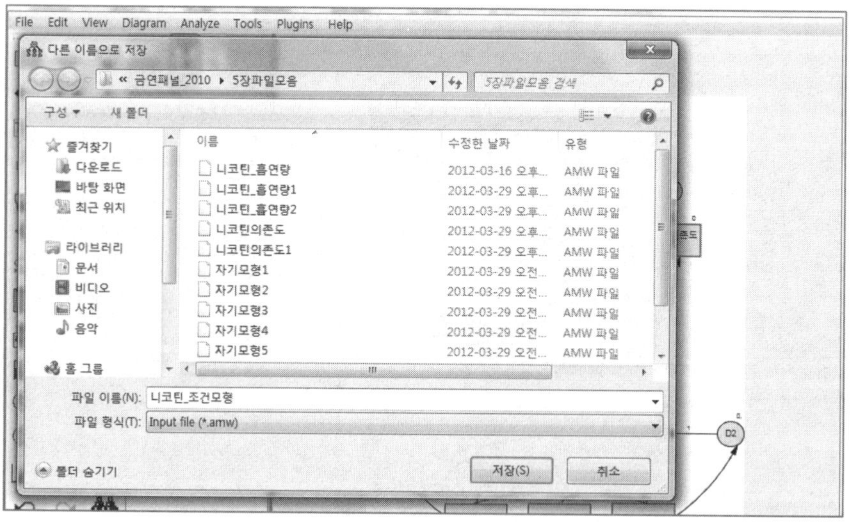

13단계: [실행(Calculate estimates)] 아이콘을 클릭한 후, [Amos Output]의 결과를 확인한다. [Model Fit]과 [Estimates]를 확인한다.

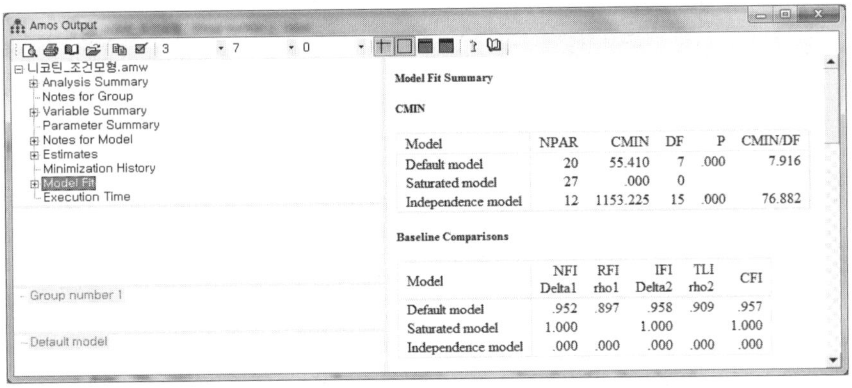

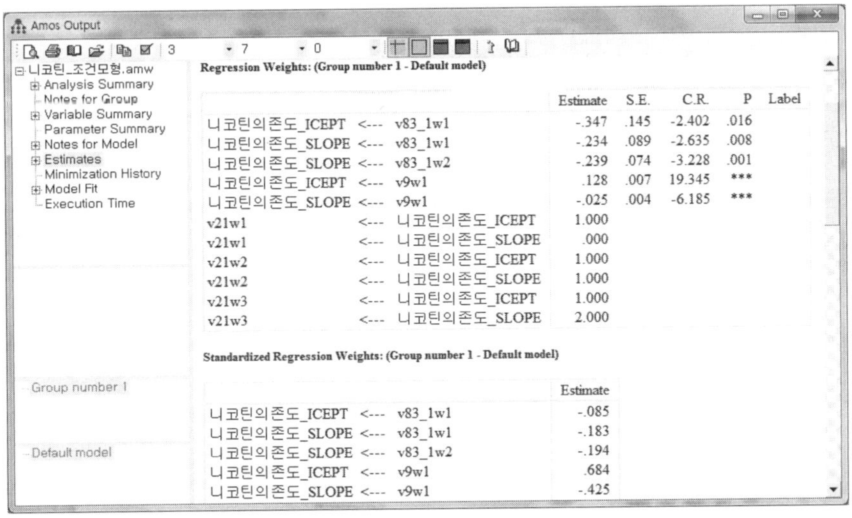

9 경로 간 계수 비교

1단계: [Amos]에서 '니코틴_조건모형.amw'를 불러온다.

2단계: 비교 대상 경로에 제약을 가한다.

– '1차금연성공 → 니코틴의존도변화율' 경로는 'a'로 '2차금연성공 → 니코틴의존도 변화율' 경로는 'b'로 제약한다.

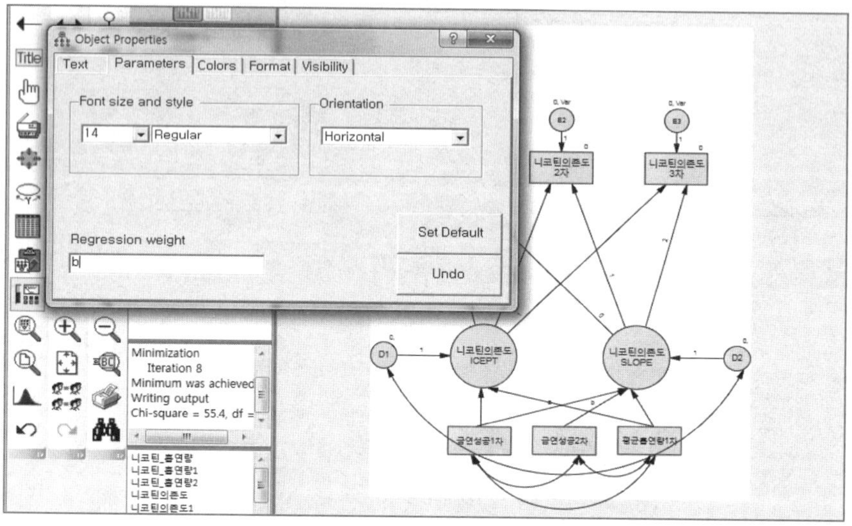

3단계: 집단 간 등가제약을 실행한다.

– Model 창에서 [Default Model]을 더블클릭한다.

– [Manage Models] 창에서 [New]를 클릭한다.

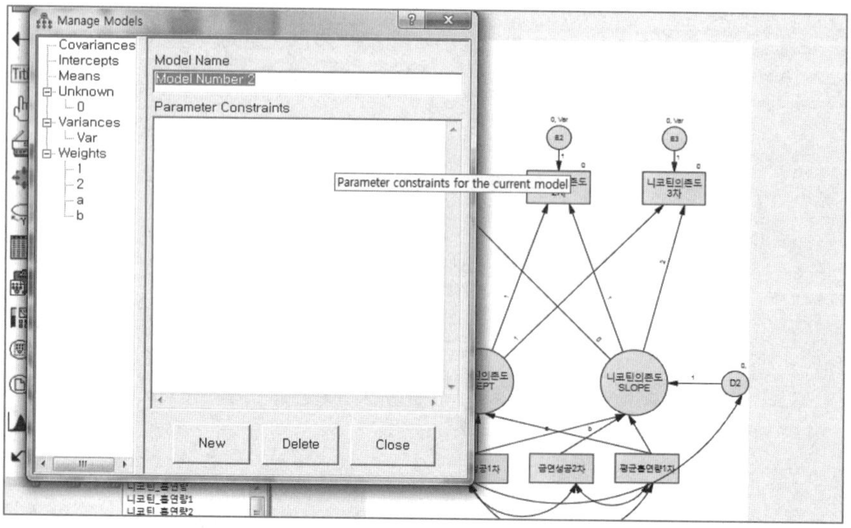

– [Manage Models] 창에서 [Model Name]을 p1로 입력한다.
– [Parameter Constraints] 창에 'a=b'를 입력한다.
– [Close] 클릭 후, 모델창에 p1이 생성됨을 확인한다.

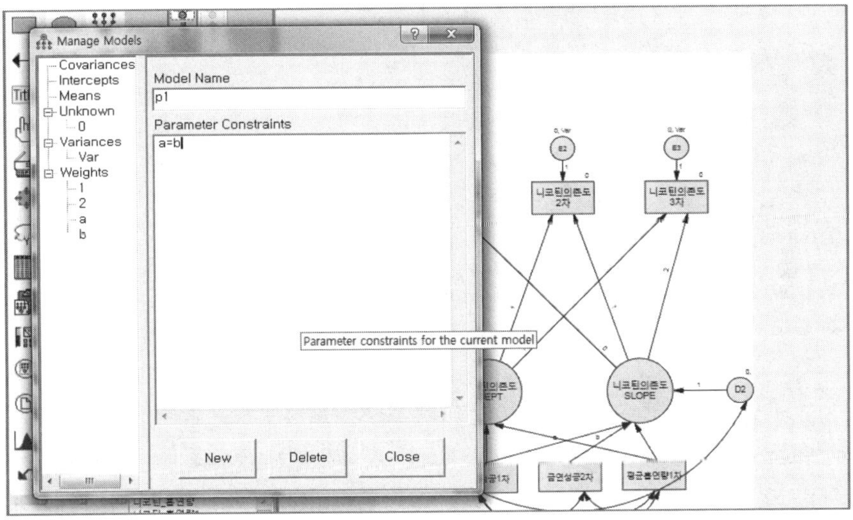

4단계: 경로 간 등가제약모형을 저장한다.(니코틴의존도_경로간계수비교.amw)

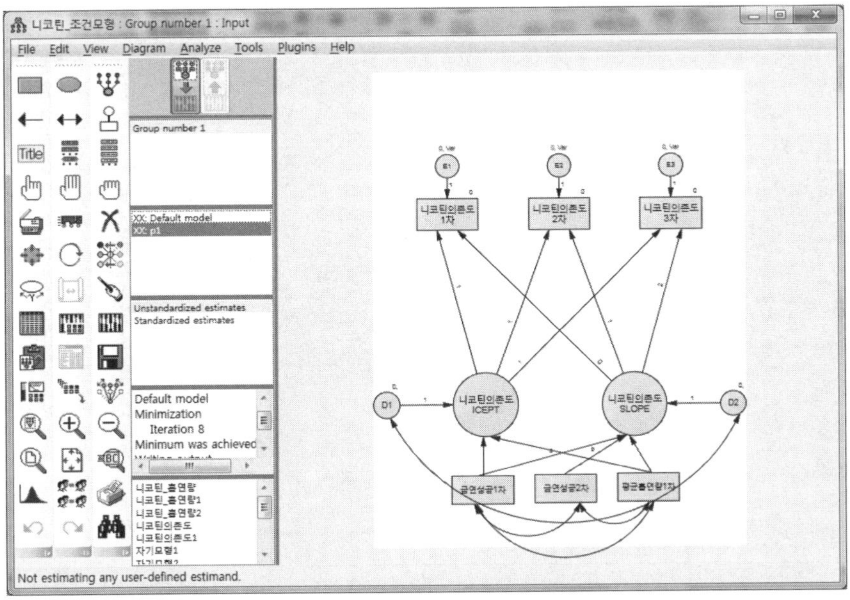

5단계: 등가모형을 [실행]하여 결과를 확인한다.

– [View]–[Text Output]–[Model Fit]에서 모든 경로의 적합도를 확인한다.

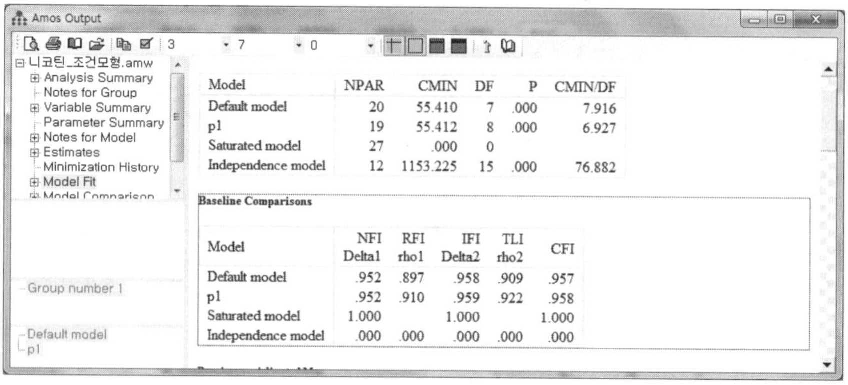

Model	NPAR	CMIN	DF	P	CMIN/DF
Default model	20	55.410	7	.000	7.916
p1	19	55.412	8	.000	6.927
Saturated model	27	.000	0		
Independence model	12	1153.225	15	.000	76.882

Baseline Comparisons

Model	NFI Delta1	RFI rho1	IFI Delta2	TLI rho2	CFI
Default model	.952	.897	.958	.909	.957
p1	.952	.910	.959	.922	.958
Saturated model	1.000		1.000		1.000
Independence model	.000	.000	.000	.000	.000

• 위 결과표에서 p1 모델과 Default 모델의 χ^2차이는 .002로 자유도 1에서의 $\chi^2=3.85$(유의수준: .05)보다 작기 때문에 두 경로계수 간에는 통계적으로 유의한 차이가 없는 것으로 나타났다. 따라서 '1차금연성공 → 니코틴의존도변화율' 경로계수와 '2차금연성공 → 니코틴의존도변화율'의 경로계수는 유의한 차이가 없고 비슷한 영향을 미친다고 볼 수 있다.

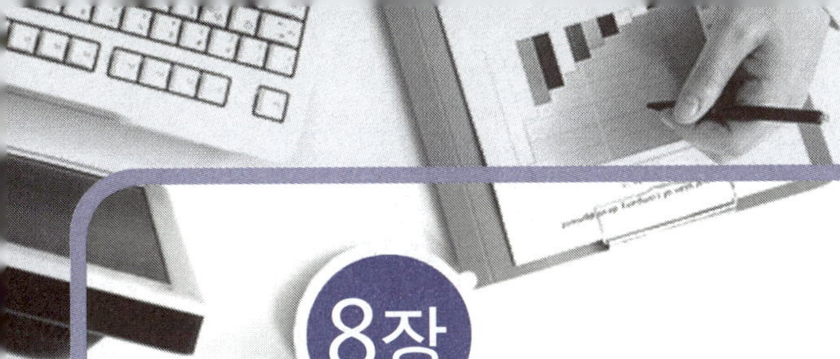

8장

구조방정식 논문 실전 Ⅷ

u-Health 수용요인의 교차타당성 검증

- 공급자와 수요자 간 다집단 분석 -

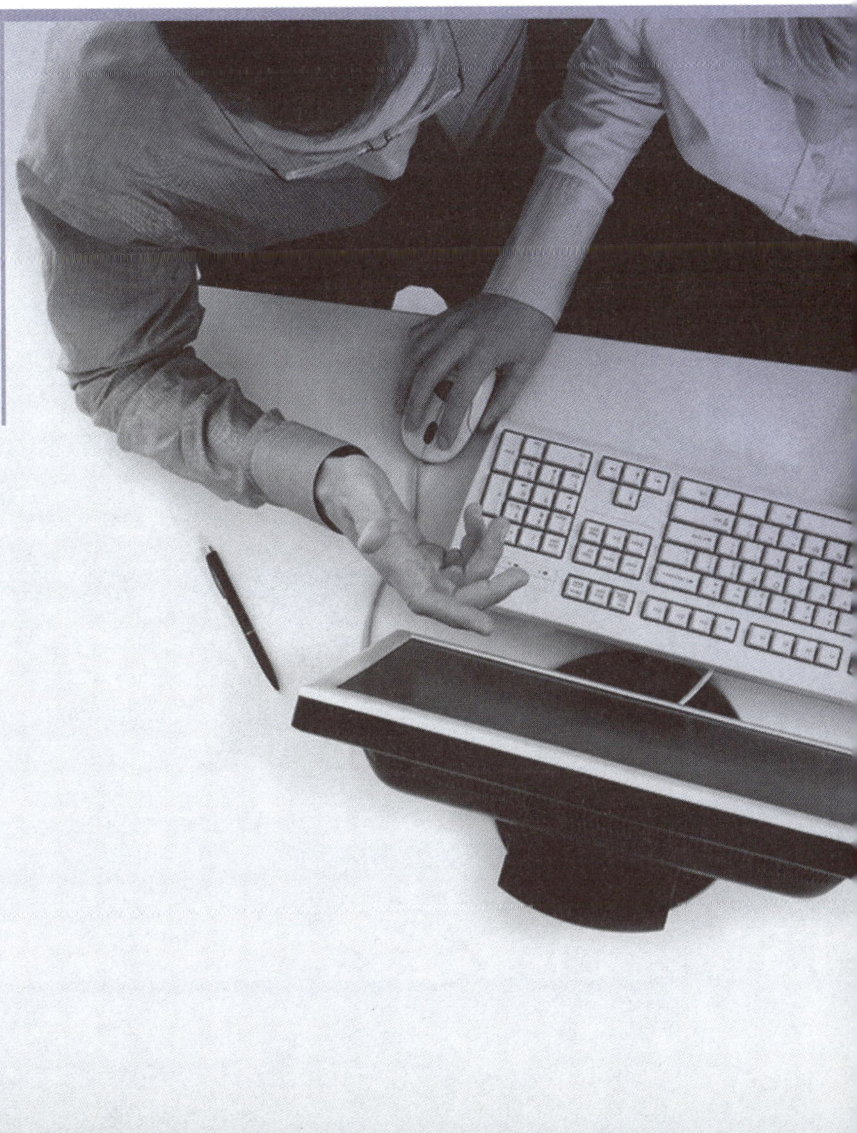

● **주요 내용**

1. 서론
2. 이론적 배경
3. 연구 방법
4. 결과
5. 고찰

구조방정식 논문 분석 내용

<table>
<tr><th colspan="2">연구 절차</th><th>분석 내용</th></tr>
<tr><td colspan="2">문제 인식(서론)</td><td></td></tr>
<tr><td colspan="2">이론적 배경</td><td></td></tr>
<tr><td rowspan="3">연구 방법</td><td>연구 대상 및 절차</td><td>– 연구모형(다중집단 확인적 요인분석 모형) 구성</td></tr>
<tr><td>측정 도구</td><td>– 연구 데이터 조사표 구성
– 신뢰성 분석(공급자, 수요자)</td></tr>
<tr><td>통계분석</td><td>– 교차타당성 검증</td></tr>
<tr><td rowspan="4">결과</td><td>형태 동일성 검증</td><td>– 형태 동일성 검증</td></tr>
<tr><td>측정 동일성 검증</td><td>– 측정 동일성 검증</td></tr>
<tr><td>다중집단 잠재평균분석</td><td>– 절편 동일성 적합도 검증
– 집단 간 잠재평균분석
– 코헨의 효과크기 산출</td></tr>
<tr><td>다중집단 구조모형 분석</td><td>– 집단 간 경로계수 비교</td></tr>
</table>

1 서론[1)]

오늘날 세계 여러 나라에서는 기존의 보건의료서비스 체계에서 충분히 해결하지 못하고 있는 "보건의료 서비스 접근성"의 문제를 해결하는 방법으로 정보통신기술을 적극적으로 활용하거나 도입을 고려하고 있다 [1]. 미국, 캐나다, 노르웨이, 영국, 일본, 호주 등 주요 선진국에서는 보건의료서비스의 접근성을 해결하는 방법으로 원격의료서비스 방식을 부분적으로 도입하고 있다[2]. 세계보건기구(WHO)에서도 아프리카 등 저개발국가 및 선진국에서 정보통신기술을 활용하여 접근 가능하고, 비용-효과적이며 양질의 보건의료서비스 제공방안을 적극 모색하고 있으며, 특히 저개발국가의 농촌 및 의료취약지역 주민들(Rural And Underserved Communities)에게 유용할 것으로 편단하여 원격의료서비스(Telehealth) 방식의 전략계획 수립 및 서비스 모델 개발에 앞장서고 있다 [3]. 세계의 u-Health 서비스 시장규모는 2007년 약 1,057억 불에서 2013년 약 2,537억 불로 매년 약 15% 이상 지속성장할 것으로 전망하고 있고 [4], 국내는 u-Health 서비스의 도입이 노인환자를 위한 원격모니터링으로 국민건강보험의 연간노인의료비 5.6조 원(2006년 기준) 중 1조 5000억 원을 절감할 수 있을 것으로 추산하고 있으며 [5], 시장규모는 2010년 약 1조 7,000억 원에서 2014년까지 약 3조 원으로 연간 12.5%로 급성장하고 2014년까지 약 39,000명의 고용이 창출될 것으로 예측하고 있다 [6]. 정보통신기술을 선도하고 있는 우리나라에서도 가정뿐만 아니라 생활환경의 어떠한 장소에서도 보건의료서비스를 받을 수 있는 원격의료방식을 정부, 학계, 산업계, 연구계 등이 지원과 협력의 방식으로 많은 시범사업을 실시하여 왔으며, 그 과정에서 원격진료(Telemedicine), 원격의료(Telehealth), e-health, u-Health 등으로 적용기술, 적용범위, 서비스 모델 등을 진화하여 왔다 [7]. 이러한 과정에서 u-Health 관련 기술의 개발, 도입 시 문제점 파악, 문제점 해결방안 도출, 정책적 제언 등이 지속적으로 이루어져 왔다. 우리나라의 의료법에서는 원격의료를 정의하고 관련 규정을 명시하고 있음에도 불구하고(2002년 3월 개정, 2003년 3월부터 시행), 이와 관련한 집단 간의 이해관계 및 정치적 갈등, 건강보험재정 안정화, 서비스모델의 안전

1) 본 논문은 '송대민, 조영하, 김세수, 류시원(2012). u-Health 수용요인의 교차타당성 검증: 공급자와 수요자 집단간 분석. 한국보건정보통계학회지 37(1): 98-108.'에 게재된 내용을 기초로 하였음.

성 미흡, 의료계 등이 쟁점으로 등장하면서 제도적인 도입과 시행의 활성화가 지연되고 있다. 이러한 상황에서 산업계와 학계는 발전하는 모바일 및 스마트 정보통신기술을 적용하여 주요 의료서비스 영역에 대한 모델을 지속적으로 연구하여 발전시키고 있다. 기술 중심의 u-Health 서비스 모델의 개발도 중요하지만, 사회-기술적 시스템(Socio-Technical System)으로서의 u-Health 서비스는 공급자 및 이용자의 태도 등 관련 요인들에 영향을 받아서 수용 및 활용의 정도가 좌우된다. 이러한 이유에서 기술수용모형(Technology Acceptance Model: TAM)이 등장한 이후 [8], 다양한 정보통신기술 시스템의 수용 및 활용의 영향요인에 관한 연구들이 진행되어 왔다. 최근 국내에서는 u-Health 서비스의 효과성을 평가하거나 효과성에 대한 영향요인 연구가 추진되어 왔다 [9,10]. 구조방정식모형에 의한 연구는 모형의 적합성(Model Fit)과 추정모수의 타당성(Validity of Parameter Estimates)을 충실히 평가하여야 한다. 그러나 구조모형에 의한 u-Health 서비스 영향요인을 분석한 연구들은 [9,10] 추정모수의 타당성을 유의수준을 중심으로 파악하였으며, 다른 표본에서의 타당성, 즉 교차타당성(Cross-Validation)을 평가하지 않았다. 교차타당성은 공급자와 수요자를 대상으로 측정항목에 대한 동질성을 검증하는 것으로 두 집단 간 u-Health 수용태도를 분석하기 이전 단계에서 검증되어야 한다. 그러므로 본 연구에서는 u-Health 서비스 품질의 수용태도에 대한 구조적 관계모형을 설정하고, 모형의 적합성 및 추정계수의 교차타당성을 평가하여 결과를 제시하고자 하였다. 연구의 세부적인 내용은 u-Health 서비스 품질에 따른 수용태도에 대한 척도가 수요자와 공급자에 공통적으로 사용될 수 있는 척도인지를 확인하는 교차타당성을 검증, 잠재평균분석을 통해 공급자와 수요자 두 집단 간의 잠재평균차이 탐색, 다중집단 구조모형 분석을 통하여 두 집단 간 잠재변수 간의 구조적 관계 검증 등 세 가지로 구성하였다.

2 이론적 배경

정보시스템 분야에서는 여러 다른 관점에서 사용자의 수용과 사용행동을 조사하는 연구들이 수행되어 왔다. Fishbein & Ajzen(1985)이 제안한 합리적 행동이론(Theory of Reasoned Action: TRA)은 어떤 행동을 수행하고자 하는 사람의 행동의도(Behavioral Intention)는 구체화된 행동(Actual Behavior)의 결정요인이 되며, 그리고 이러한 행동의도는 개인의 태도(Attitude toward the Behavior)와 주관적 규범(Subjective Norms)에 결정된다는 것을 이론적으로 모형화하고 있다 [12]. Davis(1989)는 합리적 행동이론에 기초하여 정보기술수용모형(Technology Acceptance Model: TAM)을 제안하여 정보기술 수용의 결정요인을 설명하고자 하였다 [8]. 즉 정보기술수용모형은 인지된 유용성(Perceived Usefulness)과 인지된 사용편의성(Perceived Ease of Use)이 컴퓨터 시스템을 사용의도(Intention to use)를 형성하고 실제적인 사용에 중요한 선행요인으로 제시하였다. 많은 연구자들이 TAM을 지지하거나 확장된 TAM의 실증 연구를 통하여 TAM이 사용자의 정보기술 수용과 행동의도를 설명하고자 하였다. 특히 TAM의 외부변수로 서비스의 질이 수용태도에 미치는 연구로 DeLone & McLean(1992)은 정보시스템의 질과 정보의 질이 정보시스템 사용에 영향을 미치는 주요한 변수로 제시하였다 [13]. Liu & Arnett(1998)은 웹 사이트 평가요인으로 정보와 서비스의 품질, 시스템 사용, 재미 그리고 시스템 디자인 품질을 제안하였다 [14]. Lin at al(2000)은 기업의 웹 사이트를 방문하는 사용자의 믿음은 정보시스템의 품질이 웹 사이트의 유용성과 사용편의성에 매우 영향을 미치는 요인이라고 보았다 [15]. Venkatesh & Davis(2000)는 정보의 질은 인지된 유용성에 정(+)의 영향을 준다는 것을 증명하였다 [16]. An 등(2006)은 e-Health 소비자의 웹사이트 수용형태를 설명하고 예측하기 위해서는 적합성, 유희성, 그리고 정보의 질이 중요한 요인임을 검증한 바 있다 [17]. Shin(2009)은 IPTV의 수용요인에 제품의 품질이 중요한 요인임을 증명하였다 [18]. Lee 등(2011)은 u-Health 시스템 수용태도에 영향을 미치는 요인으로 서비스의 질이 중요한 요인임을 증명하였다 [11].

3 연구 방법

3.1 연구 대상 및 절차

본 연구의 조사 자료는 2011년도에 한국보건사회연구원에서 실시한 'u-Health 현황과 정책과제' 연구 [19]에서 공급자(의사)와 수요자(일반인) 대상으로 조사된 것을 활용하였다. 공급자 조사는 의사 전문 커뮤니티 포털인 닥플(www.docple.com)에 가입된 의사를 대상으로 2011년 3월 28일부터 4월 22일까지 온라인 설문조사를 실시하였으며, 총 731명의 응답자를 분석 대상으로 하였다. 수요자 조사는 온라인 설문조사 풀(pool)을 보유한 전문리서치회사에 의뢰하여 2011년 인구통계기준 연령별 인구분포 비례할당에 따른 표본 600명에 대해 웹페이지를 이메일로 발송하여 '2011. 4. 8~4. 15'까지 온라인 설문조사를 실시하였다.

3.2 측정 도구

연구에 사용된 **측정 도구**는 u-Healthcare 활성화 중장기 종합계획 수립[6]의 AHP 설문지와 u-Health 서비스 수요분석 및 시장 활성화 방안 [20]의 수요조사 설문지의 일부 내용을 참고하여 작성되었다.

u-Health 서비스 품질을 측정하기 위해 사용된 문항은 '편리성', '적시성', '장비활용', '환자(의사) 대화', '환자상태확인', '장비신뢰', '안전성', '정확성', '진료결과신뢰', '의료과오감소', '유용한 의료이용방법'의 11개 문항이다. 서비스 품질 총 11문항에 대한 **검사 신뢰도** Cronbach alpha는 공급자와 수요자는 각각 .953, .925로 나타났다. 수용태도를 측정하기 위해 사용된 문항은 '가벼운 질환에 수용', '일시적 거동 불편에 수용', '전문진료에 수용', '만성질환에 수용', '응급시에 수용', '건강관리 서비스에 수용'의 6개 문항이다. 수용태도 총 6문항에 대한 검사 신뢰도 Cronbach Alpha는 공급자와 수요자는 각각 .845, .791로 나타났다.

(➲ 1. 연구 데이터 조사표 구성, ➲ 2) 신뢰성 분석(공급자, 수요자)

3.3 통계분석

1) 집단 간 구인동등성 검증

교차타당성은 동일한 모집단이나 이질 모집단에서 얻은 두 개 이상의 표본들이 서로 동일한 결과를 보이는지를 검증하는 것이다. 교차타당성을 검증하기 위해서는 우선적으로 측정 동일성에 대한 분석이 필요하다. 측정 동일성은 다른 모집단에서 얻어진 측정모형이 같은 결과를 보이는지를 판단하는 것으로 다수의 응답자가 측정 도구에 대해 동등하게 인식하고 있다는 것을 검증하는 것이다. 본 연구의 u-Health 수용요인의 교차타당성의 검증은 공급자와 수요자를 2개의 집단으로 보고 u-Health 수용요인에 대한 동일한 측정 도구를 동등하게 인식하고 있는 지를 검증함으로써 u-Health 수용요인 분석에서 사용하고 있는 측정 도구의 동일성에 문제가 있는지를 알아보는 것이다. 본 연구의 교차타당성은 Myers 등(2000) [21]과 Mullen(1995) [22]이 제시한 검증과정으로 검증하였으며, '형태 동일성 → 요인부하량 동일성 → 공분산 동일성 → 요인부하량, 공분산 동일성 → 요인부하량, 공분산, 오차분산 동일성' 등의 5단계로 검증하였다. 집단 간 잠재평균분석은 Hong 등(2003)이 제시한 '형태 동일성 → 측정 동일성 → 절편 동일성' 등의 순서대로 검증을 하였다 [23].

2) 모형평가 기준

검증모형의 적합도 평가는 χ^2 검증으로 실시할 수 있지만, χ^2는 표본의 크기에 민감하여 표본의 크기가 클 경우에는 모델이 부적합하게 나타날 수 있으며, 표본의 크기가 작을 경우 모델이 적합하다고 나타날 수 있기 때문에 표본의 크기가 적절한 경우에만 올바른 χ^2값을 구할 수 있는 한계점을 가지고 있다. 따라서 본 연구에서는 증분적합지수(Incremental Fit Index)인 NFI(Normed Fit Index), CFI(Comparative Fit Index), TLI(Tucker-Lewis Index)와 절대적합지수(Absolute Fit Index)인 RMSEA(Root Mean Squared Error of Approximation)를 사용하였다. 일반적으로 CFI를 비롯한 증분적합지수들은 0.9보다 크면 모형 적합도가 양호하다고 해석한다 [24]. RMSEA는 대표본이나 다수의 관측변수들로 인해 발생하는 χ^2통계량의 문제점을 보완하기 위해 개발된 적합지수이다. 일반적으로 RMSEA가 0.05 이하이면 적합도가 매우 좋고, 0.5와 0.8 사이의 값을 나타내면 양호하다고 해석하며, .10 이상이면 적합도가 좋지 않다고 해석한다 [25]. 구조방정식의 모형추정은 최대우도법(Maximum Likelihood: ML)을 사용하였다. 본 연구의 분석을 위해 신뢰성 분석은 SPSS 19.0을 사용하였고, 교차타당성과 잠재평균분석은 구조방정식모형 분석용 프로그램인 Amos 20.0을 사용하였다.

4 결과

4.1 교차타당성 검증

교차타당성은 집단 간 측정 동일성을 검증하는 것으로 비교하는 집단의 요인구조가 같은지를 평가하기 위한 형태 동일성 검증이 선행되어야 한다. 형태 동일성이 검증되고 나면 측정 동일성은 '요인부하량 동일성→공분산 동일성→요인부하량, 공분산 동일성→요인부하량, 공분산, 오차분산 동일성'을 순서대로 검증하여야 한다. 측정 동일성에 대한 검증은 다중집단 확인적 요인분석을 통하여 실시된다. 본 연구의 측정 동일성 검증은 공급자와 수요자의 서비스 품질을 측정하기 위한 11개 문항과 수용태도를 측정하기 위한 6개 문항을 사용하여 다중집단 확인적 요인분석을 실시하였다(그림 8-1 참조).

[그림 8-1] 연구모형(다중집단 확인적 요인분석 모형)

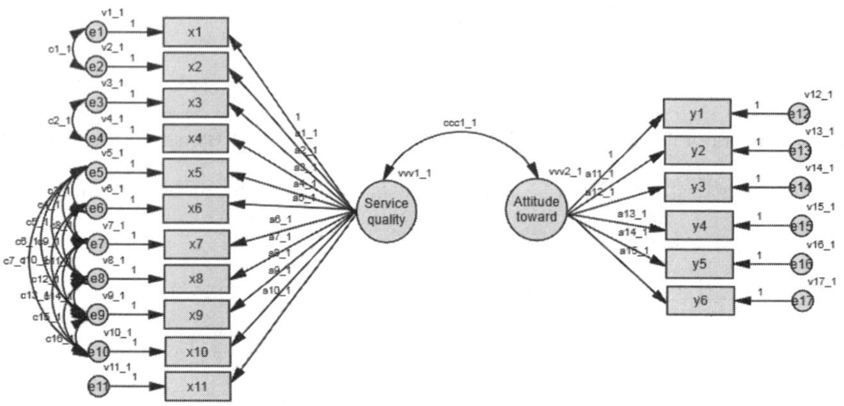

1) 형태 동일성 검증

형태 동일성 검증은 비교하고자 하는 집단의 요인구조가 같은지를 평가하는 것으로 각 집단별로 경쟁모형을 가지고 모형들 간의 적합성을 평가한다. 연구모형[2)]에 대한 경쟁모형으로 잠재요인의 지표변수 간에 공분산을 연결하지 않은 모형을 설정하였다. <표 8-1>과 같이 두 집단 모두 연구모형의 적합도가 높게 나타나 형태 동일성이 성립되었음을 알 수 있었다.

<표 8-1> **경쟁모형 비교를 통한 형태 동일성 검증**

	χ^2	df	NFI	TLI	CFI	RMSEA
공급자						
연구모형	704.775	102	.934**	.924**	.943**	.090*
경쟁모형	1543.321	118	.885	.844	.864	.129
수요자						
연구모형	525.809	102	.914*	.906*	.929*	.083*
경쟁모형	1095.029	118	.821	.812	.837	.118

* 보통 ** 양호

(➲ 3. 형태 동일성 검증)

2) 측정 동일성 검증

본 연구의 **측정 동일성을 검증**하기 위하여 다음과 같이 4개의 경쟁모형을 설정하였다.

모형 1: 비제약모델(기저모형)
모형 2: 요인부하량 동질성 제약모델
모형 3: 요인부하량, 공분산 동질성 제약모델
모형 4: 요인부하량, 공분산, 오차분산 동질성 제약모델

---

2) 본 연구에서는 모델 적합도를 높이기 위해 외생잠재변수(서비스품질)의 지표변수 간과 내생잠재변수(수용태도)의 지표변수 간의 상관관계가 .6 이상이거나 수정지수가 20 이상인 변수에 대해 측정오차 간 공분산을 설정한 모형을 연구모형으로 사용하였다.

모형 1은 집단 간 어떠한 제약도 하지 않은 모형으로 동일화 제약을 통계적으로 평가하는 데 이용되는 기저모형(Baseline Model)이다. 모형 2는 집단 간 요인부하량을 동일하게 제약한 모델이다. 모형 3은 집단 간 요인부하량과 공분산을 동일하게 제약한 모델이다. 모형 4는 요인부하량, 공분산, 오차분산을 동일하게 제약한 모델이다. 모형의 비교는 기저모형(모형 1)과의 적합도 차이를 통하여 검증한다.

<표 8-2> u-Health **수용요인의 교차타당성 모형 분석 결과**

Model	χ^2	df	NFI	CFI	TLI	RMSEA	ΔNFI	ΔCFI	ΔTLI	ΔRMSEA
모형 1	1230.57	204	.927**	.938**	.917**	.062*				
모형 2	1390.17	219	.917**	.929**	.912**	.063*	-.01	-.009	-.005	.001
모형 3	1438.38	222	.914**	.926**	.910**	.064*	-.003	-.003	-.002	.001
모형 4	1811.31	239	.892	.905**	.892	.070*	-.022	-.021	-.018	.006

* 양호 ** 매우양호

<표 8-2>와 같이 기저모형(모형 1)의 적합도가 높고 단계별 동일화 제약을 추가해도 χ^2을 제외하고는 모형의 적합도가 유의하게 나빠지지 않았으므로 모든 모형에서 차이가 없는 것을 알 수 있다. 즉, 교차타당도가 검증되어 u-Health 서비스 품질에 따른 수용태도에 대한 척도가 수요자와 공급자에게 동일하게 인식하고 있다는 것을 알 수 있다. (◎ 4. 측정 동일성 검증)

4.2 다중집단 잠재평균분석

집단 간 잠재평균분석은 형태 동일성→측정 동일성→절편 동일성의 순서대로 검증되어야 한다(김주환 등, 2009)[3]. 본 연구의 교차타당성 검증에서 형태 동일성과 측정 동일성이 검증되어 절편 동일성 검증을 실시하였다. 집단 간 **절편에 동일화 제약을 가한 모형의 적합도**는 $\chi^2(df)$=1817.76(234), NFI=.892, CFI=.904, TLI=.888, RMSEA

3) 잠재평균분석의 보다 자세한 설명은 '김주환, 김민규, 홍세희(2009). 구조방정식모형으로 논문쓰기. p203-266'을 참조하기 바란다.

=.071로 측정 동일성의 적합도보다 χ^2을 제외하고 유의하게 나빠지지 않았으므로 절편 동일성은 성립되었다고 해석할 수 있다. **집단 간 평균의 차이**를 보기 위해 참조집단을 공급자 집단으로 하여 잠재평균을 0으로 고정하고 수요자 집단의 잠재평균을 추정하였으며, 잠재평균의 차이의 해석은 Cohen **효과크기**(d)[4]를 사용하였다. <표 8-3>과 같이 수요자의 잠재평균의 차이는 통계적으로 유의미한 차이가 발견되었으며, Cohen의 효과를 보았을 때 효과크기가 .8 이상으로 공급자와 수요자의 서비스 품질과 수용태도에 대한 잠재평균에 큰 차이가 있는 것으로 나타났다.

<표 8-3> 서비스 품질과 수용태도의 집단 간 잠재평균차이

	공급자	수요자	공통표준편차	효과크기1)
서비스 품질	0	2.293***	1.39	1.64
수용태도	0	2.245**	1.38	1.62

*** p<.001
1) 수요자 잠재평균차이/공통표준편차[5]

(➲ 5. 절편 동일성 모형의 적합도, ➲ 6. 집단 간 잠재평균분석, ➲ 7. 코헨의 효과크기 산출)

4.3 다중집단 구조모형 분석

다중집단 구조모형 분석은 집단 간 경로계수를 가지고 서로 통계적으로 유의한 차이가 있는지를 검증하는 것이다. 다중집단 구조모형 분석은 측정 동일성 제약이 끝난 후, 집단 간 등가제약 과정을 거쳐 경로계수 간 유의미한 차이를 검증할 수 있다. 본 연구에서는 서비스 품질 요인과 수용태도 요인의 측정 동일성이 검증되었으므로 두 잠재요인 사이의 경로도형을 검증하여 두 집단 간 차이를 비교하였다. 구조모형에 대한 공급자와 수요자에 대한 경로계수는 <표 8-4>와 같다. 공급자와 수요자 집단 모두 u-Health 서비스품질이 수용태도에 매우 정(+)적으로 유의한 영향을 미치는 것으로 나타났다.

---

4) Cohen의 기준에 따르면 d값이 0.2 이하이면 작은 값, 0.5 이하면 중간값, 0.8 이상이면 큰 값으로 해석한다[23].
5) 본 연구의 요인분산 동일성 모형에서의 분산추정치는(서비스품질: 1.950, 수용태도: 1.821)로 나타나 표준편차로 변환하여 사용하였다.

<표 8-4> 공급자와 수요자의 집단별 모수 추정치

경로	공급자		수요자	
	B(β)	CR	B(β)	CR
서비스품질 → 수용태도	.671(.788)	17.449***	.744(.809)	15.729***

*** p<.001, B: 비표준화계수, β: 표준화계수

한편, 구조모형 내 잠재변수 간의 인과관계가 두 집단 사이에 유의미한 차이가 존재할 수 있어 모형 내 존재하는 경로계수(서비스품질→수용태도)에 각각 동일성 제약을 가한 모형을 기저모형과 비교하여 보았다(표 8-5). 경로를 동일하게 제약을 가해도 집단 간 '($\Delta\chi^2=1.587$)<($\chi^2=3.84$, $df=1$, 유의수준=0.05)'로 통계적으로 유의미한 차이를 보이지 않았다. 이는 본 연구에서 제시한 u-Health 서비스품질과 수용태도 간의 구조적 관계가 두 집단 모두에게 동등하게 적용될 수 있음을 알 수 있었다.

<표 8-5> 공급자와 수요자 집단 간 경로 차이 비교

모형	χ^2	C.R.	TLI	RMSEA	$\Delta\chi^2$	ΔTLI	ΔRMSEA
기저모형 경로제약모형	1390.17 1392.97	1.696	.912 .912	.063 .063	2.8	0	0

(➲ 8. 집단 간 경로계수 비교)

5 고찰

본 연구는 u-Health 도입을 위해 u-Health 서비스 품질에 따른 수용태도에 대한 척도가 수요자와 공급자에 공통적으로 사용될 수 있는 척도인지를 검증하고 구조모형 분석을 통하여 두 집단 간 서비스 품질과 수용태도의 구조적 관계를 검증하는 것이다. 본 연구의 이론적인 공헌은 u-Health 수요조사에서 가장 중요한 서비스 품질과

수용태도 척도를 개발하였고 두 잠재요인 간의 구조모형을 검증하였다는 것이다. 구체적인 연구 결과 및 시사점은 다음과 같다.

첫째, 교차타당성 검증을 위한 다중집단 확인적 요인분석 연구모형이 공급자와 수요자 모두 적합한 것으로 나타나, 집단 간 동일한 구조모형을 적용할 수 있었다.

둘째, 기저모형과 집단 간 제약모형의 비교 결과 적합도에 유의한 차이가 없어 교차타당성이 검증되었다. 즉, u-Health 서비스 품질에 따른 수용태도에 대한 척도가 수요자와 공급자에게 동일하게 인식하고 있어 서비스 품질과 수용태도 척도를 두 집단에 공통적으로 사용할 수 있다는 것을 검증하였다.

셋째, 잠재평균분석에서 측정 동일성에 이어 절편 동일성이 검증되었으며, Cohen의 효과크기에서 공급자와 수요자의 서비스 품질과 수용태도에 대한 잠재평균에 큰 차이가 있는 것으로 나타났다.

넷째, 다중집단 구조모형 분석에서 두 집단 모두 서비스 품질에서 수용태도에 대한 경로가 정(+)적으로 유의한 영향을 미치고 있는 것으로 나타났다. 이는 정보시스템과 웹 사이트의 수용태도에 서비스의 질이 유의한 영향을 미친다는 기존의 연구(DeLone & McLean, 1992; Liu & Arnett, 1998; Lin at al, 2000; Venkatesh & Davis, 2000)와 e-Health와 u-Health의 수용태도에 서비스의 질이 유의한 영향을 미친다는 기존의 연구(An, 2006; Shin, 2009; 이재국 등, 2011)를 지지하는 것으로 나타났다.

다섯째, 서비스 품질과 수용태도 간의 인과관계가 두 집단 사이에서 통계적으로 유의미한 차이를 보이지 않아, 본 연구에서 제시한 u-Health 서비스품질과 수용태도 간의 구조적 관계가 공급자와 수요자 두 집단 모두에게 동등하게 적용될 수 있는 것으로 나타났다.

결론적으로 u-Health 수용태도에 영향을 미치는 가장 중요한 요인으로는 서비스 품질로 나타났다. u-Health 품질의 측정항목으로는 '편리성', '적시성', '장비활용', '환자(의사) 대화', '환자상태확인', '장비신뢰', '안전성', '정확성', '진료결과신뢰', '의료과오감소', '유용한 의료이용방법' 11개 항목이며, 수용태도의 측정항목으로는 '가벼운 질환에 수용', '일시적 거동 불편에 수용', '전문진료에 수용', '만성질환에 수용', '응급시에 수용', '건강관리 서비스에 수용'의 6개 항목이다. 따라서 본 연구의 결과로 검증된 두 측정 도구는 공급자와 수요자가 동일하게 인식할 수 있는 표준화된 척도로 사용될 수 있을 것이다.

참고 문헌

[1] Ryu SW, Cho JK, Song T-M, Lee SY, Kang EJ, Chang WI, Rhee HS, Ahn M-E, & Lee KE. (2004). Enhancing Acceptance of Telehealth for the Public Sector. Korea Institute for Health and Social Affairs.

[2] Ryu SW. (2010). Book review: History of Telemedicine: Evolution, Context, and Transformation. Healthcare Informatics Research, 16(1): 65-66.

[3] World Health Organization. (2011). Telemedicine: Opportunities and developments in member states. Global Observatory for eHealth series Volume 2, WHO, January.

[4] BBC Research. (2008). Healthcare Information System.

[5] Kang SW, Lee SH, & Koh YS. (2007). The Age of u-Health. CEO Information No. 602, Samsung Economic Research Institute, May.

[6] Korea Health and Industry Development Institute. (2010). A Study on Business Strategy for New u-Health Industry.

[7] Ahn M-E, & Choi GH. (2009). A developmental process of telemedicine, e-Health & u-Health. J Korean Med Assoc, 52(12): 1131-1140.

[8] Davis FD. (1989). Perceived usefulness, perceived ease of use and user acceptance of information technology. MIS Quarterly, 13(3): 319-340.

[9] Lee JG. (2010). The effects of quality and accessibility of telehealth service for patient with chronic disease on patient satisfaction compliance, and intention to reuse. Journal of the Korea Society of Health Informatics and Statistics, 35(2): 149-176.

[10] Kim S-S, & Ryu SW. (2011). Structural relationships among factors to adoption of telehealth service. Asia Pacific Journal of Information Systems, 21(3): 71-96.

[11] Lee JG, Ryu SW, & Song T-M. (2011). Evaluation of effectiveness of u-Health service in public area. Journal of Korea Society of Health Informatics and Statics, 36(1): 123-136.

[12] Fishbein M., & Ajzen I. (1985). Belief, Attitude, Intention, and Behavior: An Introduction to Research and Theory. Reading, MA: Addison-Wesley.

[13] DeLone WH, & McLean ER. (1992). Information Systems Success: The Quest for the dependent variables. Information Systems Research, 3(1): 60-95.

[14] Liu C., Arnett KP, Capella LM, & Beatty RC. (1997). Web sites of the Fortune 500 companies: Facing customers through home pages. Information & Management, 31: 335-345.

[15] Lin J., & Lu H. (2000). Towards an understanding of the behavioral intention to use a web site. International Journal of Information Management, 20(3): 197-208.

[16] Venkatesh V., & Davis FD. (2000). A theoretical extension of the technology acceptance model: Four longitudinal field studies. Management Science, 46(2): 186-204.

[17] An JY, Hayman LL, Panniers TL, & Carty B. (2006). Therapy development in health care informatics: Information and communication in nursing and healthcare informatics; a model explaining and predicting information and communication technology acceptance by healthcare consumers. Advances in Nursing Science, 30(3): E37-49.

[18] Shin DH. (2009). An empirical investigation of a modified technology acceptance model of IPTV. Behavior & Information Technology, 28(4): 361-372.

[19] Song T-M, Lee SY, Lee KH, Park DS, Jin DR, Ryu SW, & Cnang SH. (2011). u-Health: Current Status and Tasks Ahead, Korea Institute for Health and Social Affairs.

[20] Koh D-Y. (2010). Analysis on the Demand for U-health Services and Policy Implications, Korea Institute for Industrial Economics and Trade. December.

[21] Myers MB, Calantone RJ, Page Jr. TJ, & Taylor CR. (2000). Academic insights: An application of multiple-group causal models in assessing cross-cultural measurement equivalence. Journal of International Marketing, 8(4): 108-121.

[22] Mullen MR. (1995). Diagnosing measurement equivalence in cross-national research. Journal of International Business Studies, 26930: 573-596.

[23] Hong S, Malik ML, & Lee MK. (2003). Testing configural, metric, scalar, and latent mean invariance across genders in sociotropy and autonomy using non-western sample. Educational and Psychology Measurement, 63: 636-654.

[24] Hu L-T, & Bentler PM. (1999). Cutoff criteria for fit indices in covariance structure analysis: Conventional criteria versus new alternatives. Structural Equation Modeling, 6: 1-55.

[25] Brown MW, & Cudeck R. (1993). Alternative ways of assessing model fit. In Bollen KA, Long JS(Eds.), Testing Structural Equation Models(pp.136-162). Newbury Park, CA: Sage.

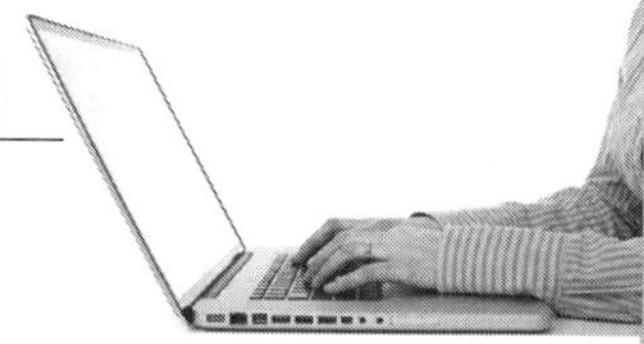

1 연구 데이터 조사표 구성

1. 아래에 해당하는 u-Health 서비스를 제공(수용)할 의향에 대한 설문입니다.
귀하의 생각에 가장 가까운 수준을 선택(✓)하여 주십시오.(수용태도)

설문	전혀 제공 안 함	제공 안 함	조금 제공 안 함	필요 시 제공함	가능한 제공함	항상 제공함
1. 급성환자에 대하여 원격 진료 및 처방을 할 것이다(y1)	①	②	③	④	⑤	⑥
2. 일반환자에 대하여 원격 진료 및 처방을 할 것이다(y2)	①	②	③	④	⑤	⑥
3. 고혈압, 당뇨, 암 등 만성질환자들에게 2차적으로 진료 및 처방할 것이다(y3)	①	②	③	④	⑤	⑥
4. 거동이 불편한 환자들에게 원격으로 진료 및 처방할 것이다(y4)	①	②	③	④	⑤	⑥
5. 응급환자에 대해 응급진료를 통하여 제공할 것이다(y5)	①	②	③	④	⑤	⑥
6. 비만, 건강생활 등 건강관리 서비스를 제공할 것이다(y6)	①	②	③	④	⑤	⑥

다음은 u-Health(원격진료) 서비스 품질에 대한 질문입니다.
귀하의 생각에 가장 가까운 수준을 선택(✓)하여 주십시오.(서비스품질)

문항 (u-Health(원격진료)서비스는(에서) .....)	전혀 동의 안 함	동의 안 함	조금 동의 안 함	조금 동의함	동의함	매우 동의함
1. ... 편리한 진료를 할 수 있을 것이다(x1)	①	②	③	④	⑤	⑥
2. ... 적시에 진료할 수 있을 것이다(x2)	①	②	③	④	⑤	⑥
3. ... 장치/장비를 잘 활용할 것이다(x3)	①	②	③	④	⑤	⑥
4. ... 환자(의사)와 충분한 대화가 가능할 것이다(x4)	①	②	③	④	⑤	⑥
5. ... 환자상태를 잘 확인할 수 있을 것이다(x5)	①	②	③	④	⑤	⑥
6. ... 통신장치/장비는 신뢰할 수 있을 것이다(x6)	①	②	③	④	⑤	⑥
7. ... 안전할 것이다(x7)	①	②	③	④	⑤	⑥
8. ... 정확할 것이다(x8)	①	②	③	④	⑤	⑥
9. ... 진료결과는 신뢰할 수 있을 것이다(x9)	①	②	③	④	⑤	⑥
10. ... 의료과오를 감소시킬 것이다(x10)	①	②	③	④	⑤	⑥
11. ... 유용한 의료이용방법을 제공할 것이다(x11)	①	②	③	④	⑤	⑥

2 신뢰성 분석(예: 공급자 서비스품질 요인)

1단계: 데이터 불러오기: IBM SPSS Statistics 실행 → [파일] → [열기] → 데이터 열기(공급자.sav)

2단계: 신뢰성 분석 실행하기: [분석] → [척도] → [신뢰도분석] → [분석변수 지정(x1∼x11)] → [통계량 단추] 선택 → ['항목제거시 척도'와 '분산'] 선택 → [계속 단추] → [확인 단추]

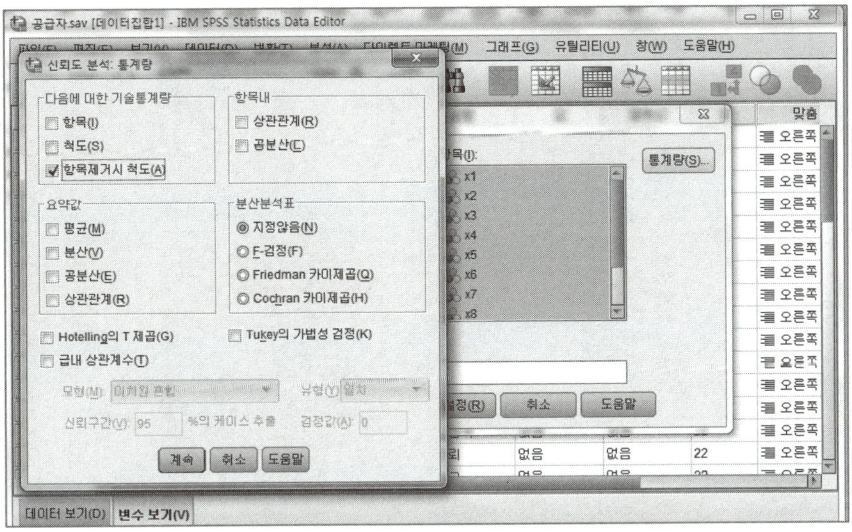

3단계: 결과표 분석

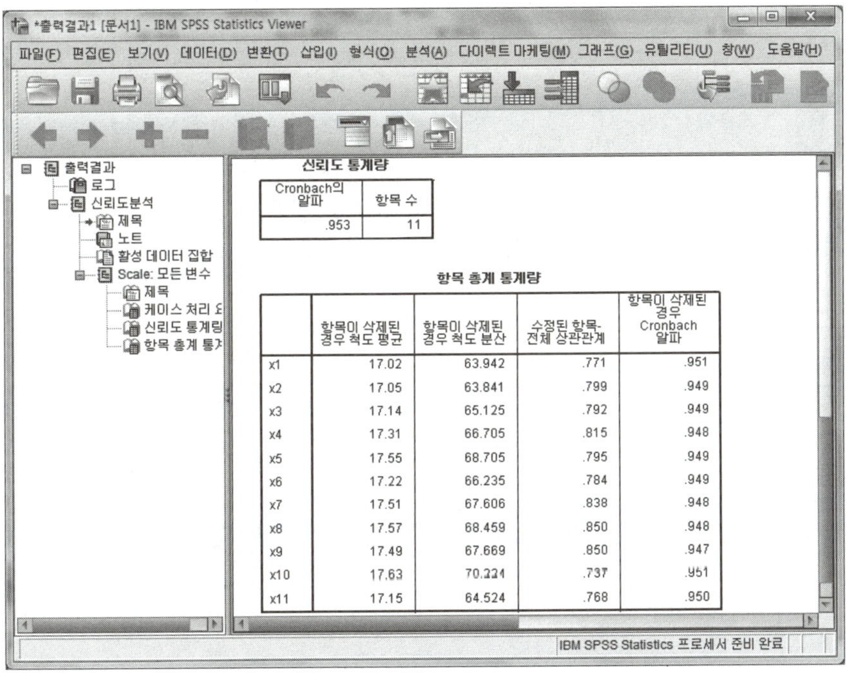

3 형태 동일성 검증

본 연구의 형태 동일성 검증을 위한 연구모형과 경쟁모형의 구축을 위해 관측변수(지표변수) 간에 공분산이 연결되지 않은 구조모형(경쟁모형)을 작성하여 적합도를 검증하였다.

1단계: [Amos]에서 경쟁모형(경쟁모형.amw)을 구현한다.

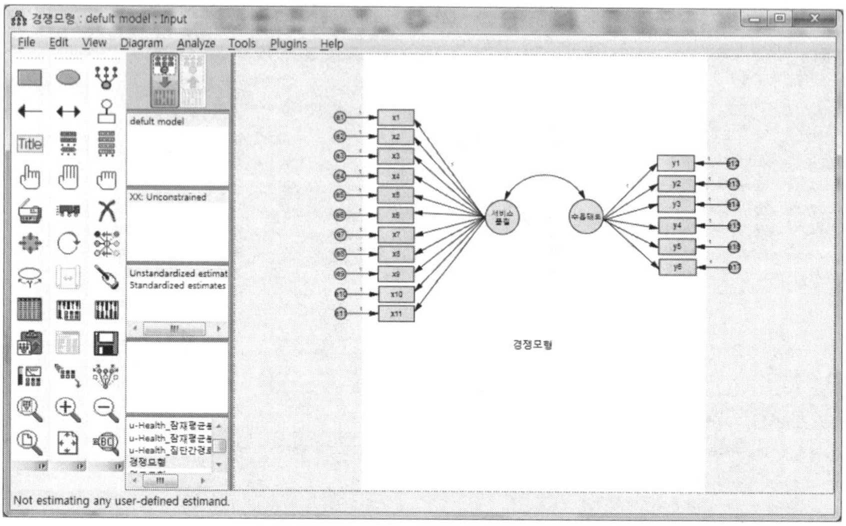

2단계: [File–Data Files]에서 '공급자.sav' 파일을 연결한다.

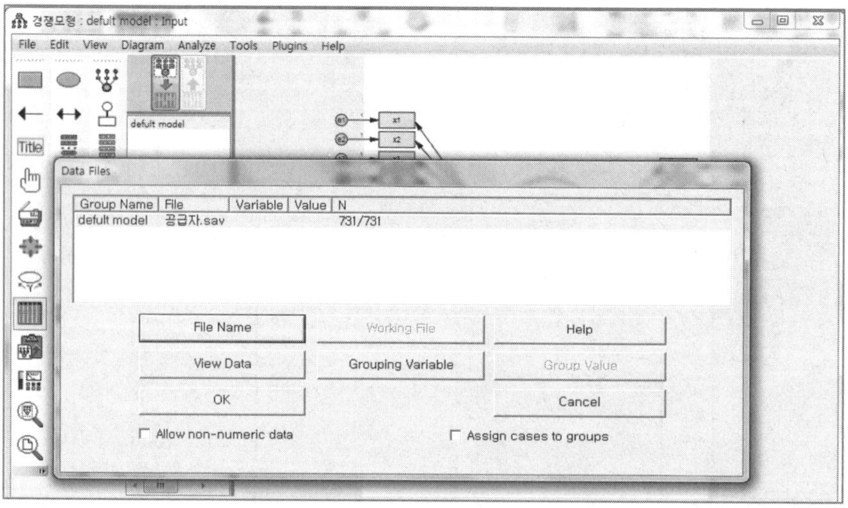

3단계: 실행 아이콘(Calculate estimate)으로 경쟁모형을 실행한다.

4단계: 결과를 확인한다([View]–[Text Output]).

- 모형 적합도([Model Fit])를 확인한다.

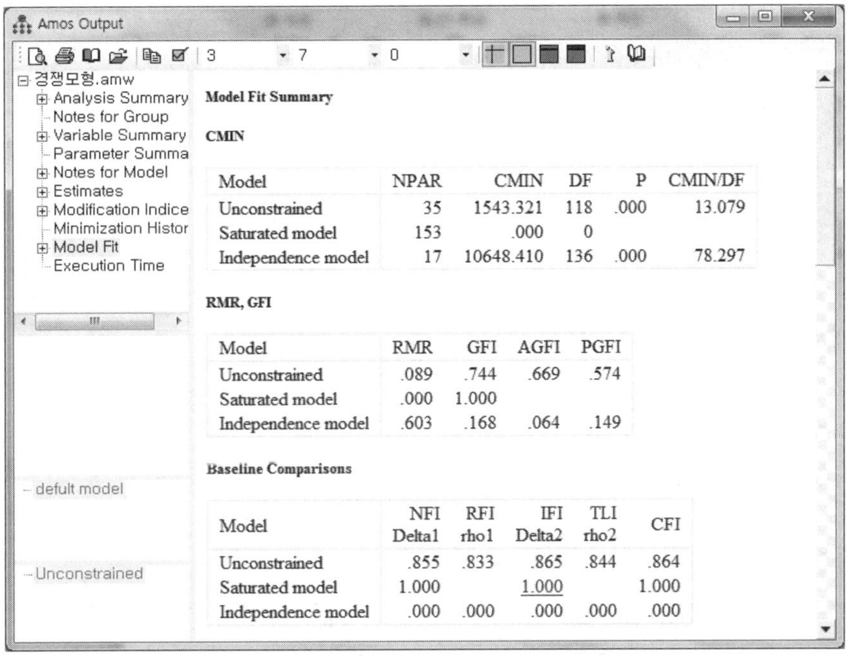

Model Fit Summary

CMIN

Model	NPAR	CMIN	DF	P	CMIN/DF
Unconstrained	35	1543.321	118	.000	13.079
Saturated model	153	.000	0		
Independence model	17	10648.410	136	.000	78.297

RMR, GFI

Model	RMR	GFI	AGFI	PGFI
Unconstrained	.089	.744	.669	.574
Saturated model	.000	1.000		
Independence model	.603	.168	.064	.149

Baseline Comparisons

Model	NFI Delta1	RFI rho1	IFI Delta2	TLI rho2	CFI
Unconstrained	.855	.833	.865	.844	.864
Saturated model	1.000		1.000		1.000
Independence model	.000	.000	.000	.000	.000

5단계: [File–Data Files]에서 '수요자.sav' 파일을 연결한다.

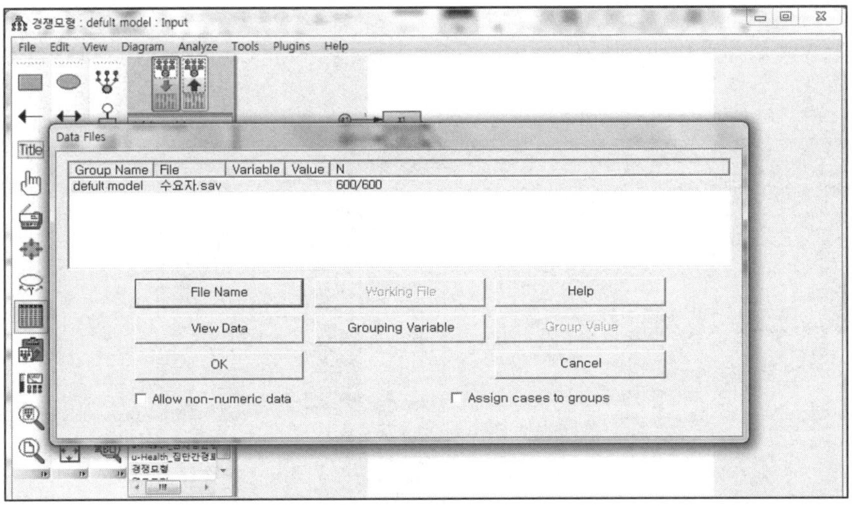

6단계: 실행 아이콘(Calculate estimate)으로 경쟁모형을 실행한다.

7단계: 결과를 확인한다([View]–[Text Output]).

• 모형 적합도([Model Fit])를 확인한다.

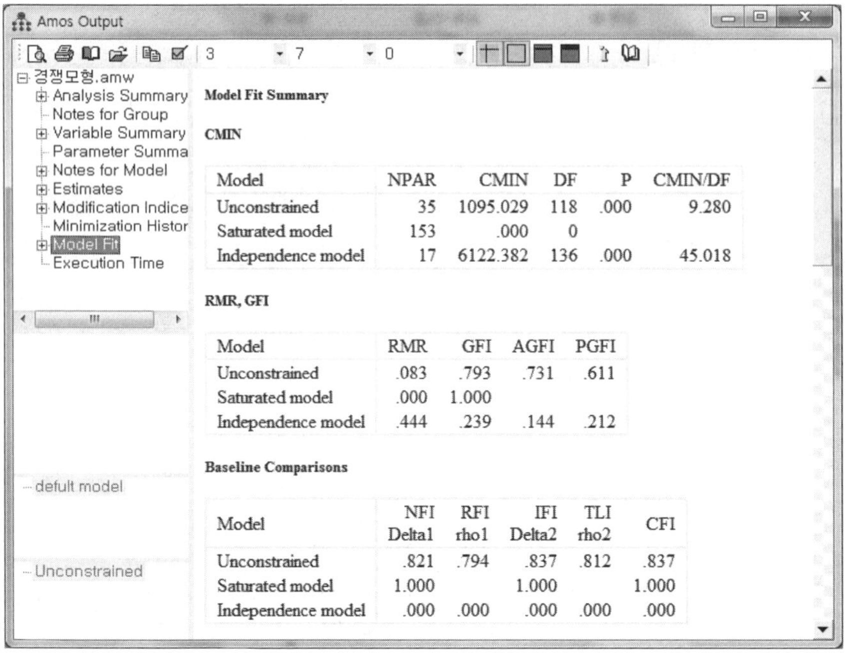

Model Fit Summary

CMIN

Model	NPAR	CMIN	DF	P	CMIN/DF
Unconstrained	35	1095.029	118	.000	9.280
Saturated model	153	.000	0		
Independence model	17	6122.382	136	.000	45.018

RMR, GFI

Model	RMR	GFI	AGFI	PGFI
Unconstrained	.083	.793	.731	.611
Saturated model	.000	1.000		
Independence model	.444	.239	.144	.212

Baseline Comparisons

Model	NFI Delta1	RFI rho1	IFI Delta2	TLI rho2	CFI
Unconstrained	.821	.794	.837	.812	.837
Saturated model	1.000		1.000		1.000
Independence model	.000	.000	.000	.000	.000

8단계: 연구모형을 작성하기 위해 '경쟁모형.amw'를 불러와서 [File–Data Files]에서 '공급자.sav' 파일을 연결한다.

9단계: [View] → [Analysis Properties] → [Estimation]에서 [Estimate means and intercepts] 선택을 해지한다.

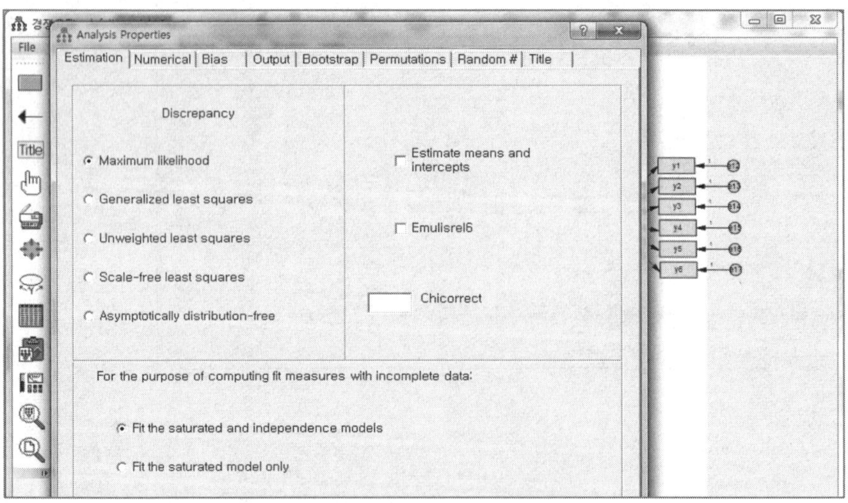

10단계: [View]→[Analysis Properties]→[Output]에서 [Modification indices]를 선택한 후, [Threshold=20]으로 지정한다.

- 수정지수의 기본값은 '4'로 지정되어 있으나, 적은 값의 수정지수를 사용하여 공분산 관계를 설정하게 되면 모델이 복잡해진다. 따라서 본 연구에서는 '20' 이상의 수정지수를 가진 변수 간 관계만 나타내었다.

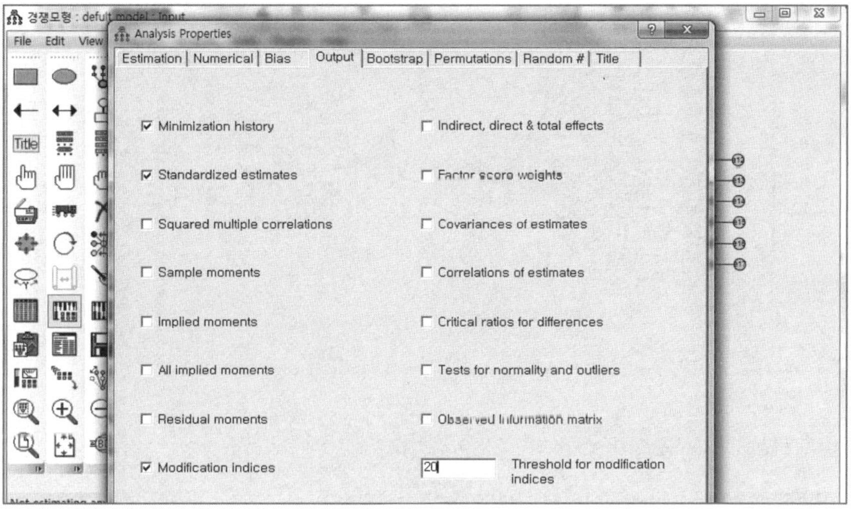

11단계: 실행 아이콘(Calculate estimate)으로 '경쟁모형.amw'를 실행한다.

12단계: 결과를 확인한다([View]–[Text Output]).

- 수정지수(Modification indices)를 확인한다.

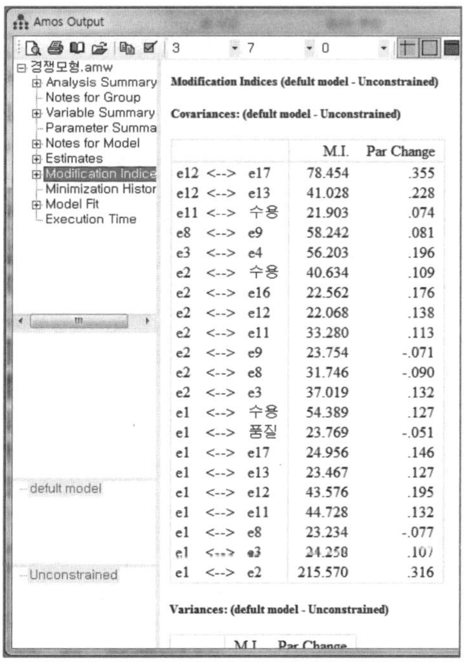

- 수정지수(MI)는 변수 간 공분산 관계를 설정함으로써 χ^2값을 줄여 적합도를 향상시킬 수 있다.
- MI의 공분산 설정은 '외생잠재변수의 측정오차 간', '내생잠재변수의 측정오차 간', '내생잠재변수의 구조오차 간' 상관에서 이루어져야 한다.
- 본 연구에서는 모델 적합도를 높이기 위해 외생잠재변수(서비스품질)의 지표변수 간과 내생잠재변수(수용태도)의 지표변수 간의 상관관계가 .6 이상이거나 수정지수가 20 이상인 변수에 대해 측정오차 간 공분산을 설정한 모형을 연구모형으로 사용하였다.

13단계: 수정지수를 이용하여 '외생잠재변수의 측정오차'와 '내생잠재변수의 측정오차' 간에 상관(공분산)관계를 연결한다('연구모형.amw'로 저장한다).

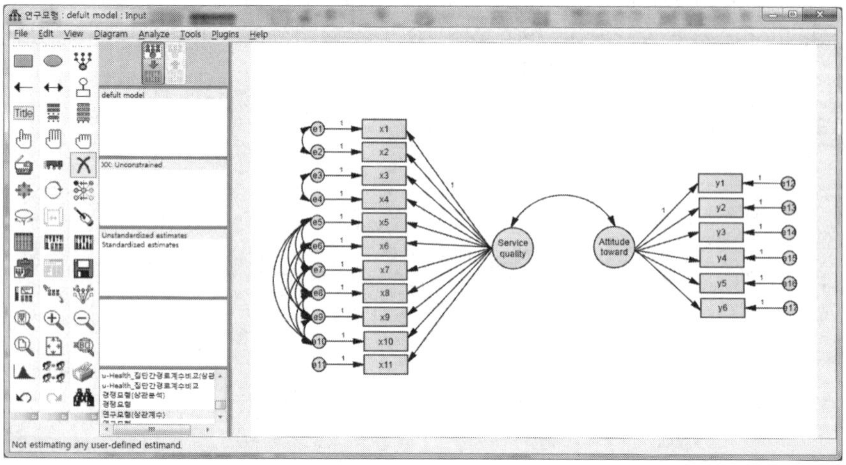

14단계: [File–Data Files]에서 '공급자.sav' 파일을 연결한다.

15단계: 실행 아이콘(Calculate estimate)으로 경쟁모형을 실행한다.

16단계: 결과를 확인한다([View]–[Text Output]).

- 모형 적합도([Model Fit])를 확인한다.

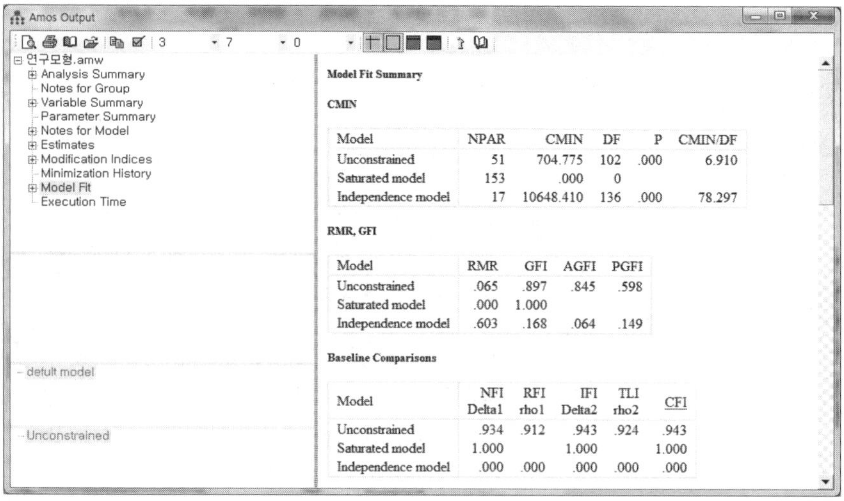

Model Fit Summary

CMIN

Model	NPAR	CMIN	DF	P	CMIN/DF
Unconstrained	51	704.775	102	.000	6.910
Saturated model	153	.000	0		
Independence model	17	10648.410	136	.000	78.297

RMR, GFI

Model	RMR	GFI	AGFI	PGFI
Unconstrained	.065	.897	.845	.598
Saturated model	.000	1.000		
Independence model	.603	.168	.064	.149

Baseline Comparisons

Model	NFI Delta1	RFI rho1	IFI Delta2	TLI rho2	CFI
Unconstrained	.934	.912	.943	.924	.943
Saturated model	1.000		1.000		1.000
Independence model	.000	.000	.000	.000	.000

17단계: [File-Data Files]에서 '수요자.sav' 파일을 연결한다.

18단계: 실행 아이콘(Calculate estimate)으로 경쟁모형을 실행한다.

19단계: 결과를 확인한다([View]-[Text Output]).

- 모형 적합도([Model Fit])를 확인한다.

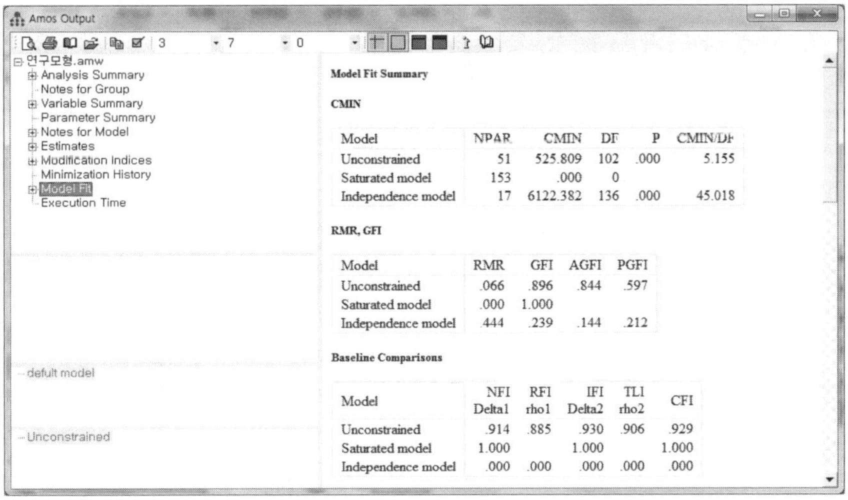

Model Fit Summary

CMIN

Model	NPAR	CMIN	DF	P	CMIN/DF
Unconstrained	51	525.809	102	.000	5.155
Saturated model	153	.000	0		
Independence model	17	6122.382	136	.000	45.018

RMR, GFI

Model	RMR	GFI	AGFI	PGFI
Unconstrained	.066	.896	.844	.597
Saturated model	.000	1.000		
Independence model	.444	.239	.144	.212

Baseline Comparisons

Model	NFI Delta1	RFI rho1	IFI Delta2	TLI rho2	CFI
Unconstrained	.914	.885	.930	.906	.929
Saturated model	1.000		1.000		1.000
Independence model	.000	.000	.000	.000	.000

4 측정 동일성 검증

측정 동일성은 형태 동일성이 검증되고 난 후, 다중집단 확인적 요인분석을 통하여 검증한다.

1단계: [Amos]에서 '연구모형.amw'를 불러온다.

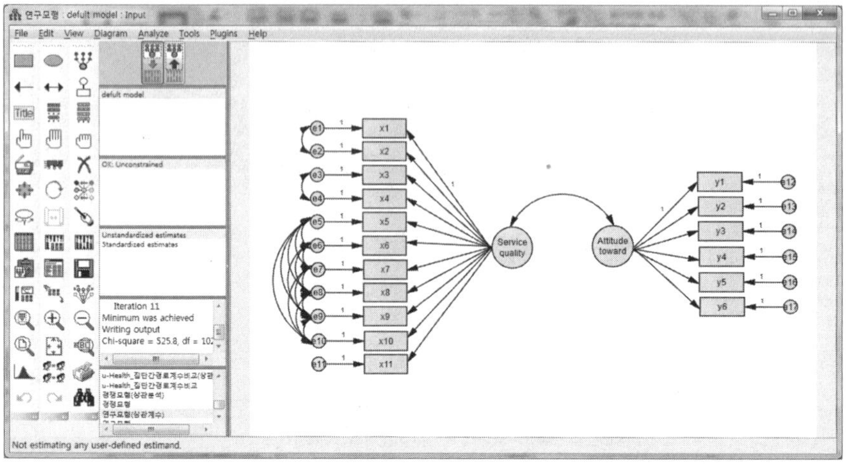

2단계: 집단 관리창에 있는 'group number 1'을 더블클릭한다.

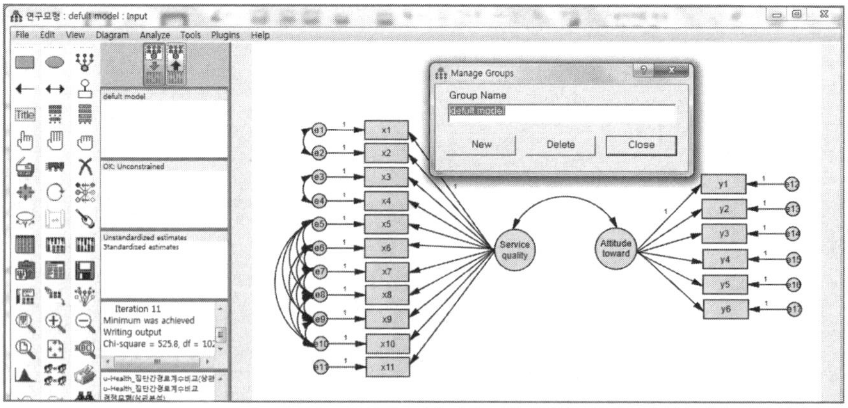

3단계: 생성된 [Manage Groups] 창에서 [New] 버튼을 누르면 [group number 2]가 생성된다.

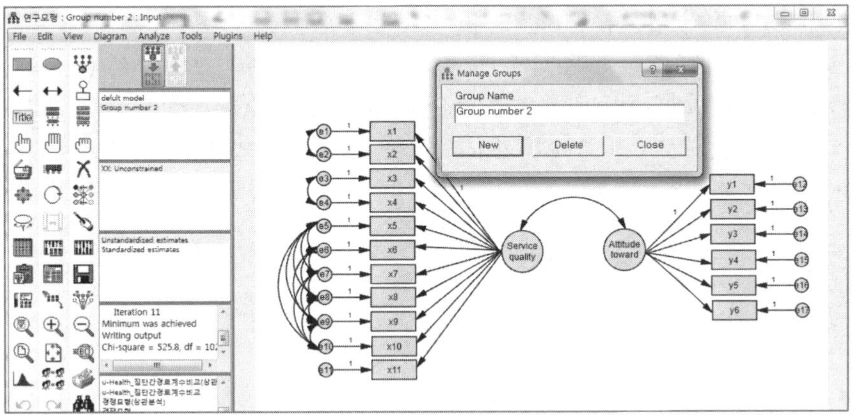

4단계: 이 상태는 두 개의 집단을 연결할 수 있는 모델 두 개가 생성된 것으로서 [group number 1]에는 '공급자'로 입력하고, [group number 2]에는 '수요자'라고 입력한다.

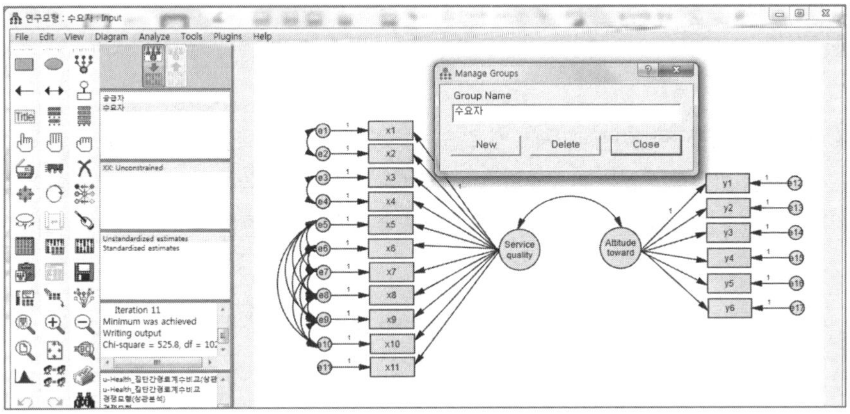

5단계: [File–Data Files]에서 '공급자'와 '수요자'에 각각의 데이터를 연결한다.

• 공급자 → 공급자.sav, 수요자 → 수요자.sav

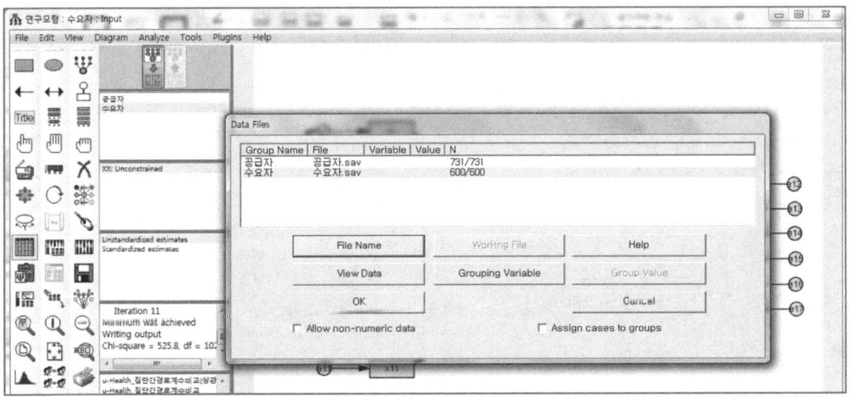

6단계: 하나의 모델에 두 개의 집단으로 나누었기 때문에 분석 결과에 혼돈이 올 수 있으므로 모델 작업창에 각 집단의 이름을 입력해줘야 한다. 모델 관리창의 공급자를 지정하여 → [Title 아이콘] 클릭 → [모델 작업창] 클릭 → [Figure Caption] 창이 생성되면 [Caption]란에 '<u-Health 공급자>'라고 모델명을 입력한다. 같은 방법으로 '<u-Health 수요자>' 집단의 이름을 입력한다. 이름의 위치를 수정할 때는 [이동아이콘]을 이용하면 된다.

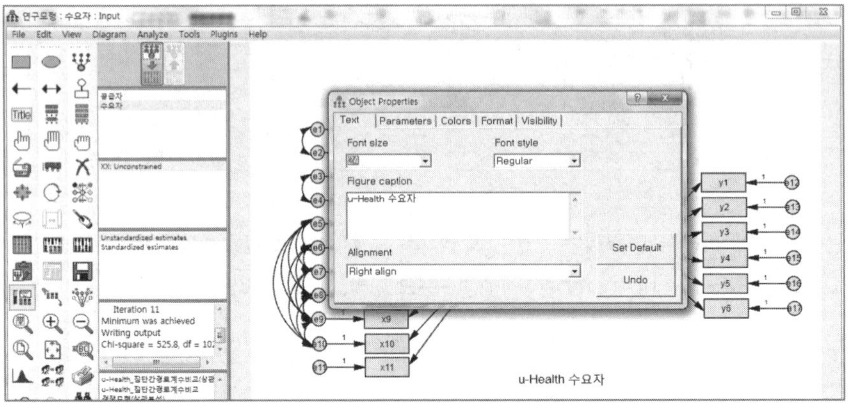

7단계: 두 집단을 동시에 분석한 모델이기 때문에 경로계수는 두 집단 모두 제공되지만 모델 적합도는 하나만 제공된다. 다중집단 확인적 요인분석 모델의 분석 방법은 ①조사자 제약에 의한 방법 ②아이콘을 이용한 방법 두 가지가 있다. 본 연구 자료의 교차타당도 분석은 [아이콘을 이용한 분석 방법]을 사용하였다.

• 아이콘 모음창에서 다중집단분석 아이콘을 선택하면 다음과 같은 창이 나타난다.

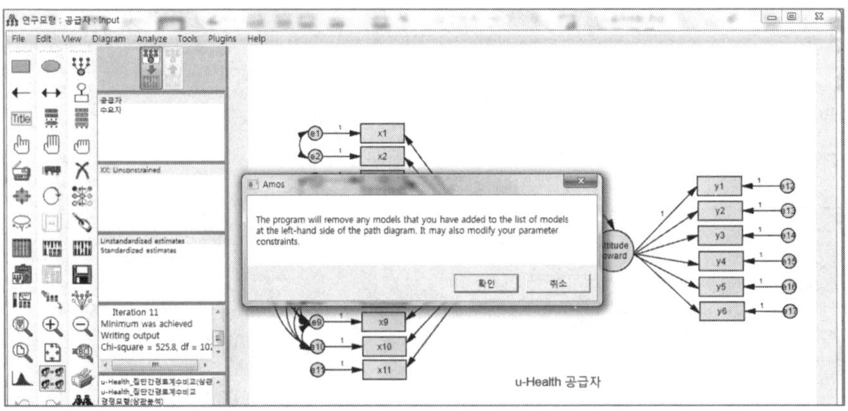

8단계: 생성된 창에서 [확인]을 누르면 다음과 같은 창이 나타나면서 자동으로 필요한 모델들이 지정된다.(아래와 같이 선택하여 지정한다.)

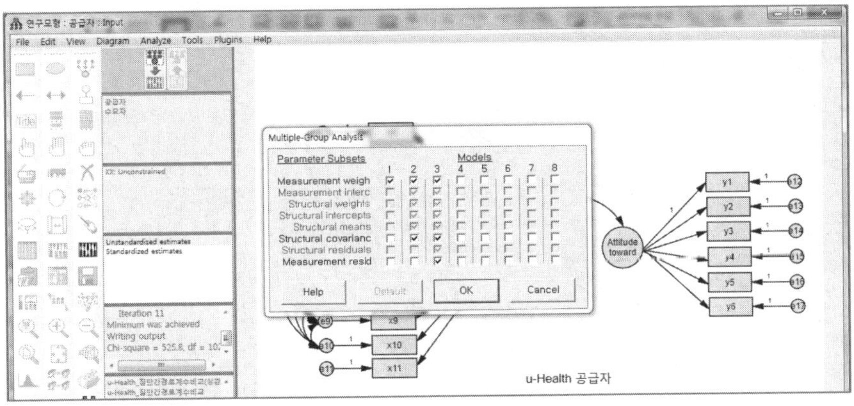

9단계: [OK]를 누르고 실행 아이콘을 선택하면 복잡한 문자와 숫자들의 조합이 나타나면서 분석이 진행된다.(파일 저장: U health_교차타당성.amw)

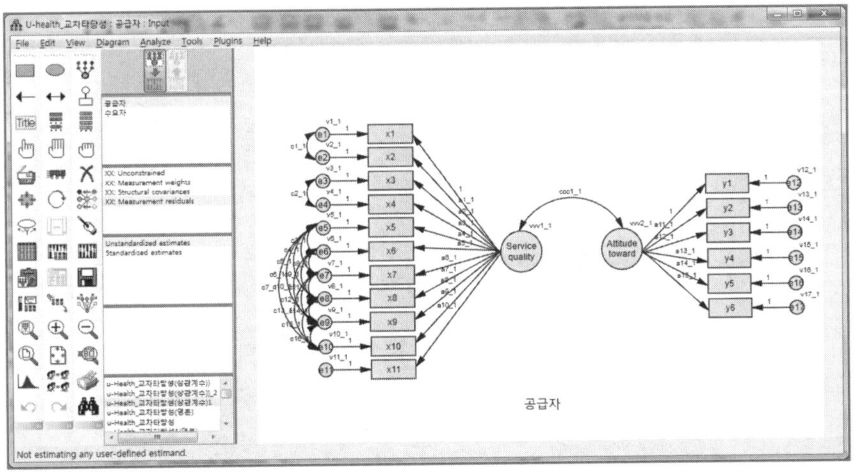

10단계: [View] → [Text Output] → [Model Fit]에서 CMIN(χ^2), Baseline Comparisons, RMSEA, Model Comparisons를 확인한다.

- 모형 1: Unconstrained, 모형 2: Measurement weights, 모형 3: Structural covariances, 모형 4: Measurement residuals

※ 수정지수 간 공분산 제약은 모형 4에서 삭제해야 한다.

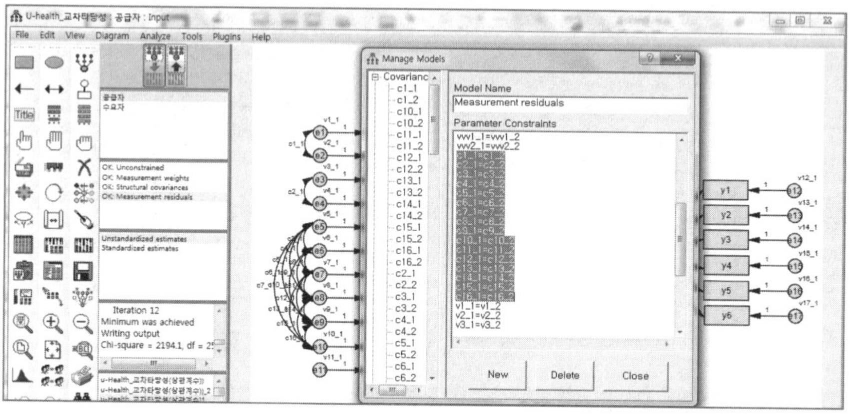

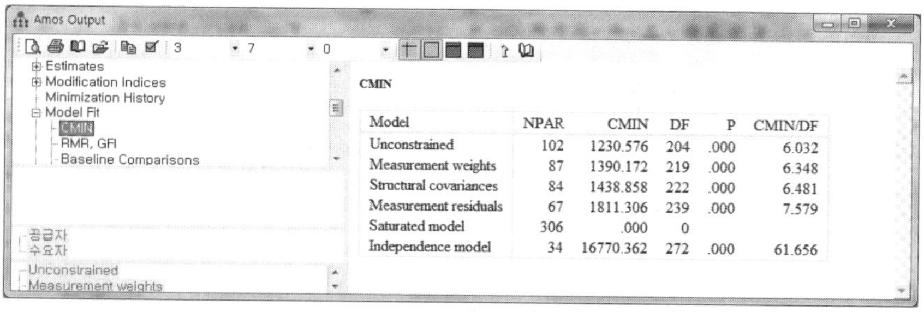

CMIN

Model	NPAR	CMIN	DF	P	CMIN/DF
Unconstrained	102	1230.576	204	.000	6.032
Measurement weights	87	1390.172	219	.000	6.348
Structural covariances	84	1438.858	222	.000	6.481
Measurement residuals	67	1811.306	239	.000	7.579
Saturated model	306	.000	0		
Independence model	34	16770.362	272	.000	61.656

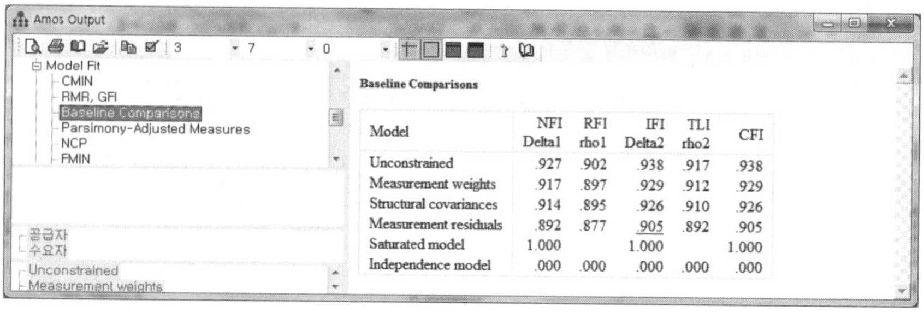

Baseline Comparisons

Model	NFI Delta1	RFI rho1	IFI Delta2	TLI rho2	CFI
Unconstrained	.927	.902	.938	.917	.938
Measurement weights	.917	.897	.929	.912	.929
Structural covariances	.914	.895	.926	.910	.926
Measurement residuals	.892	.877	.905	.892	.905
Saturated model	1.000		1.000		1.000
Independence model	.000	.000	.000	.000	.000

5 절편 동일성 모형의 적합도

• 잠재평균분석을 위해서는 측정모형의 형태 동일성, 측정 동일성, 절편 동일성이 모두 성립되어야 한다. 잠재평균분석은 요인부하량과 절편이 고정된 모델이 필요하기 때문에 측정 동일성은 요인부하량만 동일하게 제약하면 된다.

1단계: '연구모형.amw'를 불러와서 다중집단(u-Health 공급자, u-Health 수요자)을 지정한다.

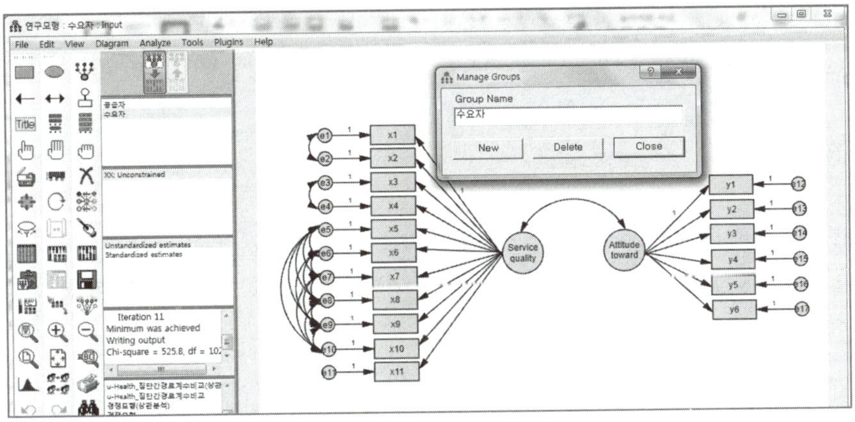

2단계: 모델 작업창에 각 집단의 이름을 입력해줘야 한다. 모델 관리창의 공급자를 지정하여 → [title 아이콘] 클릭 → [모델 작업창] 클릭 → [Figure Caption] 창이 생성되면 [Caption]란에 '<u-Health 공급자>'라고 모델명을 입력한다. 같은 방법으로 '<u-Health 수요자>' 집단의 이름을 입력한다. 이름의 위치를 수정할 때는 [이동아이콘]을 이용하면 된다.

3단계: [File–Data Files]에서 '공급자'와 '수요자'에 각각의 데이터를 연결한다.

• 공급자 → 공급자.sav, 수요자 → 수요자.sav

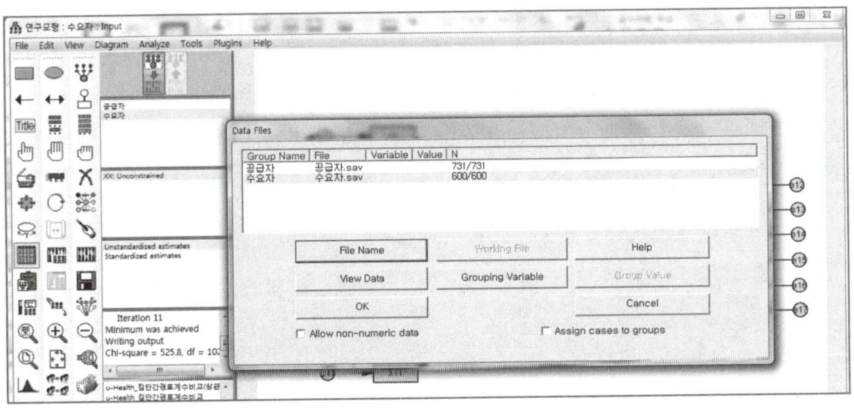

4단계: [View] → [Analysis Properties] → [Estimation]에서 [Estimate means and intercepts] 선택한다.(잠재변수와 측정변수의 절편을 구하기 위해서는 FIML을 지정해야 한다.)

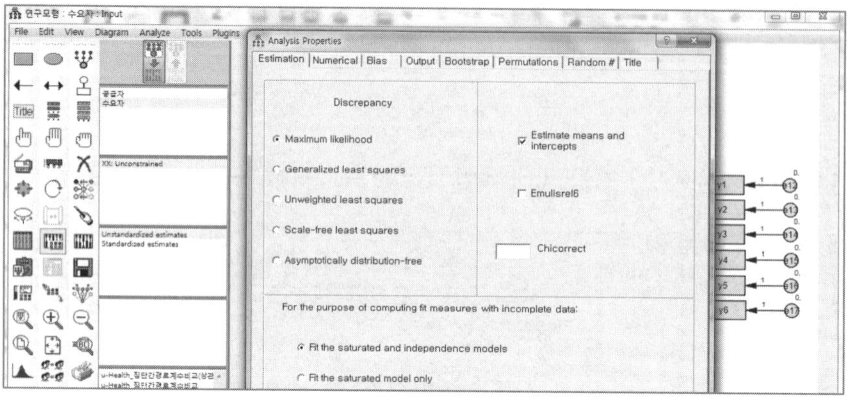

5단계: 요인부하량을 제약한다. 본 연구에서는 '조사자 제약에 의한 방법'을 사용하였다.

- 모델창에서 [공급자]를 지정하고 잠재변수에서 측정변수로 가는 경로를 'a1∼a15'로 제약한다. 이때 [All groups]는 선택되어 있어야 한다.

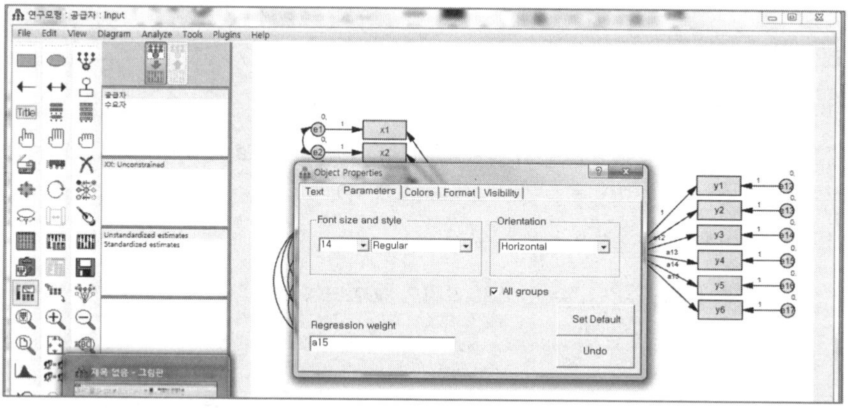

6단계: 측정변수의 절편을 제약한다. 본 연구에서는 '조사자 제약에 의한 방법'을 사용하였다.

- 모델창에서 [공급자]를 지정하고 잠재변수에서 측정변수의 [Intercept]를 'm1∼m17'로 제약한다. 이때 [All groups]는 선택되어 있어야 한다.

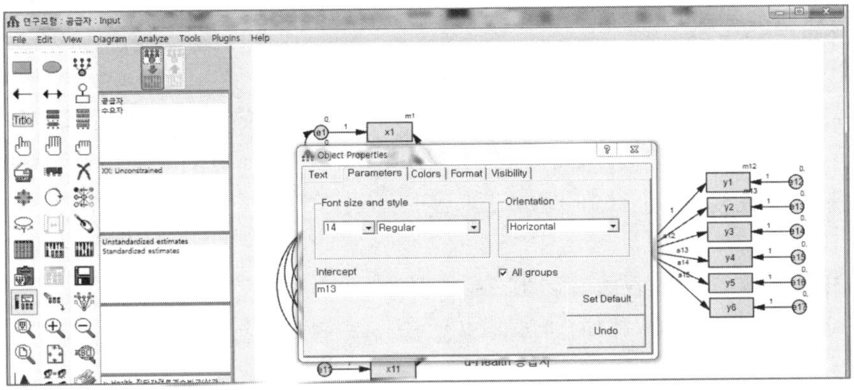

7단계: 측정집단(수요자)의 잠재요인의 평균을 모두 없앤다.

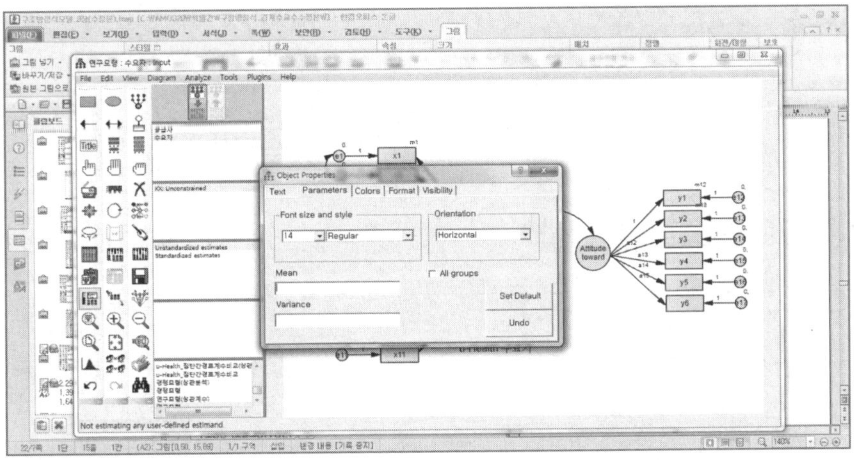

8단계: 절편 동일성 모형을 저장한다. → 'U-health_잠재평균분석.amw'

9단계: 실행 아이콘(Calculate estimate)으로 절편 동일성 모형을 실행한다.

10단계: 결과를 확인한다([View]−[Text Output]).

- 모형 적합도([Model Fit])를 확인한다.

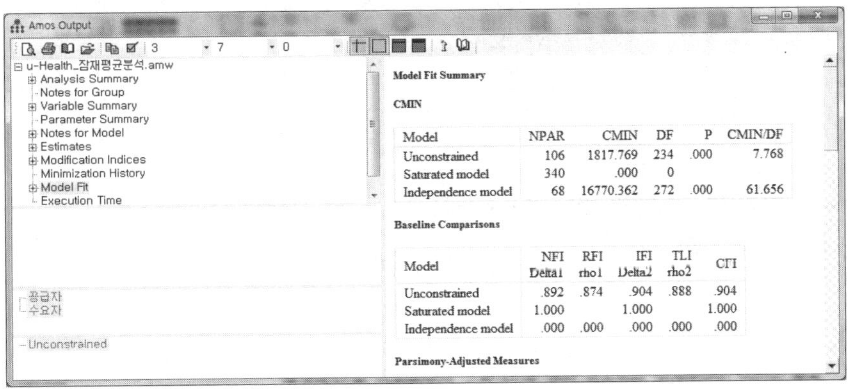

Model Fit Summary

CMIN

Model	NPAR	CMIN	DF	P	CMIN/DF
Unconstrained	106	1817.769	234	.000	7.768
Saturated model	340	.000	0		
Independence model	68	16770.362	272	.000	61.656

Baseline Comparisons

Model	NFI Delta1	RFI rho1	IFI Delta2	TLI rho2	CFI
Unconstrained	.892	.874	.904	.888	.904
Saturated model	1.000		1.000		1.000
Independence model	.000	.000	.000	.000	.000

Parsimony-Adjusted Measures

6 집단 간 잠재평균분석

1단계: 측정모형의 형태 동일성은 검증되었기 때문에 측정 동일성과 절편 동일성이 검증된 모형을 사용한다. 이미 구인동등성 검증에서 절편 동일성이 검증되었다(파일명: U-health_잠재평균분석.amw). 따라서 절편 동일성모델을 이용하여 참조(비교)집단의 잠재평균을 '0'으로 지정하여 비교한다.

- 참조집단(공급자)의 잠재요인의 평균을 모두 '0'으로 지정한다.

※ 이때 모든 [All group]은 선택을 해제해야 측정집단(수요자)의 평균을 제약할 수 있다.

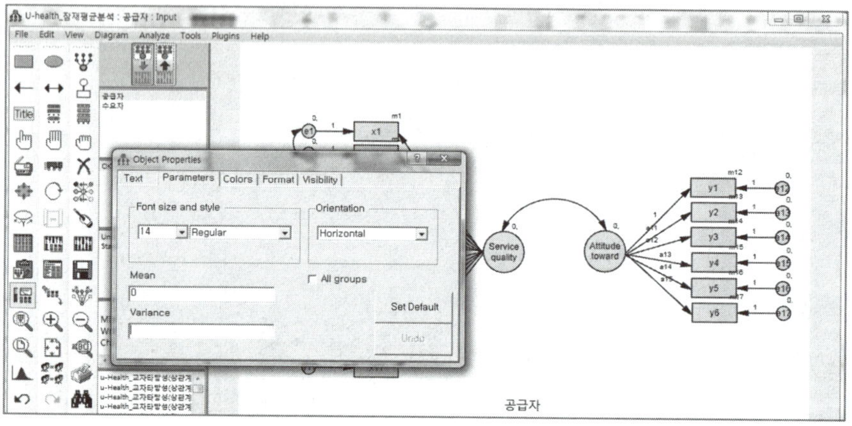

2단계: 측정집단(수요자)의 잠재요인의 평균을 모두 없앤다.

- 그룹창의 수요자를 선택하여 이동한다.

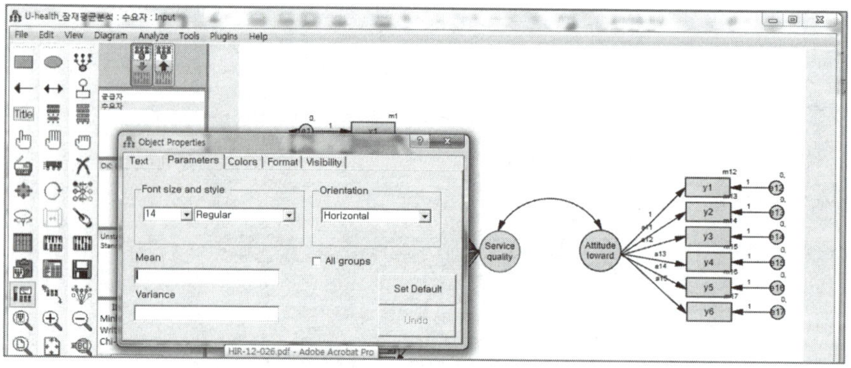

- 잠재평균분석 최종모형을 확인하면 공급자의 잠재요인의 평균은 '0'으로 지정되어 있고, 수요자의 잠재요인의 평균은 아무 값도 지정되지 않은 것을 알 수 있다.

3단계: 실행 후, 결과를 확인한다([View]–[Text Output]).

- [Estimate–Scalars–Mean]에서 수요자(그림의 수요자를 선택)의 평균을 확인한다.

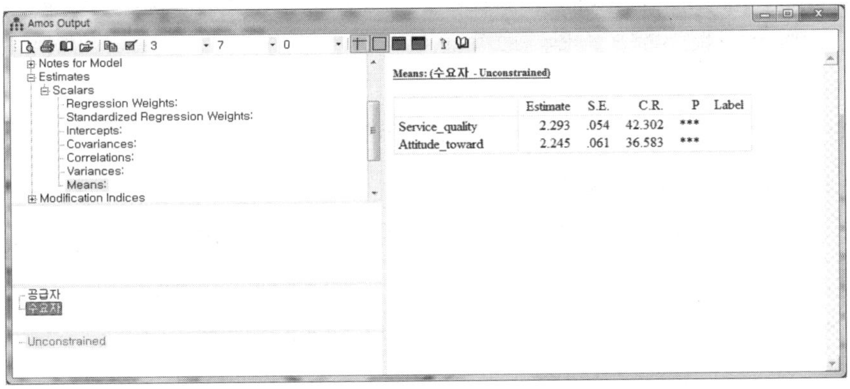

- 참조집단인 공급자의 평균은 모두 '0'으로 지정되어 있다. 따라서 서비스품질요인과 수용태도요인의 공급자와 수요자의 잠재평균차이는 통계적으로 유의미한 차이가 발견되었다.

7 코헨의 효과크기 산출

• 코헨의 효과크기는 '잠재평균차이/공통표준편차'이므로 공통표준편차를 산출하기 위해서는 관측변수의 요인분산(즉, 잠재변수의 분산)을 동일하게 제약해야 한다.

1단계: 절편 동일성 모델(U-health_잠재평균분석.amw)을 불러온다.

2단계: 잠재변수의 분산을 집단별로 동일하게 제약한다.
※ 잠재변수의 분산을 동일하게 문자(v1, v2)로 제약한다. 이때 모든 집단에 동일하게 제약하기 위해서는 All groups를 선택해야 한다.

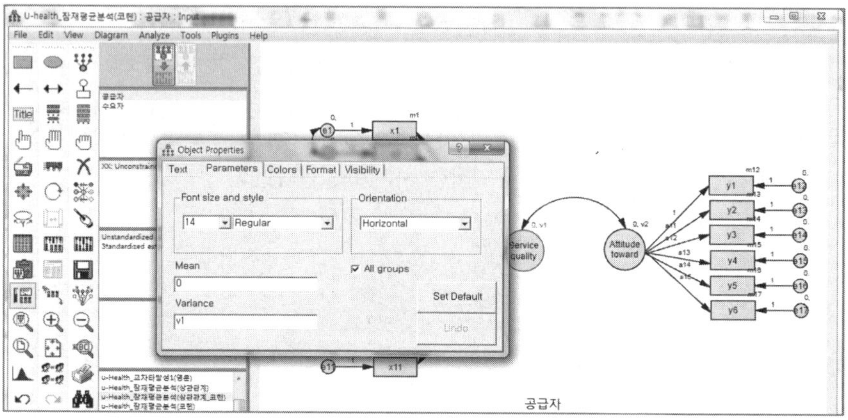

• 공급자와 수요자의 서비스품질과 수용태도의 분산이(v1, v2)로 동일하게 제약되어 있음을 확인할 수 있다.

3단계: 'U-health_잠재평균분석(코헨).amw'로 저장한다.

4단계: 실행 후, 결과를 확인한다([View]-[Text Output]).

- [Estimate-Scalars-Variance]에서 집단 간 요인의 공통분산 추정치를 확인한다.

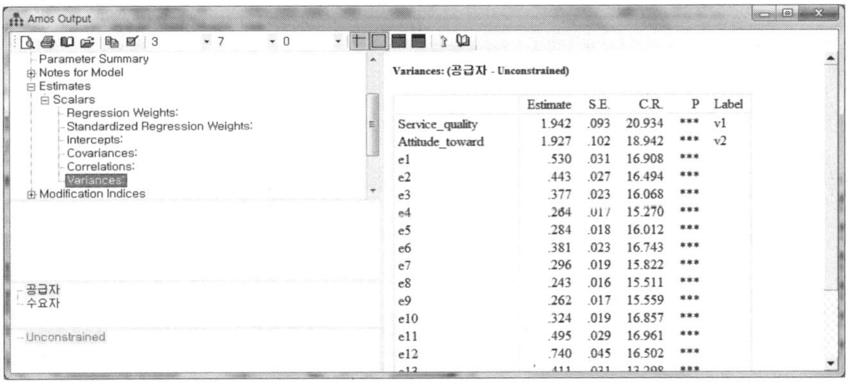

	Estimate	S.E.	C.R.	P	Label
Service_quality	1.942	.093	20.934	***	v1
Attitude_toward	1.927	.102	18.942	***	v2
e1	.530	.031	16.908	***	
e2	.443	.027	16.494	***	
e3	.377	.023	16.068	***	
e4	.264	.017	15.270	***	
e5	.284	.018	16.012	***	
e6	.381	.023	16.743	***	
e7	.296	.019	15.822	***	
e8	.243	.016	15.511	***	
e9	.262	.017	15.559	***	
e10	.324	.019	16.857	***	
e11	.495	.029	16.961	***	
e12	.740	.045	16.502	***	

- 결과표에서 공급자와 수요자의 잠재변수의 분산이 동일한 것을 알 수 있다. 잠재변수의 분산추정치는 서비스품질(1.942), 수용태도(1.927)로 확인되었다.

- 코헨의 효과크기는 '잠재평균차이/공통표준편차'이므로 분산이 표준편차의 제곱근으로 분산값을 루트로 처리해야 한다. 따라서 공통표준편차는 서비스품질(1.39), 수용태도(1.38)가 된다.

8 집단 간 경로계수 비교

집단 간 경로계수의 크기의 비교는 다중집단 구조모형 분석에서 가능하다. 다중집단 구조모형 분석은 측정 동일성 제약이 끝난 후, 집단 간 등가제약 과정을 거쳐 경로계수 간 유의미한 차이를 보아야 한다.

1단계: 측정 동일성 제약을 수행한다.

1-1) '연구모형.amw'를 다중집단 구조모형으로 변환한다.

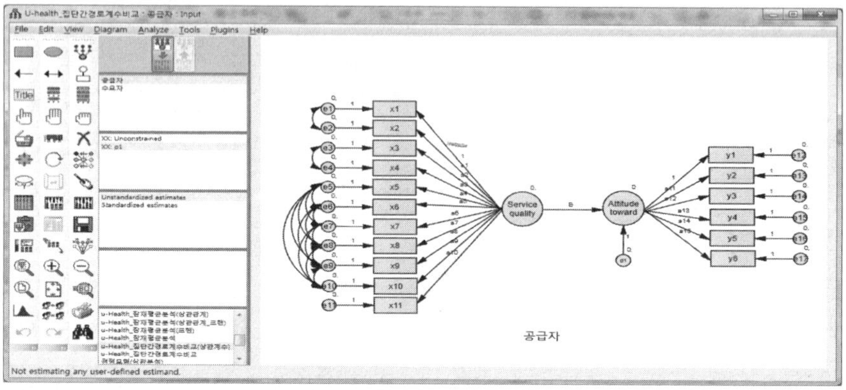

1-2) 잠재변수에서 관측변수로 가는 요인부하량을 제약한다. 본 연구에서는 '조사자 제약에 의한 방법'을 사용하였다.

• 모델창에서 [공급자]를 지정하고 잠재변수에서 측정변수로 가는 경로를 '(a1~a15)'로 제약한다. 이때 [All groups]는 선택되어 있어야 한다.

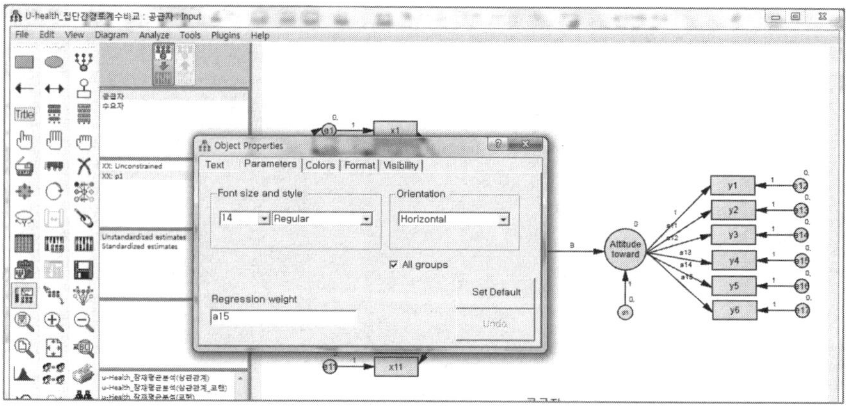

2단계: 경로계수를 제약한다.

2-1) 공급자의의 경로를 'B'로 제약(지정)한다. 이때 [all groups]는 해제되어야 한다.

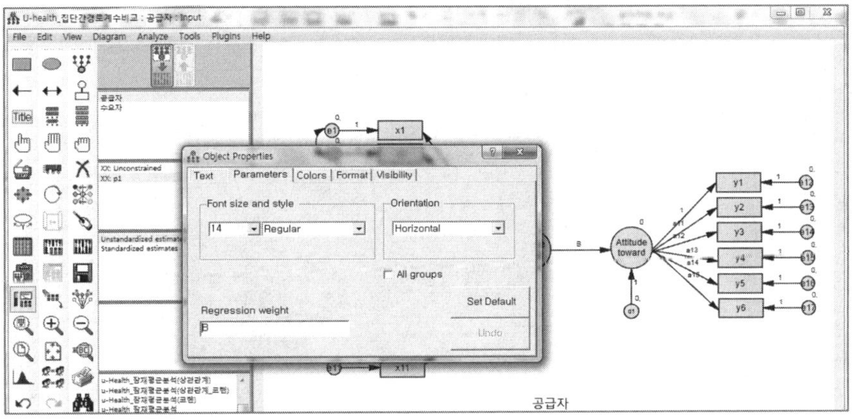

2-2) 수요자의 경로를 'B1'로 제약(지정)한다. 이때 [All groups]는 해제되어야 한다.

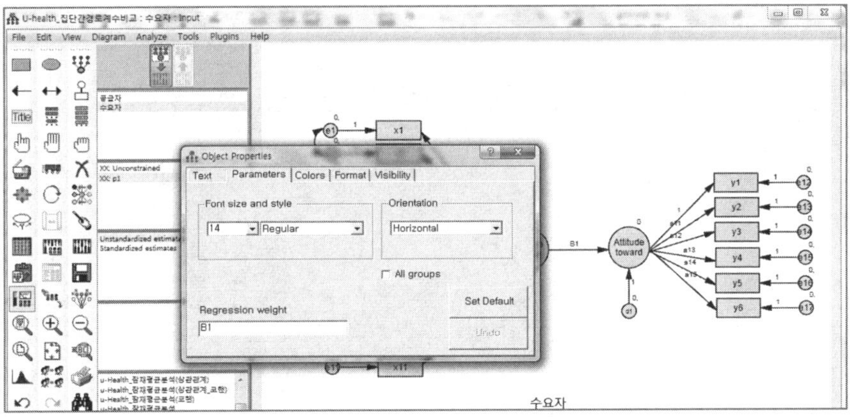

3단계: 집단 간 등가제약을 실행한다.

– Model 창에서 [XX: Default model]을 더블클릭한다.

– [Manage Models] 창에서 [New]를 클릭한다.

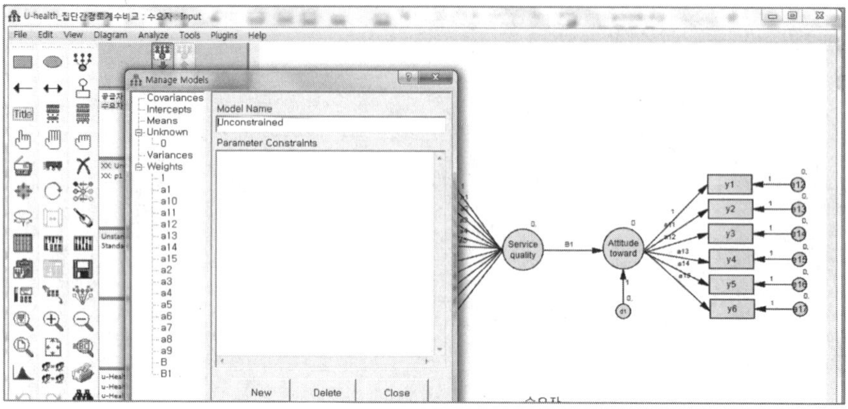

4단계: [Manage Models] 창에서 [Model Name]을 p1로 입력한다.

– [Parameter Constraints] 창에 'B=B1'을 입력한다.

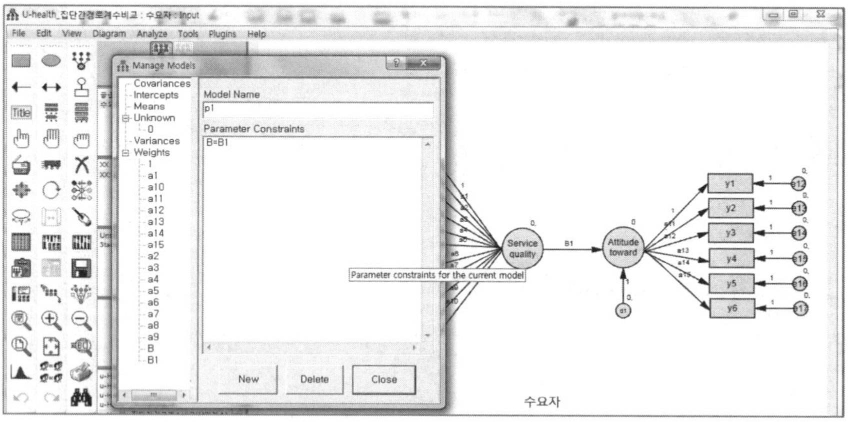

5단계: 집단 간 등가제약모형을 저장한다.(U-health_집단간경로계수비교.amw)

6단계: 집단 간 등가제약모형을 실행 후, 결과를 확인한다.

6-1) [View]-[Text Output]-[Model Fit]에서 모든 경로의 적합도를 확인한다.

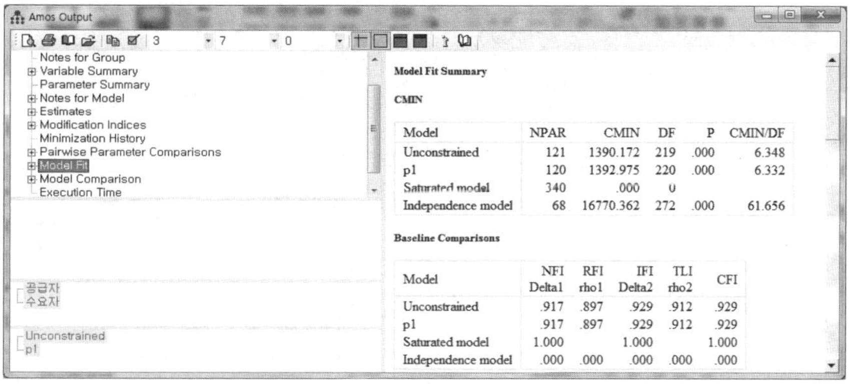

Model Fit Summary

CMIN

Model	NPAR	CMIN	DF	P	CMIN/DF
Unconstrained	121	1390.172	219	.000	6.348
p1	120	1392.975	220	.000	6.332
Saturated model	340	.000	0		
Independence model	68	16770.362	272	.000	61.656

Baseline Comparisons

Model	NFI Delta1	RFI rho1	IFI Delta2	TLI rho2	CFI
Unconstrained	.917	.897	.929	.912	.929
p1	.917	.897	.929	.912	.929
Saturated model	1.000		1.000		1.000
Independence model	.000	.000	.000	.000	.000

6-2) [View]-[Text Output]-[Estimates]에서 집단별 잠재변수 간의 경로계수를 확인한다.

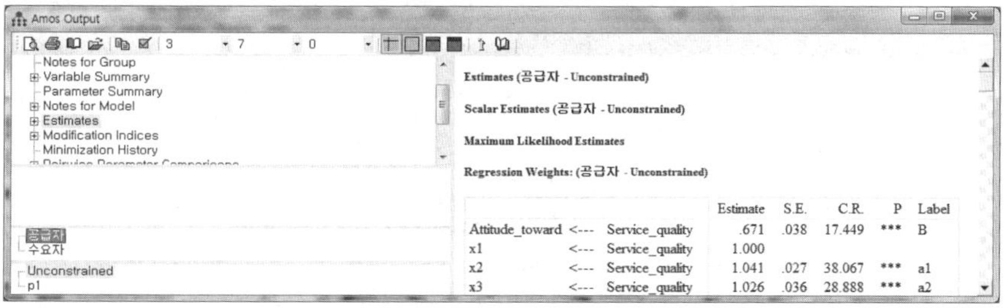

Estimates (공급자 - Unconstrained)

Scalar Estimates (공급자 - Unconstrained)

Maximum Likelihood Estimates

Regression Weights: (공급자 - Unconstrained)

			Estimate	S.E.	C.R.	P	Label
Attitude_toward	<---	Service_quality	.671	.038	17.449	***	B
x1	<---	Service_quality	1.000				
x2	<---	Service_quality	1.041	.027	38.067	***	a1
x3	<---	Service_quality	1.026	.036	28.888	***	a2

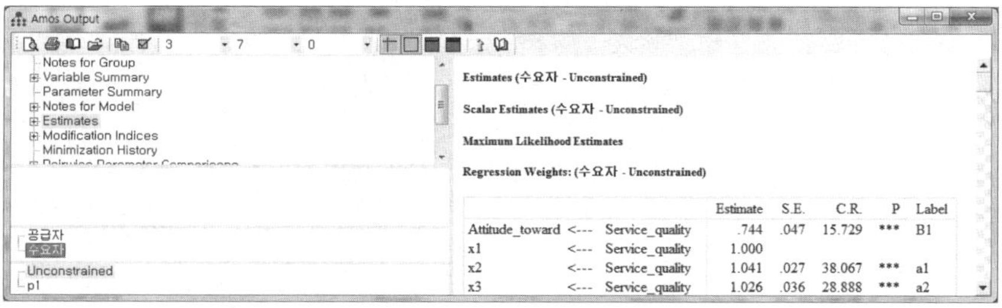

Estimates (수요자 - Unconstrained)

Scalar Estimates (수요자 - Unconstrained)

Maximum Likelihood Estimates

Regression Weights: (수요자 - Unconstrained)

			Estimate	S.E.	C.R.	P	Label
Attitude_toward	<---	Service_quality	.744	.047	15.729	***	B1
x1	<---	Service_quality	1.000				
x2	<---	Service_quality	1.041	.027	38.067	***	a1
x3	<---	Service_quality	1.026	.036	28.888	***	a2

6-3) - [View]-[Text Output]-[Pairwise Parameter Comparisions]에서 경로 간 C.R.값을 확인한다.

- B-B1에서 (C.R.=1.696)을 확인할 수 있다.

부록 통계분포표

◆ 표준정규분포표

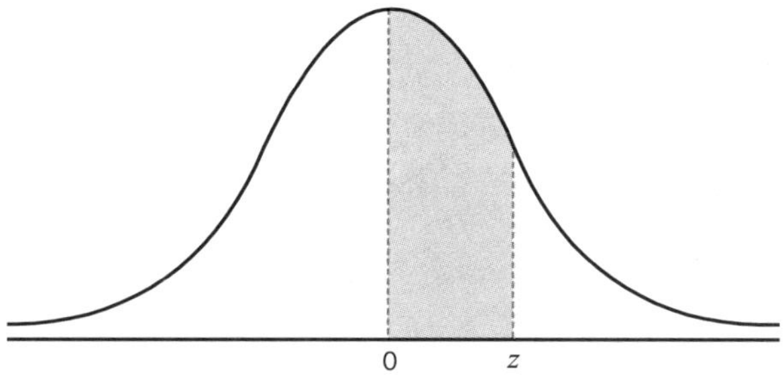

이 표는 Z=0에서 Z값까지의 면적을 나타낸다. 예를 들어 Z=1.25일 때 0～1.25 사이의 면적은 .3944이다.

Z	.00	.01	.02	.03	.04	.05	.06	.07	08	.09
0.0	.0000	.0040	.0080	.0120	.0160	.0199	.0239	.0279	.0319	0359
0.1	.0398	.0438	.0478	.0517	.0557	.0596	.0636	.0675	.0714	.0753
0.2	.0793	.0832	.0871	.0910	.0948	.0987	.1026	.1064	.1103	.1141
0.3	.1179	.1217	.1255	.1293	.1331	.1368	.1406	.1443	.1480	.1517
0.4	.1554	.1591	.1628	.1664	.1700	.1736	.1772	.1808	.1844	.1879
0.5	.1915	.1950	.1985	.2019	.2054	.2088	.2123	.2157	.2190	.2224
0.6	.2257	.2291	.2324	.2357	.2389	.2422	.2454	.2486	.2517	.2549
0.7	.2580	.2611	.2642	.2673	.2704	.2734	.2764	.2794	.2823	.2852
0.8	.2881	.2910	.2939	.2967	.2995	.3023	.3051	.3078	.3106	.3133
0.9	.3159	.3186	.3212	.3238	.3264	.3289	.3315	.3340	.3365	.3389
1.0	.3413	.3438	.3461	.3485	.3508	.3531	.3554	.3577	.3599	.3621
1.1	.3643	.3665	.3686	.3708	.3279	.3749	.3770	.3790	.3810	.3830
1.2	.3849	.3869	.3888	.3907	.3925	.3944	.3962	.3980	.3997	.4015
1.3	.4032	.4049	.4066	.4082	.4099	.4115	.4131	.4147	.4162	.4177
1.4	.4192	.4207	.4222	.4236	.4251	.4265	.4279	.4292	.4306	.4319
1.5	.4332	.4345	.4357	.4370	.7382	.4394	.4406	.4418	.4429	.4441
1.6	.4452	.4463	.4474	.4484	.4495	.4505	.4515	.4525	.4535	.4545
1.7	.4554	.4564	.4573	.4582	.4591	.4599	.4608	.4616	.4625	.4633
1.8	.4641	.4649	.4656	.4664	.4671	.4678	.4686	.4693	.4699	.4706
1.9	.4713	.4719	.4726	.4732	.4738	.4744	.4750	.4756	.4761	.4767
2.0	.4772	.4778	.4783	.4788	.4793	.4798	.4803	.4808	.4812	.4817
2.1	.4821	.4826	.4830	.4834	.4838	.4842	.4846	.4850	.4856	.4857
2.2	.4861	.4864	.4868	.4871	.4875	.4878	.4881	.4884	.4887	.4890
2.3	.4893	.4896	.4898	.4901	.4904	.4906	.4909	.4911	.4913	.4916
2.4	.4918	.4920	.4922	.4925	.4927	.4929	.4931	.4932	.4934	.4936
2.5	.4938	.4940	.4941	.4943	.4945	.4946	.4948	.4949	.4951	.4952
2.6	.4953	.4955	.4956	.4957	.4959	.4960	.4961	.4962	.4963	.4964
2.7	.4965	.4966	.4967	.4968	.4969	.4970	.4971	.4972	.4973	.4974
2.8	.4974	.4975	.4976	.4977	.4977	.4978	4979	.4979	.4980	.4981
2.9	.4981	.4982	.4982	.4983	.4984	.4984	.4985	.4985	.4986	.4986
3.0	.4987	.4987	.4987	.4988	.4988	.4989	.4989	.4989	.4990	.4990

◆ χ^2-분포표

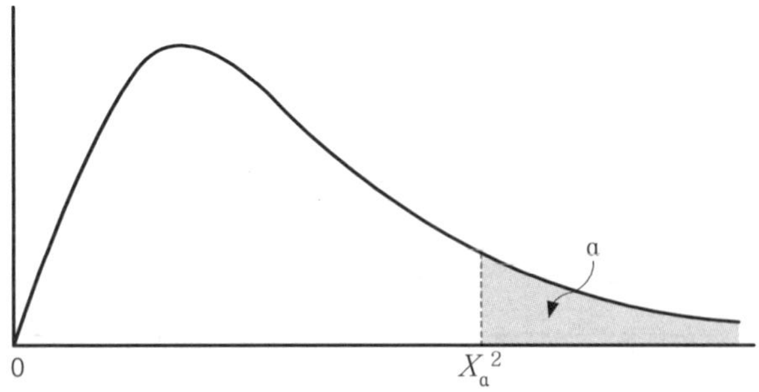

d.f.	$\chi_{0.990}$	$\chi_{0.975}$	$\chi_{0.950}$	$\chi_{0.900}$	$\chi_{0.500}$	$\chi_{0.100}$	$\chi_{0.050}$	$\chi_{0.025}$	$\chi_{0.010}$	$\chi_{0.005}$
1	0.0002	0.0001	0.004	0.02	0.45	2.71	3.84	5.02	6.63	7.88
2	0.02	0.05	0.10	0.21	1.39	4.61	5.99	7.38	9.21	10.60
3	0.11	0.22	0.35	0.58	2.37	6.25	7.81	9.35	11.34	12.84
4	0.30	0.48	0.71	1.06	3.36	7.78	9.49	11.14	13.28	14.86
5	0.55	0.83	1.15	1.61	4.35	9.24	11.07	12.83	15.09	16.75
6	0.87	1.24	1.64	2.20	5.35	10.64	12.59	14.45	16.81	18.55
7	1.24	1.69	2.17	2.83	6.35	12.02	14.07	16.01	18.48	20.28
8	1.65	2.18	2.73	3.49	7.34	13.36	15.51	17.53	20.09	21.95
9	2.09	2.70	3.33	4.17	8.34	14.68	16.92	19.02	21.67	23.59
10	2.56	3.25	3.94	4.87	9.34	15.99	18.31	20.48	23.21	25.19
11	3.05	3.82	4.57	5.58	10.34	17.28	19.68	21.92	24.72	26.76
12	3.57	4.40	5.23	6.30	11.34	18.55	21.03	23.34	26.22	28.30
13	4.11	5.01	5.89	7.04	12.34	19.81	22.36	24.74	27.69	29.82
14	4.66	5.63	6.57	7.79	13.34	21.06	23.68	26.12	29.14	31.32
15	5.23	6.26	7.26	8.55	14.34	22.31	25.00	27.49	30.58	32.80
16	5.81	6.91	7.96	9.31	15.34	23.54	26.30	28.85	32.00	34.27
17	6.41	7.56	8.67	10.09	16.34	24.77	27.59	30.19	33.41	35.72
18	7.01	8.23	9.39	10.86	17.34	25.99	28.87	31.53	34.81	37.16
19	7.63	8.91	10.12	11.65	18.34	27.20	30.14	32.85	36.19	38.58
20	8.26	9.59	10.85	12.44	19.34	28.41	31.14	34.17	37.57	40.00
21	8.90	10.28	11.59	13.24	20.34	29.62	32.67	35.48	38.93	41.40
22	9.54	10.98	12.34	14.04	21.34	30.81	33.92	36.78	40.29	42.80
23	10.20	11.69	13.09	14.85	22.34	32.01	35.17	38.08	41.64	44.18
24	10.86	12.40	13.85	15.66	23.34	33.20	36.74	39.36	42.98	45.56
25	11.52	13.12	14.61	16.47	24.34	34.38	37.92	40.65	44.31	46.93
26	12.20	13.84	15.38	17.29	25.34	35.56	38.89	41.92	45.64	48.29
27	12.83	14.57	16.15	18.11	26.34	36.74	40.11	43.19	46.96	49.64
28	13.56	15.31	16.93	18.94	27.34	37.92	41.34	44.46	48.28	50.99
29	14.26	16.05	17.71	19.77	28.34	39.09	42.56	45.72	49.59	52.34
30	14.95	16.79	18.49	20.60	29.34	40.26	43.77	46.98	50.89	53.67
40	22.16	24.43	26.51	29.05	39.34	51.81	55.76	59.34	63.69	66.77
50	29.71	32.36	34.76	37.69	49.33	63.17	67.50	71.42	76.15	79.49
60	37.48	40.48	43.19	46.46	59.33	74.40	79.08	83.30	88.38	91.95
70	45.44	48.76	51.74	55.33	69.33	85.53	90.53	95.02	100.43	104.21
80	53.54	57.15	60.39	64.28	79.33	96.58	101.88	106.63	112.33	116.32
90	61.75	65.65	69.13	73.29	89.33	107.57	113.15	118.14	124.12	128.30
100	70.06	74.22	77.93	82.36	99.33	118.50	124.34	129.56	135.81	140.17

찾아보기 Index

(가)

가설검증 30

간명적합지수 35

간접효과(Indirect Effect) 20, 38

개념신뢰도(Construct Reliability) 169, 283, 316

개념적 정의(Conceptual Definition) 17

결측자료(Missing Data) 32, 164, 222, 336

경로 간 계수 비교 405, 472, 542, 572

경로 동일성 408

경로도형(Path Diagram) 20

경로분석(Path Analysis) 19, 291, 327

경쟁모형 391, 409, 414, 583

고유치(Eigen Value) 215, 309, 442

고정모수(Fixed Parameter) 33

고차요인모형(High-order Factor Model) 27

공공부문 패널 데이터 현황 154, 208

공변량 변수를 이용한 잠재성장곡선모델 188, 418, 509

공분산 동일성 41

공분산 인과모형 166, 282, 314

공분산(Covariance) 15, 42

공분산과 변화율 해석 186

공분산구조모형(Covariance Structure Modeling) 14

공분산행렬 145, 414

공차한계(Tolerance) 339

공통성(Communalities) 309

공통요인분석(CFA) 442

공통표준편차 393, 402

관측변수(Observed Variable) 17, 18, 120, 328, 329

교란(Disturbance) 17

교차타당성(Cross Validation) 40, 171, 239, 412, 492, 502, 581

구성개념 타당도(Construct Validity) 24, 169, 283

구성개념(Construct) 16, 328

구성개념의 항목 합산 33, 160, 159, 212, 214, 278, 279, 310, 318, 394, 439

구인동등성 463

구조방정식모형 인증 방법 165, 220

구조방정식모형(Structural Equation Modeling: SEM) 14, 175, 246, 287, 319

구조오차(Structural Error) 17, 18, 120, 134

구조행렬 442

귀납적 23, 169

귀무가설 31

기술수용모형(Technology Acceptance Model: TAM) 578

기울기요인 분산동일성 523

기울기요인의 평균동일성 427

(나)

내생개념(Endogenous Constructs) 15

내생변수 17, 120, 287, 413

내적 일관성(Internal Consistency Reliability) 167

(다)

다변량 잠재성장곡선 194

다변량 정규성(Multivariate Normality) 33, 164, 172, 222, 281, 322, 397, 535

다변량분석 32

다중공선성 360
다중집단 잠재성장모형 348, 379
다중집단 확인적 요인분석 390, 399, 412, 492
다중집단분석(Multiple Group Analysis) 37, 39, 40, 177, 249
다중회귀분석 166, 339, 360
단일 관측변수 131
단일 잠재변수 131
데이터의 정규성 32, 335
독립변수(Independent Variable) 17
독립표본 T 검정 338, 339, 462
동일화 제약(Equalization) 34, 537
등가제약모델(Equal Constrained Model) 405
등간척도(interval scale) 32

(마)

마할라노비스 거리(Mahalanobis Distance) 32, 228
매개(간접)효과의 유의성 검정(Bootstrapping) 289, 323
매개(간접)효과의 유의성 검증(Soble Test) 21, 248, 289, 322, 407, 478
매개효과(Mediator Effect) 37, 176, 247, 289, 320, 407, 479
명시변수(Manifest Variable) 17
모집단 171
모형개발(Model Specification) 28, 33
모형수정(Model Modification) 36
모형적합도 35, 578
모형추정(Model Estimation) 28, 34
모형평가(Model Evaluation) 28

(바)

반분신뢰도(Split-Half Reliability) 167
발달궤적(Trajectory) 41, 334
법칙타당성(Nomological Validity) 24, 283
베리멕스(Varimax) 216, 309, 440
베이지안 대체법 226
변화율 44
부분매개(Partial Mediation) 38, 176, 247, 289, 321, 408
부분판별타당성(도) 170, 238, 285, 317
부트스트래핑(Bootstrapping) 21, 38, 289, 323
비가중최소자승법(ULS) 34
비모수적 추론 323
비선형 잠재성장모델링(Non Linear Latent Growth Modeling) 42
비율척도(ratio scale) 32
비정규성(Non-Normality) 164, 336
비제약모델(Unconstrained Model) 25, 33, 40, 182, 254, 405, 505
비조건적 모델(Unconditional Model) 41, 43, 340
비체계적 오류 24, 282, 283

(사)

사각회전 216, 309, 440, 442
상관관계 166, 229, 314
설문지 31, 277, 305
소벨 검정(Sobel Test) 21
수렴타당성 169
수정 연구모델 166, 230, 281, 314, 413
수정지수(Modification Indices: MI) 36, 166, 229, 281, 314
시스템적 사고(Systematic Thinking) 14
신뢰성(Reliability) 24, 167, 234, 278, 281, 282, 306, 395, 443, 580, 591

(아)

엑셀에서 그래프 작성법 188, 255

연구 데이터 가져오기 154, 207, 335, 352, 387, 431
연구 데이터 구조방정식 자료로 변환하기 154, 163, 209, 218, 335, 353, 387, 432
연구모형 399, 446, 583
연속형 변수(continuous variable) 32
연역적 23, 169
예측변수 187, 417, 418
오차공분산 동일성 408
오차변수(Error Variable) 17
오차분산 328
오차항 동질성 검증 181, 253, 343, 366
완전매개(Full Mediation) 38, 247, 289, 321, 407
완전정보최대우도법(Full Information Maximum Likelihood: FIML) 32, 113, 164, 223, 336, 377, 513
왜도(Skewness) 33, 164
외생개념(Exogenous Constructs) 15
외생변수(Exogenous Variable) 17, 18, 120, 287
요인(Factor) 14, 16
요인부하량(Factor Loading) 25, 216, 283, 440
요인부하량, 공분산 동일성 41, 390
요인부하량, 공분산, 오차분산 동일성 41, 390
요인분산 동일성 검증 41, 390, 392, 400, 401, 461
유의수준(Significance) 30
유의확률(p-value) 30
의사효과(Spurious Effect) 21
이론모형(Structural Model) 15
이론변수(Theoretical Variable) 16
이상치(outlier) 32, 228
일반최소자승법(GLS) 34
일변량 정규성(Univariate Normality) 32

(자)

자기회귀교차지연 모형 검증 408, 480, 533, 537, 546, 553,
자유모수(Free Parameter) 33
잔차(Residual) 15, 17
잠재변수(Latent Variable) 16, 18, 42, 142
잠재성장곡선 간 공분산모델 193, 423, 512
잠재성장곡선 간 인과모델 193, 425, 516
잠재성장곡선모형(Latent Growth Curve Model) 41, 178
잠재성장모형 집단 간 경로계수 비교 429, 524
잠재성장모형(무조건 모형) 분석 393, 341, 361
잠재성장모형(조건부 모형) 분석 393, 346, 368
재측정 신뢰도(Test-Retest Reliability) 167
적합도 검정 35, 164, 390, 398, 399, 447
절대적합지수 35
절편 동일성 검증 390, 392, 400, 401, 460
절편 동일성 모형의 적합도 585, 586, 603
절편요인 분산 동일성 검증 522
절편요인 평균동일성 427
점근분포자유(Asymptotically Distribution-Free: ADF) 34
정규분포(Normal Distribution) 32, 166, 323, 535
제약모델(Constrained Model) 25, 33, 40, 182, 253
제약모수(Constrained Parameter) 33
조건적 모델(Conditional Model) 41, 46, 345
조작적 정의(Operational Definition) 16, 17
조절효과(Moderation Effect) 37, 39
종단자료(Longitudinal Data) 41
종속변수(Dependent Variable) 17
주성분분석(PCA) 442
증분적합지수 35
지표(Indicator) 17
직각회전 216, 309, 440, 442
직접효과(Direct Effect) 20, 38
집단 간 경로계수 비교 403, 467, 610
집단 간 동일성 제약(Cross-Group Equality Constraints) 393
집단 간 등가제약 403, 427, 525, 572, 612

집단 간 매개(간접)효과 분석 407, 476
집단 간 잠재평균분석 392, 402, 401, 403, 462, 585, 606
집단 간 측정 동일성 검증 390
집단별 잠재변인 간 상관관계 분석 399, 449
집중타당성(Convergent Validity) 24, 283, 316

(차)

척도자유최소자승법(SLS) 34
첨도(Kurtosis) 33, 164
체계적 오류 24, 282, 283
초기치 44
최대우도법(Maximum Likelihood: ML) 34, 113, 442, 582
추정회귀식 417, 507
측정 동일성(Measurement Equivalence) 40, 41, 239, 400, 403, 408, 412, 457, 492, 584, 598
측정모형(Measurement Model) 14, 391
측정오차(Measurement Error) 17, 18, 42, 120, 134, 413
측정오차를 고려한 경로모형 분석 292, 328

(카)

코헨의 효과크기 산출 402, 465, 585, 608

(타)

타당성(Validity) 24, 169, 171, 236, 281, 283
탐색적 요인분석(Exploratory Factor Analysis: EFA) 22, 278, 279, 283, 308

(파)

판별타당성(Discriminant Validity) 24, 169, 283
패널자료(Panel Data) 41, 333
평균대체법(Mean Imputation) 32, 227, 281
평균분산추출(Average Variance Extracted: AVE) 25
표본크기 32
표준적재치(표준화 회귀계수) 316
피쉬바인 확장모형(Extended Fishbein Model) 26

(하)

한국복지패널 333
한국청소년패널 154
헤이우드케이스(음오차분산) 제약 방법 183, 262
형태 동일성 41, 390, 391, 399, 400, 427, 521, 583, 592
확인적 요인분석(Confirmatory Factor Analysis: CFA) 14, 23, 25, 281, 286, 316, 318
회귀대체 32, 224
회전방식 216, 309, 440

(A)

Amos에서 결측치 해결법 164, 223
Amos에서 이상치 해결법 164, 228
AVE(Average Variance Extracted: 평균분산추출) 169, 283, 316

(B)

Bootstrapping 323

(C)

C.R.(Critical Ratio) 36
CAPI(Computer Assisted Personal Interviewing) 333
Cohen의 효과크기 401
Cronbach's alpha 24

(D)

Default model 145

(E)

EM법(Expectation-Maximization) 32
Estimate means and intercepts 113

(G)

GUI(Graphic User Interface) 108

(H)

Heywood case 34

(I)

Independence model 145

(L)

LISREL(LInear Structural RELations) 14, 108

(N)

Negative Error Variance 34

(P)

PCA 442

(Q)

Q(Normed χ^2(CMIN/DF)) 36

(S)

Saturated model 145
Sobel Test 38, 177, 248, 289, 322, 407, 478
SRMR(Standardized RMR) 36

(T)

TAM 매개효과 검정 290, 325

(V)

VIF(분산확대지수) 360

IBM SPSS Statistics

Package 구성

Premium

IBM SPSS Statistics를 이용하여 할 수 있는 모든 분석을 지원하고 Amos가 포함된 패키지입니다. 데이터 준비부터 분석, 전개까지 분석의 전 과정을 수행할 수 있으며 기초통계분석에서 고급분석으로 심층적이고 정교화된 분석을 수행할 수 있습니다.

Professional

Standard의 기능과 더불어 예측분석과 관련한 고급통계분석을 지원합니다. 또한 시계열 분석과 의사결정나무모형분석을 통하여 예측과 분류의 의사 결정에 필요한 정보를 위한 분석을 지원합니다.

Standard

SPSS Statistics의 기본 패키지로 기술통계, T-Test, ANOVA, 요인분석 등 기본적인 통계분석 외에 고급회귀분석과 다변량분석, 고급선형모형분석 등 필수통계분석을 지원합니다.